Condutas em Neurocirurgia

Fundamentos Práticos - Coluna

Thieme Revinter

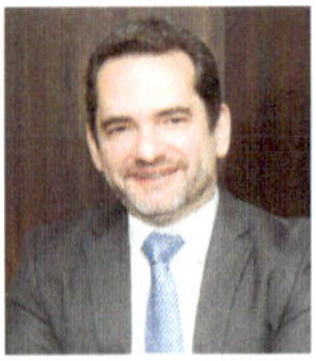

EBERVAL GADELHA FIGUEIREDO

Professor da Disciplina de Neurocirurgia da Faculdade de Medicina da Universidade de São Paulo (FMUSP)
Presidente da Sociedade Brasileira de Neurocirurgia (SBN) – Gestão: 2021-2022
Fellowship em Microcirurgia Barrow Neurological Institute, EUA
Chefe do Grupo de Neurocirurgia Vascular da Divisão de Clínica Neurocirúrgica do HCFMUSP
Editor Chefe do Brazilian Neurosurgery
Membro Associado da Harvard Medical School e Harvard University Alumnia

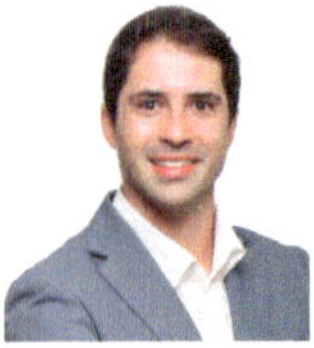

NÍCOLLAS NUNES RABELO

Graduado pela Faculdade de Medicina UniAtenas – Paracatu, MG
Pós-Graduado em Neurointensivismo pelo Hospital Sírio-Libanês, SP
Doutor e Pesquisador Adjunto pela Faculdade de Medicina da Universidade de São Paulo (FMUSP)
Fellowship em Vascular e Base de Crânio da FMUSP
Pós-Doutorando na FMUSP
MBA em Andamento de Gestão em Saúde na Fundação Getúlio Vargas
Professor da Faculdade de Medicina Atenas – Passos, MG
Consultor em Ensino e Pesquisa na Área de Neurocirurgia
Neurocirurgião Titular pela Sociedade Brasileira de Neurocirurgia (SBN)

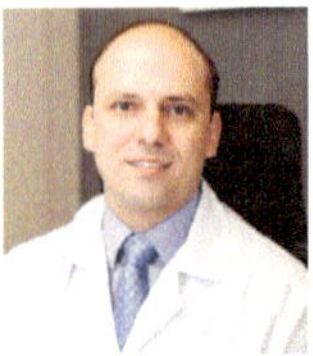

LEONARDO CHRISTIAAN WELLING

Residência em Neurocirurgia pelo Hospital Federal dos Servidores do Estado do Rio de Janeiro (HFSE)
Especialização em Neurointensivismo pelo Hospital Sírio-Libanês, SP
Fellowship in Microneuronatomy no Hospital Beneficência Portuguesa, SP
Observership – Vascular Neurosurgery – Helsinki University Hospital Neurosurgery Clinic at Töölö Hospital, Finland
Membro Titular da Sociedade Brasileira de Neurocirurgia (SBN)
Membro do Congress of Neurological Surgeons, EUA
Doutor em Ciências Médicas pela Faculdade de Medicina da Universidade de São Paulo (FMUSP)
Pós-Doutor pelo Programa de Neurologia da FMUSP
Professor Adjunto da Universidade Estadual de Ponta Grossa

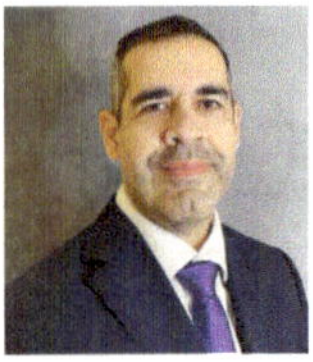

PAULO MÁCIO PORTO DE MELO

Chefe do Serviço de Neurocirurgia do Hospital Militar de Área de São Paulo
International Fellow da American Association of Neurological Surgeons Scholar in Surgical Leadership – Harvard Medical School, EUA

Condutas em Neurocirurgia

Fundamentos Práticos - Coluna

Eberval Gadelha Figueiredo
Nícollas Nunes Rabelo
Leonardo Christiaan Welling
Paulo Mácio Porto de Melo

Thieme
Rio de Janeiro • Stuttgart • New York • Delhi

Dados Internacionais de Catalogação na Publicação (CIP) de acordo com ISBD

F746

Figueiredo, Eberval Gadelha
Condutas em neurocirurgia: fundamentos práticos - coluna/Eberval Gadelha Figueiredo, Nícollas Nunes Rabelo, Leonardo Christiaan Welling e Paulo Mácio Porto de Melo. – Rio de Janeiro: Thieme Revinter Publicações Ltda, 2022.

502 p., il.; 14 x 21cm – (Condutas em neurocirurgia; v.2)

Inclui bibliografia e índice

ISBN 978-65-5572-111-9
eISBN 978-65-5572-112-6

1. Coluna vertebral - Cirurgia. 2. Neurologia. 3. Neurocirurgia. I. Figueiredo, Eberval Gadelha. II. Rabelo, Nícollas Nunes. III. Welling, Leonardo Christiaan. IV. Melo, Paulo Mácio Porto de. V. Título. VI. Série.

CDD: 616.8
CDU: 616.8

Elaborada por Bibliotecária Janaina Ramos – CRB-8/9166

Contato com os autores:
Eberval Gadelha Figueiredo
ebgadelha@alumni.harvad.edu

Nícollas Nunes Rabelo
nicollas@alumni.usp.br

Leonardo Christiaan Welling
leonardowelling@yahoo.com.br

Paulo Mácio Porto de Melo
drpauloportodemelo@gmail.com

Thieme Revinter Publicações Ltda.
Rua do Matoso, 170
Rio de Janeiro, RJ
CEP 20270-135, Brasil
http://www.ThiemeRevinter.com.br

Thieme USA
http://www.thieme.com

Design de Capa: © Thieme
Créditos Imagem da Capa: Figura 3-11a e 33-1c

Impresso no Brasil por Forma Certa Gráfica Digital Ltda.
5 4 3 2 1
ISBN 978-65-5572-111-9

Também disponível como eBook:
eISBN 978-65-5572-112-6

Nota: O conhecimento médico está em constante evolução. À medida que a pesquisa e a experiência clínica ampliam o nosso saber, pode ser necessário alterar os métodos de tratamento e medicação. Os autores e editores deste material consultaram fontes tidas como confiáveis, a fim de fornecer informações completas e de acordo com os padrões aceitos no momento da publicação. No entanto, em vista da possibilidade de erro humano por parte dos autores, dos editores ou da casa editorial que traz à luz este trabalho, ou ainda de alterações no conhecimento médico, nem os autores, nem os editores, nem a casa editorial, nem qualquer outra parte que se tenha envolvido na elaboração deste material garantem que as informações aqui contidas sejam totalmente precisas ou completas; tampouco se responsabilizam por quaisquer erros ou omissões ou pelos resultados obtidos em consequência do uso de tais informações. É aconselhável que os leitores confirmem em outras fontes as informações aqui contidas. Sugere-se, por exemplo, que verifiquem a bula de cada medicamento que pretendam administrar, a fim de certificar-se de que as informações contidas nesta publicação são precisas e de que não houve mudanças na dose recomendada ou nas contraindicações. Esta recomendação é especialmente importante no caso de medicamentos novos ou pouco utilizados. Alguns dos nomes de produtos, patentes e design a que nos referimos neste livro são, na verdade, marcas registradas ou nomes protegidos pela legislação referente à propriedade intelectual, ainda que nem sempre o texto faça menção específica a esse fato. Portanto, a ocorrência de um nome sem a designação de sua propriedade não deve ser interpretada como uma indicação, por parte da editora, de que ele se encontra em domínio público.

Dedicatória

Dedicamos esta obra aos autores de cada capítulo que contribuíram por todo o conhecimento compartilhado, obrigado por nunca terem desistido desse projeto.

Aos colegas neurocirurgiões, pois não conhecemos missão maior e mais nobre que a busca da excelência no cuidado ao próximo.

Por último, e mais importante, aos doentes, nossa inspiração e motivação para seguir em frente.

Os Editores

Apresentação

A Série *Condutas em Neurocirurgia* tem como objetivo ser um recurso indispensável a todo profissional envolvido no cuidado de pacientes com doenças cirúrgicas do sistema nervoso central. São fornecidas as informações mais atualizadas sobre as condutas neurocirúrgicas. São mais de 1.000 páginas de conteúdo prático escrito por experts da nossa Sociedade Brasileira de Neurocirurgia (SBN). Com uma linguagem clara e muito completa, é, com certeza, uma leitura agradável para residentes em neurocirurgia, jovens neurocirurgiões e até para aqueles com grande experiência acumulada.

O volume *Crânio* está dividido em Anatomia, Tumores do Sistema Nervoso Central, Vascular, Hidrodinâmica, Epilepsia e Funcional, Neurocirurgia Pediátrica, Traumatismo Cranioencefálico, Acessos Cirúrgicos e uma parte final, a Miscelânea, que envolve capítulos sobre codificação, robótica, pesquisa em neurocirurgia, entre outros.

O volume *Coluna* é composto por Exame Físico, Tumores, Traumatismo Raquimedular, Infecção, Anomalias do Desenvolvimento, Anomalias Vasculares da Medula Espinal, Doenças Degenerativas, Artroplastias da Coluna Vertebral, Cirurgia Minimamente Invasiva da Coluna Vertebral, Dor, Nervos Periféricos e Psicologia no Tratamento da Coluna Vertebral.

É, com certeza, uma obra que deve estar ao alcance de todos os profissionais envolvidos no cuidado ao doente neurocirúrgico.

Prefácio

Estou honrado em prefaciar a Série *Condutas em Neurocirurgia* da Sociedade Brasileira de Neurocirurgia. A incumbência de quem escreve o prefácio é a de introduzir o leitor à obra que o aguarda. Ser o prefaciador de uma obra com grande qualidade técnica é um privilégio.

Ter a prioridade de leitura de um livro foi um prazer para nós. Foi uma leitura dinâmica e clara, com abrangência nos mais variados assuntos neurocirúrgicos. A última década presenciou uma compulsão inovadora nos mais diversos campos do conhecimento. Nesse cenário, se quisermos sobreviver profissional e, muitas vezes, pessoalmente, há a obrigação de olharmos para frente. Não esperaríamos que na neurocirurgia isso fosse diferente, certo? Mas como olhar para frente? Olhar através das lentes dos nossos colaboradores, os maiores *experts* nos mais variados tópicos das muitas subespecialidades da neurocirurgia brasileira.

Como toda obra coletiva, é fundamental a consideração da riqueza de cada capítulo. Os colaboradores da obra, a quem devemos gentilmente chamar de amigos, dedicaram-se com muita presteza e buscaram expor o que há de mais atual nos diferentes campos de conhecimento técnico e teórico da neurocirurgia.

Por estas razões, assim como outras que se desvelam no conteúdo didático e instigante destes livros, é com muito orgulho e grata satisfação que apresento e recomendo a sua leitura.

Dr. Ronald de Lucena Farias
Neurocirurgião
Ex-Presidente da Sociedade Brasileira de Neurocirurgia

Colaboradores

ADILSON JOSÉ MANUEL DE OLIVEIRA
Médico Especialista em Neurocirurgia e Nervos Periféricos pelo Hospital das Clínicas da Faculdade de Medicina da Universidade de São Paulo (HCFMUSP)
Doutorando em Ciências pelo Departamento de Neurologia da FMUSP

AFONSO HENRIQUE DE ARAGÃO
Médico Graduado pela Universidade Federal do Paraná (UFPR)
Residente em Neurocirurgia no Instituto de Neurologia de Curitiba

ALÉCIO CRISTINO EVANGELISTA SANTOS BARCELOS
Neurocirurgião do Hospital Estadual de Emergência e Trauma Senador Humberto Lucena e Hospital Universitário Lauro Wanderley – João Pessoa, PB

ALISSON R. TELES
Neurocirurgião do Hospital Beneficente São Carlos – Farroupilha, RS
Departamento de Neurocirurgia do Hospital Mãe de Deus – Porto Alegre, RS
McGill Scoliosis and Spine Fellow, McGill University – Canadá, EUA
Combined Adult Spine Fellow, University of Calgary – Canadá, EUA

ANDERSON RODRIGO SOUZA
Graduação em Medicina pela Universidade Federal do Triângulo Mineiro (UFTM)
Membro Titular da Sociedade Brasileira de Neurocirurgia (SBN)
Membro da Sociedade Brasileira de Coluna (SBC)
Membro Adjunto do Colégio Brasileiro de Cirurgiões (CBC)
Médico Neurocirurgião atuando em São Paulo desde 2007 nos Hospitais: Hospital Beneficência Portuguesa de São Paulo, Hospital Alemão Osvaldo Cruz, Hcor, Hospital Sírio Líbanes, São Luis Itaim e Hospital Padre Bento

ANDRÉ MARTINS DE LIMA CECCHINI
Ex-Chefe do Serviço de Neurocirurgia do Hospital Cristo Redentor – Porto Alegre, RS
Membro Titular da Sociedade Brasileira de Neurocirurgia (SBN)
Professor Adjunto de Neurologia da ULBRA – Canoas, RS

ANDREI FERNANDES JOAQUIM
Doutor em Neurociências pela Universidade Estadual de Campinas (Unicamp)
Pós-Doutor pela Universidade de São Paulo (USP)
Professor da Disciplina de Neurocirurgia da Unicamp
Livre-Docente da Unicamp

ANTÔNIO BELLAS
Chefe do Departamento de Neurocirurgia Pediátrica do Instituto Nacional da Mulher, da Criança e do Adolescente Fernandes Figueira (Fiocruz)
Chefe do Departamento de Neurocirurgia Pediátrica do Hospital Municipal Jesus
Neurocirurgião Pediátrico do Hospital Universitário Antônio Pedro da Universidade Federal Fluminense (UFF)

ANTÔNIO CARLOS VIEIRA CAIRES
Neurocirurgião do Hospital Biocor, MG
Membro Titular da Sociedade Brasileira de Neurocirurgia (SBN)

ASDRUBAL FALAVIGNA
Diretor do Centro de Ciências da Saúde
Coordenador do Programa de Pós-Graduação em Ciências da Saúde do Departamento de Neurocirurgia da Universidade de Caxias do Sul, RS

CLAUDIONOR NOGUEIRA COSTA SEGUNDO
Neurocirurgião do Hospital da Restauração Governador Paulo Guerra, PE

CLEITON FORMENTIN
Médico-Residente em Neurocirurgia da Universidade Estadual de Campinas (Unicamp)
Doutorando em Ciências Neurológicas na Unicamp

DANIEL DE ARAUJO PAZ
Neurocirurgião pela Escola Paulista de Medicina da Universidade Federal de São Paulo (EPM/Unifesp)
Mestre em Neurocirurgia pela EPM/Unifesp
Assistente do Grupo de Coluna da Neurocirurgia da EPM/Unifesp

DANIELA DE SOUZA COELHO
Título de Especialista em Neuropsicologia pelo Conselho Federal de Psicologia (CFP)
Residência em Neurologia e Neurocirurgia na Escola Paulista de Medicina da Universidade Federal de São Paulo (EPM/Unifesp)
Mestre em Ciências pelo Programa de Neurologia e Neurociências da EPM/Unifesp
Doutoranda em Ciências no Programa de Neurologia e Neurociências da EPM/Unifesp

DANILO GOMES QUADROS
Médico-Residente de Neurocirurgia do Hospital das Clínicas da Faculdade de Medicina da Universidade de São Paulo (HCFMUSP)

DEBORA GAROZZO
Departamento de Neurocirurgia, Neuro Spinal Hospital Dubai, Emirados Árabes Unidos

EDUARDO DE FREITAS BERTOLINI
Médico pela Universidade Estadual Paulista de Botucatu (Unesp)
Neurocirurgião pela Unesp
Fellowship em Neuro-Oncologia pelo Hospital do Servidor Público do Estado de São Paulo (IAMSPE)
Preceptor da Residência de Neurocirurgia do IAMSPE
Integrante do Núcleo de Coluna do Hospital Sírio-Libanês, SP

EDUARDO VARJÃO
Médico Graduado pela Escola Bahiana de Medicina e Saúde Pública
Médico-Residente do Programa de Residência Médica em Neurocirurgia do Hospital Santa Marcelina, SP

ERASMO BARROS DA SILVA JUNIOR
Neurocirurgião, Diretor do Setor de Neuro-Oncologia do Instituto de Neurologia de Curitiba
Mestre em Cirurgia pela Pontifícia Universidade Católica do Paraná (PUCPR)
Doutorando em Biotecnologia Industrial na Universidade Positivo

EUSTÁQUIO CLARET DOS SANTOS JÚNIOR
Médico-Residente (R3) do Programa de Residência Médica em Neurocirurgia do Hospital Biocor e do Hospital Vila da Serra – Nova Lima, MG

FERNANDO LUÍS MAEDA
Neurocirurgião pela Universidade Estadual de Campinas (Unicamp)
Doutorando em Neurociências na Unicamp

FERNANDO LUIZ ROLEMBERG DANTAS
Coordenador do Serviço de Neurocirurgia do Hospital Biocor – Belo Horizonte, MG
Mestrado em Neurocirurgia pela Universidade Federal de São Paulo (Unifesp)
Doutorando pelo Instituto de Assistência Médica ao Servidor Público Estadual de São Paulo (IAMSPE)

FRANCISCO SAMPAIO JR.
Centro Paulista de Referência em Neurocirurgia e Cirurgia da Coluna – São Paulo, SP
Núcleo de Coluna, Hospital Sírio Libanês – São Paulo, SP

FRANÇOIS DANTAS
Graduando em Neurocirurgia na Faculdade de Ciências Médicas de Minas Gerais (FELUMA) – Belo Horizonte, MG
Residente em Neurocirurgia no Serviço de Neurocirurgia do Hospital Biocor – Belo Horizonte, MG
Médico Especializando em Neurocirurgia Hospital Biocor – Belo Horizonte, MG
Pós-Graduação pela FELUMA – Belo Horizonte, MG

FRANZ JOOJI ONISHI
Título de Especialista em Neurocirurgia pela Sociedade Brasileira de Neurocirurgia (SBN)
Residência em Neurocirurgia Escola Paulista de Medicina da Universidade Federal de São Paulo (EPM/Unifesp)
Mestre em Ciências pelo Programa de Neurologia e Neurociências da EPM/Unifesp

GELSON LUIS KOPPE
Médico pela Faculdade Evangélica do Paraná
Cirurgião Geral pelo Hospital Universitário Evangélico de Curitiba
Especialização em Radiologia Intervencionista e Cirurgia Endovascular pelo Hospital Universitário Evangélico de Curitiba
Fellowship em Neurorradiologia Diagnóstica e Terapêutica pelo Hospital Heliópolis com Dr. José Maria Modenesi Freitas, ES
Fellowship em Neurocirugia Endovascular e Radiologia Intervencionista pelo ENERI com Dr. Pedro Lylyk
Neurorradiologista Intervencionista no Hospital Universitário Cajuru do Hospital Marcelino Champagnat e Hospital Vita Curitiba, PR

GISELLE COELHO
Neurocirurgiã Pediátrica do Hospital Santa Marcelina e Hospital Infantil Sabará, SP
Diretora Científica do Instituto EDUCSIM
Doutora pela Faculdade de Medicina da Universidade de São Paulo e Harvard Medical School

HELDER TEDESCHI
Professor Doutor de Neurocirurgia da Universidade Estadual de Campinas (Unicamp)
Centro Infantil Boldrini

HELVERCIO FERNANDO POLSAQUE ALVES
Neurocirurgião Funcional e Terapeuta Intervencionista da Dor

ISAC CÉSAR ROLDÃO LEITE
Faculdade de Medicina do Planalto Central – FACIPLAC, Hospital Lago Sul, Brasília, Instituto Quéops Millennium – Brasília, DF

JERÔNIMO BUZETTI MILANO
Neurocirurgião, Diretor do Setor de Cirurgia da Coluna Vertebral do Instituto de Neurologia de Curitiba
Doutor em Ciências pela Faculdade de Medicina da Universidade de São Paulo (FMUSP)

JOANA DE SOUZA SANCHOTENE MOSCHEN
Programa de Controle de Infecção Hospitalar, Hospital Beneficente São Carlos – Farroupilha, RS

JOSÉ ALOYSIO DA COSTA VAL FILHO
Neurocirurgião
Mestre e Doutor em Neurocirurgia pela Universidade Federal de Minas Gerais (UFMG)
Chefe do Serviço de Neurocirurgia Pediátrica dos Hospitais Biocor e Vila da Serra – Nova Lima, MG

JULIETE MELO DINIZ
Neurocirurgia pelo Hospital do Servidor Público Estadual de São Paulo (IAMSPE)
Neurocirurgia Funcional pela Universidade de São Paulo (USP)
Doutor pelo IAMSPE

LEANDRO JOSÉ HAAS
Neurocirurgião, Neurorradiologista Intervencionista
Professor de Neurocirurgia da Universidade Regional de Blumenau (FURB)
Preceptor da Residência Médica em Neurocirurgia, Hospital Santa Isabel – Blumenau, SC

LEANDRO PRETTO FLORES
Clínica de Neurocirurgia do Hospital das Forças Armadas (HFA) – Brasília, DF
Chefe da Clínica de Neurocirurgia do HFA
Doutor em Ciências Médicas
Especialista em Cirurgia de Nervos Periféricos

LEOPOLDO MANDIC FERREIRA FURTADO
Neurocirurgião
Mestre em Neurocirurgia pela Universidade Federal de Minas Gerais (UFMG)
Membro do Serviço de Neurocirurgia Pediátrica dos Hospitais Biocor e Vila da Serra – Nova Lima, MG e do Hospital João XXIII – Belo Horizonte, MG

LUANA ANTUNES MARANHA GATTO
Médica pela Universidade Federal do Paraná (UFPR)
Neurocirurgiã pelo Hospital de Clínicas da UFPR
Neurorradiologista Intervencionista pelo Hospital Universitário Cajuru, PR
Mestre em Clínica Cirúrgica pela UFPR
Neurocirurgiã e Neurorradiologista no Hospital Universitário Cajuru e Hospital Vita Curitiba

LUCAS ALVES AURICH
Neurocirurgião da Rede Sarah de Hospitais de Reabilitação
Mestre em Neurociências pela Universidade de Brasília (UnB)
Membro da Sociedade Brasileira de Neurocirurgia (SBN)

LUCIANO FORONI
Grupo de Cirurgia de Nervos Periféricos da Divisão de Neurocirurgia Funcional do Instituto de Psiquiatria, Hospital das Clínicas da Faculdade de Medicina, Universidade de São Paulo (HCFMUSP)

LUIZ ADRIANO ESTEVES
Professor Doutor de Neurocirurgia da Universidade Estadual de Campinas – Campinas, SP e da Universidade Municipal de São Caetano do Sul – São Caetano do Sul, SP

MARCELO LUIS MUDO
Mestre em Neurocirurgia pela Universidade Federal de São Paulo (Unifesp)
Professor Adjunto CEUNSP-Itu Grupo Educacional Cruzeiro do Sul
Membro do Departamento de Coluna da Sociedade Brasileira de Neurocirurgia (SBN)

MARCELO SAMPAIO POUSA
Neurocirurgião Pediátrico do Hospital Municipal Jesus, RJ
Membro Titular da Sociedade Brasileira de Neurocirurgia (SBN)

MARCELO SIMONI SIMÕES
Neurocirurgião – Porto Alegre, RS
Preceptor da Residência em Neurocirurgia do Hospital Ernesto Dornelles, RS
Preceptor do Programa Oficial de Estágio em Cirurgia da Coluna da Sociedade Brasileira da Coluna do Hospital Ernesto Dornelles, RS
Mestre em Ciência e Engenharia de Materiais
Pesquisador Colaborador do Laboratório de Engenharia Biomecânica do Hospital Universitário da Universidade Federal de Santa Catarina – Florianópolis, SC

MÁRCIO ROBERTTI RAMALHO DA CUNHA
Membro Titular da Sociedade Brasileira de Neurocirurgia (SBN)
Membro Titular da Sociedade Brasileira de Coluna (SBC)
Curso de Pós-Graduação Rwth-Aachen, Alemanha
Curso de Pós-Graduação Freie Universitat – Berlin, Alemanha

MÁRCIO VINHAL DE CARVALHO
Membro Titular da Sociedade Brasileira de Neurocirurgia (SBN)
Membro Titular da Sociedade Brasileira de Coluna (SBC)
Membro Titular Academia Brasileira de Neurocirurgia (ABNc)

MARCOS MASINI
Faculdade de Medicina do Planalto Central – FACIPLAC, Hospital Lago Sul, Brasília. Instituto Quéops Millennium – Brasília, DF

MARIO G. SIQUEIRA
Grupo de Cirurgia de Nervos Periféricos, Divisão de Neurocirurgia Funcional, Instituto de Psiquiatria, Hospital das Clínicas da Faculdade de Medicina, Universidade de São Paulo (HCFMUSP)

NELCI ZANON
Neurocirurgiã Pediátrica na Universidade Federal de São Paulo (Unifesp)
Presidente do Comitê de Neurocirurgia Pediátrica da World Federation of Neurosurgical Societies Foundation
Coordenadora da Comissão de Mulheres na Neurocirurgia da Sociedade Brasileira de Neurocirurgia (SBN)

OSMAR JOSÉ SANTOS DE MORAES
Neurocirurgião
Coordenador do Departamento de Neurocirurgia no Hospital Santa Catarina
Pesquisador no Instituto de Pesquisa Tecnológica (IPT)

PAULO MÁCIO PORTO DE MELO
Chefe do Serviço de Neurocirurgia do Hospital Militar de Área de São Paulo
International Fellow of American Association of Neurological Surgeons
Scholar in Surgical Leadership – Harvard Medical School

RAYAN HAQUIM PINHEIRO SANTOS
Médico Neurocirurgião
Grupo de Cirurgia Espinal do Conjunto Hospitalar do Mandaqui, SP

REBECA MARQUES MARGOTO
Faculdade de Medicina do Planalto Central – FACIPLAC, Hospital Lago Sul, Brasília. Instituto Quéops Millennium – Brasília, DF

RICARDO DE AMOREIRA GEPP
Coordenador do Serviço de Neurocirurgia da Rede Sarah de Hospitais de Reabilitação
Mestre em Neurociências pela Universidade de Brasília (UnB)
Membro da Sociedade Brasileira de Neurocirurgia (SBN)

RICARDO FERRARETO IGLESIO
Médico e Neurocirurgião pela Faculdade de Medicina da Universidade de São Paulo (FMUSP)
Especialização em Neurocirurgia Funcional e Dor pelo Hospital das Clínicas da FMUSP

RICARDO VIEIRA BOTELHO
Médico Neurocirurgião
Doutor e Pós-Doutor em Ciências pela Universidade Federal de São Paulo (Unifesp)
Pós-Graduação em Ciências da Saúde do Hospital do Servidor Público do Estado de São Paulo (IAMSPE)
Grupo de Cirurgia Espinal – Serviço de Neurocirurgia do IAMSPE
Grupo de Cirurgia Espinal – Conjunto Hospitalar do Mandaque, SP

ROBERTO S. MARTINS
Grupo de Cirurgia de Nervos Periféricos da Divisão de Neurocirurgia Funcional do Instituto de Psiquiatria do Hospital das Clínicas da Faculdade de Medicina da Universidade de São Paulo (HCFMUSP)

ROGER SCHMIDT BROCK
Doutor em Ciências pela Faculdade de Medicina da Universidade de São Paulo (FMUSP)
Médico Supervisor da Divisão de Clínica Neurocirúrgica do HCFMUSP
Coordenador do Grupo de Patologias da Coluna Vertebral e Medula Espinhal
Coordenador do Núcleo de Coluna do Hospital Sírio Libanês, SP
Médico Neurocirurgião da Equipe DFVNeuro – São Paulo, SP

RÔMULO A. A. DE ALMEIDA
Médico Residente da Neurocirurgia da Universidade de Campinas

SANDRA BARBOSA LARROCA
Psicóloga pelas Faculdades Metropolitanas Unidas (FMU)
Título de Especialista em Neuropsicologia pelas FMU
Aprimoramento em Psicossomática pelo Centro de Estudos em Psicopatologia (CEEP)

SIMONE PERETO
Psicóloga pelas Faculdades Metropolitanas Unidas (FMU)
Título de Especialista em Neuropsicologia pelas FMU
Aprimoramento em Psicossomática pelo Centro de Estudos em Psicopatologia (CEEP)

STERPHANY OHANA SOARES AZEVÊDO PINTO
Universidade Federal da Paraíba – João Pessoa, PB

TATIANA PROTZENKO
Neurocirurgiã Pediátrica do Instituto Nacional da Mulher, da Criança e do Adolescente Fernandes Figueira (Fiocruz)
Neurocirurgiã Pediátrica do Hospital Municipal Jesus, RJ
Fellowship em Neurocirurgia Pediátrica no Hôpital Necker-Enfants Malades – Paris, França

THIAGO GOMES MARTINS
Formado em Neurocirurgia pelo Hospital das Clínicas da Faculdade de Medicina da Universidade de São Paulo (HCFMUSP)
Membro da Sociedade Brasileira de Neurocirurgia (SBN)
Membro da North America Spine Society (NASS)

THIAGO SALATI
Neurocirurgia pela Escola Paulista de Medicina da Universidade Federal de São Paulo (EPM/Unifesp)
Assistente do Grupo de Coluna da Neurocirurgia da EPM/Unifesp

TIAGO PACZKO BOZKO CECCHINI
Graduando de Medicina da Universidade Luterana do Brasil – Canoas, RS

TÚLIO RAMOS CAVALCANTI
Médico-Residente (R5) do Programa de Residência Médica em Neurocirurgia da Universidade Federal dos Vales do Jequitinhonha e Mucuri – Diamantina, MG

VINICIUS DE MELDAU BENITES
Neurocirurgião Membro do Grupo de Cirurgia da Coluna da Disciplina de Neurocirurgia da Escola Paulista de Medicina da Universidade Federal de São Paulo (EPM/Unifesp)

VITOR AGUIAR BONAN
Serviço de Neurocirurgia da Rede Sarah de Hospitais de Reabilitação – Brasília, DF
Mestrando do Programa de Pós-Graduação em Ciências da Saúde – Universidade de Caxias do Sul, RS

WILLIAM GEMIO JACOBSEN TEIXEIRA
Coordenador do Grupo de Coluna do Instituto do Câncer do Estado de São Paulo
Doutor pela Faculdade de Medicina da Universidade de São Paulo (FMUSP)

ZEFERINO DEMARTINI JR.
Médico pela Fundação Universidade Regional de Blumenau (FURB)
Neurocirurgião pela Pontifícia Universidade Católica do Paraná (PUCPR)
Neurorradiologista pela Faculdade de Medicina de São José do Rio Preto (FAMERP)
Fellowship em Neurocirurgia Vascular pelo Barrow Neurological Institute com Dr. Robert Spetzler
Neurocirurgião e Neurorradiologista no Hospital de Clínicas da Universidade Federal do Paraná, Hospital Pequeno Príncipe e Hospital Santa Cruz em Curitiba, PR

Sumário

Parte I
EXAME FÍSICO

Parte II
TUMORES

Parte III
TRAUMATISMO RAQUIMEDULAR

Parte IV
INFECÇÃO

Parte V

ANOMALIAS DO DESENVOLVIMENTO

Parte VI

ANOMALIAS VASCULARES DA MEDULA ESPINAL

Parte VII

DOENÇAS DEGENERATIVAS

Parte VIII

ARTROPLASTIAS DA COLUNA VERTEBRAL

Parte IX

CIRURGIA MINIMAMENTE INVASIVA DA COLUNA VERTEBRAL

Parte X

DOR

Parte XI

NERVOS PERIFÉRICOS

Parte XII

PSICOLOGIA NO TRATAMENTO DA COLUNA VERTEBRAL

Condutas em Neurocirurgia

Fundamentos Práticos - Coluna

Thieme Revinter

Parte I EXAME FÍSICO

CAPÍTULO 1

EXAME FÍSICO APLICADO ÀS DOENÇAS DA COLUNA VERTEBRAL

Jerônimo Buzetti Milano ▪ Afonso Henrique de Aragão
Erasmo Barros da Silva Junior

INTRODUÇÃO

As doenças que acometem a coluna vertebral manifestam-se de diversas formas uma vez que não apenas a estrutura da coluna pode ser afetada (discos, ligamentos além da coluna óssea em si), mas também seu conteúdo e estruturas ao redor (medula espinhal, nervos espinais etc.). O entendimento dos sinais e sintomas é fundamental para realização de um diagnóstico sindrômico (e até etiológico) preciso. Neste capítulo, será abordada a semiotécnica da coluna vertebral.

Didaticamente, pode-se dividir a avaliação de um paciente com problema na coluna vertebral da seguinte maneira:

- História;
- Exame físico geral;
- Inspeção;
- Palpação;
- Movimentos;
- Testes especiais;
- Exame neurológico direcionado.

A coleta de uma adequada história com base nas queixas do paciente é imprescindível e auxilia o médico na elaboração das principais hipóteses diagnósticas, de modo a realizar um exame físico direcionado. Algumas características não podem faltar na coleta dos dados do paciente – idade, sexo, características da dor (tempo de evolução, período em que é pior, local, natureza, irradiação, fatores de melhora e piora, associação com deambulação). Não menos importante, a presença de sintomas neurológicos deve ser questionada ativamente pelo médico.

O exame físico geral, muitas vezes negligenciado, pode dar pistas que facilitem o diagnóstico etiológico, porém esse tópico não será abordado neste capítulo.

INSPEÇÃO

A máxima de que "o exame físico começa quando o paciente adentra no consultório" é aqui ainda mais verdadeira.

Ao recepcionar o paciente, pode-se já notar algum padrão de **marcha** específico ou mesmo algum déficit neurológico. Paciente com estenose do canal lombar, por exemplo, tendem a deambular com o tronco fletido anteriormente, pois isto proporciona alívio sintomático. Isso pode ser confundido com a postura em *flat back*, como observado em pacientes com desalinhamento sagital por perda da curvatura lordótica lombar (iatrogênica ou degenerativa), com desequilíbrio espino-pélvico associado (Fig. 1-1). Ocorre postura compensatória com retificação da cifose torácica e aumento da lordose cervical. Estes podem ainda apresentar atitude de retroversão da pelve, extensão do quadril e flexão dos joelhos, manobras utilizadas para que se permita a adequada mirada horizontal (Fig. 1-2). Outro exemplo são pacientes que apresentam comprometimento da raiz de L5, que podem deambular com o "pé caído" (perda da flexão dorsal). Pacientes portadores de doença de Parkinson, por exemplo, tendem a apresentar marcha em pequenos passos.

Colocando-se o paciente em ortostase, podem-se avaliar algumas características quando se olha para a região posterior do tronco como a posição da cabeça em relação ao tronco, o nível de implantação do cabelo, tamanho do pescoço, altura e alinhamento dos ombros, altura e alinhamento das escápulas, curvaturas da coluna vertebral, alinhamento dos processos espinhosos, altura das cristas ilíacas, condições da musculatura paravertebral. Na inspeção posterior, podem-se identificar deformidades coronais e rotacionais, e a manobra de Adams permite identificar escolioses, em especial as idiopáticas, através da identificação da elevação da escápula no lado convexo da curva (Fig. 1-3). Isso permite diferenciar as *pseudoescolioeses*, posturas antálgicas que geram desvios posturais coronais, sem tampouco gerar desvios rotacionais como nas escolioses propriamente ditas.

Já com o paciente em vista lateral, podem-se observar as curvaturas da coluna, principalmente a lordose cervical e a lordose lombar, como relatado. Enquanto a perda da curvatura lordótica habitual na coluna lombar gera a postura típica acima relatada, o aumento dessa curvatura é facilmente verificado em pacientes com espondiloliteses displásicas ou ístmicas (Fig. 1-4).

Outras atitudes antálgicas são típicas de síndromes dolorosas compressivas. Pacientes apresentando compressões radiculares cervicais costumam ter alívio da dor braquial com a elevação e abdução do ombro (Fig. 1-5). A dor da instabilidade C1-C2 gera sensação de impossibilidade de "sustentar o peso da cabeça", e pacientes frequentemente se apresentam apoiando a cabeça em uma (ou ambas) das mãos. Radiculopatias lombares extremas fazem com que pacientes adotem flexão da coxa sobre o tronco e flexão do joelho ao se deitar ("Lasègue espontâneo" a seguir).

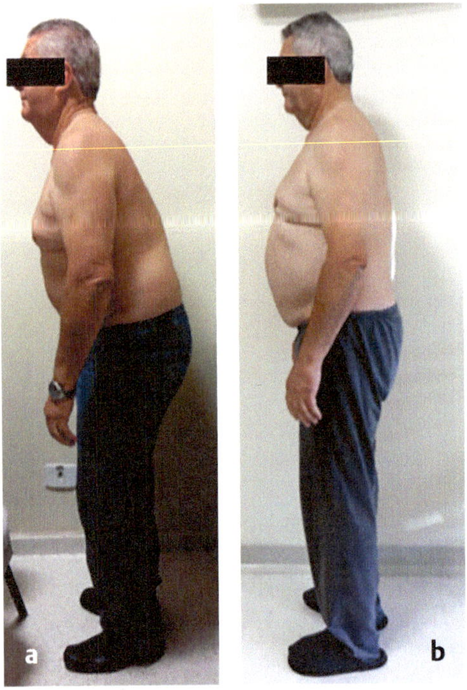

Fig. 1-1. Deformidade sagital em *flat back*. (**a**) Paciente adotando retificação da cifose torácica, aumento da lordose cervical, retroversão da pelve e flexão dos joelhos para compensação da mirada horizontal. (**b**) Paciente 48 horas após correção da deformidade.

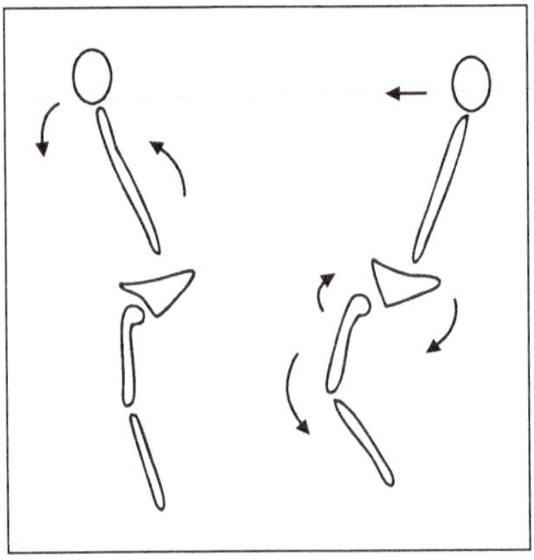

Fig. 1-2. Desenho esquemático demonstrando as adaptações compensatórias para permitir a mirada horizontal, com flexão dos joelhos, extensão do quadril e versão da pelve.

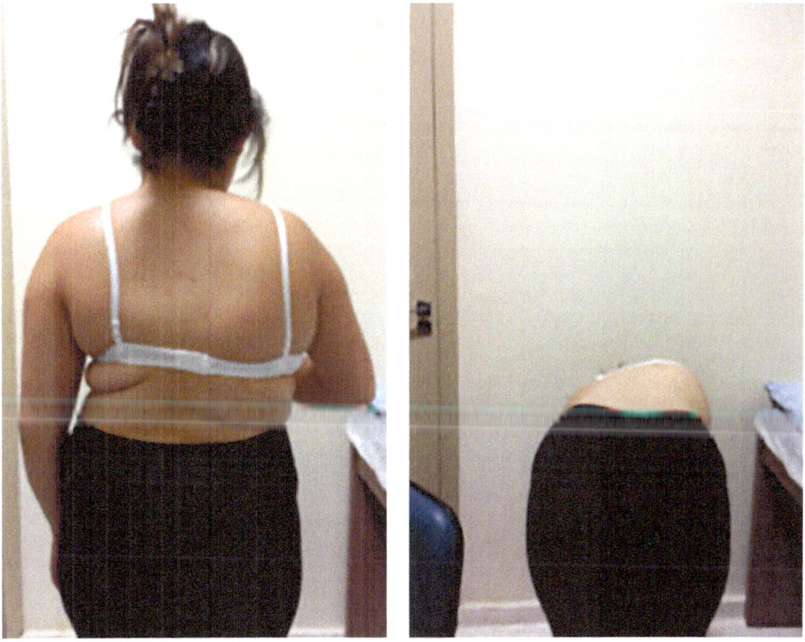

Fig. 1-3. Manobra de Adams.

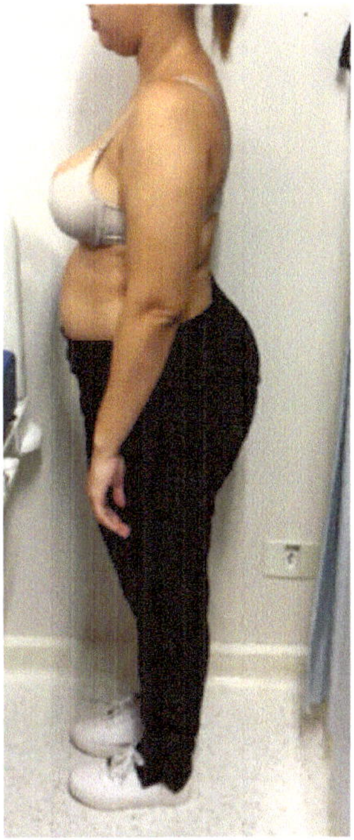

Fig. 1-4. Presença de hiperlordose lombar em paciente com espondilolistese displásica.

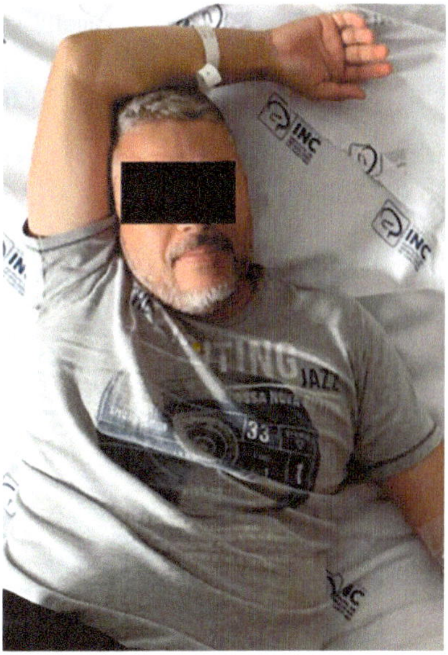

Fig. 1-5. Postura em elevação e abdução do ombro para alívio de dor em radiculopatia cervical.

PALPAÇÃO

Durante a palpação, devem-se procurar pontos de dor principalmente. Palpar os processos espinhosos, a musculatura paravertebral, as articulações sacroilíacas e pontos de dolorimento muscular que possam indicar "pontos-gatilho" de dor. Durante este passo também, pode-se avaliar a temperatura da pele – que pode aventar um processo inflamatório/infeccioso se estiver aumentada. Em paciente vítima de politraumatismo (ou traumatismo raquimedular), a palpação dos espaços interespinhosos pode revelar dor intensa local e até mesmo aumento da distância interespinhosa.

MOVIMENTOS

Neste passo do exame físico, é de suma importância que o conhecimento da biomecânica vertebral, bem como da amplitude de movimento dos segmentos específicos da coluna vertebral.

Na avaliação da coluna cervical, pede-se para o paciente realizar a flexão; o paciente com uma flexão cervical dita normal deve conseguir encostar o mento no tórax. Na extensão pede-se para o paciente olhar para cima e para trás, sendo normal quando em torno de 50°. Faz-se ainda a lateralização do pescoço, pedindo para o paciente tentar encostar a orelha no ombro ipsilateral e posteriormente avalia-se a rotação do pescoço pedindo para o paciente olhar por cima dos ombros. Limitações na rotação da coluna cervical são típicas das artropatias ou desordens da junção crânio-vertebral, em especial do segmento C1-C2.

Na avaliação da coluna lombar, pede-se para o paciente tentar encostar a ponta dos pododáctilos na ponta dos quirodáctilos (mantendo os joelhos em extensão); na sequência, pede-se para o paciente realizar a extensão da coluna lombar (de modo a jogar a sínfise púbica anteriormente). Aqui, vale relembrar que pacientes com estenose de canal lombar podem relatar uma melhora da dor quando da realização da flexão do tronco e uma piora quando da realização da extensão; por outro lado, pacientes que apresentem acometimento das articulações facetárias podem se queixar de piora da dor quando da realização da extensão do tronco. Em seguida, realiza-se a lateralização do tronco, pedindo para o paciente tentar encostar o segundo quirodáctilo (indicador) no chão. Posteriormente, com o paciente sentado na maca, pede-se para realizar a rotação do tronco.

Outro ponto importante durante a avaliação dos movimentos é a realização do teste de Schoeber (Fig. 1-6), utilizado para avaliar a amplitude de movimento da coluna lombar. Realiza-se o teste com paciente em ortostase, marcando-se o processo espinhoso de L5 (com uma linha horizontal) e traçando-se uma segunda linha horizontal 10 cm acima da primeira linha; o paciente realiza então a flexão do tronco, tentando tocar os pés; mede-se, com o paciente fletido, a distância entre as duas linhas. A diferença entre as duas medidas (em ortostase e com o tronco fletido) indica a "flexão lombar". Caso a diferença das medidas seja menor do que 5 cm, tem-se um "teste de Schoeber positivo", o que é sugestivo de espondilite anquilosante.

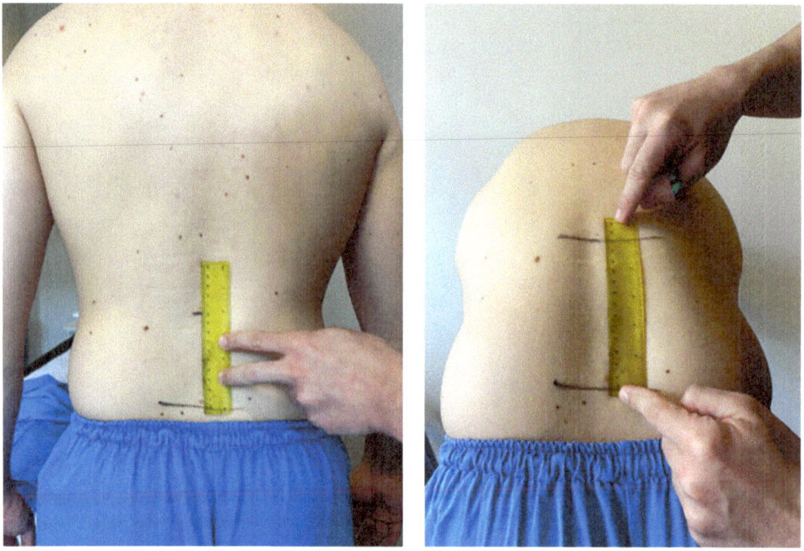

Fig. 1-6. Teste de Schoeber.

TESTES ESPECIAIS

Radiculopatia Cervical

A avaliação de cervicobraquialgia pode ser por vez mais difícil do que uma lombociatalgia. Para isso, é de suma importância que o examinador tenha conhecimento dos dermátomos do membro superior e dos testes citados abaixo, já que em alguns casos a dor pode ser de difícil localização por parte do paciente.

Teste de Spurling

Descrito originalmente por Spurling e Scoville em 1944, há, porém, pelo menos cinco variações deste teste na literatura. O teste original consiste em lateralizarão do pescoço para o lado ipsilateral e compressão axial sobre o vértice da cabeça. Dentre as variações descritas para o teste, pode-se realizar o teste de Spurling com extensão do pescoço, seguido de inclinação lateral; caso positivo, pode-se interromper o teste neste momento; porém, se negativo, pode-se acrescentar compressão axial. Realizado desta forma, o teste de Spurling tem uma maior sensibilidade para detecção de radiculopatia cervical (Fig. 1-7).

Teste de Roger Bikelas

Com paciente sentado à maca, o médico se posta por trás do paciente e realiza a extensão do membro superior e ombro, do membro acometido. A dor deve surgir ao final da manobra. Esta é outra manobra semiológica que indica compressão mielorradicular.

Teste de Abdução do Ombro

Realiza-se a abdução do ombro ipsilateral ao lado da dor, o que deve promover alívio da radiculopatia; de maneira prática, pede-se para o paciente colocar o antebraço acima da cabeça. É um teste com menos sensibilidade, porém com maior especificidade que o teste de Spurling (Fig. 1-5).

Outros testes acessórios menos comuns podem ser utilizados, como a distração do pescoço (que promove alívio da dor) ou mesmo a manobra de Valsalva (que pode reproduzir a dor radicular), porém são testes que se sobrepõem e pouco agregam na prática médica diária. Dores de origem osteoarticular nos ombros e escápulas também podem confundir com síndromes radiculares cervicais. Em geral, a dor associada à articulação do ombro piora com abdução, diferentemente do que ocorre nas síndromes radiculares. Ainda, as lesões tendinosas completas podem gerar perda da capacidade de mover uma articulação. Por exemplo, as lesões completas do tendão do supraespinhoso geram perda

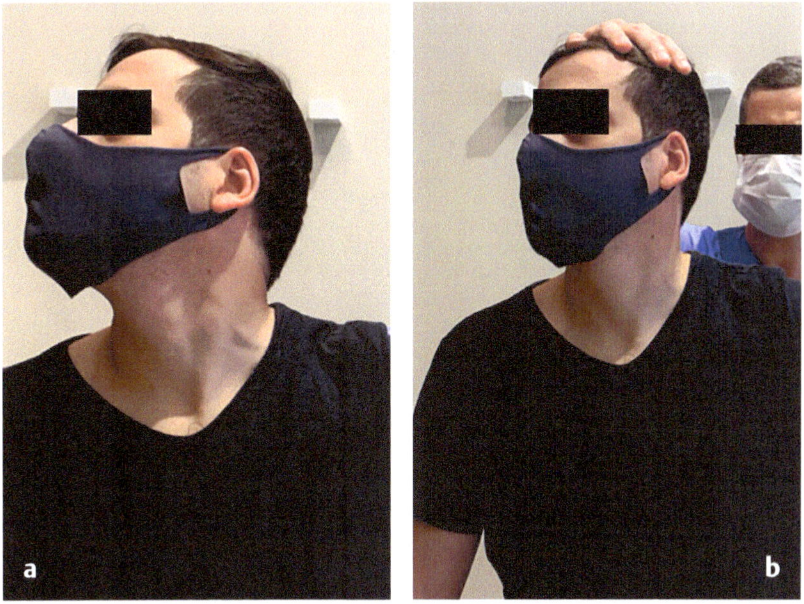

Fig. 1-7. Teste de Spurling: (a) Manobra com extensão e inclinação lateral. (b) Adição de compressão axial para sensibilização da manobra.

da mobilidade da abdução do ombro, o que pode ser confundido com radiculopatias de C5. Além da dor à palpação da inserção do tendão, as tendinopatias não costumam apresentar alterações de sensibilidade no dermátomo específico. Outro ponto importante no exame da radiculopatia cervical é realizar a correta distinção entre uma dor ou alteração sensitiva mielorradicular de uma dor daquela oriunda de afecções do nervo periférico. As radiculopatias C7 são facilmente confundidas com as neuropatias do nervo mediano (embora estas raramente se manifestem com sintomas proximais à articulação do cotovelo); as manobras de Tinel e Phallen, entre outras, devem ser utilizadas em conjunto no diagnóstico diferencial. Da mesma forma, as radiculopatias C8 podem ser confundidas com as neuropatias do nervo ulnar e com síndromes compressivas do desfiladeiro torácico. A neuropatia ulnar cursa com alteração sensitiva, enquanto que a compressão vascular associada à síndrome do desfiladeiro torácico pode ser identificada na manobra da Adson.

Radiculopatia Lombossacra

Antes de esmiuçar os testes utilizados na pesquisa de radiculopatias, vale relembrar que, de modo geral, pode-se realizar o diagnóstico sindrômico e topográfico destes pacientes antes mesmo do exame físico. Pacientes com radiculopatias mais altas (L2-L3) costumam ter dor para realizar a flexão do quadril. Desse modo, não conseguem "subir escadas" normalmente. Já pacientes que apresentam comprometimento da raiz de L5 não conseguem realizar a flexão dorsal do pé, bem como pacientes com comprometimento da raiz de S1 não conseguem realizar a flexão plantar de maneira adequada, o que pode se manifestar como incapacidade de correr e caminhar na ponta dos pés.

Teste de Lasègue

Este é um dos mais famosos testes na medicina e talvez um dos que apresenta mais variações e epônimos, o que pode gerar alguma confusão para os menos experientes. Objetivamente o teste de Lasègue consiste na elevação do membro inferior com joelho em extensão e com o paciente em posição supinada (Fig. 1-8a). Quando o membro é elevado, há um aumento de tensão no nervo isquiático (ciático), especialmente sobre as raízes de L5 e S1, o que pode provocar dor radicular se o nervo estiver sob compressão. Diz-se que o teste é positivo quando reproduz a dor irradiada entre 30-70° de elevação do membro, porém há grande variação na literatura sobre esse valor. Quanto mais baixa angulação que gera dor, maior a chance da ciática ser causada por compressão discal, e, em casos extremos, o paciente não consegue manter o membro em extensão (Lasègue espontâneo). Acima de 60° quase não há tensão das raizes nervosas, gerando apenas estresse articular. Uma contraprova útil é abaixar o membro inferior em torno de 5-10° da angulação em que se inicia a dor até o alívio da mesma, e então realizar a flexão dorsal do pé, que vai reproduzir a dor conhecida como sinal Bragard (Fig. 1-8b). A sensibilidade para o teste de Lasègue em metanálise recente foi de 91%, com especificidade de 26%.

Teste de Lasègue Contralateral

Realiza-se de maneira semelhante ao teste de Lasègue, porém no membro assintomático. Diz-se que o Lasègue contralateral é positivo quando ele reproduz a dor irradiada no membro contralateral. Este teste é altamente sugestivo de uma compressão na axila da raiz; a elevação do membro inferior contralateral ao acometido pela compressão gera uma tração do saco tecal com consequente aumento da compressão da raiz acometida. A sensibilidade do teste é em torno de 29%, porém a especificidade é alta (88%). A combinação de um sinal de Lasègue positivo com um sinal de Lasègue contralateral também positivo tem uma acurácia especificidade em torno de 97% para compressão radicular.

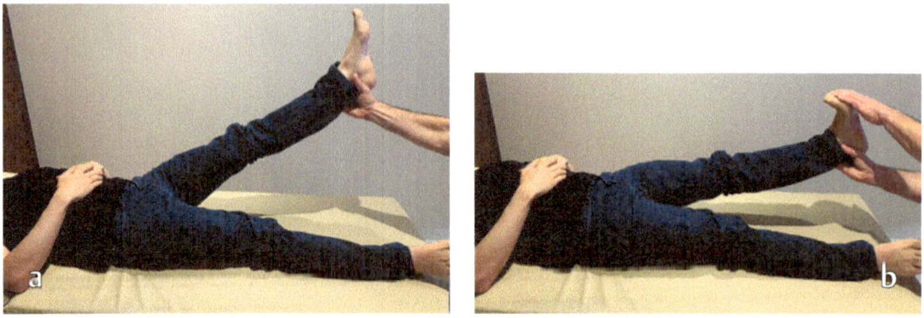

Fig. 1-8. Manobra da elevação do membro inferior estendido. (a) Quadro doloroso aparecendo a 30 graus (sinal de Lasègue). (b) Contraprova com redução da angulação e flexão dorsal do pé (sinal de Bragard).

Teste do Estiramento Femoral (de Wassermann, Lasègue Reverso ou de Nachlas)

Descrito inicialmente por Wassermann, em 1918, é realizado com o paciente em decúbito ventral e promove-se uma flexão do joelho e uma extensão do quadril de modo que a fossa poplítea vá ao encontro do glúteo ipsilateral (Fig. 1-9). Esta manobra promove um aumento de tensão sobre o nervo femoral, especialmente sobre as raízes de L2, L3 e L4. O paciente costuma-se queixar de dor no membro afetado após tal a flexão. Pode-se fazer uma analogia do teste de Wassermann com o teste de Lasègue, sendo que o primeiro está para as raízes mais altas (L2, L3, L4) e assim como o segundo está para as raízes mais baixas (L5 e S1).

As manobras para identificar os acometimentos osteoarticulares são mandatórias para o diagnóstico diferencial das dores radiculares lombossacras. Dores da articulação coxofemoral podem simular radiculopatias, na medida em que a manobra de extensão do membro inferior estendido (**Lasègue**) acima de 60° gera carga adicional à articulação afetada. Entretanto, com a flexão da coxa sobre o tronco mantida e flexionando-se passivamente a articulação do joelho, as dores radiculares aliviam, enquanto as coxofemorais se mantêm e se exacerbam pela de rotação interna e palpação da articulação e do tensor da fáscia lata.

Dores oriundas da articulação sacroilíaca também podem simular dores radiculares, com dores lombares baixas e glúteas consideradas como "ciáticas" pelo paciente. Entretanto, tipicamente não irradiam além da região proximal da face posterior da coxa – enquanto dores "ciáticas" típicas irradiam além da fossa poplítea. A dor sacroilíaca se exacerba ao se executar a manobra de flexão-abdução-rotação externa (conhecida pelo acrônimo em inglês FABER ou sinal de Patrick), bem como pela hiperextensão do quadril. A manobra de Gaenslen pode ser utilizada, deixando o membro afetado pendendo para fora da maca, enquanto o membro não afetado é flexionado sobre o tronco, e efetuando-se leve pressão sobre a coxa, gerando sobrecarga na articulação sacroilíaca afetada.

Nos pacientes que apresentam lombalgia pura (sem irradiação), existem alguns sinais que podem predizer se a dor que o paciente apresenta é de causa orgânica/anatômica ou não. Estes são os chamados sinais de Waddell, que incluem a regionalização, sensibilidade, simulação, distração e hiper-reação. O Quadro 1-1 demonstra exemplos de cada um desses sinais. Quando três ou mais destes sinais estão presentes, deve-se considerar o paciente portador de uma dor lombar de "origem não orgânica."

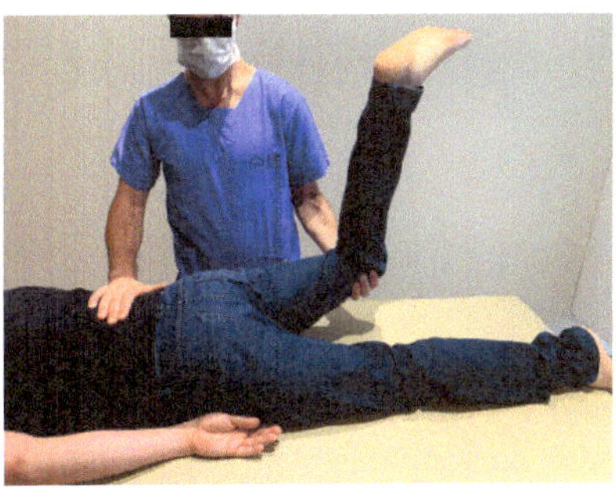

Fig. 1-9. Manobra de estiramento femoral.

Quadro 1-1. Sinais de Waddell

Regionalização	Os achados de exame divergem daqueles permitidos pela neuroanatomia
Sensibilidade	Dor disseminada, não obedecendo a um padrão, mesmo ao leve toque
Simulação	Dor à compressão axial/dor durante manobra não dolorosa
Distração	Diferença/ausência de dor quando o membro é examinado em diferentes posições
Hiper-reação	Resposta do paciente desproporcional ao exame realizado

EXAME NEUROLÓGICO DIRECIONADO

A presença de alterações neurológicas focais direciona o diagnóstico topográfico na coluna vertebral. Para isso, é de fundamental importância que o examinador conheça os dermátomos dos membros superiores e inferiores, os reflexos envolvidos, bem como os músculos inervados por cada segmento medular.

As radiculopatias cervicais altas são de difícil diagnóstico topográfico, uma vez que os nervos espinhais de C3 e C4 não costumam participar da formação do plexo braquial. O quadro doloroso é inespecífico, de dores suboccipitais com eventual irradiação para região temporal ou retroauricular. Tipicamente, o plexo braquial é formado pelos nervos espinais de C5 a T1, conforme o Quadro 1-2. Variações anatômicas podem ocorrer e pequenas alterações nos dermátomos acometidos não são incomuns. O plexo braquial pode ter participação do nervo C4 na sua formação, com isso reduzindo a participação de T1 (plexo "pré-fixado"); mais raramente, o nervo T2 vem a contribuir com a formação inferior do plexo, e nestes casos o nervo C5 pode ficar de fora.

Nas radiculopatias lombossacras, os dermátomos costumam ser mais definidos e com menos variações anatômicas, porém os grupos musculares têm participação de mais de um nervo espinal na sua inervação (Quadro 1-3). Com isso, a perda da função de um nervo espinal gera mais frequentemente perdas motoras parciais, ou ainda redução na amplitude do movimento do grupo muscular com preservação do "grau" de força em si.

No exame da força muscular é importante haver uma padronização na graduação da força, tanto para comunicação entre avaliadores como para documentação evolutiva do quadro clínico. A mais frequentemente utilizada é a escala *Medical Research Council Manual Muscle Testing scale* (Quadro 1-4).

Já para a graduação de reflexos, costumam-se utilizar sistemas em cruzes (+), e sistemas de 0 a 4+ (Quadro 1-5) ou de 0 a 6+ são os mais utilizados. Para os membros superiores, deve-se avaliar o reflexo bicipital, tricipital e o estilorradial (ou braquirradial). Já para avaliação do plexo lombossacral, é de fundamental importância a avaliação dos reflexos patelar e aquileu, sendo mais raramente encontrado o reflexo ísquio-tibial medial.

A presença de alteração dos reflexos profundos direciona o diagnóstico sindrômico. Reflexos reduzidos ou abolidos ocorrem em acometimentos do neurônio motor inferior, enquanto o aumento dos reflexos profundos aponta para acometimentos do neurônio motor superior; no que tange às doenças da coluna vertebral, respectivamente, acometimentos radiculares e medulares. Sinais clássicos de liberação piramidal estão frequentemente presentes nas síndromes medulares compressivas. A pesquisa de liberação piramidal nos membros superiores é realizada pela busca do sinal de Hoffmann.

Quadro 1-2. Distribuição da Função dos Nervos Espinais Cervicais

Raiz	Músculo/movimento	Região sensitiva	Reflexo profundo
C5	Deltoide/abdução do ombro	Face lateral do braço	Bicipital
C6	Bíceps/flexão do cotovelo e extensão do punho	Face lateral do antebraço	Estilorradial
C7	Tríceps/extensão do cotovelo, flexão do punho e extensão dos dedos	3º quirodáctilo	Triciptal
C8	Flexores dos dedos	5º quirodáctilo	-
T1	Interosseos/adução dos dedos	Face medial do braço	-

Quadro 1-3. Distribuição da Função dos Nervos Espinais Lombossacrais

Raiz	Músculo	Movimento	Região sensitiva	Reflexo profundo
L1	Psoas (T12-L3)	Flexão do quadril	Face anterior da coxa	-
L2	Psoas (T12-L3)	Flexão do quadril	Face anterior da coxa	-
L3	Quadríceps (L2-4)	Extensão do joelho	Face anterior e lateral da coxa	-
L4	Tibial anterior (L4-5) (Quadríceps (L2-4))	Dorsiflexão do pé (extensão do joelho)	Face medial da perna	Patelar
L5	Extensor longo do hálux (Tibial anterior)	Extensão do hálux (dorsiflexão do pé)	Face lateral da perna e dorso do pé	Ísquiotibial medial
S1	Gastrocnêmio	Flexão plantar	Face lateral e planta do pé	Aquileu

Quadro 1-4. Graduação de Força Muscular

Grau	Exame
5	Paciente vence resistência completamente
4	Paciente vence resistência parcialmente
3	Paciente vence gravidade
2	Paciente não vence gravidade
1	Contração muscular apenas
0	Ausência de movimento

Adaptado de Medical Research Council Manual Muscle Testing Scale

Quadro 1-5. Graduação de Reflexos Profundos de 0 a 4+

Grau	Reflexo
4+	Hiperativo/com clônus
3+	Discretamente aumentado
2+	Normal
1+	Diminuído
0	Ausente

Realiza-se o pinçamento da falange distal do dedo médio e faz-se uma pressão sobre a unha. O sinal de Hoffmann esta presente se houver uma flexão reflexa da falange distal do polegar. A presença deste sinal é sugestiva de lesão do neurônio motor superior, embora possa estar presente em pessoas saudáveis, não devendo ser utilizado com "triagem" para compressão medular. Nos membros inferiores, a busca do reflexo cutâneo plantar se dá através do estímulo da face lateral da planta do pé até a porção mais medial, em direção ao primeiro pododácitlo. O reflexo normal é a flexão do hálux, e, quando há extensão do hálux, diz-se que há o sinal de Babinski. Outros sinais menos comuns também podem estar presentes (clônus espontâneo) ou mesmo o sinal de Lhermitte.

A exceção à regra se dá na fase mais aguda do traumatismo raquimedular, em que se pode evidenciar a perda temporária dos reflexos profundos abaixo do nível de uma lesão medular. A esse quadro dá-se o nome de "choque medular", em que uma lesão central (medular) se apresenta com sinais de lesão periférica, com hipotonia e arreflexia; costuma perdurar por poucas semanas, sendo então substituído progressivamente por sinais típicos de liberação piramidal, com hiper-reflexia espástica. Nestes pacientes também é de fundamental importância a avaliação do nível sensitivo. Há alguns níveis que o examinador deve ter em mente e que são de fácil memorização. O dermátomo de T4, por exemplo, é responsável pela inervação da pele na altura dos mamilos, o de T7 da pele próxima ao processo xifoide, o dermátomo de T10 é responsável pela inervação da pele próxima à cicatriz umbilical, enquanto o dermátomo de T12 inerva a pele da região inguinal. Avaliação do esfíncter anal (verificar se há contração voluntária ou não) e pesquisa do reflexo bulbo cavernoso também são importantes. Após avaliação dos itens mencionados anteriormente e da avaliação dos déficits motores, utiliza-se a escala da ASIA (American Spinal Injury Association) para determinar o grau de lesão medular.

Síndromes medulares incompletas, as lesões medulares podem cursar com diversos achados clínicos. A seguir, destacaremos as principais síndromes associadas a lesões medulares:

- *Síndrome medular anterior:* lesão do funículo anterior da medula; há perda da sensibilidade tátil, térmica e motricidade e preservação da propriocepção;
- *Síndrome medular central:* em geral, ocorre na região cervical e há uma perda da motricidade desproporcional entre membros superiores e inferiores; a perda de força é maior nos membros superiores e mais distal (as mãos são mais acometidas). Costuma haver retenção urinária e diferentes graus de perda sensorial. É típica de traumatismos de baixo impacto em pacientes idosos com estenose degenerativa da coluna cervical;
- *Síndrome medular posterior:* há lesão da coluna posterior da medula, que produz perda da propriocepção com preservação da motricidade e das demais modalidades sensitivas;
- *Síndrome do cone medular:* há lesão ao nível do cone medular, em geral próximo a L1, ocorrendo lesão das raízes sacrais que emergem do cone. Clinicamente, manifesta-se com perda de sensibilidade nos membros inferiores (e, na região íntima, anestesia em sela), paraparesia e disfunção esfincteriana;
- *Síndrome de Brown-Sequard:* conhecida como hemissecção medular, ocorre quando há lesão do cordão lateral da medula. Clinicamente, apresenta (do lado da lesão) perda da motricidade, perda da propriocepção e da sensibilidade epicrítica. Do lado oposto da lesão, há perda da sensibilidade térmica e dolorosa;
- *Síndrome da cauda equina:* aqui não há lesão da medula, mas sim das raízes da cauda equina, podendo mimetizar a síndrome do cone medular. Clinicamente, manifesta-se com paresia distal no membro inferior e anestesia em sela, assim como disfunções da bexiga e do intestino; há perda do tônus retal e anormalidades do reflexo bulbocavernoso. Na síndrome da cauda equina (ao contrário de lesão na medula espinal), o tônus muscular e os reflexos profundos estão diminuídos.

BIBLIOGRAFIA

Ambesh P, Kumar V, Dm P, et al. The Babinski Sign: A comprehensive review. J Neurol Sci [Internet]. 2016.

Anekstein Y, Blecher R, Smorgick Y, Mirovsky Y. What is the best way to apply the spurling test for cervical radiculopathy? spine. Clin Orthop Relat Res. 2012;470(9):2566-72.

Anekstein Y, Blecher R, Smorgick Y, Mirovsky Y. What is the Best Way to Apply the Spurling Test for Cervical Radiculopathy? Clin Orthop Relat Res. 2012;470(9): 2566-72.

Cao J, Liu Y, Wang Y, et al. A Clinical Correlation Research of the Hoffmann Sign and Neurological Imaging Findings in Cervical Spinal Cord Compression. World Neurosurg [Internet]. 2019;128:e782-6.

Cohen SP, Doshi TL, Kurihara C, et al. Waddell (Nonorganic) Signs and Their Association With Interventional Treatment Outcomes for Low Back Pain. Anesth Analg [Internet]. 2021;132(3).

Devillé W L J M, Van Der Windt D A W M, Džaferagić A, et al. The test of Lasegue: Systematic review of the accuracy in diagnosing herniated discs. Spine (Phila Pa 1976). 2000;25(9):1140-7.

Estridge MN, Rouhe S A, Johnson NG. The femoral stretching test. J Neurosurg [Internet]. 57(6):813-7.

Fast A, Parikh S, Marin E L. The shoulder abduction relief sign in cervical radiculopathy. Arch Phys Med Rehabil. 1989;70(5):402-3.

Grijalva RA, Hsu FPK, Wycliffe ND, et al. Hoffmann Sign: Clinical Correlation of Neurological Imaging Findings in the Cervical Spine and Brain. Spine (Phila Pa 1976). 2015;40(7):475-9.

Hayes KC, Hsieh JTC, Wolfe DL, et al. Classifying incomplete spinal cord injury syndromes: Algorithms based on the International Standards for Neurological and Functional Classification of Spinal Cord Injury Patients. Arch Phys Med Rehabil. 2000;81(5):644-52.

Kirshblum SC, Burns S P, Biering-Sorensen F, et al. International standards for neurological classification of spinal cord injury (revised 2011). J Spinal Cord Med [Internet]. 2011;34(6):535-46.

Kunam VK, Velayudhan V, Chaudhry Z A, et al. Incomplete cord syndromes: Clinical and imaging review. Radiographics. 2018;38(4):1201-22.

Park MS, Kelly MP, Min WK, et al. Surgical treatment of C3 and C4 cervical radiculopathies. Spine (Phila Pa 1976). 2013;38(2):112-8.

Rezvani A, Ergin O, Karacan I, Oncu M. Validity and reliability of the metric measurements in the assessment of lumbar spine motion in patients with ankylosing spondylitis. Spine (Phila Pa 1976). 2012;37(19).

Spurling R, Scovile W. Lateral rupture of the cervical intervertebral discs: a common cause of shoulder and arm pain. Surgery, Gynecol Obstet. 1944;78:350-8.

Waddell G, McCulloch J A, Kummel E, Venner R M. Nonorganic physical signs in low-back pain. Spine (Phila Pa 1976). 1980;5(2):117-25.

Wassermann S. Ueber ein neues Schenkelnervsymptom nebst Bemerkungen zur Diagnostik der Schenkelnerverkrankungen. Dtsch Z Nervenheilk. 43:140-3.

Parte II TUMORES

CAPÍTULO 2

INTRODUÇÃO A TUMORES

Franz Jooji Onishi

HISTÓRICO

Os tumores da coluna compreendem aproximadamente 15% dos tumores do sistema nervoso. A incidência anual gira em torno de 2 a 10% por 100.000 habitantes. Cerca de 30 a 40% de todos eles encontram-se no compartimento intradural extramedular (IDEM).

Dos tumores no espaço IDEM, encontramos principalmente os meningiomas e os tumores da bainha neural. O primeiro relato de ressecção de tal lesão ocorreu em 1888, quando sir Victor Horsley tratou e descreveu um fibromixoma em um paciente de 42 anos.

A introdução da técnica de ressonância magnética, a partir da década de 1950, permitiu melhor diagnóstico das lesões, assim como a microcirurgia, na década de 1960, possibilitou um tratamento com maior segurança e precisão.

QUADRO CLÍNICO

O quadro clínico inicial é a dor, que pode apresentar característico acometimento noturno.

As manifestações neurológicas dependem de sua localização em altura e região – posterior ou anterior. Em lesões de crescimento mais lateral, a síndrome de Brown-Sequard é frequentemente descrita.

Existem escalas clínicas de gradação neurológica em tumores de coluna, sendo as mais utilizadas as escalas de McCormick e de Frankel (Quadro 2-1).

EXAME FÍSICO/IMAGEM

O exame físico deve começar com a inspeção, buscando sinais de facomatose ou deformidades visíveis na estrutura da coluna e do tronco (Quadro 2-2).

O exame neurológico deve priorizar principalmente a caracterização da força motora com atenção a pesquisa de sinais de liberação piramidal, assim como a sensibilidade superficial e profunda, buscando dados neurológicos que auxiliem no diagnóstico topográfico da lesão.

A ressonância magnética (RM) é o exame de imagem padrão ouro para identificação e caracterização das lesões. As principais características radiológicas das lesões IDEM estão descritas no Quadro 2-3.

A tomografia computadorizada (TC) caracteriza a porção óssea adjacente à lesão, podendo demonstrar sinais de remodelamento em lesões de crescimento lento. A estrutura óssea da coluna é mais bem avaliada, e uma eventual necessidade de instrumentação deve ser estudada com a tomografia. Calcificações presentes na lesão são mais bem caracterizadas na TC. Ela auxilia também no planejamento do acesso cirúrgico a ser utilizado.

DIAGNÓSTICO DIFERENCIAL

Algumas características de imagem podem auxiliar no diagnóstico diferencial destas lesões, citadas no Quadro 2-4.

Quadro 2-1. Escala de McCormick Modificada

Grau	Descrição
I	Intacto neurologicamente, deambula normalmente, mínima disestesia
II	Déficit motor ou sensitivo leve, mantém independência funcional
III	Déficit moderado, limitação de função, independente com uso de ajuda externa
IV	Déficit severo, limitação de função com paciente dependente
V	Paraplégico ou quadriplégico, mesmo se houver movimento leve

Quadro 2-2. Principais Facomatoses e Lesões Associadas

	NF1	NF2	NF3	Von Hippel Lindau	Esclerose Tuberosa
Sinonímia	Von Recklinghausen	MISME (multiple inherited schwannomas, meningiomas and ependymomas)	Schwannomatose	Angiomatose cerebelorretiniana	Bourneville-Pringle
Genética	Autossômica dominante cromossomo 17	Autossômica dominante cromossomo 22	Autossômica dominante cromossomo 22	Autossômica dominante cromossomo 3	Autossômica dominante cromossomo 9/16
Tumores associados	Neurofibromas, gliomas de n. óptico	Schwannomas, neurofibromas, meningiomas	Schwannomas	Hemangioblastomas, carcinoma renal, feocromocitomas, tumores neuroendocrinos	Angiofibroma facial, angiolipoma renal, SEGA, túberes corticais
Lesões intradurais da coluna	Neurofibromas	Meningiomas, neurofibromas e schwannomas	Schwannomas	Hemangioblastomas	Cordomas e subependimomas

Quadro 2-3. Dados Epidemiológicos das Lesões IDEM

Lesão	Região de predomínio	Razão M/F	Década de vida	Distribuição
Meningioma	80% torácicos	1/5	5ª a 7ª	50%
Bainha Neural	cervical e lombar	1/1	4ª a 5ª	30%
Ependimomas de *filum*	lombar	2/1	3ª a 5ª	15%
Outros				5%

Quadro 2-4. Características de RM das Lesões IDEM

	T1	T2	Contraste	Outros
Meningioma	Iso ou hipointenso	Hiperintenso	++ homogêneo	Calcificação, *dural tail*
Bainha neural	Iso ou hipointenso	Hiperintenso	++ homogêneo	15% têm crescimento extradural
Epidermoide	Isointenso	Isointenso	- pouco realce pode ocorrer na periferia	
Paraganglioma	Isointenso	Hiperintenso	++ homogêneo	Hemorragia comum (capa de hemossiderina)

Meningiomas

Os tumores extramedulares primários mais comuns são meningiomas, que representam até 25% de todas as neoplasias espinhais. Originam-se das *cap cells* da aracnoide-máter.

Eles são mais prováveis de ocorrer na coluna torácica em uma posição posterolateral no canal vertebral. São mais frequentes em idosos e mulheres. Os meningiomas podem ser classificados histologicamente como psamomatoso, fibroblástico ou meningotelial. São geralmente bem circunscritos, de crescimento lento, apresentando base ampla de implantação na dura-máter, e, após contraste, podem apresentar realce fino contíguo à lesão, denominado *dural tail* ou cauda dural. Os de subtipo psamomatoso já foram descritos como de maior potencial de recorrência entre os meningiomas benignos (Fig. 2-1).

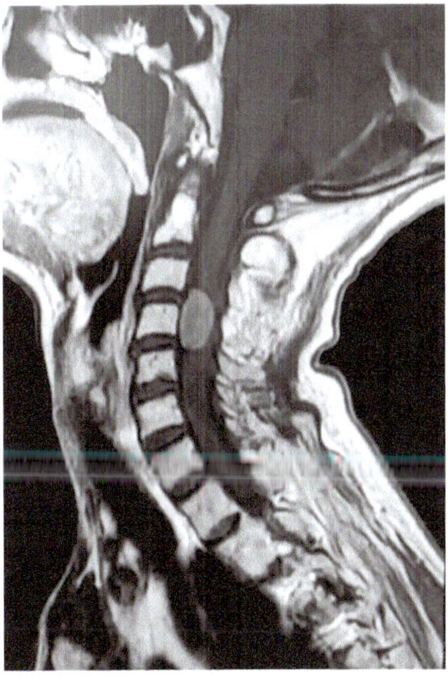

Fig. 2-1. Meningioma em região cervical posicionado anteriormente. Impregnação homogênea de contraste.

Tumores da Bainha Neural

Os schwannomas e neurinomas são os tumores mais frequentes da bainha neural. Ganglioneuromas e tumores malignos da bainha são extremamente raros.

Ocorrem de maneira esporádica ou associados a NF1 ou NF2.

Eles costumam surgir da raiz dorsal sensitiva, mas podem infiltrar radículas adjacentes com o seu crescimento. Seu crescimento pela raiz pode determinar diferentes morfologias de lesões descritas como em halteres. Este padrão de crescimento ajuda a diferenciá-los dos meningiomas. Por conta deste crescimento, abordagens por diferentes vias de acesso, às vezes, tornam-se necessárias.

Fora da coluna, podem atingir grandes volumes, como na cavidade torácica, ou no interior do músculo psoas, na região lombar (Figs. 2-2 e 2-3).

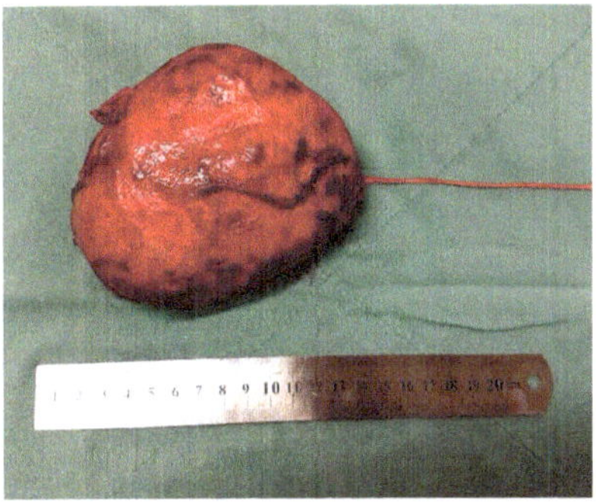

Fig. 2-2. Volumoso schwannoma, porção extradural. Frequentemente estas lesões precisam ser abordadas em conjunto com o cirurgião torácico ou o cirurgião abdominal por vias combinadas.

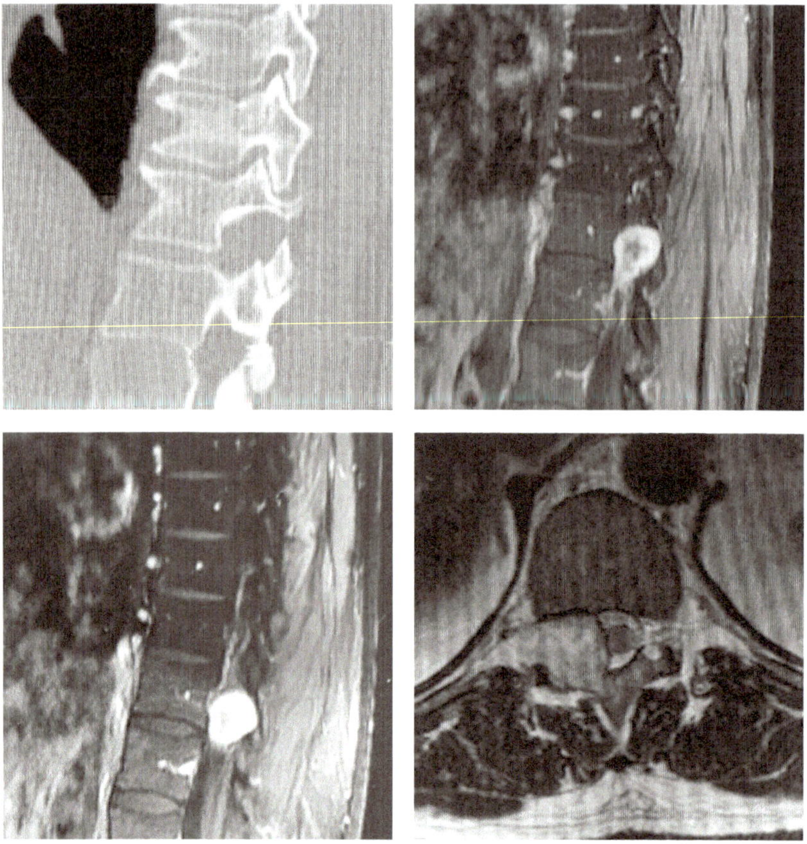

Fig. 2-3. Schwannoma em coluna torácica. Determinou importante remodelamento ósseo da região do forame intervertebral.

Outros Tumores e Lesões Não Tumorais

A lista de lesões neoplásicas que podem ocorrer de maneira esporádica no espaço IDEM inclui ependimomas, cistos epidermoides, paragangliomas, plasmocitomas, cloromas e hemangioblastomas.

Doenças não tumorais também podem gerar lesões neste compartimento, citando principalmente a sarcoidose, aracnoidites, fístula arteriovenosa e hematomas subdurais.

OPÇÕES DE TRATAMENTO

Os acessos ao compartimento intradural devem envolver abordagem da lâmina da vértebra. Considerações sobre a extensão, localização da lesão e potencial de instabilidade da coluna devem ser avaliados.

De maneira geral, utilizamos técnica de laminotomia, laminoplastia ou hemilaminectomia para abordagem segura das lesões, evitando sempre que possível instrumentação da coluna. Esta gera artefatos que impedem ou dificultam o seguimento radiológico no pós-operatório. Reservamos a instrumentação para casos de instabilidade já diagnosticada ou em caso de constatação de progressão de deformidade no pós-operatório.

Não recomendamos abordagens pelo corpo vertebral a lesões intradurais. A grande maioria das lesões anteriores no canal vertebral pode ser abordada com segurança por hemilaminectomia.

Microcirurgia

Os tumores mais comuns do compartimento IDEM devem ser tratados com microcirurgia sempre que possível. A exérese total com preservação neurológica é o objetivo principal na abordagem cirúrgica destas lesões.

Recomenda-se a monitorização neurofisiológica intraoperatória com uso de potencial evocado motor (PEM) e potencial evocado somatossensitivo (PESS). Há maior correlação de função neurológica pós-operatória com o PEM (sensibilidade descrita de 100% e especificidade de 96%). Cateteres epi ou subdurais (onda D) aumentam a sensibilidade e acurácia da cirurgia. Admite-se perda intraoperatória de até 50% da amplitude, ainda assim correlacionando-se com bom resultado neurológico no pós-operatório.

O uso de aspirador ultrassônico diminui a tração tumoral, principalmente em lesões mais duras, correlacionando-se com melhor desfecho cirúrgico.

Outras modalidades de tratamento como radioterapia ou radiocirurgia devem ser restritas a lesões com localização cirúrgica muito complexa, a pacientes que por condições clínicas adversas não suportem tratamento cirúrgico ou para lesões de caráter maligno ou múltiplo, por conta de distúrbio genético.

Para meningiomas cuja ressecção foi grau Simpson de I a III, não foi observada nenhuma recorrência tumoral em diversas séries (Fig. 2-4).

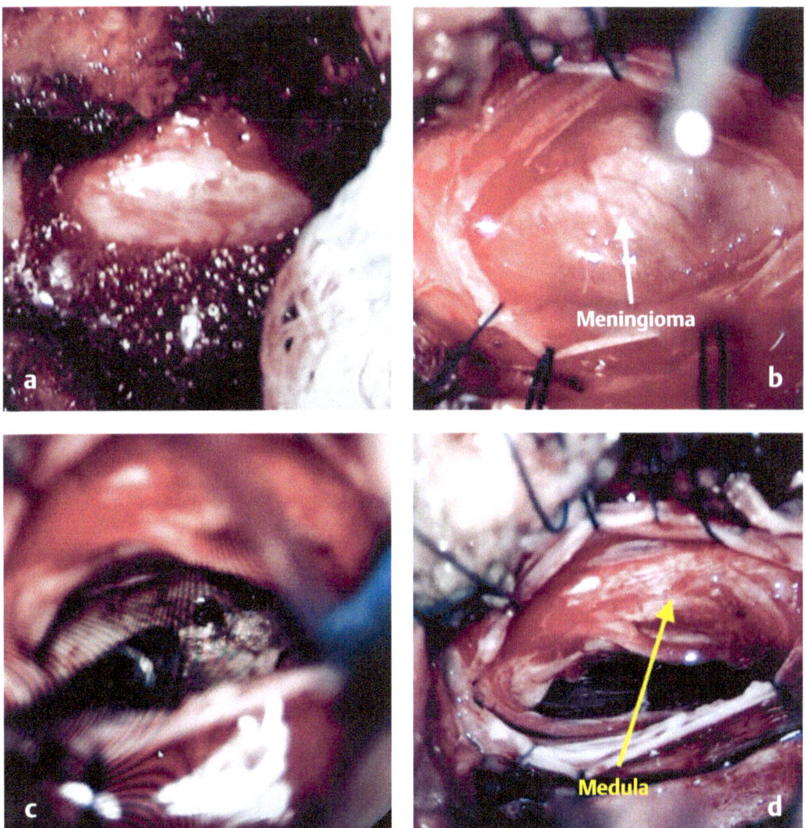

Fig. 2-4. Imagens de microcirurgia realizada por hemilaminectomia para meningioma anterior cervical. (a) Exposição. (b) Após abertura dural. (c) Exérese por partes, cateter de onda D (azul) à direita da foto. (d) Final de procedimento com medula descomprimida.

COMPLICAÇÕES

A fístula liquórica e a piora neurológica após cirurgia são as complicações mais frequentes. O uso de colas, selantes específicos para coluna e substitutos durais, quando a rafia hermética não foi possível, pode diminuir a ocorrência da fístula.

Deformidades na coluna podem ocorrer e dependem principalmente:

A) Da extensão da cirurgia;
B) Da idade do paciente: quanto mais jovem, maior a incidência de deformidade pós-operatória;
C) Da topografia da coluna: regiões de transição e regiões de coluna móvel apresentam maior tendência a deformidades.

DICAS

- Evitar, sempre que possível, a laminectomia para acesso ao compartimento IDEM – esta se associa a maior dificuldade em reoperações, maior taxa de deformidade e dor no pós-operatório;
- Durante o acesso, evitar ressecções ósseas das facetas articulares. Nos casos em que o planejamento envolve um acesso mais extenso, considere a estabilização cirúrgica, principalmente em regiões transicionais;
- A monitorização intraoperatória auxilia em um melhor desfecho neurológico. O cateter de onda D é particularmente útil nos pacientes com déficit neurológico moderado a acentuado – em muitos destes casos, a monitorização padrão de superfície apresenta baixa sensibilidade e é insuficiente;
- A secção do ligamento denteado possibilita uma maior mobilidade da medula espinhal no intraoperatório – tal manobra pode ser útil na abordagem das lesões de posição lateral e anterior.

BIBLIOGRAFIA

Abul-Kasim K, Thurnher MM, McKeever P, Sundgren PC. Intradural spinal

Arnautovic K, Arnautovic A. Extramedullary intradural spinal tumors: a review of modern diagnostic and treatment options and a report of a series. Bosn J Basic Med Sci 2009;9(1):40-5.

Beall DP, Googe DJ, Emery RL, et al. Extramedullary intradural spinal tumors: a pictorial review. Curr Probl Diagn Radiol 2007;36(5):185-98.

Chamberlain MC, Tredway TL. Adult primary intradural spinal cord tumors: a review. Curr Neurol Neurosci Rep 2011;11(3):320-8.

Koeller KK, Shih RY. Intradural extramedullary spinal neoplasms: Radiologic-pathologic correlation. Radiographics 2019;39(2):468-90.

Ledbetter LN, Leever JD. Imaging of intraspinal tumors. Radiol Clin North Am 2019;57(2):341-57.

McCormick PC, Post KD, Stein BM. Intradural extramedullary tumors in adults. Neurosurg Clin N Am 1990;1(3):591-608.

Merhemic Z, Stosic-Opincal T, Thurnher MM. Neuroimaging of spinal tumors. Magn Reson Imaging Clin N Am 2016;24(3):563-79.

Ottenhausen M, Ntoulias G, Bodhinayake I, et al. Intradural spinal tumors in adults-update on management and outcome. Neurosurg Rev 2019;42(2):371-88.

Pinter NK, Pfiffner TJ, Mechtler LL. Neuroimaging of spine tumors. Handb Clin Neurol 2016;136:689-706.

Purvis TE, Goodwin CR, Lubelski D, et al. Review of stereotactic radiosurgery for intradural spine tumors. CNS Oncol 2017;6(2):131-8.

Rapoport RJ, Flanders AE, Tartaglino LM. Intradural extramedullary causes of myelopathy. Semin Ultrasound CT MR 1994;15(3):189-225.

Slin'ko EI, Al-Qashqish II. Intradural ventral and ventrolateral tumors of the spinal cord: surgical treatment and results. Neurosurg Focus 2004;17(1):ECP2.

Soderlund KA, Smith AB, Rushing EJ, Smirniotopolous JG. Radiologic-pathologic correlation of pediatric and adolescent spinal neoplasms: Part 2, Intradural extramedullary spinal neoplasms. AJR Am J Roentgenol 2012;198(1):44-51.

Tumors: current classification and MRI features. Neuroradiology 2008;50(4):301-14.

Van Goethem JW, van den Hauwe L, Ozsarlak O, et al. Spinal tumors. Eur J Radiol 2004;50(2):159-76.

CAPÍTULO 3

TUMORES ÓSSEOS PRIMÁRIOS

William Gemio Jacobsen Teixeira

HISTÓRICO

Os tumores ósseos primários da coluna são raros. Estima-se que a incidência seja de 2,5 a 8,5 casos por 100.000 pessoas por ano[1] e que respondam por menos do que 10% dos tumores de coluna.[2] Há um predomínio de tumores primários benignos nas crianças (60%), enquanto nos adultos, há predomínio dos tumores primários malignos (80%).[2]

O diagnóstico precoce é fundamental. Entretanto, é dificultado pela raridade da doença e pela presença de sintomas, muitas vezes, inespecíficos. Diferentemente das lesões metastáticas, o diagnóstico e o tratamento precoce dos tumores primários malignos têm impacto direto no prognóstico do doente.

Os tumores ósseos primários possuem um comportamento biológico variável e devem ser tratados em centros com experiência e equipe multidisciplinar composta pelo cirurgião de coluna, radiologista, oncologista e radioterapeuta.

Enneking[3] classificou os tumores primários da coluna, que podem ser divididos em tumores benignos e malignos, baseado no comportamento biológico, na extensão local e na presença de doença metastática. Os tumores benignos são subdivididos em latente, ativo e agressivo de acordo com o quadro clínico e exames de imagem. Os tumores malignos são divididos entre tumores de baixo (I) e alto grau (II), conforme padrão histológico, e são subdivididos entre tumores intracompartimentais (A) e extracompartimentais (B), de acordo com a extensão local da doença (Quadro 3-1).

QUADRO CLÍNICO E EXAME FÍSICO

A queixa clínica associada aos tumores primários ósseos é variada.

Tumores Benignos Latentes

Os tumores benignos latentes são, por definição, assintomáticos (Fig. 3-1).

Tumores Benignos Ativos

A queixa mais comum é a dor axial que, frequentemente, é incaracterística na fase inicial da doença. Pode ser confundida com sintomas provocados por doença discal degenerativa. A presença de dor noturna, persistente, progressiva ou na criança são sinais de alarme.[4]

A escoliose idiopática do adolescente costuma ser indolor. Na presença de dor associada à deformidade, é necessário que seja feita a investigação apropriada por exame de imagem, pois pode estar associada a tumores ósseos, como ocorre tipicamente com osteoma osteoide.[5]

No osteoma osteoide, é comum que o tratamento da dor tenha reposta boa com uso de anti-inflamatórios.

Quadro 3-1. Estadiamento de Enneking para Tumores Musculoesqueléticos

Tumores benignos	B1. Latente B2. Ativo B3. Agressivo
Tumores malignos	I. Baixo grau A. Intracompartimental B. Extracompartimental II. Alto grau A. Intracompartimental B. Extracompartimental III. Metástatico

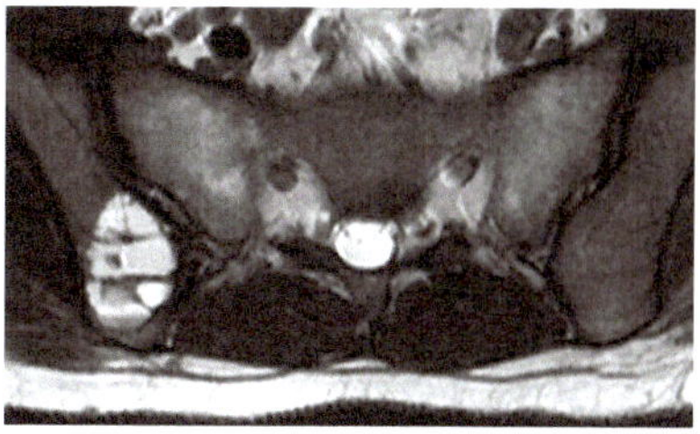

Fig. 3-1. Cisto ósseo latente em um doente do sexo masculino. Lesão foi identificada em tomografia de abdome solicitada por queixa não relacionada à coluna.

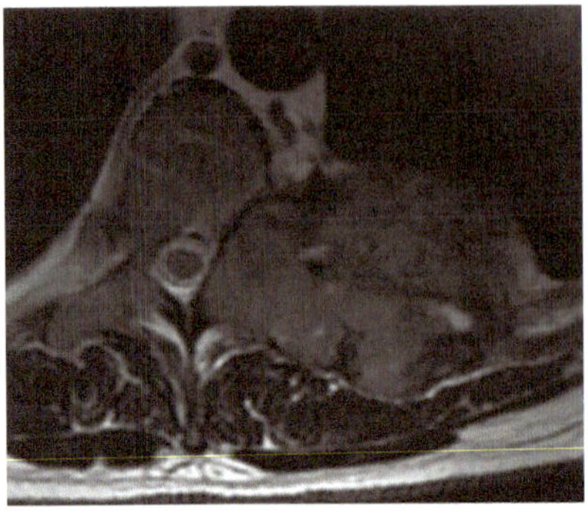

Fig. 3-2. Tumor de células gigantes de junção costo vertebral em doente com sintomas de dor radicular irradiada para a parede torácica à esquerda.

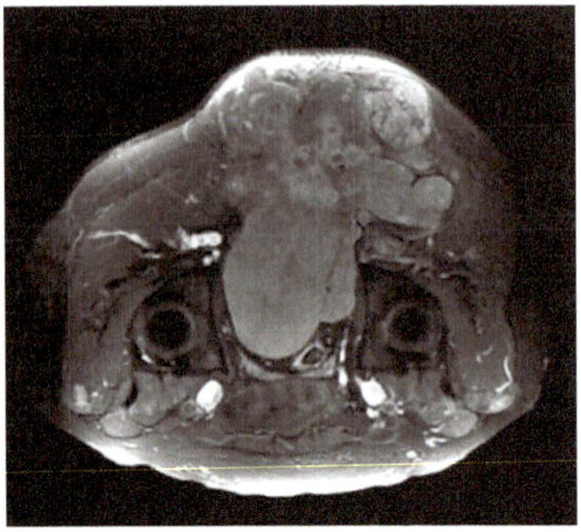

Fig. 3-3. Cordoma de sacro com diagnóstico tardio com doente oligossintomático por 2 anos após ter percebido massa palpável.

Tumores Benignos Agressivos

Os tumores benignos agressivos costumam apresentar sintomas rapidamente progressivos. Podem, inclusive, apresentar sinais e sintomas neurológicos já ao diagnóstico por compressão radicular ou da medula espinal (Fig. 3-2).

Tumores Primários Malignos de Baixo Grau

Tumores primários de baixo grau costumam ter crescimetno lento e ser assintomáticos por longos períodos. Frequentemente são identificados já com grandes dimensões (Fig. 3-3).[6]

Tumores Primários Malignos de Alto Grau

Os tumores malignos de alto grau costumam ter apresentação inicial com sintomas de dor rapidamente progressiva. É comum a presença de déficit neurológico.[7] Muitas vezes resulta na indicação de tratamento cirúrgico de urgência antes do diagnóstico confirmado, o que pode resultar em complicações no momento do tratamento definitivo.

EXAME DE IMAGEM E BIÓPSIA

A radiografia simples tem baixa sensibilidade para o diagnóstico do tumor ósseo, pois é necessário que em torno de metade da espessura do osso seja comprometida para que a lesão seja visível.[8] Entretanto, é útil para avaliação da qualidade da matriz óssea, do alinhamento e da estabilidade da coluna.

A tomografia computadorizada é o melhor exame para avaliação da matriz óssea e da estabilidade. É menos sensível do que a ressonância magnética para identificar o tumor.

A ressonância magnética é o mehor exame para o estudo do local da lesão. Permite determinar a extensão local da doença e avaliar a presença de comprometimento extraósseo e de compressão radicular ou medular.

Na suspeita de um tumor primário maligno, é necessário que seja feito o estadiamento sistêmico com tomografia de tórax, abdome e pelve e cintilografia óssea.

A biópsia é fundamental para o diagnóstico na maior parte dos casos. A excessão à regra são tumores de aspecto benigno latente e tumores ativos com imagem patognomônica como ocorre com o osteoma osteoide (Fig. 3-4).[8]

A biópsia, quando indicada, deve ser realizada no local de menor morbidade e levar em consideração a vida de acesso para uma eventual cirurgia definitiva. Este cuidado é mais importante para os tumores malignos para que o trajeto de biópsia seja ressecado juntamente com a peça cirúrgica. Pode ser feita de forma percutânea, incisional ou excisional.

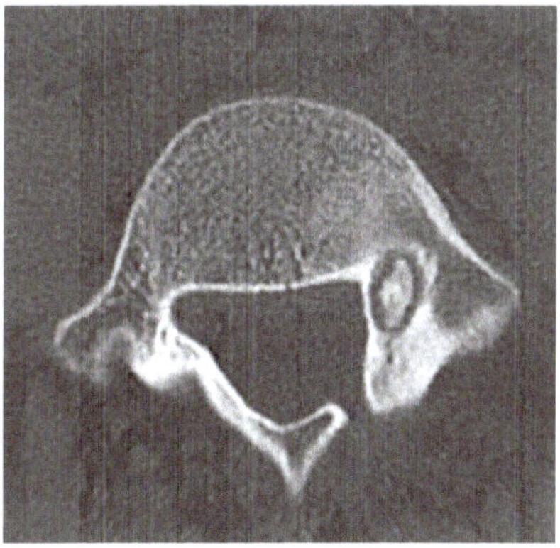

Fig. 3-4. Imagem típica de osteoma osteoide com sinal de osso dentro do osso.

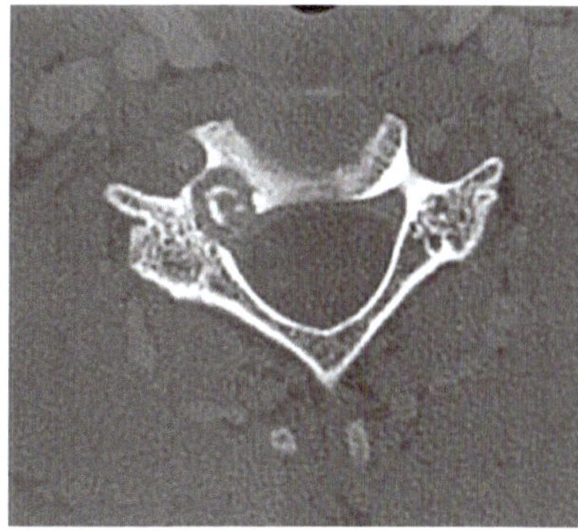

Fig. 3-5. Osteoma osteoide em um doente de 17 anos com queixa de cervicalgia leve há um ano. Lesão é classificada como benigna ativa.

DIAGNÓSTICO DIFERENCIAL

Os tumores ósseos primários da coluna têm como diferencial a doença metastática, tuberculose e fraturas por insuficiência. Exames laboratoriais e de imagem auxiliam no diagnóstico diferencial. Quando houver dúvida, biópsia deve ser indicada.

OPÇÕES DE TRATAMENTO

O tratamento dos tumores primários depende do comportamento biológico do tumor e de características especiais de cada tipo histológico.

Tumores Primários Benignos

Os tumores primários benignos latentes não necessitam de tratamento ou acompanhamento.

Os primários benignos ativos em geral podem ser tratados com cirurgias de ressecção intralesional com taxas baixas de recidiva (Fig. 3-5).[9] Alguns tumores específicos permitem tratamento medicamentoso, tratamento com ablação por radiofrequência ou vertebroplastia.

Tumores benignos agressivos são melhor tratados com ressecção em bloco com margem marginal ou ampla quando a morbidade cirúrgica for aceitável pelo risco elevado de recidiva local. Em casos de morbidade elevada do procedimento cirúrgico para ressecção em bloco, pode-se considerar ressecção intralesional, contanto que toda a lesão seja ressecada. Adjuvantes locais podem reduzir as taxas de rediciva.

Hemangioma

A maior parte é assintomática e classificada como latente. Geralmente, é encontrado com achado de exames de imagem para investigação de outras doenças.[10] Somente 1% dos doentes apresenta sintomas relacionados ao hemangioma. Quando sintomático, a queixa mais comum é dor axial seguida por sintomas neurológicos provocados pelo crescimento tumoral ou fratura.

Na presença de dor que possa ser adequadamente correlacionada ao hemangioma restrito ao corpo vertebral, a cimentação da lesão ou embolização transarterial pode ser útil para o tratamento (Fig. 3-6).[11]

Há casos raros de comprometimento vertebral extenso, com comportamento local agressivo, com recidivas locais múltiplas que podem se beneficiar de tratamento cirúrgico com ressecção em bloco (Fig. 3-7).

Osteocondroma

A maior parte não necessita de tratamento (Fig. 3-8). O tratamento cirúrgico do osteocondroma está indicado nos casos em que há sintomas persistentes ou na evidência de transformação maligna.[12,13] Quando indicada, a ressecção deve envolver todo o tecido cartilaginoso.

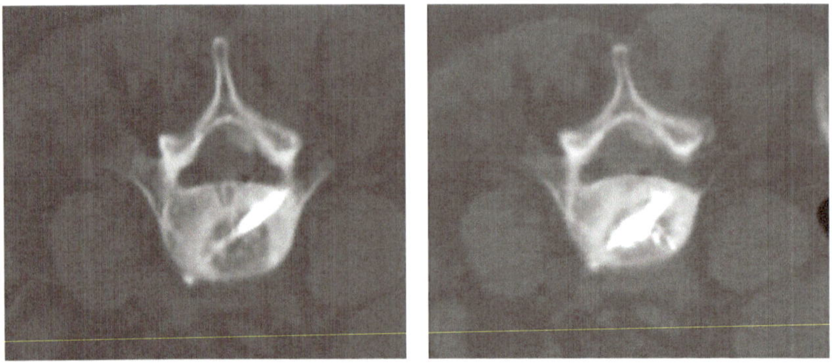

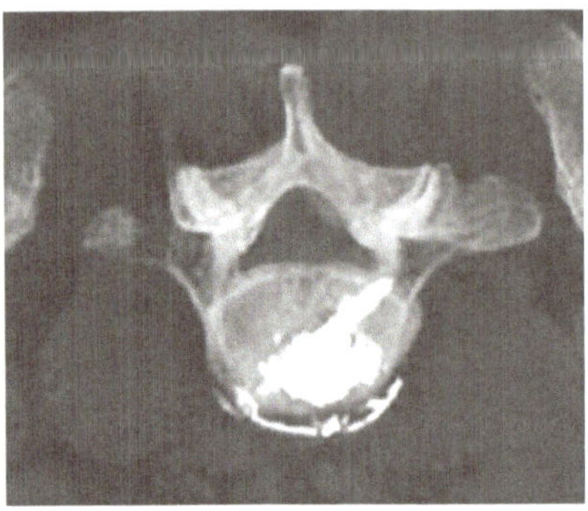

Fig. 3-6. Doente de 30 anos do sexo feminino, com queixa de dor noturna persistente com imagem de hemangioma vertebral atípico com diagnóstico confirmado por biópsia. Foi submetida à vertebroplastia guiada por tomografia da lesão com resolução da dor.

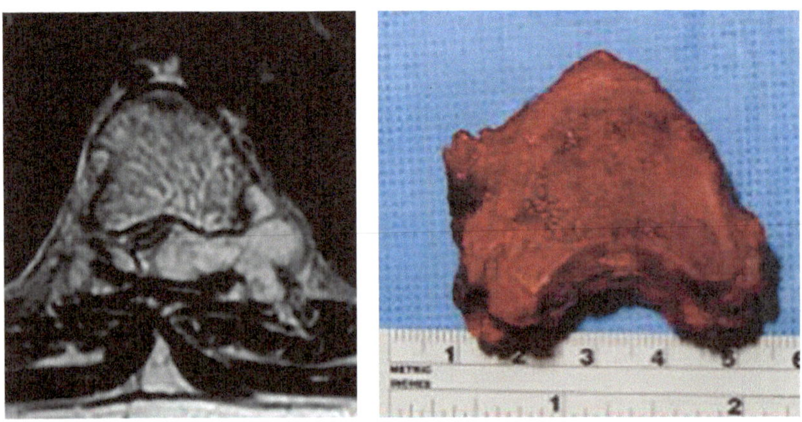

Fig. 3-7. Doente de 23 anos do sexo feminino, com antecedente de cirurgia para descompressão medular por hemangioma agressivo com recidiva local e novo déficit motor. Submetida à ressecção em bloco para controle local. *(Continua.)*

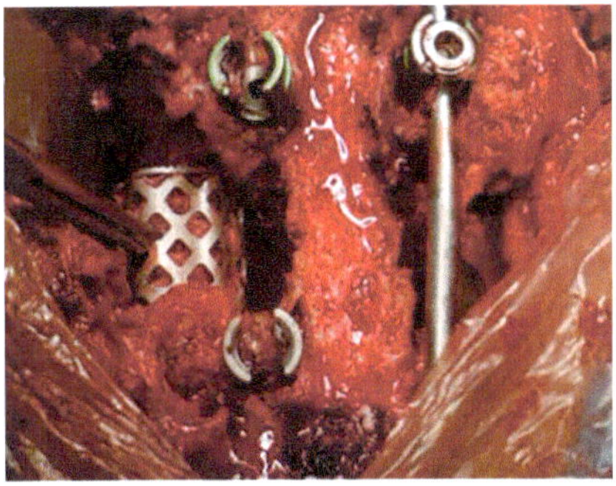

Fig. 3-7. (Cont.)

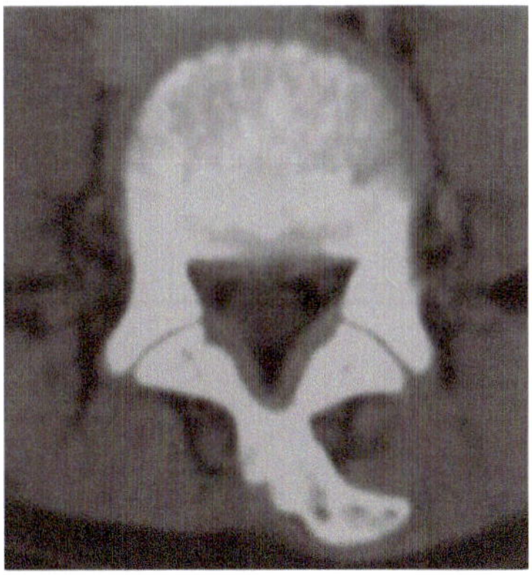

Fig. 3-8. Doente de 8 anos encaminhado para avaliação por proeminência óssea palpável na coluna lombar.

Osteoma Osteoide e Osteoblastoma

O osteoma osteoide e o osteoblastoma apresentam características histológicas similares, mas comportamento biológico diferente.

O tratamento do osteoma osteoide pode ser realizado com anti-inflamatórios não hormonais,[14] especialmente em doentes em que a cirurgia seria de morbidade elevada. Uma opção de tratamento menos invasivo é a radioablação por radiofrequência, que pode ser feita de forma percutânea e guiada por tomografia.[15-17] Nos casos em que há contraindicação para radioablação, a cirurgia aberta pode ser indicada com objetivo de ressecar o *nidus* com uma cureta ou broca (Fig. 3-9).

Osteoblastoma que apresenta comportamento biológico mais agressivo do que o osteoma osteoide.[18] O tratamento cirúrgico ideal para o osteoblastoma dependerá do estadiamento de Enneking. Lesões classificadas como ativas podem ser tratadas com ressecção intralesional. Lesões com comportamento agressivo devem ser submetidas à ressecção em bloco quando factível.

O tratamento cirúrgico adequado alivia a dor em 95% dos casos.[19] A manutenção da dor pode indicar que houve ressecção incompleta quando uma nova cirurgia poderá ser indicada. O risco de recidiva nos casos de osteoma osteoide é de 4,5%.[20] Já o osteoblastoma tem taxas de recidiva superiores, entre 10 e 15%.[21]

O papel da radioterapia convencional no tratamento adjuvante é controverso. Há dúvida com relação à eficácia e risco de transformação maligna.[19,21]

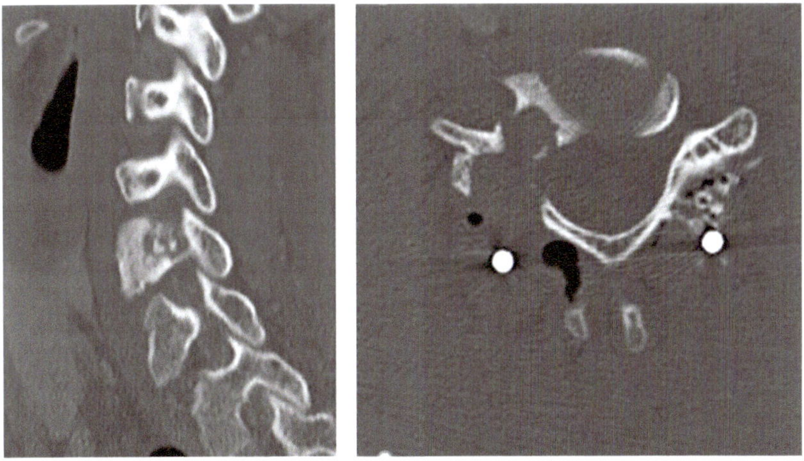

Fig. 3-9. Doente do sexo masculino, 17 anos, com dor cervical persistente por osteoma osteoide em C6. Foi submetido à ressecção intralesional do *nidus* e artrodese por via posterior com resolução da dor.

Tumor de Células Gigantes

Frequentemente é um tumor de comportamento localmente agressivo e de curso clínico difícil de ser previsto. Um problema no tratamento dos tumores de células gigantes é a alta taxa de recidiva local, morbidade e complicações relacionadas ao tumor. Desta forma, o tratamento inicial deve ser planejado com cuidado, com equipe multidisciplinar.

Os tumores classificados como ativos têm taxas de recidiva menor do que aqueles classificados como agressivos.[19] As lesões classificadas como ativas e localizadas em região de acesso difícil podem ser tratadas com margem intralesional, contanto que a ressecção seja total. A ressecção intralesional deve ser, sempre que possível, precedida de embolização transarterial para redução do volume de sangramento (Fig. 3-10).

Os tumores classificados como agressivos devem ser preferencialmente tratados com ressecção em bloco, sempre que possível (Fig. 3-11).

O uso do denosumab parece promissor como terapia neoadjuvante, adjuvante de casos submetidos à ressecção intralesional parcial e para doentes que não são candidatos a tratamento cirúrgico.[22,23]

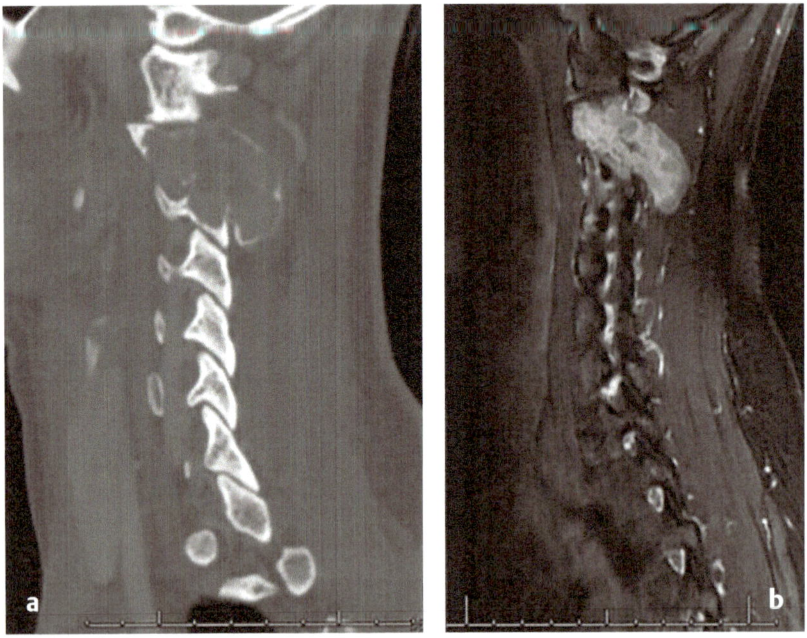

Fig. 3-10. Doente do sexo feminino com queixa de cervicalgia progressiva. (**a**) Tomografia computadorizada demonstrando lesão com expansiva em C2 e C3. (**b**) RNM de coluna cervical com gadolínio demonstrando a extensão da lesão e captação heterogênea de contraste. *(Continua.)*

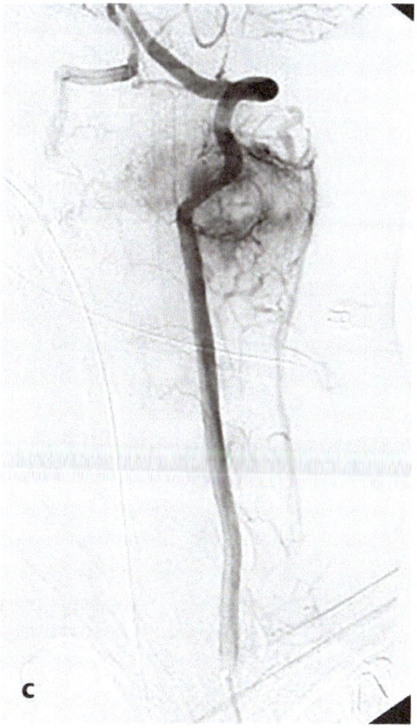

Fig. 3-10. *(Cont.)* (c) Arteriografia demonstrando a vascularização extensa do TGC de C2-C3 da mesma paciente.

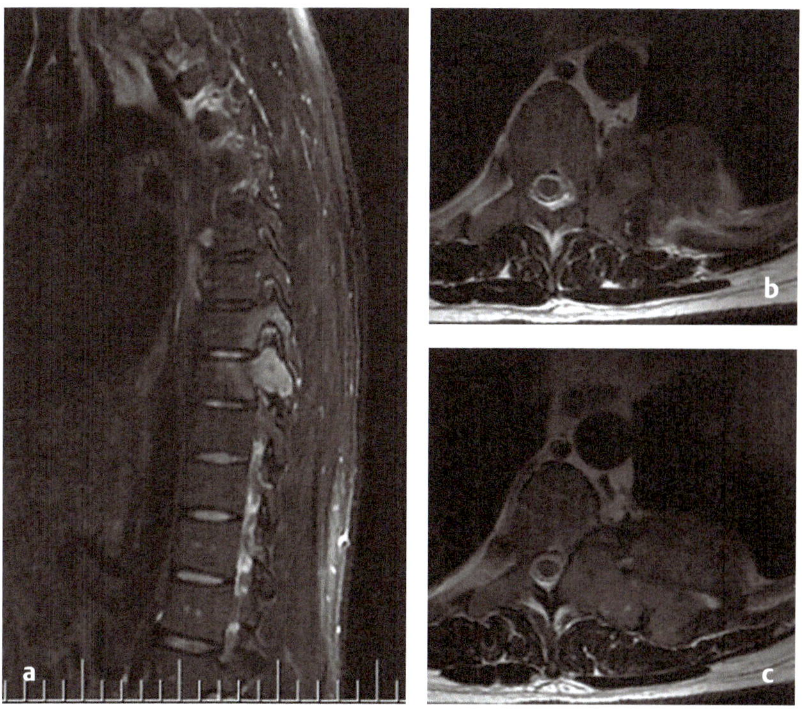

Fig. 3-11. (a-c) Paciente do sexo masculino com tumor de células gigantes da junção costovertebral. *(Continua.)*

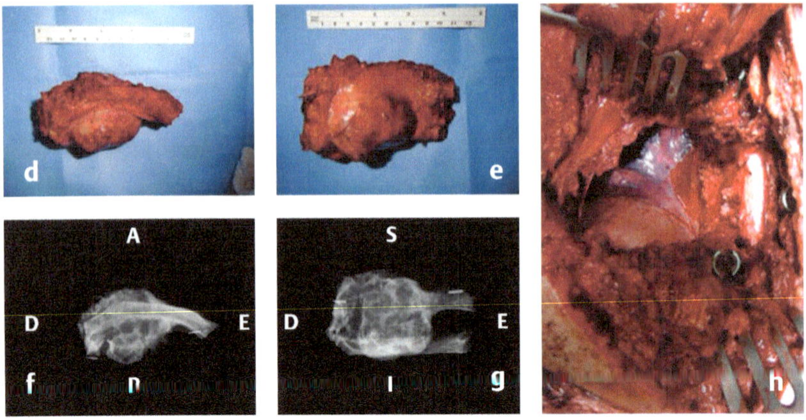

Fig. 3-11. *(Cont.)* (d-h) Peça cirúrgica da ressecção em bloco por osteotomia sagital do mesmo paciente.

Tumores Primários Malignos

O tratamento cirúrgico dos tumores ósseos primários malignos da coluna deve ser planejado para ressecção em bloco com a tentativa de obter margens amplas.[24] Quando a margem é comprometida, há maior risco de recidiva local.[25,26] O tratamento cirúrgico em geral envolve procedimentos com alto potencial de morbidade e risco.[27]

É fundamental que o planejamento de tratamento seja feito em conjunto com oncologistas clínicos e radioterapeutas para tomada de decisão de métodos de tratamento neoadjuvantes e adjuvantes que possam facilitar o tratamento cirúrgico e reduzir as taxas de recidiva local ou à distância.

Condrossarcoma

Apresenta comportamento clínico variado de acordo com o grau histológico.

O condrossarcoma de baixo grau é resistente à radioterapia e quimioterapia de forma que não há indicação de tratamento neoadjuvante.[6,28] O tratamento deve ser feito com ressecção em bloco com margem ampla (Fig. 3-12) para redução nas taxas de recidiva local, maior intervalo livre de doença e redução em morte relacionada à doença.[28] Quando a cirurgia é realizada com curetagem intralesional, há recidiva e progressão da doença em praticamente todos os casos.[29,30]

Nos doentes em que a margem oncológica pode ser obtida adequadamente, o tratamento adjuvante pode ser dispensado. Entretanto, se houver ressecção incompleta ou margem intralesional, a radioterapia com doses elevadas (60 a 65 Gy) pode ser indicada como tratamento adjuvante.[28,31] Mesmo assim, a sobrevida do doente é menor quando comparada aos doentes que tiveram ressecção com margem livre, mesmo sem tratamento adjuvante.[29,30]

O tratamento quimioterápico tem papel limitado após a cirurgia. Algumas formas de condromassarcoma, como o condrossarcoma mesenquimal, parecem ter alguma resposta à quimioterapia.[30]

O acompanhamento pós-operatório deve ser prolongado. A maior parte das recidivas são encontradas em até 5 anos, mas há casos de recidiva tardia.[29]

Cordoma

O cordoma é um tumor primário maligno originário de remanescentes da notocorda. Tipicamente envolve a região sacrococcígea ou esfeno-occipital do esqueleto axial. É um tumor habitualmente de crescimento lento, com baixa tendência a metástase à distância.

O melhor tratamento para o cordoma é a cirurgia em bloco com margem ampla. Assim como no condrossarcoma, quando a ressecção é obtida margem adequada, há redução nas taxas de recorrência local, maior intervalo livre de doença e redução na mortalidade relacionada à doença.[27]

A radioterapia em altas doses pode ser considerada para tratamento adjuvante dos doentes submetidos a tratamento cirúrgico com margem intralesional ou ressecção incompleta.[27,32] Pode também ser indicada nos doentes que não são candidatos ao tratamento cirúrgico.[27]

O prognóstico do doente com cordoma é variável. Dependerá da qualidade do tratamento inicial e do comportamento individual do tumor. As metástases à distância ocorrem em aproximadamente 25% dos casos.[32] A média de sobrevida em 10 anos dos doentes com cordoma varia de 40 a 52%.[32] Os cordomas da transição crânio-cervical têm um prognóstico uniformemente pior por causa da dificuldade técnica na execução da ressecção ampla e pela proximidade com estruturas neurovasculares vitais.

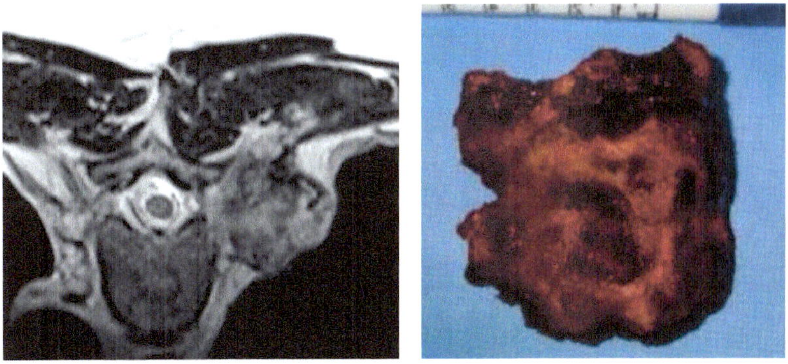

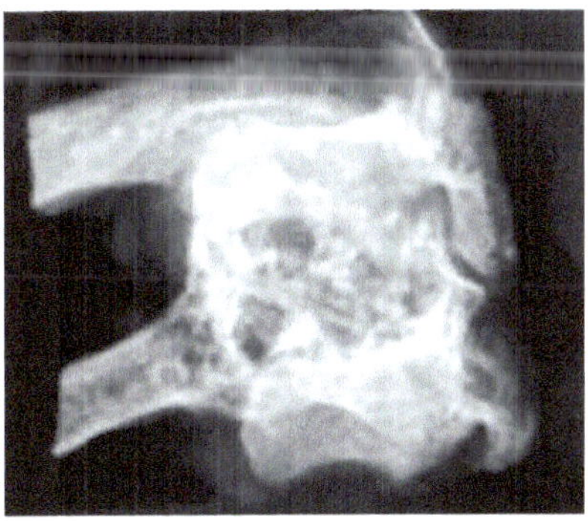

Fig. 3-12. Doente do sexo masculino com condrossarcoma de coluna torácica tratado com ressecção em bloco.

Sarcoma de Ewing

Na coluna, o sarcoma de Ewing é raro, e 50-70% dos casos ocorrem na região do sacro (Fig. 3-13).[33,34] Quando a localização é sacral, o prognóstico é pior do que aquele da coluna móvel.[34]

O tratamento habitual consiste em tratamento quimioterápico neoadjuvante, seguido de ressecção em bloco e quimioterapia adjuvante.[35]

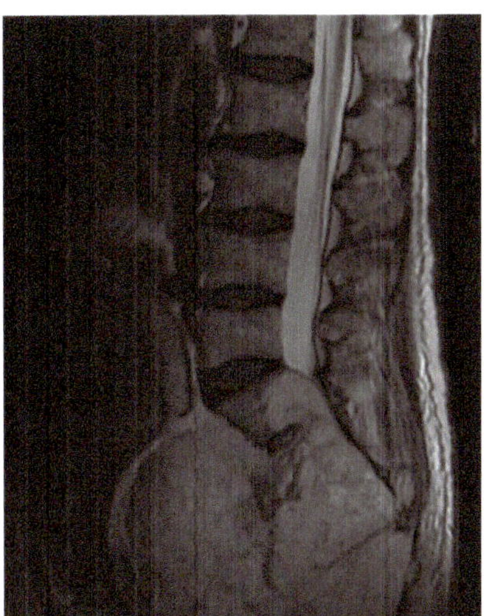

Fig. 3-13. Ressonância magnética de um cordoma de sacro com massa pré-sacral extensa.

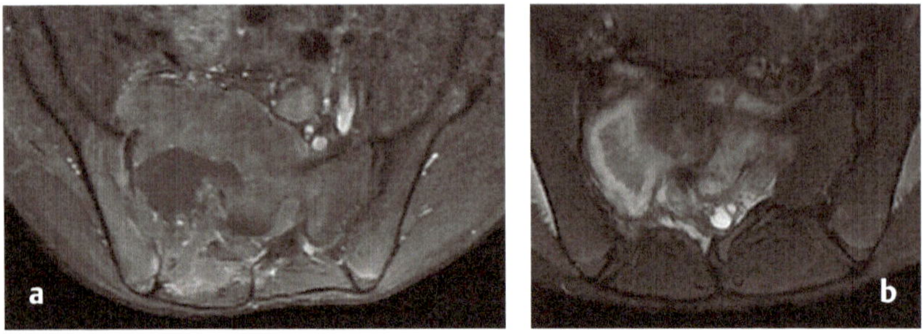

Fig. 3-14. Paciente com sarcoma de Ewing de sacro com extensão extracompartimental e sem metástases à distância (Enneking IIB). (a) RNM antes da quimioterapia neoadjuvante. (b) RNM após quimioterapia neoadjuvante com redução expressiva da massa tumoral.

A quimioterapia neoadjuvante é usada como tratamento inicial na tentativa de reduzir a extensão local do tumor, de forma a permitir uma cirurgia menor e aumentar a efetividade do tratamento (Fig. 3-14).

A cirurgia deve ser realizada com o objetivo de ressecção do tumor com margem ampla para prevenir a recorrência local de células que sejam quimiorresistentes.[35] A peça cirúrgica permite também compreender qual foi a eficácia da quimioterapia neoadjuvante pela avaliação da quantidade de necrose na peça cirúrgica.

Nos casos de doença irressecável, margens cirúrgicas comprometidas ou eficácia baixa da quimioterapia neoadjuvante, a radioterapia deve ser indicada.[36]

Osteossarcoma

O osteossarcoma inclui diversos subtipos histológicos que são diferenciados pelo tipo de célula predominante e que tem em comum a produção de matriz osteoide. A maior parte tem origem na medular óssea e são de alto grau.[37]

Com relação à origem, o osteossarcoma pode ser classificado como primário ou secundário. O osteossarcoma primário é aquele em que não há evidência de uma lesão preexistente com potencial de malignização, como a doença de Paget,[38] ou exposição à radioterapia.[4]

Quando comparado ao osteossarcoma dos membros, o osteossarcoma de coluna tem um prognóstico pior. A sobrevida média é de aproximadamente 15 meses e o risco de recidiva nas lesões da coluna é maior do que nas lesões encontradas no fêmur.[39] Outros fatores que estão relacionados a um prognóstico ruim são a presença de metástase ao diagnóstico, tumores grandes e localização sacral. O fator provavelmente mais importante para o prognóstico ruim é a incapacidade frequente de se obter as margens cirúrgicas adequadas.[40]

A maior parte dos subtipos histológicos do osteossarcoma terá benefício da quimioterapia neoadjuvante para reduzir o tamanho da lesão de forma a facilitar o tratamento cirúrgico e reduzir o risco de recidiva tardia da doença.

O tratamento cirúrgico adequado é fundamental para o tratamento com intenção curativa do osteossarcoma. Sempre que possível, deve-se realizar a ressecção da lesão em bloco com margem ampla. Após o tratamento cirúrgico, o doente deve ser submetido a tratamento quimioterápico adjuvante.

Em casos em que a cirurgia não é possível, a radioterapia pode ser utilizada como método para tratamento paliativo, mas não está indicada como método de tratamento primário em detrimento à cirurgia.[41] Entretanto, a radioterapia pode também ter papel adjuvante no pós-operatório para tratamento de doença microscópica residual de forma a reduzir as taxas de recidiva local.[42]

CONCLUSÃO

O conhecimento do comportamento biológico e resposta dos tumores malignos primários a quimioterapia e radioterapia é importante para planejamento das estratégias de tratamento e compreensão do prognóstico. Pela complexidade da doença, o tratamento deve ser sempre multidisciplinar e envolver o oncologista para decisão da melhor estratégia.

REFERÊNCIAS BIBLIOGRÁFICAS

1. Chi JH, Ali B, P Hsieh, et al. Epidemiology and Demographics for Primary Vertebral Tumors. Journal Of Spinal Disorders. 2008;19:1-4.
2. Kelley SP, Robert UA, Abhay S R, et al. Primary Bone Tumours of the Spine: A 42-Year Survey from the Leeds Regional Bone Tumour Registry. European Spine Journal : Official Publication of the European Spine Society, the European Spinal Deformity Society, and the European Section of the Cervical Spine Research Society. 2007;16(3):405-9.

3. Enneking WF, Spanier S S, Goodman M A. A System for the Surgical Staging of Musculoskeletal Sarcoma. Clinical Orthopaedics and Related Research. 1980;153:106-20.
4. Graham GN, Browne H. Primary Bony Tumors of the Pediatric Spine. The Yale Journal of Biology and Medicine. 2001;74(1):1-8.
5. Ransford A O, Pozo J L, Hutton P A, Kirwan E O. The Behaviour Pattern of the Scoliosis Associated with Osteoid Osteoma or Osteoblastoma of the Spine. The Journal of Bone and Joint Surgery. British. 1984;66(1):16-20.
6. Stuckey RM, Rex WM. Chondrosarcoma of the Mobile Spine and Sacrum. Sarcoma. 2011:274281.
7. Shives TC, Dahlin D C, Sim FH, et al. Osteosarcoma of the Spine J Bone Joint Surg Am. 1986;68:660-668. The Journal of Bone and Joint Surgery (Am). 1986;68:660-68.
8. Rakesh D. Diagnosis and Staging of Spine Tumors. The Orthopedic Clinics of North America. 2009;40(1):1-7.
9. Campanacci M, Boriani S, Giunti A. Giant Cell Tumors of the Spine. In Tumors of the Spine. Diagnosis and Clinical Management., edited by Schmidek HH Sundaresan SN and Rosenthal DI Schiller AL. Philadelphia: WB Saunders. 1990;163-72.
10. Fox MW, Onofrio BM. The Natural History and Management of Symptomatic and Asymptomatic Vertebral Hemangiomas. Journal of Neurosurgery. 1993;78(1):36-45.
11. Acosta FL, Nader S, Chi JH, et al. Comprehensive Management of Symptomatic and Aggressive Vertebral Hemangiomas. Neurosurgery Clinics of North America. 2008;19(1):17-29.
12. Olivier G, Pointillart V, Vital J-M. Course of Spinal Solitary Osteochondromas. Spine. 2005;30(1):E13-9.
13. Kitsoulis P, Vassiliki G, Kalliopi S, et al. Osteochondromas: Review of the Clinical, Radiological and Pathological Features. In vivo (Athens, Greece). 2008;22(5):633-46.
14. Kneisl JS, Simon MA. Medical Management Compared with Operative Treatment for Osteoid-Osteoma. The Journal of Bone and Joint Surgery. American. 1992;74(2):179-85.
15. Fogaça CA, Barros Filho T, Oliveira RP, et al. Treatment of Osteoid Osteoma in the Vertebral Body of the Lumbar Spine by Radiofrequency Ablation. Clinics (São Paulo, Brazil) . 2007;62(6):791-94.
16. Bhavin J, Burute N. Percutaneous Radiofrequency Ablation for Osteoid Osteoma: How We Do It. The Indian Journal of Radiology & Imaging. 2009;19(1):36-42.
17. Rosenthal DI, Hornicek FJ, Wolfe MW, et al. Percutaneous Radiofrequency Coagulation of Osteoid Osteoma Compared with Operative Treatment. The Journal of Bone and Joint Surgery. American. 1998;80(6):815-21.
18. Nemoto O, Moser RP, Van Dam BE, et al. Osteoblastoma of the Spine. A Review of 75 Cases. Spine. 1990;15(12):1272-80.
19. Gasbarrini A, Cappuccio M, Donthineni R, et al. Management of Benign Tumors of the Mobile Spine. The Orthopedic Clinics of North America. 2009;40(1):9-19.
20. Jackson RP, Reckling FW, Mants FA. Osteoid Osteoma and Osteoblastoma. Similar Histologic Lesions with Different Natural Histories. Clinical Orthopaedics and Related Research. 1977;128:303-13.
21. Kan P, Schmidt MH. Osteoid Osteoma and Osteoblastoma of the Spine. Neurosurgery Clinics of North America. 2008;19(1):65-70.
22. Chakarun Corey J, Forrester DM, Gottsegen C J, et al. Giant Cell Tumor of Bone: Review, Mimics, and New Developments in Treatment. Radiographics : A Review Publication of the Radiological Society of North America, Inc. 2013;33(1):197-211.
23. Chawla S, Henshaw R, Seeger L, et al. Safety and Efficacy of Denosumab for Adults and Skeletally Mature Adolescents with Giant Cell Tumour of Bone: Interim Analysis of an Open-Label, Parallel-Group, Phase 2 Study. The Lancet Oncology. 2013;14(9):901-8.
24. Chan P, Boriani S, Fourney DR, et al. An Assessment of the Reliability of the Enneking and Weinstein-Boriani-Biagini Classifications for Staging of Primary Spinal Tumors by the Spine Oncology Study Group. Spine. 2009;34(4):384-91.
25. Hsieh PC, Xu R, Sciubba DM, et al. Long-Term Clinical Outcomes Following En Bloc Resections for Sacral Chordomas and Chondrosarcomas: A Series of Twenty Consecutive Patients. Spine. 2009;34(20):2233-39.
26. Rao G, Suki D, Chakrabarti I, et al. Surgical Management of Primary and Metastatic Sarcoma of the Mobile Spine. Journal of Neurosurgery. Spine. 2008;9(2):120-28.
27. Boriani S, Bandiera S, Donthineni R, et al. Morbidity of En Bloc Resections in the Spine. European Spine Journal. 2010;19(2):231-41.
28. Boriani S, Saravanja D, Biagini R, Fisher C G. Challenges of Local Recurrence and Cure in Low Grade Malignant Tumors of the Spine. Spine. 2009;34(22):25-32.
29. Boriani S, De Iure F, Bandiera S, et al. Chondrosarcoma of the Mobile Spine: Report on 22 Cases. Spine. 2000;25(7):804-12.
30. Katonis P, Kalliopi A, Konstantinos M, et al. Spinal Chondrosarcoma: A Review. Sarcoma. 2011: 378957.
31. Foweraker KL, Burton KE, Maynard SE, et al. High-Dose Radiotherapy in the Management of Chordoma and Chondrosarcoma of the Skull Base and Cervical Spine: Part 1--Clinical Outcomes. Clinical Oncology. 2007;19(7):509-16.
32. Moojen W, Vleggeert-Lankamp CL, et al. Long-Term Results: Adjuvant Radiotherapy in En Bloc Resection of Sacrococcygeal Chordoma Is Advisable. Spine. 2011;36(10):E656-61.
33. Ilaslan H, Sundaram M, Unni KK, Dekutoski MB. Primary Ewing's Sarcoma of the Vertebral Column. Skeletal Radiology. 2004;33(9):506-13.
34. Wang VY, Potts M, Chou D. Sarcoma and the Spinal Column. Neurosurgery Clinics of North America. 2008;19(1):71-80.
35. Camargo VP, de Camargo O. Sarcomas de Partes Ósseas. In Tratado de Oncologia, edited by Paulo Marcelo Gehm Hoff, Artur Katz, Roger Chammas, Vicente Odone Filho, and Yana Sarkis Novis. 2013:2295-2310.
36. Schuck A, Ahrens S, Paulussen M, et al. Local Therapy in Localized Ewing Tumors: Results of 1058 Patients Treated in the CESS 81, CESS 86, and EICESS 92 Trials. International Journal of Radiation Oncology, Biology, Physics. 2003;55(1):168-77.
37. Klein MJ, Siegal GP. Osteosarcoma: Anatomic and Histologic Variants. American Journal of Clinical Pathology. 2006;125(4):555-81.
38. Sharma H, Mehdi SA, MacDuff E, et al. Paget Sarcoma of the Spine: Scottish Bone Tumor Registry Experience. Spine. 2006;31(12):1344-50.

39. Khalfallah M, Malca S, Roche PH, et al. [Primary Spinal Osteosarcoma. Apropos of a Case]. NeuroChirurgie. 1997;43(1):39-44.
40. Saeter G, Bruland O S, Folleràs G, et al. Extremity and Non-Extremity High-Grade Osteosarcoma -- the Norwegian Radium Hospital Experience during the Modern Chemotherapy Era. Acta Oncologica (Stockholm, Sweden) . 1996;35(8):129-34.
41. Sundaresan N, Rosen G, Boriani S. Primary Malignant Tumors of the Spine. Orthop Clin N Am. 2009;40:21-36.
42. DeLaney TF, Park L, Goldberg SI, et al. Radiotherapy for Local Control of Osteosarcoma. International Journal of Radiation Oncology, Biology, Physics. 2005;61(2):492-98.

CAPÍTULO 4

TUMORES EXTRADURAIS DA COLUNA VERTEBRAL

Fernando Luís Maeda ▪ Andrei Fernandes Joaquim

INTRODUÇÃO

Os tumores da medula espinal podem ocorrer dentro ou adjacentes à medula espinal e podem originar-se da medula espinal, *filum terminale*, raízes nervosas, meninges, vasos intraespinais, cadeia simpática ou vértebras. São classificados como primários ou metastáticos e, de acordo com seu comportamento biológico, benignos ou malignos. De acordo com a sua localização anatômica, são também classificados como intramedulares, extramedulares intradurais, e tumores extradurais.

Os tumores intramedulares surgem da própria medula espinal. A maioria dos tumores intramedulares primários são ependimomas ou astrocitomas, mas também incluem muitos outros tipos histológicos. Tumores intradurais extramedulares ocorrerem no interior da dura-máter, mas fora da medula espinal. Os tumores mais comuns nesse grupo são meningiomas e tumores da bainha nervosa (neurofibromas e schwannomas). Os tumores extradurais são geralmente metastáticos e, mais frequentemente, surgem nos corpos vertebrais. Lesões metastáticas podem causar compressão da medula espinal por crescimento epidural que resulta em compressão extrínseca da medula espinal ou cauda equina ou, menos frequentemente, por invasão intradural.

APRESENTAÇÃO CLÍNICA

Os tumores intrínsecos ou extrínsecos à medula espinal podem causar sintomas por interromper os elementos e vias neurais usuais, produzindo efeitos locais e distais. O efeito local mais frequente é a dor, que geralmente causa o despertar noturno. O local da dor pode indicar a localização anatômica do tumor. A disfunção neurológica distal à lesão é devida à interrupção das vias ascendentes e descendentes da medula espinal. As sequelas mais comuns são disestesias sensoriais e fraqueza muscular, principalmente da musculatura iliopsoas. Os pacientes frequentemente relatam dificuldade progressiva de deambulação. Grave perda sensorial distal e disfunção esfincteriana também podem ocorrer. Embora as manifestações neurológicas possam começar unilateralmente, elas podem progredir para envolver ambos os lados da medula espinal e produzir sintomas e sinais bilaterais.

Uma história prévia de câncer pode sugerir um diagnóstico de metástase para a coluna vertebral, que pode causar dor axial ou irradiada. A dor referida também é frequente nas metástases espinais. Os tipos mais comuns são câncer de próstata, mama e pulmão. Um exame físico completo é necessário para definir os prováveis locais de envolvimento do tumor, documentar os déficits neurológicos pré-operatórios e determinar a deterioração neurológica progressiva.

AVALIAÇÃO RADIOLÓGICA

A imagem por ressonância magnética (RM) da coluna é atualmente o estudo diagnóstico de escolha, fornecendo excelente delineamento da medula espinal e das estruturas adjacentes. Quase todos os tumores intrínsecos da medula espinal e metástases apresentam impregnação de contraste com gadolínio.

TUMORES EXTRADURAIS

Os tumores extradurais correspondem a 55-60% de todos os tumores da coluna vertebral. Os tumores mais comuns que surgem no espaço extradural são metástases. Vários tumores primários incomuns também podem surgir no espaço extradural.

Os tumores metastáticos de qualquer local primário podem envolver o espaço epidural e podem causar compressão da medula espinal epidural. Alguns estudos estimam que até 40% de todos os pacientes com câncer apresentarão metástases espinais durante a vida. Os ossos são o terceiro local mais comum de lesões metastáticas. A maioria das metástases espinais é diagnosticada após o diagnóstico de câncer primário. No entanto, em cerca de 10% dos pacientes, metástase espinal é a primeira manifestação de um tumor primário desconhecido. Os três tipos histológicos mais comuns de tumores são câncer de próstata, câncer de mama e câncer de pulmão.

O tratamento de pacientes com metástases espinais exige abordagem multidisciplinar por equipe especializada em oncologia. Considerando a expectativa de vida – apenas 10 a 20% dos pacientes com metástases espinais estarão vivos dois anos após o diagnóstico – o tratamento destes pacientes é paliativo e tem como objetivo a manutenção/melhorara da função neurológica com preservação da deambulação, manutenção da coluna vertebral estabilidade, controle do tumor e alívio da dor. A última década testemunhou uma explosão de novas tecnologias que ajudaram a atingir objetivos terapêuticos, como cirurgia de separação e procedimentos cirúrgicos minimamente invasivos. No entanto, o avanço terapêutico mais significativo é a utilização da radiocirurgia no tratamento das metástases espinais, que permite razoável controle local tanto como terapia definitiva quanto no pós-operatório de tumores, mesmo para aqueles considerados radiorresistentes à radioterapia convencional. Novos produtos biológicos e imunoterapia para tumores, como carcinoma de células renais e melanoma, melhoram a sobrevida geral desses pacientes.

A compressão da medula espinal é esperada em até 20% dos pacientes com metástases espinais. Aproximadamente 95% dos pacientes com metástases espinais apresentarão metástases peridurais, afetando principalmente o corpo vertebral e as regiões do pedículo, enquanto 5% apresentarão metástases intradurais e menos de 1% com metástases intramedulares. A compressão sintomática da medula espinal ocorre com mais frequência na coluna torácica, seguida pela cervical e depois lombar. A maior incidência de metástases espinais na coluna torácica é atribuída ao maior número de vértebras e ao pequeno diâmetro do canal.

AVALIAÇÃO DO PACIENTE – PROCESSO DE DECISÃO DE TRATAMENTO

Muitos sistemas de pontuação foram propostos para determinar o prognóstico de pacientes com metástases espinais. O *Tokuhashi Scoring System* modificado é uma escala de prognóstico que avalia o escore de Karnofsky do paciente, o estado neurológico, o número de metástases ósseas fora da coluna vertebral, metástases em órgãos principais e o local do tumor primário. O sistema é usado para estimar a sobrevivência. A pontuação Tomita é outro sistema de pontuação popular que considera o local do tumor primário, metástases viscerais e metástases ósseas. Ambos os sistemas foram propostos para ajudar na escolha de cirurgia paliativa *versus* cirurgia agressiva com base na sobrevida estimada do paciente. No entanto, esses algoritmos têm sido criticados por não considerarem a instabilidade ou o impacto significativo dos avanços na radioterapia, como a radiocirurgia. Além disso, esses algoritmos não reavaliaram a sobrevida prolongada demonstrada em tumores como carcinoma de células renais e melanoma com a integração de produtos biológicos e imunoterapia mais recentes.

Foi proposto um novo sistema de avaliação, NOMS, que consiste em quatro avaliações fundamentais: neurológica, oncológica, instabilidade mecânica e doença sistêmica (Quadro 4-1). Considerando essas quatro avaliações, a equipe interdisciplinar pode determinar o tratamento ideal: radioterapia, cirurgia, terapia sistêmica ou uma combinação delas.

Quadro 4-1. Atualização na Gestão de Metástases Espinais – Quadro de Decisão Atual do NOMS

Neurológico	Oncológico	Mecânico	Sistêmico	Decisão
ESCC de baixo grau/ sem mielopatia	Radiossensível	Estável	---	cEBRT
ESCC de baixo grau/ sem mielopatia	Radiossensível	Instável	---	Estabilização* seguida por cEBRT
ESCC de alto grau +/- mielopatia	Radiossensível	Estável	---	cEBRT
ESCC de alto grau +/- mielopatia	Radiossensível	Instável	---	Estabilização* seguida por cEBRT
ESCC de baixo grau/ sem mielopatia	Radiorresistente	Estável	---	IGRT
ESCC de baixo grau/ sem mielopatia	Radiorresistente	Instável	---	Estabilização* seguida por IGRT
ESCC de alto grau +/- mielopatia	Radiorresistente	Estável	Capaz de tolerar cirurgia	Descompressão/estabilização seguida por IGRT
ESCC de alto grau +/- mielopatia	Radiorresistente	Estável	Incapaz de tolerar cirurgia	cEBRT
ESCC de alto grau +/- mielopatia	Radiorresistente	Instável	Capaz de tolerar cirurgia	Descompressão/estabilização seguida por IGRT
ESCC de alto grau +/- mielopatia	Radiorresistente	Instável	Incapaz de tolerar cirurgia	Estabilização* seguida por cEBRT

NOMS, neurológica, oncológica, instabilidade mecânica e doença sistêmica; ESCC, compressão da medula espinal peridural; cEBRT, radioterapia de feixe externo convencional; IGRT, terapia de radiação guiada por imagem.
Adaptado de Joaquim *et al.*

Quadro 4-2. Sistema de Pontuação da Compressão da Medula Espinal Peridural com Base nas Imagens Axiais de RM Ponderadas em T2

- 0: tumor confinado ao osso
- 1: extensão do tumor para o espaço epidural sem deformação da medula espinal
  - 1a: impacto epidural, mas sem deformação do saco tecal
  - 1b: deformação do saco dural com abaulamento na medula
  - 1c: deformação do saco dural com deslocamento do saco dural, mas sem compressão
- 2: compressão medular, mas é possível visualizar liquor
- 3: compressão da medula espinhal sem líquor visível

Na estrutura de decisão do NOMS, a avaliação neurológica reflete principalmente o grau de compressão da medula espinal epidural (ESCC), bem como a presença ou ausência de mielopatia ou radiculopatia. A compressão da medula espinal é baseada em um sistema de pontuação validado usando imagens axiais de ressonância magnética ponderadas em T2. Este sistema de pontuação é usado para diferenciar ESCC ausente ou mínima (0-1c) de ESCC espinal 2-3 de alto grau (Quadro 4-2).

Em tumores malignos, a cirurgia desempenha um papel mínimo no controle do tumor. A instabilidade mecânica foi recentemente definida para doença neoplásica pelo escore neoplásico de instabilidade espinal (SINS). O reconhecimento da instabilidade espinal resultante do tumor é imperativo porque uma coluna instável não responde à radiação ou quimioterapia, mas requer intervenção, como aplicação de colete, cifoplastia, parafusos pediculares ou cirurgia aberta. A avaliação final no NOMS reflete a extensão da doença sistêmica, comorbidades médicas e sobrevida esperada, que afetam a decisão de oferecer tratamento cirúrgico e radioterapia ou terapia sistêmica.

Tumores Radiossensíveis: Radiação de Feixe Externo Convencional

Pacientes com tumores radiossensíveis podem ser tratados de forma eficaz com cEBRT, independentemente do grau de ESCC. A histologia do tumor é um fator crítico na determinação da resposta ao cEBRT. A análise da literatura revela que linfoma, seminoma e mieloma são histologias radiossensíveis e apoia o uso de cEBRT para tratar esses tumores, independentemente do grau de ESCC ou déficit neurológico. Por outro lado, os tumores sólidos exibem uma ampla gama de radiossensibilidade. Histologias de tumor sólido radiossensível incluem carcinomas de mama, próstata, ovário e neuroendócrino. Os carcinomas, sarcoma e melanoma renais, da tiroide, hepatocelulares, do cólon e do pulmão não pequenas células representam tumores radiorresistentes. Tumores sólidos com histologias radiorresistentes geralmente requerem SRS para atingir controle local durável, enquanto tumores sólidos radiossensíveis podem ser tratados com cEBRT ou SRS.

Tumor Radiorresistente Sem Compressão da Medula Espinal (ESCC 0 a 1c): SRS

Ao contrário das baixas taxas de respostas ao cEBRT, as taxas de respostas à SRS demonstram respostas duráveis acima de 90%, quando usadas como tratamento definitivo em pacientes com compressão mínima ou nenhuma da medula espinal (ESCC 0 a 1c). A aplicação de SRS transformou tumores historicamente considerados resistentes a cEBRT em tumores muito responsivos. As respostas ao SRS são histologicamente independentes, ao contrário das observadas com cEBRT.

Tumores Radiorresistentes Com Compressão Medular de Alto Grau (ESCC 2 a 3): Cirurgia + SRS

O tratamento cirúrgico é reservado para pacientes com tumores radiorresistentes que apresentam compressão medular de alto grau. A cirurgia é usada para preservar ou restaurar a função neurológica e estabilizar a coluna vertebral. Apesar da possibilidade de melhora neurológica com cirurgia, o controle oncológico permanece um problema ao usar cEBRT como um adjuvante pós-operatório, com taxas de recorrência de aproximadamente 70% em um ano de acompanhamento. Um fator de risco significativo para recorrência é a histologia tumoral radiorresistente. O uso de SRS como um adjuvante pós-operatório melhorou substancialmente as taxas de controle local em comparação com cEBRT, reduzindo a necessidade de abordagens cirúrgicas agressivas, como ressecção *en bloc*.

Instabilidade Mecânica

A instabilidade mecânica é uma avaliação separada da avaliação neurológica e oncológica, pois nenhuma quantidade de radiação estabilizará uma coluna instável. A instabilidade mecânica no cenário da doença neoplásica da coluna vertebral pode ser avaliada utilizando o SINS (Quadro 4-3).

Quadro 4-3. Pontuação Neoplástica de Instabilidade Espinal da Pontuação SINS

Localização	**Pontuação**
Juncional (occipital-C2, C7-T2, T11-L1, L5-S1)	3
Coluna móvel (C3-C6, L2-L4)	2
Semirrígido (T3-T10)	1
Rígido (S2-S5)	0
Alívio da dor com decúbito ou dor com movimento/carga da coluna	**Pontuação**
Sim	3
Não (dor ocasional, mas não mecânica)	1
Lesão sem dor	0
Lesão óssea	**Pontuação**
Lítico	2
Misto (lítico/blástico)	1
Blástica	0
Alinhamento radiográfico da coluna vertebral	**Pontuação**
Subluxação/translação presente	4
Deformidade de novo (cifose/escoliose)	2
Alinhamento normal	0
Colapso do corpo vertebral	**Pontuação**
> 50% colapso	3
< 50% colapso	2
Sem colapso com > 50% do corpo envolvido	1
Nenhuma das acima	0
Envolvimento posterolateral dos elementos da coluna vertebral (faceta, pedículo ou fratura da articulação CV ou substituição pelo tumor)	**Pontuação**
Bilateral	3
Unilateral	1
Nenhuma das acima	0

O SINS inclui as seguintes avaliações:

1. Localização do tumor;
2. Tipo e presença de dor;
3. Qualidade da lesão óssea;
4. Alinhamento da coluna vertebral;
5. Extensão do colapso do corpo vertebral;
6. Envolvimento de elementos posterolaterais.

Uma pontuação quantitativa é então obtida, e instabilidade é sugerida de acordo com o valor. A pontuação mínima é 0 e a máxima é 18. A estabilidade é denotada quando a pontuação é de 0 a 6; instabilidade indeterminada é sugerida quando o escore de 7 a 12, e instabilidade definitiva é determinada quando a lesão tem escore de 13 a 18. Avaliação cirúrgica para estabilização da coluna vertebral é recomendada quando os pacientes apresentam escore de 7 a 18. A instabilidade mecânica é uma indicação para estabilização cirúrgica, independentemente da radiorresistência do tumor a cEBRT ou histologia.

Doença Sistêmica

Doenças sistêmicas e comorbidades médicas avaliam a capacidade do paciente de tolerar um tratamento proposto e podem influenciar a sobrevida do paciente e o estado oncológico. A equipe de oncologia pode auxiliar na estratificação do risco cirúrgico de acordo com a histologia do tumor. Alguns tumores têm uma sobrevida média de menos de seis meses, como o carcinoma pulmonar de células não pequenas. Em tais situações, o tratamento cirúrgico não deve ser recomendado. O mesmo ocorre, por exemplo, no contexto de uma doença isquêmica cardíaca grave ou doença obstrutiva pulmonar crônica, em que um procedimento cirúrgico pode ser proibitivo. Em resumo, a extensão da doença sistêmica e o estado funcional avaliado pelas comorbidades do paciente podem impedir o tratamento cirúrgico em casos selecionados.

MANEJO CLÍNICO

O tratamento farmacológico da dor é de suma importância. A dor é a manifestação clínica mais comum das metástases vertebrais, tanto por dor biológica quanto por instabilidade. A dor biológica é uma dor noturna ou matinal que desaparece ao longo do dia. A fisiopatologia suspeita é a variação diurna na secreção de esteroides endógenos, que diminui durante o sono. A dor intensa resulta de mediadores inflamatórios secretados pelo tumor. Identificar a causa da dor é importante para orientar o tratamento adequado; a dor biológica geralmente responde a esteroides e radiação, mas a dor secundária à instabilidade da coluna pode exigir um procedimento cirúrgico para estabilização. O tratamento medicamentoso inclui anti-inflamatórios não esteroides e esteroides. Os esteroides também podem ser usados no cenário de comprometimento neurológico devido à compressão do tumor: geralmente, uma dose de ataque de 10 mg de dexametasona seguida de 4 mg a cada 6 horas pode diminuir os sintomas neurológicos secundários à compressão, bem como a dor local. No entanto, as doses devem ser reduzidas o mais rápido possível para evitar efeitos colaterais, como disfunção cognitiva, sangramento gastrointestinal e intolerância à glicose. Os opioides também são medicamentos importantes para controlar a dor, especialmente porque o risco de dependência não é uma grande preocupação em pacientes com câncer. Alguns pacientes também podem necessitar de medicamentos antiepilépticos para o tratamento da dor neuropática, como os tricíclicos e a gabapentina. É importante considerar o estado sistêmico e o estado geral do paciente antes de prescrever qualquer analgésico.

PROCEDIMENTOS CIRÚRGICOS

Biópsia

A biópsia é aconselhável em todos os pacientes sem diagnóstico de tumor primário e para tumores da coluna que representam o primeiro sinal de metástase. Pode ser realizada por meio de uma biópsia percutânea por agulha guiada por fluoroscopia ou tomografia computadorizada ou uma biópsia aberta. Especialmente na compressão da medula espinal, é importante ter uma análise rápida do tecido para avaliar a sensibilidade do tumor à radioterapia. No cenário de déficits neurológicos agudos e rapidamente progressivos, a espera pela análise histopatológica pode resultar em comprometimento neurológico grave, e um procedimento cirúrgico para descompressão e obtenção de amostras de tecido pode ser preferível a uma biópsia por agulha. A biópsia também deve ser considerada quando os achados radiológicos forem inconsistentes com o tumor, exigindo diagnóstico diferencial, como processo de infecção ou em tumores ósseos primários.

Cirurgia Aberta

A maioria dos autores considera que a expectativa de vida deve ser superior a três meses, para justificar a abordagem cirúrgica. No entanto, os pacientes com dor intensa devida à instabilidade ou em casos selecionados específicos podem se beneficiar de pequenos procedimentos cirúrgicos para estabilização/descompressão, se puderem tolerá-los.

A instabilidade, avaliada pelo SINS, é uma indicação de cirurgia independente de outras variáveis, como histologia do tumor ou radiossensibilidade. Técnicas minimamente invasivas podem ser usadas para diminuir a morbidade cirúrgica. É importante ressaltar que um enxerto ósseo é normalmente utilizado em procedimentos de coluna, mas a expectativa de artrodese é baixa devido à vida curta e ao uso de radiação e terapia sistêmica.

A laminectomia simples sem instrumentação não é usada rotineiramente porque tem o potencial de criar instabilidade iatrogênica da coluna vertebral envolvida pelo tumor. No entanto, em tumores selecionados envolvendo apenas os elementos posteriores ou tumor epidural sem envolvimento ósseo, a laminectomia é uma opção cirúrgica razoável. É importante ressaltar que esses pacientes podem necessitar de procedimentos adicionais para estabilização da coluna, considerando o risco potencial de desenvolvimento de uma deformidade resultante da radiação. A cirurgia pode fornecer estabilização espinal e descompressão da medula espinal, mas o controle local do tumor depende da eficácia da radioterapia.

A cirurgia de separação é usada para descomprimir a medula espinal e reconstituir o espaço do fluido espinal em conjunto com uma longa fusão instrumentada com haste de parafuso. Tumores no corpo vertebral e grandes massas paravertebrais não são ressecados, reduzindo o tempo e a morbidade de abordagens cirúrgicas mais extensas e ressecção tumoral agressiva. Esta descompressão fornece uma margem segura para entregar uma dose de radiação citotóxica ao tumor dentro dos limites de tolerância da medula espinal. A estabilização depende do grau de instabilidade, mas geralmente a fixação é realizada com parafusos pediculares ou de massa lateral dois níveis acima e dois níveis abaixo do nível afetado. Alguns autores propuseram *a* ressecção *en bloc* para os tumores metastáticos da coluna para evitar a recorrência local e melhorar a sobrevida em longo prazo. As indicações incluem um tumor metastático único no contexto de um câncer primário bem controlado.

PROCEDIMENTOS MINIMAMENTE INVASIVOS E PERCUTÂNEOS

Na tentativa de diminuir a morbidade dos procedimentos cirúrgicos, permitindo uma cicatrização mais rápida e menor tempo de internação, técnicas percutâneas como vertebroplastia e cifoplastia e fixação de parafusos pediculares percutâneos e descompressão podem desempenhar um papel no tratamento das metástases vertebrais. As indicações do MIS são semelhantes às da cirurgia aberta, mas é importante reconhecer as limitações dos cirurgiões e da técnica. Por exemplo, a descompressão circunferencial com o MIS pode ser um desafio mesmo em mãos experientes, assim como a abordagem de tumores vascularizados pela dificuldade de obtenção de hemostasia.

TUMORES PRIMÁRIOS EXTRADURAIS

Discutimos sumariamente os principais tumores primários extradurais que podem afetar a medula espinal.

Cordomas

Cordomas são tumores ósseos raros, localmente invasivos, com recorrência frequente e relativamente radiorresistentes. Os tumores são remanescentes da notocorda e podem ocorrer na base do crânio (35%), coluna cervical, torácica e lombar (15%) e regiões sacrais (50%). A apresentação e o manejo de pacientes com cordoma surgindo na base do crânio são discutidos separadamente.

O tratamento inicial dos cordomas que surgem na coluna consiste em uma ampla excisão local, quando possível. A ressecção completa, embora desejável, não é viável em muitos casos devido às restrições anatômicas ao acesso cirúrgico e à proximidade de estruturas normais críticas adjacentes. Por esse motivo, a radioterapia pós-operatória (RT) é frequentemente usada.

Novas técnicas de RT, incluindo radiocirurgia estereotáxica e irradiação de partículas carregadas (p. ex., prótons e íons de carbono), têm sido usadas com alvo na lesão óssea, enquanto se reduz a exposição à radiação para as raízes nervosas circundantes, como a cauda equina. Mesmo para pacientes com cordomas irressecáveis em coluna ou sacro, a RT definitiva de alta dose usando técnicas avançadas pode alcançar controle local durável e sobrevida livre de doença em um subconjunto de pacientes.

A terapia sistêmica para o tratamento de recidiva após cirurgia máxima e/ou RT tem se concentrado em terapias-alvo moleculares. Imatinibe ou combinações de imatinibe com cisplatina ou sirolimus foram tentados. Outros agentes direcionados que podem ter atividade incluem inibidores do receptor do fator de crescimento endotelial vascular (VEGF) (sunitinibe, apatinibe quando disponível) e erlotinibe.

Sarcomas

Sarcomas surgem de elementos mesenquimais e podem erodir na cortical óssea. Eles raramente surgem diretamente de elementos ósseos da coluna vertebral. Essas lesões geralmente ocorrem em pacientes mais jovens e são tratadas com uma abordagem multimodal que inclui cirurgia, radioterapia e quimioterapia.

Sarcomas ósseos, particularmente osteossarcomas, podem se desenvolver em pacientes com doença de Paget poliostótica (sarcoma pagético). São neoplasias anaplásicas raras, com pico de incidência na sétima e oitava década de vida. Os osteossarcomas de Paget são geralmente lesões escleróticas, ocasionalmente blásticas. O tratamento geralmente consiste em vertebrectomia, seguida de quimioterapia e radiação. O prognóstico desse tumor é ruim.

Condrossarcoma

O condrossarcoma é um tumor maligno da cartilagem em que a matriz é totalmente condroide. A presença de opacidades calcificadas discretas é uma característica radiográfica dessas lesões. Os condrossarcomas da coluna são relativamente infrequentes (5% de todos os tumores da coluna). Eles normalmente se originam no corpo vertebral e se estendem para o tecido mole adjacente e o canal espinal. Esses tumores têm predileção pelas regiões torácica inferior e lombar. A cirurgia é o tratamento primário para condrossarcomas. A RT e a quimioterapia desempenham um papel menor e são usados apenas em condrossarcomas de alto grau. Geralmente, a cirurgia é planejada com uma equipe multidisciplinar para tentar a ressecção cirúrgica total quando possível.

Sarcoma de Ewing

O sarcoma de Ewing é um pequeno tumor de células redondas, que pode surgir em ossos ou tecidos moles, ocorrendo geralmente na segunda década de vida e no sexo masculino. Não comumente afeta a coluna vertebral, mas, em crianças, ocorre como tumor maligno primário não linfoproliferativo mais comum da coluna vertebral. Geralmente, o Ewing primário é dividido em sacral e não sacral (este último tem uma melhor resposta ao tratamento). Na maioria das vezes, é uma doença multifocal. O tratamento é baseado no grau de disseminação sistêmica, e os tumores focais podem ser tratados com biópsia por agulha e quimioterapia neoadjuvante em pacientes neurologicamente intactos e cirurgia ou radioterapia para a doença restante.

Linfoma

O envolvimento linfomatoso da coluna vertebral é frequentemente devido à doença metastática, mas pode ocasionalmente representar doença primária. O tratamento é direcionado de acordo com um subtipo histológico do linfoma.

Plasmocitoma e Mieloma Múltiplo

A coluna vertebral pode ser o local inicial de envolvimento para neoplasias de células plasmáticas. Quando solitária, a lesão é chamada de plasmocitoma. Esses são tumores bastante comuns em adultos, na maioria das vezes exigindo cirurgia por instabilidade ou compressão medular aguda quando o diagnóstico é desconhecido. O tratamento do plasmocitoma é geralmente baseado em radioterapia, mas a cirurgia pode ser necessária para o quadro de instabilidade da coluna vertebral, devido a fraturas ósseas ou compressão medular aguda com déficits importantes. O diagnóstico geralmente é feito com uma biópsia por agulha.

Histiocitose de Células de Langerhans (Granuloma Eosinofílico)

A histiocitose de células de Langerhans (granuloma eosinofílico) pode se apresentar em vários locais, incluindo os corpos vertebrais. Geralmente, apresenta-se como uma vértebra plana em crianças com dor nas costas. O tratamento é variável de acordo com os protocolos institucionais e pode incluir radioterapia, quimioterapia ou mesmo observação. O resultado é geralmente bom.

Osteoma Osteoide

Os osteomas osteoides são pequenas lesões (< 2 cm) que normalmente surgem em ossos longos, embora aproximadamente 10% ocorram na coluna vertebral. O manejo conservador com salicilatos costuma ser suficiente, mas alguns pacientes podem precisar de curetagem óssea, que geralmente é suficiente para o controle da dor. Em casos de destruição óssea severa, procedimentos mais extensos podem ser necessários.

Osteoblastoma

Os osteoblastomas são lesões maiores (> 2 cm) que também ocorrem tipicamente em homens jovens. Devido ao seu tamanho, essas lesões tendem a causar sintomas neurológicos. Embora benignas, essas lesões tendem a recorrer e geralmente são tratadas cirurgicamente. Eles não são comuns na coluna vertebral.

Osteocondromas

Os osteocondromas são lesões benignas que representam menos de 4% dos tumores espinais. Essas lesões consistem em osso saudável e uma capa cartilaginosa. O comportamento biológico varia e a cirurgia deve ser considerada apenas para lesões que produzem sintomas. A complicação mais importante é a degeneração maligna em condrossarcoma periférico, com risco de menos de 1 %.

Tumores de Células Gigantes

Os tumores de células gigantes compreendem 4-8% de todos os tumores ósseos primários; até 10 % podem surgir na coluna, principalmente em indivíduos mais jovens. Os tumores de células gigantes tendem a ser maiores, muito vascularizados e com alta frequência de recorrência. O tratamento consiste na remoção cirúrgica agressiva. Uma vez que alguns dos tumores envolveram estruturas vitais, como a artéria vertebral, uma remoção completa é arriscada em tais casos. Estudos recentes relataram tratamento bem-sucedido com denosumabe, um anticorpo monoclonal contra o ligante RANK, impedindo o crescimento do tumor apesar das ressecções cirúrgicas parciais.

Hemangiomas Vertebrais

Os hemangiomas vertebrais são lesões não neoplásicas compostas por vasos sanguíneos de paredes finas. Normalmente, esses são achados incidentais na coluna vertebral e raramente produzem sintomas. Hemangiomas mais agressivos podem necessitar de tratamento cirúrgico, e geralmente apresentam sangramento excessivo, sendo aconselhável fazer embolização pré-operatória para melhorar a ressecção cirúrgica.

Cistos Ósseos Aneurismáticos

Os cistos ósseos aneurismáticos são lesões expansivas não neoplásicas, que representam até 15% dos tumores primários da coluna vertebral. Essas lesões tendem a ser localmente agressivas, com potencial substancial de comprometimento neurológico. Portanto, a ressecção cirúrgica precoce e a estabilização da coluna geralmente são necessárias. O resultado geralmente é bom, mesmo com ressecções cirúrgicas parciais.

CASOS CLÍNICOS

Caso 1

Mulher de 57 anos com lesão metastática de câncer de mama. Apresentou-se com paraparesia. Diagnosticada com metástases vertebrais com compressão epidural. Realizada laminectomia descompressiva com artrodese torácica e radioterapia pós-operatória (Fig. 4-1).

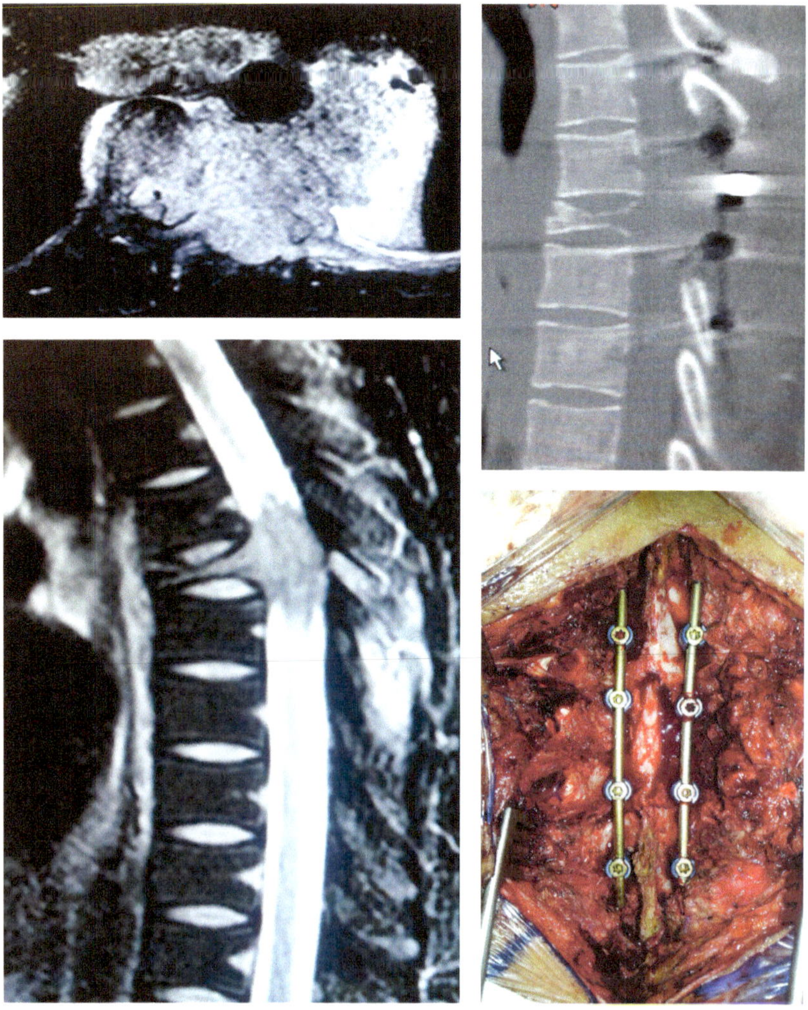

Fig. 4-1. Caso 1.

Caso 2

Homem de 63 anos com lesão metastática de câncer de pulmão. Ele apresentou paraparesia e dor nas costas. Diagnosticado com metástase vertebral com compressão epidural. Realizada cirurgia de separação, artrodese torácica e radioterapia pós-operatória (Fig. 4-2).

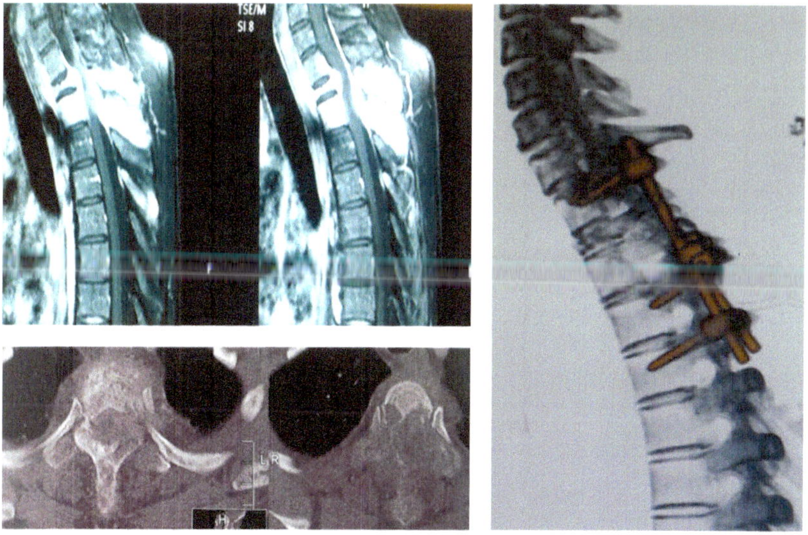

Fig. 4-2. Caso 2.

Caso 3

Homem de 71 anos com lesão metastática de carcinoma espinocelular. Apresentava-se com tetraparesia e dor cervical noturna. A ressonância magnética da coluna cervical demonstra metástases vertebrais com compressão epidural. Foi realizada descompressão posterior com artrodese cervical e radioterapia pós-operatória (Fig. 4-3).

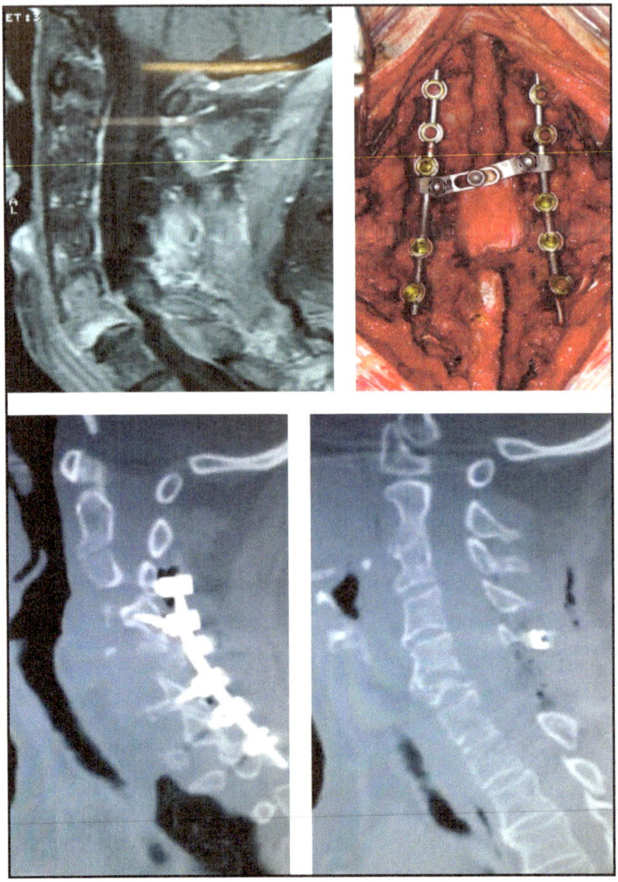

Fig. 4-3. Caso 3.

Caso 4

Mulher de 47 anos com lesão na coluna lombar por mieloma múltiplo, com lombalgia e cifose toracolombar. Realizada cifoplastia e a paciente evoluiu com controle da dor (Fig. 4-4).

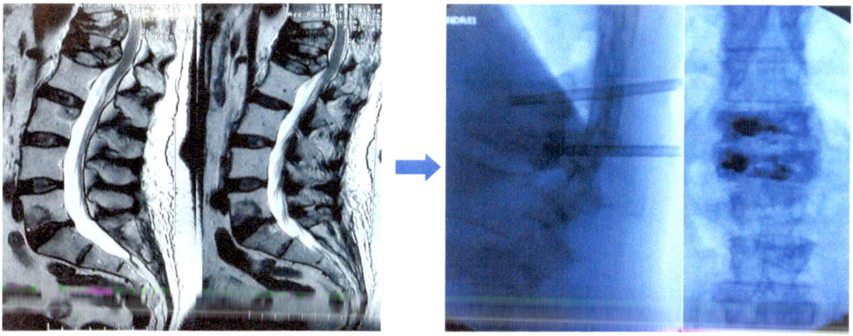

Fig. 4-4. Caso 4.

CONCLUSÕES

Os tumores extradurais da coluna são geralmente metástases espinais. No entanto, uma infinidade de diagnósticos diferentes pode ser encontrada. Por esse motivo, o cirurgião de coluna deve saber preferencialmente de quais tumores está lidando, sendo necessária biópsia local ou conhecimento de eventual câncer sistêmico, para o planejamento adequado do tratamento.

Compreender as nuances e o comportamento de cada tumor extradural potencial envolvendo a coluna é de suma importância para melhorar os resultados e o tratamento personalizado.

BIBLIOGRAFIAS

Cavalcante RA, Fernandes Y B, Marques RA, et al. Is there a correlation between the spinal instability neoplastic escore and mechanical pain in patients with metastatic spinal cord compression? A prospective co-hort study. J Craniovertebr Junction Spine. 2017;8(3):187-192.

de Andrade EJ, Formentin C, Martins SCM, et al. Survival in patients with surgically treated spinal metastases. J Craniovertebr Junction Spine. 2020;11(3):210-216.

de Andrade EJ, Martins SCM, Formentin C, et al. Neurological Outcome and Complications in Patients With Surgically Treated Spinal Metastases. Spine (Phila Pa 1976). 2020;15;45(10):679-685.

Jin CJ, Berry-Candelario J, Reiner AS, et al. Long-term outcomes of high-dose single-fraction radiosurgery for chordomas of the spine and sacrum. J Neurosurg Spine. 2019;18:1-10.

Joaquim AF et al. Stereotactic radiosurgery for spinal metastases: a literature review. Einstein (São Paulo) [online]. 2013;11(2):247-255.

Joaquim AF, Maturana F A P, Anderle DV, et al. Metástases na coluna vertebral. Revista Neurociências. 2007;15(3):240-245.

Joaquim AF; Powers A; Laufer I; Bilsky MH. An update in the management of spinal metastases. Arq. NeuroPsiquiatr. [online]. 2015;73(9):795-802.

CAPÍTULO 5

INTRODUÇÃO SOBRE TUMORES EXTRAMEDULARES

Roger Schmidt Brock ▪ Danilo Gomes Quadros

HISTÓRICO

Tumores espinais primários correspondem a aproximadamente 2 a 4% dos tumores primários do sistema nervoso central (SNC), com incidência anual estimada em 1-10 a cada 100.000/habitantes. Quanto a sua localização, podem ser divididos em extradurais, intradurais/extramedulares e intradurais/intramedulares.

Os tumores espinais intradurais e extramedulares (TEIE) que compõem o objeto de estudo deste capítulo são as lesões mais frequentes, correspondendo a aproximadamente 45-60% dos tumores espinais primários do SNC. A idade média dos pacientes é de 46 anos, com distribuição quase homogênea entre os sexos com discreta predileção pelo sexo masculino que corresponde a 54-57% dos pacientes. Em adultos, correspondem a 80% dos tumores intradurais, sendo a incidência, em crianças, de 65%. Apesar de estarem entre os mais comuns dos tumores espinais, são lesões raras com incidência anual de 0,4/100.000 habitantes. Um clínico geral deve-se deparar com apenas 1 a 2 pacientes ao longo de sua vida, um neurologista com um paciente a cada 5-6 anos e um neurocirurgião geral com 1 a 2 pacientes por ano.

A primeira cirurgia para ressecção de um TEIE descrita foi realizada em 1887 por Sir Victor Alexander Haden Horsley em um paciente com 42 anos de idade diagnosticado por William Gower. Descrito inicialmente como um fibromixoma, devia tratar-se de um schwannoma. Infelizmente, devido a limitações técnicas em cirurgias da época o paciente não sobreviveu. A primeira cirurgia bem-sucedida de um tumor intradural foi realizada em 1907 por Eiselberg-Renzi.

Em 1925, Charles Elsberg publicou a primeira grande série de pacientes operados de tumores espinais primários. Infelizmente, mais uma vez os resultados foram insatisfatórios com índices de morbidade e mortalidade proibitivos, desestimulando a pratica destes procedimentos à época. Na segunda metade do século XX e início do século XXI, diversos avanços da medicina permitiram melhora nos resultados cirúrgicos. Em 1919, Dandy introduziu a pneumomielografia; em 1940, Greenwald desenvolveu a utilização da coagulação bipolar; e, em 1964, Kureze iniciou a utilização de microscópio cirúrgico. Em 1967, Greenwood publicou uma grande série de tumores ressecados com sucesso. Em 1990, McCormick publicou uma grande série de pacientes operados de ependimoma com bons resultados de seguimento a longo prazo com a definição de uma nova escala de classificação para os tumores intradurais.

Desta maneira, o advento dos processos de esterilização de materiais, uso de antibióticos, a invenção e utilização de microscópios cirúrgicos e o consequente desenvolvimento das técnicas microcirúrgicas, e a monitoração eletrofisiológica multimodal facilitaram a remoção destes tumores.

QUADRO CLÍNICO

A apresentação clínica dos tumores primários extramedulares é insidiosa, refletindo sua característica benigna de crescimento lento. A queixa inicial da maioria dos pacientes é dor presente em 72% dos pacientes.

A dor pode apresentar características neuropáticas quando há compressão radicular (25%), usualmente junto aos forames neurais, ou decorrentes da mielopatia compressiva (20%). Entretanto, na maior parte das vezes, a dor é difusa, inespecífica, muitas vezes retardando o diagnóstico. Característica da dor que deve sempre ser valorizada é o advento de dor noturna e ao deitar, sendo considerada um sinal de alarme para as neoplasias intradurais, indicando a realização de exames de imagem para o diagnóstico.

Sintomas decorrentes da compressão medular e radicular ocorrem em fases mais tardias da evolução dos pacientes, e estão presentes no momento do diagnóstico em 55% dos pacientes. Os sintomas decorrem da compressão dos tratos espinotalâmicos, com sinais de síndrome piramidal deficitária e de liberação caracterizada por déficit motor, hipertonia, hiper-reflexia e aparecimento de sinais patológicos, como sinal de Hoffmann e sinal de Babinski. O déficit tende a ser assimétrico e, devida à natureza extramedular das lesões, a força é comprometida inicialmente em membros inferiores. Os sintomas iniciais são descritos pelo paciente como dificuldade de marcha, sendo esta atáxica. O acometimento das vias sensitivas superficiais e, por vezes, profundas colaboram com o comprometimento do paciente (30%), sendo possível o aparecimento de síndromes tipo Brown-Séquard. As funções esfincterianas não são normalmente acometidas até estágios mais tardios da doença, encontrados em apenas 15% dos pacientes. Crises agudas de piora da dor, usualmente neuropáticas ou de aparecimento de déficits estão relacionadas a sangramentos tumorais, mais frequentes nos ependimomas e schwanomas.

O exame físico da coluna pode identificar deformidades espinais como torcicolos, escoliose, cifose torácica ou perda da lordose lombar. Alterações cutâneas, como tufos pilosos, lipomas e hiperpigmentação, podem indicar a presença de lipomas ou cistos neuroentéricos.

EXAME DIAGNÓSTICOS

Radiografias simples da coluna em AP e perfil, assim como uma radiografia panorâmica, podem apresentar sinais indiretos que indicam a presença de lesões tumorais. Escoliose, perda da lordose e acentuação da cifose, como já descritos podem ser identificados. Sinais de alargamento dos forames neurais com diminuição do diâmetro dos pedículos também são achados que podem indicar a presença de tumores de bainha neural.

Quando os sinais e sintomas clínicos indicam a suspeita de neoplasia espinal, o exame de escolha é a ressonância magnética (RM) com cortes sagitais e axiais ponderadas em T1, T2 e T1 com gadolínio. A RM é o método preferencial para o diagnóstico e pode ajudar a inferir o tipo histológico como discutiremos a seguir no tópico de diagnóstico diferencial. Anormalidades no sinal medular, compressão da coluna liquórica e deslocamento da medula espinhal muitas vezes podem identificar a presença de lesões intradurais extramedulares já em uma ressonância magnética não contrastada. Alguns tipos histológicos como lipomas, cistos neuroentéricos (dermoides ou epidermoides), cistos de aracnoide apresentam características especificas de ressonância magnética, sendo facilmente identificados. A utilização de Gadolineo aumenta a sensibilidade do exame sendo primordial, em especial em lesões menores.

Outras modalidades radiológicas como tomografia ou tomomielografia estão indicadas na incapacidade de realização de RM, ou quando da suspeita de lesões calcificadas. A realização de angiografia medular, para analisar a vascularização das lesões e a topografia da artéria espinhal anterior pode ser realizada em pacientes selecionados, não sendo, entretanto, de uso habitual.

DIAGNÓSTICO DIFERENCIAL

As características das lesões nos exames de RM auxiliam no diagnóstico diferencial das lesões TEIE. Nas imagens em T1, a maioria desses tumores possuem isossinal ou levemente hipossinal em relação a medula espinal. Nas sequências em T2, meningiomas tendem a ser iso-hipo-intensos, enquanto os tumores de bainha neural apresentam mais frequentemente hipersinal em relação à medula, não sendo, entretanto, sinais patognomônicos. Quase todos os TEIEs apresentam algum grau de realce por gadolínio. Enquanto os meningiomas tendem a ter um realce mais homogêneo e uniforme, os schwannomas e ependimomas apresentam realce mais heterogêneo em decorrência da presença de cistos, hemorragia ou necrose. A seguir descreveremos os principais tumores intradurais extramedulares e suas principais características epidemiológicas, clínicas, radiológicas e histológicas.

Schwannoma

Estes são o mais comum dos TEIEs, representando 30% dessas lesões. São benignos, de crescimento lento, encapsulados e originários das células da bainha neural (células de Schwann). Sua origem é comumente das raízes dorsais dos nervos espinhais o que justifica sua posição póstero lateral no canal medular. São mais comuns na região cervical e lombar com pico de incidência na quarta e quinta década de vida. A maioria dessas lesões tem localização intradural (75-80%), mas em até 30% dos casos há extensão da lesão extradural através do forame, configurando uma forma de haltere (dumbbell) ao tumor.

A maioria dos schwannomas ocorrem de forma esporádica, no entanto há uma associação com neurofibromatose tipo 2 (NF2). Pacientes com NF2 geralmente possuem lesões múltiplas e com maior risco de transformação maligna.

Histologicamente os schwannomas são compostos por células fusiformes de Schwann e possuem dois padrões de achados: Antoni – Células fusiformes compactamente arranjadas em paliçada ou Antoni B – padrão mais hipocelular com células frouxamente arranjadas com forma estrelada.

Nos exames de RM, os schwannomas são massas intradurais que deslocam a medula. Geralmente são lesões iso ou hipointensas em T1 e hipertensas em T2. Geralmente apresentam realce ao gadolínio, porém diferentemente dos meningiomas em 20% dos casos o realce é heterogêneo devido a áreas de degeneração císticas intratumorais.

Neurofibromas

São tumores, assim como os schwannomas, originários das células da bainha neural e de difícil diagnóstico diferencial com estes devido as suas semelhanças. No entanto são mais raros e geralmente mais ventrais no canal medular devido a sua origem na raiz motora no nervo espinhal. Diferentemente do schwannoma eles englobam a raiz nervosa ao invés de desloca-la, tornando a preservação da raiz mais difícil no intraoperatório. Podem ocorrer de forma esporádica e quando múltiplos estão associados a neurofibromatose tipo 1 (NF1).

Histologicamente não são compostos somente de células de Schwann, mas também de fibroblastos, axônios, colágeno e células perineurais. Neurinomas malignos são raros e geralmente estão associados a NF1.

Meningiomas

Meningiomas são o segundo TEIE mais comum. Originam-se de células fibroblásticas das camadas mais externas da aracnoide (arachnoid cap cell) associadas a dura-máter do nervo espinhal, isso justifica a sua localização mais lateral no canal medular. Mais raramente pode ter origem em células dura-máter ou pia-máter. Sua principal localização a coluna torácica (75-80%) seguida da região cervical (15%) e lombar (4%).

Sua ocorrência é principalmente entre a quinta e a sétima década de vida. Podem-se apresentar inicialmente com dor (70%), déficit motor (60%), déficit sensitivo (40%) e incontinência urinária (40%). Os fatores de riscos conhecidos incluem predisposição genética (NF2) e exposição a radiação ionizante.

No exame de RM o meningiomas aparecem geralmente como lesões isointensas em relação a medula tanto no T1 como no T2 e discretamente hiperintensas no FLAIR. Após administração do gadolínio possuem realce intenso e homogêneo. São diferenciados também pelo seu ângulo obtuso (> 90°) em relação à dura-máter, reflexo da sua base larga de implantação dural. Os neurofibromas e schwannomas possuem formas mais arredondadas e ângulos agudos (< 90°) em relação à dura-máter.

Ependimoma do Filo Terminal

Cerca de 50% dos ependimomas são espinais, destes 50% são tumores intramedulares e os outros 50% são do filo terminal. Do um ponto de vista anatômico e cirúrgico estes tumores são classificados como TEIEs. São mais comuns da terceira a quinta década de vida e se apresentam com sintomas radiculares, déficits motor/sensorial em membros inferiores e disfunção esfincteriana.

Ependimomas mixopapilares são o subtipo histológico mais comum encontrado nas lesões do filo terminal. São tumor grau I da OMS, benignos, bem circunscritos que raramente infiltram a dura-máter. Histologicamente consistem de um arranjo de células cuboidais ou colunares circundando um centro de tecido conjuntivo hipocelular e vascularizado.

Radiologicamente são massas na topografia do filo terminal, bem circunscritas, com sinal hipointenso em T1 e hiperintenso em T2. Possuem realce homogêneo após aplicação de contraste.

Metástases

Metástases leptomeníngea é uma complicação relativamente comum de câncer sistêmico, porém sua apresentação como massa espinhal intradural e extramedular é relativamente rara, sendo sua apresentação mais comum como carcinomatose meníngea. A presença de metástases leptomeníngeas ocorre mais comumente como resultado de disseminação liquórica de lesões intracranianas. O local mais comum dessas lesões são o cone medular e o fundo do saco dural corroborando a hipótese de disseminação liquórica com importante papel gravitacional nessas localizações mais inferiores. RM de neuroeixo e principalmente encefálica está indicada para procura de outros locais de implantes, principalmente intracranianos.

O diagnóstico pode ser feito na maioria das vezes com a comprovação de células neoplásicas no liquor. A RM tem importante papel no diagnóstico destas lesões e apresentam-se de 3 formas principais: 1- Realce fino e difuso sobre a superfície da medula e das raízes nervosas; 2- múltiplos nódulos com realce na superfície da medula e raízes; 3- ou como uma massa IDEM geralmente no fundo do saco dural. No T1 as lesões costumam ser hipointensas ou isointensas e costumam apresentar realce homogêneo ao contraste

Outros

Mais raramente os TEIEs podem corresponder a outras lesões, a grande maioria com comportamento benigno como: cistos epidermoides, cistos dermoides, paragangliomas, hemangioblastomas e lipomas. Outro tumor raro, porém, de comportamento agressivo de localização extramedular é o Hemangiopericitoma.

Os cistos epidermoides e dermoides são tumores espinhais raros, congênitos, derivados de implantes heterotópicos de células ectodérmicas no tubo neural durante o desenvolvimento embriogênico. São localizados principalmente na coluna lombossacra. Na RM, as imagens são de hipo a hipertensas em T1 e hiperintensa em T2, e possuem mínimo realce à administração de contraste.

Os paragangliomas são tumores simpáticos, geralmente não funcionantes, derivados de células paragangliônicas extra-adrenais. São comuns na localização toracolombar. Na RM são hipointensos em T1 e hiperintensos em T2, possuem característico realce heterogêneo à aplicação de contraste descrito como em sal e pimenta. Apesar de raramente serem secretivos, quando suspeitados, deve ser realizada a pesquisa de um possível estado hiperadrenérgico na avaliação pré-operatória.

Hemangioblastomas correspondem a 1-3% de todos os tumores do sistema nervoso central, geralmente associados à síndrome de Von Hippel Lindau. Sua localização espinhal é geralmente intramedular, sendo ainda mais rara a apresentação extramedular.

Os lipomas são tumores benignos e congênitos, infrequentes no compartimento intradural. São comuns em crianças e em um terço dos casos estão associados a disrrafismo. São mais comuns na coluna torácica e lombo-sacral. São hipertensos em T1 e hipointensos em T2 nas imagens de RM.

Hemangiopericitomas são extremamente raros na coluna, presentes na literatura em poucos relatos de caso. Têm origem nos pericitos, células mesenquimais associadas à parede de pequenos vasos. Têm sua localização associada às meninges e manifestam-se radiofonicamente como os meningiomas, seu principal diagnóstico diferencial. São agressivos, hipervascularizados e com alta taxa de recorrência.

OPÇÕES DE TRATAMENTO

Princípio de Tratamento

Como a maioria dessas lesões são benignas, com até 55% podendo corresponder a schwannomas e meningiomas, a decisão de tratamento deve levar em conta idade do paciente, quadro neurológico e riscos. Pacientes com lesões com RNM sugestiva de lesões benignas podem ser acompanhados clinicamente com exames de imagens seriados. Essa conduta conservadora poder ser importante no seguimento de pacientes com neurofibromatose, pois estes muitas vezes possuem múltiplos tumores assintomáticos, devendo a ressecção ficar reservada aos tumores sintomáticos diminuindo o risco cumulativo relacionado a múltiplos procedimentos cirúrgicos.

Excisão microcirúrgica total da lesão com preservação das funções neurológicas é o objetivo do tratamento para a maioria dos tumores intradurais e extramedulares, principalmente aqueles sintomáticos ou com crescimento seriado em exames de imagem. A ressecção macrototal (RMT) pode ser curativa para grande maioria dos pacientes, porém as taxas de recidivas não são desprezíveis o que justifica a necessidade de seguimento clínico-radiológico prolongado para esses pacientes no pós-operatório. Nos casos de tumores da bainha neural, as taxas de recidiva correspondem de 10 a 28% em 5 e 15 anos respectivamente. Nos meningiomas a taxa de recidiva descrita na literatura é de 3-7%.

O objetivo do tratamento cirúrgico pode ser resumido em:

1. Diagnóstico;
2. Remoção tumoral para controle local ou cura;
3. Descompressão da medula;
4. Alívio sintomático (dor).

Durante o tratamento devem-se corrigir instabilidades ou deformidades associadas quando necessário.

Técnica

O tratamento é realizado na grande maioria dos casos com o paciente em posição prona e com acesso pela linha média com nível confirmado por radioscopia. Lesões cervicais é comum o uso de fixação craniana em 3 pontos (Sugita, Mayfield), apesar de não muitos serviços não utilizarem. Tradicionalmente essas lesões são operadas através de laminectomias, principalmente para lesões grandes. No entanto, desde a descrição de Yasargil e colaboradores, a hemilaminectomia ou hemilaminotomia, por maior preservação dos elementos posteriores da coluna vertebral, tem sido uma opção mais difundida de acesso à coluna vertebral.

Opções cada vez menos invasivas têm sido propostas com utilização de incisões menores, uso de afastadores tubulares e menor ressecção do elemento ósseos posteriores. A utilização desses métodos estão associadas a menores tempos cirúrgicos, menor tempo de internação, menor taxa de complicações, menos dor pós-operatória e menos uso de medicação analgésica. Em lesões anteriores da coluna torácica acessos laterais ou posterolaterais podem ser necessários, como a costotransversectomia.

Após a laminectomia utiliza-se o uso de microscópio para melhor iluminação e magnificação das estruturas. O uso de aspirador ultrassônico não é imprescindível, mas pode auxiliar o *debulking* das lesões e facilitar a dissecção das estruturas adjacentes, seu uso é recomendável principalmente nos acessos minimamente invasivos, permitindo melhor manipulação das lesões após o *debulking*. A durotomia deve ir além dos limites do tumor, superiormente e inferiormente, podendo ser essa mediana ou paramediana. Drenagem liquórica deve ser realizada e ajuda na manipulação das estruturas, nos níveis lombares esse procedimento previne a herniação das raízes pela durotomia. A durorrafia primária hermética (*watertight*) é fundamental para evitar fístula liquórica, pseudomeningocele e infecções.

Radiocirurgia

O tratamento radioterápico TEIEs tem se mostrado promissor. Séries de casos evidenciam que 75%-100% dos tumores não cresceram ou encolheram durante o seguimento, os pacientes apresentam melhora sintomatológica na maioria dos casos e poucas complicações são relatadas. No entanto, a ausência de estudos com tempo de seguimento maior e com grupos controles é necessária para definir a segurança da eficácia e padronização das doses.

Atualmente seu uso na maioria dos serviços fica reservado par casos com recidiva, pacientes com alto risco cirúrgico ou lesões múltiplas. Seu emprego em farcomatoses e Von-Hipel-Lindau parece promissor, por causa do caráter múltiplo e recidivante das lesões nessas patologias.

Considerações no Tratamento de Outras Lesões

Ependimomas

Nessas lesões, o tratamento de escolha é cirúrgico e a RMT deve ser o objetivo do tratamento quando possível. A maior dificuldade para a ressecção completa da lesão surge quando há nervos da cauda equina encarcerados pela massa tumoral, nesses casos a segurança é mandatória e ressecção parcial deve ser a escolha do tratamento, seguido de radioterapia fracionada focal, método que tem mostrado menores taxas de recorrência.

Metástases

As metástases intradurais e extramedulares possuem péssimo prognóstico e as tentativas de tratamento no passado estiveram associadas a alta morbidade e mortalidade. As metástases nessa localização geralmente são manifestação de doenças sistemicamente avançadas com prognóstico ruim. Além disso, o procedimento cirúrgico está associado à alta taxa de complicação e déficits neurológicos, comprometendo ainda mais o *performance status* do paciente e, muitas vezes, abreviando a sobrevida. Portanto, o tratamento dessas lesões deve ser reservado para pacientes com dúvida diagnóstica ou para controle sintomático (descompressão medular), principalmente naqueles que possuem boa *performance status* e doença primária controlada. O tratamento cirúrgico não é recomendado para lesões leptomeníngeas difusas.

Lipomas

Quando assintomáticos não devem ser tratados. Quando sintomáticos a escolha do tratamento é cirúrgica, porém devido à ausência de plano de clivagem com as estruturas neurológicas as RMTs podem ser desafiadoras. O uso de monitorização intraoperatório é mandatório, principalmente nas tentativas de ressecções mais agressivas. Em RMT a sobrevida livre de recidiva chega a 90% em 16 anos, comparado a 35% em 10 anos nas ressecções subtotais.

Hemangiopericitoma

O tratamento deve incluir RMT seguida de radioterapia local. Apesar de o tratamento radioterápico ter se provado efetivo em lesões intracranianas, não existe relato do papel em lesões espinais. Mesmo com ressecção completa e radioterapia, as taxas de recidiva chegam a 50%.

COMPLICAÇÕES

A cirurgia dos TEIEs possui baixa morbidade e virtualmente zero mortalidade. A grande maioria dos pacientes apresentam melhora da sintomatologia, o que torna a cirurgia muito gratificante para neurocirurgiões e pacientes. Esses resultados são mais vistos nas cirurgias das lesões mais comuns (meningiomas, schawannomas e neurinomas). Lesões com maior aderências as estruturas neurológicas como lipoma e o ependimoma, o uso de minitorização eletrofisiológica é recomendável afim de evitar complicações neurológicas.

As complicações mais comuns são infecções, pseudomeningocele e fístula liquórica, essas podem ser evitadas com uso de antibióticos profiláticos, preservação da técnica asséptica e fechamento dural hermético. Acessos cirúrgicos menores também parecem estar associados a menor incidência dessas complicações.

A instabilidade e deformidades pós-operatória são complicasse mais raras, estão associadas a lamirectomias grandes, ouexcessiva ressecção de elementos ósseos durante o acesso. A dilatação foraminal ocasionada pelo schwannoma podem erodire os componentes ósseos facetáreis e adicionar risco de instabilidadade. Acessos menores, hemilaminectomia e fixações posteriores em casos selecionados podem ser utilizadas para prevenir essas complicações.

DICAS

- Para diferenciar uma lesão intramedular de uma lesão extramedular, seja em exame de ressonância magnética, seja em exames de mielotomografia, observe a interface da lesão com a medula espinal. Nas lesões extramedulares, observa-se imagem em ângulo agudo com a medula (ponta de lápis) indicando deslocamento e compressão da mesma, enquanto, nas lesões intramedulares, a transição se dá em imagem de cálice com a lesão "abrindo" a medula;
- Os meningiomas originam-se usualmente da aracnoide do ligamento denteado e localizado em posição anterolateral a medula, deslocando-a posteriormente e para o lado contralateral. Já os tumores de bainha neural originam-se mais frequentemente das radículas sensitivas, apresentando, desta maneira, localização posterior;
- A remoção cirúrgica total deve ser almejada em todos os pacientes com lesões intradurais e extramedulares, exceto nas lesões metastáticas onde a grande disseminação leptomeníngea implica na necessidade de tratamento adjuvante sistêmico;
- A realização de hemilaminectomia deve ser a via de acesso preferencial em lesões deslocadas lateralmente e que acometam até 3 corpos vertebrais. A hemilaminectomia oferece boa exposição do tumor, evitando a herniação posterior da medula contralateral e consequente compressão da mesma contra as bordas da laminectomia;
- Nos meningiomas, deve-se iniciar a ressecção pela sua base de implantação dural, realizando esvaziamento da lesão, ao mesmo tempo em que se suprime sua vascularização e consequentemente se diminui o sangramento cirúrgico. A interface entre o meningioma e a medula deve ser identificada para orientação e localização do cirurgião, porém deve-se evitar abordá-la no início da cirurgia. A manutenção da porção tumoral junto a medula serve como sustentação para o esvaziamento e ressecção da lesão evitando-se manipulação excessiva do tecido neural. Uma vez realizado o esvaziamento da lesão, ao iniciar-se a separação do meningioma da medula espinal, deve-se atentar para preservação do plano de aracnoide que os separa. À medida que se promove a ressecação, podem ser utilizados reparos com fios de prolene 6.0 ou 7.0 passados junto ao ligamento denteado e a aracnoide para manter a sustentação da medula;
- Na ressecção dos tumores de bainha neural, deve-se sempre buscar a ressecção total e preservação das radículas através da dissecação do plano de aracnoide que os separa. Por vezes, faz-se necessário sacrificar a radícula sensitiva que dá origem à lesão, devendo-se, entretanto, cuidar para não lesionar as radículas que estejam apenas passando junto ao tumor, as quais devem ser preservadas;
- A utilização de monitoração eletrofisiológica multimodal é de grande auxílio nas cirurgias de tumores intradurais, podendo ser utilizada para estimulação de raízes, assim como para identificação do *filum terminale*.

BIBLIOGRAFIA

Adogwa O, Fessler R. Intradural Extramedullary Spinal Tumors. In: M. Berhouma, P. Krolak-Salmon. Brain and Spine Surgery in the Elderly (eds). Switzerland: Springer International Publishing. 2017:289-303.

Sharma GR, Jha R, Poudel P, et al. Functional outcome of intradural extramedullary spinal tumors after surgical resection. Nepal Journal of Neuroscience. 2016;13(2):13-20.

Ozawa H, Onoda Y, Aizawa T, et al. Natural history of intradural-extramedullary spinal cord tumors.Acta Neurol Belg. 2012;112(3):265-70.

Arnautovic K, Arnautovic A. Extramedullary intradural spinal tumors: a review of modern diagnostic and treatment options and a report of a series. Bosn J Basic Med Sci. 2009;9(1):40-5.

Yasargil MG, Tranmer BI, Adamson TE, et al. Unilateral partial hemilaminectomy for the removal of extra and intramedullary tumors and AVMs. In: Symon L, editor. Advances and technical standards in neurosurgery. Wien, New York: Springer; 1991. p. 113-32.

Govind M, Radheyshyam M, Achal S, Ashok G. Intradural extramedullary spinal cord tumors: a retrospective study at tertiary referral hospital Romanian Neurosurgery. 2016;XXX(1): 106-112.

Chow T S, McCutcheon IE. The surgical treatment of metastatic spinal tumors within the intradural extramedullary compartment. J Neurosurg. 1996;85(2):225-30.

el-Mahdy W, Kane P J, Powell M P, Crockard H A. Spinal intradural tumours: Part I – Extramedullary. Br J Neurosurg. 1999;13(6):550-7.

McCormick PC, Torres R, Post KD, Stein BM. Intramedullary ependymoma of the spinal cord. J Neurosurg. 1990;72(4):523-32.

CAPÍTULO 6

TUMORES INTRAMEDULARES

Luiz Adriano Esteves ▪ Andrei Fernandes Joaquim ▪ Helder Tedeschi

INTRODUÇÃO

Os tumores intramedulares constituem um grupo de neoplasias raras, sendo menos de 10% dos tumores que acometem o sistema nervoso central (SNC) e menos de 20% dos tumores que ocorrem na coluna. Apesar disso, sua relevância decorre do grande impacto no *status* neurológico dos pacientes, diminuição da qualidade de vida e até óbito.[1] Entre os tipos histológicos mais comuns nesse grupo de tumores, destacam-se os ependimomas, os astrocitomas e os hemangioblastomas,[1,2] sendo a diferenciação clínico-radiológica dessas lesões muitas vezes difícil.[3] Devido a sua baixa incidência e sintomatogia que se sobrepõe a outras doenças que acometem a coluna, essas lesões são frequentemente diagnosticadas tardiamente.[4] Isso leva a um impacto relevante no prognóstico do paciente, uma vez que o *status* neurológico pré-operatório e a histologia tumoral são as variáveis mais importantes para o sucesso do tratamento e prognóstico final.[5-8] Dessa forma, é crucial o conhecimento dessas lesões, para possibilitar um diagnóstico e tratamento precoce.

EPIDEMIOLOGIA

Os tumores primários da medula representam 2 a 4% de todos os tumores do SNC, sendo cerca de dez vezes menos frequentes que os tumores intracranianos.[1,2,4,9,10]

São classificados em:

1. Extradurais;
2. Intradurais extramedulares;
3. Intradurais intramedulares.[9]

As lesões extradurais são as mais frequentes e geralmente têm origem metastática, correspondendo a quase 80% dos tumores intrarraquidianos.[2,4] Dentre as lesões intradurais, são mais frequentes as extramedulares, correspondendo a cerca de 70-80% dos casos, sendo o meningioma e os tumores das bainhas neurais (schwannoma e neurofibroma) os mais comuns.[2]

Em relação às lesões intramedulares, os gliomas representam 80% das mesmas, divididos em astrocitomas (cerca de 2/3 dos casos) e ependimomas, com variações de prevalência em diferentes séries, conforme a faixa etária de pacientes.[2,4] Astrocitomas são mais frequentes em crianças e adolescentes, enquanto os ependimomas são mais comuns em adultos.[2,11] Além dos gliomas, merecem destaque os hemangioblastomas, tumores de baixo grau extremamente vascularizados, com uma incidência estimada entre 2 a 15% entre as lesões intramedulares.[12]

Tumores intramedulares metastáticos são raros, embora séries de necropsias relatem incidências entre 0,9 e 2%,[13] sendo provenientes principalmente de tumores de pulmão e mama.[14-16] Em nossa experiência, metástases intramedulares, em sua maioria das vezes, associam-se à disseminação leptomeníngea do tumor, com doença sistêmica descontrolada.

FATORES GENÉTICOS

Vários fatores genéticos estão associados aos tumores intramedulares. Essas mutações genéticas levam a síndromes clínicas associadas aos tumores intramedulares, sendo as mais relevantes a neurofibromatose (tipo 1 – NF1 e tipo 2 – NF2) e a doença de Von Hippel-Lindau (VHL).[17]

A neurofibromatose é uma doença autossômica dominante com 100% de penetrância em linhagens familiares.[17,18]

Dois tipos mais comuns foram estabelecidos:

1. A prevalência relatada de NF1, também chamada de doença de Recklinghausen ou neurofibromatose periférica, é de um em 3.000 a 4.000 indivíduos.[19,20] Estima-se que cerca de 20% dos indivíduos com NF1 desenvolvam tumores intramedulares;[19,20]
2. A NF2, também chamada de neurofibromatose central, é menos frequente, apresentando uma prevalência de 1 em 40.000 indivíduos, estando associada com cerca de 2,5% dos tumores intramedulares. É decorrente de uma mutação no cromossomo 22q12 (gene **Merlin**).[20] A forma grave é caracterizada pelo surgimento de vários tumores com um início precoce e rápida deterioração clínica, enquanto a forma leve é caracterizada por tumores com um início tardio e progressão lenta.[20]

A NF1 tipo é mais associada a astrocitomas, enquanto a NF2 é mais associada a ependimomas e, eventualmente, meningeomas.[19,20]

A VHL é uma doença autossômica dominante com 90% de penetrância. É decorrente de mutação de um gene de supressão tumoral do cromossomo 3p25-26.[21-23] A VHL é caracterizada pelo surgimento de tumores benignos e malignos em todo o organismo.[24] O hemangioblastoma é a lesão associada à VHL. Sua localização preferencial é na fossa posterior (80% dos casos), estando as demais lesões localizadas na medula espinal.[2] Por outro lado, 25% dos hemangioblastomas da medula estão associados à VLH, enquanto, na fossa posterior, a associação é de 10 a 15%.[2,9] Outra característica do hemangioblastoma associado à VHL é o surgimento em idade precoce, inclusive em crianças.[17]

APRESENTAÇÃO CLÍNICA

O sintoma mais frequente e precoce dos tumores medulares é a dor, que apresenta como características a piora progressiva, localização difusa ou radicular, piora noturna e em posições de flexão da coluna. A dor é decorrente principalmente da irritação e da distensão da dura-máter.[25,26]

Excetuando-se a dor, a sintomatologia decorrente do tumor intramedular é determinada pela localização, pela extensão e a velocidade de crescimento do tumor.[21] Deve-se suspeitar de lesão medular em pacientes que apresentam sintomatologia motora e/ou sensitiva que não afetam a face e cabeça.[9] Os sintomas podem ainda ajudar na localização topográfica da lesão. O acometimento do trato corticoespinal leva à síndrome do neurônio motor superior. O acometimento do trato espinotalâmico leva à hipoestesia térmico-dolorosa. A compressão das colunas dorsais leva às alterações na propriocepção e anormalidade do tato. O acometimento das vias autonômicas leva a distúrbios do sistema nervoso simpático e parassimpático.[9] A compressão das raízes nervosas pode levar à fraqueza muscular, espasticidade e descoordenação nos movimentos finos.[27] O nervo hipoglosso pode ser comprimido por tumores localizados lateralmente ao forame magno, levando à paresia e atrofia ipsilateral da língua. O nervo acessório emerge do corno anterior entre C1-C5 e cursa em direção cefálica, através do forame magno, e se une com seu componente intracraniano, podendo sofrer compressão por tumores da região de C1-C5, levando à fraqueza e atrofia dos músculos esternocleidomastóideo e trapézio.[28] Fatores adicionais, como alterações degenerativas da coluna, tamanho do canal e comorbidades podem contribuir para a sintomatologia.[21,27] A hidrocefalia ocorre em 1 a 8% dos pacientes[29,30] e pode ser consequência da obstrução mecânica da circulação liquórica ou da queda de absorção do líquor devido ao aumento da proteinorraquia.[29]

A classificação clínico-funcional de McCormick é a ferramenta mais utilizada para descrição do *status* funcional dos pacientes com tumor intramedular (Quadro 6-1).[25,31] Embora seja a forma mais utilizada na avaliação neurológica, pequenas variações (sejam melhoras ou deterioração) podem não ser adequadamente observadas nessa classificação, o que torna necessário uma avaliação motora e sensitiva pormenorizada de todos os casos.

DIAGNÓSTICO

A suspeita de tumor intramedular deve ser decorrente da anamnese e do exame físico do paciente.[9] A ressonância magnética (RM) é o exame de escolha para a confirmação diagnóstica.[17] Ela permite determinar a localização e extensão da lesão, além auxiliar no planejamento cirúrgico ao mostrar indícios da existência de interface entre a lesão e medula espinal, mostrar a presença de cistos e siringomielia associados à lesão.[32] Embora a RM forneça várias características radiológicas das lesões, é difícil a diferenciação do tipo tumoral. Arima *et al.* reportaram uma acurácia no reconhecimento entre hemangioblastoma, ependimoma e astrocitoma de 89% com RM.[32] A tomografia computadorizada e as radiografias podem ser utilizadas para avaliar escoliose, erosões ósseas e deformidades.[33,34]

DESCRIÇÃO DOS TUMORES INTRAMEDULARES

Ependimomas

São tumores gliais e correspondem a cerca de 50 a 60% de todos os tumores intramedulares, principalmente entre os adultos.[26] Cerca de metade dos ependimomas são intracranianos e os restantes são

Quadro 6-1. Classificação Clínico-Funcional de McCormick[25]

Grau	Características
I	Neurologicamente intacto; déficit leve não afetando significativamente a função; alteração de reflexo ou leve espasticidade; marcha normal
II	Déficit sensitivo ou motor afetando a função em um membro; déficit leve a moderado na marcha; disestesia grave; deambula independentemente
III	Déficit grave; ajuda ou suporte para deambular; pode ou não estar funcionalmente dependente
IV	Déficit gravíssimo; em cadeira de rodas com déficit bilateral grave em membros superiores; geralmente dependente

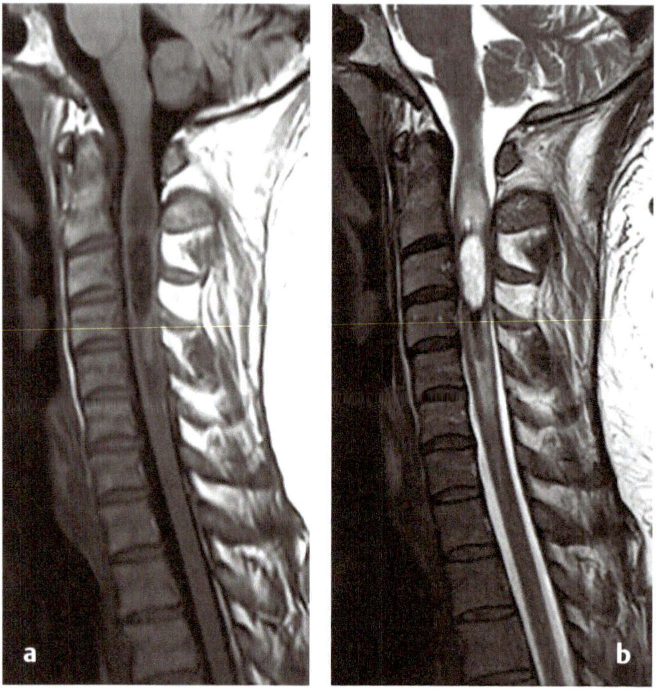

Fig. 6-1. Ependimoma cervical. Aspecto radiológico na RM. 1A – T1, 1B – T2.

intrarraquidianos, sendo 55% deles na medula e 45% na cauda equina.[9] As lesões medulares se localizam preferencialmente na região cervical e torácica alta.[35,36] Cerca de 65% desses tumores estão associados à formação de siringomielia, predominantemente na margem superior da lesão.[37] Não há predominância por sexo.[38,39] São formados a partir de células ependimárias que revestem o canal central de medula e, portanto, apresentam uma tendência de localização mais centromedular, tendo uma extensão média de três a quatro corpos vertebrais. Histologicamente, podem ser classificados em quatro tipos: ependimoma mixopapilar (Grau I da OMS), subependimoma (Grau I da OMS), ependimoma "típico" (Grau II da OMS) e ependimoma anaplásico (Grau III da OMS). A análise histológica mostra células ependimárias neoplásicas que lançam prolongamentos aos vasos sanguíneos, formando estruturas denominadas de rosetas verdadeiras ou pseudorosetas perivasculares.[40] Cerca de 50% dos casos são ependimomas mixopapilares que normalmente originam-se do *filum* terminal (lesão intradural-extramedular).[41] A maioria dos ependimomas tem crescimento lento, exceto os ependimomas anaplásicos que crescem rapidamente e demonstram um comportamento agressivo.[42]

A RM mostra uma imagem geralmente concêntrica e bem circunscrita, comumente hipointensa ou isointensa em T1 e hiperintensa em T2.[27] Os ependimomas mostram um realce pela captação de contraste paramagnético, podendo ser homogêneo ou mais frequentemente heterogêneo. A visualização de formações císticas polares e hemorragia são comuns. A siringomielia também é um achado característico, especialmente no polo superior dos ependimomas cervicais (Fig. 6-1).[27]

Astrocitomas

Os astrocitomas intramedulares são tumores gliais. São o segundo tipo mais frequente de tumor intramedular em adultos (30 a 35%) e o mais frequente em crianças e adolescentes (60 a 90%).[9,11,43,44] Cerca de 3% dos astrocitomas são localizados na medula espinal.[45] Localizam-se preferencialmente na medula espinal, tendo uma extensão maior que os ependimomas (em média cinco a seis níveis) e uma associação menor com siringomielia (20%).[37,46] Há predominância no sexo masculino e raramente ocorrem em indivíduos com mais de 60 anos.[47] A maioria das lesões é classificada como baixo grau (OMS grau II) e geralmente são menos agressivas do que os astrocitomas cerebrais.[26] Raco *et al.*[48] descrevem 86 pacientes que apresentaram diagnóstico anatomopatológico de astrocitoma, sendo 48% grau II, 31% grau I e 21% graus III e IV. Tumores grau I são astrocitomas pilocíticos, geralmente associados a formações císticas, sendo o subtipo mais comuns em crianças.[48] Tumores de alto grau (graus III e IV)

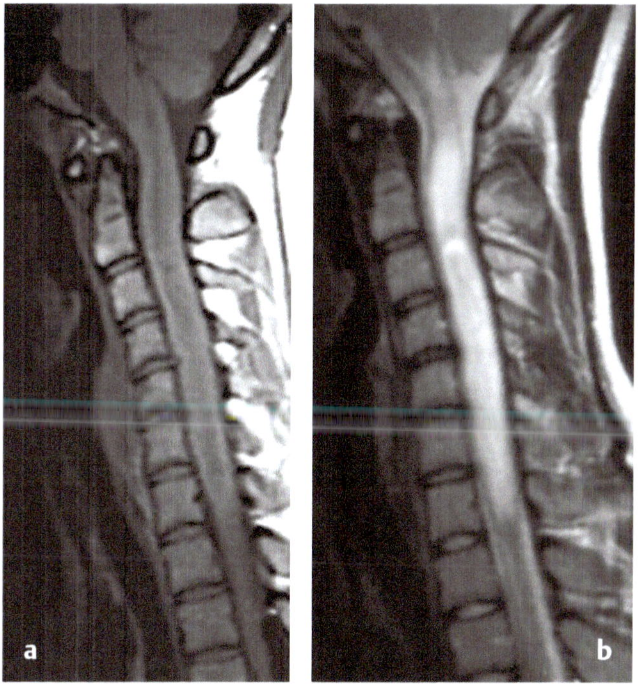

Fig. 6-2. Astrocitoma cervical. Aspecto radiológico na RM. 2A – T1, 2B – T2.

são mais frequentes em adultos, apresentam degeneração maligna em cerca de 25% dos casos, tendo um prognóstico reservado, com sobrevida média de 15,5 meses.[48,49] Do ponto de vista histológico, os astrocitomas têm morfologia relativamente regular. São constituídos por astrócitos, que lembram as formas normais do tecido nervoso. Podem apresentar citoplasma mais abundante e contorno arredondado do corpo celular. Os vários padrões histológicos podem estar mesclados no mesmo espécime. Nos astrocitomas de baixo grau (OMS grau II), observam-se atipias nucleares que podem ir de leves a intensas (variação de diâmetro e cromatismo nuclear), mas os núcleos são geralmente arredondados, com cromatina bem distribuída. Não se observam figuras de mitose, proliferação das células endoteliais dos capilares, nem áreas de necrose, que são critérios de anaplasia na classificação da OMS.[21]

A RM mostra uma imagem geralmente assimétrica e excêntrica, comumente hipointensa ou isointensa em T1 e hiperintensa em T2.[27] Os astrocitomas mostram um realce pela captação heterogênea de contraste paramagnético. Apresentam um aspecto muito mais infiltrativo que os ependimomas, não sendo visualizado plano de clivagem, o que muitas vezes impossibilita uma cirurgia satisfatória ou curativa (Fig. 6-2).[27]

Hemangioblastomas

Os hemangioblastomas são tumores raros, benignos (Grau I da OMS) e altamente vascularizados, correspondendo a menos de 3% dos tumores intramedulares.[50] Localizam-se preferencialmente no cerebelo, mas também são encontrados na medula espinal cervical, na região posterior ou posterolateral do canal central e, menos frequentemente, em outros locais do SNC.[51,52] A associação com cistos e siringomielia ocorre entre 50 e 70% dos casos.[51-53] São mais frequentes em homens e na quarta década de vida.[51-54] São lesões pequenas, que raramente se estendem além de um ou dois seguimentos.[51-53] Geralmente ocorrem de forma esporádica, mas, em cerca de 20% a 30% dos casos, estão associados à doença de VHL. Quando isso ocorre, costumam surgir em idades mais precoces, são múltiplos e continuam a se desenvolver durante toda a vida.[55,56] Dor e alterações sensoriais são as queixas mais frequentes dos pacientes e o restante da sintomatologia é relacionada ao tamanho e localização da lesão, sendo possível o indivíduo permanecer assintomático durante toda a vida.[54,57]

Do ponto de vista histológico, os hemangioblastomas são compostos por uma densa rede de canais capilares vasculares contendo células endoteliais, pericitos, e células estromais carregadas de lipídios.[58] São encontrados em duas formas histológicas: a reticular, composta por núcleos irregulares

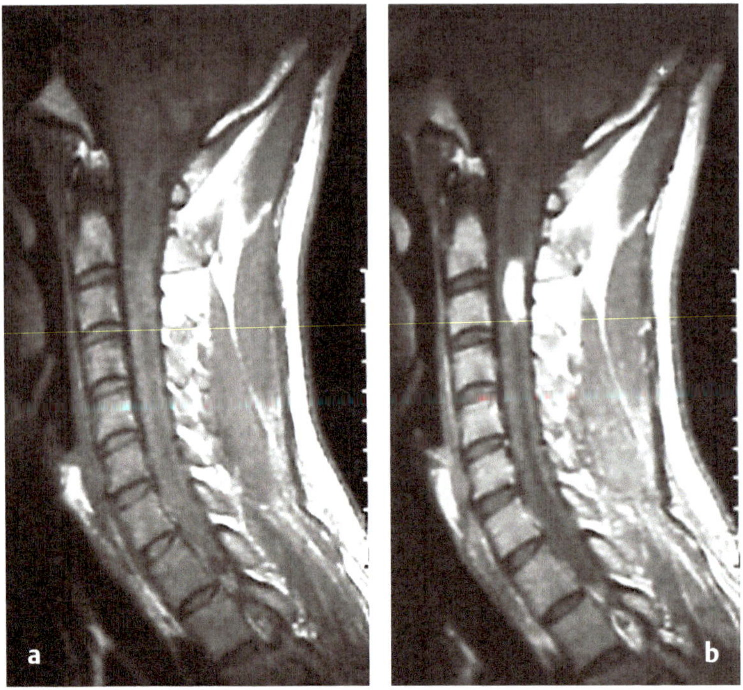

Fig. 6-3. Hemangioblastoma cervical. Aspecto radiológico na RM. 3A – T1, 3B – T2.

com vasos incomuns e a forma celular, com menos vasos e células estromais variáveis, sendo semelhante aos astrocitomas.[9,21]

A RM mostra lesões nodulares com realce homogêneo pela captação de contraste paramagnético. As lesões podem estar associadas a cistos (Fig. 6-3).[57]

Metástases

Até recentemente, acreditava-se que tumores metastáticos intramedulares eram raros. Mas achados de necrópsia e a disseminação leptomeníngea documentada em RM sugerem que a incidência desse tipo de lesão é maior do que se imaginava. O mecanismo de infiltração da lesão metastática ainda não é esclarecido, mas acredita-se que seja por disseminação hematogênica.[16,59,60] O diagnóstico é feito por biópsia ou ressecção cirúrgica ou inferido pela disseminação difusa em SNC, com identificação da lesão primária. O tratamento é individualizado, com prognóstico reservado devido à doença disseminada.[16]

Lipomas

Lipomas são tumores congênitos benignos e raros que constituem 1% dos tumores intrarraquidianos. Normalmente, são localizados na cauda equina e cone medular, sendo tumores extramedulares na maioria dos casos.[61,62] Estão normalmente associados ao disrafismo espinal e acredita-se que surgem da disjunção prematura do ectoderma cutâneo do ectoderma neural antes que ocorra o fechamento do tubo neural, permitindo que as células mesenquimais infiltrem no sistema neural.[9] Contudo, alguns lipomas são verdadeiramente intramedulares, devido a erros de migração do mesênquima no período embrionário, localizados na porção posterior da medula cervical ou torácica. São tumores de crescimento lento e a sintomatologia é decorrente do efeito de massa da lesão.[9,63]

Tumores Raros

Existem inúmeros outros tipos de tumores intramedulares, mas são lesões de maior raridade. Como exemplo, citamos os cavernomas, lesões vasculares de baixo fluxo que podem causar hemorragias de repetição ou mesmo infartos agudos na medula com para ou tetraplegia súbita. Linfomas intramedulares podem ocorrer isoladamente ou associados com outras lesões do SNC. Gangliogliomas são tumores benignos formados por células gliais e neuronais encontrados na parte superior da medula cervical e, eventualmente, da medula torácica, sendo comuns em algumas pequenas séries de literatura.[64,65] Há ainda descrição de schwanomas intramedulares, melanocitomas, melanomas, fibrossarcomas, tumores neuroectodérmicos, entre outros.[65]

TRATAMENTO

O tratamento de primeira linha para os tumores intramedulares é a ressecção cirúrgica. A cirurgia é, via de regra, indicada para todas as lesões sintomáticas. Em casos especiais, pequenas lesões assintomáticas podem ser seguidas clinicamente, especialmente em pacientes de alto risco clínico ou em lesões ventrais de difícil acesso. No entanto, esta abordagem traz o risco de desenvolvimento de déficits neurológicos que provavelmente não serão revertidos. Outro ponto a ser considerado é a incerteza decorrente do diagnóstico indeterminado. Por isso, a opção pela conduta expectante deve ser individualizada e bem discutida entre o paciente e a equipe médica.[26,44,66]

TÉCNICA CIRÚRGICA

Nossa equipe adota uma rotina operatória, sujeita a pequenas variações de acordo com a morfologia tumoral (Figs. 6-4 e 6-5). Os pacientes devem ser operados preferencialmente sob uso de monitorização neurofisiológica intraoperatória, com potenciais somatossensitivos e motores. O paciente é posicionado em decúbito ventral, sendo realizada fixação do crânio através de fixador rígido de três pinos, preferencialmente Sugita®. Em lesões abaixo de T2, a fixação do crânio não é obrigatória, mas utilizamos de rotina como forma de prevenir lesões de face e extubação incidental.

O acesso sempre é realizado com auxílio de radioscopia em dois momentos: logo após o posicionamento, para planejamento da incisão na pele, e antes da abertura da coluna vertebral, para confirmação do nível. É de suma importância em lesões torácicas o prévio planejamento dos níveis a serem abordados, tendo em vista que há variações no número de costelas entre os pacientes. Em geral, utilizamos além da RM, tomografia com reconstrução 3D nas lesões torácicas para planejamento adequado.

A incisão na pele é feita na linha média, com objetivo de exposição das lâminas e processos espinhosos, em um nível acima e abaixo da lesão. Na sequência, é realizada dissecção por planos, com uso de bisturi elétrico, até exposição óssea. Na sequência, é realizada a laminoplastia com uso de *drill* de alta rotação (utilizamos o craniótomo em geral), expondo-se amplamente as lâminas da região a ser explorada. A partir desse ponto, a cirurgia é feita sob microscopia. A dura-máter é aberta medialmente

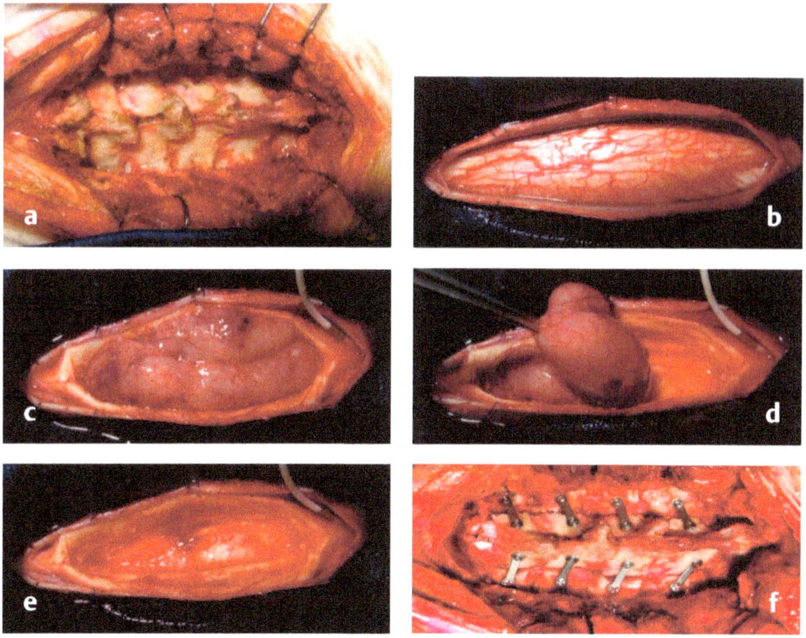

Fig. 6-4. Microcirurgia para exérese de ependimoma. (a) Pré-laminoplastia – exposição subperiostal das lâminas. (b) Pós-abertura da dura-máter e pré-mielotomia. (c) Exposição da lesão. (d) Exérese da lesão. (e) Aspecto final após revisão de hemostasia. (f) Recolocação e fixação da lâmina.

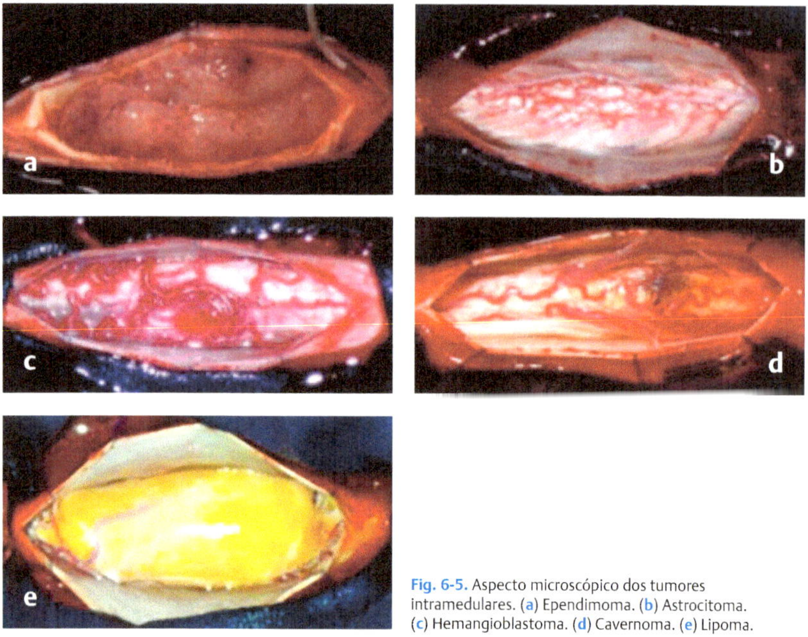

Fig. 6-5. Aspecto microscópico dos tumores intramedulares. (a) Ependimoma. (b) Astrocitoma. (c) Hemangioblastoma. (d) Cavernoma. (e) Lipoma.

com bisturi e tesoura, sendo ancorada nas bordas do campo, para fins de exposição da medula e como forma de evitar entrada de sangue no campo operatório. Pode ser utilizada ultrassonografia para confirmação da localização da lesão antes da abertura da dura-máter ou antes da mielotomia.[67]

A aracnoide é aberta com bisturi e tesoura de microcirurgia, sendo realizada mielotomia mediana com microdissectores. A identificação da interface entre tecido neural e tumor é essencial para ressecção total em tumores que apresentem plano de clivagem, como a maioria dos ependimomas. A presença de cistos, comum nos ependimomas, é útil no auxílio da visualização do plano de dissecção. Geralmente, é feito o ancoramento da pia-máter com fios de sutura 5.0 ou 6.0 para auxílio na exposição da lesão. Sempre que possível, evitamos o *debulking* tumoral, pois essa técnica dificulta a visualização da interface tumor-medula. Em hemangioblastomas, é realizada a ressecção em bloco, com coagulação das artérias aferentes e, no final da ressecção, da veia principal de drenagem. O uso de bisturi elétrico deve ser minimizado e sempre com a menor corrente elétrica possível, para diminuir o risco de lesão térmica do tecido neural. Após ressecção e revisão de hemostasia, é realizada a sutura da pia-máter/aracnoide, seguida de sutura dural primária. Não utilizamos rotineiramente selantes de dura-máter. A revisão hemostática extradural deve ser extremamente rigorosa.

Na sequência, é realizada a fixação da laminoplastia através de placas e parafusos de titânio, utilizados em cirurgias de reconstrução bucomaxilo ou de fechamento de crânio. A instrumentação da coluna é utilizada de forma individualizada. Em pacientes com baixo risco de deformidade, é dada preferência à realização de laminoplastia não expansiva, que facilita a reabordagem, diminui o risco de fístula liquórica e possivelmente a taxa de deformidade tardia. Em pacientes com deformidades prévias ou múltiplos fatores de risco para deformidade é efetuada a instrumentação. Joaquim *et al.*,[68] em recente revisão de literatura sobre a melhor técnica cirúrgica de abordagem destas lesões, observaram que não há evidências sólidas sobre o uso de uma técnica em detrimento das outras. Muitos fatores de risco para subsequente deformidade (principalmente cifose pós-laminectomia) são descritos, tais como idade precoce, laminectomias extensas (três ou mais níveis), deformidade preeexistente, ressecção de facetas, malignidade da lesão, entre outras.[68]

CONCLUSÃO

Os tumores intramedulares, apesar de raros, podem prejudicar gravemente a função neurológica e qualidade de vida. O *status* funcional e a histologia tumoral são os fatores mais importantes para definição do prognóstico, portanto o diagnóstico precoce e o tratamento adequado são fundamentais. A dificuldade de diferenciação radiológica das lesões e a complexidade da técnica cirúrgica para abordagem das mesmas são os maiores desafios do tratamento. Tratamento individualizado e abordagem multidisciplinar por equipe capacitada e experiente são fundamentais para bons resultados.

REFERÊNCIAS BIBLIOGRÁFICAS

1. Fisher CG, Goldschlager T, Boriani S, et al. A novel scientific model for rare and often neglected neoplastic conditions. Evid Based Spine Care J. 2013;4(2):160-162.
2. Grimm S, Chamberlain MC. Adult primary spinal cord tumors. Expert Rev Neurother. 2009;9(10):1487-1495.
3. Setzer M, Murtagh RD, Murtagh FR, et al. Diffusion tensor imaging tractography in patients with intramedullary tumors: comparison with intraoperative findings and value for prediction of tumor resectability. J Neurosurg Spine. 2010;13(3):371-380.
4. Duong LM, McCarthy BJ, McLendon RE, et al. Descriptive epidemiology of malignant and nonmalignant primary spinal cord, spinal meninges, and cauda equina tumors, United States, 2004–2007. Cancer 2012;118(17):4220-4227.
5. Ahmed R, Menezes AH, Awe O O, Torner JC. Long-term disease and neurological outcomes in patients with pediatric intramedullary spinal cord tumors. J Neurosurg Pediatr. 2014;13(6):600-612.
6. Lee SH, Chung CK, Kim CH, et al. Long-term outcomes of surgical resection with or without adjuvant radiation therapy for treatment of spinal ependymoma: a retrospective multicenter study by the Korea Spinal Oncology Research Group. Neuro-oncol. 2013;15(7):921-929.
7. Wilson DA, Fusco DJ, Uschold TD, et al. Survival and functional outcome after surgical resection of intramedullary spinal cord metastases. World Neurosurg. 2012;77(2):370-374.
8. Wong AP, Dahdaleh NS, Fessler RG, et al. Risk factors and long-term survival in adult patients with primary malignant spinal cord astrocytomas. J Neuro-oncol. 2013;115(3):493-503.
9. Mechtler LL, Nandigam K. Spinal cord tumors: new views and future directions. Neurol Clin 2013;31(1):241-268.
10. Chamberlain MC, Tredway TL. Adult primary intradural spinal cord tumors: a review. Curr Neurol Neurosci Rep. 2011;11:320-328.
11. DeSousa AL, Kalsbeck JE, Mealey Jr. J, et al. Intraspinal tumors in children. A review of 81 cases. J Neurosurg. 1979;51(4):437-445.
12. Mandigo CE, Ogden AT, Angevine PD, McCormick PC. Operative management of spinal hemangioblastoma. Neurosurgery. 2009 65(6):1166-1177.
13. 13Costigan DA, Winkelman MD. Intramedullary spinal cord metastasis. A clinicopathological study of 13 cases. J Neurosurg 1985; 62(2):227–233
14. Chason JL, Walker FB, Landers JW. Metastatic carcinoma in the central nervous system and dorsal root ganglia. A prospective autopsy study. Cancer. 1963;16:781-787.
15. Edelson RN, Deck MDF, Posner JB. Intramedullary spinal cord metastases. Clinical and radiographic findings in nine cases. Neurology. 1972;22(12):1222-1231.
16. Jellinger K, Kothbauer P, Sunder-Plassmann E, Weiss R. Intra medullary spinal cord metastases. J Neurol. 1979;220(1):31-41.
17. Smartzis D, Gillis CC, Shih P, et al. Intramedullary Spinal Cord Tumors: Part I– Epidemiology, Pathophysiology, and Diagnosis. Global Spine J. 2015;5:425-435.
18. Mapstone TB. Neurofibromatosis and central nervous system tumors in childhood. Neurosurg Clin N Am. 1992;3(4):771-779.
19. Riccardi VM, Eichner JE. Neurofibromatosis: Phenotype, Natural History and Pathogenesis. Baltimore, MD: Johns Hopkins University Press. 1986.
20. Lee M, Rezai AR, Freed D, Epstein FJ. Intramedullary spinal cord tumors in neurofibromatosis. Neurosurgery. 1996;38(1):32-37.
21. WHO Classification of Tumors of the Central Nervous System. 4th ed. Lyon, France: International Agency for Research on Cancer (IARC). 2007.
22. Yagi T, Ohata K, Haque M, Hakuba A. Intramedullary spinal cord tumour associated with neurofibromatosis type 1. Acta Neurochir (Wien). 1997;139(11):1055-1060.
23. Decker HJ, Neuhaus C, Jauch A, et al. Detection of a germline mutation and somatic homozygous loss of the von Hippel-Lindau tumor-suppressor gene in a family with a de novo mutation. A combined genetic study, including cytogenetics, PCR/SSCP, FISH, and CGH. Hum Genet. 1996;97(6):770-776.
24. Melmon KL, Rosen SW. Lindau's disease. Review of literature and study of a large kindred. Am J Med. 1964;36:595-617.
25. McCormick PC, Stein BM. Intramedullary tumors in adults. Neurosurg. Clin N. Am. 1990:1(3);609-630.
26. Tobin MK, Geraghty JR, Engelhard HH, et al. Intramedullary spinal cord tumors: a review of current and future treatment strategies. Neurosurg Focus. 2015;39(2):E14.
27. Blegvad C, Grotenhuis J A, Juhler M. Syringomyelia: a practical, clinical concept for classification. Acta Neurochir (Wien). 2014;156(11):2127-2138.
28. Barnett HJM, Foster JB, Hudgson P. Syringomyelia. In: Walton JN, ed. Major Problems in Neurology. Philadelphia, PA: W.B. Saunders. 1973.
29. Pullicino P, Kendall BE. Computed tomography of cystic intra medullary lesions. Neuroradiology. 1982;23(3):117-121.
30. Mirone G, Cinalli G, Spennato P, et al. Hydrocephalus and spinal cord tumors: a review. Childs Nerv Syst. 2011;27(10):1741-1749.
31. Goy AM, Pinto RS, Raghavendra BN, et al. Intra medullary spinal cord tumors: MR imaging, with emphasis on associated cysts. Radiology. 1986;161(2):381-386.
32. Scotti G, Scialfa G, Colombo N, Landoni L. Magnetic resonance diagnosis of intramedullary tumors of the spinal cord. Neuroradiology. 1987;29(2):130-135.
33. Mehdorn HM, Stolke D. Cervical intramedullary cavernous angioma with MRI-proven haemorrhages. J Neurol. 1991;238(8):420-426.
34. Mork SJ, Loken AC. Ependymoma: a follow-up study of 101 cases Cancer. 1977;40(2):907-915.
35. Russell DS, Rubinstein L J. Pathology of Tumors of the Nervous System. 5th ed. Baltimore, MD: Williams & Wilkins. 1989.
36. Gardner WJ. Hydrodynamic mechanism of syringomyelia: its relationship to myelocele. J Neurol Neurosurg Psychiatry. 1965;28:247-259.

37. Kiwitt JCW, Lanksch WR, Fritsch H, et al. Magnetic resonance tomography of solid spinal cord tumors with extensive secondary syringomyelia. Adv Neurosurg. 1988;16:211-215.
38. Samii M, Klekamp J. Surgical results of 100 intramedullary tumors in relation to accompanying syringomyelia. Neurosurgery. 1994;35(5):865-873.
39. Winkelman MD, Adelstein DJ, Karlins NL. Intramedullary spinal cord metastasis. Diagnostic and therapeutic considerations. Arch Neurol 1987;44(5):526-531.
40. Garrido E, Stein BM. Microsurgical removal of intramedullary spinal cord tumors. Surg Neurol. 1977;7(4):215-219.
41. Sekula RF, Sandhu FA, Oliverio PJ, Henderson FC. Intramedullary tumors of the cord. Semin Spine Surg. 2000;12:21-29.
42. Rudà R, Gilbert M, Soffietti R. Ependymomas of the adult: molecular biology and treatment. Curr Opin Neurol. 2008;21:754-761.
43. Houten JK, Cooper PR. Spinal cord astrocytomas: presentation, management and outcome. J Neuro-oncol. 2000;47(3):219-224
44. Epstein FJ, Farmer JP. Pediatric spinal cord tumor surgery. Neuro surg Clin N Am. 1990;1(3):569-590.
45. Mottl H, Koutecky J. Treatment of spinal cord tumors in children. Med Pediatr Oncol. 1997;29:293-295.
46. Sloof JL, Kernohan JW, MacCarthy CS. Primary Intramedullary Tumors of the Spinal Cord and Filum Terminale. Philadelphia, PA: Saunders. 1964.
47. Balériaux DLF. Spinal cord tumors. Eur Radiol. 1999;9(7):1252-1258.
48. Minehan KJ, Shaw EG, Scheithauer BW, et al. Spinal cord astrocytoma: pathological and treatment considerations. J Neurosurg. 1995;83(4):590-595.
49. Raco A, Esposito V, Lenzi J, et al. Long-term follow-up of intramedullary spinal cord tumors: a series of 202 cases. Neurosurgery. 2005;56:972-981.
50. Cooper PR. Outcome after operative treatment of intramedullary spinal cord tumors in adults: intermediate and long-term results in 51 patients. Neurosurgery. 1989;25(6):855-859.
51. Kleihues P, Cavenee WK. Pathology and genetics of tumours of the nervous system; Lyon: IARC Press. 2000.
52. Murota T, Symon L. Surgical management of hemangioblastoma of the spinal cord: a report of 18 cases. Neurosurgery. 1989;25(5): 699-708.
53. Yasargil MG, Antic J, Laciga R, et al. The microsurgical removal of intramedullary spinal hemangioblastomas. Report of twelve cases and a review of the literature. Surg Neurol. 1976;6(3):141-148.
54. Browne TR, Adams RD, Roberson GH. Hemangioblastoma of the spinal cord. Review and report of five cases. Arch Neurol. 1976;33(6):435-441.
55. 54Wyburn-Mason R. The Vascular Abnormalities and Tumors of the Spinal Cord and Its Membranes. London, UK: Henry Kimpton; 1943
56. Conway JE, Chou D, Clatterbuck RE, et al. Hemangioblastomas of the central nervous system in von Hippel-Lindau syndrome and sporadic disease. Neurosurgery. 2001;48(1):55-63.
57. Neumann HP, Eggert HR, Weigel K, et al. Hemangioblastomas of the central nervous system: A 10-year study with special reference to von Hippel-Lindau syndrome. J Neurosurg. 1989;70(1):24-30.
58. Catapano D, Muscarella LA, Guarnieri V, et al. Hemangioblastomas of central nervous system: molecular genetic analysis and clinical management. Neurosurgery. 2005;56(6):1215-21.
59. Richard S, Campello C, Taillandier L, et al. Study Group. Haemangioblastoma of the central nervous system in von Hippel-Lindau disease. J Intern Med. 1998;243(6):547-553.
60. Olson ME, Chernik NL, Posner JB. Infiltration of the leptomeninges by systemic cancer. A clinical and pathologic study. Arch Neurol. 1974;30(2):122-137.
61. Batson VO. The role of the vertebral veins in metastatic processes. Ann Intern Med. 1942;16:38-45.
62. Fromm H, von Wild K. Clinical aspects, operative treatment and rehabilitation of paraplegia caused by lipomas of the spinal cordwith particular emphasis of the intramedullary lipomas. Paraplegia. 1974;12(1):15-20.
63. Giuffrè R. Intradural spinal lipomas. Review of the literature (99 cases) and report of an additional case. Acta Neurochir (Wien). 1966;14(1):69-95.
64. Swanson HS, Barnett Jr. JCJ. Intradural lipomas in children. Pediatrics. 1962;29:911-926.
65. Eichler ME, Dacey RG. Intramedullary spinal cord tumors. In: Bridwell KH, DeWald RL, eds. The Textbook of Spinal Surgery. Philadelphia, PA: Lippincott-Raven. 1997:2089-2102.
66. Patel U, Pinto RS, Miller DC, et al. MR of spinal cord ganglioglioma. AJNR Am J Neuroradiol 1998;19(5):879–887
67. Joaquim AF, Santos MJ, Tedeschi H. Abordagem cirúrgica dos hemangioblastomas intramedulares. Coluna/Columna. 2009;8(3):274-278.
68. Prada F, et al. Intraoperative ultrasound in spinal tumor surgery. Journal of ultrasound. 2014;17(3):195-202.
69. Joaquim AF, Cheng I, Patel AA. Postoperative spinal deformity after treatment of intracanal spine lesions. Spine J. 2012;12(11):1067-74.

CAPÍTULO 7

TUMORES METASTÁTICOS

Rebeca Marques Margoto ▪ Isac César Roldão Leite ▪ Marcos Masini

INTRODUÇÃO

Os tumores secundários da coluna vertebral, também chamados de metástases, têm seu início em outro órgão mais distante e espalham-se através da via linfática ou hematogênica, alojando-se no tecido espinal e nos tecidos adjacentes. Tanto os tumores primários quanto os tumores secundários são frequentemente assintomáticos ou apresentam sintomas pouco específicos, resultando diagnóstico tardio.[1]

Os tumores secundários são os mais comuns da coluna (97% dos relatos), teoricamente devido a uma relação estreita com os sistemas venosos e linfáticos abundantes em suas proximidades, em especial o plexo venoso de Batson. Geralmente, ocorrem em pacientes na faixa de 50-60 anos. Adenocarcinomas originários do pulmão, mama, próstata, rins, trato gastrointestinal (TGI) e da tireoide são os tumores primários que mais causam metástase na coluna (Fig. 7-1). As regiões mais acometidas são a torácica e a toracolombar, representando cerca de 70% dos casos, seguidas da região lombar (cerca de 20%) e, com menor acometimento, a coluna cervical (< 10%).[1,2]

Cerca de 10 a 30%[3,4] dos pacientes com câncer vão desenvolver metástase sintomática durante a sua vida e aproximadamente 90% dos pacientes com uma doença terminal apresentaram doença metastática no exame *post-mortem*.[3] A taxa de sobrevida em cinco anos é de 56% para os pacientes com tumor de tireoide, 33% para o câncer de próstata, 26% para o câncer de mama, 10% para o câncer renal e 2% para o câncer de pulmão.[5]

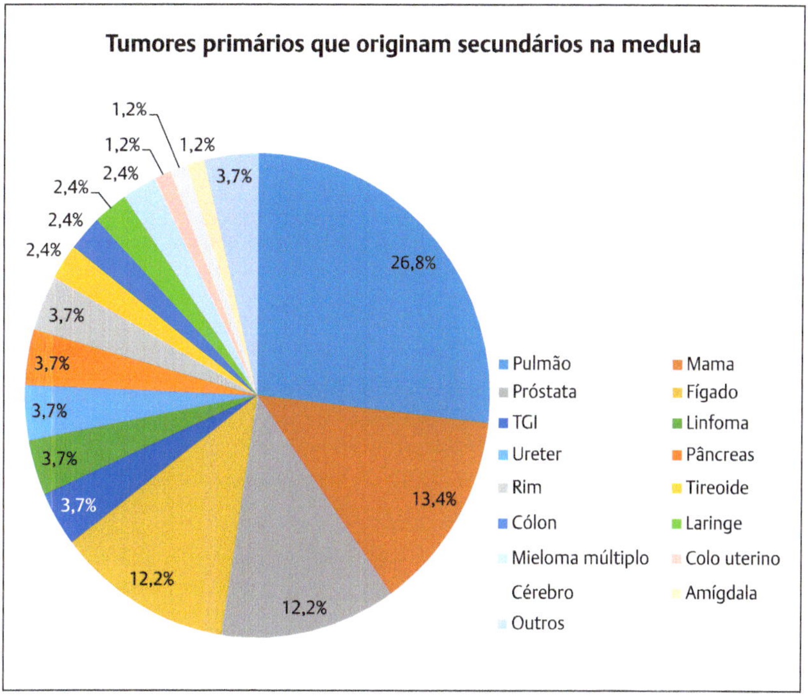

Fig. 7-1. Tumores primários da coluna.

SINAIS E SINTOMAS

O sintoma mais comum em pacientes com tumor na coluna é a dor de início lento e insidioso, persistente à noite. Outro sintoma muito presente é a alteração na sensibilidade local ao toque. Sinais radiculares também são frequentes, resultante da invasão e da compressão da raiz; e naqueles pacientes que desenvolveram déficit neurológico é extremamente importante acompanhar e avaliar esse processo, o que pode determinar um melhor ou pior prognóstico.[1] Além da dor, pode causar instabilidade, lesões neurológicas, que devem ser acompanhadas e avaliadas, pois podem resultar desde a perda do controle esfincteriano urinário e retal até paraplegia por compressão medular.[5]

HISTÓRICO TERAPÊUTICO

As opções terapêuticas para a abordagem dos tumores metastáticos de coluna variaram de acordo com a literatura da época, sendo norteada por trabalhos publicados em revistas, geralmente internacionais, sobre os resultados observados na prática clínica e cirúrgica pelos respectivos autores (Quadro 7-1).

CLASSIFICAÇÕES

Classificação de Enneking

A Classificação de Enneking é indicada no estadiamento de tumores benignos e malignos do sistema musculoesquelético, na qual os tumores benignos são classificados de acordo com a natureza do tumor, seu grau histopatológico[1] e de acordo com exames de imagem,[6,7] lembrando que na época eram utilizados os raios X.[8] Com base nesse estadiamento, consegue-se definir a melhor técnica cirúrgica a ser utilizada para determinado tumor específico (Quadro 7-2).[8]

Os tumores malignos são classificados de acordo com seu grau histopatológico, sua localização, a relação que o tumor tem com as barreiras naturais do organismo e se possui ou não metástase. Entretanto, com o tempo, essa classificação passou a ser insuficiente nos tumores espinais e, com isso, surgiram novas classificações (Quadro 7-3).[1]

Quadro 7-1. Preferência na Abordagem ao Longo dos Anos

Pré-1980	▪ Cirurgia isolada ▪ Estabilização da coluna opcional ▪ Descompressão por via posterior (laminectomia)
1980-2000	▪ Radioterapia em paciente com déficit neurológico
2000-atual	▪ Cirurgia descompressiva ▪ Estabilização da coluna ▪ Radiocirurgia e radioterapia esteriostática ▪ Associação opcional com quimioterapia

Quadro 7-2. Classificação de Enneking para Tumores Benignos[8]

Estágio	Grau, localização e metástase	Evolução clínica	Margem para controle
1	$G_0T_0M_0$	Latente	Intracapsular
2	$G_0T_0M_0$	Ativo	Marginal ou intracapsular + adjuvante efetivo
3	$G_0T_{1-2}M_{0-1}$	Agressivo	Ampla ou marginal + adjuvante efetivo

Quadro 7-3. Classificação de Enneking para Tumores Malignos[1]

Estágio	Grau	Local	Metástase
IA	Baixo	Intracompartimental	Nenhuma
IB	Baixo	Extracompartimental	Nenhuma
IIA	Alto	Intracompartimental	Nenhuma
IIB	Alto	Extracompartimental	Nenhuma
III	Baixo ou alto	Qualquer	Regional ou a distância

Estadiamento de Weinstein-Boriani-Biagini

O sistema de estadiamento de Weinstein-Boriani-Biagini (WBB) foi uma tentativa de melhorar a classificação de Enneking e torná-la mais específica para os tumores espinais, utilizando-se da tomografia e da ressonância magnética, em conjunto com a angiografia, para classificar o tumor de acordo com a área a ser excisionada. Ela divide a coluna vertebral em 12 segmentos na horizontal e o tecido adjacente à dura-máter é dividido em cinco camadas da lateral para a medial.[7]

Escore de Tokuhashi

O escore de Tokuhashi foi criado em 1990 (Quadro 7-4).[9] É uma classificação para o prognóstico pré-operatório de pacientes com metástase espinal que se baseia na condição geral do paciente, metástase óssea extraespinal, número de metástases na coluna, presença de metástase visceral, origem do câncer primário e a condição neurológica do paciente no momento (Quadro 7-5).[1]

Quadro 7-4. Escore de Tokuhashi[9]

	Característica	Escore
Condição Geral (*Performance Satutus Karnofsky*)	Pobre (PS 10 a 40%)	0
	Moderada (PS 50 a 70%)	1
	Boa (PS 80 a 100%)	2
Número de Metástases Ósseas Extraespinais	≥ 3	0
	1-2	1
	0	2
Número de Metástases no Corpo Vertebral	≥ 3	0
	2	1
	1	2
Metástases em Órgãos Internos Maiores	Irressecável	0
	Ressecável	1
	Sem metástases	2
Sítio Primário do Câncer	Pulmão, osteossarcoma, estômago, bexiga, esôfago, pâncreas	0
	Fígado, vesícula biliar, não identificado	1
	Outros	2
	Rim, útero	3
	Reto	4
	Tireoide, mama, próstata, tumor carcinoide	5
Paralisia	Completa (Frankel A, B)	0
	Incompleta (Frankel C, D)	1
	Ausente (Frankel E)	2

Quadro 7-5. Estratégia para o Tratamento de Metástases da Coluna de Acordo com o Escore de Tokuhashi[9]

Escore	Previsão de sobrevida	Tratamento
0-8	≤ 6 meses	Tratamento conservador
9-11	≥ 6 meses	Tratamento paliativo ou cirurgia excisional se lesão única e ausência de metástases para órgãos internos maiores
12-15	≥ 1 ano	Cirurgia excisional

Classificação de Tomita

A Classificação de Tomita é uma versão da Classificação de Enneking que se baseia no sítio anatômico e no grau de invasão do tumor na coluna[7] englobando a estratégica cirúrgica de pacientes com metástase na medula com base em três fatores prognósticos:[10]

1. Grau histopatológico do tumor primário;
2. Presença de metástase visceral nos órgãos vitais;
3. Metástase óssea espinal, com 7 tipos diferentes (Quadros 7-6 a 7-8).

Quadro 7-6. Classificação de Tomita para Extensão de Lesões Tumorais da Coluna[1,6]

Tipo	Característica
1	Corpo intervertebral
2	Pedículo
3	Extensão ao corpo laminar e processo espinhoso
4	Extensão epidural do canal vertebral
5	Extensão paravertebral
6	Abrange 2 a 3 vértebras
7	Invade múltiplas vértebras

Quadro 7-7. Escore de Tomita[9]

	Fator Prognóstico	Escore
Tumor Primário	Crescimento lento (mama, próstata, tireoide) Crescimento moderado (rim, útero) Crescimento rápido (pulmão, fígado, estômago, cólon, sítio primário desconhecido)	1 2 4
Metástases Viscerais em Órgãos Vitais (pulmão, fígado, rim e cérebro)	Nenhuma Tratável Intratável	0 2 4
Metástases Ósseas	Solitária ou isolada Múltiplas	1 2

Quadro 7-8. Estratégia pelo Escore de Tomita[1,9]

Escore	Tratamento	Estratégia Cirúrgica
2-3	Longo prazo – controle local	Excisão ampla ou marginal Espondilectomia total em bloco
4-5	Médio prazo – controle local	Excisão marginal ou intralesional Resseção marginal ou espondilectomia total em bloco ou curetagem
6-7	Curto prazo – paliativo	Cirurgia paliativa de descompressão e estabilização da coluna
8-10	Cuidado terminal	Tratamento de suporte conservador

Escala de Compressão da Medula Espinal Epidural (ESCC – Bilsky)

ESCC é utilizada para avaliar o grau de compressão da medula espinal epidural na ressonância magnética com imagens axiais em T2.[11] Também deve ser feita a avaliação clínica da coluna em busca de instabilidade mecânica. Se o paciente não apresentar instabilidade mecânica (graus 0, 1a e 1b), então o tratamento será realizado com radiação nos graus 2 e 3. Deve ser realizada em primeiro lugar a cirurgia de descompressão da coluna e só depois será realizada a radioterapia, com exceção de tumores radiossensíveis. Ainda não se tem definido o tratamento do grau 1c, mas evidências mostram que a associação de altas doses de radiação hipofracionada com radiocirurgia esterostática pode evitar a toxicidade da medula espinal (Quadro 7-9).[12,13]

Escore de Instabilidade da Coluna com Neoplasia (SINS)

Essa escala foi proposta em 2010[14] e avalia a localização da lesão, presença de dor, alinhamento, osteólise, colapso do corpo vertebral e envolvimento dos elementos posteriores (Quadros 7-10 e 7-11).[9] Essa classificação auxilia na tomada de decisão sobre se há ou não a necessidade de estabilização cirúrgica.[12]

Quadro 7-9. Escala de Compressão da Medula Espinal Epidural[13]

Grau	Características
0	Sem doença epidural
1a	Doença epidural interferindo no saco tecal, mas sem deformar
1b	Doença epidural deformando o saco tecal, mas sem afetar a medula espinal
1c	Doença epidural deformando o saco tecal e afetando a medula espinal
2	Compressão da medula espinal epidural com liquor visível
3	Compressão da medula espinal epidural com liquor não visível

Quadro 7-10. Escore de Instabilidade da Coluna Neoplásica – SINS[9]

	Elemento do SINS	Escore
Localização	Juncional (occipital – C2, C7-T2, T11-L1, L5-S1) Coluna móvel (C3-C6, L2-L4) Semirrígida (T3-T10) Rígida (S2-S5)	3 2 1 0
Alívio da dor com repouso e/ou dor com movimento ou carga da coluna	Sim Não (dor ocasional, mas não mecânica) Lesão sem dor	3 1 0
Lesão óssea	Lítica Mista (lítica/blástica) Blástica	2 1 0
Alinhamento espinal radiográfico	Subluxação/translação presente Deformidade de novo (cifose/escoliose) Alinhamento normal	4 2 0
Colapso do corpo vertebral	> 50% de colapso < 50% de colapso Sem colapso com 50% do corpo envolvido Nenhum dos anteriores	3 2 1 0
Envolvimento dos elementos posterolaterais (facetas, pedículos ou articulações costovertebrais fraturadas ou desviadas com tumor)	Bilateral Unilateral Nenhum dos anteriores	3 1 0

Quadro 7-11. Interpretação do SINS[9]

Total	Condição	Conduta
≤ 6	Estável	Observação
7-12	Indeterminado	Considerar cirurgia
≥ 13	Instável	Cirurgia

Classificação de Frankel

A Escala de Frankel é utilizada em pacientes com trauma raquimedular e/ou com tumores compressivos para avaliar sua função neurológica, tanto motora quanto sensitiva.[15] Essa escala avalia o grau de incapacidade do paciente, se a lesão é completa ou incompleta[16] e o nível da lesão, se é motor ou sensitivo (Quadro 7-12).[17]

Classificação de Harrington

A Classificação de Harrington divide os tumores secundários de coluna em cinco categorias de acordo com o comprometimento neurológico do paciente e o grau de destruição óssea causado pelo tumor.[18] Além disso, ele também sugere a forma de tratamento desse paciente, se vai ser clínico ou cirúrgico, dependendo do grau de instabilidade da coluna e da presença ou ausência de dor mecânica (Quadro 7-13).[9]

Quadro 7-12. Classificação de Frankel[18]

Grau	Característica	Grau da lesão
A	Ausência de função motora ou sensitiva baixo da lesão	Completa
B	Ausência de função motora com algum grau de sensibilidade preservada abaixo da lesão	Incompleta
C	Algum grau de função motora, mas sem utilidade prática	Incompleta
D	Função motora útil abaixo da lesão	Incompleta
E	Funções sensitiva e motora normais podendo ocorrer alterações dos reflexos	Normal

Quadro 7-13. Classificação de Harrington[9]

Classe	Descrição	Tratamento
I	Ausência de envolvimento neurológico significativo	Clínico
II	Envolvimento ósseo sem colapso ou instabilidade	Clínico
III	Grande comprometimento neurológico (sensorial ou motor) sem significativo envolvimento ósseo	Clínico ou cirúrgico
IV	Colapso vertebral com dor devido a causas mecânicas ou instabilidade, mas sem comprometimento neurológico significativo	Cirúrgico
V	Colapso do corpo vertebral ou instabilidade combinada com grande comprometimento neurológico	Cirúrgico

TRATAMENTO

O tratamento de metástase da coluna vertebral é paliativo e tem como objetivo promover uma melhor qualidade de vida com o alívio da dor, preservando ou restaurando funções neurológicas,[1] estabilização da coluna e controle local do tumor.[4] Já o tratamento dos tumores primários baseia-se no estadiamento cirúrgico e oncológico ou com base no resultado da biópsia óssea. A cirurgia nos tumores metastáticos é, neste momento, paliativa, enquanto, nas lesões malignas e benignas primárias, o tratamento é cirúrgico quando do comprometimento do canal medular pelo tumor. A cirurgia só é realizada depois do estadiamento oncológico do tumor com base na classificação de Weinstein-Boriani-Biagini.[1]

A decisão sobre a abordagem do tumor deve ser tomada avaliando-se quatro fatores individuais. Não deve ser pautada em apenas um isoladamente. São eles: neurológico (grau de compressão da medula espinal epidural e manifestações clínicas – mielopatia e radiculopatia), oncológico (histologia do tumor – responsivo ou não à terapia sistêmica ou à radiação), mecânico (estabilidade da coluna no nível da doença) e sistêmico (comorbidades médicas associadas – tolerância ao tratamento). Cabem a uma equipe multidisciplinar, coordenada pela Oncologia, a orientação da conduta e o prognóstico (Fig. 7-2).[4]

Indica-se que o controle da dor seja feito de forma conservadora com o uso de medicamentos, como anti-inflamatórios não esteroidais (AINE) para a dor leve e opioides para dor forte, que podem ser administrados por via oral, transcutânea, intravenosa, epidural ou intratecal. Também podem ser administrados esteroides sistêmicos para controlar a dor e abreviar o déficit neurológico causado pela compressão da medula. Alguns radiofármacos, como o estrôncio-89 e o samário-153 em conjunto com pirofosfato, também podem ser utilizados por reduzirem a dor óssea causada pela metástase (Quadro 7-14).[19]

O principal pilar no tratamento dos tumores metastáticos da coluna continua sendo a radioterapia, que deve ser realizada no início do tratamento[20] para minimizar a dor dos pacientes com doença terminal[21] e destruir o tumor, preservando o tecido normal.[19] É a primeira escolha no tratamento de tumor radiossensível com metástase espinal.[19] Entretanto, pode causar uma reação aguda chamada de pseudoprogressão, que imita a progressão do tumor com aumento do realce do contraste e do edema.

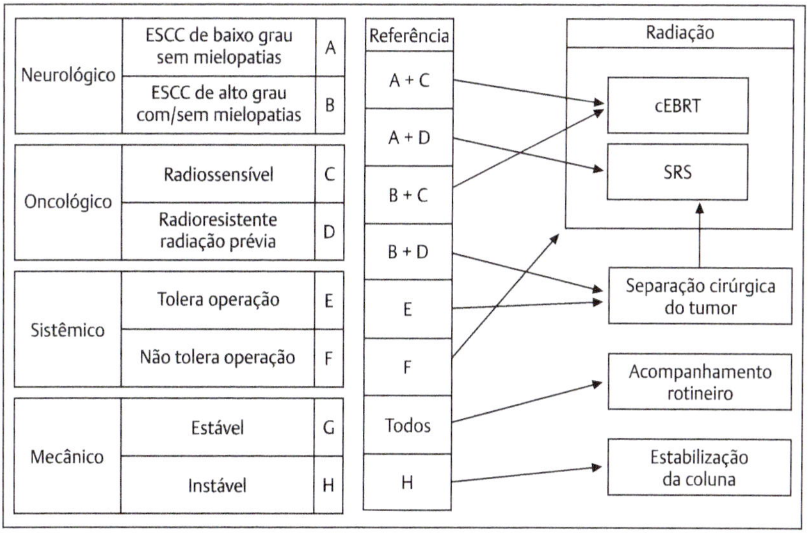

Fig. 7-2. Organograma terapêutico.

Quadro 7-14. Indicações de Ressecção Cirúrgica Paliativa[3]

- Dor não tratável
- Instabilidade ou instabilidade iminente
- Controle local do tumor
- Déficit neurológico
- Propriedades intrínsecas do tumor com maior morbimortalidade

Sua ocorrência não significa que houve falha do tratamento, ela é apenas uma reação à terapia.[22] Se utilizada isoladamente resulta em melhora entre 66% a 80% dos pacientes, com metade apresentando melhora da função motora e 1/3 a estabilização dos sintomas. Ela é comprovadamente mais eficaz se utilizada em conjunto com a cirurgia. Nos pacientes que fazem primeiro a cirurgia seguida da radioterapia apresenta menor taxa de complicações.[19]

Também pode ser realizada a radiocirurgia estereotáxica espinal (SRS), que é um tratamento emergencial para os pacientes com metástase espinal e que beneficia tanto os pacientes com tumores primários quanto os pacientes com metástase espinal. Ela é indicada nos pacientes com metástase radiorresistente, como nos tumores de células renais ou no melanoma, e no tratamento de descompressão e estabilização da coluna vertebral. A SRS incide uma grande dose de radiação no tumor, mas preserva as áreas saudáveis, entretanto esse paciente pode apresentar, no pós-operatório das cirurgias que utilizam a SRS para dor axial, dor radicular ou compressão da medula espinal.[22] Ela é eficaz no controle do crescimento tumoral em diversas histologias tumorais, inclusive em metástases de células renais, melanoma e pulmão. Além disso, estudos mostram que seu uso não depende do tamanho do tumor nem da sua histologia.[4] O SRS possui uma resposta superior a 90% quando utilizado como tratamento definitivo naqueles pacientes que não possuem compressão medular ou possuem compressão medular mínima.[23]

Tumores metastáticos da medula são considerados como radiossensíveis ou radiorresistentes com base na sua responsividade à radioterapia convencional por feixe externo (cEBRT), que lança dois feixes de radiação sem precisão e sem preservar o tecido saudável, sendo que sua efetividade depende do tipo histológico do tumor. Atualmente, temos a radioterapia guiada por imagem (IGRT), que fornece altas doses de radiação para o tratamento de áreas específicas e minimiza a dose de radiação em áreas críticas.[4] Linfoma, seminoma e mieloma são classificados como radiossensíveis, assim como alguns tumores sólidos (carcinomas de mama, próstata, ovário e neuroendócrino), e é indicado o uso de cEBRT em seu tratamento ou, no caso dos tumores sólidos, também pode ser utilizada a SRS. Tumores sólidos, como os carcinomas renais, da tireoide, hepatocelular, do cólon, de células não pequenas de pulmão, sarcoma e melanoma, que são radiorresistentes necessitam da SRS como tratamento.[23]

A obtenção de biópsia é de extrema importância para fornecer ao médico o diagnóstico definitivo da lesão, para definir se o tratamento é cirúrgico ou não, e para definir o prognóstico. A melhor forma de se fazer a biópsia é por agulha percutânea guiada por tomografia ou por fluoroscopia.[7,19,23] A biopsia possui uma precisão de 89% quando associada à tomografia, sendo que a mão livre possui uma acurácia de 75%.[7] Existem outros métodos de biópsia, como a biópsia incisional aberta e a excisional aberta que não são muito utilizadas porque arriscam contaminar os tecidos adjacentes com células neoplásicas.[7] A biópsia também é indicada naqueles pacientes cujo achado radiológico não é consistente com tumor e necessitam de um diagnóstico diferencial.[23]

Atualmente, existe uma forma experimental de tratar metástase espinal, que é por meio da associação da embolização arterial da coluna vertebral, o que diminui o fluxo de sangue para o tumor, ajudando a reduzir o seu tamanho, além de diminuir o comprometimento do canal vertebral e melhorar a função neurológica.[19] A quimioterapia intra-arterial (muito utilizada no tratamento de tumores sólidos viscerais) pode ser utilizada em conjunto, mas essa associação possui desvantagens, como a necessidade do uso de tecnologia de alto custo. Ela também não é indicada no tratamento da dor, porque existem medicamentos e outros procedimentos mais vantajosos para o paciente. Por outro lado, pode ser utilizada eficientemente para induzir morte celular do tumor, na reversão e prevenção da compressão neural e na osteoindução.[20]

Ressecção cirúrgica com reconstrução e estabilização da coluna são procedimentos importantes no tratamento das neoplasias da coluna, mas nos casos de tumores metastáticos são feitos de forma paliativa[1,24]. Para isso, tem sido utilizada cimentoplastia óssea,[25] com ou sem suporte, em pacientes que possuem uma maior expectativa de vida. Em estudo, evidenciou-se que apenas 51% dos pacientes com tumores metastáticos sobrevivem por mais de um ano.[24] O tratamento cirúrgico de tumores espinais envolve o controle local da doença e, pelo menos, um ano de sobrevida para os pacientes com metástase espinal, além disso é a melhor opção para o tratamento de sintomas neurológicos e dor causados pela instabilidade espinal.[1]

Estudos comprovaram que a associação de radiação com cirurgia é benéfica para o paciente. Demonstrou-se que pacientes que fizeram uso dessa associação demonstraram maior propensão a caminhar, e por mais tempo, após o tratamento. Muitos estudos também comprovaram que a cirurgia para metástase na coluna melhora a qualidade de vida do paciente, mas para isso, ele não pode estar gravemente incapacitado por tempo longo, pois pode não se beneficiar com a cirurgia.[21]

A esterolitografia é uma técnica que se baseia na computação gráfica de imagem para criar moldes sólidos em resina, cerâmica ou metal, construindo peças anatômicas em camada por camada, de forma tridimensional, com o uso de um *laser* ultravioleta. Ela é utilizada para auxiliar cirurgias complicadas, especialmente nas cirurgias de coluna vertebral, porque fornece visualização da forma exata da lesão tumoral e das estruturas anatômicas adjacentes. Também auxilia o cirurgião na escolha da melhor técnica cirúrgica a ser utilizada em cada caso, além de permitir treino antecipado de sua execução, possibilitando redução do trauma e do tempo cirúrgico.[26]

DICAS

- O tratamento de metástase da coluna vertebral é paliativo e tem como objetivo promover uma melhor qualidade de vida com o alívio da dor, preservando ou restaurando funções neurológicas, estabilização da coluna e controle local do tumor;
- A decisão sobre a abordagem do tumor deve ser tomada avaliando-se quatro fatores individuais, não devendo ser pautada isoladamente. São eles: neurológico (grau de compressão da medula espinal epidural e manifestações clínicas – mielopatia e radiculopatia), oncológico (histologia do tumor – responsivo ou não à terapia sistêmica ou à radiação), mecânico (estabilidade da coluna no nível da doença) e sistêmico (comorbidades médicas associadas – tolerância ao tratamento). Cabe a uma equipe multidisciplinar, coordenada pela Oncologia, a decisão de conduta e previsão de prognóstico;
- O tratamento atual dos tumores metastáticos da coluna é por radioterapia, que deve ser realizada no início do tratamento para minimizar a dor de pacientes com doença terminal e destruir o tumor preservando o tecido normal;
- O tratamento cirúrgico de tumores espinais envolve o controle local da doença e, pelo menos, um ano de sobrevida para os pacientes com metástase espinal, além de ser a melhor opção para o tratamento de sintomas neurológicos e dores causadas pela instabilidade espinal;
- Estudos evidenciaram que a associação de radiação com cirurgia é extremamente benéfica para o paciente. Demonstrou-se que pacientes com uso dessa associação tem mais propensão a andar após o tratamento, e por mais tempo.

REFERÊNCIAS BIBLIOGRÁFICAS

1. Ciftdemir M, Kaya M, Selcuk E, Yalniz E. Tumors of the spine. World Journal of Orthopedics. 2016;7(2):109-16.
2. Wu YL, Chang CY, Hsu SS, et al. Intraspinal tumors: Analysis of 184 patients treated surgically. Journal of the Chinese Medical Association. 2014;77(12):626-629.
3. Goodwin CR, Clarke MJ, Gokaslan ZL, et al. En bloc resection of solitary functional secreting spinal metastasis. Global Spine Journal. 2016;6(3):277-283.
4. Liu JKC, Laufer I, Bilsky MH. Update on management of vertebral column tumors. CNS Oncol. 2014;3(2):137-147.
5. Maccauro G, Spinelli MS, Mauro S, et al. Physiopathology of spine metastasis. Int J Surg Oncol. 2011;2011:107969.
6. Alamin T, Mayle R. Lumbar tumor resections and management. Orthop Clin N Am. 2009;40(1):93-104.
7. Lee CS, Jung CH. Metastatic spinal tumor. Asian Spine Journal. 2012;6(1):71-87.
8. Drumond JMN. Eficácia do Sistema de Estadiamento de Enneking no tratamento dos tumores ósseos benignos e lesões ósseas pseudotumorais. Rev Bras Ortop. 2010;45(1):46-52.
9. Ferreira MVO, Ueta RHS, del Curto D, Puertas EB. Avaliação de escores na tomada de decisão em metástases na coluna. Coluna/Columna. 2015;14(4):312-316.
10. Avanzi O, Landim E, Meves R, et al. Mieloma Múltiplo da Coluna: avaliação do tratamento cirúrgico. Coluna/Columna. 2009; 8(3):254-259.
11. Uei H, Tokuhashi Y, Maseda M. Analysis of the Relationship Between the Epidural Spinal Cord Compression (ESCC) Scale and Paralysis Caused by Metastatic Spine Tumors. Spine Journal. 2018;43(8):448-455.
12. Laufer I, Rubin DG, Lis E, et al. The NOMS Framework: Approachtothe Treatment of Spinal Metastatic Tumors. TheOncologist. 2013;18(6):744-751.
13. Alghamdi M, Tseng CL, Myrehaug S, et al. Postoperative stereotactic body radiotherapy for spinal metastases. Chin Clin Oncol. 2017;6(2):S18.
14. Fox S, Spiess M, Hnenny L, Fourney DR. Spinal Instability Neoplastic Escore (SINS): Realiability Among Spine Fellows and Resident Physicians in Orthopedic Surgery and Neurosurgery. Global Spine Journal. 2017;7(8):744-748.
15. Rodrigues LMR, Valesin Filho ES, Ueno FH, et al. Análise evolutiva da dor e função neurológica de pacientes submetidos à descompressão medular por lesão metastática. RBM Especial Oncologia. 2010;67(1):10-17.
16. Magalhães MO, Sousa ANB, Costa LOP, Pinto DS. Avaliação em pacientes com traumatismo raquimedular: um estudo descritivo e transversal. ConScientiae Saúde. 2011;10(1):69-76.
17. Brasil, Ministério da Saúde. Diretrizes de Atenção à Pessoa com Lesão Medular. Ministério da Saúde, Secretaria de Atenção à Saúde, Departamento de Ações Programáticas Estratégicas e Departamento de Atenção Especializada. – Brasília: Ministério da Saúde. 2013.
18. Rios GM, Martins RS, Zanon-Colange N, et al. Classificação das fraturas tóraco-lombares baseada em investigação por imagem: avaliação de 33 casos. Arq Neuropsiquiatr. 2006;64(3-B).
19. Simmons ED, Zheng Y. Vertebral Tumors – Surgical Versus Nonsurgical Treatment. Clinical Orthopaedics And Related Research. 2006;443:233-47.
20. Chopko BW. Endovascular Treatment of Vertebral Column Metastases Using Intra-arterial Cisplatin: Pilot Experience. Hindawi Publishing Corporation. Case Reports in Medicine. 2014;915904:1-4.
21. Kaloostian PE, Zadnik PL, Etame AB, et al. Surgical Management of Primary and Metastatic Spinal Tumors. Cancer Control. 2014;21(2):133-139.
22. Taylor DR, Weaver JA. Tumor pseudoprogression of spinal metastasis after radiosurgery: a novel concept and case reports. J Neurosurg spine. 2015; 22(5):534-9.
23. Joaquim AF, Powers A, Laufer I, Bilsky MH. An update in the management of spinal metastases. Arq Neuropsiquiatr. 2015;73(9):795-802.
24. Viswanathan A, Abd-El-Barr MM, Doppenberg E, et al. Initial experience with the use of an expandable titanium cage as a vertebral body replacement in patients with tumors of the spinal column: a report of 95 patients. Eur Spine J. 2012;21(1):84-92.
25. Masini M, Barros RS, Hidalgo SNR. Cementoplasty in Spontaneous Thoracic Spine Fractures. In: Ramani PS (org). WFNS Spine Committee Textbook on Thoracic Spine. New Delhi, India: Jaypee Brothers Medical Pub. 2016:8-16.
26. Paiva WS, Amorim R, Bezerra DAF, Masini M. Aplication of the stereolithography technique in complex spine surgery. Arq Neuropsiquiatr. 2007;65(2-b):443-445.

Parte III TRAUMATISMO RAQUIMEDULAR

CAPÍTULO 8

INTRODUÇÃO AS URGÊNCIAS RAQUIMEDULARES

Thiago Gomes Martins

INTRODUÇÃO

Saber conduzir e manejar as urgências neurocirúrgicas que afligem a coluna vertebral é de suma importância, haja vista que o rápido diagnóstico e conduta determinam o prognóstico e desfecho funcional dos pacientes.

Grosso modo, as urgências neurocirúrgicas da coluna vertebral podem ser divididas em traumáticas e não traumáticas, sendo estas principalmente oncológicas, infecciosas e degenerativas.

TRAUMATISMO RAQUIMEDULAR

Epidemiologia

O traumatismo raquimedular (TRM) traz um grande peso à sociedade por acometer pacientes adultos jovens, em idade laboral e causar sequelas graves com possível incapacidade funcional e afastamento laboral definitivo. Em sua maioria acomete homens (80%), dos 20 aos 40 anos, em idade produtiva, solteiros com baixa escolaridade. Está inserido no contexto do paciente politraumatizado sendo o traumatismo cranioencefálico (TCE) a lesão mais associada em até 28,2% dos casos.[1] O atendimento inicial desses pacientes se faz pelo PHTLS e ATLS. Desses manuais, sabe-se que todo politraumatizado deve ser manejado como se tivesse sofrido TRM até que se prove o contrário, com colar cervical, estabilização da cabeça e prancha rígida para o transporte. A incidência de TRM em politraumatizados chega a 20%, sendo 1/3 na coluna cervical. As principais causas são o acidente automobilístico, queda de altura e acidente de motocicleta.[2]

Atendimento Inicial

Durante a avaliação inicial do ABCDE, realizada pelo cirurgião geral, é possível identificar aqueles pacientes com maior potencial de TRM, que devem ser triados por exames de imagem e avaliação secundária pelo neurocirurgião. Durante abordagem inicial hospitalar, os pacientes que não estão conscientes e orientados, devem ser submetidos à avaliação radiológica, enquanto aqueles conscientes, orientados e cooperativos serão inicialmente avaliados de forma clínica. Deve-se abrir com cuidado o colar cervical, palpar todos os processos espinhosos cervicais e os ligamentos interespinhosos, solicitar que o paciente faça movimentação ativa para que se avalie a amplitude de movimento em rotação lateral direita e esquerda, flexão e extensão.[3] A ausência de dor e limitação nessa etapa permite a retirada do colar cervical sem a necessidade de exame complementar. Exames de imagem estão indicados para qualquer paciente que não esteja em Glasgow 15, cooperativo ou apresente dor ou restrição de amplitude de movimento cervical. Alguns protocolos que normatizam essa avaliação inicial são o *Candian C-Spine Rule*.[4] e o NEXUS.[5]

De forma prática três situações podem ser encontradas:

1. Paciente consciente e orientado sem sintomas;
2. Consciente e orientado com sintomas;
3. Pacientes em escala de coma de Glasgow < 15.

Os pacientes do grupo 1 são pacientes que têm nível de consciência e exame físico sem dor ou déficits com achados confiáveis, estes não precisam de exames complementares para definir a retirada do colar cervical. Nos grupos 2 e 3, onde o nível de consciência não é confiável ou quando o exame físico é suspeito (dor ou déficit) a investigação complementar deve prosseguir.[6]

A prancha rígida deve ser retirada durante o E (exposição), sendo o paciente rodado em bloco, inspecionada e palpada toda a região dorsolombar, da mesma forma realizada na coluna cervical. A prancha é utilizada apenas para o transporte do paciente até o hospital, não sendo utilizada para estabilizar a coluna. A não retirada da prancha rígida pode rapidamente levar à formação de úlceras de decúbito.[3]

A tomografia é o método de escolha para avaliação, sendo amplamente disponível e com excelente resolução para o tecido ósseo, na imensa maioria dos casos é capaz de definir a conduta, tendo sensibilidade de 100%. Qualquer região dolorosa à palpação, com restrição de movimento ou déficit neurológico, deve ser prontamente investigada. Fratura concomitante em outro segmento da coluna ocorre em 20% dos casos, sendo assim a presença de lesão cervical, dorsal ou lombossacra indica a necessidade de completar o exame por toda extensão da coluna.[4]

As radiografias avaliam bem a estrutura óssea a alinhamento, podem ser resolutivas em muitos casos (sendo capazes de detectar 84% das lesões cervicais), mas a falta de preparo abdominal, a dificuldade para avaliação da transição cervicotorácica e outros fatores que resultam em radiografias inadequadas limitam o uso do exame. Caso se disponha de tomografia, este é o exame de eleição.[7]

Quadro 8-1. Escala de Frankel

A	Ausência de função motora ou sensorial abaixo do nível da lesão
B	Ausência de função motora, mas com algum grau de sensibilidade preservada abaixo do nível da lesão
C	Tem grau de função motora, mas sem utilidade prática
D	Função motora útil abaixo do nível da lesão
E	Função sensorial e motora normal, embora possa haver alguma anormalidade dos reflexos

Em casos de não haver tomógrafo, RX de coluna cervical, dorsal e lombar em PA e perfil, bem como transoral para avaliação de C1-C2 é o protocolo mínimo. Devem-se avaliar os alinhamentos anterior e posterior dos corpos vertebrais, a amplitude do canal vertebral, o encaixe e a anatomia das facetas articulares e o intervalo interpedicular. Sua especificidade e sensibilidade podem chegar a 99% quando adicionados a imagens oblíquas e dinâmicas.[8]

A ressonância magnética não é um exame de rotina nas urgências, mas pode adicionar achados de lesões ligamentares especialmente em C1-C2, bem como hérnias discais traumáticas e hematomas epidurais na coluna.[9] Muitas das lesões ligamentares podem ser inferidas na tomografia por causa da presença de desvios do alinhamento e aumento do intervalo interespinhoso. A RM quando realizada nas primeiras 48 h da lesão demonstra área de lesão discoligamentar em T2 e STIR. Pacientes cujo déficit neurológico não é compatível com os achados de radiografia ou tomografia devem ser submetidos à ressonância, e estes casos podem-se tratar de SCIWORA (Spinal Cord Injury Without Radiological Alteration). A aplicação das classificações SLICS, TLICS e AOSpine não dependem de RM para definição da conduta.[10]

Durante a avaliação secundária pelo neurocirurgião o paciente deve ser submetido a exame físico detalhado para pesquisa de déficits sensitivos e motores nos 4 membros, diferenciar entre lesão de nervo periférico, plexo braquial ou lombossacro, radicular, medular ou de cauda equina.[3] A avaliação de sensibilidade do períneo, presença de bexigoma e toque retal para avaliação do tônus esfincteriano são essenciais, este especialmente no paciente em choque medular. Clinicamente esses pacientes são classificados segundo as **escalas de Frankel ou ASIA** (Quadro 8-1). A escala de Frankel consiste num sistema clínico de fácil aplicação à beira do leito que permite mensurar a gravidade de lesões medulares e estimar o prognóstico de recuperação.

O choque medular é a perda completa da função neurológica motora, sensitiva e reflexa abaixo do nível lesionado e se dá por trauma direto à medula, cursando com para ou tetraplegia flácida arreflexa, anestésica e hipotonia do esfíncter anal. A recuperação da fase de choque medular que dura de horas a dias é acompanhada pelo toque retal seriado e avaliação do reflexo bulbocavernoso. Em caso de presença de hipertonia esfincteriana e retorno do reflexo bulbocavernoso com permanência do déficit sensitivo e motor, está caracterizado o fim do choque medular, e o déficit neurológico está estabelecido. O choque medular deve ser diferenciado de choque neurogênico, que também pode acontecer em traumatismos raquimedulares, mas se trata de choque hemodinâmico distributivo causado pela vasoplegia periférica, em razão da falha do sistema nervoso autônomo simpático.[11] O choque neurogênico deve ser encarado como uma simpatectomia fisiológica, que pode durar por dias.[12]

Mecanismos de Lesão

Existem 4 mecanismos básicos e lesão: flexão, extensão, distração e compressão. Entretanto, nos casos reais, os mecanismos são mistos: flexo-distração, flexo-compressão, extensão-distração e extensão compressão, como descritos por Allen e Ferguson.[13]

Classificações e Achados Radiológicos

Os sistemas mais utilizados para avaliação dos TRM são SLICS/TLICS e o da AOSpine. Os primeiros levam em conta o padrão da fratura, lesões ligamentares e a função neurológica do paciente. Consistem em um sistema de pontos que ajuda a orientar casos de tratamento conservador ou tratamento cirúrgico. O sistema da AOSpine é um sistema prioritariamente morfológico, com base em mecanismo de lesão, que vem progressivamente sendo simplificado para aumentar a acurácia interobservadores. A AOSpine também tem dois sistemas: um para coluna cervical subaxial (C3-C7) e outro toracolombar.[15]

Manejo do Traumatismo da Coluna Cervical

É importante dividir a coluna cervical em cervical alta (côndilo occipital, atlas e áxis) e coluna cervical subaxial (C3-C7). A lesão cervical carrega consigo um potencial de incapacidade maior, podendo causar tetraplegia e dependência de ventilação mecânica em lesões acima das raízes do nervo frênico (C3-C4-C5). Casos, em que não foi possível tirar o colar cervical durante o ABCDE, devem ser investigados idealmente com tomografia. Casos que sejam avaliados com radiografia, no mínimo, devem dispor de imagens transoral, cervical PA e perfil, que mostrem do côndilo occipital até T1.

O tratamento conservador com imobilização com órteses é a escolha para estiramentos, lesões em chicote e fraturas estáveis (A0, A1, algumas A2, B1, fraturas de côndilo occipital e C1-C2 com pouco desalinhamento, sem franca instabilidade ou déficit neurológico). As opções de órtese mais comuns são o colar de espuma, Philadelphia, Aspen, Miami-J, SOMI e Vista, além do halovest. A escolha depende da localização da lesão. Lesões altas C0-C1-C2 são as mais favoráveis ao halovest. As lesões de C3-C4-C5-C6 são bem imobilizadas com colares Philadelphia, Miami-J e Aspen. Já as lesões de C7-T1 necessitam de órteses cervicotorácicas, como o SOMI ou Vista. O colar de espuma restringe muito pouco a mobilidade cervical, servindo como uma limitação psicológica, já que limita apenas 25% de flexão-extensão, flexão lateral e rotação. Nos colares rígidos, essa limitação pode chegar a 60% para coluna subaxial.[16,17]

Ainda na sala de emergência, pacientes com lesões desalinhadas dos tipos B e C, ou facetas empoleiradas, desde que conscientes e orientados devem ser submetidos à tração craniana com halo de Gardner-Wells na tentativa de redução fechada. Antes da tração é importante realizar RM de coluna para excluir hérnias de disco traumáticas agudas e exame neurológico completo. A disjunção craniocervical é contraindicação absoluta à tração. Os pacientes submetidos à tração devem estar conscientes, orientados e colaborativos.[18] Uma radiografia em perfil de base deve ser feita antes de iniciar a tração e a cada incremento de carga. Quanto mais baixo o nível da lesão, mais carga é necessária para sua redução. O halo de Gardner deve ser posicionado 1 cm acima da pina, logo abaixo do equador do crânio. O deslocamento anterior desse ponto promove a tração em extensão, sendo indicado para lesões com mecanismo em flexão; já o deslocamento posterior promove tração em flexão, sendo ideal para lesões em extensão.[19] Uma vez obtida a redução, é deixada a menor carga necessária para mantê-la, sendo então o paciente operado sob tração.

No TRM cervical, a maioria das cirurgias é realizada por via anterior, variando de discectomias com artrodeses (ACDF) a corpectomias com cilindro, para que seja realizada a descompressão medular, realinhamento e fixação da coluna. A artrodese cervical posterior é uma opção sendo realizada com o auxílio de parafusos de massa lateral

Fraturas de Coluna Cervical Alta (C0-C1-C2 e Dissociação Atlanto-Occipital)

A dissociação atlanto-occipital (DAO) ou disjunção craniocervical (DCC) está presente em 0,25% dos casos de TRM submetidos à tomografia de coluna cervical. Trata-se de uma lesão extremamente grave, com mortalidade em torno de 90% dos casos, na maior série de casos, mas chegando a 30% em outros estudos. A maioria morre durante a primeira semana pós-trauma.[20]

Fratura de côndilo occipital (C0) é diagnosticada em cerca de 1% dos politraumas. Em si não é uma lesão grave, mas a taxa de mortalidade desses pacientes atinge até 12% causada principalmente por traumatismo cranioencefálico associado.[21]

Cerca de 80% dos pacientes com lesão cervical alta apresentam rebaixamento do nível de consciência, sendo investigados com tomografia. Todo cuidado deve ser dado durante o transporte e mobilização desses pacientes por causa da instabilidade craniocervical e risco de compressão do tronco cerebral, ainda mais porque as órteses cervicais não imobilizam com segurança a transição craniocervical.

A avaliação neurológica desses pacientes deve avaliar por rouquidão e disfagia (comprometimento dos nervos cranianos IX e X) e desvios na língua (nervo hipoglosso). Além disso, deve avaliar a excursão do diafragma decorrente do risco de insuficiência respiratória por lesão medular acima de C3 (nervo frênico).

Com base nos exames de radiografia ou tomografia da avaliação inicial, é possível avaliar a transição craniocervical com algumas medições:[22]

- Distância básion-dente (BDI, Basion-Dens Interval): traça-se uma linha da ponta do básion à ponta do odontoide. Intervalos > 10 mm em adultos e > 12 mm em crianças são considerados anormais. Quanto maior esse intervalo, pior o prognóstico do paciente, especialmente se > 16 mm. Essa medida tem boa sensibilidade e especificidade (60% e 70%, respectivamente);[23]
- Regra dos 12 de Harris: traça-se uma linha que segue o muro posterior do odontoide e mede-se a distância entre esta e a ponta do básion. Intervalos de -4 a 12 mm em adultos e 0 a 12 em crianças são normais. Essa medição é pouco sensível e tem especificidade elevada (28% e 84%, respectivamente);[24]
- Razão de Powers: é a razão entre a distância do básion-arco posterior de C1 e opístion-arco anterior de C1. Razão > 1 é considerada patológica. Apresenta sensibilidade de 30% e especificidade de 80%;[25]
- Intervalo C0-C1: medição tomográfica com sensibilidade de 100% e especificidade de 90%, mede-se o intervalo C0-C1 sendo patológico quando a soma bilateral > 5 mm ou unilateralmente > 2,5 mm.

A classificação de Traynelis é a mais usada para DAO por causa de sua simplicidade, dividindo a lesão em 3 grupos: translação anterior, translação posterior e translação longitudinal.[26] Onde o tipo I se caracteriza por translação anterior, tipo II translação longitudinal e tipo III translação posterior do côndilo occipital sobre C1.[27]

A fratura de côndilo occipital (FCO) raramente é visualizada em exames de radiografia, sendo necessária a realização de TC. A classificação mais utilizada é a classificação de Anderson e Montesano, conforme a Figura 8-1.[28]

O tratamento da DAO é eminentemente cirúrgico por ser uma lesão extremamente instável. A prioridade é a estabilização clínica do paciente, imobilização da coluna cervical e cabeça, preferencialmente com uso do halovest. Tração halocraniana deve ser evitada pelo risco elevado de piora neurológica.

A cirurgia proposta é sempre a fixação craniocervical (Fig. 8-2) com o uso de placa de crânio suboccipital, e a fixação cervical pode ser feita com parafusos de massa lateral, parafusos pediculares ou parafuso transarticular C1-C2.

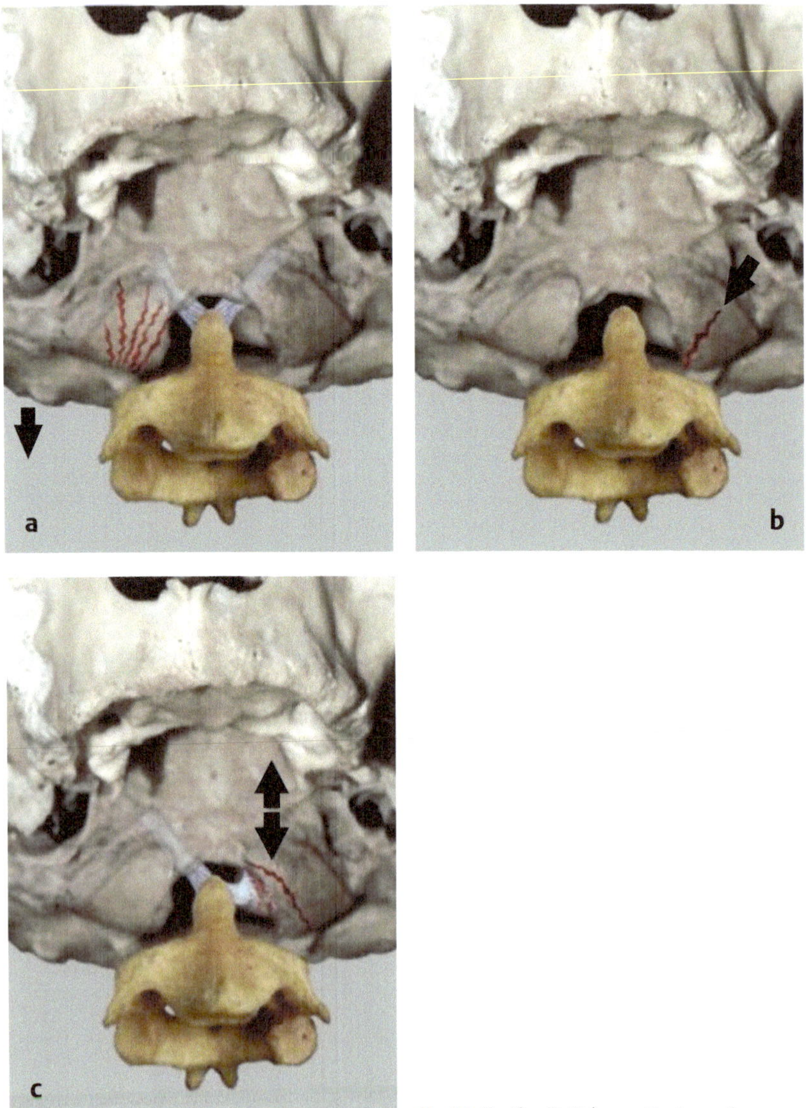

Fig. 8-1. Classificação Anderson e Montesano.[28]

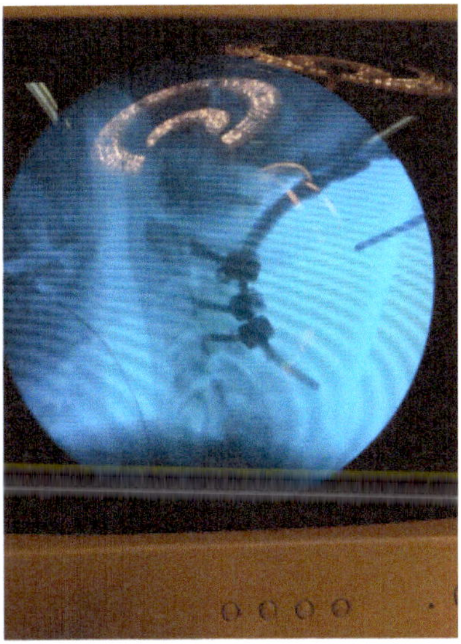

Fig. 8-2. Artrodese occipitocervical (arquivo pessoal).

A única exceção ao tratamento cirúrgico é a DAI, cujos parâmetros radiográficos e tomográficos são normais, mas que apresentam alterações na RM, como edema ligamentar, da cápsula articular C0-C1 ou hematoma intra-articular e as lesões grau 1 de Horn.[29]

As fraturas de côndilo occipital são de tratamento conservador quando graus I e II de Anderson e Montesano ou Tuli I e IIA. Nestes casos o colar cervical deve ser utilizado durante 6 semanas. Nos casos com instabilidade (Anderson e Montesano III ou Tuli IIB) o tratamento é cirúrgico com fixação occipitocervical.

Em ambos os casos (FC0 ou DAI), a vértebra de C2 deve ser incluída na fixação em decorrência do risco de lesões ligamentares dos complexos apical e alar que podem causar instabilidade atlantoaxial.

O prognóstico dos pacientes com FC0 é muito bom, sendo determinado pela gravidade do TCE associado, menos de 2% apresentam cervicalgia crônica após o tratamento. A DAO apresenta prognóstico reservado com 47% ASIA E e 39% ASIA D entre os sobreviventes.

Fraturas do Atlas

As fraturas do atlas começaram a ser descritas por Cooper em 1823. As fraturas do atlas correspondem a 2% das fraturas vertebrais, sendo a segunda causa de lesões na coluna cervical alta. Muitas vezes vem associada a fraturas de odontoide e C2. A fratura em 4 partes do atlas, com desconexão das massas laterais, foi descrita por Jefferson e nome dado em sua homenagem.[30,31]

Na maioria dos casos, os sintomas são dor e restrição de movimento, torcicolo e raramente causa déficit neurológico, mas é importante avaliar os pares cranianos baixos que saem pelo forame jugular (IX, X e XI) e canal do hipoglosso (XII). Além do mais, lesões instáveis ou que acometem o forame da artéria vertebral merecem estudo de angiotomografia para a pesquisa de lesão da artéria vertebral.

A avaliação complementar deve ser preferencialmente realizada com tomografia, podendo ser feita com RX (PA, perfil, dinâmico e transoral), caso não se disponha de TC. A regra de Spence avalia o deslocamento da massa lateral de C1 sobre C2, sendo patológico o desvio > 3,5 mm unilateral ou > 7 mm na soma bilateral (avaliado pela radiografia transoral em AP). Aumento do intervalo atlanto-axial > 3 mm no RX em perfil também indica instabilidade e lesão do ligamento transverso do áxis.[32]

Além da investigação básica pode ser necessário RM de coluna cervical para avaliação do complexo ligamentar atlantoaxial (especialmente o ligamento transverso do áxis) e angiotomografia para estudo da artéria vertebral como dito anteriormente.

A classificação mais famosa é a de Jefferson, entretanto as de maior aplicabilidade clínica e que orientam a conduta são as classificações de Gehweiler e a de Dickman.

As fraturas dos tipos 1, 2, 3a e 5 de Gehweiler são estáveis e devem ser manejadas com colar cervical e analgesia por 6 a 12 semanas. As fraturas do tipo 4, da massa lateral de C1, podem ser tratadas de forma conservadora, caso não haja muito desvio (colar cervical), ou se forem reduzidas sob tração halocraniana (halovest). As fraturas do tipo 3b são potencialmente cirúrgicas, e para decisão se usa a classificação de Dickman (avalia o padrão de lesão do ligamento transverso do áxis). Fraturas 3b Dickman 2 apresentam fragmento ósseo avulsionado e podem ser tratadas de forma conservadora com halovest se pouco desviadas, ou de forma cirúrgica em casos de grandes desvios. As fraturas 3b Dickman 1 apresentam lesão ligamentar sem fragmento ósseo e devem ser tratadas cirurgicamente.[33]

O halovest é uma fixação externa em geral desconfortável para o paciente e de pouca adesão ao tratamento, cerca de 70% classificam o uso do halovest como intolerável. A imobilização é prolongada, com retornos ambulatoriais constantes para avaliação da pega dos parafusos cranianos. O índice de complicações é alto, como infecções, soltura dos parafusos, perfuração do crânio, necrose da pele e falha do tratamento, sendo muitas vezes necessária a realização de cirurgia após o tratamento com halovest. Muitos dos pacientes candidatos ao uso do halovest, inicialmente, já são triados para cirurgia.

O tratamento cirúrgico de fraturas do tipo 4 deve ser realizado com fixação occipitocervical, já que a massa lateral de C1 está acometida. Quando necessário, o tratamento cirúrgico das fraturas 3a e 3b Dickman 2 (sem grande desvio) pode ser feito com a redução externa e osteossíntese do atlas com parafusos de massa lateral. Já as fraturas 3b Dickman 1, pela falha transligamentar do ligamento transverso do áxis, devem ser tratadas com fixação C1-C2 (técnicas de Magerl-Gallie ou Goel-Harms). A fixação atlantoaxial é o método de escolha para fraturas 3b Dickman 2 com grande desvio do fragmento avulsionado.[34]

Fraturas de C2 (Odontoide, Corpo do Áxis e Fratura de Hangman)

As fraturas de odontoide são a fratura mais comum da coluna cervical na população idosa. A classificação de Anderson e D'Alonzo (Fig. 8-3) é a mais utilizada, dividindo as lesões de acordo com a altura do traço de fratura.[35]

As fraturas de odontoide do tipo I acometem a ponta do processo odontoide, acima do ligamento transverso do áxis e, portanto, são estáveis e de tratamento conservador com órtese cervical simples (colar Philadelpia, Miami-J ou Aspen).

As fraturas do tipo II acometem a base do processo odontoide, em seu colo, região de suprimento vascular exíguo e podem favorecer a formação de pseudoartrose. Mesmo assim, fraturas bem alinhadas podem ser tratadas de forma conservadora com imobilização externa com colares rígidos (halovest ou colar de Minerva) preferencialmente, mas também podem ser usados colares não rígidos, como Philadelphia e Miami-J. Entretanto, a lesão acontece abaixo do ligamento transverso e em região de pobre suprimento sanguíneo, sendo o tratamento cirúrgico em geral favorecido.

As fraturas do tipo III acometem o corpo do áxis, abaixo do ligamento transverso, mas com boa superfície óssea para formação do calo ósseo. Pacientes sem desvio importante podem ser manejados conservadoramente, como as fraturas do tipo II. Quando o desvio é significativo ou pacientes apresentam déficit neurológico, o tratamento cirúrgico é imperativo e deve ser realizado por fixação C1-C2.[36]

Quando possível, as fraturas do tipo II são tratadas com parafuso de odontoide, pois permite a preservação do movimento e reconstrução da anatomia. A redução do fragmento deve ser feita com tração sob fluoroscopia. Entretanto, em nem todos os pacientes com fratura do tipo II é possível realizar a osteossíntese com o parafuso de odontoide, por causa das variações no traço de fratura (Fig. 8-4).[37] As fraturas dos tipos IIa e IIb são boas candidatas à osteossíntese com parafuso de odontoide, enquanto as fraturas do tipo IIc podem apresentar extrema dificuldade técnica e, em geral, são abordadas por fixação posterior C1-C2.

Apesar das vantagens funcionais do parafuso de odontoide, atingindo até 90% de consolidação em pacientes jovens, os pacientes > 70 anos e com fraturas crônicas apresentam fusão em apenas 25% dos casos. Tempo de evolução, anatomia do traço de fratura, desalinhamento e idade do paciente devem ser pesados na decisão terapêutica entre parafuso de odontoide e fixação C1-C2.[38]

Entre as opções de fixação posterior, a técnica de Magerl (parafuso transarticular C1-C2 + amarilha com enxerto tricortical) apresenta maior estabilidade do que a técnica de Goel-Harms (parafusos de massa lateral de C1 e pedicular de C2) (Fig. 8-5).

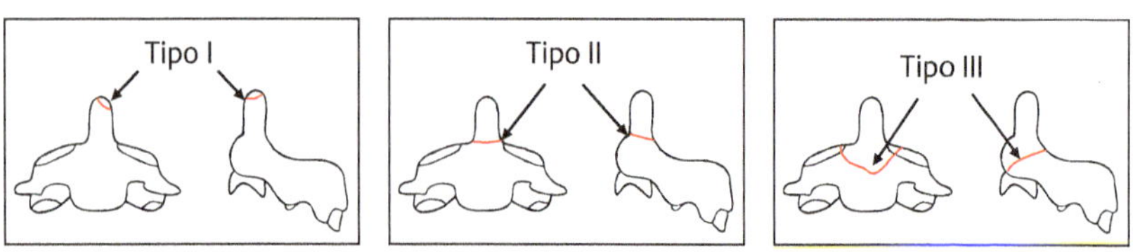

Fig. 8-3. Classificação de Anderson e D'Alonzo.

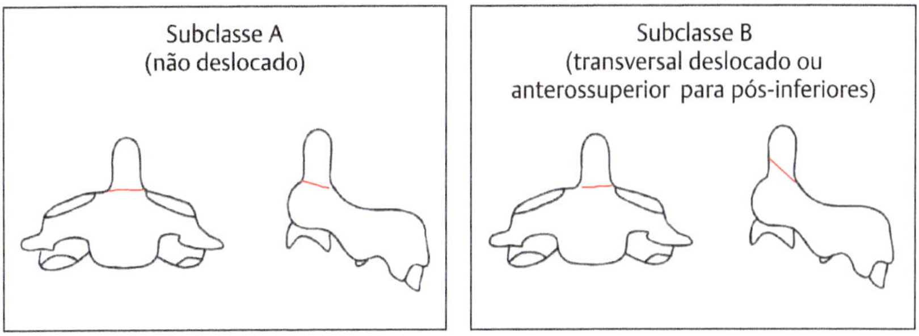

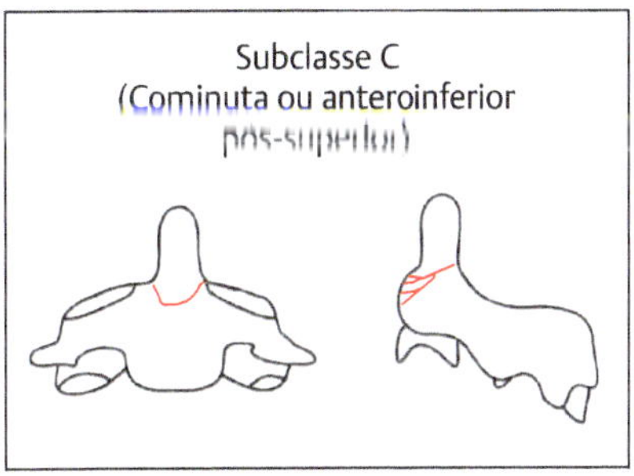

Fig. 8-4. Classificação de Grauer.

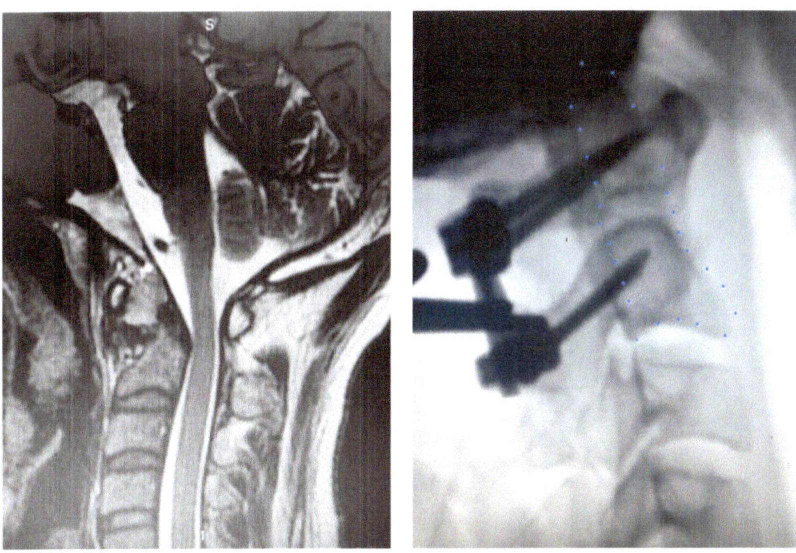

Fig. 8-5. Artrodese C1-C2 para paciente com fratura de odontoide tipo 2A crônica.

A espondilolistese traumática C2-C3 é conhecida como fratura de Hangman (Fig. 8-6). A classificação clássica de Effendi foi modificada, e atualmente a mais utilizada é a classificação de Levine-Edwards. Essa classificação leva em conta a translação, desvio angular e lesão facetária. Importante a realização de angiotomografia nesses casos para avaliar a artéria vertebral.

As fraturas do tipo I são tratadas com imobilização externa e analgésicos por 6 a 12 semanas e acompanhamento radiológico. Fraturas dos tipos II e IIa que apresentam translação > 3,5 mm ou desvio angular > 11° podem ser tratadas com órtese rígida (halovest ou Minerva), mas há uma tendência pela indicação ao tratamento cirúrgico. As fraturas do tipo III são de tratamento cirúrgico, sendo a abordagem mais comum a fixação posterior C1-C2-C3, mas também existe a artrodese cervical anterior C2-C3 com *cage*/enxerto e placa e parafusos.[39]

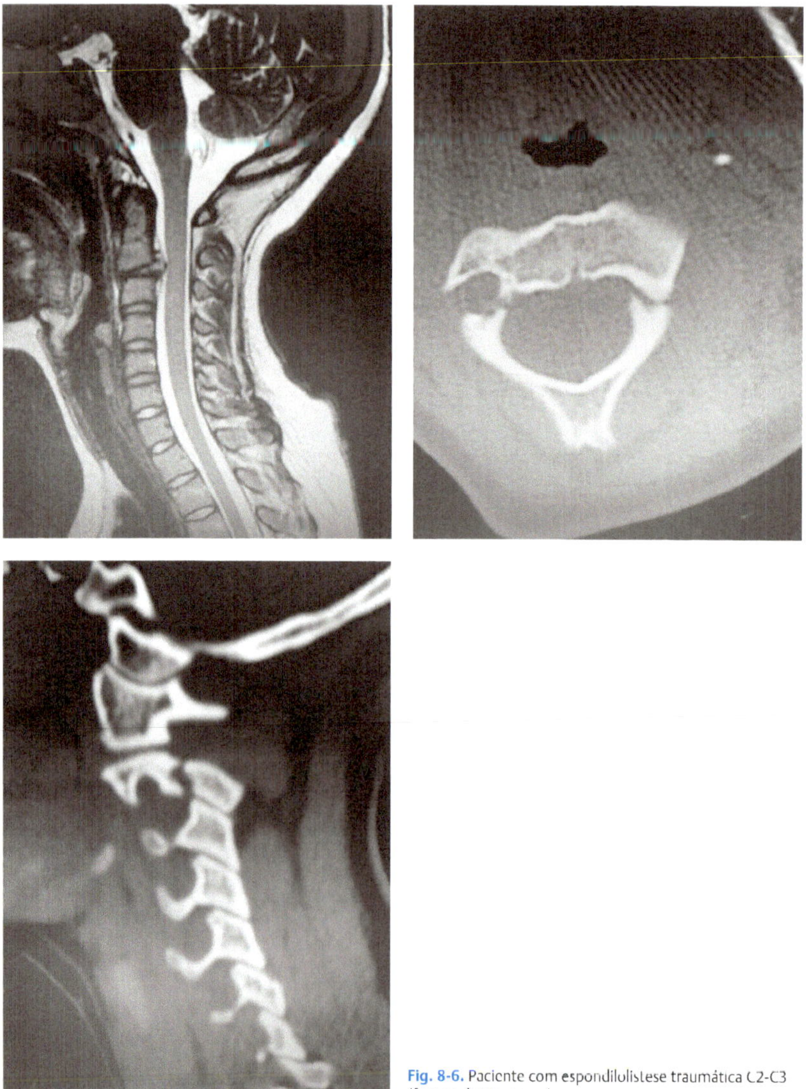

Fig. 8-6. Paciente com espondilolistese traumática C2-C3 (fratura de Hangman).

As raras fraturas do corpo do áxis muitas vezes se confundem com fraturas de odontoide do tipo III ou fraturas de Hangman atípicas. Algumas classificações já foram propostas, porém não ajudam na definição da conduta. De forma geral, fraturas cominutas ou com desvio devem ser tratadas cirurgicamente. De outra forma, o tratamento conservador com órteses rígidas pode ser tentado.

Fraturas de Coluna Cervical Subaxial

A coluna subaxial apresenta anatomia diferente da coluna cervical superior, sendo anatomicamente mais relacionada com a coluna toracolombar. As classificações mais utilizadas são a SLICS[40] e o sistema da AOSpine, derivado da classificação toracolombar. Sendo assim se baseia no tipo A (compressão e explosão do corpo vertebral com preservação com complexo ligamentar posterior), tipo B (lesões do complexo ligamentar posterior) e tipo C (lesões com translação).[41]

De forma geral as fraturas A1 e A2 são de tratamento conservador com órtese por causa de sua estabilidade e ausência de comprometimento neurológico.[42] As fraturas dos tipos A3 e A4 são fraturas em explosão, com comprometimento do muro posterior, potencial de compressão medular. O tratamento pode ser conservador em casos com baixa cominuição e sem déficits neurológicos, caso contrário o tratamento cirúrgico por corpectomia cervical anterior e reconstrução com cilindro, placa e parafuso é o método de escolha (Fig. 8-7).

As fraturas do tipo B1, comprometimento da banda de tensão posterior transósseo, podem ser submetidas a tratamento conservador ou cirúrgico com fixação posterior (parafusos de massa lateral ou pedicular cervical) com compressão para aposição das superfícies ósseas.

As fraturas B2 (lesão em flexão-distração) e B3 (extensão-distração) são altamente instáveis e devem ser colocadas em tração na sala de emergência o mais rápido possível. Pacientes conscientes e orientados não precisam de RM antes da tração para diagnóstico de hérnias discais traumáticas. Em pacientes com rebaixamento do sensório, RM antes da tração é mandatória, e a presença de hérnia contraindica o procedimento.

Fraturas B2, mecanismo de lesão em flexão de partes moles ligamentar e discal, são altamente instáveis e devem ser tratadas cirurgicamente. Pacientes com redução aceitável por tração devem ser submetidos à artrodese cervical anterior com placa e parafusos (ACDF).

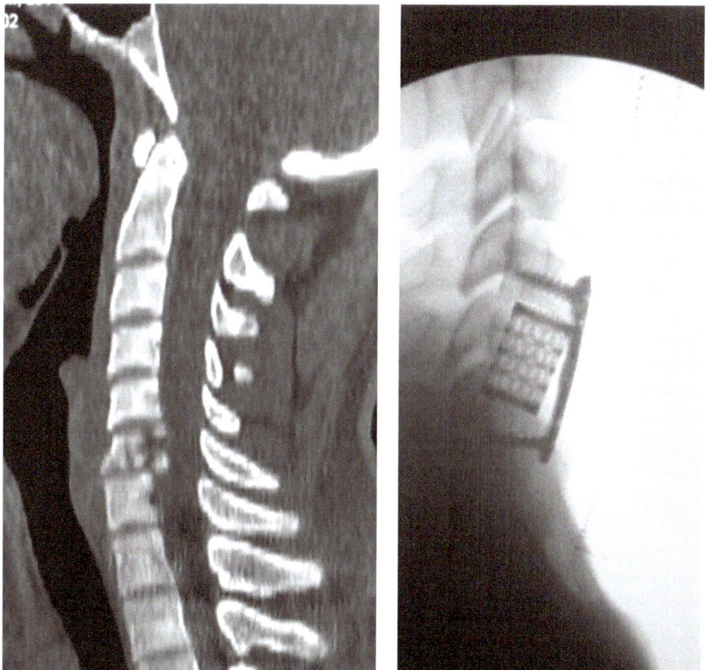

Fig. 8-7. Paciente com fratura do tipo A4 com alto grau de cominuição e tetraparesia. Corpectomia cervical anterior com cilindro, placa e parafuso.

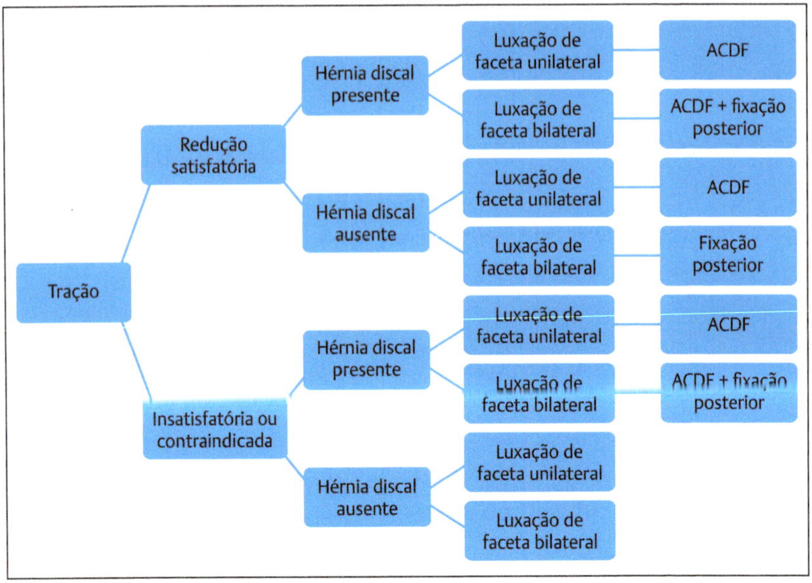

Fig. 8-8. Sugestão de algoritmo de tratamento de fraturas do tipo C.

Pacientes irredutíveis sem hérnia discal serão submetidos à cirurgia em via única ou dupla, primeiro posterior com drilagem das facetas articulares, redução da deformidade com pinças Backhaus e parafusos de massa lateral. Pacientes com faceta empoleirada bilateralmente ou subluxação > 50% devem complementar a fixação com ACDF.[40] Já os pacientes irredutíveis por tração e com hérnia discal cervical serão submetidos à cirurgia em uma ou três vias. Inicia-se a cirurgia com uma discectomia cervical anterior e, caso seja possível boa correção, é realizado o ACDF em via anterior única. Caso na discectomia por via anterior não seja possível a correção, a via posterior é realizada para drilagem das facetas, redução da deformidade e fixação com parafusos de massa lateral. Após essa etapa, o paciente é novamente virado para ventral para realizar o ACDF, totalizando 3 vias.

As fraturas B3, mecanismo de lesão transdiscal em hiperextensão, também são tratadas cirurgicamente. Podem ser tratadas exclusivamente por via anterior com artrodese cervical anterior (ACDF) com placa, parafusos e *cage* ou enxerto ósseo tricortical ou idealmente em dupla via (ACDF com parafusos de massa lateral).

As fraturas do tipo C são sempre de tratamento cirúrgico, podendo variar seu tratamento por artrodese anterior e/ou posterior, seguindo o fluxograma da Figura 8-8.

Pacientes com déficit neurológico incompleto apresentam maior benefício com o tratamento cirúrgico. Seu tratamento não deve ser retardado sob risco de piora do prognóstico de recuperação funcional.

Muito comuns também são as lesões isoladas de facetas ou massa lateral cervical. Na coluna cervical subaxial essas lesões são extremamente importantes, pois os pilares formados pelo empilhamento das massas laterais suportam 50% do estresse biomecânico. A maioria das lesões é leve e pode ser manejada com órtese cervical. Atenção deve ser maior nos casos de massa lateral flutuante e fraturas com alto grau de cominuição. Esses casos podem ser tratados por ACDF 1 nível ou fixação com parafusos de massa lateral posteriormente 1 nível acima e outro abaixo.

Fraturas de Coluna Toracolombar

As fraturas das colunas dorsal e lombar estão entre os principais sítios de traumatismos musculoesqueléticos. Aproximadamente 75%-90% estão localizadas na transição toracolombar (T11-L2). Em geral são causadas por traumas de grande energia, como acidentes automobilísticos e quedas de altura, e por isso os traumas associados em outros sistemas são comuns (TCE, tórax, abdome e membros, com incidência de 20% em cada um). A incidência de déficit neurológico aumenta com o grau de instabilidade da lesão (20% no tipo A, 30% no tipo B e 50% no tipo C). As classificações mais utilizadas são o TLICS e o sistema da AOSpine.

As fraturas A1 e A2 são raras e estáveis, sendo tratadas com analgesia e órtese por 8 a 12 semanas com RX seriado mensal. Casos com perda de altura > 50% e cifose segmentar > 30 graus devem sofrer investigação para lesões do complexo ligamentar posterior.

Fraturas A3 e A4 são as fraturas em explosão, ou *burst fractures* (Fig. 8-9). Essas são o grupo de maior divergência, pois podem ser tratadas de forma conservadora ou cirúrgica, desde que não haja comprometimento neurológico. O tratamento conservador consiste em órteses toracolombares rígidas por 12 semanas com acompanhamento radiográfico mensal.

Casos optados pelo tratamento cirúrgico podem ser feitos por fixação percutânea pedicular posterior, e, se não houver compressão neurológica, podem ser também tratados por cirurgia aberta com parafusos pediculares 2 níveis cima e 2 abaixo da fratura, com possibilidade de uso de parafusos curtos na vértebra da lesão, associado à laminectomia descompressiva.[43] Casos com grande cominuição na classificação de McCormack,[44] ou com grave compressão anterior com perda de altura e deformidade precisam de reconstrução anterior com cilindro associado à fixação posterior (pontuação maior ou igual a 6 no McCormick indica a necessidade de suporte anterior).

As fraturas do tipo B, que cursam com lesão da banda de tensão posterior, são de tratamento cirúrgico. Casos do tipo B1, por se tratar de lesão transóssea, podem ser tratados conservadoramente com imobilização por 12 semanas em casos de pacientes esclarecidos e cooperativos. Fraturas B2 e B3 não respondem bem ao tratamento conservador, pois a estabilização com órtese não leva ao contato ósseo para a consolidação da fratura.

As fraturas do tipo C (Fig. 8-10) são altamente instáveis, com pacientes graves clinicamente e em sua maioria com comprometimento neurológico. Nestes casos o tratamento sempre é cirúrgico, mesmo que não haja intenção de recuperação neurológica dos pacientes. A coluna estável e alinhada permitirá a reabilitação com fisioterapia e evitará a formação de lesões cutâneas pelo mau posicionamento.[46]

Além do tratamento da fratura o suporte clínico é essencial para o bom prognóstico do lesionado medular, pois hipotensão e dessaturação podem levar à isquemia medular. Muitas medicações foram testadas no intuito de melhorar o prognóstico da lesão medular, como a metilprednisolona, gangliosídeo GM-1, riluzol, naloxona e nimodipino. Infelizmente nenhuma droga mostrou forte evidência de sua eficácia. Os principais estudos nesse quesito são o NASCIS e STASCIS. O estudo NASCIS III mostrou melhor recuperação motora nos pacientes submetidos ao protocolo de 48 h de metiprednisolona.[47] Esse protocolo precisa ser iniciado nas primeiras 8 h do trauma e consiste na administração intravenosa de 30 mg/kg em 1 h seguido por infusão lenta de 5,4 mg/kg/h por 47 h. Apesar de melhora motora, esse tratamento aumentou significativamente os casos de pneumonia grave e sepse. A decisão sobre usar ou não metilprednisolona é uma decisão individual do médico assistente.

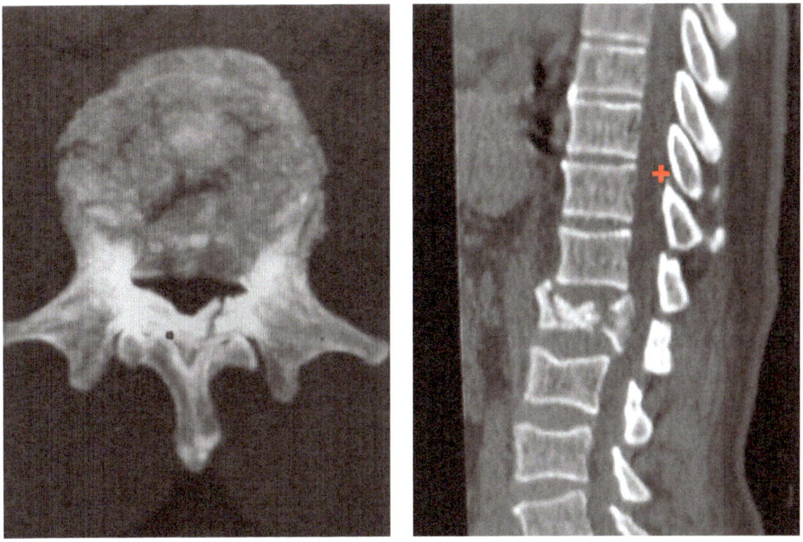

Fig. 8-9. Fraturas toracolombares do tipo A4 com compressão do canal medular > 50%. (Arquivo pessoal.)

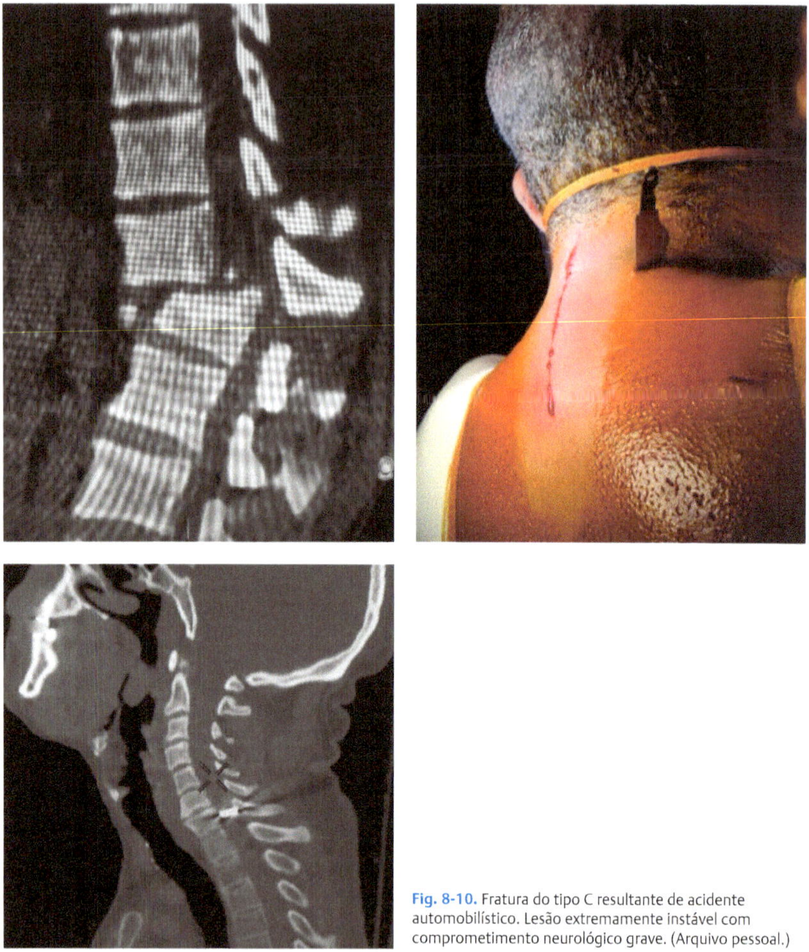

Fig. 8-10. Fratura do tipo C resultante de acidente automobilístico. Lesão extremamente instável com comprometimento neurológico grave. (Arquivo pessoal.)

Traumatismos Penetrantes Por Arma Branca e Arma de Fogo

Os traumatismos penetrantes são comuns em países em desenvolvimento por causa da alta taxa de violência urbana. A maioria das armas de fogo na posse de criminosos é de uso militar, causando lesões de alta energia e cavitação, como fuzis e metralhadoras.

Os objetivos do tratamento do traumatismo penetrante por arma de fogo não é remover o projétil, é descomprimir a estrutura medular ou da cauda equina em casos de déficit neurológico incompleto, drenar hematoma intramedular e corrigir fístula liquórica. O risco de plumbismo (também conhecido como saturnismo) é baixo mesmo sem a retirada do fragmento.

Os ferimentos por arma branca são traumas de baixa energia, carregam consigo alto risco de infecção ao contrário dos ferimentos por PAF. A indicação cirúrgica está para lesão medular, fragmentos retidos, fístula liquórica e limpeza cirúrgica.

AVALIAÇÃO INICIAL DAS URGÊNCIAS NÃO TRAUMÁTICAS

O primeiro contato com o paciente é onde serão extraídos os dados da histórica clínica e exame físico que indicarão a hipótese diagnóstica e os exames complementares, radiológicos e laboratoriais, que complementam a propedêutica.

Os principais sintomas são dor, déficit neurológico e deformidade. Todos devem ser ativamente inquiridos sobre duração e evolução, se aguda, subaguda ou crônica.

Quanto à dor, esta pode ser aguda ou crônica (quanto ao tempo), axial ou radicular (quanto à localização), nociceptiva ou neuropática (quanto às características). A procura por sinais de alarme é quem vai determinar se há necessidade de investigação complementar adicional, ou o tratamento vai se basear em analgesia, repouso relativo por curtos períodos e fisioterapia.

O déficit neurológico também deve ser identificado pelo exame físico, tentando-se determinar se o déficit é de origem medular, que sugere comprometimento cervical ou dorsal, ou se o déficit é de origem radicular, que sugere lesões da coluna lombar. Os quadros mais dramáticos são a compressão medular aguda, a síndrome da cauda equina e a síndrome do cone medular, indicando fortemente a presença de lesão neurocirúrgica que deve ser abordada prontamente, idealmente em menos de 24 h.

A compressão medular aguda, por acometer os tratos longos da medula espinhal (colunas cervical e dorsal), cursa com fraqueza (paresia ou plegia), espasticidade, hipertonia, hipertonia do esfíncter anal e hiper-reflexia em membros inferiores, isso quando o quadro está plenamente instalado, pois se trata de lesão do primeiro neurônio motor. A bexiga pode estar hiper-reflexa em razão da perda do controle a partir do centro miccional pontinho, que libera a automação do núcleo de Onufrowicz. Muitas vezes a espasticidade, hipertonia e hiper-reflexia demoram alguns dias para se apresentar clinicamente, pois o paciente está em fase de choque medular. A avaliação clínica seriada permite o acompanhamento de o choque medular, uma vez que o paciente permanece com déficit motor, mas começa a apresentar a hipertonia do esfíncter anal.

A síndrome da cauda equina (SCE) cursa com o quadro oposto ao apresentado anteriormente, uma vez que acomete a coluna lombar, onde estão presentes as raízes da cauda equina, sendo então uma lesão do segundo neurônio motor, acometendo as raízes lombares e sacrais. O quadro completo se caracteriza por bexiga arreflexa e retenção urinária (90% dos pacientes, sendo o principal achado clínico, e por isso todos os pacientes necessitam de sondagem vesical de demora), hipotonia do esfíncter anal, anestesia em sela (75% dos pacientes, por causa do acometimento das raízes sacrais baixas), fraqueza (paresia ou plegia) hipotônica e hiporreflexa, de apresentação majoritariamente simétrica, em ambos os membros inferiores. A síndrome do cone medular apresenta o mesmo conjunto de achados da SCE, porém sendo estes tipicamente assimétricos (Fig. 8-11).

Os exames de imagem para investigação dos quadros urgentes são a radiografia, a tomografia e a ressonância magnética. A importância da radiografia ainda atualmente é de se tratar de um exame rápido, de baixo custo e amplamente disponível, pois pode ser feito em pé e de forma dinâmica (neutro, flexão e extensão), ajuda na avaliação de deformidades e listeses. A tomografia é o principal exame para avaliar o traumatismo raquimedular, sendo inclusive o exame utilizado para estratificar os pacientes nas classificações mais utilizadas (SLICS, TLICS e AOSpine). Também se trata de um exame amplamente disponível nas emergências hospitalares e de custo relativamente baixo. Permite avaliação do grau de compressão do canal vertebral e de cominuição de fraturas, por causa da alta definição para avaliação óssea. Por também avaliar partes moles, pode-se inferir quanto à presença de hérnias discais traumáticas e hematomas epidurais. Na imensa maioria dos casos de trauma, a tomografia dá detalhamento suficiente para diagnóstico e planejamento terapêutico. A ressonância magnética permite a visualização com clareza da medula e raízes nervosas, bem como dos ligamentos, discos, amplitude do canal vertebral, sendo excelente quando se trata de casos não traumáticos, como hérnias de disco, compressão medular tumoral, abscesso epidural e espondilodiscite, mas não está amplamente disponível em situações de emergência, especialmente no serviço público.

DOENÇA DEGENERATIVA DA COLUNA VERTEBRAL

Trata-se das principais causas de busca ao pronto-socorro quanto se trata de coluna. O termo doença degenerativa da coluna é amplo e engloba alterações discais (discopatia degenerativa, rotura de ânulo fibroso, protrusão discal, hérnias discais), alterações ósseas hipertróficas (artrose facetária e osteófitos), cistos facetários, hipertrofia do ligamento amarelo e estenose de canal lombar (central, recessos lateral e foraminal) e deformidades, como espondilolistese e escoliose. Todas as alterações anteriores podem causar dor axial (cervicalgia, dorsalgia ou lombalgia) e/ou dor radicular (cervicobraquialgia ou lombociatalgia). Além da doença degenerativa, lesões dos ligamentos supra e interespinhosos, dor miofascial paravertebral, cintura escapular e pélvica, e os casos de pseudociática devem ser investigados (Fig. 8-12).

A dor nas costas (cervical, dorsal ou lombar) é um sintoma e não um diagnóstico, sendo que na maioria das vezes não requer investigação complementar ostensiva para se firmar com precisão o diagnóstico, já que em sua maioria são causas benignas e autolimitadas.

Durante a avaliação inicial desses pacientes, a anamnese e o exame físico devem ser dirigidos na pesquisa de sinais de alarme (< 15 anos, > 50 anos, dor noturna, sintomas radiculares, déficits neurológicos, persistência por mais do que 4 semanas, febre, perda de peso recente imotivada, histórico de câncer e quimioterapia, corticoterapia prolongada). A maioria dos casos não apresenta sinais de alarme, não necessita de um diagnóstico específico e deve ser tratada com medicação sintomática (analgésicos, AINES e miorrelaxantes), repouso relativo, fisioterapia e, eventualmente, pode-se dispor de órteses por curtos períodos, não mais do que 1 semana. A radiografia pode ser realizada neste momento e pode identificar espondilolisteses, fraturas, deformidades, discopatias degenerativas, espondiloartrose e estenoses foraminais.

Pacientes que persistem com sintomas, apesar do tratamento inicial ou que apresentam sinais de alarme, devem ser submetidos a avaliação de especialista e exames de tomografia e ressonância magnética.

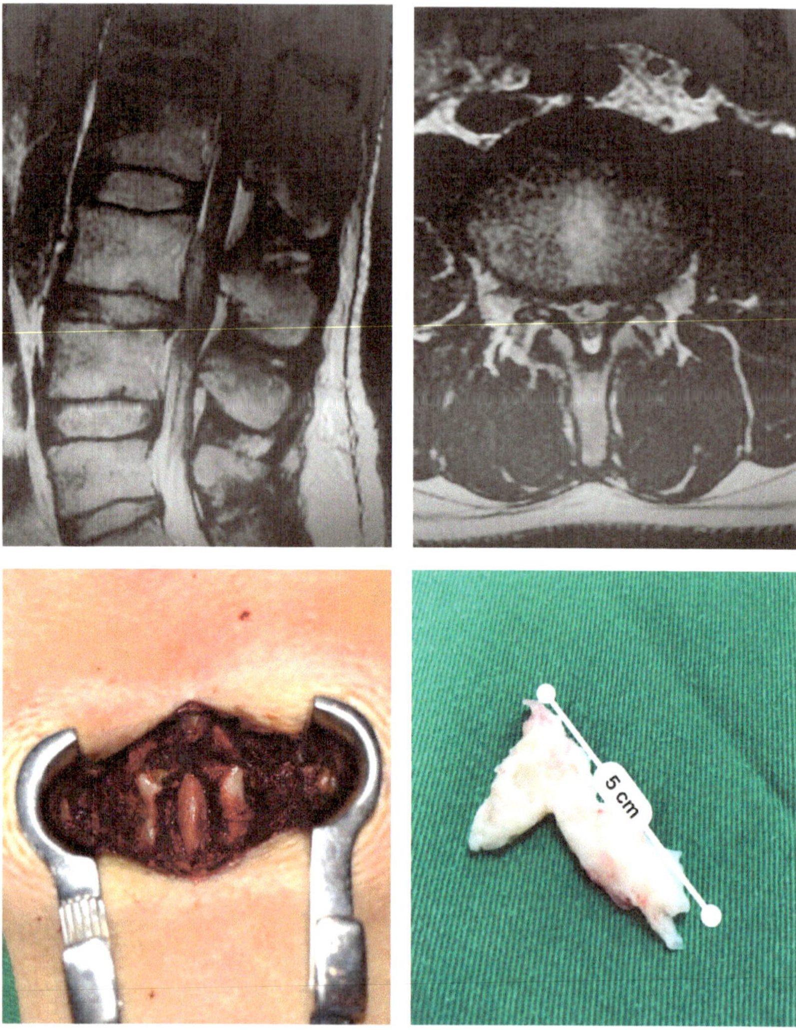

Fig. 8-11. Paciente com hérnia discal hiperaguda causando síndrome da cauda equina. Cirurgia de urgência por laminectomia aberta. (Imagens do arquivo pessoal.)

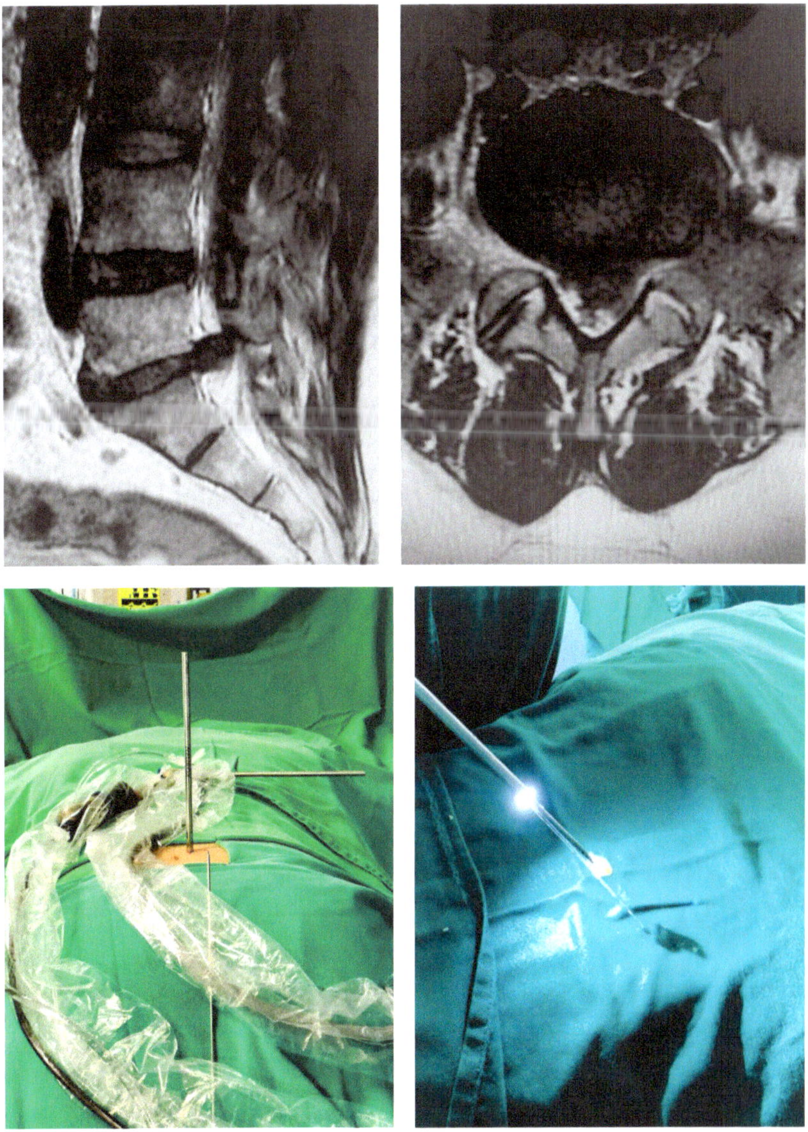

Fig. 8-12. A compressão aguda da cauda equina pode ser operada de forma minimamente invasiva por microscópio ou por endoscopia. (Imagens do arquivo pessoal.)

Em se tratando de urgências causadas por doença degenerativa, a hérnia discal lombar é a principal motivadora de atenção do especialista. Na maioria dos casos, manifesta-se como dor radicular (ciática ou ciatalgia), associada em variados graus de hipoestesia, parestesia e paresia. Durante a avaliação clínica é importante delimitar o trajeto radicular acometido para fazer a correlação com os dados de imagem, avaliar os reflexos tendinosos profundos, a força muscular e realizar os testes provocativos de Laségue, sinal de Laségue cruzado, o *slump test*, o sinal do psoas, manobra de Patrick e avaliação do piriforme e síndrome trocantérica (bursite e tendinopatia dos glúteos) que são causas de pseudociática.[48]

Podem ocorrer também quadros dramáticos de compressão medular (cervical ou dorsal) ou síndrome da cauda equina ou cone medular (coluna lombar). Estes são indicadores de cirurgia de urgência, o mais rápido possível, especialmente dentro das primeiras 24 h, por causa do alto risco de sequela neurológica e comprometimento funcional.[49] Os demais casos, ainda assim, podem ser tratados conservadoramente ou de forma cirúrgica em cirurgias eletivas. A indicação do tipo de cirurgia será tratada extensivamente no capítulo adequado desta obra.

DOENÇAS INFECCIOSAS DE COLUNA

A infecção da coluna vertebral inclui a discite (ou espondilodiscite), a osteomielite (ou espondilite piogênica), o abscesso epidural e o abscesso de psoas. São condições raras, oligossintomáticas em sua maioria e potencialmente graves, por isso o diagnóstico depende de elevada suspeição clínica para que não seja retardado.[50]

A distribuição etária apresenta um padrão bimodal, com um pico em adolescentes menores do que 20 anos e outro na 5ª década de vida. É fortemente ligada a fatores de risco, como diabetes melito, tabagismo, uso de drogas endovenosas, condições de imunocomprometimento (tratamento oncológico, uso crônico de corticoide, HIV-AIDS, doenças reumatológicas), cirurgias prévias na coluna e septicemia.

A maioria das infecções se dá por via hematogênica (arterial ou venosa, esta através do plexo venoso de Batson), disseminação contígua ou inoculação direta (ferimentos ou cirurgia). Os principais focos são pele, tratos respiratório e urinário, mas em cerca de 50% dos casos não é possível determinar o foco primário. Sendo assim, os principais patógenos identificados são os cocos Gram-positivos *Staphylococcus aureus* e o *Streptococcus pneumoniae* (encerram 50% dos casos). Em usuários de drogas intravenosas ou quando o foco é o trato urinário, comumente se identificam Gram-negativos (*E. coli* e *Proteus*). Anaeróbicos podem estar presentes em culturas de pacientes diabéticos, bem como outros agentes de baixa virulência. *Salmonella* é comum em pacientes com anemia falciforme. Tuberculose sempre deve fazer parte das suspeitas, especialmente quando o comprometimento é da coluna dorsal e se estende por mais de um nível. Porém, apesar de todos os exames e culturas, em cerca de 30% dos casos não é possível identificar o patógeno.[51]

Apresentação Clínica e Investigação Complementar

Os pacientes com espondilodiscite apresentam quadros inespecíficos, cujo sintoma mais comum é dor axial, que não alivia com repouso, podendo piorar à noite, persistente por mais de 1-2 semanas, com espasmo muscular paravertebral significativo. Apesar de muita dor, em geral estes pacientes não apresentam os demais sintomas constitucionais de infecções piogênicas, como febre (em menos de 50% das infecções bacterianas e 17% dos casos de tuberculose) e perda de peso. Portanto, o quadro clínico é na maioria das vezes inespecífico, devendo o especialista inquirir sobre fatores de risco e ter a suspeição para investigar extensamente com exames laboratoriais e de imagem. Em pacientes que evoluem com déficit neurológico deve ser imediatamente levantada a hipótese de compressão medular por abscesso epidural. Além do componente de compressão direta pelo abscesso, as lesões infecciosas podem promover trombose dos vasos medulares por causa da inflamação intensa e também produzir déficit neurológico.

Apesar da pobreza de achados clínicos, as alterações em exames são comuns. Como em toda infecção, hemograma (leucocitose em 70% dos casos), VHS e PCR devem ser solicitados, estando elevados > 95% das vezes. Apesar de serem inespecíficos, no contexto clínico, associado aos achados de imagem, eles ajudam a corroborar o diagnóstico e fazer o acompanhamento da resposta ao tratamento antibiótico e/ou cirúrgico. A queda dos níveis de VHS em 25% no 1º mês de tratamento é um marcador de bom prognóstico. Hemoculturas (2/3 são positivas) e uroculturas devem ser coletadas nessa etapa da investigação antes de iniciada a antibioticoterapia empírica.[52]

Exames de radiografia de coluna, tomografia e RM. A radiografia mostra alterações nos platôs vertebrais adjacentes (após 4 a 8 semanas), podendo também mostrar instabilidades, listeses e deformidades sagital e coronal. O TC apresenta a maior resolução óssea, mostrando alterações precoces dos platôs vertebrais e podendo delinear a presença de abscessos paravertebrais. A RM apresenta sensibilidade e especificidade de 95% para infecções na coluna e avalia com precisão o espaço epidural em busca de abscessos, o padrão de alteração no T1 e T2 do disco intervertebral, ajudando no diagnóstico entre osteomielite, discite, espondilodiscite por tuberculose, fratura patológica e discopatia degenerativa. A inflamação causada pelo processo infeccioso discal causa edema importante, evidenciado pelo hipossinal em T1 e hipersinal em T2 no disco intervertebral, com perda de arquitetura e lesão dos platôs. O processo é limitado ao disco. Quando há um caso exuberante de comprometimentos discal e vertebral, disseminação por múltiplos níveis adjacentes e abscesso paravertebral (de psoas ou subligamentar, abaixo do ligamento longitudinal anterior), deve-se pensar em tuberculose vertebral.

Apesar do todo o contexto de dor axial desproporcional e persistente com piora noturna, marcadores laboratoriais infecciosos (hemograma, VHS e PCR alterados) e exames de imagem compatíveis, é essencial, antes do início dos antibióticos, a realização de biópsia percutânea com agulha grossa (guiada por tomografia ou radioscopia) da lesão para envio de material para cultura (Gram, aeróbicos, anaeróbicos, fungos e tuberculose) e antibiograma, exceto em casos de pacientes sépticos, onde o início precoce da antibioticoterapia é mandatório para estabilização do paciente. Em casos de dúvida se o caso se tratar de infecção ou tumor, deve-se enviar também amostra em formol para anatomopatológico.

Mesmo que em 30% dos casos não seja possível identificar o patógeno específico mesmo na biópsia, a presença de infiltrado neurofílico indica infecção bacteriana, e a presença de linfocitose, células gigantes epitelioides multinucleadas e granuloma caseoso sugere infecção pelo *Mycobacterium tuberculosis*.

Em pacientes com déficit neurológico ou deformidade progressiva, a coleta de material deve ser feita por via aberta durante a cirurgia de descompressão, alinhamento e fixação da coluna.

Tratamento

Tratamento Não Cirúrgico

Analgesia, repouso relativo, profilaxia de úlcera de pressão e órtese ajudam no controle sintomático desses pacientes, mas o grande divisor de águas no tratamento se deu com a introdução da antibioticoterapia, a mortalidade dos pacientes com infecção na coluna chegava a 70% antes da era dos antibióticos.

Em sua maioria a terapia é estabelecida após a coleta do material (hemocultura, urocultura e biópsia percutânea) nos pacientes estáveis e deve cobrir pelo menos o patógeno mais comum (*S. aureus*). Não há consenso quanto a qual esquema antibiótico usar, nem quanto à duração do tratamento. Recomenda-se antibioticoterapia intravenosa por 4 a 8 semanas, pois tratamentos intravenosos inferiores há 4 semanas apresentam maior taxa de recorrência da infecção, seguida de antibioticoterapia oral com base na resposta do VHS, podendo-se considerar o paciente curado quando houver melhora dos sintomas, melhora do leucograma, PCR e queda do VHS para valores de 30%-50% do inicial. Em caso de pacientes que não melhoram ou apresentam nova piora do PCR e VHS, nova biópsia com agulha grossa deve ser realizada.

O esquema inicial empírico varia de serviço a serviço, podendo ser mono ou politerapia, com cefalosporina de primeira geração em casos de pacientes que não usam drogas intravenosas e não são diabéticos, fazendo-se o ajuste após o resultado das culturas. Pode-se iniciar terapia com cefalosporina de terceira geração e outro antibiótico com cobertura para Gram-negativos, especialmente quando houver suspeita de foco urinário, sempre adequando o tratamento ao resultado da cultura. Cera de 15% dos *S. aureus* são resistentes à meticilina.

Pacientes sépticos, diabéticos, leucocitose > 12.500 e PCR > 115 apresentam pior prognóstico e maior tendência de falha ao tratamento não cirúrgico. O tratamento não cirúrgico atinge a cura em 75% dos pacientes, com a fusão do segmento acometido ocorrendo espontaneamente em 1 a 2 anos.

Tratamento Cirúrgico

O tratamento cirúrgico é a exceção, sendo necessário em 10%-15% dos casos. Sua indicação é para pacientes sépticos, dor intensa refratária, instabilidade radiológica, déficit neurológico, deformidade em cifose, destruição vertebral extensa com ou sem instabilidade e em casos em que não há resposta ao tratamento antibiótico. O objetivo do tratamento cirúrgico é descompressão neurológica, desbridamento do material infeccioso, alinhamento, correção da deformidade e fixação. O tipo de cirurgia indicada depende do grau de destruição vertebral, deformidade, instabilidade e presença de abscessos.

As opções cirúrgicas são a drenagem (percutânea ou endoscópica) e o desbridamento aberto (posterior ou anterior, ambos com ou sem fixação). As drenagens são opções viáveis em pacientes com septicemia grave ou em casos sem instabilidade, deformidade ou destruição extensas.[53]

Em razão de 95% apresentarem o comprometimento anterior da coluna (corpo vertebral e discos) a via anterior, anterolateral, lateral ou retroperitoneal apresenta a vantagem de acesso direto ao foco da lesão, com a possibilidade de fixação e reconstrução estrutural anterior com autoenxerto, aloenxerto ósseo ou *cages*, melhorando significativamente as deformidades e instabilidade, podendo ser complementadas com parafusos pediculares (abertos ou percutâneos). As cirurgias anteriores apresentam as limitações relacionadas com o acesso cirúrgico, que não é de familiaridade de todos os cirurgiões de coluna.

As vias posteriores (Fig. 8-13), especialmente transforaminal (para acesso ao disco em discites) e transpedicular (para acesso ao corpo vertebral em osteomielites), permitem descompressão circunferencial, drenagem de abscessos, fixação transpedicular e inserção de *cages* para artrodese intersomática, especialmente na coluna lombar, onde é possível a retração do saco dural com baixo risco de déficit neurológico.[54]

É mister expor que não há estudos mostrando a superioridade de uma via sobre a outra, sendo a decisão com base nas condições clínicas e achados radiológicos de instabilidade, deformidade, grau de destruição, presença e localização de abscessos (Fig. 8-14).

COMPRESSÃO MEDULAR TUMORAL

Os tumores de coluna vertebral podem ser ósseos, extradurais, intradurais e intramedulares. Em um ambiente de urgência, qualquer lesão expansiva tumoral pode motivar a ida desse paciente ao pronto-socorro. O principal sintoma associado a essas lesões é a dor, presente em 90% dos casos, mas os quadros mais dramáticos são os de pacientes com déficit neurológico parcial ou total, que exigem decisão terapêutica rápida e precisa, pois, pode ser a única esperança da recuperação funcional e do tratamento oncológico adequado.

Cerca de 90% dos tumores da coluna são metastáticos, sendo 10% tumores primários, destes 2/3 são malignos e 1/3 são benignos. Independentemente do *status* neurológico do paciente a biópsia percutânea deve ser realizada antes de qualquer outra intervenção. O diagnóstico da linhagem tumoral é o principal fator que guiará o protocolo de tratamento.[55]

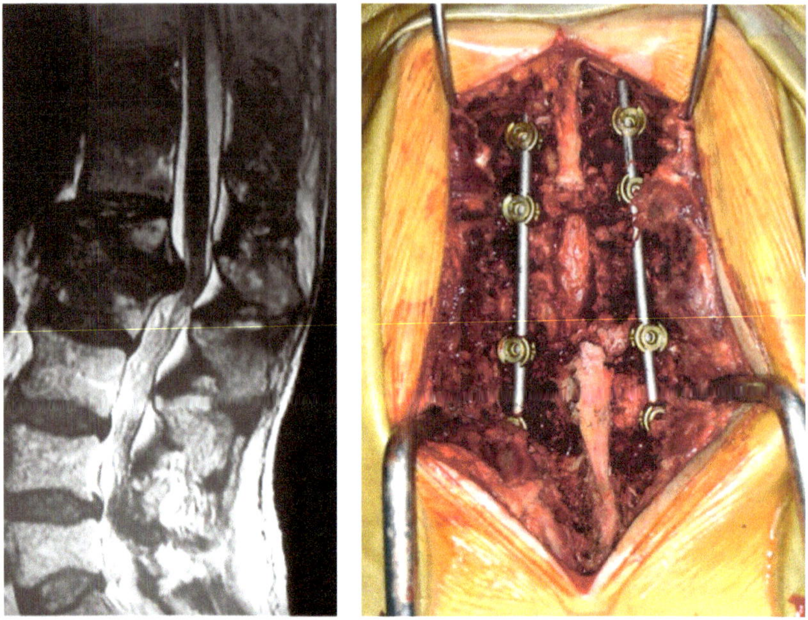

Fig. 8-13. Paciente com espondilodiscite evoluindo com lombalgia crônica decorrente de cifose segmentar e paraparesia progressiva. (Imagens do arquivo pessoal.)

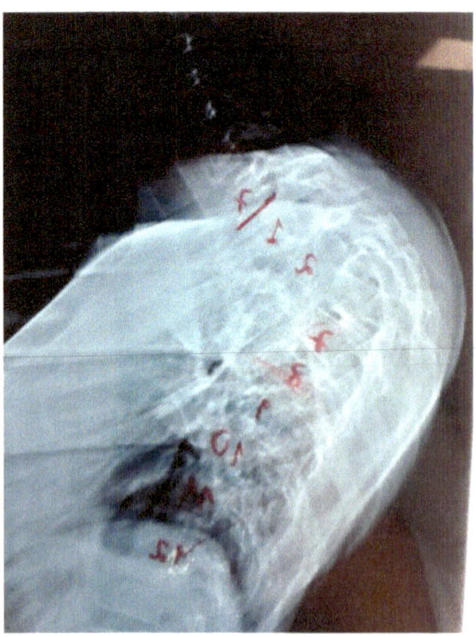

Fig. 8-14. Deformidade em cifose em paciente feminino de 15 anos por causa da tuberculose vertebral, Mal de Pott. (Imagens do arquivo pessoal.)

Como o objetivo do capítulo são as condutas na emergência, vamos focar nas compressões medulares causadas pelos tumores ósseos primários e secundários, especialmente nestes últimos, pois as metástases perfazem 90% dos acometimentos tumorais vertebrais.

Ao se identificar a lesão tumoral nos exames de tomografia e ressonância magnética, o próximo passo é a biópsia percutânea por agulha grossa, guiada por radioscopia ou tomografia. Deve-se planejar o trajeto da agulha para que possa ser ressecado, caso o resultado seja de lesão primária maligna (por exemplo, cordoma, condrossarcoma...), para diminuir a recidiva. Em lesões anteriores, no corpo vertebral, deve-se tentar o trajeto transpedicular, evitando ao máximo a violação do espaço epidural.[56] Deve-se complementar a investigação para realizar exames de imagem da coluna total, bem como tomografias de tórax, abdome e pelve, na busca de algum sítio primário evidente (Fig. 8-15).

Se a instituição dispuser de toda tecnologia disponível, nos pacientes com déficit neurológico, o ideal seria a cirurgia aberta para realização de biópsia de congelação e proceder à descompressão neurológica ampla, com ressecção da lesão em bloco (vertebrectomia em caso de tumores agressivos e com alta taxa de recidiva, como cordomas, sarcomas e tumor de células gigantes) e fixação a depender do seu resultado, podendo variar de uma laminectomia simples a uma ressecção em bloco por vertebrectomia (Fig. 8-16) com reconstrução anterior e fixação circunferencial com cilindro e parafusos pediculares. Deve-se evitar a administração de corticoides antes da realização da biópsia, pois pode falsear os resultados de casos de tumores mieloproliferativos, como os linfomas.

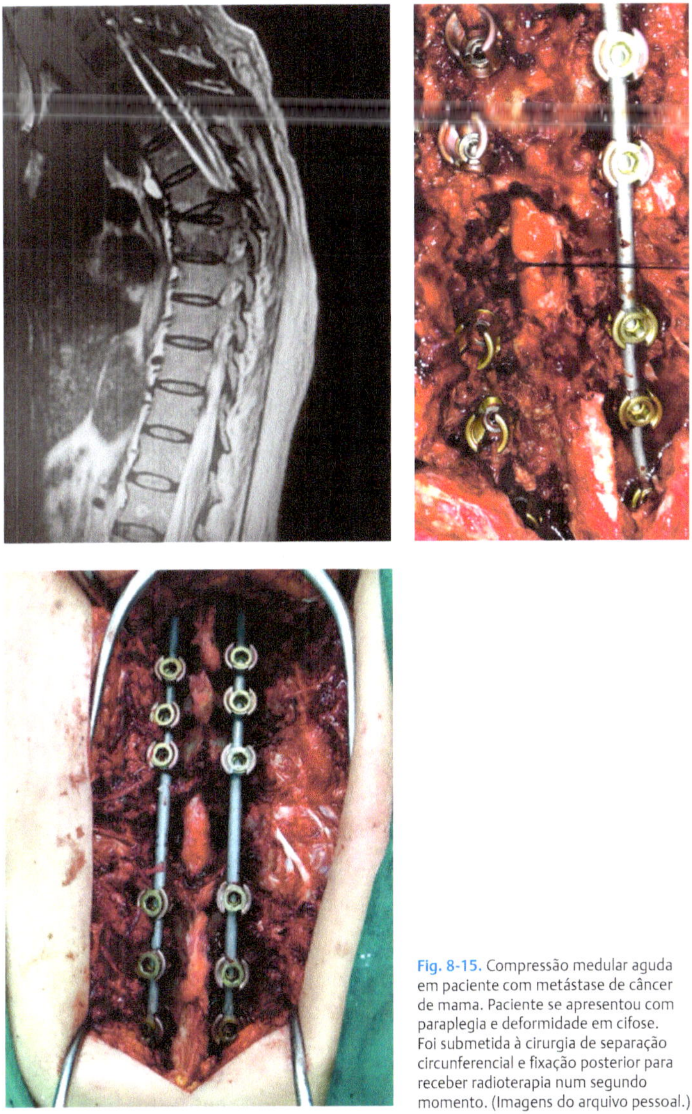

Fig. 8-15. Compressão medular aguda em paciente com metástase de câncer de mama. Paciente se apresentou com paraplegia e deformidade em cifose. Foi submetida à cirurgia de separação circunferencial e fixação posterior para receber radioterapia num segundo momento. (Imagens do arquivo pessoal.)

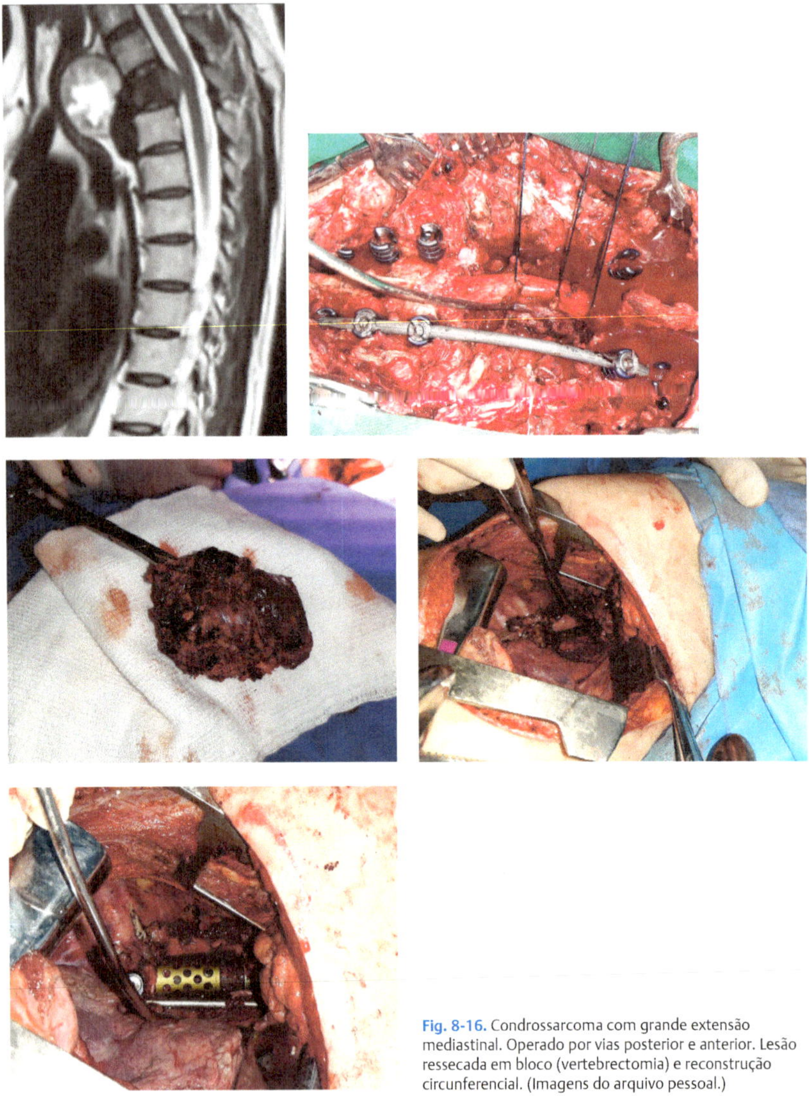

Fig. 8-16. Condrossarcoma com grande extensão mediastinal. Operado por vias posterior e anterior. Lesão ressecada em bloco (vertebrectomia) e reconstrução circunferencial. (Imagens do arquivo pessoal.)

Com dito anteriormente, a maioria dos casos se trata de metástase vertebral. A presença da metástase já sinaliza a presença de doença oncológica disseminada, e qualquer procedimento na coluna não é de intenção curativa. Os objetivos do tratamento são a descompressão neurológica e estabilidade do segmento.

Os pacientes com doença metastática são enquadrados dentro do algoritmo NOMS (Neurologic, Oncologic, Mechanical and Systemic) desenvolvido no *Memorial Sloan-Kettering*.[57] A avaliação neurológica se dá pelo escore de Bilsky e divide-se em compressões de baixo grau ou alto grau com ou sem mielopatia,[58] a variável oncológica divide-se em tumor radiossensível ou radiorresistente (ou previamente irradiado), o *status* mecânico avalia se a lesão é instável ou estável por meio do escore SINS (Spinal Instability Neoplastic Scale) (Quadro 8-2)[59] e o estado sistêmico do paciente, se tolera ou não tolera o procedimento cirúrgico.

Quadro 8-2. Avaliação da Instabilidade Decorrente de Lesões Tumorais Vertebrais pelo Escore SINS[59]

Parâmetros	Pontuação (Pontos)
Localização	
Junção (occipital-C2, C7-T2, T11-Li, L5-S1)	1
Coluna móvel (C3-C6, L2-L4)	2
Semirrígido (T3-T10)	1
Rígido (S2-S5)	0
Dor	
Sim	3
Dor ocasional, mas não mecânica	1
Lesão sem dor	0
[illegible]	
Lítico	2
Misto (lítico/blástico)	1
Blástico	0
Alinhamento radiográfico da coluna vertebral	
Subluxação/tradução presente	4
Deformito de novo (lifose/escoliose)	2
Alinhamento normal	0
Colapso do corpo vertebral	
> 50% colapso	3
< 50% colapso	2
Sem colapso com > 50% do corpo envolvido	1
Nenhuma das anteriores	0
Envolvimento posterolateral do elemento espinhal	
Bilateral	3
Unilateral	1
Nenhuma das anteriores	0

A cirurgia descompressiva, quando realizada, deve ser feita de forma circunferencial, evitando-se a laminectomia descompressiva simples, exceto quando lesões restritas aos elementos posteriores (Fig. 8-17). A estrutura nervosa deve receber descompressão circunferencial, pois a radiocirurgia estereotática promove edema e inflamação do tecido tumoral, que pode piorar ainda mais a compressão neurológica e a mielopatia (Quadro 8-3).[57]

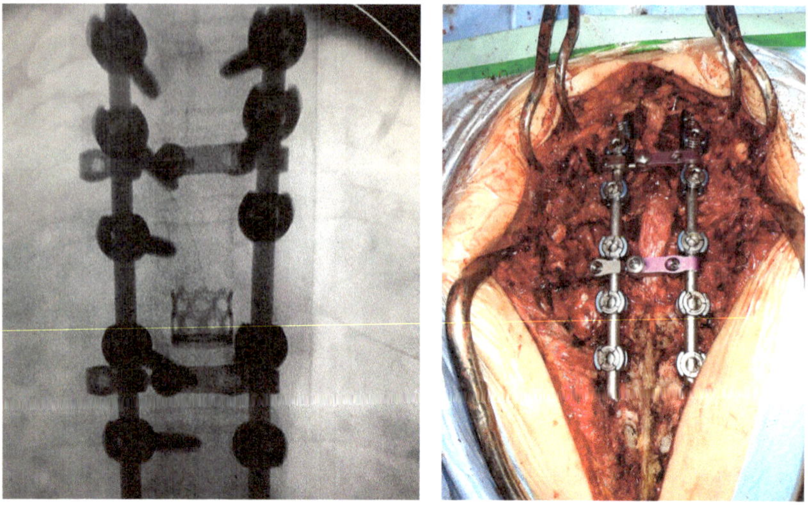

Fig. 8-17. Paciente com lesão expansiva em coluna dorsal, paraplégica com bexiga neurogênica, por causa do colapso do corpo vertebral e compressão medular grave. Em razão da indisponibilidade de biópsia de congelação a ressectabilidade do tumor nos exames de RM, optou-se por cirurgia com vertebrectomia em bloco posterior, cilindro anterior e fixação posterior. Após o resultado histopatológico, a lesão provou ser metástase de adenocarcinoma de mama. (Imagens do arquivo pessoal.)

Quadro 8-3. Algoritmo de Orientação de Conduta para Lesões Metastáticas da Coluna Segundo o Protocolo NOMS[57]

Neurológico	Oncológico	Mecânico	Sistêmico	Decisão
ESCC de baixo grau + sem mielopatia	Radiossensível	Estável		CEBRT
	Radiossensível	Instável		Estabilização seguida por cEBRT
	Radiorresistente	Estável		SRS
	Radiorresistente	Instável		Estabilização seguida por SRS
ESCC de alto grau ± mielopatia	Radiossensível	Estável	Capaz de tolerar cirurgia	CEBRT
	Radiossensível	Instável	Incapaz de tolerar cirurgia	Descompressão/estabilização seguida por SRS
	Radiorresistente	Estável	Capaz de tolerar cirurgia	CEBRT
	Radiorresistente	Estável	Incapaz de tolerar cirurgia	Descompressão/estabilização seguida por SRS
	Radiorresistente	Instável		Estabilização seguida por cEBRT
	Radiorresistente	Instável		

O ESCC de baixo grau é definido como grau 0 ou 1 no sistema de pontuação do Spine Oncology Study Group. O ESCC de alto grau é definido como grau 2 ou 3 na escala ESCC. As opções de estabilização incluem aumento percutâneo de cimento, instrumentação com parafuso pedicular percutâneo e instrumentação aberta. Para pacientes com comorbidades sistêmicas significativas que afetam a capacidade de tolerar a cirurgia aberta, a estabilização pode ser limitada ao aumento do cimento e/ou aumento do parafuso percutâneo.
cEBRT, radiação de feixe externo convencional; ESCC, compressão da medula espinhal epidural; NOMS, *n*eurológico, *o*ncológico, *m*ecânico e *s*istêmico; SRS, radiocirurgia estereotáxica.

REFERÊNCIAS BIBLIOGRÁFICAS

1. Morais DF, Spotti AR, Cohen M I, et al. Perfil epidemiológico de pacientes com traumatismo raquimedular atendidos em hospital terciário. Coluna/Columna [Internet]. 2013;12(2):149-52.
2. Botelho VR, Albuquerque GDL, Bastianello Jr. R, Arantes Jr. AA. Epidemiology of traumatic spinal injuries in Brazil: systematic review. Arq Bras Neurocir. 2014;33(2):100-6.
3. ATLS – Advanced Trauma Life Support for Doctors. American College of Surgeons. 2018;10.
4. Stiell IG, Wells GA, Vandemheen KL, et al. The Canadian C-spine rule for radiography in alert and stable trauma patients. JAMA. 2001;286:1841-8.
5. Hoffman JR, Mower WR, Wolfson AB, et al. Validity of a set of clinical criteria to rule out injury to the cervical spine in patients with blunt trauma. National Emergency X-Radiography Utilization Study Group. N Engl J Med. 2000;343:94-9.

6. Michaleff ZA, Maher CG, Verhagen AP, et al. Accuracy of the Canadian C-spine rule and NEXUS to screen for clinically important cervical spine injury in patients following blunt trauma: a systematic review. CMAJ. 2012;184(16):E867-76.
7. Streitwieser DR, Knopp R, Wales LR, et al. Accuracy of standard radiographic views in detecting cervical spine fractures. Ann Emerg Med. 1983;12:538-42.
8. Brown CV, Antevil JL, Sise MJ, Sack DI. Spiral computed tomography for the diagnosis of cervical, thoracic, and lumbar spine fractures: its time has come. J Trauma. 2005;58:80-8.
9. Como JJ, Diaz JJ, Dunham CM, et al. Practice management guidelines for identification of cervical spine injuries following trauma: update from the Eastern association for the surgery of trauma practice management guidelines committee. J Trauma. 2009;67:651-9.
10. Khanna P, Chau C, Dublin A, et al. The value of cervical magnetic resonance imaging in the evaluation of the obtunded or comatose patient with cervical trauma, no other abnormal neurological findings, and a normal cervical computed tomography. J Trauma Acute Care Surg. 2012;72:699-702.
11. Yue JK, Tsolinas RE, Burke JF, et al. Vasopressor support in managing acute spinal cord injury: current knowledge. J Neurosurg Sci. 2019;63(3):308-17.
12. Saadeh YS, Smith BW, Joseph JR, et al. The impact of blood pressure management after spinal cord injury: a systematic review of the literature. Neurosurg Focus. 2017;43(5):E20.
13. Ferguson RL, Allen Jr. BL. A mechanistic classification of thoracolumbar spine fractures. Clin Orthop Relat Res. 1984;189:77-88.
14. Drucker McAfee P. Cervical spine trauma. In: Frymoyer WT, et al., editors. The Adult Spine. New York: Raven; 1991. p. 1080-1.
15. Abedi A, Mokkink LB, Zadegan SA, et al. Reliability and Validity of the AOSpine Thoracolumbar Injury Classification System: A Systematic Review. Global Spine J. 2019;9(2):231-42.
16. Kepler CK, Vaccaro AR, Schroeder GD, et al. The thoracolumbar AOSpine Injury Escore. Global Spine J. 2016;6:329-34.
17. Vaccaro AR, Schroeder GD, Kepler CK, et al. The surgical algorithm for the AOSpine thoracolumbar spine injury classification system. Eur Spine J. 2016;25:1087-94.
18. Grant GA, Mirza SK, Chapman JR, et al. Risk of early closed reduction in cervical spine subluxation injuries. J Neurosurg. 1999;90(1):13-8.
19. Vaccaro AR, Falatyn SP, Flanders AE, et al. Magnetic resonance evaluation of the intervertebral disc, spinal ligaments, and spinal cord before and after closed traction reduction of cervical spine dislocations. Spine (Phila Pa 1976). 1999;24(12):1210-7.
20. Bellabarba C, Mirza SK, West GA, et al. Diagnosis and treatment of craniocervical dislocation in a series of 17 consecutive survivors during an 8-year period. J Neurosurg Spine. 2006;4(6):429-40.
21. Maserati MB, Stephens B, Zohny Z, et al. Occipital condyle fractures: clinical decision rule and surgical management. J Neurosurg Spine. 2009;11(4):388-95.
22. Bambakidis NC, Dickman CA, Spetzler RF, Sonntag VKH. Surgery of the Craniovertebral Junction. China. 2013;2.
23. Wholey MH, Bruwer AJ, Baker Jr. HL. The lateral roentgenogram of the neck; with comments on the atlanto-odontoid-basion relationship. Radiology. 1958;71(3):350-6.
24. Harris Jr. J HJ, Carson GC, Wagner LK, Kerr N. Radiologic diagnosis of traumatic occipitovertebral dissociation: 2. Comparison of three methods of detecting occipitovertebral relationships on lateral radiographs of supine subjects. AJR Am J Roentgenol. 1994;162:887-92.
25. Powers B, Miller MD, Kramer RS, et al. Traumatic anterior atlanto-occipital dis- location. Neurosurgery. 1979;4:12-17.
26. Traynelis VC, Marano GD, Dunker RO, Kaufman HH. Traumatic atlanto-occipital dislocation. Case report. J Neurosurg. 1986;65(6):863-70.
27. Kandziora F, Schnake K, Hoffmann R. Injuries to the upper cervical spine. Part 2: osseus injuries. Unfallchirurg. 2010;113:1023-40.
28. Anderson PA, Montesano PX. Morphology and treatment of occipital condyle fractures. Spine (Phila Pa 1976). 1988;13(7):731-6.
29. Horn EM, Feiz-Erfan I, Lekovic GP, et al. Survivors of occipitoatlantal dislocation injuries: imaging and clinical correlates. J Neurosurg Spine. 2007;6(2):113-20.
30. Jefferson G. Fractures of the atlas vertebra. Report of four cases and a review of those previously recorded. Br J Surg. 1919;7(27):407-22.
31. Jefferson G. Remarks on fractures of the first cervical vertebra. BMJ. 1927;2(3473):153-7.
32. Spence Jr. KF, Decker S, Sell KW. Bursting atlantal fracture associated with rupture of the transverse ligament. J Bone Joint Surg Am. 1970;52(3):543-9.
33. Dickman CA, Sonntag VK. Injuries involving the transverse atlantal ligament: classification and treatment guidelines based upon experience with 39 injuries. Neurosurgery. 1997;40(4):886-7.
34. Sonntag VK, Hadley MN, Dickman CA, Browner CM. Atlas fractures: treatment and long-term results. Acta Neurochir Suppl (Wien). 1988;43:63-8.
35. Anderson LD, D'Alonzo RT. Fractures of the odontoid process of the axis. 1974. J Bone Joint Surg Am. 2004;86(9):2081.
36. Fehlings MG, Arun R, Vaccaro AR, et al. Predictors of treatment outcomes in geriatric patients with odontoid fractures: AOSpine North America multi-centre prospective GOF study. Spine (Phila Pa 1976). 2013;38(11):881-6.
37. Grauer JN, Shafi B, Hilibrand AS, et al. Proposal of a modified, treatment-oriented classification of odontoid fractures. Spine J. 2005;5(2):123-9.
38. Huybregts JG, Jacobs WC, Vleggeert-Lankamp CL. The optimal treatment of type II and III odontoid fractures in the elderly: a systematic review. Eur Spine J. 2013;22(1):1-13.
39. Levine AM, Edwards CC. The management of traumatic spondylolisthesis of the axis. J Bone Joint Surg Am. 1985;67(2):217-26.
40. Dvorak MF, Fisher CG, Fehlings MG, et al. The surgical approach to subaxial cervical spine injuries: an evidence-based algorithm based on the SLIC classification system. Spine (Phila Pa 1976). 2007;32(23):2620-9.

41. Schnake KJ, Schroeder GD, Vaccaro AR, Oner C. AOSpine Classification Systems (Subaxial, Thoracolumbar). J Orthop Trauma. 2017;31(4):S14-S23.
42. Koivikko MP, Myllynen P, Karjalainen M, et al. Conservative and operative treatment in cervicalburst fractures. Arch Orthop Trauma Surg. 2000;120:448-51.
43. Tezeren G, Kuru I. Posterior fixation of thoracolumbar burst fracture: short-segment pedicle fixation versus long-segment instrumentation. J Spinal Disord Tech. 2005;18(6):485-8.
44. McCormack T, Karaikovic E, Gaines RW. The load sharing classification of spine fractures. Spine (Phila Pa 1976). 1994;19(15):1741-4.
45. Hetty AP, Dumpa SR, Rajasekaran S. Thoracolumbar Fractures: Classification and Clinical Relevance. International Journal of Spine Sep-Dec. 2016;1(2):14-21.
46. Wang ST, Ma HL, Liu CL, et al. Is fusion necessary for surgically treated burst fractures of the thoracolumbar and lumbar spine? a prospective, randomized study. Spine (Phila Pa 1976). 2006;31(23):2646-53.
47. Nesathurai S. Steroids and spinal cord injury: revisiting the NASCIS 2 and NASCIS 3 trials. J Trauma. 1998;45(6):1088-93.
48. Siddiq MAB, Clegg D, Hasan SA, Rasker JJ. Extraspinal sciatica and sciatica mimics: a scoping review. Korean J Pain. 2020;33(4):305-17.
49. Peul WC, van Houwelingen HC, van den Hout WB, et al. Leiden-The Hague Spine Intervention Prognostic Study Group. Surgery versus prolonged conservative treatment for sciatica. N Engl J Med. 2007;356(22):2245-56.
50. Carragee EJ. Pyogenic vertebral osteomyelitis. J Bone Joint Surg Am. 1997;79(6):874-80.
51. Govender S. Spinal infections. J Bone Joint Surg Br. 2005;87(11):1454-8.
52. Mylona E, Samarkos M, Kakalou E, et al. Pyogenic vertebral osteomyelitis: a systematic review of clinical characteristics. Semin Arthritis Rheum. 2009;39(1):10-7.
53. Hadjipavlou A G, Katonis P K, Gaitanis I N, et al. Percutaneous transpedicular discectomy and drainage in pyogenic spondylodiscitis. Eur Spine J. 2004;13(8):707-13.
54. Rajasekaran S. The problem of deformity in spinal tuberculosis. Clin Orthop Relat Res. 2002;(398):85-92.
55. Sciubba D M, Petteys R J, Dekutoski M B, et al. Diagnosis and management of metastatic spine disease. A review. J Neurosurg Spine. 2010;13(1):94-108.
56. Aaron A D. The management of cancer metastatic to bone. JAMA. 1994;272(15):1206-9.
57. Laufer I, Rubin D G, Lis E, et al. The NOMS framework: approach to the treatment of spinal metastatic tumors. Oncologist. 2013;18(6):744-51.
58. Bilsky M H, Laufer I, Fourney D R, et al. Reliability analysis of the epidural spinal cord compression scale. J Neurosurg Spine. 2010;13(3):324-8.
59. Versteeg A L, Verlaan J J, Sahgal A, et al. The Spinal Instability Neoplastic Escore: Impact on Oncologic Decision-Making. Spine (Phila Pa 1976). 2016;41(20):S231-S237.

CAPÍTULO 9

TRAUMATISMO DA JUNÇÃO CRANIOCERVICAL

Fernando Luiz Rolemberg Dantas ▪ François Dantas ▪ Ricardo Vieira Botelho

INTRODUÇÃO

A junção craniovertebral é formada por estruturas ósseas, ligamentos e membranas. Compreende o osso occipital até o disco intervertebral C2-C3, e apresenta propriedades anatômicas e biomecânicas únicas. As lesões da coluna cervical superior são frequentes e possuem graus variáveis de gravidade, variando desde lesões geralmente benignas a lesões com altas taxas de morbimortalidade. São mais comuns entre adultos jovens (normalmente entre 15 e 24 anos), sendo o sexo masculino acometido mais frequentemente que o sexo feminino, em uma proporção de 3:1.

Podemos dividir o mecanismo do traumatismo nesta região em quatro categorias:

1. Compressão axial, com lesão óssea, côndilo, corpo e articulação de C2;
2. Compressão assimétrica, com fraturas das massas laterais;
3. Hiperflexão ou hiperextensão, com lesões do disco C2-C3 e do arco posterior de C1 e C2;
4. Rotação, com lesões ligamentares do odontoide.

Neste capítulo, iremos descrever as lesões mais comuns dessa região, assim como os diferentes métodos terapêuticos para o seu tratamento. Porém, antes, iremos descrever um pouco da anatomia dessa região.

ANATOMIA

Elementos Ósseos

A coluna cervical superior é constituída por duas vértebras (atlas e áxis) e pelo osso occipital, destinados à rotação da cabeça.

Elementos Articulares

As articulações da junção craniocervical são compostas pelos elementos de C0, C1 e C2:

- *Articulação occipito-atlandoiana*: une o atlas ao côndilo;
- *Articulações entre o áxis e o atlas*: são três articulações: duas laterais atlanto-axoideanas, correspondendo às massas laterais de C1-C2, responsáveis pelo movimento de rotação ao nível da coluna cervical, e uma articulação mediana, atlanto-odontoideana, entre a ponta do áxis e o arco anterior de C1. Os meios de união articulares são compostos pelo ligamento transverso do atlas, ligamento transverso-occipital e ligamento transverso-axoideano (LT). Este conjunto ligamentar forma o ligamento cruciforme.

A junção craniovertebral é desprovida de disco intervertebral, e do ponto de vista funcional é responsável pela rotação, flexão e extensão da cabeça. Para cada segmento desta junção há uma variedade dos movimentos em todas as direções (Quadro 9-1).

Elementos Ligamentares

- *Ligamento occipito-odontoideano*: um mediano e dois laterais;
- *Ligamento occipito-axoideano*: também chamado de membrana tectorial;
- *Ligamento occipito-atloideano*: formado pela membrana atlanto-occiptal anterior, pela membrana atlanto-occiptal posterior e pelo ligamento atlanto-occiptal lateral ou ligamento de Arnold;

Quadro 9-1. Movimentação em Diferentes Posições, Conforme a Articulação

Articulação	Flexão/extensão	Rotação	Inclinação lateral
C0-C1	25°	20°	15°
C1-C2	20°	25°	3°
C0-C1-C2	45°	45°	18°

Quadro 9-2. Parâmetros Radiológicos

Parâmetros radiológicos	Como é determinado	Valores normais
Espaço mole pré-vertebral	Distância anterior vista em perfil ao nível de C2-C3	< 7 mm
Linha de Wackenhein	Borda superior do clívus em direção à coluna cervical superior	1 a 2 mm da ponta do odontoide
Intervalo atlanto-dental	Distância entre o córtex anterior do odontoide e o córtex posterior do arco de C1	< 3 mm em adultos < 5 mm em crianças
Intervalo básion-dente	Distância entre o básion e a ponta do odontoide	< 12 mm
Intervalo básion-áxis	Distância entre a linha projetada cranialmente do córtex posterior do corpo de C2 até o básion	4 a 12 mm
Intervalo lateral atlanto-dental	Distância entre a superfície lateral do odontoide e a superfície medial da massa lateral de C1	< 2 mm
Distância borda lateral de C1-C2	Distância horizontal combinada da borda lateral de C1 à borda lateral de C2 no Rx cervical em transoral com a boca aberta, radiografias de boca ou TC em corte coronal	< 7 mm
Intervalo atlanto-occiptal ou hiato condilar	Quatro pontos equidistantes entre o côndilo e a massa lateral do atlas	Criança < 4 mm Adulto < 1,4 mm

- *Ligamento atlanto-axoideano anterior*: que vai da borda anterior do arco de C1 até o corpo de C2, e ligamento atlanto-axoideano posterior, vai da borda inferior do arco do arco posterior de C1 até a lâmina de C2;
- *Ligamento transverso*: é o mais rígido de todos os ligamentos e une as duas massas laterais de C1, passando atrás do processo odontoide.

No diagnóstico radiológico das lesões instáveis traumáticas da coluna cervical superior, principalmente nas luxações craniocervicais, alguns parâmetros radiológicos auxiliam na conclusão diagnóstica. Esses parâmetros serão abordados neste capítulo. Os mais usados estão listados no Quadro 9-2.

TIPOS DE FRATURAS

Em virtude da complexidade e da variedade de estruturas anatômicas da junção craniocervical, podemos observar diferentes tipos de fratura, de acordo com sua localização. As mais comuns estão listadas a seguir.

Fraturas do Côndilo Occipital

As fraturas dos côndilos occipitais são lesões pouco frequentes, geralmente associadas a traumatismo crânio-encefálico, com uma frequência em torno de 2% nos pacientes com trauma craniocervical. Com a melhora da qualidade dos exames de imagens, elas têm sido diagnosticadas com mais frequência. Até 2013, aproximadamente 415 pacientes tinham sido relatados na literatura,[1] com uma incidência anual de 1,7/1000.[2]

Na grande maioria das vezes, elas são unilaterais, e os pacientes não apresentam déficits neurológicos, sendo a dor cervical alta a principal queixa dos pacientes.

O diagnóstico de um modo geral é feito com tomografia (TC) (Fig. 9-1). A ressonância magnética (RM) é usada para avaliar a extensão de lesões ligamentares associadas, principalmente do ligamento alar.

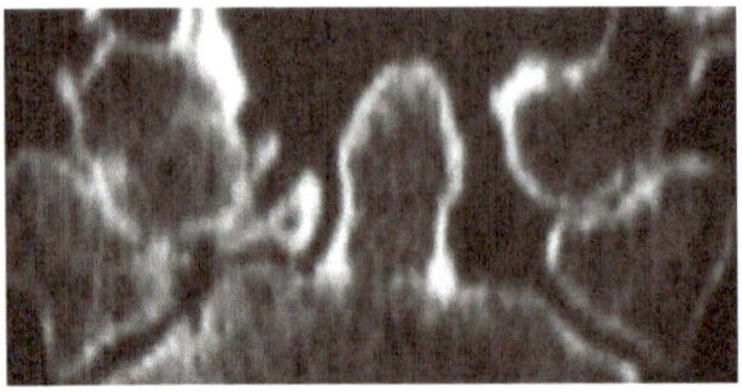

Fig. 9-1. Tomografia demonstrando fratura do côndilo à direita.

A classificação mais usada é a de Anderson e Montesano:

- *Tipo 1*: fratura cominutiva do côndilo, sem listese de fragmentos ósseos – estável;
- *Tipo 2*: fratura da base do crânio, passando pelo côndilo – estável;
- *Tipo 3*: fratura em rotação ou inclinação lateral, com completa avulsão do côndilo – instável.

O tratamento no tipo 1 e 3 consiste em halo colete por seis a oito a semanas. A cirurgia é indicada em casos de dor incapacitante, com lesão ligamentar ou presença de fragmentos ósseos no canal, podendo ser feita uma artrodese côndilo-C1 ou artrodese occipitocervical.

Também há a classificação de Tulli *et al.* que divide as fraturas dos côndilos da seguinte forma:

- *Tipo 1*: sem luxação;
- *Tipo 2A*: com luxação, sem sinais de instabilidade;
- *Tipo 2B*: com luxação e presença de um ou dois critérios de instabilidade C1-C2 (8° rotação axial C0-C1; > 1 mm translação C0-C1; >45° de rotação axila C1-C2 e lesão ligamentar).

Luxação Craniocervical

Lesão extremamente rara que corresponde a cerca de 1% das lesões da coluna cervical e 8-19% das autópsias de lesões fatais da coluna cervical. É geralmente mortal em virtude da gravidade do trauma, e vem acompanhada de traumatismo cranioencefálico. Esse tipo de lesão é duas vezes mais frequente no grupo pediátrico em virtude de essa faixa etária apresentar maior desproporção cabeça/corpo, maior lassidão ligamentar occiptocervical, musculatura cervical ainda pouco desenvolvida e côndilos mais achatados.[3,4]

Nessa região, os ligamentos assumem um papel de fundamental importância na estabilidade. Os ligamentos da junção craniocervical, responsáveis pela proteção desta região, que previnem excessiva rotação, extensão e flexão anormal são: a membrana tectorial, ligamento alar, ligamento apical, atlantoccipital anterior e posterior e as membranas atlantoaxiais. Para ocorrer a luxação craniocervical (LCC) é necessária uma combinação de forças que levem a uma falha catastrófica desses ligamentos, como uma hiperextensão com lesão da membrana tectorial ou do ligamento alar e ligamento atlantoccipital posterior. Deve ser ressaltado que uma simples lesão do ligamento apical é considerada como uma LCC instável.[5,6]

Os mecanismos do trauma são tipicamente de alto impacto, como acidente de carro, colisão e queda. Em virtude da raridade da lesão, existem poucas séries descritas e, até o ano de 2010, 191 pacientes foram descritos na literatura, sendo a maioria relatos de casos.[7-10] A apresentação clínica é variável, podendo ir de uma simples cervicalgia a uma dissociação bulbomedular com anóxia e parada cardiorrespiratória. O déficit motor pode estar presente, assim como o de nervos cranianos baixos.

O diagnóstico clínico pode ser difícil, em virtude da gravidade do trauma e outras lesões associadas, como traumatismo craniano. O paciente pode apresentar edema cervical, hematoma retrofaríngeo, dificuldade respiratória, paralisia diafragmática, atividade cardíaca irregular ou paradas cardíacas de repetição, tetraplegia e hipotensão. Na presença desses sinais e sintomas, deve-se suspeitar de LCC.

A avaliação radiológica para o diagnóstico da LCC é desafiadora, pois o examinador necessita de um bom conhecimento das estruturas anatômicas e ela pode ser difícil de ser realizada com o uso da radiografia simples da coluna cervical. Esse tipo de avaliação pode demonstrar edema pré-vertebral, mas, hoje em dia, com os métodos mais modernos de diagnóstico, a TC é superior. Diversos métodos têm sido propostos para o diagnóstico radiológico das LCCs, sendo usadas medidas indiretas para ajudar na sua determinação. As mais usadas são a linha de Wackheheim (borda superior do *clivus* em direção à coluna cervical superior, sendo normal 1 a 2 mm da ponta do odontoide), a relação de Powers (linha do básio ao arco posterior de C1 e o opístio ao arco anterior de C1 devem ser igual a 1 mm),[11] medida de Dublin (distância da mandíbula ao arco anterior de C1 e com a áxis, sendo normal 13 e 20 mm),[12] medida de Wholey (ponta do áxis e o básio, sendo normal até 10 mm) o método da linha X, o intervalo básion-axial (BAI)/básion-dente, sendo normal > +12 ou < – 4 mm) (IBD).[13] Dependendo da obliquidade e da rotação da cabeça com sobreposição da mastoide sobre o côndilo occipital, pode ser difícil visualizar estas medidas. Se o paciente tiver condições clínicas, a RM é o exame de escolha para avaliar com mais precisão a estrutura ligamentar.

Pang *et al.*,[14] avaliando uma série de 87 crianças com LCC, definiram o intervalo côndilo-C1 como mais sensível e específico no diagnóstico de LCC, com valores normais < 1,4 mm em adultos e < 4,0 mm em crianças. A medida é feita em quatro pontos equidistantes, entre o côndilo e a massa lateral do atlas (intervalo atlanto-occipital ou hiato condilar) (Fig. 9-2).[14] Deve ser destacado que, em virtude da dificuldade no diagnóstico dessas lesões, elas podem passar despercebidas em 38% dos casos em crianças e 59% em adultos, no exame inicial.[15]

A classificação de acordo com a luxação mais usada é a de Traynelis:

- *I – Anterior*: onde há um deslocamento anterior do occipital sobre C1;
- *II – Distração*: onde há um deslocamento longitudinal;
- *III – Posterior*: onde há um deslocamento posterior do occipital.

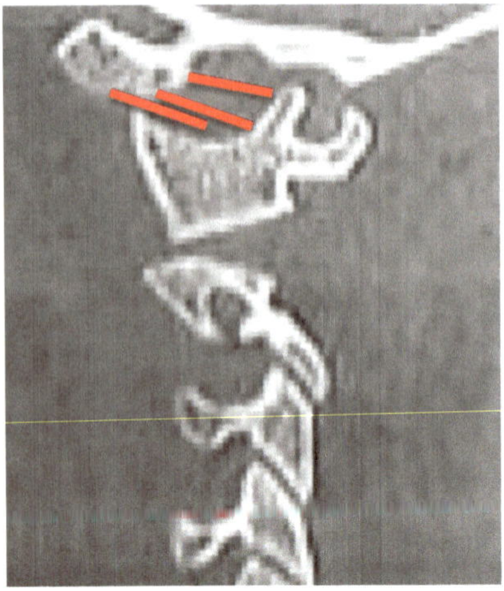

Fig. 9-2. Tomografia da junção craniocervical demonstrando a distância atlanto-condilar.

O tratamento na fase aguda consiste na estabilização clínica e na imobilização. Alguns estudos recomendam a tração mínima de 1-2 kg,[16,17] outros acham esse método perigoso e apresentam relatos de piora neurológica.[18] A tração cervical não deve ser usada de rotina. Usar a fluoroscopia para uso do halo e no peroperatório em caso de cirurgia.

A artrodese occipitocervical é o procedimento de escolha, podendo ser utilizadas diversas técnicas cirúrgicas para obtenção de uma boa fixação. O uso de placas e parafusos é mais aconselhável, mas em crianças pode ser difícil, pela fragilidade óssea, sendo necessário fazer uso de enxerto ósseo para consolidação, seguido de um halo colete por um período mínimo de 90 dias (Fig. 9-3).

O prognóstico dessas lesões depende do estado neurológico inicial e das lesões associadas. Em pacientes com quadro completo de dissociação bulbomedular, o prognóstico não é satisfatório.

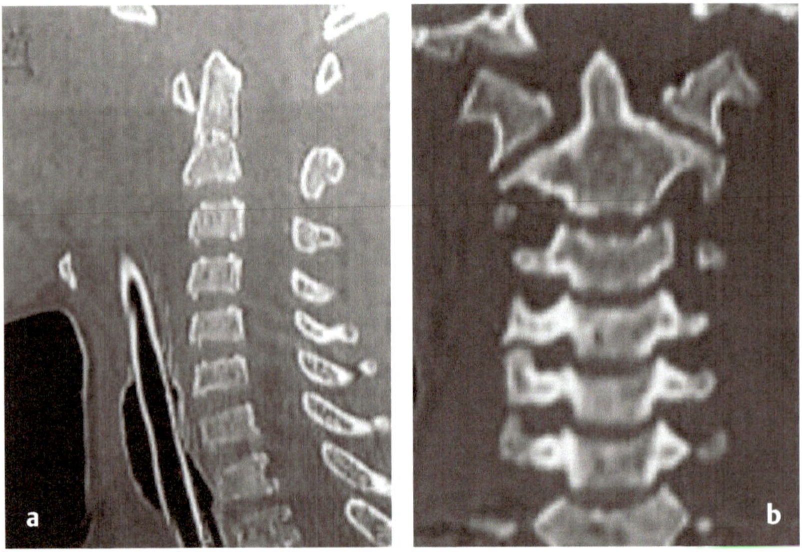

Fig. 9-3. Criança de 9 anos, vítima de acidente motociclístico, garupa, Glasgow 6 na cena: (a,b) disfagia, sem reflexo de tosse satisfatório, tetraparesia desprorporcionada, sendo grau 2 nos MMII e grau 4 nos MMSS. TC em reconstrução demonstrando a luxação crianiocervical. *(Continua.)*

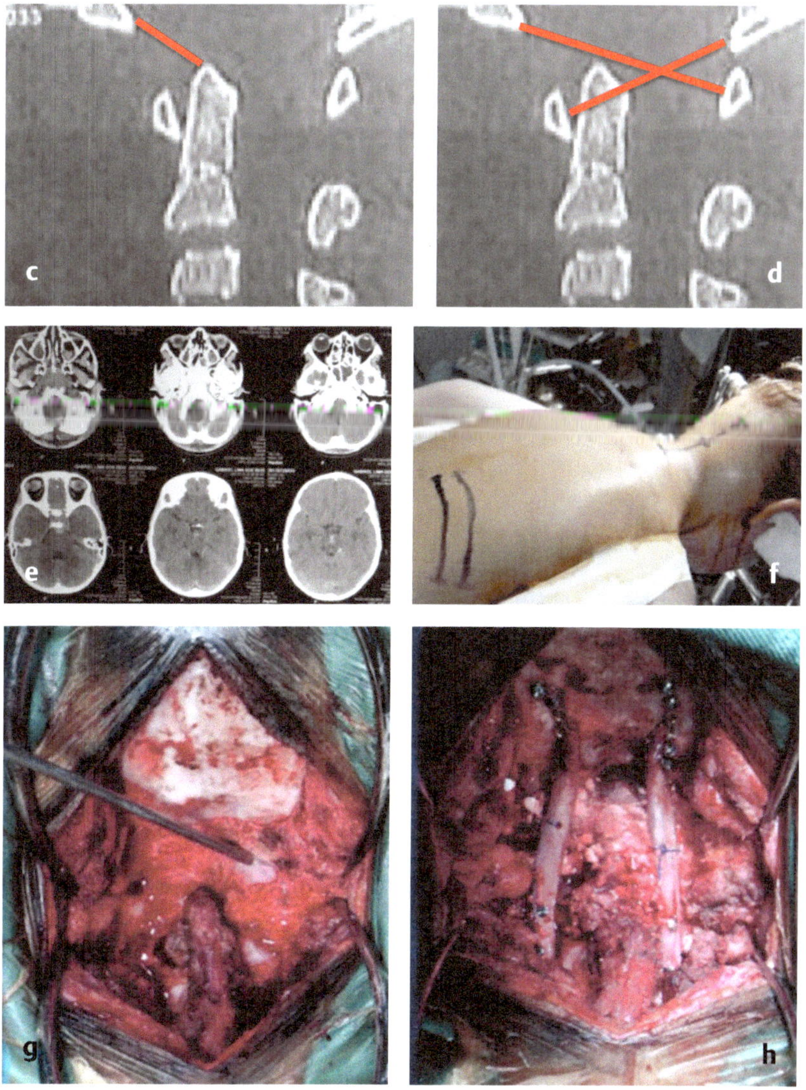

Fig. 9-3. *(Cont.)* (c) Aumento do intervalo básion-dente (Wholey). (d) Índice de Power. (e) TC crânio com HSA traumática. (f) Posicionamento cirúrgico com incisão occipitocervical e marcação para retirada de arcos costais para enxerto. (g) Foto per-operatória demonstrando a luxação. (h) Fixação occipitocervical com enxerto ósseo e miniplacas. *(Continua.)*

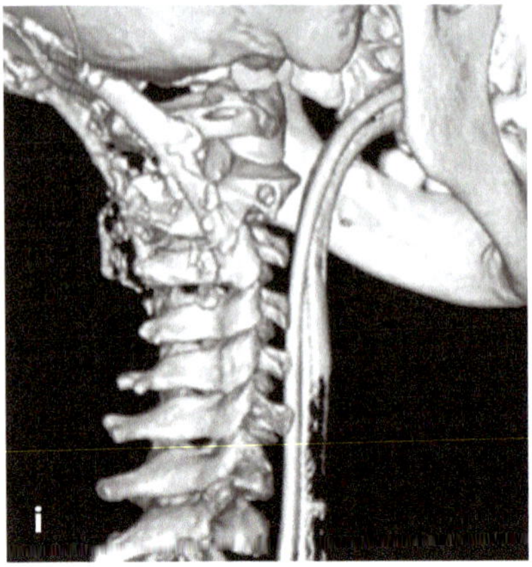

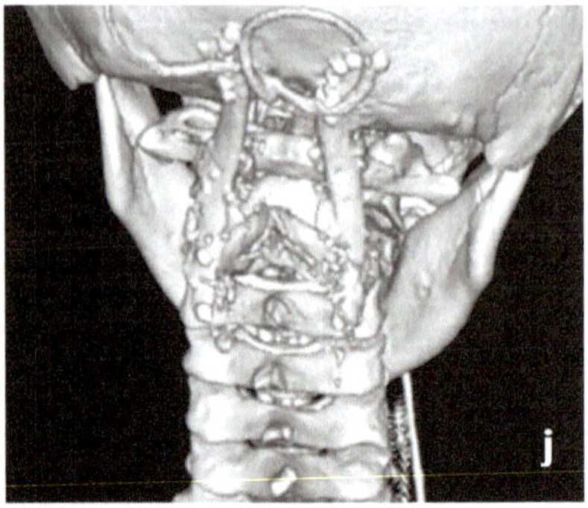

Fig. 9-3. *(Cont.)* (i,j) TC de controle pós-operatório.

Fratura do Atlas

A primeira vértebra cervical é desprovida de corpo vertebral, possuindo apenas um arco ósseo que se prolonga lateralmente nas massas laterais, que são unidas ao arco anterior e posterior. O arco anterior do atlas é mais grosso e mais curto, o que explica, em parte, a maior frequência das fraturas no arco posterior. As fraturas do atlas são relativamente raras, correspondendo a cerca de 2% das fraturas espinais e 10% de todas as fraturas da coluna cervical.[19] Apesar de ter sido inicialmente descrita por Cooper em 1822, ela ficou mais conhecida após a publicação do trabalho de Jefferson em 1920.

A sintomatologia clínica é uma dor suboccipital que piora quando se faz à palpação e os movimentos da cabeça. Pode estar associada a uma contratura do trapézio e esternocleidomastoide.

Várias classificações têm sido propostas para as fraturas do atlas.[20,21]

Uma classificação prática de ser usada é a de Landells e Van Peteghen, que leva em consideração a lesão do componente ósseo e ligamentar, no caso, o ligamento transverso.[22]

São classificadas em tipos 1, 2 e 3:

- *Tipo 1*: fratura do arco anterior ou posterior – Lesões estáveis;
- *Tipo 2*: fratura tipo explosão do arco anterior e posterior, que pode ser do mesmo lado ou lados opostos, como fratura do arco anterior à direita e posterior à esquerda ou vice-versa – considerada instável em casos de lesão do ligamento transverso;
- *Tipo 3*: fratura cominutiva da massa lateral isolada ou associada com lesão do ligamento transverso.

O diagnóstico pode ser feito por meio dos raios X simples da coluna cervical em perfil e transoral, com a boca aberta, para avaliar lesão do ligamento através da regra de Spencer, que definiu a distância da borda lateral de C1-C2 em cerca de 7 mm (somadas a distância do lado direito e a do esquerdo) (Fig. 9-4).

Dickman[20] demonstrou, em imagens de RM, que, se apenas a regra de Spencer for levada em consideração como diagnóstico de lesão do LT, cerca de 50% dos pacientes podem ser negligenciados. A tomografia auxilia no diagnóstico e na classificação da fratura, mas é a RM que define a lesão ligamentar e o tratamento.

O tratamento das fraturas do atlas é direcionado na presença ou não da lesão do ligamento transverso. As lesões puramente ósseas tipo 1 e 2 de Langells são tratadas clinicamente com uso de colar rígido ou halo, por um período de 3 meses. Em caso de lesão do ligamento transverso, o tratamento é cirúrgico, podendo ser usada a osteossíntese direta do atlas (Fig. 9-5) ou fixação posterior C1-C2, tipo Harms ou Margel (Fig. 9-6).

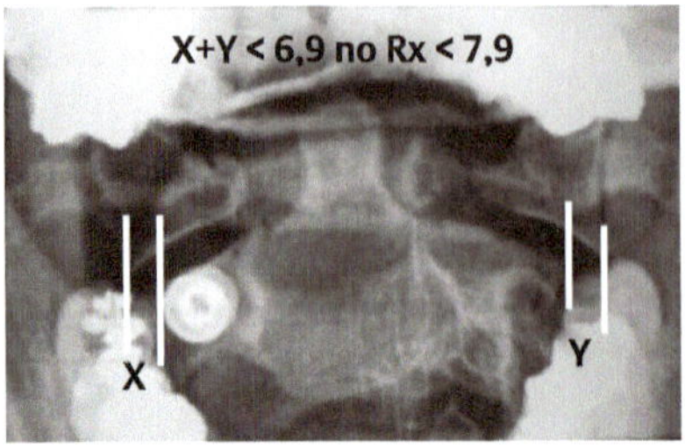

Fig. 9-4. Raios X da coluna cervical na posição transoral, com a boca aberta, visualizando a distância da borda lateral C1-C2, onde podemos fazer a regra de Spencer (X+Y).

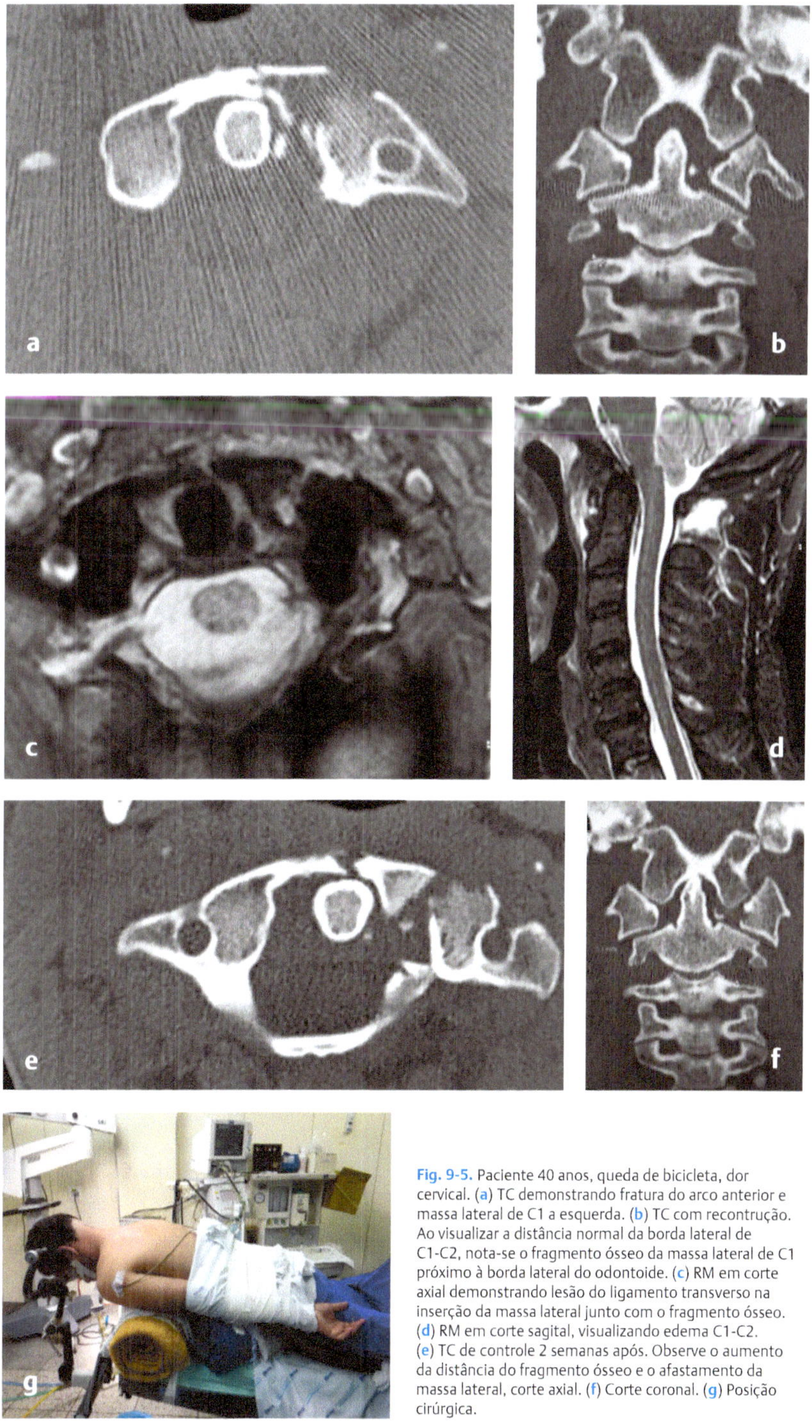

Fig. 9-5. Paciente 40 anos, queda de bicicleta, dor cervical. (a) TC demonstrando fratura do arco anterior e massa lateral de C1 a esquerda. (b) TC com recontrução. Ao visualizar a distância normal da borda lateral de C1-C2, nota-se o fragmento ósseo da massa lateral de C1 próximo à borda lateral do odontoide. (c) RM em corte axial demonstrando lesão do ligamento transverso na inserção da massa lateral junto com o fragmento ósseo. (d) RM em corte sagital, visualizando edema C1-C2. (e) TC de controle 2 semanas após. Observe o aumento da distância do fragmento ósseo e o afastamento da massa lateral, corte axial. (f) Corte coronal. (g) Posição cirúrgica.

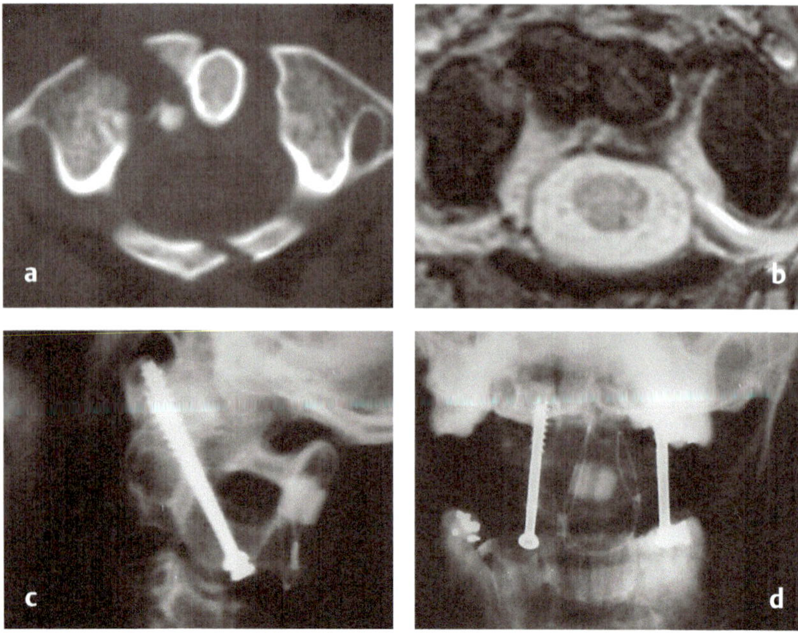

Fig. 9-6. (a) TC e (b) RM demonstrando fratura C1 com arrancamento do LT. (c,d) Raios X de controle, artrodese C1-2 tipo Margel.

Subluxação C1-C2

É uma lesão em hiperflexão que se traduz em uma luxação atlantoaxial. Esse tipo de fatura corresponde à lesão do ligamento transverso com deslocamento posterior do odontoide e aumento da distância atlantoaxial. Ocorre por deficiência do ligamento transverso ou incompetência da ponta do odontoide. Na criança, essa distância é até 5 mm e, em adultos 3 mm. Acima desses valores, é considerada uma lesão instável e o tratamento é cirúrgico. Na maioria das vezes, uma artrodese posterior C1-C2 é necessária (Fig. 9-7). Os raios X e a TC podem revelar o aumento da distância atlantodental, mas é a RM que demonstra com precisão a lesão do ligamento. A sequência para melhor visualização é o gradiente eco.

Luxação Rotatória C1-C2

Outro tipo de luxação C1-C2 é a luxação rotatória vista em trauma menor ou até mesmo sem trauma evidente, como ocorre na síndrome de Grizel's, que consiste em um processo inflamatório-infeccioso de vias aéreas superiores, seguido de rotação lateral da cabeça, na famosa posição de "Cocked Robin", nome dado ao pássaro que dorme com a cabeça caída lateralmente (Fig. 9-8).

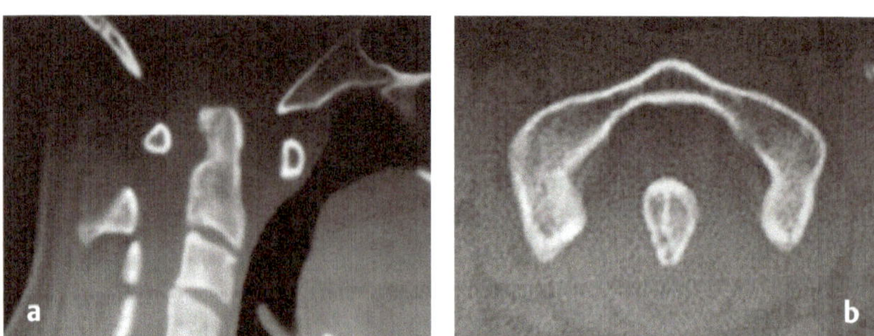

Fig. 9-7. (a,b) TC demonstrando subluxação posterior C1-C2 com aumento do intervalo atlanto dental. *(Continua.)*

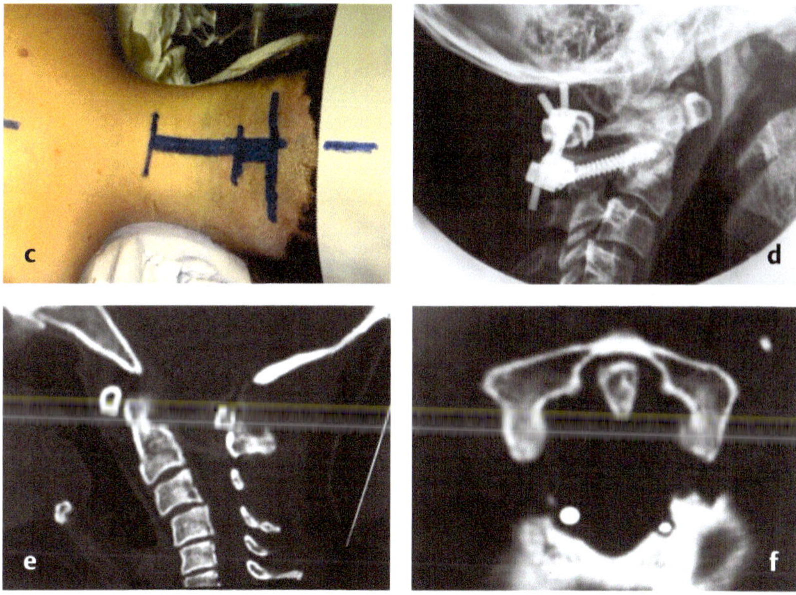

Fig. 9-7. *(Cont.)* (c) Posicionamento cirúrgico com incisão occipito-cervical mediana. (d) Radiografia em perfil de controle, visualizando a artrodese posterior C1-C2, bipedicular de C2 e sublaminar de C1. (e,f) TC com reconstrução, onde observamos a boa redução da subluxação.

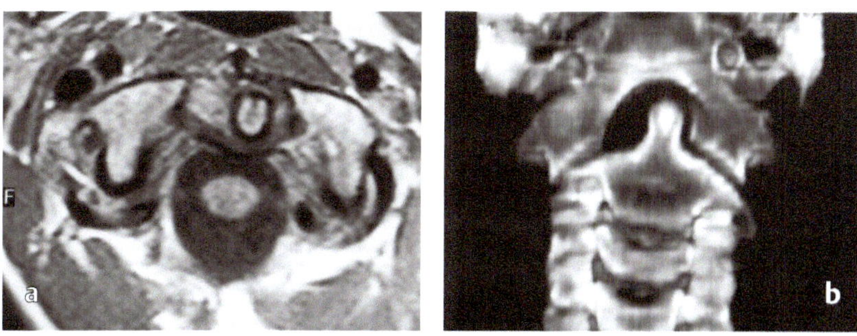

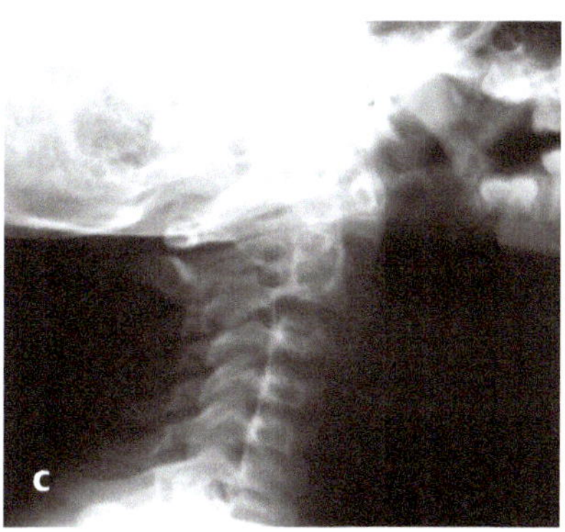

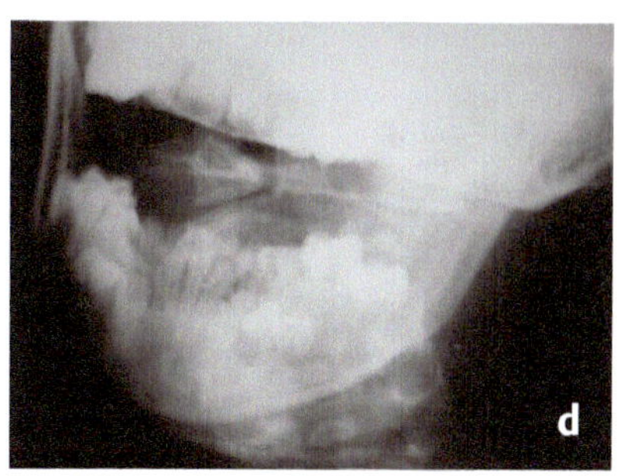

Fig. 9-8. (a) RM em corte axial demonstrando a luxação rotatória C1-C2 sem lesão do ligamento transverso. (b) TC com reconstrução e aumento do espaço lateral C1-C2. (c) Raios X em perfil. (d) AP, rotação lateral da cabeça.

Fielding *et al.*[23] classificaram estas lesões em quatro tipos: Tipo I, intervalo atlantodental (IAD) < 3 mm, sendo uma lesão estável; Tipo II, intervalo IAD < 5 > 3 mm, estável; Tipo III, IAD > 5 mm, instável; e Tipo IV, rotação vertical, instável, sendo uma lesão mais rara.

O tratamento frequentemente não é cirúrgico. A cirurgia está indicada nos Tipo III e IV, em lesões irredutíveis, lesões recorrentes e na presença de insuficiência do ligamento longitudinal posterior.

O tratamento conservador consiste em tração prolongada por 10 a 12 semanas com uso de relaxante muscular.

Fratura do Odontoide

As fraturas do odontoide correspondem a cerca de 60% das lesões traumáticas de C2 e 20% de todas as fraturas da coluna cervical.[24] A vértebra C2 apresenta características únicas: ela é composta de um corpo e uma ponta ou dente, com funções importantes de mobilidade e estabilidade, e em combinação com C1 são de fundamental importância na estabilidade da coluna cervical alta. A classificação mais comumente usada é a de Anderson e D'Alonzo publicada em 1974, em que os autores levavam em consideração apenas a altura do traço da fratura e dividem as fraturas em tipos 1, 2 e 3 (Fig. 9-9):[25]

- *Tipo I*: fratura na ponta do odontoide – É rara, correspondendo a cerca de 2% das fraturas do odontoide. Alguns autores acreditam tratar-se de uma avulsão do ligamento alar. A RM auxilia no diagnóstico da lesão ligamentar. Em princípio, é uma lesão estável. O tratamento é conservador com uso de halo ou colar cervical, caso o ligamento alar não esteja lesado;
- *Tipo II*: fratura na base do odontoide – É a mais comum, correspondendo de 54 a 74% das fraturas do odontoide. Em geral são consideradas fraturas instáveis. O tratamento pode ser conservador ou cirúrgico, com graus variáveis de fusão óssea. O tratamento consiste no uso da tração seguido de colar com 57% de fusão, colar isolado com 53% de fusão e halo 46 a 88% de fusão;[26]
- *Tipo III*: fratura no corpo de C2 com possível envolvimento da junção atlantoaxial – corresponde a cerca de 40% das fraturas do odontoide. Na maioria dos casos, o tratamento é conservador, com 80 a 100% de fusão óssea.

Roy-Camille, também em 1974,[27] publicou uma classificação parecida com a de Anderson e D'Alonzo, porém, além da altura do traço de fratura, ele levou em consideração a direção do traço e a dividiu em:

- *Tipo I*: Traço oblíquo e anterior;
- *Tipo II*: Traço oblíquo e posterior;
- *Tipo II N*: Traço horizontal na base de C2 (Fig. 9-9).

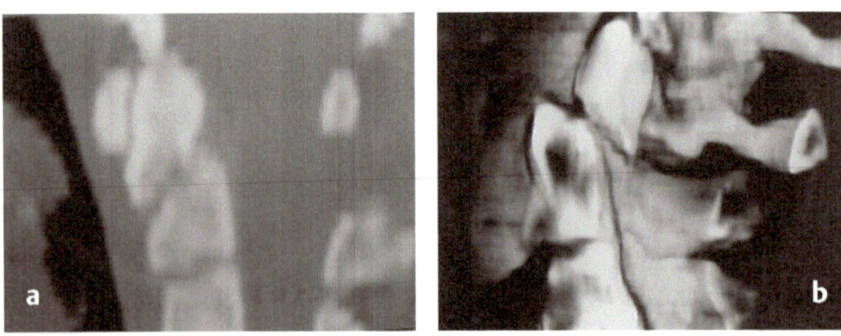

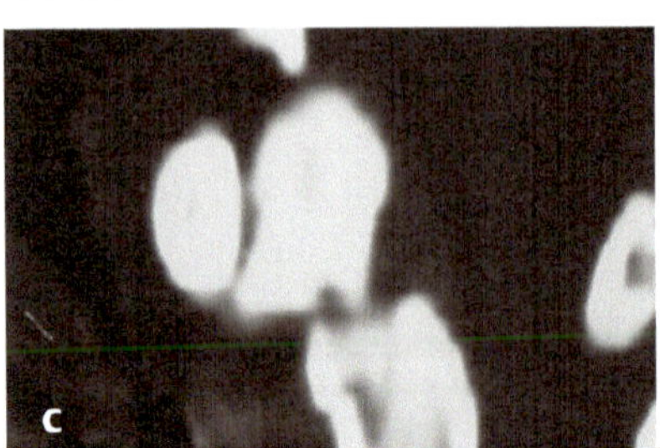

Fig. 9-9. Classificação da fratura do odontoide segundo Roy-Camille em: (**a**) Tipo I – traço oblíquo anterior. (**b**) Tipo II – oblíquo posterior. (**c**) Tipo II N – traço horizontal na base do odontoide.

São lesões com diferentes mecanismos de trauma. As fraturas com traço horizontal na base do odontoide são as mais comuns, correspondem a cerca de 50% das lesões. As fraturas com traço oblíquo anterior são lesões em hiperextensão e correspondem a aproximadamente 34% das fraturas, e as fraturas com traço oblíquo posterior são lesões em flexão e correspondem a 16% das fraturas, podendo estar associadas à lesão do ligamento transverso.[28] Usamos esta classificação, pois o tratamento cirúrgico utilizando a via anterior ou posterior depende do tipo da fratura. As indicações cirúrgicas da fratura do odontoide tipo II incluem: pacientes acima de 50 anos, distância entre os fragmentos > 2 mm, luxação do odontoide > 5 mm e a não redução sem alinhamento da fratura após o tratamento conservador.

As fraturas tipo I com traço anterior, de acordo com Roy-Camille, são uma contraindicação para colocação do parafuso anterior, pois o traço está na mesma direção em que entra o parafuso. Nesse tipo de fratura, a via posterior é mandatória, com diversas opções cirúrgicas, como amarria sublaminar, tipo Gallie ou Brooks. Hoje em dia, com as novas técnicas cirúrgicas usando parafusos, os índices de fusão são maiores, sendo necessária uma curva maior de aprendizado. Pode ser usada a técnica de Margel com uso de parafuso transarticular bilateral C1-C2, associada à amarria sublaminar com enxerto ósseo (Figs. 9-10 e 9-11). No entanto, deve-se ressaltar que em cerca de 20% dos casos esta técnica

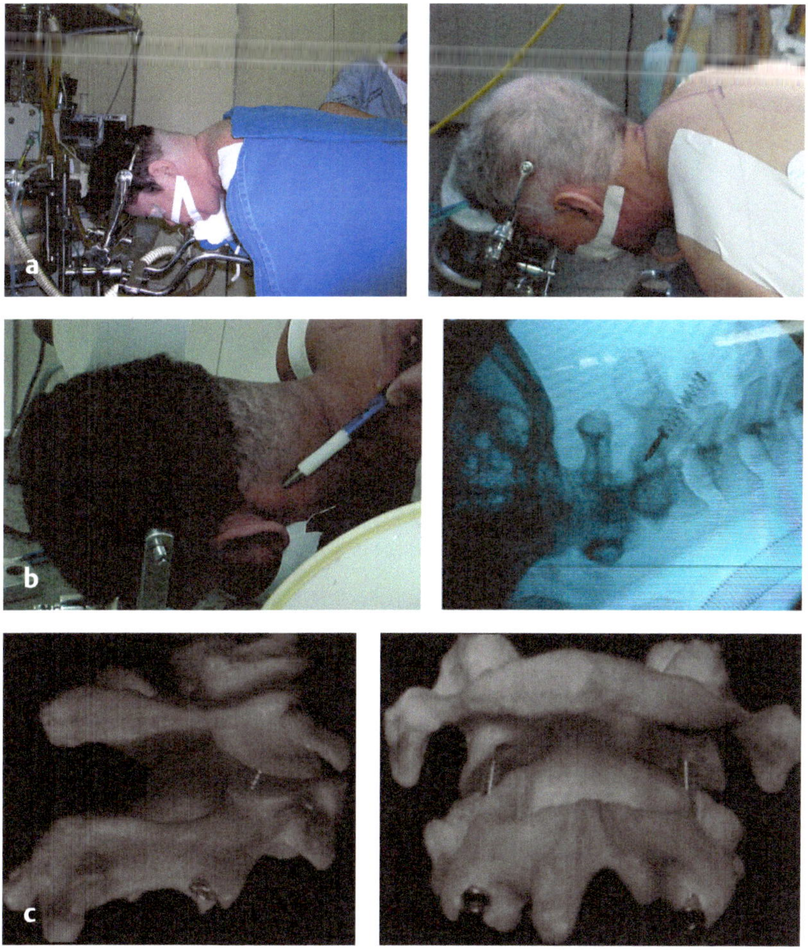

Fig. 9-10. (a) Posicionamento do paciente em decúbito ventral, para realização da técnica de Margel. Nota-se que cada paciente apresenta uma flexão diferente da cabeça, com uma angulação variável. Isto se deve ao fato de se tentar reduzir a fratura na posição cirúrgica, com auxílio da fluoroscopia, para facilitar a correção da fratura. (b) Detalhe técnico com uso de algo metálico indo na direção do arco anterior de C1, projetando o trajeto do parafuso transarticular C1-C2. (c) Foto visualizando o ponto de entrada e trajeto do parafuso.

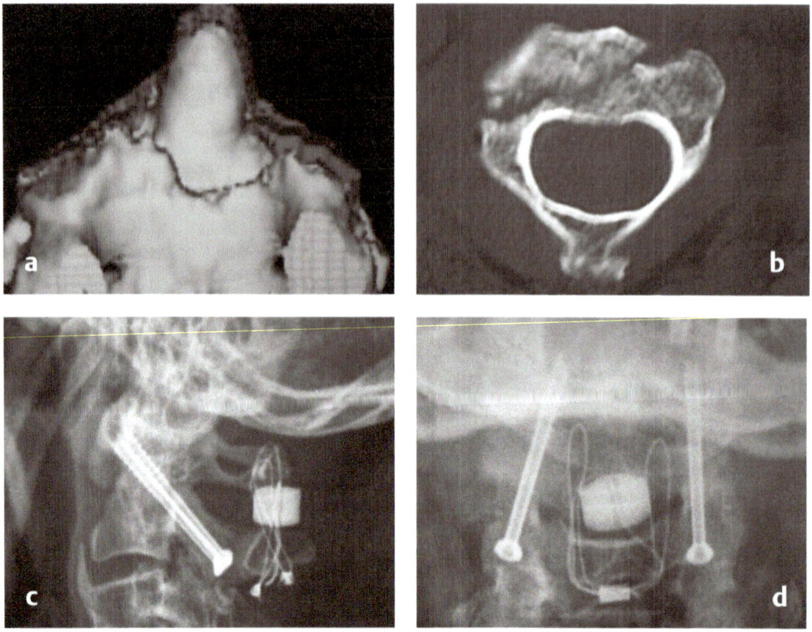

Fig. 9-11. (a) TC com reconstrução demonstrando fratura do odontoide com traço anterior. (b) TC com visualização da fratura no corpo de C2. (c) Raios X de controle em perfil e (d) AP com artrodese tipo Margel C1-C2.

não pode ser utilizada, em virtude de variações anatômicas da artéria vertebral. Por este motivo, é de fundamental importância a avaliação desta região no pré-operatório com a TC. Outras opções incluem a técnica de Goel/Harms, que consiste na fixação direta da massa lateral de C1, associada à fixação do istmo ou pedículo de C2 (Fig. 9-12), ou a técnica Whigth, que é a fixação laminar bilateral de C2. De um modo geral, a via posterior pode ser usada nas fraturas tipo II com traço oblíquo anterior, fraturas crônicas, lesão do ligamento transverso e nas pseudoartroses do odontoide. Os fatores de risco de não união usando a técnica de Goel/Harms incluem: fraturas crônicas > 2 meses; idade > 45 anos e separação dos fragmentos óssea da fratura > 4 mm.[29]

Nas fraturas do odontoide tipo II com traço oblíquo posterior e tipo II N com traço horizontal na base do odontoide, a abordagem anterior com uso de fixação direta do odontoide deve ser a primeira linha de tratamento, pois apresenta altas taxas de fusão, curto período de internação, baixo índice de complicações e revisões além de preservar a mobilidade C1-C2.[30]

As indicações do parafuso anterior do odontoide incluem: fraturas recentes, fraturas alinhadas e idade acima de 7 anos. As contraindicações absolutas são: lesão do ligamento transverso; fraturas crônicas acima de 18 semanas; fraturas mal alinhadas, não reduzidas; fraturas patológicas e associação com fratura de Jefferson. As contraindicações relativas são: pescoço curto; cifose torácica; osteoporose e idade avançada. Um parafuso é suficiente em pacientes jovens. Não há diferença clínica nem radiológica com o uso de dois parafusos. Em idosos, alguns autores recomendam o uso de dois parafusos para aumentar a taxa de fusão. Essa abordagem será discutida no tópico "Trauma no Idoso".

A técnica do parafuso anterior do odontoide é feita com o paciente em decúbito dorsal, cabeça reta, mesa radiotransparente ou com um suporte de madeira apoiando a cabeça, mantendo a boca aberta com um rolo de gazes ou uma rolha. Pode ser feita uma flexão ou extensão da cabeça, visualizando diretamente na fluoroscopia em perfil, com o objetivo de reduzir a fratura. Pode ser usada uma tração cervical leve para tentar reduzir a fratura. A abordagem é a mesma que é usada para artrodese cervical anterior, sendo feita a incisão na pele, na borda interna do esternocleidomastóideo ao nível de C4 para facilitar o acesso à base de C2. O uso de dois intensificadores de imagem, um em AP e outro em perfil, facilita e torna mais rápido o procedimento. Após identificação da borda inferior do corpo de C2, é retirada uma pequena parte do disco C2-C3 e uma pequena porção da porção superior do corpo de C3. Com uso de um drill, é feito um orifício de entrada na porção inferior do corpo de C2 em direção à ponta do odontoide. Este procedimento é feito usando a fluoroscopia para visualizar o trajeto em duas dimensões, no AP e perfil. O próprio fio que faz o orifício inicial funciona com um guia para introdução do parafuso canulado, medindo cerca de 30 a 50 mm. Quando o parafuso estiver no lugar, o fio é retirado. A cabeça do parafuso deve ficar dentro do corpo de C2 ou no espaço C2-C3 (Fig. 9-13).

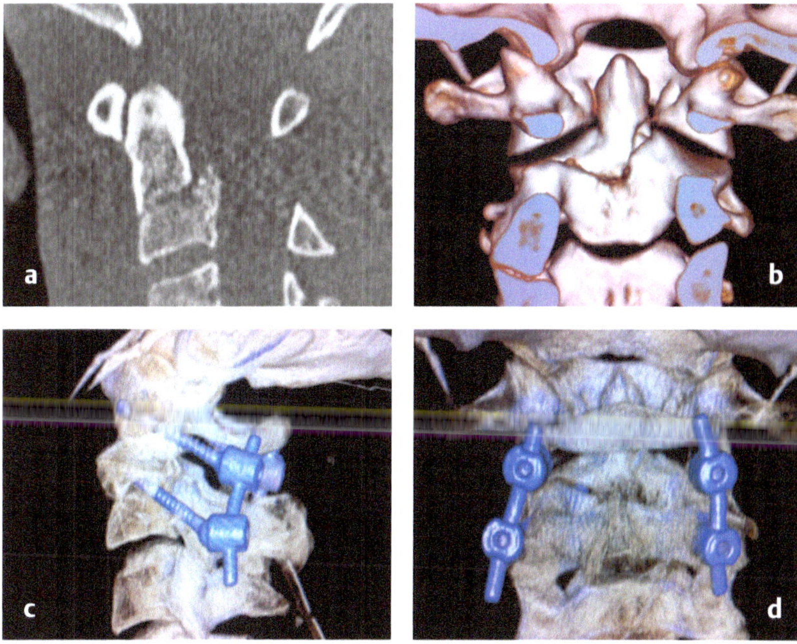

Fig. 9-12. (a,b) TC com reconstrução demonstrando fratura do odontoide tipo II com traço oblíquo anterior. (c,d) TC de controle com visualização da fixação C1-C2 pela técnica de Goel/Harms.

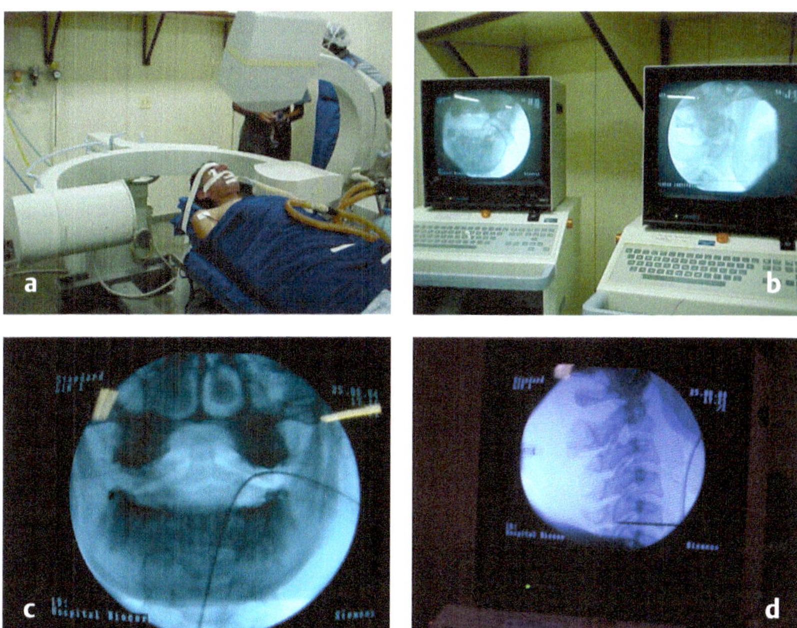

Fig. 9-13. (a) Posicionamento cirúrgico. (b) Utilização de dois intensificadores de imagens em AP e perfil. (c,d) Imagem na fluoroscopia em AP e perfil. *(Continua.)*

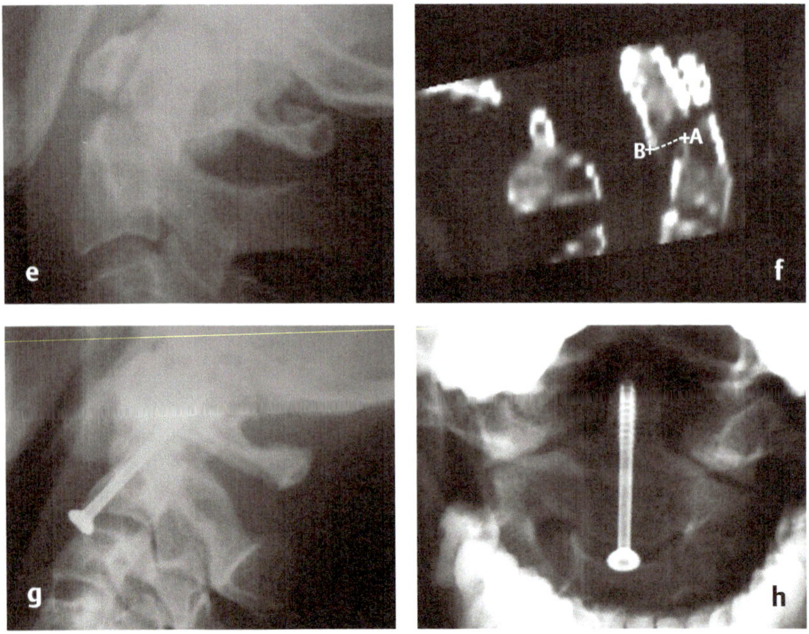

Fig. 9-13. *(Cont.)* (e,f). Raios X em perfil e TC demonstrado fratura do odontoide tipo II com traço posterior. (g) Raios X de controle em perfil. (h) AP demonstrando parafuso bem posicionado.

Fratura do Pedículo do Áxis

Fratura do pedículo de C2 ou fratura de Hangman's ou fratura do enforcado. Na verdade, o termo é traduzido erroneamente para o português, pois Hangman's significada carrasco, ou seja, o enforcador e não o enforcado. Essa fratura é também conhecida na literatura anglo-saxônica como espondilolistese traumática do áxis. É a segunda lesão mais comum no áxis, correspondendo a 38% das fraturas de C2.[31] Vem associada com trauma fechado do crânio em 20 a 33% dos casos. Pode apresentar déficit neurológico em grau variável em aproximadamente 6,5 a 25%. Trauma facial é uma constante em cerca de 80% dos casos.[32,33] Pode vir acompanhada de lesão da artéria vertebral em cerca de 18%.[34] O traço de fratura, na maioria das vezes, apresenta um trajeto oblíquo.

A classificação mais usada para este tipo de fratura é a de Effendi, que divide essas lesões em tipos I, II e III (Fig. 9-14):

- *Tipo I*: Corresponde à maioria das fraturas, onde há a lesão no pedículo sem ocorrer deslocamento ou angulação; o mecanismo é uma força axial com hiperextensão. Lesão estável;
- *Tipo II*: Fratura do pedículo com grande deslocamento e separação dos fragmentos. Força axial e extensão com flexão rebote. Lesão potencialmente instável;
- *Tipo III*: Fratura do pedículo com grande angulação. Flexão primária e extensão rebote. Lesão instável.

Levine *et al.*[19] modificaram a classificação de Effendi e ampliaram mais dois tipos de fraturas. O tipo I foi dividido em I e Ia dependendo da extensão do traço de fratura, devendo ser ressaltado que no tipo Ia o traço de fratura chega até o processo transverso. O tipo II foi dividido em II e IIa. No primeiro caso, com mais de 3 mm de luxação C2-C3 com ou sem angulação, com lesão do disco C2-3 e do ligamento longitudinal posterior. O tipo IIa com angulação > 15 graus e luxação < 3 mm.

Não há na literatura um consenso sobre os critérios de instabilidade na fratura do pedículo do áxis. Diversos autores definem instabilidade de diferentes formas. A seguir estão listados alguns destes critérios.

Critérios de Instabilidade:

- Rx dinâmico – lesão do disco C2-C3;
- < 3.5 mm listese anterior C2-C3M OU < 11° angulação C2-C3;
- > 6 mm listese anterior e 2 mm na flexão-extensão;
- Alargamento anormal ou rotação do corpo de C2 e arco de C1 combinado com listese C2-C3 ou lesão do ligamento anular.

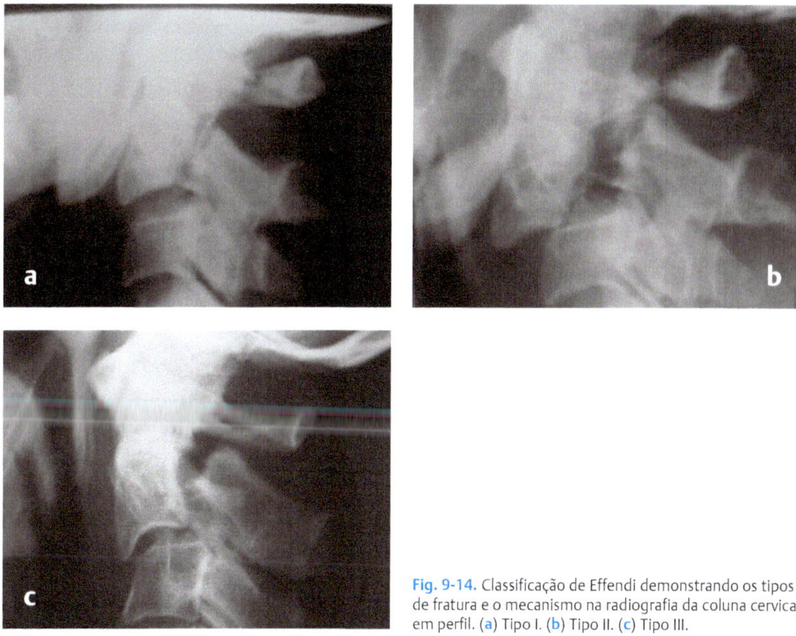

Fig. 9-14. Classificação de Effendi demonstrando os tipos de fratura e o mecanismo na radiografia da coluna cervical em perfil. (a) Tipo I. (b) Tipo II. (c) Tipo III.

Roy-Camille define instabilidade levando em consideração dois parâmetros: o deslocamento anterior do corpo de C2 (DA) e a cifose regional (CR) (Fig. 9-15).

O tratamento das fraturas do pedículo de C2 ainda é tema de controvérsia na literatura. Na maioria dos casos o tratamento é conservador, usando imobilização com colar tipo Miami J ou halo por um período de dois a três meses.

Além dos critérios de instabilidade para propor um tratamento cirúrgico, outras indicações incluem: hérnia de disco traumática, com compressão medular; fragmentos dentro do canal com compressão e não fusão após tratamento conservador com presença de instabilidade nas provas funcionais de flexão-extensão da coluna cervical. Em lesões estáveis, o tratamento conservador obtém 95% de bons resultados.[35] Por outro lado, nas fraturas instáveis com o tratamento conservador, os resultados são favoráveis em apenas 50% dos casos (Li, XF). Em duas revisões sistemáticas feita por Li, X F *et al.* em 2006,[36] e recentemente por Murphy *et al.* em 2017,[37] não foi constatada superioridade de uma técnica cirúrgica em detrimento de outra. Pode ser feita uma artrodese anterior com placa e parafuso (Fig. 9-16) ou uma fixação posterior bipedicular de C2 associada à massa lateral de C3 (Fig. 9-17). Alguns autores preconizam a associação destas técnicas.[38]

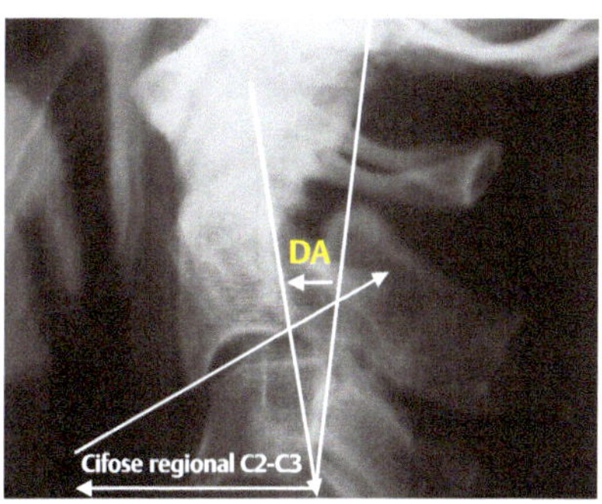

Fig. 9-15. Radiografia da coluna cervical demonstrando os critérios de instabilidade: DA (deslocamento anterior) → 3 mm e CR (Cifose regional) → +20 ou > -5.

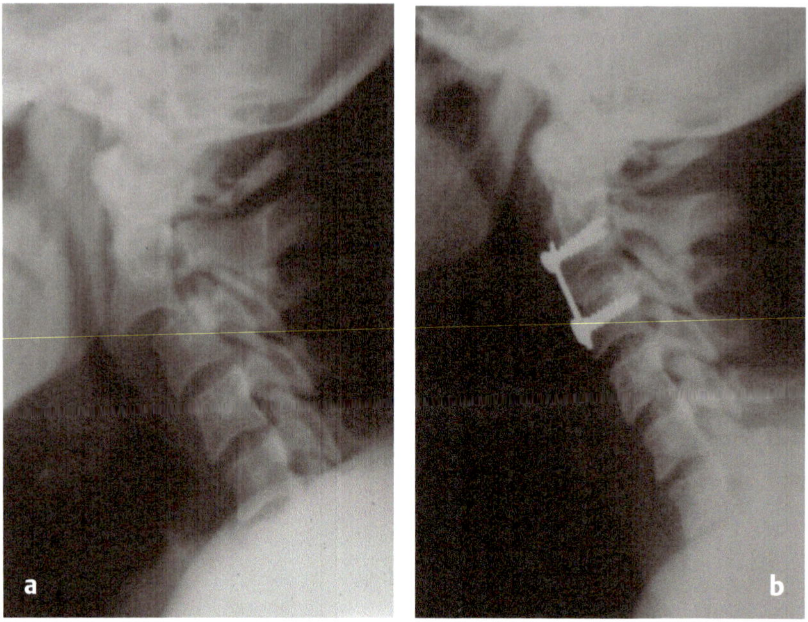

Fig. 9-16. (a) Raios X da coluna cervical em perfil demonstrando uma fratura do pedículo de C2. (b) Raios X de controle com placa e parafuso anterior com enxerto ósseo.

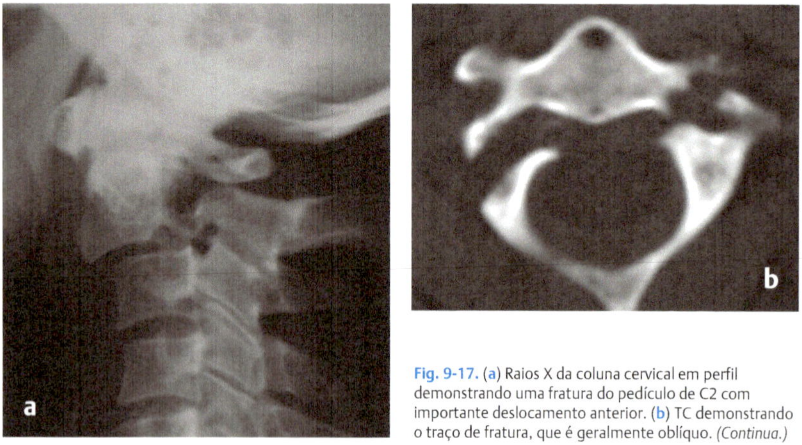

Fig. 9-17. (a) Raios X da coluna cervical em perfil demonstrando uma fratura do pedículo de C2 com importante deslocamento anterior. (b) TC demonstrando o traço de fratura, que é geralmente oblíquo. *(Continua.)*

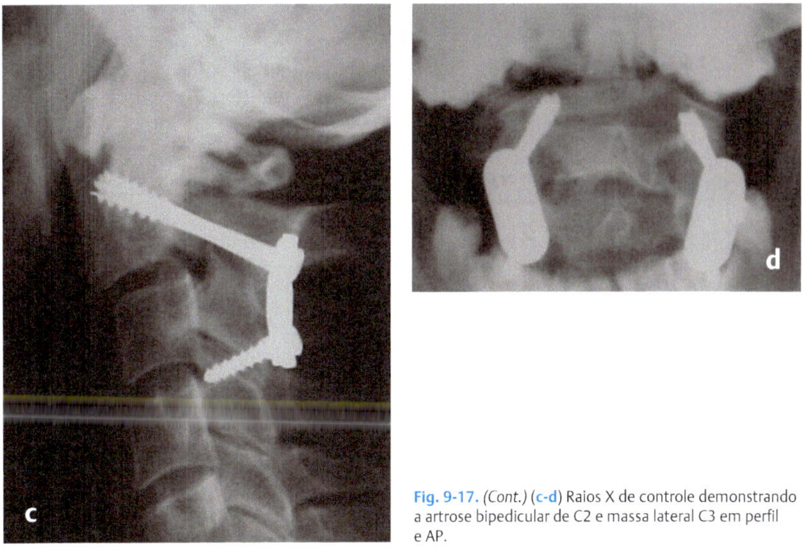

Fig. 9-17. *(Cont.)* (c-d) Raios X de controle demonstrando a artrose bipedicular de C2 e massa lateral C3 em perfil e AP.

TRAUMA NO IDOSO

O traumatismo da coluna cervical superior é comum em idosos, sendo o mecanismo de lesão, na maioria das vezes, de baixo impacto, com pouca energia cinética. Não há consenso na literatura a respeito do tratamento ideal, e tanto o conservador como o cirúrgico são passíveis de complicações. O uso de colar ou halo nesta faixa etária deve ser restrito às lesões estáveis. O tratamento cirúrgico apresenta uma melhor taxa de consolidação óssea, com um retorno mais rápido a autonomia diária.

A frequência das lesões traumáticas na coluna cervical tem aumentado em pacientes acima de 65 anos. A maioria ocorre na coluna cervical alta, principalmente no processo odontoide.[39] A associação com osteoporose e osteoartrite na coluna cervical alta e baixa, respectivamente, podem ser a explicação para este fenômeno.[40]

Jubert *et al.*,[40] em recente revisão sistemática a respeito de trauma na coluna cervical em idoso, demonstraram uma taxa de complicações média de 15,4% em todos os tratamentos combinados, sendo a disfagia e problemas respiratórios mais comuns no tratamento cirúrgico e as complicações locais tipo reação inflamatória ou infecção aos pinos do halo-colete e descompensação respiratória no grupo clínico. Neste mesmo estudo, a complicação tardia mais comum na fratura do odontoide foi a não união da fratura, não tendo sido constatada diferença significativa entre o grupo cirúrgico e clínico (12,8 *versus* 10,8%, respectivamente). A taxa de mortalidade em três meses, com os tratamentos, foi de 9,1%. Houve maior mortalidade em três meses no grupo clínico em comparação com o cirúrgico, 21 *versus* 8,9% respectivamente.

Fratura do Odontoide

É a fratura mais comum no idoso. Sua incidência tem aumentado progressivamente com o passar dos anos: em 1971 era de 21%, (Schatzker),[41] em 1991 de 43% (Fagin)[42] e em 2011 76% (OSTI). É a fratura mais comum da coluna cervical em pacientes acima de 70 anos.[43]

O tratamento para este tipo de fratura, nesta faixa etária, ainda gera muito controversa na literatura. Smith *et al.*[44] acreditam que o tratamento conservador é superior ao tratamento cirúrgico. Barraco *et al.*[45] avaliaram 108 pacientes com fratura do odontoide, dos quais 68 foram submetidos a tratamento clínico e 40 a tratamento cirúrgico, com uma média de idade de 82,4 e 77,4 anos para tratamento clínico e cirúrgico, respectivamente, sendo 23 submetidos a parafuso anterior e nove à fixação posterior. A mortalidade foi 20,4% para o grupo cirúrgico e 17,6% para o clínico. Os autores concluíram que o tratamento clínico deve ser recomendado.

Anderson *et al.*[3] encontraram resultados inaceitáveis, com altas taxas de complicações com uso de parafuso anterior do odontoide. Contrariamente, Omeis *et al.*[46] não encontraram diferença significativa em relação aos resultados e às complicações, utilizando diferentes técnicas cirúrgicas.

Em relação às fraturas do odontoide tipo II, de um modo geral, não há diferença clínica nem radiológica com a utilização de um ou dois parafusos no tratamento cirúrgico das fraturas do odontoide via anterior, porém, no idoso, o uso de dois parafusos está associado à melhora radiológica.

Apfelbaum *et al.*,[47] em trabalho com 57 pacientes com uma média de idade de 81,2 anos (70 a 96 anos), sendo em 21 deles usado 1 parafuso e em 36 dois parafusos, com um *follow-up* médio de 42 meses, encontraram 56% de fusão com um parafuso e 96% com dois parafusos. Nessa mesma série, foi alta a taxa de complicações, sendo 35% de disfagia, 19% de pneumonia e 5% de infarto agudo do miocárdio. No entanto, os autores concluíram que a fixação com parafuso anterior é efetiva em pacientes selecionados.

A disfagia tem sido uma complicação importante nas séries com parafuso anterior.[46] Recentemente, Marciano *et al.*[48] publicaram uma série com 40 pacientes em que 85% apresentaram disfagia sendo necessário o uso de tubo endotraqueal em 35%, o que resultou em aumento de cinco dias na estadia hospitalar em relação aos pacientes que não tiveram disfagia (14 *versus* 9 dias) e em aumento do custo de internação. Nessa série, cada ano acima de 65 anos aumentou a chance de disfagia em 12%. Sendo assim, esta complicação deve ser levada em consideração na hora da decisão cirúrgica.

Rivsi *et al.*,[49] avaliando uma série de 97 pacientes com fratura do odontoide, com uma média de idade de 73 anos, sendo 41 submetidos à fixação anterior e 56 a fixação posterior, não encontraram diferença entre os resultados.

Joaquim *et al.*[46] compararam o tratamento cirúrgico da fratura do odontoide via anterior usando fixação direta com parafuso *versus* fixação posterior, e concluíram que ambas as técnicas são aceitáveis, tendo cada abordagem suas indicações e contraindicações. Ambas apresentaram taxas de sucesso na estabilização da fratura. Contudo, a via posterior apresentou uma taxa de fusão maior e uma taxa de disfagia menor (Fig. 9-18).

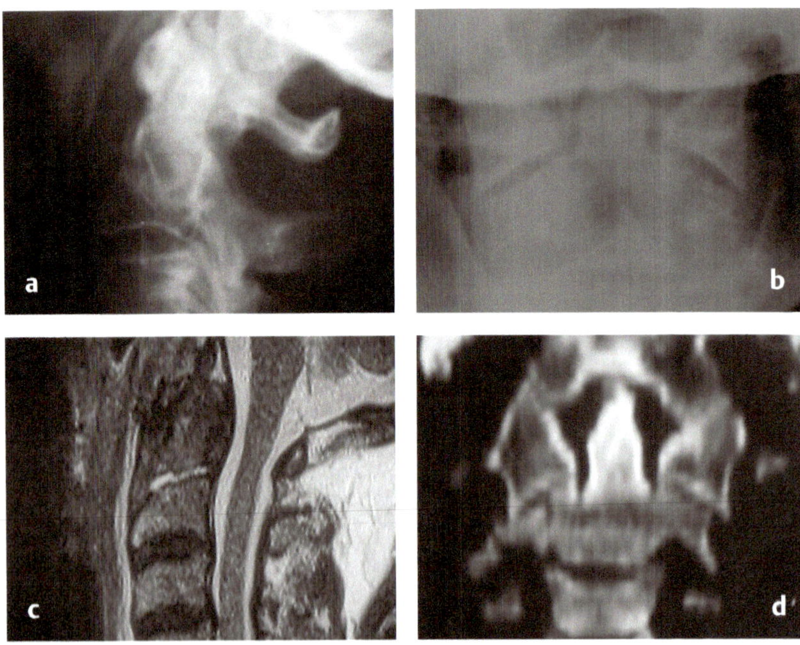

Fig. 9-18. Paciente 75 anos, acidente de carro, cervicalgia. (**a**) Radiografia simples da coluna cervical em perfil demonstra uma fratura do odontoide tipo II. (**b**) Radiografia da coluna cervical em transoral com a boca aberta demonstra fratura na base do odontoide. (**c**) Ressonância magnética ponderada em T2 com visualização mais evidente do traço de fratura. (**d**) Tomografia com reconstrução, visualizando melhor a parte óssea. *(Continua.)*

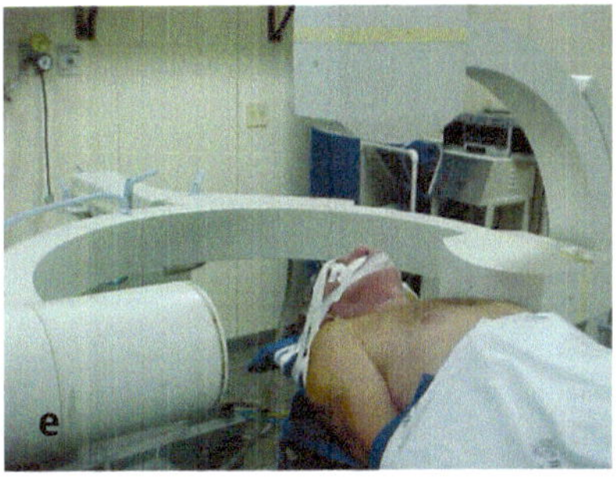

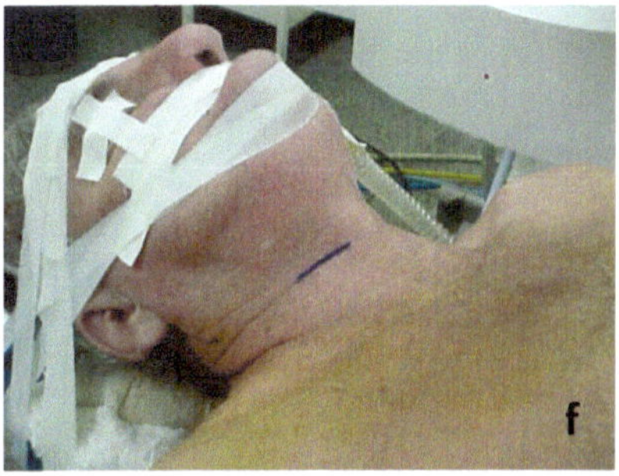

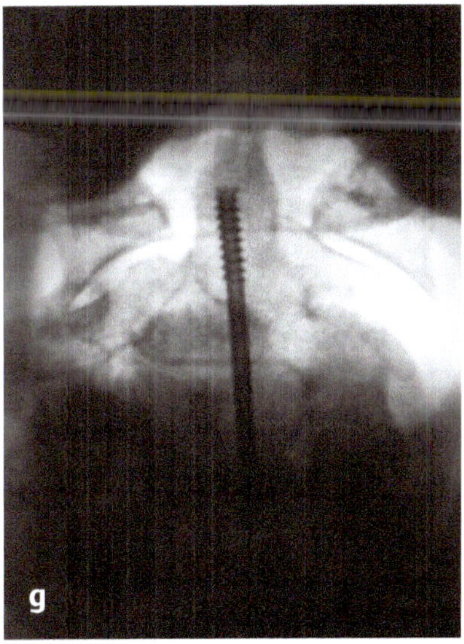

Fig. 9-18. *(Cont.)* (e) Posicionamento do paciente com dois intensificadores de imagens na posição de AP e perfil. (f) Detalhe da incisão na pele. (g) Raios X de controle em transoral, demonstrando parafuso anterior do odontoide bem posicionado.

CONCLUSÃO

As lesões traumáticas da coluna cervical superior apresentam uma gama variável de patologias, incluindo lesões benignas até as lesões fatais, ou com risco iminente da vida. O tratamento das lesões é sempre desafiador, pois inclui um bom conhecimento das estruturas anatômicas dessa região, assim como é necessário que o cirurgião conheça todas as técnicas cirúrgicas para a correção das lesões instáveis. De um modo geral, o prognóstico está diretamente relacionado ao estado neurológico inicial, como também às lesões associadas. Em algumas ocasiões, o tratamento cirúrgico, diferentemente do que ocorre na coluna cervical inferior, pode deixar sequela funcional.

AGRADECIMENTOS

Agradeço ao Dr. Marco Túlio Reis e ao Dr. José Augusto Malheiros por terem cedido gentilmente algumas fotos usadas neste capítulo. À minha filha Marina Salim Dantas, pela ajuda na confecção do texto. À Eliana Ventura pela revisão do texto.

REFERÊNCIAS BIBLIOGRÁFICAS

1. Theodore N, Aarabi B, Bizhan, et al. Neurosurgery. 2013;72:106-113.
2. Malham GM, Ackland HM, Jones R, et al. Occipital condyle fractures: incidence and clinical follow-up at a level 1 trauma centre. Emerg Radiol. 2009;16(4):291-297.
3. Bucholz RW, Burkhead WZ. The pathological anatomy of fatal atlanto- occiptal dislocations. J Bone Joint Surg Am. 1979;61:248-250.
4. Patel JC, Tepas JJ, Mollitt D L, Pieper P. Pediatric cervical spine injuries:defining the disease. J Pediatric. 2001;36:373-376.

5. Dvorak J, Panjabi MM. Functional anatomy of alar ligaments. Spine. 1987;12:183-189.
6. Dvorak J, Panjabi MM, Gerber M, Wichmann W. CT-functional diagnosticsof the rotatory instability of upper cerival spine,I:An experimental study on cadavers. Spine. 1987;12:197-205.
7. Bellabarba C, Mirza SK, West GA, et al. Diagnosis and treatment of craniocervical dislocation in a series of 17 consecutive survivors during an 8-year period. J Neurosurgery Spine. 2006;4:429-440.
8. Elaraky MA, Theodore N, Adams M, et al. Pediatric cervical spine injuries:reporto f 102 cases and review of the literature. J Neurosurgery. 200;92(1):12-17.
9. Harms J, Melcher R P. Posterior C1-C2 fusion with polyaxial screw and rod fixation. Spine. 2001;26(22)2467-2471.
10. Stulik J, Vyskocil T, Sebasta P, Kryl J. Harms techinique of C1-C2 fixation with polyaxial screw rods. Acta Chir Orthop Traumatol Cech. 2005;72:22-27.
11. Powers B, Miller MD, Kramer RS, et al. Traumatic anterior atlanto-occipital dislocation. Neurosurgery. 1979;4(1):12-17.
12. Dublin AB, Marks WM, Weinstock D, Newton T H. Traumatic dislocation of the atlanto-occipital articulation (AOA) with short-term survival. With a radiographic method of measuring. J Neurosurg. 1980;52(4):541-546.
13. Wholey MH, Bruwer AJ, Baker Jr. HL. The lateral roentgenogram of the neck; with comments on the atlanto-odontoid-basion relationship. Radiology. 1958;71(3):350-356.
14. Pang D, Nemzek WR, Zovickian J. Atlanto-occipital dislocation,I:Normal occipital condyle-C1 interval in 89 children. Neurosurgery. 2007;61:514-521.
15. Vaccaro AR, Fehlings MG, Dvorak MF. Spine and Spinal Cord Trauma. Evidence-based management. Ed Thieme. 2010:212-228.
16. Montane I, Eismont FJ, Green BA. Traumatic occipitoatlantal disocation. Spine. 1991;16:112-116.
17. Steinmetz MP, Verres M, Anderson JS, Lecher RM. Dual-strap augmentation of a halo orthosis a halo in the treatment of atlantooccipital dislocation in infants and young children: technical note. J Neurosurg. 2002;96(3):346-349.
18. Kaufman R A, Dunbar JS, Botsford JA, McLaurin RL. Traumatic longitudinal atlanto-occipital distraction injuries in children. AJNR Am J Neuroradiol. 1982;3:415-419.
19. Levine A M, Edwards CC. The management of traumatic spondylolisthesis of the axis. J Bone Joint Surg Am. 1985;67(2):217-26.
20. Dickman CA, Greene KA, Sonntag VKH. Injuries involving the transvese atlantal ligament: classification and treatment guidelines based upon experience with 39 injuries. Neurosurgery. 1996;38:44-50.
21. Hadley MN, Dickman CA. Acute Traumatic Atlas Fractures:Management an Long-Term Outcome. Neurosurgery. 1988;23:31-35.
22. Landells CD, Van Peteghem PK. Fractures of the atlas: classification, treatment and morbidity. Spine (Phila Pa 1976). 1988;13:450-452.
23. Fielding JW, Hawkins R. Atlanto-axial rotatory fixation. Fixed rotatory subluxation of the atlanto-axial joint. J Bone Joint Surg Am. 1977;59:37-44.
24. Andersson S, Rodrigues M, Olerud C. Odontoid fractures: high complication rate associated with anterior screw fixation in the elderly. Eur Spine J. 2000;9:56-59.
25. Anderson LD, D'Alonzo RT. Fractures of the odontoid process of the axis. J Bone Joint Surg Am. 1974;56:1663-1674.
26. Bulcholz RD, Cheung KC. Halo versus spinal fusion for cervical injury:evidence from anoutcome study. J Neurosurg. 1989;70:884-892.
27. Roy-Camille. Rachis cervical supérieure.5eme Journées de La Pitié.Masson.1986:119-136.
28. Apfelbaum RI. Anterior fixation of odontoid fractures in an elderly population. J Neurosurg Spine. 2010;12:1-8.
29. Wang H, Wang Q, Ma Li, et al. Predisposing factors of fracture nonunion after posterior C1 lateral mass srews combined with C2 pedicle/laminar screw fixation for type II odontoid fracture.World Neurosurg. 2018;109:e417-e425.
30. Dantas FLR, Prandini MN, Caires ACV, et al. Tratamento cirúrgico das fraturas do odontoide tipo ii com parafuso anterior: anaEalise de 15 casos. Arq Neuropsiquiatr. 2002;60:823-829.
31. Brandford RJ, Alton T B, Patel AR, Bellabarba C. Upper cervical spine.Am Acad Orthop Surg. 2014;22:718-729.
32. Effendi B, Roy D, Cornish B, et al. Fractures of the ring of the axis. A classification based on the analysis of 131 cases. J Bone Joint Surg Br. 1981;63B:319-327.
33. Francis W R, Fielding J W, Hawkins R J, et al. Traumatic spondylolisthesis of the axis. J Bone Joint Surg (Br). 1981;63-B:313-318.
34. Ding T, Maltenfort M, Yang H, et al. Correlation of C2 fractures and vertebral artery injury. Spine (Phila Pa 1976). 2010;35:E520-E524.
35. Murphy H, Schroeder G D, Shi WJ, et al. Management of hangman's fractures: a systematic review. J Orthop Trauma. 2017;31(4):S90-S95.
36. Li X F, Dai L Y, Lu H, Chen X D. A systematic review of the management of hangman's fractures. Eur Spine J. 2006;15:257-269.
37. Watanabe M, Sakai D, Yamamoto Y, et al. Upper cervical spine injuries:age-specific clinical features. J Orthop Sci. 2010;15:485-492.
38. Xie N, Khoo L T, Yuan W, et al. Combined anterior C2-C3 fusion and C2 pedicle screw fixation for the treatment of unstable hangman's fracture: a contrast to anterior approach only. Spine(Phila Pa 1976). 2010;35(6):613-9.
39. Carlisle E, Truumees E, Herkowitz H. Cervical spine trauma in arthritic, stiff, or osteoporotic patients. Semin Spine Surg. 2005;17:100-105.
40. Jubert G, Lonjon C, Garreau de Loubresse. The Bone and Joint Trauma Study Group (GETRAUM). Orthopaedics & Traumatology: Surgery & Research. 2013;99:S301-S312.
41. Schatzker J, Rorabeck CH, Waddell JP. Fractures of the dens (odontoid process). An analysis of thirty-seven case. J Bone Joint Surg Br. 1971;53(3):392-405.
42. Fagin AM, Cipolle MD, Barraco RD, et al. Odontoid fractures in the elderly: should we operate? Trauma. 2010;68(3):583-6.

43. Vaccaro AR, Madigan L, Ehrler DM. Contemporary management of adult cervical odontoid fractures. Orthopedics. 2000;23:1109-1113.
44. Smith HE, Kerr SM, Maltenfort M, et al. Early complications of surgical versus conservative treatment of isolated type II odontoid fractures in octogenarians: a retrospective co-hort study. J Spinal Disord Tech. 2008;21:535-539.
45. Barraco R. Odontoid fractures in the elderly: Should we operate? J Trauma. 2010;68:583-586.
46. Omeis I, Duggal N, Rubano J, et al. Surgical treatment of C2 fractures in the elderly: a multicenter retrospective analysis. J Spinal Disord Tech. 2009;22:91-95.
47. Joaquim AF, Patel AA. Surgical treatment of type II odontoid fractures: anterior odontoid screw or posterior cervical instrumentation fusion? Neurosurg Focus. 2015;38(4):E11.
48. Marciano RD, Seaman B, Sharma S, et al. Incidence of disfagia after odontoid screw fixation of type II odontoid fracture in the elderly. Surg Neurol Int. 2018;9:8423.
49. Rivsi, S A. Surgical management of acute odontoid fractures. J Trauma Acute Care Surg. 2012;72(3):682-90.

CAPÍTULO 10

TRAUMATISMO DA COLUNA CERVICAL

Fernando Luís Maeda ▪ Rômulo A. A. de Almeida ▪ Andrei Fernandes Joaquim

INTRODUÇÃO

Devido a sua mobilidade e localização entre duas estruturas rígidas, a coluna cervical é local frequente de lesões traumáticas.[1] As vértebras, os ligamentos, os discos intervertebrais, os músculos e as raízes nervosas estão sob risco de lesão.[2] Danos a medula espinal nesta região estão associadas à tetraplegia e incapacidade permanente. Portanto, é indispensável um manejo adequado, com diagnóstico e tratamento baseados em evidências.

A coluna cervical é dividida em dois segmentos: coluna cervical superior e subaxial. Este último consiste nos elementos vertebrais de C3 a C7, enquanto o primeiro é composto pelos côndilos occipitais, atlas e axis. Cerca de 50% das lesões cervicais ocorrem entre C5 e C7.[3]

O gerenciamento começa no ambiente pré-hospitalar com suporte básico de vida e imobilização da coluna para evitar novas lesões neurológicas. Cerca de 10% das vítimas de politraumatismo apresentam acometimento da coluna cervical.[4]

A lesão primária resulta do impacto direto na coluna, frequentemente com deformação estrutural associada à hemorragia, isquemia e contusão dos tecidos neurais. As respostas inflamatórias e celulares à lesão primária causam edema adicional, alterações vasculares e hipóxia do tecido, o que leva à necrose celular e axonal, denominada dano secundário. O tratamento médico visa reduzir e evitar a lesão secundária, uma vez que a lesão primária já está estabelecida no momento do trauma.[5]

EPIDEMIOLOGIA

A incidência do traumatismo raquimedular (TRM) varia entre 9-50 casos por milhão por ano, correspondendo a cerca de 12.000 a 15.000 novos casos a cada ano nos Estados Unidos. O custo anual por paciente chega a 1,1 a 4,6 milhões de dólares.[6]

A incidência por idade tem comportamento bimodal. O primeiro pico ocorre em adultos jovens quando a maioria das lesões da coluna vertebral está relacionada a acidentes de trânsito (36-59%) com predomínio do sexo masculino (5H/1M). O segundo pico atinge os idosos, que apresentam maior risco de quedas.[2,7] Embora os homens sejam mais afetados que as mulheres em qualquer idade, essa diferença é atenuada na população idosa.[7] Por exemplo, em 2012, a razão de incidência entre homens e mulheres era de 3,2 nas pessoas de 16 a 24 anos, enquanto nas de 75 a 84 anos era de 1,5.[7] No geral, as lesões da coluna são mais frequentes em áreas urbanas.[2]

A idade média dos pacientes com TRM aumentou de 28,7 anos para 42,2 anos de 1970 a 2014.[7] Essa tendência foi observada em ambos os sexos, todas as raças e todas as etiologias (exceto para atos de violência).[7] Embora a violência tenha diminuído como etiologia, ainda é elevada no grupo de 16 a 30 anos e ocupa o primeiro lugar entre os homens negros.[7]

As principais causas de TRM são acidentes com veículos, violência, quedas e mergulho em águas rasas.[2] A ordem de frequência varia entre os países. Uma porção significativa de trauma de coluna cervical é causada por esportes.[1] A incidência é maior no futebol, com 6,19 casos por 10.000 participantes.[1] Hóquei no gelo, futebol e rúgbi são outros exemplos de esportes de alto risco devido às frequentes colisões em alta velocidade entre atletas.[1] A incidência de TRM relacionada ao esporte na faixa etária de 46 a 60 anos tem aumentado ao longo do tempo, o que não condiz com a diminuição da incidência quando considerada a população geral.[7]

Cerca de 20% dos pacientes apresentam duas ou mais lesões na coluna em diferentes níveis. As fraturas da coluna cervical podem estar associadas à dissecção das artérias carótidas e vertebrais, e deve-se estar atento, principalmente em pacientes comatosos. No entanto, a minoria dos pacientes apresentará algum grau de déficit neurológico (cerca de 15-20%).[8]

DIAGNÓSTICO

A avaliação completa começa com uma revisão do evento traumático em si, outras lesões identificadas no protocolo ATLS e quaisquer queixas do paciente.[9] Dor à palpação da coluna é comum. Quando presentes, os déficits neurológicos ajudam a determinar o nível da lesão e orienta a imagem.[1]

Os pacientes podem ser enquadrados em quatro categorias, dependendo da presença ou não de fatores de confusão que podem impedir uma avaliação satisfatória: alerta-assintomático, alerta-sintomático, temporariamente não avaliável ou confuso.[9] Pacientes temporariamente não avaliáveis referem-se àqueles intoxicados ou que apresentam outras lesões que causam distração. Geralmente, podem ser reavaliados em 24 a 48 horas, período em que deveriam estar com imobilização cervical. Pacientes comatosos precisam de exames de imagem para avaliação adequada.[10,11] Para pacientes acordados e conscientes, foram criados alguns critérios para ajudar a definir se a imagem é necessária.[12]

Quadro 10-1. Escala de deficiência da American Spinal Injury Association (ASIA)

A	Lesão medular completa. Nenhuma função motora ou sensorial abaixo do nível neurológico
B	Sensorial preservado, mas sem função motora abaixo do nível neurológico
C	Motor incompleto. A função motora é preservada abaixo do nível neurológico, e mais da metade das principais funções musculares abaixo do nível neurológico da lesão têm um grau muscular < 3
D	Motor incompleto. A função motora é preservada abaixo do nível neurológico, e pelo menos metade (ou mais) das funções musculares principais abaixo do nível neurológico da lesão têm um grau muscular ≥ 3
E	Normal. Sensação e função motora são classificadas como normais em todos os segmentos

O exame físico começa com a inspeção durante um registro do paciente. A coluna vertebral deve ser palpada em toda a sua extensão, e a função neurológica avaliada conforme proposto pelo protocolo ASIA.[9] Achados significativos são dor na coluna, deformidades, equimoses e déficits neurológicos.[9]

Lesões acima de T6 podem levar a choque neurogênico, que é caracterizado por hipotensão e bradicardia, devido à atividade vagal sem oposição nos vasos sanguíneos e coração. O tratamento envolve ressuscitação volêmica e o uso de vasopressores como dopamina, vasopressina e norepinefrina. A atropina pode ser útil em uma frequência cardíaca baixa. No entanto, esse tipo de choque não é frequente e outras causas devem ser excluídas.[13]

A avaliação neurológica envolve a avaliação das funções motoras e sensoriais, do tônus do esfíncter e dos reflexos tendinosos profundos. A determinação do teste de função e classificação foi estabelecida pela American Spinal Injury Association (ASIA) por meio da ASIA Impairment Scale (AIS), atualmente considerada a ferramenta preferida do exame neurológico, que é apresentada no Quadro 10-1.[14] O AIS divide os pacientes em cinco classes, de A a E.

É importante destacar dois cenários clínicos. O primeiro, choque espinal (paralisia transitória), envolve a perda de todas as funções da medula espinal distal ao nível da lesão. Os achados clínicos são paralisia flácida, anestesia, perda do controle da bexiga e do intestino e perda dos reflexos tendinosos profundos. Priapismo também é relatado. Ela ocorre após a lesão da medula espinal e é avaliada através de testes de reflexos sacrais (reflexo bulbocavernoso), que estão ausentes durante o período de choque. O retorno do reflexo bulbocavernoso indica resolução desta condição.[15,16]

O segundo cenário clínico é denominado lesão da medula espinal sem anormalidade radiográfica (SCIWORA). Essa entidade é descrita principalmente em crianças e comumente afeta a coluna cervical. Como o nome sugere, as imagens radiográficas e tomográficas não demonstram qualquer anormalidade traumática; entretanto, sinais de mielopatia traumática aguda podem ser vistos nas imagens de ressonância magnética.[17,18]

AVALIAÇÃO RADIOLÓGICA

Após uma avaliação inicial (seguindo o protocolo ATLS) e estabilização clínica, os exames de imagem são considerados de acordo com a natureza e gravidade da lesão.[1] Dor na coluna cervical e novos sintomas neurológicos podem exigir estudos de imagem uma vez que podem estar associados a fraturas.[1]

A decisão de remover a imobilização cervical em pacientes com rebaixamento de consciência passa pela avaliação por imagem.[9] Uma lesão espinal é considerada presente até que seja descartada por imagem. Embora muitos autores considerem seguro remover o colar cervical em pacientes com estudo de TC negativo, há algumas evidências de que a ressonância magnética é necessária para descartar lesão de tecidos moles.[9]

Em pacientes assintomáticos acordados e alertas, sem intoxicação por substância e déficits neurológicos, a lesão cervical é descartada pelo exame físico, e os exames de imagem muitas vezes são desnecessários.[9] Se sintomático, a dor e os déficits neurológicos ajudam a determinar o nível da lesão e orientar a imagem.[1,9]

Algumas ferramentas foram desenvolvidas para identificar pacientes com baixo risco de lesão da coluna cervical, nos casos em que a imagem geralmente não é necessária.[1] O National Emergency X-radiography Study (NEXUS) Low-Risk Criteria (NLC), desenvolvido nos Estados Unidos, e o Canadian C-Spine Rule (CCR), desenvolvido no Canadá, são duas ferramentas amplamente utilizadas (Quadro 10-2).[19-21] Avaliar a possibilidade de traduzir o NEXUS, assim como o fluxograma do Canadian C-Spine Rule.

Quadro 10-2. Critérios de Baixo Risco do Estudo Nacional de Radiografia de Emergência (NEXUS)[19]

- Ausência de sensibilidade na linha média cervical posterior
- Ausência de achados neurológicos anormais
- Ausência de lesões dolorosas ou perturbadoras
- Nível normal de alerta sem evidência de intoxicação

Radiografias simples podem ser usadas para avaliação da coluna. Em pacientes assintomáticos, para a decisão de se retirar ou não a imobilização cervical, a coluna cervical pode ser avaliada com incidências radiológicas anteroposterior, lateral e transoral. Pequenas fraturas ou lesões em áreas juncionais são difíceis de serem visualizadas na radiografia simples, pois há uma sobreposição de estruturas ósseas.[22]

A maioria dos centros de trauma usa a tomografia computadorizada como o primeiro método de imagem, porque está amplamente disponível e tem uma sensibilidade e especificidade de 99 e 100%, respectivamente. Portanto, tomografia computadorizada com reconstrução 3D vem substituindo radiografias simples (sensibilidade de 70%).[23,24]

A ressonância magnética (RM) é uma ferramenta essencial na avaliação de tecidos moles, como discos vertebrais, ligamentos, cápsula facetária e a própria medula espinal. Também é útil para determinar a estabilidade da coluna vertebral. A alta sensibilidade, juntamente com especificidade relativamente baixa para lesões ligamentares, aumenta o risco de tratamentos desnecessários.[25,26]

Lesões de tecidos moles, como compressão da medula espinal, hérnia de disco traumática e lesões ligamentares, são mais bem avaliadas por meio de RM. Pacientes com déficits neurológicos e tomografia computadorizada normal também se beneficiam de imagens de RM.[27]

MANEJO

O Protocolo de Suporte Avançado de Vida no Trauma (ATLS) orienta o atendimento inicial antes da internação hospitalar. O protocolo segue o mnemônico ABCDE:

A) Vias aéreas e coluna cervical;
B) Respiração;
C) Circulação;
D) Incapacidade/Exame neurológico;
E) Exposição do paciente.[28]

Antes da avaliação das vias aéreas, a cervical deve ser protegida contra manipulação excessiva, principalmente se for necessária a intubação, e mantida imobilizada até o tratamento definitivo. Para isso, um colar cervical rígido com apoio lateral e cinta são comumente usados. A única exceção é quando o paciente apresenta parada cardíaca, caso em que a ressuscitação cardiopulmonar (RCP) deve ser realizada primeiro.

As crianças podem ter a parte superior do tronco ligeiramente elevada durante a manipulação, pois o tamanho desproporcionalmente maior da cabeça leva à flexão excessiva do pescoço, colocando a medula espinal cervical sob maior risco de compressão e piora neurológica.

Em C (circulação), são avaliadas a frequência cardíaca e a pressão arterial. O manejo ativo da hipotensão e da hipoxemia é essencial, pois essas condições podem causar danos secundários à medula espinal (lesão secundária).

Em D (Deficiência/Exame neurológico), os déficits neurológicos são abordados de forma objetiva.

Com a coluna imobilizada, o paciente é então transportado para a sala de emergência. Qualquer mobilização é feita em bloco até que qualquer lesão instável seja descartada. Na admissão hospitalar, a avaliação ABCDE é realizada novamente.

O uso de esteroides é controverso no trauma fechado. No entanto, é contraindicada em traumas penetrantes ou em pacientes com traumatismo cranioencefálico moderado a grave, nos quais a administração de corticoide está associada a maior mortalidade. Riluzol e minociclina, que são agentes neuroprotetores em estudo e não são usados na prática clínica.

TRAUMA DA COLUNA CERVICAL SUPERIOR

Fratura do Côndilo Occipital (OCF)

As fraturas do côndilo occipital (OCF) são lesões traumáticas da base do crânio frequentemente associadas a traumas graves do crânio e da coluna cervical resultantes de insultos por desaceleração em alta velocidade. As luxações atlantoccipitais (AOD) podem estar relacionadas às OCF. Determinar o tipo e a extensão da OCF e a presença de lesões concomitantes da junção craniocervical (JCC) é essencial para a escolha da melhor opção de tratamento.[29]

Epidemiologia

Fraturas do côndilo occipital ocorrem em 1 a 3% da população com trauma craniocervical. As radiografias têm baixa sensibilidade para o seu diagnóstico, o que geralmente é feito por tomografia computadorizada.[30]

Mecanismo de Lesão

Essas fraturas apresentam um traumatismo não penetrante de alta energia no crânio ou pescoço como mecanismo de lesão. O padrão de fratura depende da direção das forças aplicadas (compressão, golpe direto, rotação ou inclinação lateral).[29]

Classificação

As lesões dos côndilos occipitais foram classificadas por Saturnus (1987), Anderson e Montesano (1988) e Tuli (1998). Saturnus classificou as fraturas do côndilo occipital em seis classes: compressão axial (tipo Jefferson), tração axial (tipo Hangman), rotação, compressão oblíqua, tração oblíqua e impacto transversal.[31] Anderson e Montesano propuseram uma nova classificação com base na análise de seis pacientes. Três tipos diferentes de fratura do côndilo occipital têm sido propostos: tipo 1, fratura do côndilo occipital impactado; tipo 2, fratura do côndilo que se estende até o forame magno; e fratura do tipo 3, com avulsão do côndilo occipital pelo ligamento alar.[32] Jeanneret acrescentou um quarto tipo de fratura à classificação de Anderson e Montesano correspondendo à avulsão completa do forame magno.[33]

Apresentação Clínica

A apresentação clínica dos pacientes com OCF é extremamente variável. Os pacientes graves geralmente apresentam lesões na cabeça associadas. Déficits de nervos cranianos, hemi ou quadriparesia e isquemia vertebrobasilar devem alertar para o diagnóstico de OCF. A paralisia dos nervos cranianos inferiores (nervos cranianos IX a XII) é o déficit neurológico mais comum. Disfagia, hematoma retrofaríngeo, torcicolo, dor cervical e comprometimento da [illegible] foram relatados em associação com OCF. Lesões vasculares ou no tronco encefálico são raras porque tendem a ser fatais.[34]

Tratamento

A maioria dos casos é tratada de forma conservadora. De acordo com a classificação de Anderson e Montesano, a OCF tipo 1 e tipo 2 deve ser tratado conservadoramente com analgésicos e colar cervical semirrígido ou rígido por três meses, enquanto as fraturas do tipo 3 necessitam de fusão occipitocervical se associadas a AOD. O tratamento cirúrgico também está indicado se houver diagnóstico de compressão do tronco cerebral, luxação atlanto-occipital ou lesão atlantoaxial.[35,36]

Luxação Atlantoccipital (AOD)

Uma luxação atlantoccipital é uma lesão cervical altamente instável. Morbidade e mortalidade neurológicas ocorrem por lesões do tronco cerebral e da medula espinal cervical superior. Uma vez diagnosticada, a estabilização cirúrgica deve ser realizada o mais rápido possível.[37]

Epidemiologia

AOD é uma lesão incomum e fatal; foi identificado em 0,7-1,3% de todas as lesões cervicais e até 10% de todas as lesões fatais da coluna cervical. Na lesão catastrófica da coluna cervical devida a acidentes automobilísticos, a AOD ocorre em 35% dos casos. A frouxidão ligamentar e a desproporção da cabeça e do corpo em crianças contribuem para uma incidência três vezes maior de AOD do que em adultos. Nas últimas décadas, mais pacientes com AOD sobreviveram por meio de melhorias no atendimento pré-hospitalar, métodos diagnósticos, terapia intensiva e tratamento cirúrgico.[38]

Mecanismo de Lesão

AOD é causada por trauma de alta energia (acidentes automobilísticos, quedas de altura), envolvendo forças de aceleração e desaceleração. Traumatismo cranioencefálico grave pode estar associado a AOD.[39]

Classificação

As disjunções atlantoccipitais são raras e poucos sistemas de classificação foram criados. Traynellis propôs uma classificação baseada no vetor de translação: tipo I – anterior, tipo II – axial e tipo III – posterior.[40] Essa classificação foi elaborada com base em radiografias e foi criticada porque os deslocamentos atlantoccipitais apresentam instabilidade em todas as direções, então o deslocamento anterior, axial ou posterior seria apenas o registro de um momento e não identificaria a real direção do deslocamento.

Horn reclassificou as lesões da junção craniovertebral em duas categorias com base em achados de tomografia e ressonância magnética. O tipo I corresponde a lesões sem alterações na tomografia e com alterações no exame de ressonância magnética; são classificados como potencialmente estáveis e o tratamento conservador pode ser realizado. O tipo II representa lesões como uma TC alterada e achados macroscópicos de RM; são lesões instáveis com orientação para tratamento cirúrgico com fixação craniocervical.[41]

Apresentação Clínica

A apresentação clínica do AOD varia. Dos que sobrevivem, 20% podem ter um exame neurológico normal na apresentação. No entanto, lesão neurológica por tração ou compressão no tronco encefálico ou lesão secundária por lesão cerebrovascular e isquemia podem ser fatais.[42]

Casos graves de AOD podem se manifestar com déficits dos nervos cranianos inferiores, lesão da medula espinal, desregulação autonômica e lesões cerebrovasculares. Os déficits neurológicos podem ocorrer unilateralmente ou bilateralmente. A avaliação dos reflexos tendinosos pode ser prejudicada por choque medular. O choque neurogênico pode levar à instabilidade hemodinâmica. Lesões cerebrovasculares por dissecção vertebral ou carótida podem levar a acidentes vasculares isquêmicos.[42]

Tratamento

Em primeiro lugar, a instabilidade respiratória e hemodinâmica deve ser tratada imediatamente. A imobilização da coluna cervical com colar rígido deve ser realizada. Uma vez que a AOD é diagnosticada por exames radiológicos, a imobilização do halo pode ser realizada até a fixação e fusão occipitocervical. A tração cervical não deve ser aplicada devido ao risco aumentado de deterioração neurológica.[43]

A fusão occipitocervical pode ser realizada usando a técnica transarticular, massa lateral, pedículo C2 ou parafusos laminares. No osso occipital, as opções de instrumentação incluem parafusos occipitais bicorticais e parafusos do côndilo occipital.[43]

Embora o uso do *halo-vest* ainda tenha aplicações no tratamento, seu uso tem sido abandonado, devido à ineficácia na estabilização da articulação craniocervical e à morbidade do procedimento, com limitação das atividades diárias e aumento da mortalidade em idosos.[44]

Fraturas do Atlas (C1)

As fraturas de atlas representam o segundo tipo de fratura mais comum na região Occipito-C2, atrás da fratura do odontoide. Representa até 13% das lesões cervicais e 3% das fraturas cervicais. O tipo mais comum de fratura do atlas é uma fratura isolada do arco anterior ou posterior, que ocorre em conjunto com outras fraturas da coluna subaxial na maioria dos casos. O segundo tipo mais comum envolve fraturas tipo explosão isoladas sem disfunção neurológica. Lesões neurológicas e vasculares associadas são incomuns, mas podem ter consequências devastadoras.[45]

Epidemiologia

As fraturas do atlas são responsáveis por 3-13% de todas as fraturas cervicais e 1-3% de todas as lesões da coluna vertebral. Eles representam 25% de todas as lesões na coluna craniocervical. A idade média dos pacientes com fratura de atlas é 64 anos. Essas lesões têm uma distribuição bimodal, com indivíduos de 20-30 anos e aqueles entre 80-84 anos sob maior risco. Pacientes mais velhos apresentam maior associação com fraturas do eixo concomitantes. A incidência na população geriátrica continua aumentando.[46,47]

Mecanismo de Lesão

As fraturas do atlas ocorrem após trauma (80% resultam de colisões de veículos motorizados) na maioria dos casos. Fraturas C1 geralmente acontecem devido a um mecanismo de sobrecarga axial, que pode ser combinado com flexão/extensão ou rotação para criar os padrões de fratura típicos. A área está sujeita a altas tensões de um grande braço de alavanca do crânio.[3]

Classificação

A primeira descrição de uma lesão C1 foi feita por Sir Astley Cooper em 1823 durante uma autópsia. Sir Geofrey Jefferson desenvolveu um sistema de classificação inicial após avaliar 42 casos descritos e quatro casos próprios. A fratura por explosão de C1 em quatro fragmentos leva seu nome; é conhecida como fratura de Jefferson.[48] Barker descreveu uma fratura incomum, caracterizada pela fratura da porção medial da massa lateral de C1 com avulsão do ligamento transversal atlanto-axial, com provável mecanismo de estiramento do ligamento associado à compressão da massa lateral.[49]

Muitos sistemas de classificação foram criados para lesões C1. A primeira classificação, proposta por Jefferson, divide as fraturas de atlas em três categorias: Tipo I, fratura bilateral do arco anterior ou posterior de C1; Tipo II, combinação de fratura anterior e posterior de C1 (fratura de Jefferson); e Tipo III, massa lateral fraturada.[48]

Na lesão do ligamento atlantal transverso, a classificação proposta por Dickman diferencia o dano intraligamentar da avulsão óssea de sua inserção. O tipo I representa lesão intraligamentar, que pode ser central (Tipo Ia) ou lateral (Tipo Ib), enquanto o tipo II representa lesão ligamentar por avulsão da massa lateral, subdividida em tipo IIa com avulsão isolada e tipo IIb associada à fratura da massa lateral.[50]

Apresentação Clínica

Fraturas de C1 geralmente não causam lesão da medula espinal ou déficits neurológicos, porque a fratura se espalhou radialmente. No entanto, as artérias vertebrais estão sob risco de lesões (dissecção e/ou trombose), o que pode causar déficits neurológicos.[45]

Tratamento

Há falta de evidências de alta qualidade sobre o melhor tratamento das fraturas do atlas. As questões-chave para escolher a forma de tratar as fraturas atlas são: 1) é uma fratura isolada? e 2) é a lesão do ligamento transverso?

A lesão do ligamento transverso pode ser investigada inicialmente pelo intervalo atlanto-dental (ADI) e a Regra de Spence (deslocamento lateral da massa).[51-54] No entanto, o deslocamento lateral da massa nem sempre pode se correlacionar com a lesão do ligamento transverso e outros métodos radiográficos devem ser realizados.

Intervalo Atlanto-Dental (ADI)

A distância medida na radiografia da coluna cervical lateral entre a cortical posterior do arco anterior do atlas e a cortical anterior do processo odontoide.

- < 3 mm = normal em adultos (< 5 mm normal em crianças)
- 3-5 mm = Lesão do ligamento transverso com ligamentos alar e apicais intactos
- > 5 mm = Lesão na membrana transversal, ligamento alar e tectorial

Deslocamento de Massa Lateral (Também Conhecido como Regra de Spence)

A soma do deslocamento de massa lateral de C1 sobre C2 na visão transoral do odontoide foi descrita como prognóstico de uma lesão do ligamento transverso.

- Soma do deslocamento da massa lateral > 6,9 mm = ruptura do ligamento transversal.

A tomografia computadorizada fornece uma melhor visualização dos padrões de fratura e lesões associadas. A ressonância magnética é indicada sempre que houver suspeita de lesão do ligamento transverso ou evidência de disfunção neurológica. Uma angiografia ou angiografia por TC pode ser necessária para avaliar lesões das artérias vertebrais.[55]

Fraturas C1 isoladas com ligamento transverso intacto podem ser tratadas com imobilização cervical com colar cervical. O tratamento das avulsões ósseas do ligamento transverso é controverso; o tratamento cirúrgico ou conservador é recomendado. A imobilização com halo (halovest) deve ser evitada na população idosa devido ao alto índice de complicações.[44] Fraturas associadas (C1-C2 ou AOD) ou presença de lesão ligamentar transversa precisam de tratamento cirúrgico. Essas lesões podem ser tratadas por fixação e fusão C1-2 ou occipital a C2.[56]

Fratura de Axis (C2)

As lesões do Axis compreendem fraturas do odontoide, fraturas do Hangman e fraturas do corpo vertebral C2. As fraturas odontoide representam até 18% de todas as fraturas da coluna cervical na população em geral e são as fraturas cervicais mais frequentes em idosos. O mecanismo de lesão está associado à hiperflexão ou hiperextensão.[57]

Epidemiologia

As fraturas C2 são as lesões traumáticas cervicais mais comuns em pacientes idosos. A fratura odontoide é o tipo de fratura C2 mais comum. Apresenta distribuição bifásica de idades com picos tanto em adultos jovens quanto em pacientes idosos.[58]

Melhorias na segurança de veículos motorizados e equipamentos de proteção reduziram a incidência de lesões na coluna vertebral na população mais jovem. Mudanças demográficas com o aumento de pessoas idosas podem afetar a incidência dos vários tipos de fraturas relacionadas com osteoporose.[58]

Mecanismo de Lesão

A fratura do odontoide pode ocorrer tanto durante a hiperflexão ou hiperextensão quanto com ou sem compressão.[59] A fratura de Hangman ocorre por hiperextensão forçada da cabeça com distração do pescoço.[60]

Classificação

As fraturas de odontoide têm morfologias diferentes e requerem outros tratamentos. Desse modo, Anderson e D'Alonzo propuseram classificação em três tipos: Tipo I, fratura do topo do processo odontoide; tipo II, fratura da base do odontoide; e tipo III, fratura do corpo de C2. As fraturas do tipo I não requerem tratamento cirúrgico, enquanto as fraturas dos tipos II e III podem ser tratadas conservadoramente ou requerem tratamento cirúrgico.[59]

As fraturas do Hangman ou espondilolistese cervical são causadas por hiperextensão associada à carga axial ou distração. Essas lesões foram classicamente descritas por Effendi e adaptadas por Levine e Edwards: tipo I, fratura sem ângulo C2-C3 e distração < 3 mm; tipo II, fratura com ângulo > 11o e distração > 3 mm; e tipo III, fratura com angulação e distração grave associada a luxação facetária C2-C3 unilateral ou bilateral. As fraturas do tipo I e II podem ser tratadas conservadoramente com o uso de colares rígidos, enquanto as do tipo III requerem tratamento cirúrgico.61

As fraturas do corpo C2 são incomuns. Eles compreendem lesões na região entre o processo odontoide e as partes interarticulares de cada lado. Benzel classificou essas fraturas em três tipos: tipo I: vertical, orientação coronal, tipo II: vertical, orientação sagital e tipo III: transversal, orientação axial.[62] Fujimura propôs classificação em quatro tipos: Tipo I, fratura por avulsão por hiperextensão (*tear drop*); Tipo II, transversal; Tipo III, explosão; e Tipo IV, fratura sagital/parasagital lateral ao odontoide com orientação vertical ou diagonal.[63]

Apresentação Clínica

Pacientes com fraturas de C2 podem apresentar dor e de incapacidade para mover o pescoço ativamente. Pacientes com fraturas de odontoide podem sentir a cabeça instável sobre a coluna. Normalmente eles seguram a cabeça com as mãos para evitar qualquer movimento. A disfagia pode estar presente devido ao hematoma retrofaríngeo.[59] A fratura de Hangman raramente causa déficits neurológicos na apresentação.[61]

Tratamento

Fraturas de Odontoide

O tratamento das fraturas do odontoide deve considerar a classificação da lesão, a idade do paciente e a condição do paciente. As fraturas do tipo I e do tipo III devem ser tratadas com uma órtese cervical. O tratamento das fraturas do tipo II deve levar em consideração a idade do paciente e a condição médica. Pacientes jovens com fratura de odontoide tipo II devem ser tratados com halo ou colar cervical rígido, se não houver risco de não união (deslocamento ≥ 6 mm, idade > 50 anos, fratura cominutiva, lacuna de fratura > 1 mm, angulações > 10 °, atraso em tratamento (> 4 dias), deslocamento posterior (> 2 mm) e tabagismo); entretanto, se for identificado fator de risco para não união, o tratamento cirúrgico é indicado.[64] Pacientes idosos com fraturas do tipo II apresentam alto risco de pseudoartrose, portanto, devem ser tratados cirurgicamente.[65] No entanto, a órtese cervical pode ser experimentada se a condição médica contraindicar a cirurgia.[66]

O tratamento cirúrgico pode ser realizado através de uma osteossíntese por parafuso odontoide via anterior ou técnicas de fusão de C1-C2 via posterior. A odontoidectomia transoral pode ser realizada em deslocamento posterior grave do fragmento ósseo com compressão da medula espinal e déficits neurológicos.[67]

Fraturas de Hangman

As fraturas do tipo I (< 3 mm de deslocamento horizontal) devem ser tratadas com um colar rígido por 4-6 semanas. O tipo II deve ser tratado por redução fechada seguida de imobilização por halo. O tratamento cirúrgico é indicado para fraturas do tipo III e pode ser realizado por fusão intersomática C2-3 via anterior, fusão C1-3 posterior ou osteossíntese por parafuso de *pars articularis* de C2 bilateralmente.[61]

Sistema de Classificação de Lesão da Coluna Cervical Superior AOSpine (2018)

A AOSpine lançou uma nova classificação para lesões Occipito-C2 em 2018 para substituir as várias categorias anteriores para facilitar a padronização da classificação de lesões e padronização terapêutica.[68] Dessa forma, foi proposto um sistema de classificação de fraturas com três tipos, cada um com três subtipos, conforme mostrado no Quadro 10-3.

A nova classificação apresenta três grupos de três tipos: Grupo I envolve o côndilo occipital e a junção craniocervical; o Grupo II corresponde a C1 e à junção C1-C2; e o Grupo III é caracterizado por lesões de C2 e da junção C2-C3. Cada grupo é subdividido em um de três tipos: Tipo A, lesão óssea isolada sem lesão ligamentar ou discal representando lesões estáveis; Tipo B, lesões ligamentares ou lesões por banda de tensão que podem ou não ter lesões ósseas associadas, mas não há disjunção da integridade articular. Elas podem ser lesões estáveis ou instáveis; Tipo C, qualquer lesão com translação em qualquer plano ou disjunção da integridade articular representa lesão instável.

A classificação conta com a determinação do estado neurológico do paciente, em que N0: neurologicamente intacto; N1: déficit neurológico transitório; N2: Radiculopatia; N3: Lesão medular incompleta; N4: Lesão completa da medula espinal; NX: incapaz de avaliar e + para compressão da medula espinal mantida.

Quadro 10-3. Sistema de Classificação de Lesão da Coluna Cervical Superior AOSpine

Nível de lesão	Tipo de lesão	Estado neurológico	Modificadores
I – Lesões do côndilo occipital e do complexo da articulação cervical occipital **II** – Lesões do anel C1 e complexo articular C1-2 **III** – Lesões do complexo articular C2 e C2-3	**Tipo A:** lesão óssea apenas: ▪ Sem ligamentos significativos, banda de tensão, lesão discal ▪ Lesões estáveis **Tipo B:** banda de tensão/lesão ligamentar: ▪ Com ou sem lesão óssea ▪ Sem separação completa da integridade anatômica ▪ Estável ou instável, dependendo das especificidades da lesão **Tipo C:** lesão por tradução: ▪ Qualquer lesão com translação significativa em qualquer plano direcional e separação da integridade anatômica ▪ Lesões instáveis	**N0** – Intacto **N1** – Déficits neurológicos transitórios **N2** – Sintomas radiculares **N3** – Lesão medular incompleta **N4** – Lesão medular completa **NX** – Indeterminado (não disponível) + compressão contínua da medula espinhal	**M1** – Ruptura incompleta do complexo ligamentar posterior **M2** – Hérnia de disco aguda **M3** – Condições comórbidas da coluna (p. ex., osteoporose) **M4** – Lesão da artéria vertebral

Outro ponto adicional à padronização corresponde aos fatores modificadores: M1: Lesões com alto risco de não consolidação sem tratamento cirúrgico; M2: Lesão com potencial instabilidade; M3: modificadores pessoais (comorbidades); M4: lesão vascular ou anormalidade que afeta a terapia.[69]

TRAUMA DA COLUNA CERVICAL SUBAXIAL

A coluna cervical subaxial está frequentemente envolvida em traumas. É composta pelas vértebras C3-C7 e estruturas discoligamentares associadas. Estruturas importantes associadas a este segmento da coluna são a medula espinal cervical e as artérias vertebrais. Assim, lesões na coluna cervical subaxial podem estar associadas a eventos catastróficos, como tetraplegia, perda funcional, eventos cerebrovasculares e incapacidade permanente.[70]

Epidemiologia

Mais de 50% das lesões da coluna cervical localizam-se entre os níveis C5 e C7. A fratura da luxação de C7 e C7/T1 representa cerca de 17% das lesões cervicais.[3]

Mecanismo de Lesão

A coluna cervical subaxial, especialmente seus segmentos inferiores, é altamente móvel e representa uma região de transição entre a coluna torácica rígida e o segmento cefálico. Essa configuração coloca a coluna cervical subaxial sob alto estresse mecânico em situações de trauma.[70]

Os idosos são particularmente vulneráveis a quedas. A estenose cervical é frequente nessas populações, em decorrência das alterações degenerativas da coluna vertebral. A combinação desses fatores leva a uma incidência relativamente alta de lesão da medula espinal cervical, mesmo em traumas de baixa energia (geralmente na extensão cervical). Há também um segundo pico de incidência em adultos jovens, associado a acidentes de trânsito (36-59%). Os homens são cinco vezes mais afetados do que as mulheres.[71]

Classificação

Sistema de Classificação de Lesões da Coluna Cervical Subaxial (SLICS) (2007)

O Sistema de Classificação de Lesões Subaxial (SLIC) considera três aspectos a serem conhecidos (Quadro 10-4): (1) morfologia da lesão, (2) integridade do Complexo Discoligamentar (DLC) e (3) o estado neurológico do paciente. Foi proposto pelo Spinal Trauma Study Group para superar os déficits do sistema de classificação anterior.[72]

Quadro 10-4. Sistema de Classificação de Lesões Subaxial (SLIC)

SLIC – Categorias		
Morfologia de lesões	▪ Sem anormalidade	0
	▪ Compressão	1
	▪ Explosão	2
	▪ Distração	3
	▪ Translação/rotação	4
Integridade do complexo discoligamentar	▪ Intacto	0
	▪ Roto	1
	▪ Indeterminado	2
Status neurológico	▪ Intacto	0
	▪ Lesão radicular	1
	▪ Completo	2
	▪ Incompleto	3
	Compressão contínua da medula	+1

* Ligamentos longitudinais anteriores e posteriores, ligamentos interespinhosos, cápsulas facetárias e ligamento amarelo.

Joaquim *et al.* relatou que a classificação foi segura e útil na decisão sobre tratamento cirúrgico *versus* conduta não cirúrgica. Em sua pesquisa, os pacientes com pontuação de 1-3 pontos no SLIC foram tratados de forma conservadora, enquanto aqueles com pontuação > 4 pontos foram tratados com cirurgia. No entanto, esse escore não descreve com precisão a presença ou não de lesões como espondilose e estenose cervical preexistente, hérnia de disco traumática e/ou padrão de compressão (anterior ou posterior). Além disso, síndromes de compressão da medula espinal, como parestesia, desequilíbrio ou perda proprioceptiva, não são levadas em consideração nesse sistema de classificação.[73-75]

Dados recentes mostraram menor concordância intraobservador quanto à classificação morfológica do que se pensava anteriormente. Isso sugere que a confiabilidade e a reprodutibilidade do escore SLIC são melhores em lesões não ambíguas.[75]

AOSpine Subaxial Cervical Spine Injury Classification System (2016)

O AOSpine Knowledge Forum desenvolveu um sistema de classificação em uma tentativa de superar as deficiências do SLIC – uma descrição morfológica detalhada. O Sistema de Classificação de Lesões da Coluna Cervical Subaxial foi baseado no Sistema de Classificação de Lesões Toracolombar AOSpine, comprovadamente confiável e reprodutível. A classificação AOSpine leva em consideração a morfologia da lesão, a lesão facetária, o estado neurológico e a presença de modificadores (Quadro 10-5).[76,77]

Quadro 10-5. Sistema de Classificação de Lesão da Coluna Cervical Subaxial AOSpine[76]

Morfologia	Lesão de faceta	Estado neurológico	Modificadores
A – Fratura por compressão anterior com banda de tensão posterior intacta ou lâmina insignificante ou fraturas de processo espinhoso **B –** Fratura com falha da banda de tensão posterior ou anteroposterior por distração **C –** Deslocamento ou translação de um corpo vertebral em relação a uma vértebra adjacente	**F1 –** Fratura estável da faceta sem deslocamento **F2 –** Deslocamento > 1cm ou inclusão de mais de 40% da massa lateral **F3 –** Massa lateral flutuante **F4 –** Deslocamento ou subluxação de articulações facetárias	**N0 –** Intacto **N1 –** Déficits neurológicos transitórios **N2 –** Sintomas radiculares **N3 –** Incompleto **N4 –** Lesão medular completa **NX –** Indeterminado (não disponível) **+ –** compressão contínua da medula espinal	**M1 –** Ruptura incompleta do complexo ligamentar posterior **M2 –** Hérnia de disco aguda **M3 –** Condições comórbidas da coluna (p. ex., osteoporose) **M4 –** Lesão da artéria vertebral

Apresentação Clínica

Pode-se manifestar com qualquer síndrome clássica de lesão da coluna; no entanto, a síndrome medular central é relativamente frequente, especialmente em pacientes mais velhos. É caracterizada por déficits (motores e sensoriais) que são classicamente mais graves nos membros superiores.[71]

Tratamento

O trauma da coluna cervical pode ser tratado cirurgicamente ou não. O sistema de classificação SLIC é amplamente utilizado para auxiliar o processo de decisão. Objetivamente, a pontuação SLIC ≤ 3 é tratada de forma não cirúrgica, enquanto a pontuação SLIC ≥ 5 requer intervenção cirúrgica. O escore 4 no SLIC é uma área cinzenta, onde a experiência do cirurgião e a avaliação das condições associadas ajudam a determinar o melhor tratamento.[70,78] Em resumo, achados que sugerem instabilidade mecânica geralmente levam ao manejo cirúrgico.

Inicialmente, a luxação cervical subaxial pode ser tratada por tração cervical e redução fechada. A pinça de Gardner-Wells deve ser aplicada com o paciente em posição supina neutra após assepsia e anestesia local. Os pinos são colocados 1 cm acima do pavilhão auricular e 1 cm posterior ao meato acústico externo, evitando o músculo e a artéria temporal. A fixação assimétrica pode ser usada para influenciar a flexão ou extensão de acordo com a morfologia/luxação da lesão.[70]

A carga de tração deve começar com 5-10 lb (~2,5-5 kg). A cada 5 a 10 minutos, deve-se adicionar 5-10 lb (~2,5-5 kg), reavaliando o exame físico e repetindo a radiografia cervical lateral, até atingir a redução próxima ou até uma carga máxima de 40-45 lb (~18-20 kg). Uma vez obtida a redução facetária, deve-se usar tração cervical em extensão com 15-20 lb para manter a redução até o tratamento definitivo por fixação cirúrgica e fusão. A falha deve ser tratada por redução aberta urgente. A tração deve ser interrompida em qualquer deterioração neurológica e a ressonância magnética deve ser realizada. A redução fechada é contraindicada para pacientes que não estão acordados, alertas e cooperativos ou para aqueles que apresentam fratura de crânio.[70]

O tratamento cirúrgico por via anterior, posterior ou combinada é escolhido dependendo do tipo de lesão.[79] No entanto, a melhor abordagem permanece indefinida. As abordagens anteriores com discectomia ou corpectomia têm maior taxa de fusão e correção da lordose cervical, enquanto a abordagem posterior com descompressão e fusão é a melhor opção para vários níveis de lesão. As complicações da abordagem anterior incluem dificuldades de deglutição, enquanto a abordagem posterior está relacionada ao maior risco de infecção da ferida e pseudoartrose. Se corretamente indicada, a descompressão cervical cirúrgica precoce está associada a melhores resultados neurológicos.[80]

O tratamento não cirúrgico envolve a prescrição de órteses cervicais para fins de conforto (não fornecem imobilização adequada) durante um período de 6 a 12 semanas. Esses pacientes são acompanhados clínica e radiologicamente, regularmente.[79]

REFERÊNCIAS BIBLIOGRÁFICAS

1. Dadabo J, Jayabalan P. Acute management of cervical spine trauma. Handb Clin Neurol. 2018;158:353-362.
2. Passos RO, Pereira CU, Santos ACL, et al. Epidemiology of Spinal Cord Trauma in the Elderly. J Bras Neurocir. 2014;24(4):300-305.
3. Prasad VSSV, Schwartz A, Bhutani R, et al. Characteristics of injuries to the cervical spine and spinal cord in polytrauma patient population: Experience from a regional trauma unit. Spinal Cord. 1999;37(8):560-568.
4. Dreizin D, Letzing M, Sliker CW, et al. Multidetector CT of blunt cervical spine trauma in adults. Radiographics. 2014;34(7):1842-1865.
5. Alizadeh A, Dyck SM, Karimi-Abdolrezaee S. Traumatic Spinal Cord Injury: An Overview of Pathophysiology, Models and Acute Injury Mechanisms. Front Neurol. 2019;10:1-25.
6. Devivo MJ. Epidemiology of traumatic spinal cord injury: trends and future implications. Spinal Cord. 2012;50(5):365-372.
7. Chen Y, He Y, DeVivo MJ. Changing Demographics and Injury Profile of New Traumatic Spinal Cord Injuries in the United States, 1972–2014. Arch Phys Med Rehabil. 2016;97(10):1610-1619.
8. Fassett DR, Dailey AT, Vaccaro AR. Vertebral Artery Injuries Associated With Cervical Spine Injuries: A Review of the Literature. J Spinal Disord Tech. 2008;21(4):252-258.
9. Schoenfeld AJ, Beck AW, Harris MB, Anderson PA. Evaluating the Cervical Spine in the Blunt Trauma Patient. J Am Acad Orthop Surg. 2019;27(17):633-641.
10. Piatt JH. Detected and overlooked cervical spine injury in comatose victims of trauma: Report from the Pennsylvania Trauma Outcomes Study. J Neurosurg Spine. 2006;5(3):210-216.
11. Harrison PMB, Cairns CMB. Clearing the cervical spine in the unconscious patient. Contin Educ Anaesthesia, Crit Care Pain. 2008;8(4):117-120.
12. Schuster R, Waxman K, Sanchez B, et al. Magnetic resonance imaging is not needed to clear cervical spines in blunt trauma patients with normal computed tomographic results and no motor deficits. Arch Surg. 2005;140(8):762-766.
13. Ruiz IA, Squair J W, Phillips AA, et al. Incidence and Natural Progression of Neurogenic Shock after Traumatic Spinal Cord Injury. J Neurotrauma. 2018;35(3):461-466.
14. Hadley MN, Walters BC, Aarabi B, et al. Clinical assessment following acute cervical spinal cord injury. Neurosurgery. 2013;72(2):40-53.
15. Ditunno JF, Little JW, Tessler A, Burns A S. Spinal shock revisited: A four-phase model. Spinal Cord. 2004;42(7):383-395.

16. Conti K, Yellapu V, Sweeney J, et al. Spinal Shock: Differentiation from Neurogenic Shock and Key Management Approaches. Clin Manag Shock – Sci Art Physiol Restor. Published online 2020:1-22.
17. Pang D, Wilberger JE. Spinal cord injury without radiographic abnormalities in children. J Neurosurg. 1982;57(1):114-129.
18. Rozzelle CJ, Aarabi B, Dhall SS, et al. Spinal cord injury without radiographic abnormality (SCIWORA). Neurosurgery. 2013;72(2):227-233.
19. Hoffman JR, Mower WR, Wolfson AB, et al. Validity of a Set of Clinical Criteria to Rule Out Injury to the Cervical Spine in Patients with Blunt Trauma. N Engl J Med. 2000;343(2):94-99.
20. Stiell I G. The Canadian C-Spine Rule for Radiography in Alert and Stable Trauma Patients. JAMA. 2001;286(15):1841.
21. Stiell I G, Clement CM, McKnight RD, et al. The Canadian C-Spine Rule versus the NEXUS Low-Risk Criteria in Patients with Trauma. N Engl J Med. 2003;349(26):2510-2518.
22. Gale SC, Gracias VH, Reilly PM, Schwab CW. The inefficiency of plain radiography to evaluate the cervical spine after blunt trauma. J Trauma – Inj Infect Crit Care. 2005;59(5):1121-1125.
23. Berlin L. CT versus radiography for initial evaluation of cervical spine trauma: What is the standard of care? Am J Roentgenol. 2003;180(4):911-915.
24. Holmes JF, Akkinepalli R. Computed tomography versus plain radiography to screen for cervical spine injury: A meta-analysis. J Trauma – Inj Infect Crit Care. 2005;58(5):902-905.
25. Schaefer DM, Flanders AE, Osterholm JL, Northrup BE. Prognostic significance of magnetic resonance imaging in the acute phase of cervical spine injury. J Neurosurg. 1992;76(2):218-223.
26. Benzel EC, Hart BL, Ball PA, et al. Magnetic resonance imaging for the evaluation of patients with occult cervical spine injury. J Neurosurg. 1996;85(5):824-829.
27. Lau BPH, Hey HWD, Lau ETC, et al. The utility of magnetic resonance imaging in addition to computed tomography scans in the evaluation of cervical spine injuries: a study of obtunded blunt trauma patients. Eur Spine J. 2018;27(5):1028-1033.
28. Brasel KJ. Advanced trauma life support (ATLS®). J Trauma Acute Care Surg. 2013;74(5):1363-1366.
29. Leone A, Cerase A, Colosimo C, et al. Occipital condylar fractures: A review. Radiology. 2000;216(3):635-644. doi:10.1148/radiology. 216.3.r00se23635.
30. Malham GM, Ackland HM, Jones R, et al. Occipital condyle fractures: Incidence and clinical follow-up at a level 1 trauma centre. Emerg Radiol. 2009;16(4):291-297.
31. Saternus KS. Bruchformen des Condylus Occipitalis. Zeitschrift für Rechtsmedizin. Published online 1987.
32. Anderson PA, Montesano PX. Morphology and Treatment of Occipital Condyle Fractures. Spine (Phila Pa 1976). 1988;13(7):731-736.
33. Jeanneret B. Obere Halswirbelsäule. In: Spezielle Orthopädie Wirbelsäule-Thorax-Becken. Thieme. 1994:31-37.
34. Aulino JM, Tutt LK, Kaye JJ, et al. Occipital condyle fractures: Clinical presentation and imaging findings in 76 patients. Emerg Radiol. 2005;11(6):342-347.
35. Maserati MB, Stephens B, Zohny Z, et al. Occipital condyle fractures: Clinical decision rule and surgical management. Clinical article. J Neurosurg Spine. 2009;11(4):388-395.
36. Maddox JJ, Rodriguez-Feo JA, Maddox GE, et al. Nonoperative treatment of occipital condyle fractures: An outcomes review of 32 fractures. Spine (Phila Pa 1976). 2012;37(16):964-968.
37. Hall GC, Kinsman MJ, Nazar RG, et al. Atlanto-occipital dislocation. World J Orthop. 2015;6(2):236-243.
38. Robles LA, Mundis GM, Cuevas-Solórzano A. Atlanto-Occipital Rotatory Dislocation: A Case Report and Systematic Review. World Neurosurg. 2018;110:106-114.
39. Steinmetz MP, Lechner RM, Anderson JS. Atlantooccipital dislocation in children: presentation, diagnosis, and management. Neurosurg Focus. 2008;14(2):1-7.
40. Traynelis VC, Marano GD, Dunker RO, Kaufman HH. Traumatic atlanto-occipital dislocation. J Neurosurg. 1986;65(6):863-870.
41. Horn EM, Feiz-Erfan I, Lekovic GP, et al. Survivors of occipitoatlantal dislocation injuries: Imaging and clinical correlates. J Neurosurg Spine. Published online. 2007.
42. Ehlinger M, Charles YP, Adam P, et al. Survivor of a traumatic atlanto-occipital dislocation. Orthop Traumatol Surg Res. 2011;97(3):335-340.
43. Theodore N, Aarabi B, Dhall SS, et al. The diagnosis and management of traumatic atlanto-occipital dislocation injuries. Neurosurgery. 2013;72(2):114-126.
44. van Middendorp JJ, Slooff W-BM, Nellestein WR, Öner F C. Incidence of and Risk Factors for Complications Associated with Halo-Vest Immobilization: A Prospective, Descriptive Cohort Study of 239 Patients. J Bone Jt Surgery-American Vol. 2009;91(1):71-79.
45. Kakarla UK, Chang SW, Theodore N, Sonntag VKH. Atlas fractures. Neurosurgery. 2010;66(SUPPL. 3):6-8.
46. Matthiessen C, Robinson Y. Epidemiology of atlas fractures – A national registry-based co-hort study of 1,537 cases. Spine J. 2015;15(11):2332-2337.
47. Fiedler N, Spiegl UJA, Jarvers JS, et al. Epidemiology and management of atlas fractures. Eur Spine J. 2020;29(10):2477-2483.
48. Jefferson G. Fracture of the atlas vertebra. Report of four cases, and a review of those previously recorded. Br J Surg. Published online 1919.
49. Bakker EG, Krumpelman J, Long JM. Isolated fracture of the medial portion of the lateral mass of the atlas: a previously undescribed entity. Amer J Roentgenol. Published online. 1976.
50. Dickman C, Greene K, Sonntag V. Injuries involving the transverse atlantal ligament. Neurosurgery. 1996;38(1):44-50.
51. Liu P, Zhu J, Wang Z, et al. Rule of Spence and Dickman's Classification of Transverse Atlantal Ligament Injury Revisited: Discrepancy of Prediction on Atlantoaxial Stability Based on Clinical Outcome of Nonoperative Treatment for Atlas Fractures. Spine (Phila Pa 1976). 2019;44(5):E306-E314.
52. Locke GR, Gardner JI, Van Epps EF. Atlas-dens interval (ADI) in children. Am J Roentgenol. 1966;97(1):135-140.
53. Wolansky LJ, Rajaraman V, Seo C, et al. The lateral atlanto-dens interval: Normal range of asymmetry. Emerg Radiol. 1999;6(5):290-293.
54. Woods RO, Inceoglu S, Akpolat YT, et al. C1 lateral mass displacement and transverse Atlantal ligament failure in Jefferson's fracture: A biomechanical study of the rule of spence. Neurosurgery. 2018;82(2):226-231.

55. Perez-Orribo L, Kalb S, Snyder L A, et al. Comparison of CT versus MRI measurements of transverse atlantal ligament integrity in craniovertebral junction injuries. Part 2: A new CT-based alternative for assessing transverse ligament integrity. J Neurosurg Spine. 2016;24(6):903-909.
56. Shatsky J, Bellabarba C, Nguyen Q, Bransford RJ. A retrospective review of fixation of C1 ring fractures – Does the transverse atlantal ligament (TAL) really matter? Spine J. 2016;16(3):372-379.
57. Huybregts JGJ, Jacobs WCH, Vleggeert-Lankamp CLAM. The optimal treatment of type II and III odontoid fractures in the elderly: A systematic review. Eur Spine J. Published online. 2013.
58. Robinson AL, Olerud C, Robinson Y. Epidemiology of C2 Fractures in the 21st Century: A National Registry Cohort Study of 6,370 Patients from 1997 to 2014. Adv Orthop. 2017;2017:1-8.
59. Anderson LD, Alonzo RT. Fractures of the Odontoid Process of the Axis. J Bone Joint Surg Br. 1974;56-A(8):1663-1674.
60. Benzel EC, Hart BL, Ball PA, et al. Fractures of the C-2 vertebral body. J Neurosurg. 1994;81:206-212.
61. Li X F, Dai LY, Lu H, Chen XD. A systematic review of the management of hangman's fractures. Eur Spine J. 2006;15(3):257-269.
62. German JW, Hart BL, Benzel EC. Nonoperative management of vertical C2 body fractures. Neurosurgery. Published online. 2005.
63. Fujimura Y, Nishi Y, Kobayashi K. Classification and Treatment of Axis Body Fractures. J Orthop Trauma. Published online. 1996.
64. Gonschorek O, Vordemvenne T, Blattert T, et al. Treatment of Odontoid Fractures: Recommendations of the Spine Section of the German Society for Orthopaedics and Trauma (DGOU). Glob Spine J. 2018;8(2):12S-17S.
65. Lewis E, Liew S, Dowrick A. Risk factors for non-union in the non-operative management of type II dens fractures. ANZ J Surg. 2011;81(9):604-607.
66. Rizvi SAM, Helseth E, Rønning P, et al. Odontoid fractures: impact of age and comorbidities on surgical decision making. BMC Surg. 2020;20(1):1-10.
67. Joaquim AF, Patel AA. Surgical treatment of Type II odontoid fractures: Anterior odontoid screw fixation or posterior cervical instrumented fusion? Neurosurg Focus. 2015;38(4):1-6.
68. Maeda FL, Formentin C, de Andrade EJ, et al. Reliability of the New AOSpine Classification System for Upper Cervical Traumatic Injuries. Neurosurgery. 2020;86(3):E263-E270.
69. Divi SN, Schroeder GD, Oner FC, et al. AOSpine–Spine Trauma Classification System: The Value of Modifiers: A Narrative Review With Commentary on Evolving Descriptive Principles. Glob Spine J. 2019;9(1_suppl):77S-88S.
70. Joaquim AF, Patel AA. Subaxial Cervical Spine Trauma: Evaluation and Surgical Decision-Making. Glob Spine J. 2014;4(1):63-69.
71. Wang TY, Mehta VA, Dalton T, et al. Biomechanics, evaluation, and management of subaxial cervical spine injuries: A comprehensive review of the literature. J Clin Neurosci. 2021;83:131-139.
72. Vaccaro A R, John Hulbert R, Fisher C, et al. The Subaxial Cervical Spine Injury Classification System (SLIC): A Novel Approach to Recognize The Importance of Morphology, Neurology and Integrity of the Disco-ligamentous complex. Spine (Phila Pa 1976). 2007;32(21):2365-2374.
73. Joaquim A, Lawrence B, Daubs M, et al. Evaluation of the subaxial injury classification system. J Craniovertebr Junction Spine. 2011;2(2):67.
74. Joaquim A, Patel A, Vaccaro A. Cervical injuries scored according to the Subaxial Injury Classification system: An analysis of the literature. J Craniovertebr Junction Spine. 2014;5(2):65.
75. Cruz HYF da, Joaquim AF, Tedeschi H, Patel AA. Evaluation of the SLICS use in the treatment of subaxial cervical spine injuries. Arq Neuropsiquiatr. 2015;73(5):445-450.
76. Vaccaro AR, Koerner JD, Radcliff KE, et al. AOSpine subaxial cervical spine injury classification system. Eur Spine J. 2016;25(7):2173-2184.
77. Silva OT da, Sabba MF, Lira HIG, et al. Evaluation of the reliability and validity of the newer AOSpine subaxial cervical injury classification (C-3 to C-7). J Neurosurg Spine. 2016;25(3):303-308.
78. Dvorak MF, Fisher CG, Fehlings MG, et al. The surgical approach to subaxial cervical spine injuries: An evidence-based algorithm based on the SLIC classification system. Spine (Phila Pa 1976). 2007;32(23):2620-2629.
79. Schleicher P, Kobbe P, Kandziora F, et al. Treatment of Injuries to the Subaxial Cervical Spine: Recommendations of the Spine Section of the German Society for Orthopaedics and Trauma (DGOU). Glob Spine J. 2018;8(2):25S-33S.
80. Joaquim AF, Ghizoni E, Tedeschi H, et al. Clinical results of patients with subaxial cervical spine trauma treated according to the SLIC escore. J Spinal Cord Med. 2014;37(4):420-424.

CAPÍTULO 11

TRAUMATISMO DA COLUNA TORACOLOMBAR

Alécio Cristino Evangeslista Santos Barcelos
Sterphany Ohana Soares Azevêdo Pinto ▪ Andrei Fernandes Joaquim
Ricardo Vieira Botelho

HISTÓRICO

O trauma da coluna toracolombar (TTL) compreende todas as lesões traumáticas da coluna entre T1 e L5. Embora essas incluam lesões ligamentares e/ou fraturas, o uso do termo *fratura* da coluna é historicamente utilizado como sinônimo de TTL.

As fraturas da coluna vertebral acometem, principalmente, adultos jovens entre 31 e 40 anos de idade e predominam no sexo masculino (66%).[1] São causadas, predominantemente, por quedas (22 a 59%) e acidentes de trânsito (21 a 65%), e resultam em lesão neurológica em 25 a 45% dos casos.[1-3]

A coluna toracolombar (TL) é acometida em 78% dos casos de fraturas espinais, sendo que 54% destas ocorrem na transição torácica e lombar (T11-L2).[1] Os mecanismos mais frequentes que causam essas fraturas são em compressão do corpo vertebral (88,2%), em distração dos elementos anteriores ou posteriores (9,4%) e em translação ou torque (2,4%).[4]

QUADRO CLÍNICO

"Não existe fratura sem dor". Fraturas da coluna TL frequentemente ocorrem após traumas de alta energia, com exceção de fraturas patológicas ou por insuficiência do trabeculado ósseo. Portanto, esses pacientes são considerados politraumatizados, uma vez que podem apresentar lesões em múltiplos órgãos. Sendo assim, a avaliação intra-hospitalar de urgência deve seguir o protocolo de atendimento do Suporte Avançado de Vida no Trauma (abreviado como *ATLS*, do inglês). Após estabelecidos os diagnósticos e tratamentos das doenças potencialmente fatais (ABCDE do Trauma), procede-se à avaliação secundária, que inclui o exame neurológico sumário e o exame da coluna vertebral. Em pacientes conscientes e orientados e sem déficit neurológico, a ausência de **dor** na coluna vertebral (à anamnese e ao exame físico) descarta a ocorrência de fratura espinal. Por outro lado, pacientes com rebaixamento do nível de consciência ou aqueles que apresentem dor na coluna vertebral ou déficit neurológico devem ser submetidos à investigação radiológica para exclusão ou confirmação de fratura espinal.[5,6]

EXAME FÍSICO

O exame físico para investigação de fratura da coluna TTL deve ser iniciado através da inspeção e palpação do dorso do paciente com o mesmo em decúbito lateral, após sua rotação em bloco. Escoriações e hematomas devem ser considerados. A presença de dor à palpação das apófises espinhosas, assim como desalinhamentos laterais, depressões ou protuberâncias das mesmas devem indicar a realização de investigação radiológica. Outro achado relevante e que está associado a presença de lesão do complexo ligamentar posterior é o aumento do espaço entre as apófises espinhosas adjacentes.[7,8]

O exame neurológico deve ser realizado em sentido caudal-cranial, iniciando nos pés em sentido cranial até a região clavicular e, então, das mãos em sentido proximal até a região cervical alta. O exame clínico considerado padrão-ouro para avaliação neurológica de pacientes com suspeita de lesão traumática da medula espinal é a Padronização Internacional para a Classificação Neurológica da Lesão da Medula Espinal desenvolvida pela Associação Americana de Lesão Medular (do inglês, American Spinal Injury Association (ASIA), disponível em https://asia-spinalinjury.org/learning/).

Os passos para se classificar indivíduos com lesão medular são:

- Determinar os **níveis sensitivos** direito e esquerdo – o nível sensitivo é o dermátomo mais caudal com sensibilidades intactas, tanto dolorosa quanto ao toque leve;
- Determinar **níveis motores** direito e esquerdo que são definidos pelos músculos-chave mais caudais com função motora maior ou igual a 3, desde que os segmentos craniais apresentem força normal (grau 5);
- Determinar o **nível neurológico** que corresponde ao segmento medular mais caudal com sensibilidade normal e força maior ou igual a 3, desde que as funções sensitiva e motora sejam normais acima dele;
- Determinar se a lesão é **completa** ou **incompleta**, caracterizada pela ausência ou presença de preservação sacral, respectivamente. Desta forma, a lesão é completa se: não há contração anal voluntária ou sensibilidade anal. Se houver, alguns desses, a lesão é incompleta;[9]
- Determinar a Escala de Incapacidade da ASIA (EIA), denominada frequentemente de Escala da ASIA (Quadro 11-1) (disponível em http://asia-spinalinjury.org/wp-content/uploads/2016/02/International_Stds_Diagram_Worksheet.pdf).

Quadro 11-1. Classificação das Lesões Medulares de Acordo com a Escala de Incapacidade da *ASIA* (EIA)

EIA	Definição
A	*Completa* Sem preservação de função motora ou sensitiva nos segmentos sacrais S4 e S5
B	*Sensitiva incompleta* Função sensitiva presente, mas sem função motora, abaixo do nível da lesão e inclui os segmentos sacrais S4 e S5 e sem preservação de função motora em mais de três segmentos abaixo do nível motor em ambos os lados do corpo
C	*Motora incompleta* Função motora sacral caudal para contração anal voluntária ou preservação de função motora abaixo de três níveis do nível motor de cada lado do corpo, porém < 50% dos músculos-chaves abaixo do nível neurológico tem força muscular ≥ a 3
D	*Motora incompleta* Semelhante a EIA C, porém ≥ 50% dos músculos-chaves abaixo do nível neurológico têm força muscular ≥ 3
E	*Normal* Ocorre quando as funções motora e sensitiva foram graduadas como normais em todos os segmentos e o paciente tiver apresentado déficit previamente

Pacientes sem lesão medular inicialmente não deveriam ser classificados pela EIA, sendo descritos como intactos neurologicamente. Entretanto, na literatura científica a classificação EIA E é usada comumente como sinônimo de ausência de déficit neurológico, independentemente da presença de lesão medular prévia.

Nas fases iniciais após o trauma raquimedular, a ausência de força e sensibilidade nos membros inferiores pode ser decorrente do **choque medular** que se caracteriza pela abolição dos reflexos espinhais inferiores ao nível da lesão, inclusive dos segmentos sacrais. O choque medular geralmente dura menos de 20 horas e seu término pode ser definido pelo retorno do reflexo bulbocavernoso. A partir desse momento, o exame neurológico poderá definir se a lesão é completa ou incompleta.[9]

O uso de termos como paraplegia incompleta ou completa não é adequado.[10] Deve-se descrever o déficit motor segundo a nomenclatura neurológica clássica (paraplegia ou paraparesia crurais) ou pela EIA.

IMAGEM

Exames Complementares

Os principais objetivos dos exames complementares no trauma TL são:

- Confirmar ou descartar fraturas;
- Identificar sinais de instabilidade espinal;
- Auxiliar na classificação das fraturas;
- Auxiliar no planejamento cirúrgico.

Desde 1930, quando da primeira classificação de fraturas da coluna TL, até os anos 70, as classificações basearam-se na avaliação de radiografias simples da coluna vertebral.[11-16]

A partir da década de 1980, a introdução do exame de TC na avaliação de lesões traumáticas da coluna vertebral permitiu melhor caracterização morfológica das fraturas vertebrais.[17-19]

Foi a partir dos anos 2000, que a RM passou a ser recomendada para auxiliar na avaliação de casos em que haja dúvida em relação a integridade ligamentar no trauma TTL. Além disso, a RM permite melhor apreciação de raízes nervosas e medula espinhal.[20-25]

Conceito de Instabilidade Espinal

Kelly e Whitesides[26] e Whitesides[27] desenvolveram um sistema de classificação de TTL baseado no modelo das duas colunas: a coluna anterior, que suporta peso, e é constituída pelos corpos vertebrais; e a coluna posterior, que resiste a forças de tensão, e é constituída pelos arcos neurais.

A **estabilidade espinal** é definida como **a capacidade dos elementos espinhais de prevenir, sob cargas fisiológicas normais, a ocorrência de dano neurológico ou deformidade progressiva.**[28] A estabilidade da coluna vertebral pode ser comprometida por falência da coluna de suporte anterior causadas por lesões em compressão, e/ou por lesões da coluna posterior decorrentes de lesões em distração ou em torque.[26,27]

A lesão da coluna posterior é considerada a principal causa da instabilidade espinal.[7,14,22,25,29-31] As estruturas responsáveis pela estabilização da coluna posterior, também denominadas de complexo ligamentar posterior (CLP) ou banda de tensão posterior, são: ligamentos supraespinhoso (LSE), interespinhoso (LIE) e amarelo (LA), além das facetas articulares.[7,14,15]

A **instabilidade espinal** foi definida como a entidade mecânica que pode ser identificada a partir da presença de deslocamento anormal causado por forças e momentos de forças com cargas fisiológicas, mas que comprometem o equilíbrio dinâmico espinal em flexão, extensão e rotação, resultando em deslocamentos, angulações e dano neurológico.[28]

Estudo biomecânico demonstrou que a flexão entre L1 e L2 maior que 20 graus ou a flexão lateral maior que 10 graus observada na radiografia simples em incidências lateral e anteroposterior, respectivamente, na ausência de fratura vertebral, indica que todos os ligamentos posteriores e, pelo menos, parte do ânulo fibroso devem estar rotos,[23,33] e foi demonstrado em estudo prospectivo que pacientes que sofreram fraturas em explosão da coluna TL que apresentavam cifose segmentar superior a 20 graus tinham maior risco de deformidade tardia.[33]

A radiografia da coluna vertebral realizada com o paciente em ortostase pode identificar instabilidade traumática oculta, pois, nessa posição, há aumento da carga axial sobre a lesão espinal, o que pode evidenciar luxações ou hipercifoses.[34-37]

Diagnóstico da Lesão do Complexo Ligamentar Posterior

A lesão do CLP ocorre em virtude de forças de distração que atuam sobre seus componentes e pode ocorrer a partir de diferentes mecanismos de trauma, como em flexão-compressão, flexão, distração, rotação, flexão-rotação.[7,14,18,26,27,29,32,38]

O mecanismo de lesão do CLP envolve forças em distração posteriores que, inicialmente, causam diástase facetária; em seguida, acometem, sequencialmente, o LIE (começando na porção dorsocranial), o LSE (desinserindo-o do processo espinhoso superior) e o ligamento amarelo (desinserindo-o na margem inferior), podendo causar, então, distração e deslocamento das facetas articulares, além de rupturas dos discos intervertebrais, seguidas de deslocamento. Portanto, há uma sequência ordenada e progressiva de ruptura dos diferentes componentes do CLP na medida em que as forças traumáticas aumentam.[22]

O principal ligamento associado à estabilidade quando intacto e à instabilidade quando roto é o LSE, resultando no aumento de 1,8 vezes do espaço interespinhoso acometido em relação ao espaço imediatamente cranial, bem como em cifose local de 14,6°.[23] Portanto, os parâmetros radiográficos que estão associados à lesão do CLP em fraturas TL são cifose local maior que 20° e aumento do espaço interespinhoso.[23,39,40]

A radiografia simples e a TC identificam sinais indiretos de instabilidade causados por lesões ligamentares como: cifose local, angulações e deslocamentos entre vértebras adjacentes, diástase das facetas articulares, avulsão do processo espinhoso, assim como, compressão do corpo vertebral superior a 50%, mesmo sem acometimento da parede posterior do corpo vertebral.[41] Além disso, o aumento do intervalo interespinhoso à palpação também é um sinal de lesão do CLP.[4,41] Em fraturas em explosão, deve-se suspeitar de lesão em distração associada quando o fragmento do muro posterior está deslocado cranialmente e rodado em até 90 graus sobre seu eixo, de modo que a porção do fragmento correspondente ao platô fique voltada para o corpo vertebral. Este fenômeno pode ser verificado na TC, sendo denominado de **sinal da cortical invertida.**[4] A lesão do CLP foi identificada com o auxílio apenas do exame de TC com reconstrução multiplanar na maioria dos pacientes com lesões em distração ou luxação.[39]

A análise de imagens de RM para avaliação do *status* do CLP tende a resultar em **altas sensibilidades e baixas especificidades**. Portanto, a RM não deveria ser utilizada isoladamente para definir o tratamento.[8] Além disso, tanto com auxílio da TC como da RM, a discordância em relação ao *status* do CLP nas imagens de TC ocorre mais comumente em pacientes com lesões neurológicas menos graves, ou seja, naqueles neurologicamente intactos ou com EIA D.[8,39]

Diversos estudos avaliaram o papel da RM no diagnóstico de lesão do CLP.[1,31,42-49] Entretanto, os resultados são conflitantes. Embora as imagens de ressonância magnética (RM) permitam melhor visualização das estruturas do CLP, bem como, de alterações de sinal dessas estruturas que podem sugerir lesões, algumas dessas alterações podem não estar associadas a lesões que causam instabilidade espinhal.[8,22,23,25,31,50-52]

Portanto, se, por um lado, o RX e a TC podem não detectar algumas lesões do CLP, por outro, a RM pode superestimar a ocorrência de instabilidade mecânica ao identificar algumas lesões leves do CLP que não têm validade prognóstica e, assim, pode levar a aumento da indicação cirúrgica em casos potencialmente estáveis.[51]

Sistematização da Investigação por Imagem

Quando ocorre TTL e o CLP encontra-se incompetente, ocorre deformidade espinal caracterizada por aumento do espaço interespinhoso, cifose segmentar ou deslocamento. Essas alterações podem ser observadas no RX, na TC e/ou na RM e são os parâmetros mais representativos da instabilidade espinal, seja aguda ou tardia.

Entretanto, a indicação de cada exame de imagem deve ser sistematizada com o objetivo de se excluir ou confirmar lesões, bem como, de auxiliar na tomada de decisão quanto ao melhor tratamento.

A **radiografia**, mais frequentemente, permite o diagnóstico e a classificação adequados de fraturas com deslocamento, porém, comumente, não é suficiente para a diferenciação entre lesões em compressão (tipo A) e lesões em distração (tipo B).[53] Além disso, não permite a caracterização satisfatória de lesões em explosão, principalmente quanto à gravidade da compressão do canal vertebral, bem como, ao grau de cominuição do corpo vertebral. Ressalta-se que se trata de exame que, frequentemente, não é realizado em condições técnicas adequadas em pacientes politraumatizados, uma vez que problemas como o posicionamento inadequado do paciente e a ausência de preparo gastrointestinal para eliminação de fezes e gazes comprometem a qualidade do exame e, consequentemente, prejudicam a avaliação do médico. Sendo assim, os autores consideram que o RX deve ser utilizado, preferencialmente, para a avaliação inicial de pacientes conscientes e orientados, vítimas de traumas de baixa energia que apresentem dor moderada na projeção da coluna TL. Portanto, em situações em que é mais provável a exclusão de fratura da coluna TL do que a sua confirmação.

A **tomografia computadorizada** é um exame amplamente difundido em hospitais de referência em trauma e pode ser realizado rapidamente em situações de urgência e emergência, o que está de acordo com a abordagem preconizada pelo Manual de Suporte Avançado de Vida no Trauma.[54]

Desta forma, devem ser submetidos à TC da coluna torácica e/ou lombar pacientes politraumatizados que:

- Apresentem alteração do nível de consciência, tenham sofrido traumas de alta energia, como acidente com veículo motorizado, atropelamento ou queda de altura superior a 2 metros e apresentem sinais clínicos de dor na projeção da coluna TL;
- Tenham dor na projeção da coluna TL associada a comprometimento neurológico compatível com lesão da medula espinal e/ou das raízes nervosas da cauda equina;
- Estejam conscientes e orientados, porém com história e exame clínico que indiquem dor de forte intensidade na projeção da coluna TL;
- Tenham RX inconclusivo ou compatível com fratura da coluna TL.

Existem alguns aspectos de extrema relevância na avaliação da *ressonância magnética* em pacientes com TTL. A principal sequência da RM para se avaliar de lesão do CLP é a T2 com supressão de gordura.[55] Nela, o sinal do tecido adiposo é suprimido (hiposinal), ao contrário das sequências T1 e T2 convencionais, em que o tecido adiposo apresenta hipersinal. Desta forma, apenas tecido rico em água apresenta hipersinal, o que permite a diferenciação entre o edema patológico (hipersinal), e o tecido gorduroso presente na musculatura paravertebral e tecido subcutâneo (hiposinal). A lesão do LSE pode ser identificada através da **descontinuidade da fita negra** (DFN). O hipersinal no espaço interespinhoso, na ausência de lesão do LSE, tende a resultados falso-positivos, o que pode ser causado por hemorragias secundárias a lesões ósseas como fraturas da lâmina.[43]

Estudo sobre o uso de RX, TC e RM na classificação de TTL segundo a nova classificação AOSpine, assim como a definição quanto à conduta cirúrgica demonstrou que os cirurgiões classificaram as fraturas corretamente com RX, TC e RM em 43,4, 61,6 e 63,8%, respectivamente. O diagnóstico de fraturas tipo B, isto é, com lesão CLP, sem deslocamento, aumentou de 26,71% com auxílio de RX, para 35,15% com TC e 36,45% com RM. O diagnóstico de fraturas tipo C foi semelhante com os 3 métodos diagnósticos. A concordância entre TC e RM foi quase perfeita ($\kappa > 0,87$). Na análise dos subtipos, a RM demonstrou maior sensibilidade que a TC para fraturas tipo B2 ($p < 0,001$). No entanto, não houve diferença em relação à indicação cirúrgica após avaliação com TC ou RM. Esse estudo não sustenta a indicação de rotina de RM para classificação, avaliação de instabilidade ou indicação cirúrgica ($p = 0,77$).[53]

Portanto, a TC deve ser o exame de eleição para o diagnóstico de TTL, pois permite o diagnóstico adequado dos tipos de lesões da coluna TL na ampla maioria das vezes e fornece as informações necessárias para a definição quanto ao tratamento conservador ou cirúrgico. Além disso, encontra-se disponível na maioria dos Centros de Trauma no mundo, incluindo o Brasil.[24,53,56,57]

Desta forma, a RM deve ser realizada em caráter complementar à TC e não como regra no manejo das fraturas da coluna TL. As principais indicações de RM são:

- Dúvida em relação à lesão do CLP, mesmo após avaliação minuciosa no RX e TC, como aumento do espaço interespinhoso e/ou cifose focal suspeitos de lesão do CLP (Fig. 11-1);
- Casos de síndromes medulares traumáticas em que não foram identificadas fraturas espinais ao RX ou TC, em que a RM pode demonstrar herniações discais ou hematomas epidurais.[58-63]

Além disso, quando o cirurgião considerar necessário avaliação anatômica das estruturas neurais lesadas para definição da conduta ou planejamento cirúrgico, a RM deve ser realizada.

Classificações das Lesões Traumáticas da Coluna Toracolombar

As classificações de lesões traumáticas das colunas torácica e lombar têm como objetivos: identificar diferentes padrões de fraturas da coluna TL; diferenciar lesões estáveis e instáveis; orientar tratamento; facilitar a comunicação entre os cirurgiões da coluna vertebral. A identificação de padrões de lesões estáveis ou instáveis, auxilia na definição quanto ao tratamento conservador ou cirúrgico, respectivamente.[4,7,11-15,17,18,24,64,65]

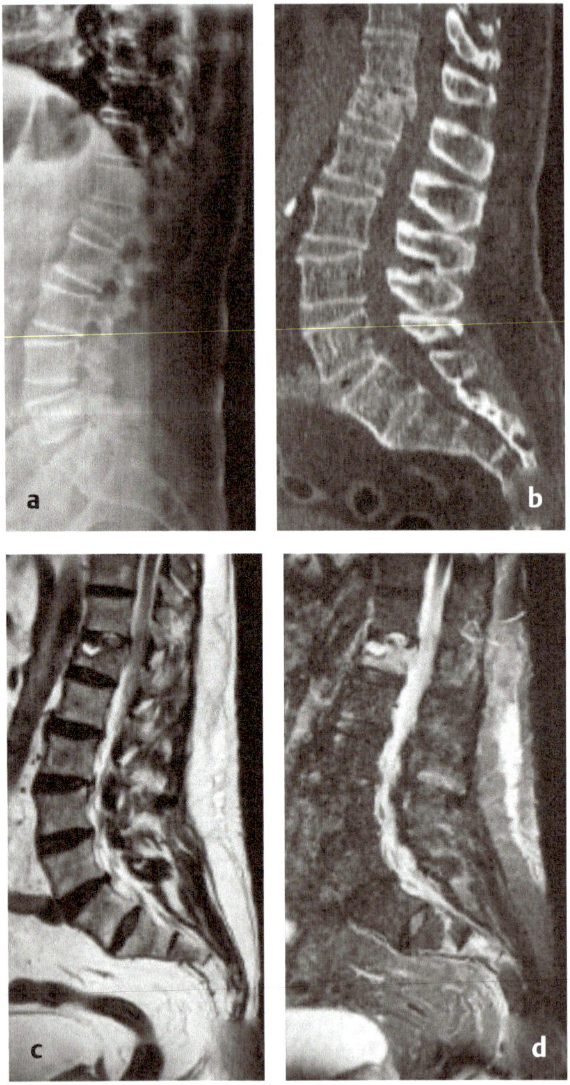

Fig. 11-1. Paciente de 70 anos, masculino, sofreu queda de cavalo. Admitido com queixa de lombalgia mecânica, sem lesão neurológica. (a) A radiografia em incidência lateral demonstra fratura do platô superior de T12, associada à cifose segmentar (CobbT12L2 20°). (b) A reconstrução sagital da TC evidenciou acometimento do muro posterior superiormente, além de aumento no espaço interespinhoso. (c) Entretanto, a RM demonstra não haver ruptura do ligamento supraespinhoso nas sequências T2. (d) STIR. O edema no espaço interespinhoso, não caracteriza incompetência do CLP. Portanto, trata-se de uma fratura T11T12 A3N0M1 que foi tratada conservadoramente.

Classificação de Lesão Toracolombar e Escore de Gravidade (TLICS)

Em 2005, o Grupo para Estudo do Trauma Espinal (do Inglês, *The Spine Trauma Study Group*) publicou a Classificação de Lesão Toracolombar e Escore de Gravidade (do Inglês, *the Thoracolumbar Injury Classification and Severity Escore* – TLICS) com o objetivo de auxiliar o cirurgião na decisão em relação ao tratamento conservador ou cirúrgico (Quadro 11-2). A graduação do escore de TLICS pode ser realizada com o auxílio de radiografia, TC e/ou RM.[20] Diversos estudos demonstraram reprodutibilidades aceitáveis da classificação de TLICS, variando de moderada a quase perfeita.[1,46,49,66-69]

Classificação AOSpine de Lesão da Coluna TL

Em 2013, o Fórum de Estudo de Trauma da AOSpine publicou o Sistema de Classificação da Lesão da Coluna TL AOSpine, que ficou conhecido como Nova Classificação AO, aprimorando a Classificação AO/Magerl prévia.[4,24] O objetivo foi desenvolver um sistema de classificação simples e amplamente aceito

Quadro 11-2. Parâmetros e Pontuação do Escore de TLICS[2,21]

Parâmetro	Pontos
Morfologia	
Em compressão	1
Em explosão	2
Em translação ou rotação	3
Em distração	4
Integridade do CLP	
Intacto	0
Indeterminado	2
Lesado	3
***Status* neurológico**	
Intacto	0
Lesão radicular; lesão completa medular ou do cone medular	2
Lesão medular incompleta; lesão da cauda equina	3

com reprodutibilidades intraobservador e interobservador aceitáveis tanto para uso clínico quanto para pesquisa. Segundo os autores, ela baseou-se, principalmente, em parâmetros que podem ser avaliados nas imagens de TC com RMP.[24]

De acordo com a análise morfológica, foram definidos três tipos principais e alguns subtipos, totalizando nove **morfologias** (Quadro 11-3). As lesões AOSpine tipo A compreendem as fraturas em compressão do corpo vertebral. As do tipo B, ou em distração, incluem lesões das bandas de tensão anterior e/ou posterior. As lesões AOSpine tipo C incluem todas as fraturas translacionais. Desta forma, podem ser causadas por mecanismo em distração, antes alocadas dentre as fraturas AO/Magerl tipo B, assim como aquelas decorrentes de mecanismo em rotação ou torque, que compreendem as fraturas AO/Magerl tipo C.[4]

Quadro 11-3. Classificação de lesões da coluna TL da AOSpine[24]

Tipo A	Lesões em compressão do corpo vertebral
A0	Lesões mínimas como fraturas isoladas de lâmina, processos espinhosos ou transversos
A1	Fraturas envolvendo *único platô* vertebral, sem acometimento do muro posterior do corpo vertebral
A2	Fraturas envolvendo os *dois platôs* vertebrais, sem acometimento do muro posterior do corpo vertebral
A3	Fratura envolvendo único platô vertebral, com retropulsão óssea e comprometimento do "muro posterior"
A4	Fratura envolvendo os dois platôs vertebrais, com retropulsão óssea e comprometimento do "muro posterior"
Tipo B	**Lesões das bandas de tensão**
B1	Lesão da banda de tensão posterior através de estruturas ósseas apenas (fratura de Chance ou do cinto de segurança)
B2	Lesão da banda de tensão posterior através de estruturas ósseas, capsuloligamentares e ligamentares podendo acometer corpo vertebral e discos intervertebrais
B3	Lesão da banda de tensão anterior (corpo e/ou disco) (associadas a hiperostoses e espondilite anquilosante)
Tipo C	**Lesões em deslocamento ou translação (em qualquer eixo)**

As fraturas tipo A são quase dez vezes mais frequentes que as lesões em distração. Desta forma, poderia se dizer que muitas vezes as lesões tipo B estão **escondidas** entre as lesões tipo A. Portanto, os parâmetros de lesão do CLP devem ser analisados criteriosamente em todos os casos de fraturas da coluna vertebral para se evitar erro diagnóstico.[4] A diferenciação entre fraturas tipo A e B deve ser ainda mais cautelosa na transição TL, onde ocorrem cerca de 85% de cada um desses tipos de fraturas.[39]

A classificação AOSpine também incluiu graduação do déficit neurológico e modificadores caso-específicos. Os pacientes foram graduados quanto ao **status neurológico** em: N0 – pacientes intactos neurologicamente; N1 – déficit neurológico transitório que se revolveu; N2 – sintomas ou sinais de radiculopatia; N3 – lesão medular incompleta ou lesão de cauda equina; N4 – lesão medular completa.

Dois modificadores caso-específicos foram incluídos: M1 – para descrições de fraturas com lesão indeterminada da banda de tensão, baseada em exame de imagem como RM e exame clínico; M2 – para designar alguma comorbidade que pode constituir em justificativa a favor ou contra a realização de tratamento cirúrgico, como por exemplo, espondilite anquilosante e osteoporose. O modificador M1, portanto, pode caracterizar uma fratura em explosão (A3 ou A4) em que se verifica alguma alteração do CLP, como aumento do espaço interespinhoso ou edema do ligamento interespinhoso, porém sem incompetência do mesmo, isto é, sem ruptura do ligamento supraespinhoso (Fig. 11-1).

As alterações na análise da morfologia das fraturas foi a principal contribuição do novo Sistema de Classificação de TTL AOSpine, pois houve redução importante do número de subtipos de lesões quando comparado com a Classificação de AO/Magerl.[4] Isso também resultou em melhor concordância em relação a estudos prévios que utilizaram outras classificações.[25,65,70] A reprodutibilidade interobservador da nova classificação AOSpine foi satisfatória ($\kappa > 0{,}60$) em diversos estudos.[24,56,71] Entretanto, as lesões tipo B e subtipo B2 demonstraram as menores reprodutibilidades interobservadores, em amostras de casos selecionados (0,57 a 0,68 e 0,34 a 0,60, respectivamente.[24,56,71] Em uma amostra consecutiva de pacientes, a reprodutibilidade das lesões tipo B foi apenas discreta ($\kappa = 0{,}215$ e 0,230 nas duas avaliações).[39] Isto demonstra a dificuldade de interpretação de lesões em distração posterior predominantemente ligamentares.

Apesar da nova classificação AOSpine ter demonstrado reprodutibilidades satisfatórias, curiosamente o algoritmo cirúrgico do escore AOSpine de lesão TL, denominado de AOSIS TL, baseou-se em um questionário com *descrições* das lesões TL que foi enviado para membros da AOSpine em diferentes regiões do mundo e não na análise de **exames de imagem**, o que foi uma limitação do estudo. Como vantagem da metodologia aplicada, os autores relataram justamente a eliminação da variabilidade interobservador relacionada à interpretação das imagens, prevalecendo os conceitos na definição quanto à conduta conservadora ou cirúrgica.[72]

DIAGNÓSTICO DIFERENCIAL

Os diagnósticos diferenciais de fraturas traumáticas da coluna TL são as fraturas patológicas, geralmente espontâneas ou decorrentes de traumas de menor energia cinética, como quedas da própria altura ou mesmo movimentos súbitos do tronco. Dentre as principais etiologias estão: osteroporose, tumores e infecções.

Fraturas Osteoporóticas

Ocorrem predominantemente em idosos, mas também em indivíduos em corticoterapia crônica e etilistas crônicos; muitas vezes, sem diagnóstico prévio de osteoporose. Mais frequentemente, caracterizam-se por acunhamento das vértebras (*pincer fractures*). O tratamento deve considerar a maior fragilidade óssea desses pacientes, bem como técnicas de reforço vertebral (como vertebroplastia e cifoplastia) associadas ou não à instrumentação.[73,74]

Fraturas Secundárias a Tumores

Considerar principalmente em pacientes com antecedentes de neoplasia, traumas de baixa energia cinética e história relativamente recente (semanas a meses) de dorsalgia, mesmo em repouso, que piora aos pequenos esforços. Radiologicamente, tem apresentação variada conforme o tipo de tumor (osteolíticas ou osteoblásticas ou até mistas), podendo ter extensão epidural característica. O tratamento é individualizado e multidisciplinar.[75]

Fraturas Secundárias a Osteomielites

Geralmente relacionadas à dorsalgia progressiva há algumas semanas ou meses, associada à perda de peso, queda do estado geral, e, eventualmente, febre. Grupos de risco incluem pacientes imunodeprimidos, diabéticos, dialíticos e usuários de drogas endovenosas.[76]

OPÇÕES DE TRATAMENTO

O tratamento das fraturas da coluna TL depende da presença de déficit neurológico e/ou de instabilidade espinal. Sendo assim, pacientes com fraturas estáveis e sem acometimento neurológico devem ser tratados conservadoramente, enquanto aqueles com lesão neurológica e/ou sinais de instabilidade devem ser tratados cirurgicamente.

Embora os conceitos de estabilidade e de instabilidade espinhais sejam bem estabelecidos e o principal determinante de instabilidade seja a lesão do complexo ligamentar posterior, alguns fatores ainda dificultam a definição da conduta.[4,7,8,28,29,32] Dentre eles, a identificação do complexo ligamentar posterior incompetente, dada a grande variabilidade de interpretação dos exames de imagem.[52]

A classificação de divisão de cargas (*load sharing classification*, do inglês) proposta por McCormack demonstrou relevância do colapso sagital do corpo vertebral, do deslocamento entre os fragmentos ósseos, bem como da correção angular pós-operatório, na falência de instrumentações curtas no tratamento de fraturas em explosão.[20,64,72] O uso dessa classificação foi expandido para auxiliar na definição entre tratamento conservador ou cirúrgico. Para tanto, avalia-se a correção angular após colocação do colete toracolombar em hiperextensão (tipo Jewett ou colete gessado).[77] Entretanto, nem o escore TLICS nem o algoritmo AOSIS TL inclui parâmetros para caracterização mais detalhada de critérios de falência da coluna anterior.[20,72]

O escore do TLICS pode variar de 1 a 10 pontos, sendo que, para 3 ou menos, recomenda-se tratamento conservador (lesão estável); 4 pode ser manejado conservadoramente ou cirurgicamente; 5 ou mais, tratamento cirúrgico (lesão instável) (Vaccaro *et al.*, 2005a). O escore TLICS 4 ocorre em fraturas em explosão (2 pontos) com: lesão radicular (2 pontos) ou lesão medular completa (2 pontos) ou com lesão indeterminada do CLP (2 pontos). Os casos associados à lesão neurológica são tratados, na maioria das vezes, cirurgicamente. Entretanto, a definição da integridade do CLP, em especial a diferenciação entre lesão indeterminada (2 pontos) e ruptura do CLP (3 pontos) muitas vezes consiste no fator determinante entre os escores 4 (conservador ou cirúrgico) e 5 (cirúrgico).

O escore de lesão AOSpine TL (denominado de AOSIS TL) foi estabelecido a partir da avaliação das gravidades de cada subtipo morfológico, bem como do *status* neurológicos e dos modificadores da Classificação AOSpine de LTCTL por membros da AOSpine de todo o mundo (Quadro 11-4).[56] A partir dos resultados obtidos, mas também da importância da diferenciação entre determinados subgrupos para posterior definição de conduta, foram estabelecidas as pontuações para a elaboração do escore AOSIS TL (Quadro 11-3). Fraturas TL para as quais menos de 30% recomendariam tratamento cirúrgico deveriam incialmente ser tratadas conservadoramente, enquanto aquelas lesões para as quais 70% recomendariam cirurgia, deveriam ser tratadas cirurgicamente. A partir desses limites, foi determinado que escores ≤ 3 devem receber tratamento conservador inicialmente e ≥ 6, cirurgia. Escores de 4 ou 5 poderiam ser tratados conservadoramente ou cirurgicamente.[72] Desta forma, fraturas A2N0 e A3N0 deveriam receber **tratamento conservador** inicialmente. Por outro lado, 12 tipos de fraturas deveriam ser **tratados cirurgicamente**: A3N1M1, A3N2M1, A4N0M1, A4N1M1, A4N2M0, A4N2M1, B1N0, B1N1, B1N2, B2N0, B2N1, B2N2.

Quadro 11-4. Pontos Atribuídos Conforme Grupo Morfológico, *Status* Neurológico e Modificadores Paciente-Específicos[56]

Grupo/subgrupo	Pontos	*Status* neurológico	Pontos
Fraturas tipo A – fraturas em compressão		N0	0
A0	0	N1	1
A1	1	N2	2
A2	2	N3	4
A3	3	N4	4
A4	5	Nx	3
Fraturas tipo B – lesões das bandas de tensão		**Modificadores paciente-específicos**	
B1	5	M1	1
B2	6	M2	0
B3	7		
Tipo C – lesões translacionais			
C	8		

As fraturas com escores 4 e 5, que incluem as fraturas em explosão sem déficit neurológico, podem receber tratamento cirúrgico ou conservador. Em relação à fratura explosão, sem déficit neurológico, observou-se maior tendência a indicação de tratamento cirúrgico na América do Sul (51,7%) e na Europa (46%), contra nenhum participante da América do Norte. Se por um lado a diferenciação entre fraturas A3 e A4 auxiliou na definição de conduta, por outro, fica evidente a necessidade de avaliação de parâmetros que permitam estabelecer subgrupos de fraturas A4 para melhor orientação do tratamento.

Tratamento Conservador

O tratamento conservador está indicado para fraturas TL consideradas estáveis, que compreendem as fraturas de processos transversos ou espinhosos (A0), em compressão (A1 e A2) e em explosão (A3 e A4). Na presença de lesão neurológica transitória (N1), deve-se avaliar cada caso. Porém, na presença de lesão radicular (N2), a tendência é priorizar o tratamento cirúrgico.[72] As opções de tratamento conservador incluem repouso em decúbito dorsal horizontal, redução fechada, órteses e coletes gessados, com liberação ou não do paciente para deambular. O objetivo das órteses ou coletes TL é estabilizar a coluna para prevenir deformidade precoce, ou mesmo piora neurológica, e o tratamento deve ser realizado por 6 a 12 semanas. O uso de órteses TL não influenciou na cifose em fraturas TL estáveis, tendo efeitos principalmente de imobilização, proteção e de lembrar ao paciente quanto à importância de manter postura adequada e evitar esforço físico.[78,79] Revisão sistemática não demonstrou diferença entre as diversas técnicas de tratamento conservador nos prognósticos funcional e radiológico.[80] Portanto, deve se basear na preferência do cirurgião e do paciente. Recomenda-se seguimento radiológico com radiografias da coluna torácica e/ou lombar em ortostase em incidências lateral e anteroposterior após 2, 6 e 12 semanas para avaliar perda de altura vertebral e, principalmente eventual piora da cifose segmentar.

Fraturas explosão, sem déficit neurológico podem ser tratadas conservadoramente com resultados semelhantes ou mesmo melhores aos obtidos com cirurgia para fusão.[80-82] Contudo, esses estudos não diferenciaram técnicas cirúrgicas ou excluíram pacientes com lesões musculoesqueléticas potencialmente dolorosas. Alguns estudos buscaram controlar essas variáveis e sugeriram melhores desfechos clínicos e radiológicos com a estabilização cirúrgica.[83,84] Entretanto, estudo demonstrou que 25% dos pacientes que receberam tratamento conservador, inicialmente, necessitaram de cirurgia em um segundo momento. Os principais fatores de falência do tratamento conservador foram cifose segmentar (8° ± 10), estenose do canal (52% ± 14%) e cominuição do corpo vertebral caracterizada por escore da classificação de divisão de cargas de 6,9 ± 1,1.[64,85]

Tratamento Cirúrgico

Os principais objetivos do tratamento cirúrgico de fraturas da coluna vertebral são descomprimir as estruturas neurais e restaurar o alinhamento e a estabilidade espinal. Dessa forma, busca-se otimizar a recuperação neurológica e evitar piora de eventuais déficits, deformidade espinal tardia e dor crônica.[22,36,86-91]

Os fatores mais importantes na escolha da via de abordagem, anterior e/ou posterior, são a integridade do CLP e o status neurológico.[21] Porém, idade, massa corpórea, cifose segmentar e grau de compressão do canal vertebral também influenciam na decisão. Lesões do CLP requerem fixação por via de posterior para estabilização da coluna posterior. A descompressão ampla do canal vertebral, principalmente em pacientes com lesões medulares incompletas, pode requerer complementação por via anterior ou vias posteriores expandidas

Descompressão da Medula Espinal e/ou da Cauda Equina

A descompressão medular ou da cauda equina pode ser realizada através de abordagem anterior ou posterior. A descompressão precoce, até 24 horas após o trauma, resultou em melhor recuperação neurológica do que as realizadas até 72 horas.[92] Entretanto, deve-se atentar às condições clínicas do paciente, além de recursos técnico-operacionais para se otimizar os resultados.

A descompressão realizada por via posterior pode ser indireta ou direta. A laminectomia promove descompressão indireta do saco dural que se expande posteriormente, desde que na ausência de cifose grave. Por vezes, pode-se realizar impactação do fragmento ósseo em sentido anterior. Entretanto, na presença de fragmento ósseos maiores no interior do canal vertebral, deve-se realizar a descompressão direta, o que via posterior, requer ampliação do acesso. Na transição TL e região lombar, procede-se às facetectomias e pediculectomias, enquanto na região torácica, principalmente acima de T10, aos acessos posterolaterais, mais comumente costo-transversectomias.[93] Em casos de cominuição grave do corpo vertebral (classificação de divisão de cargas > 6), pode-se reconstruir a coluna de suporte anterior com o uso de enxerto estruturado ou cilindro de titânio, expansivo preferencialmente, pela mesma via de abordagem, principalmente na transição TL, porém também factível até T3.[94]

As abordagens anteriores, também denominadas de laterais nos casos de lombotomia ou toracotomias, permitem acesso direto ao corpo vertebral, com pediculectomia ipsilateral, corpectomia, remoção do fragmento ósseo do canal vertebral, seguidos de reconstrução e fixação anterior.

Tratamento Cirúrgico das Fraturas em Explosão

Fraturas em explosão podem ser tratadas por vias de abordagem posterior ou anterior. Vale ressaltar que fraturas em explosão associadas à lesão do CLP são classificadas primariamente como lesões tipo B e requerem fixação posterior.

Revisão sistemática comparando as vias de abordagens posterior ou anterior para o tratamento de fraturas em explosão demonstrou resultados satisfatórios e semelhantes em relação à recuperação neurológica, retorno ao trabalho, complicações e cifose local entre os dois grupos.[95] Entretanto, a abordagem anterior esteve relacionada a maior duração da cirurgia, maior perda sanguínea e custos mais elevados que a abordagem posterior.[95,96]

A classificação de divisão de cargas (*load sharing classification*, do inglês) avalia a falência da coluna de suporte anterior (Quadro 11-5). Escores maiores que 6 estão associados à falência da instrumentação em casos de fixações curtas, isto é, 1 nível acima e 1 nível abaixo da lesão.[64] Portanto, nesses casos, fraturas em explosão graves deveriam ser tratadas através de via de abordagem anterior isolada, enquanto fraturas-deslocamento graves, com importante cominuição do corpo vertebral, deveriam ser tratadas por via combinada, primeiramente via posterior curta, seguida de via anterior com corpectomia e enxerto estruturado.[64] Em fixações curtas, o uso de parafusos pediculares no nível da fratura, parece resultar em melhor correção da cifose e maior estabilização de fraturas em explosão TL.[97]

Uma opção de tratamento que tem demonstrado resultados clínicos e radiológicos satisfatórios no tratamento de fraturas em explosão é a fixação via posterior sem fusão, seja longa ou curta, por acesso aberto ou percutâneo, principalmente para casos com escore de divisão de cargas menor ou igual a 6.[48,98-102]

Em suma, na maioria dos casos, a via de abordagem posterior isolada é suficiente. A fixação curta, incluindo a passagem de parafusos pediculares no nível da fratura, sempre que possível e mesmo sem fusão óssea, é satisfatória no tratamento de fraturas em explosão em casos selecionados. A fixação longa via posterior é adequada para casos com escore de divisão de cargas superior a 6, sendo muitas vezes uma alternativa à realização de via de abordagem anterior, que apresenta maiores riscos de complicações.

Tratamento Cirúrgico das Fraturas em Distração

A maioria dos cirurgiões de coluna participante do estudo sobre o AOSIS TL indicou tratamento cirúrgico para lesões B1N0. Entretanto, fraturas B1 com aposição óssea satisfativa podem ser tratadas adequadamente com coletes em extensão, com resultados radiológicos e clínicos satisfatórios.[103] Com o advento de cirurgias menos invasivas, alguns relatos de casos demonstram resultados satisfatórios através da fixação posterior com parafusos pediculares percutâneos, sem fusão.[104-107]

As fraturas B2 compreendem lesão em flexão-distração que resultaram em comprometimento do CLP e podem estar associadas a fraturas do corpo vertebral (fraturas tipo A). Lesões ligamentares estão relacionadas a um processo de cicatrização deficiente em relação à recuperação de suas funções fisiológicas de estabilização do segmento espinal e, portanto, são mais bem tratadas cirurgicamente.[108]

As lesões em distração em hiperextensão e ruptura do ligamento longitudinal anterior (B3) classicamente ocorrem em pacientes com espondilite anquilosante ou hiperostose esquelética idiopática difusa (conhecido pelo acrônimo em inglês *DISH*) ou doença de Forestier.[24] Essas doenças caracterizam-se pela artrite e entesite crônicas que causam ossificação ligamentar, fusão das articulações, osteoporose e cifose. A rigidez espinal, associada à fragilidade óssea, predispõe a fraturas, mais comumente após quedas frontais.[109] Mais de 50% dessas lesões causam lesão neurológica, porém esses casos ocorrem na presença de luxações (Fraturas AOSpine tipo C/B3).[110] Em casos de fraturas tipo B3, em virtude da maior fragilidade óssea e maior braço de alavanca decorrente da anquilose espinal, recomenda-se fusões longas, em geral, três níveis acima e abaixo da lesão.[111]

Quadro 11-5. Classificação de Divisão de Cargas[64]

	Pontos		
Parâmetro	**1**	**2**	**3**
Colapso sagital na TC	30%	30-60%	> 60%
Deslocamento entre os fragmentos ósseos	1 mm	≥ 2 mm em < 50% do corpo vertebral	≥ 2 mm em > 50% do corpo vertebral
Correção à hiperextensão	3°	4-9°	> 10°

Tratamento Cirúrgico das Fraturas com Deslocamento

Lesões neurológicas mais graves apresentaram maior incidência nas lesões mais instáveis, como as fraturas com deslocamento, e em lesões no nível torácico.[112,113] O tratamento dessas fraturas envolve os conceitos mencionados nos tópicos anteriores para descompressão medular ou da cauda equina, bem pela necessidade de fixação longa por via posterior para realinhamento e fixação da fratura. O preparo para a redução da translação em geral envolve laminectomias e facetectomias bilaterais, associadas a descompressões amplas das raízes emergentes. Em deslocamentos leves, após essa etapa, a colocação das hastes bilateralmente possibilita a correção. Em lesões translacionais mais graves, facetectomias amplas, manobra de distração e/ou manobra de *cantilever* podem ser necessárias para se obter a redução da lesão e o realinhamento satisfatório da fratura (Fig. 11-2).[114]

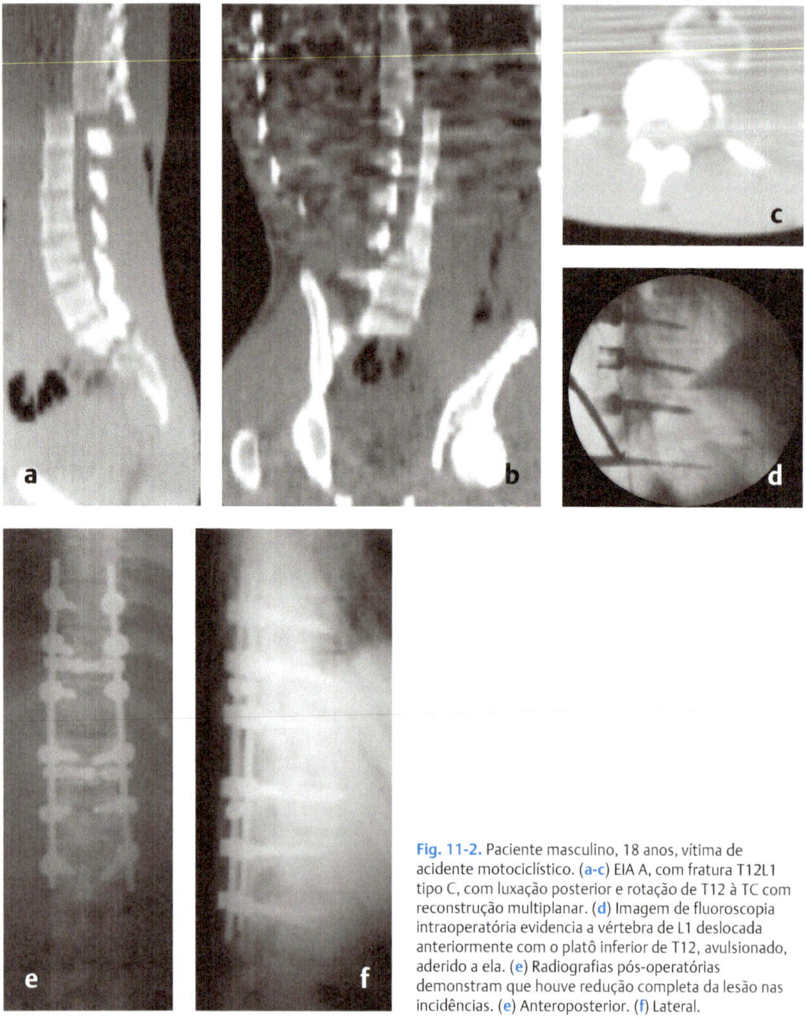

Fig. 11-2. Paciente masculino, 18 anos, vítima de acidente motociclístico. (**a-c**) EIA A, com fratura T12L1 tipo C, com luxação posterior e rotação de T12 à TC com reconstrução multiplanar. (**d**) Imagem de fluoroscopia intraoperatória evidencia a vértebra de L1 deslocada anteriormente com o platô inferior de T12, avulsionado, aderido a ela. (**e**) Radiografias pós-operatórias demonstram que houve redução completa da lesão nas incidências. (**e**) Anteroposterior. (**f**) Lateral.

COMPLICAÇÕES

As principais **complicações do tratamento conservador** do TTL são dorsalgia crônica, piora neurológica e deformidade cifótica. Diante de quadros clínicos limitantes, refratários ao tratamento conservador, está indicado o tratamento cirúrgico.

As **complicações pós-operatórias** podem ser divididas em precoces e tardias, tendo como limite temporal os primeiros 30 dias. As taxas de complicações em geral são consideradas baixas, com relatos de cerca de 7% de morbidade e 0,5% de mortalidade.[115]

As **complicações pós-operatórias** *precoces* são as infecções superficiais e profundas, fístula liquórica, lesão neurológica adicional e mau posicionamento de implante. Como regra geral, deve-se ser proativo em relação ao manejo de complicações pós-operatórias, evitando-se condutas conservadoras prolongadas que muitas vezes resultam em pioras clínicas e cronificação das lesões.

As principais *complicações pós-operatórias tardias* são pseudoartrose, falência de implantes, osteomielite crônica e cifose pós-traumática tardia.

A pseudoartrose e a falência de implantes se manifestam clinicamente através de dorsalgia mecânica e/ou deformidade progressiva. O tratamento consiste na reabordagem cirúrgica, com troca e/ou reposicionamento dos parafusos pediculares e, a depender da qualidade óssea e cifose, associado à inclusão de níveis craniais ou caudais, assim como osteotomias para correções de deformidades. É indispensável o preparo adequado do leito para enxertia óssea a fim de promover a fusão entre os níveis instrumentados.

A infecção tardia associada a implantes (osteomielite crônica) em geral requer a remoção dos mesmos e antibioticoterapia prolongada, se possível, guiada por análise microbiológica. Em casos de alto risco de instabilidade com a retirada de implantes, pode ser necessária a troca dos mesmos com concomitante antibioticoterapia.[116]

A cifose pós-traumática tardia (CPTT) pode ser definida pela cifose focal ou vertebral maior que 5 a 30 graus.[117] Ocorre predominantemente na região da transição TL, que é a região de maior prevalência das fraturas AOSpine tipos A e B.[39] Existem fatores de risco de falência da coluna de suporte anterior como osteoporose, tabagismo, índice de massa corpórea maior que 30 kg/m^2, atividade laboral com esforço físico, grau de cominuição do corpo vertebral (maior que 6°), angulação sagital (maior que 20°), inclinação coronal (maior que 15°), que devem ser considerados, mas que não estão totalmente definidos pela literatura disponível.[118,119] Entretanto, a principal causa de cifose pós-traumática é a falha no diagnóstico de lesão do CLP na fase aguda.[7] Pacientes com algum desses fatores podem evoluir com cifose segmentar, associada principalmente à dorsalgia crônica incapacitante, mas também à paraparesia progressiva, mais comum em níveis torácicos.

Quando a hipercifose ocorre nas primeiras semanas, os elementos posteriores ainda se encontram potencialmente redutíveis e o tratamento cirúrgico segue os mesmos princípios do tratamento na fase aguda. Entretanto, em casos tardios, geralmente após 12 semanas, os elementos posteriores encontram-se rígidos e a correção da deformidade requer osteotomias para flexibilização da curva e encurtamento da coluna de suporte posterior. A deformidade cifótica tardia pode ser tratada por via posterior isolada ou por via combinada. O tipo de osteotomia depende da gravidade da angulação a ser corrigida. Facetectomias amplas, denominadas de osteotomias de Ponte (osteotomias Schwab 2), permitem correções de 5° a 10° por nível, enquanto osteotomias de subtração pedicular (PSO ou *pedicle subtraction osteotomy*, do inglês), sem ou com ressecção do disco suprajacente, permitem correções de 30° a 45° (Schwab 3 e 4, respectivamente – Fig. 11-3).[120-123] Para deformidades maiores que 20°, pode-se optar por tratar apenas com o uso de PSO ou com osteotomias de Ponte e reconstrução da coluna de suporte anterior.[123-125] Entretanto, PSO são procedimentos complexos e com riscos de complicações significativos como hemorragias maciças (superiores a 4 litros em 24%), lesão motora (12%), quebra de hastes (16 a 25%) e reoperações (19%).[126-129]

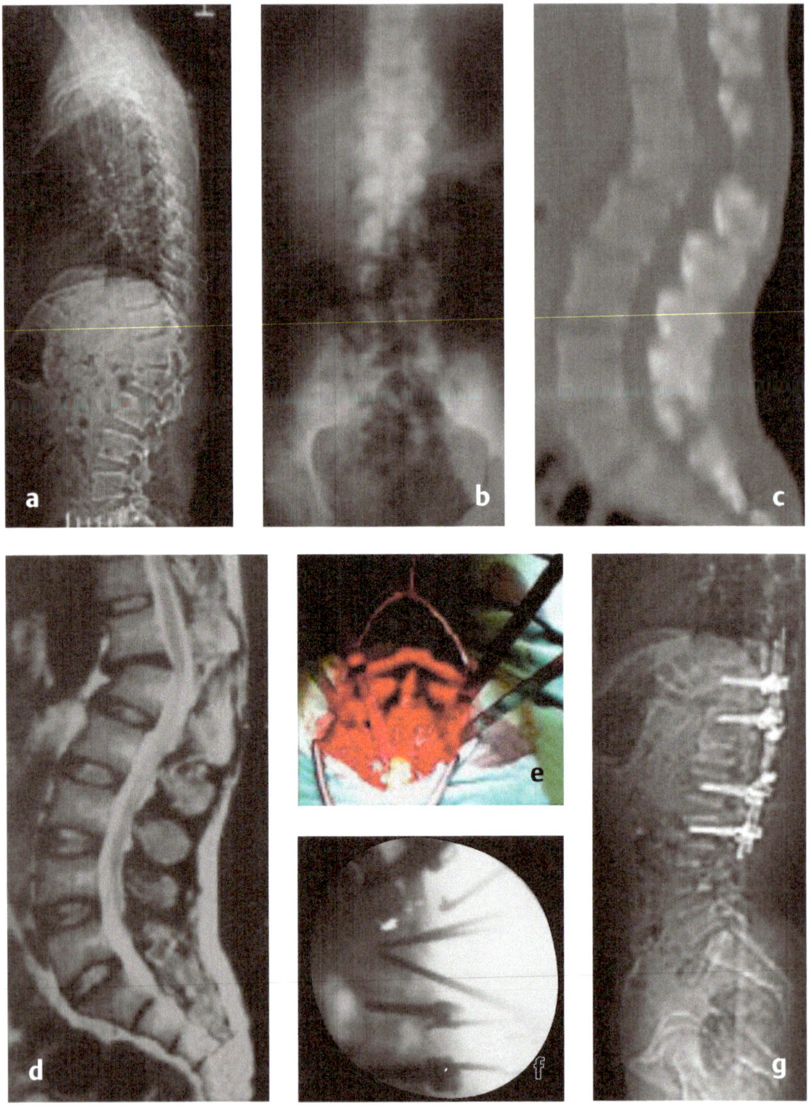

Fig. 11-3. Paciente com diagnóstico de CPTT secundária à lesão do CLP. Queixava-se de dorsalgia crônica mecânica, sem comprometimento neurológico. (a-d) Note o aumento do espaço interespinhoso T12L1 ao RX, TC e RM.
(e-g) Hipercifose TL de 45° (cobb T12L2; a). Realizada osteotomia de subtração pedicular (PSO) tipo Schwab 3 e fixação posterior com parafusos pediculares de T11 a L2 com correção da deformidade (Cobb T12L2 = 8°).

DICAS

- A TC é o exame de eleição para investigação de pacientes com suspeita de fratura da coluna TL;
- A lesão do complexo ligamentar posterior é o principal fator causador de instabilidade em lesões traumáticas da coluna TL;
- A classificação AOSpine de lesões traumáticas da coluna TL apresenta reprodutibilidade satisfatória e, associada ao escore AOSIS TL, auxilia na tomada de decisão quanto a tratamento conservador ou cirúrgico;
- Fraturas em explosão sem déficit neurológico em geral devem receber tratamento conservador inicialmente;
- A ausência de diagnóstico de instabilidade espinal na fase aguda pode resultar em deformidade cifótica tardia que geralmente requer cirurgia de maior complexidade e com maiores riscos de complicações.

REFERÊNCIAS BIBLIOGRÁFICAS

1. Wang H, Zhang Y, Xiang Q, et al. Epidemiology of traumatic spinal fractures: experience from medical university-affiliated hospitals in Chongqing, China, 2001-2010. J Neurosurg – Spine. 2012;17(5):459-68.
2. Leucht P, Fischer K, Muhr G, Mueller F. Epidemiology of traumatic spine fractures. Injury. 2009;40(2):166-72.
3. Lomaz M, Salles Netto L, Garrote Filho M, et al. Epidemiological profile of patients with traumatic spinal fracture. Coluna/Columna. 2017;16(3):224-7.
4. Magerl F, Aebi M, Gertzbein S, et al. A comprehensive classification of thoracic and lumbar injuries. Eur Spine J. 1994;3:184-201.
5. American College of Surgeons' Committee on Trauma. Spine and spinal cord trauma. In: Advanced Trauma Life Support (ATLS). 10th ed. Chicago. 2018:128-47.
6. American College of Surgeons' Committee on Trauma. Initial assessment and management. In: Advanced Trauma Life Support (ATLS). 10th ed. Chicago. 2018:2-21.
7. Holdsworth SF. Fractures, dislocations and fracture-dislocations of the spine. J Bone Jt Surg. 1970;52a(8):1534-50.
8. Vaccaro A, Rihn J, Saravanja D, et al. Injury of the posterior ligamentous complex of the thoracolumbar spine: a prospective evaluation of the diagnostic accuracy of magnetic resonance imaging. Spine (Phila Pa 1976). 2009;34(23):E841-7.
9. Ko H, Ditunno JJ, Graziani V, Little J. The pattern of reflex recovery during spinal shock. Spinal Cord. 1999;37(6):402-9.
10. Barcelos A, Scardino F, Patriota G, Botelho R. Paraparesis or incomplete paraplegia? How should we call it? Acta Neurochir (Wien). 2009;151(4):369-72.
11. Böhler L. Die techniek der knochenbruchbehand lung im grieden und im kriege. Vienna: Wilhelm Maudrich. 1930.
12. Watson-Jones R. The Results of Postural Reduction of Fractures of the Spine. J Bone Jt Surg [Internet]. 1938;20(3):567-86.
13. Nicoll E. Fractures of the dorso-lumbar spine. J Bone Jt Surg. 1949;34b(3):376-94.
14. Holdsworth FW, Hardy A. Early Treatment of Paraplegia From Fractures of the Thoraco-Lumbar Spine. J Bone Joint Surg Br. 1953;35B(4):540-50.
15. Holdsworth SF. Early treatment of major spinal injuries. Proc R Soc Med. 1969;62(3):253-6.
16. White AA, Panjabi MM. Clinical biomechanics of the spine. Lippincott, editor. Philadelphia. 1978.
17. Denis F. The three column spine and its significance in the classification of acute thoracolumbar spinal injuries. Spine (Phila Pa 1976). 1983;8(8):817-31.
18. McAfee PC, Yuan HA, Fredrickson BE, Lubicky JP. The value of computed tomography in thoracolumbar fractures. An analysis of one hundred consecutive cases and a new classification. J Bone Jt Surg – Ser A. 1983;65(4):461-73.
19. Parizel P, Van der Ziiden T, Gaudino S, et al. Trauma of the spine and spinal cord: imaging strategies. Eur Spine J. 2010;19(1):S8-17.
20. Vaccaro AR, Zeiller SC, Hulbert RJ, et al. The thoracolumbar injury severity escore: a proposed treatment algorithm. J Spinal Disord Tech [Internet]. 2005;18(3):209-15.
21. Vaccaro A, Lehman R, Hurlbert R, et al. A new classification of thoracolumbar injuries: the importance of injury morphology, the integrity of the posterious ligamentous complex, and neurologic status. Spine (Phila Pa 1976). 2005;30(20):2325-33.
22. Pizones J, Izquierdo E, Sánchez Mariscal F, et al. A Sequential damage assessment of the different components of the posterior ligamentous complex after magnetic resonance imaging Interpretation: prospective study 74 traumatic fractures. Spine (Phila Pa 1976). 2012;37(11):E662-7.
23. Pizones J, Zuniga L, Sánchez Mariscal F, Álvarez P, Izquierdo E. MRI study of post-traumatic incompetence of posterior ligamentous complex: importance of the supraspinous ligament. Eur Spine J. 2012;21(11):2222-31.
24. Vaccaro AR, Oner C, Kepler CK, et al. AOSpine thoracolumbar spine injury classification system. Spine (Phila Pa 1976). 2013;38(23):1632-9.
25. Oner F, Van Gils A, Faber J, et al. Some complications of common treatment schemes of thoracolumbar spine fractures can be predicted with magnetic resonance imaging: prospective study of 53 patients with 71 fractures. Spine (Phila Pa 1976). 2002;27(6):629-36.
26. Kelly RP, Whitesides Jr. TE. Treatment of lumbodorsal fracture-dislocations. Ann Surg. 1968;167(5):705-17.
27. Whitesides Jr. T. Traumatic kyphosis of the thoracolumbar spine. Clin Orthop Relat Res. 1977;(128):78-92.
28. White AP, Panjabi MM. Clinical Biomechanics of the Spine. 2nd ed. Clinical Biomechanics of the Spine. Philadelphia: Lippincott Williams & Wilkins. 1990.

29. James K, Wenger K, Schlegel J, Dunn H. Biomechanical evaluation of the stability of thoracolumbar burst fractures. Spine (Phila Pa 1976). 1994;19(15):1731-40.
30. Whang P, Vaccaro A, Poelstra K, et al. The influence of fracture mechanism and morphology on the reliability and validity of two novel thoracolumbar injury classification systems. Spine (Phila Pa 1976). 2007;32(7):791-5.
31. Rihn J, Yang N, Fisher C, et al. Using magnetic resonance imaging to accurately assess injury to the posterior ligamentous complex of the spine: a prospective comparison of the surgeon and radiologist. J Neurosurg – Spine. 2010;12(4):391-6.
32. Nagel D, Koogle T, Piziali R, Perkash I. Stability of the upper lumbar spine following progressive disruptions and the application of individual internal and external fixation devices. J Bone Jt Surg – Am Vol. 1981;63(1):62-70.
33. Farcy J, Weidenbaum M, Glassman S. Sagittal index in management of thoracolumbar burst fractures. Spine (Phila Pa 1976). 1990;15(9):958-65.
34. McKiernan F, Jensen R, Faciszewski T. The dynamic mobility of vertebral compression fractures. J Bone Miner Res. 2003;18(1):24-9.
35. Mehta J, Reed M, McVie J, Sanderson P. Weight-bearing radiographs in thoracolumbar fractures: do they influence management? Spine (Phila Pa 1976). 2004;29(5):564-7.
36. Ben H, Poolman R, Ubags L. Clinical outcome and radiographic results after surgical treatment of post-traumatic thoracolumbar kyphosis following simple type A fractures. Eur Spine J. 2004;13(2):101-7.
37. Toyone T, Toyone T, Tanaka T, et al. Changes in vertebral wedging rate between supine and standing position and its association with back pain: a prospective study in patients with osteoporotic vertebral compression fractures. Spine (Phila Pa 1976). 2006;31(25):2963-6.
38. Holdsworth SF. Traumatic paraplegia. Ann R Coll Surg Engl. 1954;15(5):281-00.
39. Barcelos A, Joaquim A, Botelho R. Reliability of the evaluation of posterior ligamentous complex injury in thoracolumbar spine trauma with the use of computed tomography scan. Eur Spine J. 2016;25(4):1135-43.
40. Hiyama A, Watanabe M, Katoh H, et al. Relationships between posterior ligamentous complex injury and radiographic parameters in patients with thoracolumbar burst fractures. Injury. 2015;46(2):392-8.
41. Vaccaro A, Lee J, Schweitzer KJ, et al. Assessment of injury to the posterior ligamentous complex in thoracolumbar spine trauma. Spine J. 2006;6(5):524-8.
42. Vaccaro A, Baron E, Sanfilippo J, et al. Reliability of a novel classification system for thoracolumbar injuries: the Thoracolumbar Injury Severity Escore. Spine (Phila Pa 1976). 2006;31(11):S62-9.
43. Haba H, Taneichi H, Kotani Y, et al. Diagnostic accuracy of magnetic resonance imaging for detecting posterior ligamentous complex injury associated with thoracic and lumbar fractures. J Neurosurg. 2003;99(1):20-6.
44. Harrop J, Vaccaro A, Hurlbert R, et al. Intrarater and interrater reliability and validity in the assessment of the mechanism of injury and integrity of the posterior ligamentous complex: a novel injury severity scoring system for thoracolumbar injuries. J Neurosurg – Spine. 2006;4(2):118-22.
45. Ratliff J, Anand N, Vaccaro A, et al. Regional variability in use of a novel assessment of thoracolumbar spine fractures: United States versus international surgeons. World J Emerg Surg. 2007;7(2):24.
46. Patel A, Whang P, Brodke D, et al. Evaluation of two novel thoracolumbar trauma classification systems. Indian J Orthop. 2007;41(4):322-6.
47. Schweitzer K, Vaccaro A, Harrop J, et al. Interrater reliability of identifying indicators of posterior ligamentous complex disruption when plain films are indeterminate in thoracolumbar injuries. J Orthop Sci. 2007;12(5):437-42.
48. Dai L, Ding W, Wang X, et al. Assessment of ligamentous injury in patients with thoracolumbar burst fractures using MRI. J Trauma. 2009;66(6):1610-5.
49. Koh Y, Kim D, Koh Y. Reliability and validity of Thoracolumbar Injury Classification and Severity Escore (TLICS). Asian Spine J. 2010;4(2):109-17.
50. McArdle C, Crofford M, Mirfakhraee M, et al. Surface coil MR of spinal trauma: preliminary experience. Am J Neuroradiol. 1986;7(5):885-93.
51. Hulley S, Cummings S, Browner W, et al. Designing clinical research. 3rd ed. Philadelphia: Lippincott, Williams & Wilkins. 2006;37-49.
52. van Middendorp J, Patel A, Schuetz M, Joaquim A. The precision, accuracy and validity of detecting posterior ligamentous complex injuries of the thoracic and lumbar spine: a critical appraisal of the literature. Eur Spine J. 2013;22(3):461-74.
53. Rajasekaran S, Vaccaro A, Kanna R, et al. The value of CT and MRI in the classification and surgical decision-making among spine surgeons in thoracolumbar spinal injuries. Eur Spine J. 2017;26(5):1463-9.
54. American College of Surgeons' Committee on Trauma. Advanced Trauma Life Support (ATLS). 2018.
55. Lee H, Kim H, Kim D, et al. Reliability of magnetic resonance imaging in detecting posterior complex injury in thoracolumbar spinal fractures. Korean J Radiol. 2000;25(16):2079-84.
56. Kepler C, Vaccaro A, Koerner J, et al. Reliability analysis of the AOSpine thoracolumbar spine injury classification system by a worldwide group of naïve spinal surgeons. Eur Spine J. 2016;25(4):1082-6.
57. Ministério da Saúde do Brasil. PORTARIA Nº 1.366, DE 8 DE JULHO DE 2013 [Internet]. Brasil. 2013.
58. Paleologos T, Fratzoglou M, Papadopoulos S, et al. Posttraumatic spinal cord lesions without skeletal or discal and ligamentous abnormalities: the role of MR imaging. J Spinal Disord. 1998;11(4):346-9.
59. Arnold P, Bryniarski M. Emergency thoracic diskectomy for the acute onset of paraplegia: report of two cases. J Spinal Cord Med. 2004;27(5):481-3.
60. Aoki Y, Yamagata M, Ikeda Y, et al. Failure of conservative treatment for thoracic spine fracture in ankylosing spondylitis: delayed neurological déficit due to spinal epidural hematoma. Mod Rheumatol. 2013;23(5):1008-12.
61. Hsieh C, Chiang Y, Tang C, et al. Delayed traumatic thoracic spinal epidural hematoma: a case report and literature review. Am J Emerg Med. 2007;25(1):69-71.
62. Watanabe T. Traumatic spinal epidural hematoma without bone disruption. Eur J Pediatr. 2006;165(4):278-9.
63. Chang F, Lirng J, Chen S, Luo C, Guo W, Teng M et al. Contrast enhancement patterns of acute spinal epidural hematomas: a report of two cases. Am J Neuroradiol. 2003;24(3):366-9.
64. McCormack T, Karaikovic E, Gaines RW. The load sharing classification of spine fractures. Spine (Phila Pa 1976). 1994;19(15):1741-4.

65. Wood K, Khanna G, Vaccaro A, et al. Assessment of two thoracolumbar fracture classification systems as used by multiple surgeons. J Bone Jt Surg – Am Vol. 2005;87(7):1423-9.
66. Lee G, Lee J, Choi S, et al. MRI Inter-reader and intrarreader reliabilities for assessing injury morphology and posterior ligamentous complex integrity of the spine according to the Thoracolumbar Injury Classification System and Severity Escore. Korean J Radiol. 2015;16(4):889-98.
67. Kaul R, Chhabra H, Vaccaro A, et al. Reliability assessment of AOSpine thoracolumbar spine injury classification system and Thoracolumbar Injury Classification and Severity Escore (TLICS) for thoracolumbar spine injuries: results of a multicentre study. Eur Spine J. 2017;26(5):1470-6.
68. Lewkonia P, Paolucci E, Thomas K. Reliability of the thoracolumbar injury classification and severity escore and comparison with the Denis classification for injury to the thoracic and lumbar spine. Spine (Phila Pa 1976). 2012;37(26):2161-7.
69. Yuksel M, Gurbuz M, Is M, Somay H. Is the Thoracolumbar Injury Classification and Severity Escore (TLICS) Superior to the AO Thoracolumbar Injury Classification System for Guiding the Surgical Management of Unstable Thoracolumbar Burst Fractures without Neurological Deficit? Turk Neurosurg. 2018;28(1):94-8.
70. Blauth M, Bastian L, Knop C, Lange U, Tusch G. [Inter-observer reliability in the classification of thoraco-lumbar spinal injuries]. Orthopade. 1999;28(8):662-81.
71. Urrutia J, Zamora T, Yurac R, Campos M, Palma J, Mobarec S et al. An independent interobserver reliability and intraobserver reproducibility evaluation of the new AOSpine Thoracolumbar Spine Injury Classification System. Spine (Phila Pa 1976). 2015;40(1):E54-8.
72. Vaccaro A, Schroeder G, Kepler C, et al. The surgical algorithm for the AOSpine thoracolumbar spine injury classification system. Eur Spine J. 2016;25(4):1087-94.
73. Rajasekaran S, Kanna R, Schnake K, et al. Osteoporotic Thoracolumbar Fractures – How Are They Different? Classification and Treatment Algorithm. J Orthop Trauma. 2017;31(4):349-50.
74. Spiegl U, Jarvers J, Heyde C, Josten C. Osteoporotic vertebral body fractures of the thoracolumbar spine: indications and techniques of a 360° stabilization. Eur J Trauma Emerg Surg. 2017;43(1):27-33.
75. Spratt D, Beeler W, de Moraes F, et al. An integrated multidisciplinary algorithm for the management of spinal metastases: an International Spine Oncology Consortium report. Lancet Oncol. 2017;18(12):e730-20.
76. Cornett C, Vincent S, Crow J, Hewlett A. Bacterial Spine Infections in Adults: Evaluation and Management. J Am Acad Orthop Surg. 2016;24(1):11-8.
77. Avanzi O, Chih L, Meves R, et al. Classificação de McCormack e colapso sagital na fratura toracolombar em explosão. Acta Ortopédica Bras. 2007;15(5):251-3.
78. Karimi M. The effects of orthosis on thoracolumbar fracture healing: A review of the literature. J Orthop. 2015;17(12 (2):S230-7.
79. Alcalá-Cerra G, Paternina-Caicedo A, Díaz-Becerra C, et al. Orthosis for thoracolumbar burst fractures without neurologic deficit: A systematic review of prospective randomized controlled trials. J Craniovertebral Junction Spine. 2014;5(1):25-32.
80. Bakhsheshian J, Dahdaleh N, Fakurnejad S, et al. Evidence-based management of traumatic thoracolumbar burst fractures: a systematic review of nonoperative management. Neurosurg Focus. 2014;37(1):E1.
81. Wood K, Buttermann G, Mehbod A, et al. Operative compared with nonoperative treatment of a thoracolumbar burst fracture without neurological deficit. A prospective, randomized study. J Bone Jt Surg – Am Vol. 2003;85a(5):773-81.
82. Wood KB, Buttermann GR, Phukan R, et al. Operative Compared with Nonoperative Treatment of a Thoracolumbar Burst Fracture without Neurological Deficit. J Bone Jt Surgery-American Vol [Internet]. 2014;97(1):3-9.
83. Siebenga J, Leferink V, Segers M, et al. Treatment of traumatic thoracolumbar spine fractures: a multicenter prospective randomized study of operative versus nonsurgical treatment. Spine (Phila Pa 1976) [Internet]. 2006;31(25):2881-90.
84. Abudou M, Chen X, Kong X, Wu T. Surgical versus non-surgical treatment for thoracolumbar burst fractures without neurological deficit. Cochrane Database Syst Rev [Internet]. 2013;(6).
85. Hitchon P, Abode-Iyamah K, Dahdaleh N, et al. Nonoperative management in neurologically intact thoracolumbar burst fractures: clinical and radiographic outcomes. Spine (Phila Pa 1976). 2016;41(6):483-9.
86. Fang D, Leong J, Cheung H. The treatment of thoracolumbar spinal injuries with paresis by conservative versus surgical methods. Ann Acad Med Singapore. 1982;11(2):203-6.
87. Roberson J, Whitesides Jr. T. Surgical reconstruction of late post-traumatic thoracolumbar kyphosis. Spine (Phila Pa 1976). 1985;10(4):307-12.
88. Keene J, Lash E, Kling TJ. Undetected posttraumatic instability of stable thoracolumbar fractures. J Orthop Trauma. 1988;2(3):202-11.
89. Kostuik J, Matsusaki H. Anterior stabilization, instrumentation, and decompression for post-traumatic kyphosis. Spine (Phila Pa 1976). 1989;14(4):379-86.
90. Chang K. Oligosegmental correction of post-traumatic thoracolumbar angular kyphosis. Spine (Phila Pa 1976). 1993;18(13):1909-15.
91. Wu S, Hwa S, Lin L, et al. Management of rigid post-traumatic kyphosis. Spine (Phila Pa 1976). 1996;21(18):2260-6.
92. Fehlings M, Vaccaro A, Wilson J, et al. Early versus delayed decompression for traumatic cervical spinal cord injury: results of the Surgical Timing in Acute Spinal Cord Injury Study (STASCIS). PLoS One. 2012;7(2):e32037.
93. Lubelski D, Abdullah K, Steinmetz M, et al. Lateral extracavitary, costotransversectomy, and transthoracic thoracotomy approaches to the thoracic spine: review of techniques and complications. J Spinal Disord Tech. 2013;26(4):222-32.
94. Hofstetter C, Chou D, Newman C, et al. Posterior approach for thoracolumbar corpectomies with expandable cage placement and circumferential arthrodesis: a multicenter case series of 67 patients. J Neurosurg – Spine. 2011;14(3):388-97.
95. Xu G, Li Z, Ma J, et al. Anterior versus posterior approach for treatment of thoracolumbar burst fractures: a meta-analysis. Eur Spine J. 2013;22(10):2176-83.

96. Scheer J, Bakhsheshian J, Fakurnejad S, Oh T, Dahdaleh N, Smith Z. Evidence-Based Medicine of Traumatic Thoracolumbar Burst Fractures: A Systematic Review of Operative Management across 20 Years. Glob Spine J. 2015;5(1):73-82.
97. Guven O, Kocaoglu B, Bezer M, Aydin N, Nalbantoglu U. The use of screw at the fracture level in the treatment of thoracolumbar burst fractures. J Spinal Disord Tech. 2009;22(6):417-21.
98. Wang S, Ma H, Liu C, et al. Is fusion necessary for surgically treated burst fractures of the thoracolumbar and lumbar spine?: a prospective, randomized study. Spine (Phila Pa 1976). 2006;31(23):2646-52.
99. Tezeren G, Bulut O, Tukenmez M, et al. Long segment instrumentation of thoracolumbar burst fracture: fusion versus nonfusion. J Back Musculoskelet Rehabil. 2009;22(2):107-12.
100. Jindal N, Sankhala S, Bachhal V. The role of fusion in the management of burst fractures of the thoracolumbar spine treated by short segment pedicle screw fixation: a prospective randomised trial. J Bone Jt Surg – Br Vol. 2012;94(8):1101-6.
101. McAnany S, Overley S, Kim J, et al. Open Versus Minimally Invasive Fixation Techniques for Thoracolumbar Trauma: A Meta-Analysis. Glob Spine J. 2016;6(2):186-94.
102. Diniz J, Botelho R. Is fusion necessary for thoracolumbar burst fracture treated with spinal fixation? A systematic review and meta-analysis. J Neurosurg – Spine. 2017;27(5):584-92.
103. Miyanji F, Fisher C, Keynan O, et al. Flexion-distraction injuries of the thoracolumbar spine: health-related quality of life and radiographic outcomes. Top Spinal Cord Inh Rehabil. 2006;12(1):58.
104. Beringer W, Potts E, Khairi S, Mobasser J. Percutaneous pedicle screw instrumentation for temporary internal bracing of nondisplaced bony Chance fractures. J Spinal Disord Tech. 2007;20(3):242-7.
105. Celano E, Baum G, Gelbard R, Ahmad F. Percutaneous pedicle screw fixation for an unstable thoracic spine fracture after a traumatic degloving injury. BMJ Case Rep. 2015.
106. Cox J, Yang M, Jacob R, Pincus D. Temporary percutaneous pedicle screw fixation for treatment of thoracolumbar injuries in young adults. J Neurol Surg A Cent Eur Neurosurg. 2013;74(1):7-11.
107. Schizas C, Kosmopoulos V. Percutaneous surgical treatment of chance fractures using cannulated pedicle screws. J Neurosurg – Spine. 2007;7(1):71-4.
108. Dahdaleh N, Viljoen S, Dalm B, et al. Posterior ligamentous complex healing following disruption in thoracolumbar fractures. Med Hypotheses. 2013;81(1):117-8.
109. El Tecle N, Abode-Iyamah K, Hitchon P, Dahdaleh N. Management of spinal fractures in patients with ankylosing spondylitis. Clin Neurol Neurosurg. 2015;139:177-82.
110. Hitchon P, From A, Brenton M, et al. Fractures of the thoracolumbar spine complicating ankylosing spondylitis. J Neurosurg. 2002;97(2):218-22.
111. Westerveld L, Verlaan J, Oner F. Spinal fractures in patients with ankylosing spinal disorders: a systematic review of the literature on treatment, neurological status and complications. Eur Spine J. 2009;18(2):145-56.
112. Reinhold M, Knop C, Beisse R, et al. Operative treatment of 733 patients with acute thoracolumbar spinal injuries: comprehensive results from the second, prospective, Internet-based multicenter study of the Spine Study Group of the German Association of Trauma Surgery. Eur Spine J. 2010;19(10):1657-76.
113. Joaquim A, Fernandes Y, Cavalcante R, et al. Evaluation of the thoracolumbar injury classification system in thoracic and lumbar spinal trauma. Spine (Phila Pa 1976). 2010;36(1):33-6.
114. Chang K. Cantilever bending technique for treatment of large and rigid scoliosis. Spine (Phila Pa 1976). 2003;28(21):2452-8.
115. Williams B, Smith J, Saulle D, et al. Complications associated with surgical treatment of traumatic spinal fractures: a review of the scoliosis research society morbidity and mortality database. World Neurosurg. 2014;81(5-6):818-24.
116. Talia A, Wong M, Lau H, Kaye A. Safety of instrumentation and fusion at the time of surgical debridement for spinal infection. J Clin Neurosci. 2015;22(7):1111-6.
117. Schoenfeld A, Wood K, Fisher C, et al. Posttraumatic kyphosis: current state of diagnosis and treatment: results of a multinational survey of spine trauma surgeons. J Spinal Disord Tech. 2010;23(7):e1-8.
118. Steib J. Reviewer's comment concerning The surgical algorithm for the AOSpine thoracolumbar spine injury classification system (by A.R. Vaccaro et al.: Eur Spine J, 2015; doi:10.1007/s00586-015-3982-2). Eur Spine J. 2016;25(4):1095-7.
119. Piazzolla A, Solarino G, Moretti B. Letter to the Editor concerning The surgical algorithm for the AOSpine thoracolumbar spine injury classification system by A. R. Vaccaro et al. Eur Spine J (2016);25(4):1087-1094. Eur Spine J. 2017;26(8):2214-5.
120. Pérez-Grueso F, Cecchinato R, Berjano P. Ponte osteotomies in thoracic deformities. Eur Spine J. 2015;24(1):38-41.
121. Li F, Sagi H, Liu B, Yuan H. Comparative evaluation of single-level closing-wedge vertebral osteotomies for the correction of fixed kyphotic deformity of the lumbar spine: a cadaveric study. Spine (Phila Pa 1976). 2001;26(21):2385-91.
122. Schwab F, Blondel B, Chay E, Demakakos J, Lenke L, Tropiano P et al. The Comprehensive Anatomical Spinal Osteotomy Classification. Neurosurgery [Internet]. 2013;74(1):112-20.
123. Vaccaro A, Silber J. Post-traumatic spinal deformity. Spine (Phila Pa 1976). 2001;26(24):S111-8.
124. Wang M, Kim D, Kim K. Correction of late traumatic thoracic and thoracolumbar kyphotic spinal deformities using posteriorly placed intervertebral distraction cages. Neurosurgery. 2008;62(3-1):162-71.
125. Acaroglu E, Schwab F, Farcy J. Simultaneous anterior and posterior approaches for correction of late deformity due to thoracolumbar fractures. Eur Spine J. 1995;5(1):56-62.
126. Bianco K, Norton R, Schwab F, I et al. Complications and intercenter variability of three-column osteotomies for spinal deformity surgery: a retrospective review of 423 patients. Neurosurg Focus. 2014;36(5).
127. Bridwell KH, Lewis SJ, Edwards C, et al. Complications and Outcomes of Pedicle Subtraction Osteotomies for Fixed Sagittal Imbalance. Spine (Phila Pa 1976) [Internet]. 2003;28(18):2093-101.
128. Smith JS, Klineberg E, Lafage V, et al. Prospective multicenter assessment of perioperative and minimum 2-year postoperative complication rates associated with adult spinal deformity surgery. J Neurosurg Spine. 2016;25(1):1-14.
129. Gupta S, Eksi MS, Ames CP, et al. A Novel 4-Rod Technique Offers Potential to Reduce Rod Breakage and Pseudarthrosis in Pedicle Subtraction Osteotomies for Adult Spinal Deformity Correction. Oper Neurosurg [Internet]. 2017;0(0):1-8.

CAPÍTULO 12

TRAUMATISMO DA COLUNA LOMBOSSACRA

Marcelo Simoni Simões

INTRODUÇÃO

As lesões de L3 ou mais baixas são bem menos frequentes que as da transição dorsolombar (T10-L2) e respondem por menos de 10% dos traumas raquimedulares (TRM),[1] mas merecem atenção muito especial em decorrência das particularidades desse segmento e suas implicações no manejo dos pacientes. Se por um lado existe a vantagem do canal espinal ser mais amplo e ocupado pela cauda equina em vez da medula, reduzindo a incidência e a gravidade das lesões neurológicas, por outro lado, a coluna lombar baixa e o sacro (vértebra pélvica) constituem a base da coluna e têm uma importância no equilíbrio espinal maior do que a de qualquer outro segmento.

Aproximadamente 70% da lordose lombar se concentra no segmento L4-S1.[2] Em comparação com níveis mais altos, a perda da lordose nessa parte da coluna impacta o equilíbrio espinal global de forma muito mais importante. Um acunhamento no segmento T10-L2 pode ser compensado por hiperlordose lombar, de forma que o indivíduo possa tolerar uma cifose local significativa sem repercussão importante no equilíbrio sagital global e com um impacto limitado na qualidade de vida, enquanto um acunhamento similar localizado na região lombossacra dificilmente será compensado de forma satisfatória.[3]

A coluna lombossacra suporta cargas muito elevadas e também é extremamente móvel. Esforços para preservar a mobilidade são bastante válidos e buscar alternativas de tratamento com fixações mais curtas, poupando segmentos móveis, tem importância muito maior aqui do que na coluna dorsal, por exemplo.[4] Fixações lombares longas se associam com mais complicações mecânicas e podem acelerar o processo degenerativo nos níveis adjacentes.

Devido à inclinação pronunciada do platô de S1, a transição lombossacra concentra estresse mecânico em cisalhamento. Através das articulações sacrilíacas, o sacro faz a ligação da coluna com a pelve e membros inferiores. Como apenas as duas primeiras vértebras sacras participam dessa articulação, os segmentos S3 e mais baixos não têm função biomecânica essencial para o suporte da coluna, embora ajudem na estabilidade do sacro. O vetor de carga axial da coluna lombar se localiza anteriormente à articulação sacroilíaca, criando uma carga rotacional centrada em S2. Essa rotação é limitada pelos ligamentos sacroespinhoso e sacrotuberoso, que ligam a porção inferior do sacro na pelve.[5]

Ainda devemos lembrar que o segmento lombossacro é o mais acometido por patologias degenerativas e, portanto, a coexistência e a interação de lesões traumáticas com discopatias, deformidades ou estenose prévia do canal são frequentes e devem ser consideradas no manejo dos pacientes.

QUADRO CLÍNICO E EXAME FÍSICO

Lesões da coluna lombossacra costumam acontecer em traumas de alta energia e aproximadamente 75% dos casos são relacionados com acidentes de trânsito ou quedas de altura.[1] As fraturas do sacro são especialmente comuns em casos de ejeção de veículos.[5] Embora todo paciente politraumatizado deva ser considerado como possuindo lesão espinal até prova em contrário, a suspeita de lesão traumática da coluna lombossacra é maior em pacientes com déficit neurológico ou dor irradiada em membros inferiores, dor e edema local, ou hematoma paraespinhal.[6] Fraturas do sacro são subdiagnosticadas e apenas metade dos pacientes sem déficit neurológico tem a lesão detectada na internação inicial. Esses pacientes podem desenvolver deformidades e déficits tardios devido à falta de tratamento.[7]

Em pacientes acordados, dor e sensibilidade local são os sintomas mais frequentes, porém menos específicos. Edema mais significativo, hematoma lombar ou aumento palpável do intervalo entre processos espinhosos são achados muito significativos e, até prova em contrário, indicam lesão das estruturas da coluna posterior com instabilidade espinal. Se essa lesão não aparecer nos exames de imagem iniciais, o paciente deve ser considerado como suspeito e submetido à investigação mais específica, antes que sua existência seja descartada.[8]

A associação de lesões lombossacras com lesões viscerais ou do anel pélvico é comum[9] e todo paciente hipotenso deve ser considerado como possuindo lesão visceral ou pélvica, uma vez que TRM baixo não causa choque neurogênico.[10]

O comprometimento neurológico ocorre em aproximadamente 35% das lesões lombossacras[11] e 25% das fraturas sacras,[5] podendo se apresentar como dor radicular sem déficits, radiculopatia simples ou múltipla e síndrome de cauda equina. De modo geral, os nervos envolvidos nas lesões sacras têm função de controle esfincteriano e sensibilidade perineal.[5] A síndrome de compressão da cauda equina é caracterizada por déficit motor bilateral e assimétrico de neurônio inferior, com envolvimento sensitivo variado. A avaliação dos déficits deve ser realizada de forma sistematizada, utilizando protocolos ou escalas, como a ASIA Impairment Scale.[12]

A presença de déficit neurológico por lesão traumática da coluna lombossacra sempre indica comprometimento estrutural grave, com instabilidade significativa.[13] Praticamente todos os pacientes com fraturas sacras transversas e instabilidade lombopélvica (AOSpine tipo C) apresentam lesão neural.[5]

EXAMES DE IMAGEM

O exame de imagem para avaliação emergencial do trauma lombossacro é a tomografia computadorizada de cortes finos (TC).[14] Além de mais sensível e específica que as radiografias, ela também permite o estudo concomitante de lesões viscerais.

A ressonância magnética (RM) mostra mais detalhes de partes moles e tecido nervoso, podendo ser muito útil na avaliação de déficits neurológicos e, nos casos de dúvida sobre a presença de instabilidade de origem ligamentar, entretanto, ela demanda uma logística mais complexa, que limita seu uso na emergência, sendo mais utilizada para avaliação complementar de lesões já diagnosticadas pela TC.[14]

As radiografias em ortostase são o exame mais útil para avaliação de perda de lordose ou outras deformidades e no acompanhamento de acunhamentos vertebrais tratados conservadoramente. Imagens em flexão e extensão forçada podem ser usadas para estudo de estabilidade, mas geralmente a TC e a RM as fazem desnecessárias.[3,15]

DIAGNÓSTICO – CLASSIFICAÇÃO DAS FRATURAS LOMBARES E SACRAS

A primeira classificação de fraturas lombares foi feita em 1929 por Boehler[16] e a primeira classificação de fraturas do sacro foi feita por Medelman, em 1939.[17] Desde lá, diversos esforços foram feitos no sentido de sistematizar o diagnóstico e tratamento do TRM, sendo que nenhum deles atingiu de forma plena seus objetivos.[16] O sistema de classificação mais utilizado atualmente é o AOSpine TLICS (ThoracoLumbar Injury Classification System),[18] que tem como ideia criar um escala de severidade das lesões com base em sua morfologia, considerando achados de RX, TC e RM, junto com dados de exame neurológico e modificadores clínicos. De forma muito esquemática, lesões do tipo A comprometem elementos espinais anteriores preservando a integridade ligamentar e são consideradas menos severas e estáveis em sua maioria, lesões do tipo B comprometem os elementos posteriores ou o ligamento longitudinal anterior (LLA) e são instáveis, enquanto lesões do tipo C são as mais severas e se caracterizam pela presença de instabilidade grosseira, com luxação ou deslocamento das vértebras.[18] A classificação das fraturas sacras segue raciocínio semelhante, com lesões do tipo A acometendo a parte inferior do sacro, sem comprometer a estabilidade lombopélvica, lesões do tipo B causando instabilidade da parte posterior do anel pélvico e lesões do tipo C provocando instabilidade lombopélvica.[19]

TRATAMENTO

O manejo conservador é restrito basicamente às lesões puramente ósseas (AOSpine tipos A e B1) e sem déficit neurológico, consistindo de repouso relativo, fisioterapia e acompanhamento com RX seriados.[20] O uso de órteses toracolombossacras é tradicional, mas sua real utilidade nas lesões lombares baixas é muito discutível.[21]

De um ponto de vista prático, os maiores determinantes de instabilidade espinhal e indicadores mais consistentes da necessidade de cirurgia são a perda de integridade do complexo ósseo-ligamentar posterior[22] e a presença de déficit neurológico.[13]

A perda de integridade da coluna posterior geralmente é causada por distração, com lesão ligamentar. Essas lesões são instáveis e não cicatrizam. Mesmo que não exista deslocamentos nas imagens iniciais, a tendência é a evolução para deformidade cifótica.[13]

A amplitude de movimento da coluna do adulto é limitada e não permite lesão neural. Se existe déficit neurológico relacionado a TRM, necessariamente houve uma perda severa da integridade mecânica da coluna, significando instabilidade.[13]

O TLICSS (ThoracoLumbar Injury Classification and Severity Escore) é um sistema de pontuação que auxilia na indicação de cirurgia ou tratamento conservador, levando em conta a anatomia da lesão, a integridade da coluna posterior e a existência de déficit neurológico.[23,24] Pontuações de 3 ou menos indicam tratamento conservador e pontuações de 5 ou mais indicam necessidade de cirurgia. Nas lesões com pontuação igual a 4 não existe indicação clara de tratamento conservador ou cirúrgico e a conduta depende da escolha do médico (Quadro 12-1).[25] Esse sistema, entretanto, não leva em consideração comorbidades, outras lesões coexistentes ou cifose excessiva, fatores que devem influenciar a tomada de decisão.

Quadro 12-1. Classificação de Lesão Toracolombar e Pontuação de Gravidade – TLICSS[25]

	Tipo	Pontos
Morfologia da lesão	Compressão	1
	Explosão	2
	Traslação/rotação	3
	Distração	4
Comprometimento neurológico	Intacto	0
	Radicular	2
	Medular completo	2
	Medular incompleto	3
	Cauda equina	3
Complexo ligamentar posterior	Integro	0
	Suspeito/indeterminado	2
	Lesado	3

Lesões Mais Comuns

Fraturas em Acunhamento

Comprometem a parte anterior do corpo vertebral e tipicamente não se associam com lesão neural, correspondendo aos tipos A1; N0 e A2; N0 da classificação AOSpine. No TLICSS pontuam menos de 4 e o tratamento inicialmente conservador é consenso. Essas lesões são estáveis e costumam resultar em um grau limitado e tolerável de cifose local. Como o comprometimento principal é ósseo, a história natural é a consolidação em poucos meses. O tratamento conservador visa à preservação da lordose lombossacra durante a consolidação da fratura. O acompanhamento deve ser realizado com radiografias em ortostase, já que TC e RM são realizados com o paciente deitado e não tem valor para avaliação postural. Nas lesões espinais baixas, os coletes rígidos só trazem imobilização efetiva se tiverem extensão para membros inferiores, sendo sua utilidade bastante discutível nesse tipo de fratura.[21] Os coletes não rígidos (Putti ou semelhantes) não tem poder mecânico de correção, mas estimulam o paciente a se conscientizar da musculatura eretora e manter um esforço postural preservador de lordose. Nossa rotina é obter uma radiografia panorâmica inicial, utilizar um colete não rígido, realizar controle radiológico em ortostase a cada 30 dias e TC para verificar consolidação após 90 dias. Nos raros casos em que se desenvolve cifose ou falha de consolidação com repercussão clínica significativa, o tratamento cirúrgico pode ser indicado.

Fraturas em Explosão (Burst Fractures)

São fraturas que comprometem a parte anterior e posterior do corpo vertebral, sem envolvimento das estruturas de estabilização posterior. Elas correspondem aos tipos A3 e A4 da classificação AOSpine e se encontram em uma zona de limites pouco definidos na conceituação de instabilidade traumática, uma vez que o grau de desestruturação do corpo vertebral pode variar desde um comprometimento pequeno até a cominuição completa. Tipicamente, existe algum grau de estenose do canal por retropulsão de fragmentos da parede posterior do corpo vertebral, mas nem sempre há déficit neurológico. Nos segmentos lombares mais baixos, onde o canal é mais amplo e abriga a cauda equina, as lesões neurais são menos frequentes que na coluna dorsolombar, sendo possível encontrar estreitamentos de até 80% do canal sem comprometimento clínico neurológico.[11]

O manejo das fraturas em explosão é um dos pontos de maior polêmica no tratamento das lesões espinais traumáticas, seja na indicação ou não de cirurgia, na técnica cirúrgica a empregar, ou mesmo na modalidade de tratamento conservador.[26] Casos onde existe déficit neurológico pontuam 5 no escore TLICSS e a indicação cirúrgica é consenso. Os casos sem déficit pontuam de 2 a 4 no TLICSS e não há na literatura definição sobre superioridade do tratamento cirúrgico ou conservador.[26,27] Nossa conduta é indicar tratamento cirúrgico nos casos onde há comprometimento do canal de 50% ou mais,[28,29] nos casos onde a radiografia em ortostase mostre perda adicional de altura do corpo vertebral em comparação com exames realizados em decúbito[28,30] e nos casos onde a fratura cause alteração significativa nos parâmetros sagitais espinopélvicos.[3]

As técnicas cirúrgicas vão desde a fixação curta sem artrodese até a reconstrução por via anterior e posterior, não havendo consenso sobre qual deve ser empregada.[27,31] Como a coluna lombar sustenta cargas compressivas muito altas, os casos em que indicamos cirurgia apresentam desestruturação importante do corpo vertebral. Nossa filosofia de tratamento é tentar restituir o perfil sagital normal, preservando toda mobilidade possível; nossa opção de rotina nas explosões lombares baixas é a reconstrução da coluna anterior por via lateral retroperitoneal com uso de *cage*, acrescida de fixação posterior curta com parafusos pediculares, por técnica minimamente invasiva. Na região lombar, fixações pediculares curtas não são rígidas o bastante para impedir a perda de lordose a médio prazo[32], e fixações longas têm a desvantagem da maior perda de mobilidade.[33,34]

As fraturas em explosão de L5 são um caso especial. O perfil trapezoidal desse corpo vertebral faz dele uma estrutura muito importante na configuração do arco lordótico lombar inferior, entretanto a reconstrução da coluna anterior com *cage* é extremamente complicada nesse nível. Os acessos laterais são limitados pela asa do ilíaco, os anteriores são limitados pela bifurcação dos grandes vasos e a colocação do *cage* por via posterior é limitada pelo risco de lesão da raiz L5, fazendo com que a maioria dos autores opte pela descompressão e fixação posteriores.[15] Uma opção comum é a fixação pedicular curta L4-S1 em lordose, com uso de colete rígido com extensão para membro inferior até 90 dias após a cirurgia. Nos casos onde há maior necessidade de correção ou grande cominuição do corpo de L5, utilizamos fixações mais longas para assegurar a manutenção da lordose, via de regra de L2 ou L3 ao ilíaco, com artrodese e com retirada dos implantes tardiamente. A adaptação das técnicas cirúrgicas às particularidades de cada caso também é bastante utilizada (Fig. 12-1).

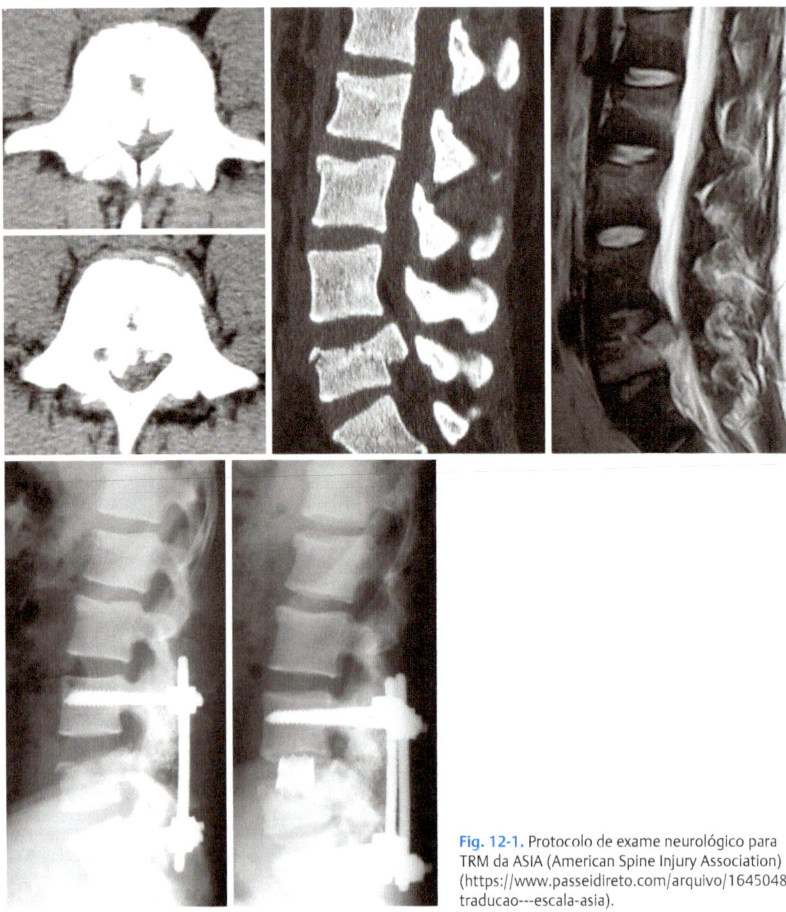

Fig. 12-1. Protocolo de exame neurológico para TRM da ASIA (American Spine Injury Association) (https://www.passeidireto.com/arquivo/16450488/traducao---escala-asia).

Lesões dos Elementos Posteriores

Essas lesões são pouco comuns na coluna lombar baixa, mas é muito importante manter um nível alto de desconfiança. A associação frequente com lesões da coluna anterior, que são menos graves, mas chamam mais atenção na TC, pode fazer com que elas passem despercebidas e tenham o tratamento retardado. As lesões ocorrem por mecanismo de flexão-distração e podem comprometer elementos ósseos, ligamentares ou ambos. A ruptura do complexo ósseo-ligamentar posterior implica em instabilidade e é um indicador forte de necessidade de cirurgia. Nos casos de diagnóstico incerto, a RM costuma ser útil na avaliação da lesão ligamentar.[14]

A fratura de Chance equivale ao tipo B1 da classificação AOSpine e se caracteriza por ser uma lesão puramente óssea comprometendo elementos posteriores, como processos espinhosos e pedículos de uma única vértebra. A fratura de Chance clássica, sem déficit neurológico e com alinhamento vertebral preservado, é a única lesão tipo B onde pode ser tentado inicialmente o tratamento conservador, mas deve ser realizado acompanhamento radiográfico seriado pelo risco de deformidade tardia.

As lesões que comprometem estruturas articulares ou ligamentares, tipo B2 da classificação AOSpine, têm um alto índice de associação com lesão neural e com fraturas do tipo A. O grau de instabilidade pode variar desde a deformidade tardia nas fraturas facetárias até a instabilidade franca nas lesões ligamentares, mas todas as lesões são instáveis e não se resolvem com tratamento conservador (Fig. 12-2). A artrodese posterior pode ser suficiente para estabilizar a maioria dos casos desacompanhados

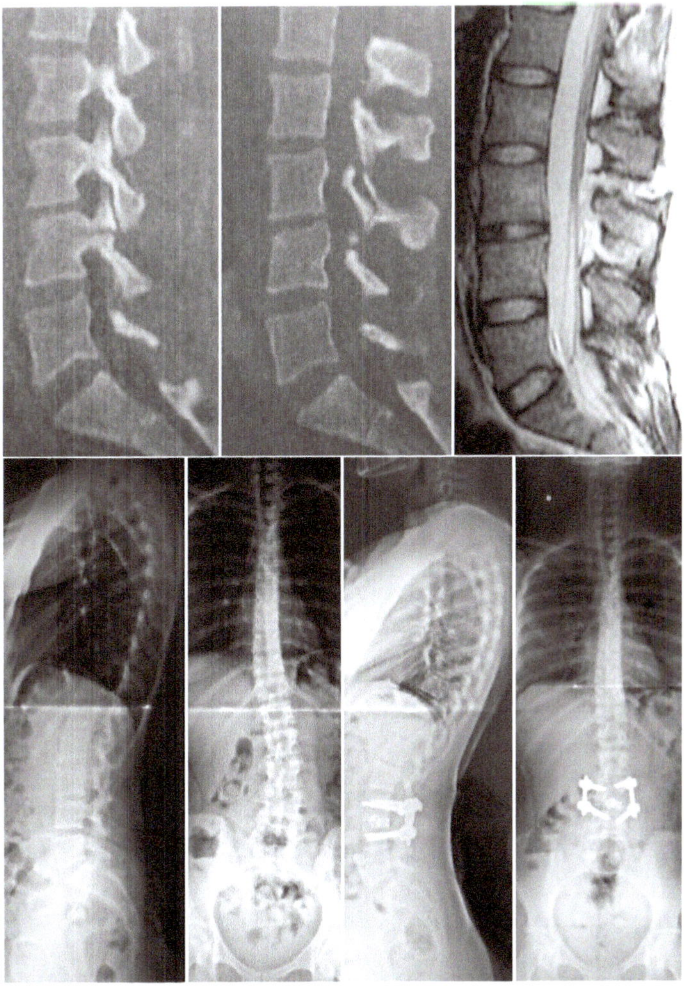

Fig. 12-2. Classificação AOSpine das lesões traumáticas dorsolombares (https://aospine.aofoundation.org/Structure/education/online-education/classifications/Pages/classifications.aspx, consultado em agosto/2018.)

de lesões do tipo A mais severas, mas nossa primeira opção de tratamento é associar uma artrodese intersomática TLIF, tentando reduzir a incidência de pseudoartrose.

Luxações e Fraturas com Deslocamento

São as lesões AOSpine tipo C e associam lesão ósseo-ligamentar posterior com graus variados de comprometimento do ligamento longitudinal posterior, disco intervertebral e corpo vertebral.[18] Existe instabilidade óbvia e o dano neurológico é muito comum. O tratamento é sempre cirúrgico e nossa conduta de rotina é a fixação posterior e intersomática, preservando o maior número possível de segmentos móveis (Fig. 12-3).

Fraturas do Sacro

Embora o manejo conservador, com repouso seguido de mobilização evitando apoio do lado fraturado, seja tradicionalmente empregado, ele é o mais indicado apenas nas lesões unilaterais com deslocamento mínimo e sem déficit neurológico. A presença de instabilidade para suporte de carga axial, desalinhamento e/ou déficit neurológico são indicações de cirurgia.

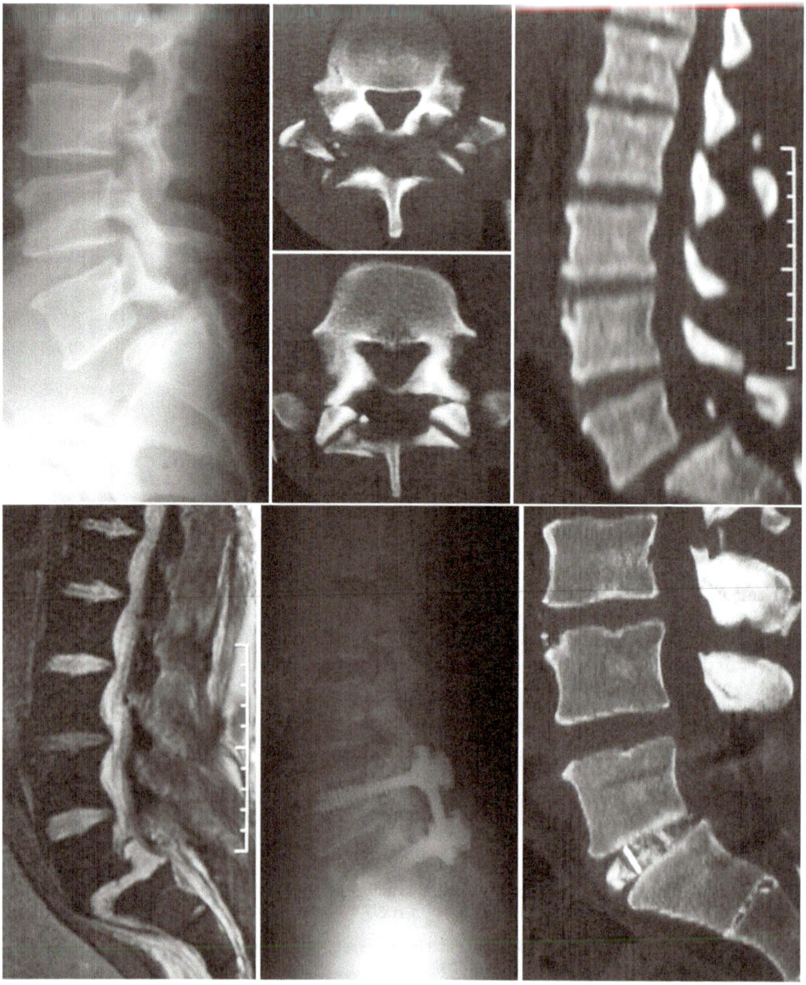

Fig. 12-3. Classificação AOSpine das lesões traumáticas sacras (https://aospine.aofoundation.org/Structure/education/online-education/classifications/Pages/classifications.aspx, consultado em agosto/2018.)

A capacidade da pelve de suportar o peso do corpo com a pessoa em ortostase (estabilidade axial) está relacionada com a morfologia da fratura. Lesões abaixo da articulação sacrilíaca (AOSpine tipo A) não afetam essa capacidade. Lesões verticais unilaterais (AOSpine tipos B2 e B3) comprometem a estabilidade pélvica posterior, mas ainda é possível apoiar o peso do lado onde existe integridade óssea. As lesões tipo B com deslocamento podem ser tratadas com redução fechada e estabilização com parafusos sacrilíacos.[7]

Fraturas bilaterais (AOSpine tipo C2 e C3) dissociam a coluna da pelve, resultando na perda completa da capacidade de suportar o peso do corpo. Lesões tipo C com pouco deslocamento também podem ser tratadas com redução fechada e estabilização sacrilíaca, mas os deslocamentos maiores e os casos com comprometimento neurológico devem ser tratados com redução aberta e fixação lombopélvica, biomecanicamente mais estável.[7]

A descompressão neural pode ser feita de modo direto ou indireto pela redução da fratura. Se a compressão persistir e houver déficit neurológico, a descompressão direta com abordagem posterior e laminectomia sacra está indicada.[7]

COMPLICAÇÕES

As complicações cirúrgicas mais comuns são fístula liquórica, lesão neural iatrogênica, pseudoartrose, falha da fixação, infecção e hipolordose iatrogênica.[9]

A ruptura dural é comum nas lesões dos elementos posteriores e nas fraturas em explosão com comprometimento da lâmina.[26] Geralmente ocorre uma laceração irregular e o fechamento hermético com sutura primária pode ser difícil. O uso de drenagem lombar para reduzir a pressão liquórica pode ajudar na cicatrização dural.[9]

Como a coluna lombar baixa não se relaciona com a medula, mas com a cauda equina, a piora neurológica durante o posicionamento do paciente é rara. A lesão neural iatrogênica é mais comum durante a laminectomia, quando existe herniação de radículas em uma laceração dural.[35] A retirada de fragmentos ósseos durante a descompressão também é crítica, especialmente quando fragmentos anteriores ao saco dural são removidos por via posterior. Em casos onde existe compressão muito importante da cauda equina, a monitorização neurofisiológica intraoperatória pode ser de grande ajuda.[9]

A incidência de pseudoartrose e falhas da fixação depende de múltiplos fatores, mas pode ser reduzida com alguns cuidados na técnica cirúrgica. Como a coluna lombossacra suporta grandes cargas e, na maioria das vezes, utilizamos fixações curtas, a reconstrução da coluna de suporte anterior com colocação de *cages* para reforço estrutural deve ser usada de forma mais frequente que na coluna torácica ou toracolombar.[32,34]

No caso das fraturas em explosão de vértebras lombares baixas, a fixação curta (apenas um nível acima e abaixo da lesão, sem reconstrução da coluna anterior) não costuma ser efetiva, pois o implante não tem capacidade de suportar as cargas locais. Uma opção para reduzir as falhas de fixação e as perdas de correção é realizar fixação longa com artrodese curta (ou sem artrodese, no caso das lesões puramente ósseas) e retirar o instrumental após a consolidação. Esse recurso pode ser especialmente útil nas lesões do corpo de L5, onde a reconstrução da coluna anterior é tecnicamente problemática.

O cuidado com a preservação de uma lordose adequada e com o respeito aos parâmetros espinopélvicos é fundamental. A perda de lordose nessa região tem impacto grande no equilíbrio corporal global, pois pode acelerar o processo degenerativo e aumentar a incidência de problemas com a fixação.

DICAS

- Lesões espinais não contíguas estão presentes em aproximadamente 5% dos casos. Uma vez que uma lesão seja diagnosticada, a coluna inteira deve ser investigada por imagem;
- Cifose local maior que 30°, perda de altura do corpo vertebral de mais de 50% e aumento da distância entre os processos espinhosos levantam suspeita de lesão ósseo-ligamentar posterior. Afastamento entre os processos articulares da articulação facetária e sinal das facetas nuas são indicadores radiológicos seguros de lesão do complexo ósseo-ligamentar posterior;
- Nas fraturas em explosão, a lesão neurológica é tipicamente causada por retropulsão de fragmentos no canal. Nesses casos, a descompressão por laminectomia simples não é efetiva e os fragmentos devem ser abordados diretamente, seja por via anterior, lateral ou posterior;
- Nas fraturas em explosão em que os cortes axiais da TC mostram estreitamento do canal por fragmentos grandes e sem rotação da cortical posterior do corpo vertebral, pode ser tentada a descompressão indireta com ligamentotaxia por distração da coluna média, entretanto essa técnica implica em risco significativo de perda de lordose lombar;
- Não há evidência sustentando uso de esteroides em altas doses nas lesões de cauda equina;
- A incidência de instabilidade em lesões por arma de fogo é muito baixa, mesmo nos casos com déficit neurológico. As indicações de cirurgia nesses casos costumam ser presença de fístula liquórica de alto débito, dor intensa pela compressão da cauda equina ou infecção.

REFERÊNCIAS BIBLIOGRÁFICAS

1. Fernandes RB, Gomes EGF, Gusmão MS, et al. Estudo clínico epidemiológico das fraturas da coluna vertebral. Coluna/Columna. 2012;11(3):230-233.
2. Roussouly P, Pinheiro-Franco JL. Sagittal parameters of the spine: biomechanical approach. Eur Spine J. 2011;20:S578-S585.
3. Koller H, Acosta F, Hempfing A, et al. Long-term investigation of nonsurgical treatment for thoracolumbar and lumbar burst fractures: An outcome analysis in sight of spinopelvic balance. Eur Spine J. 2008;17(8):1073-1095.
4. McLain RF. The Biomechanics of Long Versus Short Fixation for Thoracolumbar Spine Fractures. Spine. 2006;31(11S)S70-S79.
5. Bydon M, Fredrickson V, De La Garza-Ramos R, et al. Sacral fractures. Neurosurg Focus. 2014;37(1):E12.
6. Kriek J J, Govender S. AO-classification of thoracic and lumbar fractures—reproducibility utilizing radiographs and clinical information. Eur Spine J. 2006;15:1239-1246.
7. Bellabarba C, Lindtner RA, Bransford RJ. Sacral Fractures. In: Garfin SR, Eismont FJ, Bell GR, Fischgrund JS, Bono CM, Editors. Rothman-Simeone and Herkowitz's The Spine. 7ª ed. Philadelphia: Elsevier. 2018:P1365-1387.
8. Magerl F, Aebi M, Gertzbein SD, Harms J, Nazarian S. A comprehensive classification of thoracic and lumbar injuries. Eur Spine J. 1994;3:184-201.
9. Gjolaj JP, Williams SK. Thoracic and lumbar spine injuries. In: Garfin SR, Eismont FJ, Bell GR, et al, editors. Rothman-Simeone and Herkowitz's The Spine. 7ª ed. Philadelphia: Elsevier; 2018. p. 1333-63.
10. Schroeder GD, Wilson JR, Hollern DA, et al. Update on Medical Management of Acute Spinal Cord Injuries. Contemporary Spine Surgery. 2017;18(2):1-7.
11. Le VH, Bhatia N. Spine Trauma: Low Lumbar Spine (L3–5). In: Patel VV, Patel A, Harrop JS, Burger E, Editors. Spine Surgery Basics. Berlin: Springer-Verlag Berlin Heidelberg. 2014. P373-386.
12. Ahuja CS, Nori S, Tetreault L. Traumatic Spinal Cord Injury—Repair and Regeneration. Neurosurgery. 2017;80(3):S9-S22.
13. Whaba GM, Bhatia NN. Lumbar Spinal Stability: Decision Making. In: Patel VV, Burger E, Brown CW, Editors. Spine Trauma-Surgical Techniques. Berlin: Springer-Verlag Berlin Heidelberg. 2010. P263-270.
14. Ryken T C, Hadley MN, Walter BC. Radiographic Assessment. Neurosurgery. 2013;72:54-72.
15. Ramieri A, Domenicucci M, Cellocco P, et al. Neurological L5 burst fracture: posterior decompression and lordotic fixation as treatment of choice. Eur Spine J. 2012;21(1):S119-S122.
16. Azam Q, Sadat-Ali M. The Concept of Evolution of Thoracolumbar Fracture Classifications Helps in Surgical Decisions. Asian Spine J. 2015;9(6):984-994.
17. Medelman J P. Fractures of the sacrum: their incidence in fractures of the pelvis. Am J Roentgenol Radium Ther Nucl Med. 1939;42:100-107.
18. Kepler CK, Alexander R. Vaccaro AR, Schroeder GD. The Thoracolumbar AOSpine Injury Escore. Global Spine J. 2016;6:329-334.
19. Schroeder GD, Kurd MF, Kepler CK, et al. The Development of a Universally Accepted Sacral Fracture Classification: A Survey of AOSpine and AOTrauma Members. Global Spine J. 2016;6(7):686-694.
20. Barajas Vanegas R, Barajas Mota R, Villegas Domínguez J E, et al. Conservative treatment for thoracolumbar spine burst fractures. Coluna/Columna. 2017;16(2):127-132.
21. Giele BM, Wiertsema S H, Beelen A, et al. No evidence for the effectiveness of bracing in patients with thoracolumbar fractures-A systematic review. Acta Orthopaedica. 2009;80(2):226-232.
22. Holdsworth F. Fractures, dislocations, and fracture- dislocations of the spine. J Bone Joint Surg AM. 1970;52:1534-51.
23. Vaccaro A R, Lehman Jr. RA, Hurlbert RJ, et al. A new classification of thoracolumbar injuries: the importance of injury morphology, the integrity of the posterior ligamentous complex, and neurologic status. Spine. 2005;30(20):2325-2333.
24. Vaccaro AR, Zeiller SC, Hulbert RJ, et al. The thoracolumbar injury severity escore: a proposed treatment algorithm. J Spinal Disord Tech. 2005;18(3):209-215.
25. Bono CM, Vaccaro AR, Hurlbert RJ, et al. Validating a newly proposed classification system for thoracolumbar spine trauma: looking to the future of the thoracolumbar injury classification and severity escore. J Orthop Trauma. 2006;20(8):567-572.
26. Rometsch E, Spruit M, Härtl R. Does Operative or Nonoperative Treatment Achieve Better Results in A3 and A4 Spinal Fractures Without Neurological Deficit? Systematic Literature Review With Meta-Analysis. Global Spine Journal. 2017;7(4):350-372.
27. Oner C, Sadiqi S, Lehr AM, et al. The Need of Validated Disease-Specific Outcome Instruments for Spine Trauma. J Orthop Trauma. 2017;31(9):S33-S37.
28. Scardino FB, Barcelos ACES, Silva VB. What is the importance of the spinal canal encroachment in the management of thoracolumbar burst fracture without neurological deficit? A review. J Bras Neurocirurg. 2010;21(4):234-239.
29. Scardino FB, Rotta JM, Botelho RV. Importance of load sharing column and canal violation in the management of thoracolumbar burst fractures. A review. J Bras Neurocirurg. 2009;20(1):73-79.
30. Mehta JS, Reed MR, McVie J, Sanderson P L. Weight-Bearing radiographs in thoracolumbar fractures: Do they influence management? Spine. 2004;29(5):564-567.
31. Oner C, Rajasekaran S, Chapman JR, et al. Spine Trauma—What Are the Current Controversies? J Orthop Trauma. 2017;31(9):S1-S6.
32. Alanay A, Acaroglu E, Yazici M, et al. Short-segment pedicle instrumentation of thoracolumbar burst fractures: does transpedicular intracorporeal grafting prevent early failure? Spine. 2001;26(2):213-217.
33. Avanzi O, Landim E, Meves R. Fratura toracolombar tipo explosão: classificacão de McCormack e falha de instrumentação posterior. Rev Bras Ortop. 2010;45(3):236-240.
34. Baron EM, Zeiler SC, Vaccaro AR. Surgical Management of Thoracolumbar Fractures. Contemporary Spine Surgery. 2006;7(1):1-7.
35. Ozturk C, Ersozlu S, Aydinli U. Importance of greenstick lamina fractures in low lumbar burst fractures. International Orthopaedics. 2006;30:295-298.

Parte IV INFECÇÃO

CAPÍTULO 13

INFECÇÕES ESPONTÂNEAS DA COLUNA VERTEBRAL

Alisson R. Teles ▪ Joana de Souza Sanchotene Moschen

HISTÓRICO

Infecções espontâneas da coluna vertebral são patologias potencialmente fatais e de elevada morbidade.[1-3] No passado, infecções da coluna eram consideradas doenças devastadoras, com taxa de mortalidade de 70%.[4] O avanço no tratamento médico (antibióticos) e o aprimoramento das técnicas cirúrgicas diminuíram a morbidade e a mortalidade nos últimos anos. Os principais fatores para o sucesso do tratamento incluem um diagnóstico precoce, terapia antimicrobiana e, em alguns casos, intervenção cirúrgica apropriada.

A incidência de infecções espontâneas da coluna vertebral vem aumentando nos últimos anos. Estima-se que 2,2 casos por 100.000 habitantes sejam diagnosticados anualmente.[5,6] O aumento da incidência tem sido associado ao envelhecimento da população, maior prevalência de comorbidades como alcoolismo, uso de drogas intravenosas, imunossupressão, diabetes, hemodiálise, cateter venoso de longa permanência, bem como a disponibilidade da ressonância magnética (RM).[7-9] A distribuição das infecções de coluna é bimodal, ocorrendo em adultos jovens, frequentemente relacionada ao uso de drogas intravenosas, e naqueles com 50-70 anos de idade. Aproximadamente metade dos pacientes tem mais de 50 anos e os homens parecem ser afetados duas vezes mais que as mulheres.[10] Disseminação hematogênica, inoculação direta e disseminação contígua são as principais vias de infecção da coluna vertebral.

Devido à diferença de nutrição no disco intervertebral, o desenvolvimento da infecção é diferente em crianças e adultos. Em crianças, o núcleo pulposo do disco intervertebral é vascularizado e, portanto, suscetível à embolização bacteriana direta, causando uma discite séptica que posteriormente se espalha para os platôs vertebrais.[11] Em adultos, os vasos sanguíneos do disco são obliterados e a disseminação bacteriana ocorre na metáfise do corpo vertebral, levando à oclusão arteriolar, necrose avascular, infarto ósseo, osteomielite e espondilite do platô vertebral. Além disso, o processo infeccioso se espalha nos espaços contíguos, estabelecendo uma espondilodiscite com envolvimento do espaço discal e dos corpos vertebrais adjacentes. Posteriormente, há envolvimento dos tecidos moles com formação de abscesso epidural, abscesso da musculatura paravertebral e coleções pré ou paravertebrais. O abscesso epidural primário, coleção epidural sem infecção vertebral contígua, é menos comum do que o abscesso epidural secundário à espondilodiscite. A faceta articular também pode ser fonte de infecção, causando quadro conhecido como faceta piogênica.[12] Infecção facetária, apesar de menos comum do que as outras apresentações, tem sido cada vez mais diagnosticada nos últimos anos devido à disponibilidade da RM.[13]

Outras infecções granulomatosas, como tuberculose vertebral, também devem ser consideradas em um paciente com infecção espontânea da coluna vertebral, mas estão além do escopo deste capítulo.

APRESENTAÇÃO CLÍNICA

Devido às manifestações inespecíficas, o atraso no diagnóstico de infecção espontânea da coluna vertebral espinhal não é raro. Normalmente, o início da apresentação é insidioso, sendo a dor nas costas o sintoma mais comum, presente em quase todos os pacientes. A dor é geralmente localizada na área acometida, é exacerbada com o movimento e aumenta gradualmente de intensidade, tornando-se não responsiva aos analgésicos. Os pacientes frequentemente relatam que não conseguem encontrar uma posição confortável na cama. Às vezes, a dor pode irradiar para as extremidades. No exame físico, sinais de compressão radicular, irritação meníngea, fraqueza dos membros inferiores ou paraplegia podem estar presentes quando há envolvimento epidural. Caso seja de grandes dimensões, o abscesso epidural no canal lombar pode causar síndrome da cauda equina. Hipersensibilidade à percussão na região acometida e diminuição da amplitude de movimento geralmente estão presentes. A coluna lombar é a região mais comum, seguida pela torácica e cervical. Cerca de 20% dos casos há infecção em múltiplos níveis.[14]

O diagnóstico de espondilodiscite deve ser suspeitado em pacientes com episódio novo de dor na coluna associado à febre, em pacientes com endocardite ou história de bacteremia recente, ou em pacientes de alto risco para infecção espontânea da coluna vertebral (Quadro 13-1). Febre é uma

Quadro 13-1. Deve-se Suspeitar de Infecção Espontânea da Coluna Vertebral em Casos de Associação de Dor nas Costas e Qualquer Um dos Seguintes[21]

- Febre
- Acesso venoso ou hemodiálise
- Bacteremia recente
- Endocardite
- Uso de drogas endovenosas
- Novo déficit neurológico

característica inconsistente, estando presente em cerca de 30% a 50% dos pacientes com infecções espontâneas da coluna vertebral.[15-18]

Dependendo da localização e extensão do processo infeccioso, os sintomas e déficits neurológicos podem variar. Disfunção neurológica é observada em 33 a 79% dos casos e pode ser causada pelo colapso vertebral, disseminação subligamentar do processo infeccioso ou por formação de abscesso epidural com compressão medular ou cauda equina.[19] Pacientes com espondilodiscite cervical e abscesso pré-vertebral (espaço retrofaríngeo) podem apresentar dificuldade para engolir. Outros achados inespecíficos incluem perda de peso, náuseas/vômitos, anorexia, letargia ou confusão mental.[20]

Em geral, na maioria das infecções graves com abscesso associado, os marcadores laboratoriais são sensíveis, mas inespecíficos. A velocidade de hemossedimentação (VHS) está aumentada em 92-100% dos casos, e a proteína C reativa (PCR) está aumentada em quase todos os pacientes.[21,22] Leucocitose é identificada em 42-90% dos casos,[23,24] não sendo marcador confiável no diagnóstico de infecção da coluna.[25] A PCR tem sido associada ao prognóstico e é útil para o acompanhamento do tratamento.[26] Febre e PCR persistentemente elevados são fatores de risco associados à falha terapêutica.[27] Redução da PCR de pelo menos 50%, juntamente com melhora clínica, é parâmetro de bom prognóstico e sucesso terapêutico.[25,28] No entanto, deve-se levar em consideração que a PCR é um marcador inespecífico de infecção e pode ser modificada por outras condições inflamatórias; portanto, sua interpretação deve levar em consideração toda a evolução clínica do paciente. Hemocultura positiva é identificada em 50% dos casos; todo paciente com suspeita de infecção de coluna deve coletar hemocultura.[21,29,30] Quando todos marcadores laboratoriais são negativos em pacientes com função imunológica normal, a probabilidade de infecção é pequena.[8,22,31,32]

EXAMES DE IMAGEM

A RM com contraste é o exame de imagem de escolha no diagnóstico de infecção da coluna vertebral. Os achados na RM são característicos e identificados desde o início da doença. Em geral, RM apresenta 96% de sensibilidade, 92% de especificidade e 94% de acurácia no diagnóstico de infecções espontâneas da coluna vertebral.[33]

As primeiras alterações na RM são observadas quando o edema e as células inflamatórias infiltram o corpo vertebral e o espaço do disco (Fig. 13-1). Observa-se redução da intensidade de sinal da medular óssea em T1 (Fig. 13-1a) e aumento de sinal em T2 (Fig. 13-1b). O disco intervertebral também aparece hiperintenso em T2 (Fig. 13-1b). Impregnação de contraste é observada em T1 entre os platôs e o disco no início do curso da infecção (1-2 semanas). A impregnação se espalha para os corpos vertebrais conforme a doença progride (Fig. 13-1d). O uso de gadolínio também ajuda a diferenciar entre flegmão (realce homogêneo do espaço peridural, Fig. 13-1d) e abscesso epidural (hipointenso em T1, hiperintenso em T2 e realce da cápsula, Fig. 13-2). As sequências com supressão de gordura têm correlação com as imagens ponderadas em T2, mostrando aumento da intensidade do sinal na medular óssea comprometida (Fig. 13-1c). Abscesso da musculatura paravertebral também pode ser identificado (Fig. 13-1e,f). Além disso, RM é essencial para diagnosticar alteração de sinal na medula espinal (Fig. 13-3), que pode ser causada por compressão arterial, isquemia/infarto focal, edema e infarto venoso por tromboflebite.[34,35]

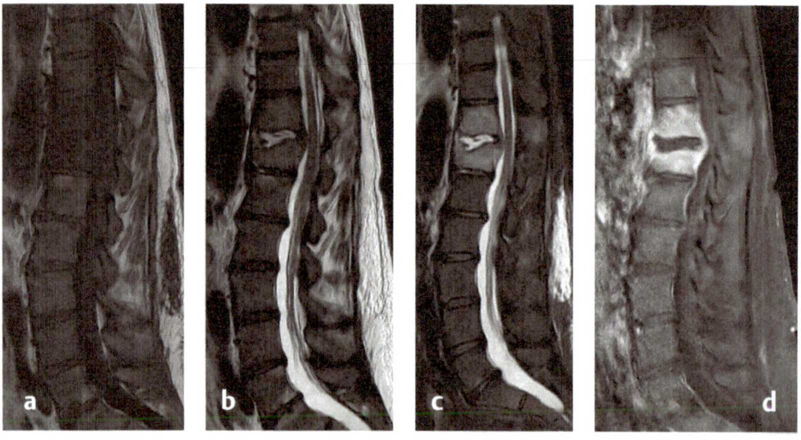

Fig. 13-1. Espondilodiscite em T11-T12 em uma mulher de 56 anos com dor nas costas e febre. (a) RM demonstra características típicas da espondilodiscite com alterações do sinal com hipointensidade em T1. (b) Hiperintensidade do espaço discal e corpos vertebrais adjacentes em T2. (c) Sequências de supressão de gordura. (d) Realce pelo contraste. *(Continua.)*

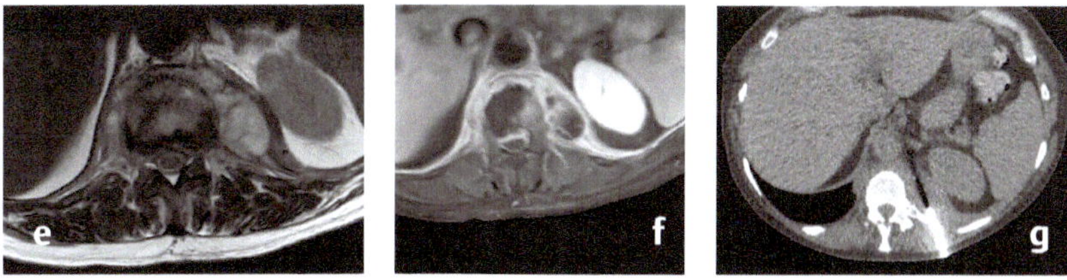

Fig. 13-1. *(Cont.)* (e,f) Cortes axiais demonstram abscesso da musculatura paravertebral. (g) Paciente foi submetido à drenagem guiada por TC do abscesso paraespinhal para diagnóstico bacteriano e seleção de antibiótico adequado.

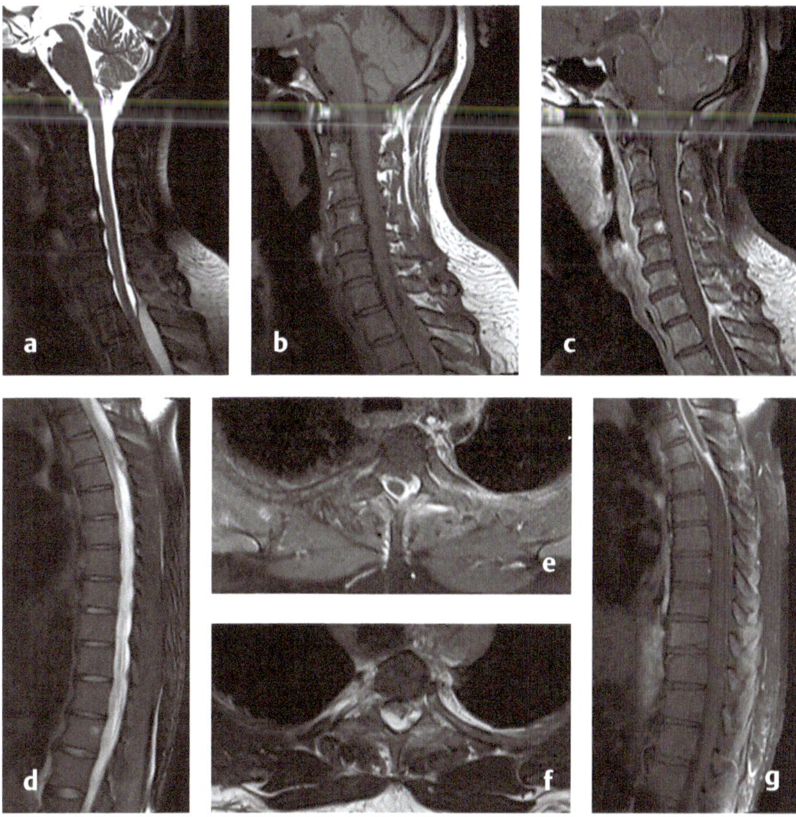

Fig. 13-2. (a-g) Homem de 53 anos com história de diabetes apresentando dor nas costas, febre persistente, retenção urinária e paraparesia. As hemoculturas identificaram *Staphylococcus aureus*. RM demonstra grande abscesso epidural posterior. Paciente foi submetido a laminectomias de T2-T3 para drenagem do abscesso com bom resultado clínico e neurológico.

Deve-se ter cuidado ao interpretar imagens de RM durante o seguimento do tratamento, especialmente em pacientes que apresentam melhora clínica.[36] Certos achados de RM podem persistir ou até piorar durante o tratamento, apesar da melhora clínica. As alterações compatíveis com a resolução da infecção aparecem posteriormente e consistem na perda do realce do gadolínio e restauração do osso.[37]

Apesar da baixa sensibilidade para diagnóstico de infecção na coluna, os raios X fornecem informações úteis para o acompanhamento após tratamento cirúrgico e não cirúrgico. Radiografias em posição ortostática também podem ajudar no diagnóstico de instabilidade segmentar e desalinhamento da coluna vertebral. Irregularidades nos platôs vertebrais podem ser observadas nas radiografias nas primeiras 2 a 4 semanas de espondilodiscite (Fig. 13-4). Dentro de 4 a 6 semanas de infecção, a

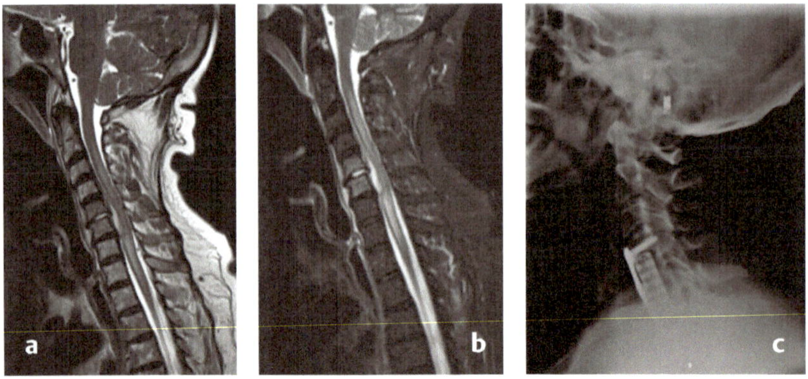

Fig. 13-3. Mulher de 62 anos, com cateter venoso de longa permanência usado para administração de quimioterapia para câncer de mama no passado, apresenta tetraparesia progressiva e cervicalgia. (a,b) RM demonstrou espondilodiscite em C5-C6 com abscesso epidural anterior e alterações do sinal da medula espinal. (c) Foi submetida à corpectomia anterior de C5-C6 de urgência, drenagem de abscesso peridural e reconstrução com *cage* de titânio e placa com bons resultados clínicos, neurológicos e radiológicos.

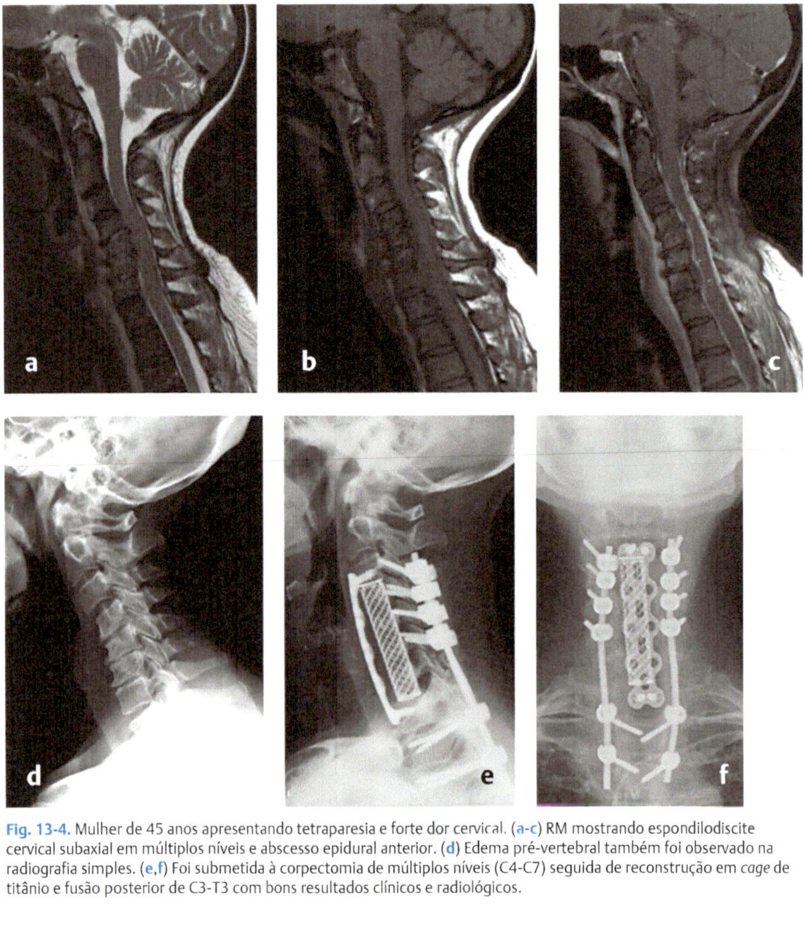

Fig. 13-4. Mulher de 45 anos apresentando tetraparesia e forte dor cervical. (a-c) RM mostrando espondilodiscite cervical subaxial em múltiplos níveis e abscesso epidural anterior. (d) Edema pré-vertebral também foi observado na radiografia simples. (e,f) Foi submetida à corpectomia de múltiplos níveis (C4-C7) seguida de reconstrução em *cage* de titânio e fusão posterior de C3-T3 com bons resultados clínicos e radiológicos.

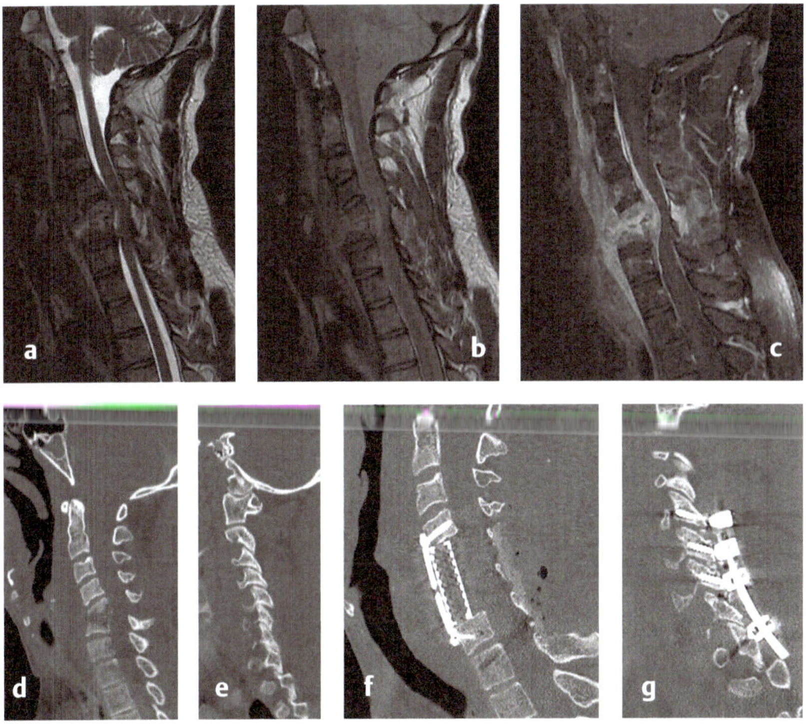

Fig. 13-5. Homem de 42 anos com história de alcoolismo apresenta febre, forte dor no pescoço e tetraparesia progressiva. (a-c) RM demonstra espondilodiscite em C5-C6, estendendo-se para o canal espinal causando grave compressão medular. (d-e) TC demonstra extensa erosão óssea e instabilidade. (f-g) Foi submetido à descompressão anterior de urgência com corpectomias de C5-C6 e reconstrução com *cage* de titânio e placa seguida de fusão posterior C4-T1 com bons resultados clínicos e neurológicos.

erosão (osteólise) do platô vertebral e corpos vertebrais adjacentes se tornam mais evidentes, levando à redução do espaço discal, colapso do segmento vertebral com perda de lordose (às vezes cifose) e deformidade (Fig. 13-4d). Posteriormente (geralmente entre 8 a 12 semanas), a regeneração óssea tem início com osso, substituindo as trabéculas necróticas, sendo observada esclerose reativa nos platôs vertebrais.[30,38] O processo inflamatório fora do disco, na região paravertebral ou pré-vertebral, também pode ser identificado na radiografia (Fig. 13-4d).

A tomografia computadorizada (TC) é útil na avaliação do osso e partes moles (Fig. 13-5). Pode-se identificar fragmentação lítica, erosão cortical, esclerose, hipodensidade do disco, altura reduzida do disco, gás dentro do espaço discal (fenômeno de vácuo), infiltração e edema de tecidos moles paravertebral.[39,40] A TC também é uma ferramenta útil para o planejamento cirúrgico e é a modalidade de escolha em biópsias guiadas por imagem (Fig. 13-1g).

Devido à alta sensibilidade e disponibilidade da RM, a cintilografia óssea (com tecnécio ou gálio) tem atualmente um papel limitado nas infecções da coluna vertebral. A especificidade da cintilografia óssea varia de 75 a 80%. A tomografia computadorizada por emissão de pósitrons simples (SPECT) tem especificidade ligeiramente maior.[41] Essas modalidades devem ser reservadas para casos de dúvida diagnóstica ou quando a RM é inconclusiva.

DIAGNÓSTICO DIFERENCIAL

O diagnóstico diferencial da espondilodiscite bacteriana inclui processos inflamatórios, neoplásicos, degenerativos ou granulomatosos. Doenças inflamatórias como pielonefrite, apendicite, abscessos abdominais e infarto intestinal podem ter apresentação clínica semelhante à espondilodiscite (Quadro 13-2). Os tumores da coluna, primários ou metastáticos, podem ocasionalmente simular o quadro radiológico da infecção. No entanto, em geral, as infecções espinais envolvem o disco, enquanto as neoplasias envolvem as vértebras e poupam o disco.

Quadro 13-2. Características da RM em Condições que Simulam Infecção Espontânea da Coluna[45]

Diagnóstico	Características que diferem de infecção na coluna
Modic 1	Não há aumento de sinal no disco intervertebral, sem envolvimento de tecidos moles, fenômeno de vácuo, sinal da garra (*claw signal*) na difusão
Nódulo de Schmorl	Alteração de sinal concêntrica no nódulo em T2, envolvimento de somente um platô vertebral, não há alteração difusa de sinal no disco intervertebral
Espondilite anquilosante	Anquilose da coluna, fratura que se estende aos elementos posteriores
Síndrome SAPHO	Erosão envolvendo a região anterior do corpo vertebral, múltiplos focos, sem abscesso epidural ou paravertebral
Coluna de Charcot	Fenômeno de vácuo, envolvimento facetário, hipointensidade de sinal no disco e medula óssea em T2, extensa erosão óssea

Entre as condições degenerativas que podem mimetizar espondilodiscite bacteriana, Modic 1 é particularmente importante e, às vezes, desafiadora. Na RM, sinal de Modic 1 é caracterizado por hipointensidade em T1 e hiperintensidade em T2 nos platôs vertebrais. Essas alterações nos platôs, no espaço discal, bem como na periferia de uma hérnia de disco, podem impregnar com gadolínio, devido ao crescimento interno de vasos do osso para o disco degenerado. No entanto, o realce pelo contraste é mais suave nas alterações de Modic do que na infecção da coluna vertebral. Além disso, sinal hipointenso típico de um disco degenerado, preservação de um sinal de vácuo degenerativo do espaço discal, preservação da continuidade cortical do platô vertebral, falta de envolvimento paravertebral ou epidural e estabilidade ao longo do tempo são características do Modic 1 que se distinguem da espondilodiscite (Fig. 13-1a,b).[39,42,43] O sinal de garra na difusão (*claw sign*: regiões lineares bem delimitadas de hipersinal nos corpos vertebrais adjacentes na interface entre medula óssea normal e anormal) é altamente sugestivo de degeneração e alterações Modic tipo 1 e sua ausência sugere fortemente espondilodiscite.[44]

Os nódulos de Schmorl agudos podem realçar com contraste e apresentar alterações de sinal no osso que mimetizam espondilodiscite. No entanto, os nódulos de Schmorl se apresentam como um edema do tipo anel concêntrico adjacente apenas à hérnia, não difusamente como visto em infecções vertebrais.[45]

A artropatia dialítica pode-se desenvolver em pacientes em diálise por mais de três anos e apresenta-se com estreitamento do espaço do disco e erosão dos platôs vertebrais, lembrando espondilodiscite na imagem. A história clínica e a ausência de envolvimento paravertebral ajudam a diferenciar de infecção.[46,47] A artropatia espinal neuropática, também conhecida como coluna de Charcot, apresenta-se como uma lesão destrutiva envolvendo os corpos vertebrais, simulando uma infecção. A coluna de Charcot geralmente se apresenta com fenômeno de vácuo, extensa erosão óssea, envolvimento das articulações facetárias, causando instabilidade franca (espondilolistese).[48,49]

A síndrome SAPHO (sinovite, acne, pustulose, hiperostose e osteíte) pode apresentar comprometimento da coluna em cerca de um terço dos pacientes. As lesões vertebrais aparecem como anormalidades de sinal focais ou difusas na medula óssea, sinal hiperintenso no espaço paravertebral, indicando edema, irregularidades da placa terminal, estreitamento do espaço do disco e podem apresentar realce pelo contraste nas imagens de T1 no espaço discal. As características que se diferenciam da espondilodiscite bacteriana incluem ausência de abscesso no espaço epidural, múltiplos focos e a presença de erosão da porção anterior do corpo vertebral.[45,50]

A espondilite anquilosante também pode mimetizar a espondilodiscite bacteriana. Erosão do platô na parte central e periférica, espessamento do ligamento longitudinal com calcificação, fusões das articulações facetárias e presença de traços de fratura que se estendem para elementos posteriores são característicos na espondilite anquilosante.[35]

Muitas vezes, pode ser difícil diferenciar uma espondilodiscite bacteriana piogênica de uma etiologia granulomatosa, especialmente se as culturas forem negativas. A tuberculose é a etiologia mais comum de infecções granulomatosas vertebrais. Quando o espaço do disco está envolvido, a tuberculose vertebral pode se assemelhar à espondilodiscite bacteriana. Coleções bem definidas e maiores, abscessos frios paraespinais com parede fina poupando o espaço do disco, lesões envolvendo vários níveis por disseminação subligamentar e envolvimento de todo o corpo vertebral ou elemento posterior são achados radiológicos que sugerem tuberculose vertebral.[51,52] Outras infecções granulomatosas não tuberculosas envolvendo a coluna vertebral devem ser consideradas no diagnóstico diferencial, incluindo brucelose, aspergilose, cândida tropicalis, blastomicose e coccidioidomicose.[45,53]

TRATAMENTO

Diagnóstico precoce e abordagem multidisciplinar são essenciais para o manejo de qualquer infecção da coluna vertebral. A maioria dos casos é tratada com combinação de antibioticoterapia prolongada e uso de órteses com bons resultados.[54] No entanto, pacientes com déficit neurológico, sepse, instabilidade segmentar vertebral ou aqueles que falharam no tratamento medicamentoso podem se beneficiar de tratamento cirúrgico associado à antibioticoterapia. O neurocirurgião tem um papel importante no manejo e acompanhamento desses pacientes na equipe multidisciplinar, mesmo que não seja indicada cirurgia no estágio inicial do diagnóstico.

Os antibióticos são a base do tratamento. A menos que o paciente se apresente com sepse grave, antibioticoterapia deve ser iniciada após a obtenção das culturas, uma vez que o início de tratamento empírico se associa a uma menor taxa de positividade das culturas.[55-57] Sangue, urina e processos supurativos focais devem ser coletados em todos casos suspeitos de infecção da coluna vertebral.[58]

Nos casos sem indicação de cirurgia de urgência ou com hemocultura ou urocultura negativa, geralmente é realizada biópsia de tecido para orientar a terapia antimicrobiana. As biópsias guiadas por TC ou fluoroscopia são estratégias minimamente invasivas úteis para coleta de tecido e diagnóstico. A sensibilidade das biópsias guiadas por TC varia de 30 a 91%.[15,16,55,59-61] As biópsias de tecidos moles infectados fornecem uma taxa de cultura positiva mais alta (63,5%) em comparação com a biópsia do corpo vertebral (30,7%).[62] Se as culturas não puderem ser obtidas por via percutânea, a biópsia aberta deve ser considerada. Além das culturas bacterianas, as culturas de fungos e micobactérias devem ser obtidas nos casos em que haja maior suspeita de tais infecções com base na apresentação subaguda e cultura bacteriana negativa.

Staphylococcus aureus é causa mais comum de infecções espontâneas da coluna vertebral, seguida de bacilos gram-negativos (*Escherichia coli, Proteus spp, Pseudomonas aeruginosa, Klebsiella pneumoniae*). As infecções Gram-negativas são frequentemente associadas com imunossupressão, diabetes, uso de drogas intravenosas e procedimentos ou infecções envolvendo os tratos geniturinário e gastrointestinal. As infecções anaeróbicas são responsáveis por 3% das infecções da coluna vertebral. Infecção polimicrobiana é relativamente rara, representando apenas 2,5% dos casos.[30]

Infectologista deve ser consultado para auxiliar na seleção de antibióticos, dosagem, via de administração e duração da terapia. A escolha e a duração do antibiótico dependem da bactéria isolada. Em pacientes com instabilidade hemodinâmica, sepse ou comprometimento neurológico, o início da antibioticoterapia empírica em conjunto com uma tentativa de estabelecer um diagnóstico microbiológico é recomendado.[15,16] O esquema antimicrobiano empírico deve cobrir estafilococos, incluindo cepas resistentes à oxacilina, e bacilos Gram-negativos aeróbios. Em geral incluem vancomicina em combinação com cefepime, vancomicina em combinação com ciprofloxacina ou vancomicina em combinação com um carbapenêmicos.[15,16] A duração do tratamento é um assunto em debate. Recente ensaio clínico randomizado de não inferioridade demonstrou que 6 semanas de antibioticoterapia não é inferior a 12 semanas para o sucesso do tratamento.[15,16] Em geral, atualmente recomenda-se 6 semanas de terapia antimicrobiana parenteral ou parenteral seguida de oral com antibiótico com alta biodisponibilidade para infecções espontâneas da coluna vertebral.[15,16] A terapia antimicrobiana parenteral é o padrão de tratamento para a maioria das bactérias gram-positivas e gram-negativas. No entanto, antibióticos orais com excelente biodisponibilidade, incluindo fluoroquinolonas e metronidazol, permitem a possibilidade de uma mudança para a via oral sem comprometer a eficácia do tratamento.[15,16]

Em geral, cirurgia é indicada em pacientes com déficits neurológicos, deformidade, instabilidade vertebral, bacteremia persistente ou recorrente (sem fonte alternativa) ou piora da dor apesar da antibioticoterapia apropriada. Na presença de abscesso epidural, a taxa de falha do tratamento apenas com antibioticoterapia é de aproximadamente 40%,[63-65] portanto, a intervenção cirúrgica deve ser altamente considerada, especialmente se envolver o abscesso está localizado no canal vertebral cervical ou torácico.[66] Abscesso posterior à medula espinal geralmente pode ser tratado apenas com laminectomia (Fig. 13-2), enquanto o abscesso localizado na porção anterior do canal geralmente requer desbridamento e reconstrução espinal (Figs. 13-3 a 13-5), devido ao potencial de maior instabilidade com a laminectomia simples.

Os princípios do tratamento cirúrgico incluem desbridamento e remoção do tecido infectado, descompressão dos elementos neurais, restauração do alinhamento da coluna e correção da instabilidade da coluna (se houver). Várias estratégias cirúrgicas têm sido descritas com bons resultados.[67-76] Recentemente, técnicas de cirurgia minimamente invasiva (MIS) têm sido utilizadas com resultados promissores (Fig. 13-6).[75,76] Em respeito ao uso de implantes, há evidências de bons resultados e baixas taxas de recorrência de infecção (<10%), usando instrumentação de titânio no cenário de infecção de coluna, sem diferenças na taxa de recorrência ou reoperação em casos instrumentados *versus* não instrumentados.[68,69,72,73,77] Além disso, dados recentes sugeriram que a recorrência, reoperação e complicações são maiores em pacientes não instrumentados.[70] Reconstrução anterior da coluna pode ser feita com autoenxerto estruturado (Fig. 13-6) (crista ilíaca, costela ou fíbula), aloenxerto e cages de titânio (Figs. 13-3 a 13-5) com bons resultados.[67-69,72,73,78-82]

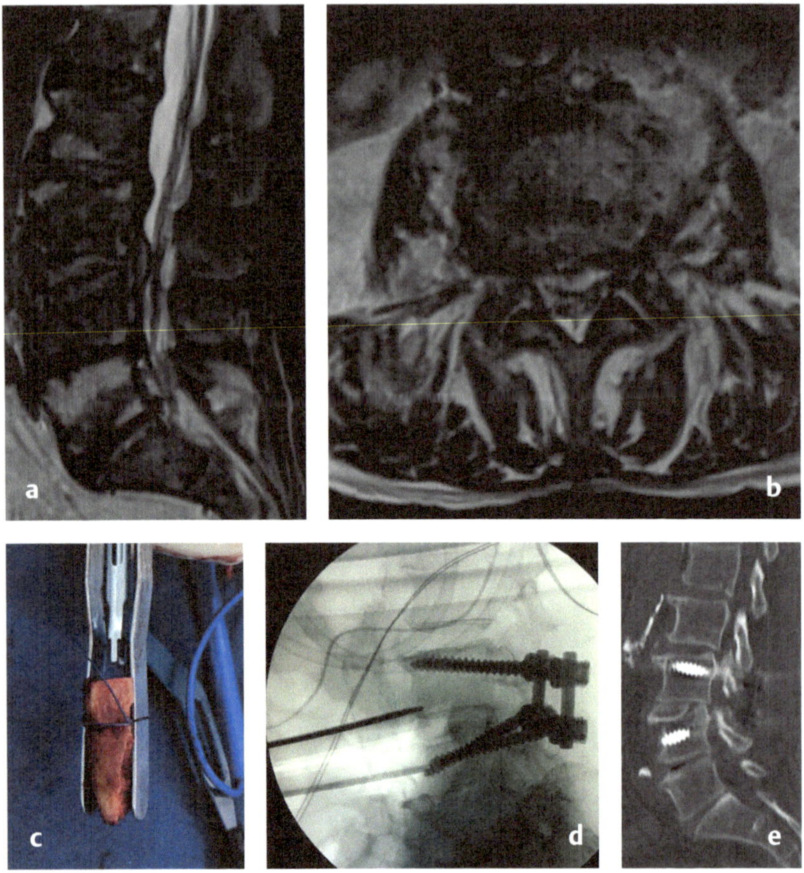

Fig. 13-6. Homem de 72 anos com história de alcoolismo, diabetes e hipertensão apresenta sepse, dor nas costas progressiva e síndrome da cauda equina. (a-b) RM demonstra espondilodiscite L3-L4, abscesso epidural, bem como abscessos múltiplos na musculatura paravertebral. (c-e) Foi submetido a uma cirurgia em dois estágios com instrumentação posterior minimamente invasiva, seguida por reconstrução anterior com autoenxerto da crista ilíaca, usando uma abordagem de fusão intersomática lateral oblíqua (OLIF).

COMPLICAÇÕES

Pacientes com infecção espontânea da coluna vertebral apresentam maior taxa de mortalidade, tanto em curto quanto em longo prazo, em comparação com a população em geral. Em 1 ano, a taxa de mortalidade identificada em estudo com 298 pacientes com infecções espontâneas da coluna vertebral foi de 20%.[3] Déficit neurológico grave, abscesso epidural, comorbidades médicas e fragilidade[14] estão associados a risco aumentado de mortalidade precoce. O abuso de álcool e distúrbios imunossupressores estão associados a aumento de mortalidade tardia nesses pacientes.[3]

Pacientes com infecções da coluna apresentam pior qualidade de vida e maior dor e incapacidade no longo prazo em comparação com grupo controle.[83,84] Piores resultados clínicos no longo prazo estão associados a comprometimento neurológico, bem como instabilidade e deformidade da coluna vertebral.[32,85] Apesar de muitos pacientes com infecções da coluna vertebral relatarem dor nas costas no acompanhamento de longo prazo, os pacientes tratados cirurgicamente parecem ter taxas mais baixas de dor nas costas residual em comparação com os pacientes tratados sem cirurgia.[32] Apenas 23% dos pacientes com paralisia na apresentação têm recuperação completa após descompressão medular cirúrgica.[32]

Necessidade de cirurgia de revisão é relatada em até 22% dos casos após reconstruções complexas para vertebrectomias de múltiplos níveis, e os principais motivos incluem falha na instrumentação, cifose juncional proximal, doença de nível adjacente ou extensão da fusão.[67] As complicações em longo prazo incluem reabsorção e fratura do enxerto, não união, cifose progressiva e dor refratária.

DICAS

- Diagnóstico precoce e antibioticoterapia apropriada são primordiais para o sucesso do tratamento de infecções da coluna vertebral;
- Deve-se suspeitar de infecção da coluna vertebral em pacientes com quadro de dor na coluna e febre/sepse, pacientes com endocardite ou bacteremia recente ou em pacientes com alto risco de infecção da coluna vertebral (diabetes, uso de drogas intravenosas, alcoolismo, acesso venoso prolongado ou em hemodiálise);
- RM com contraste é o padrão-ouro para investigação de infecção espontânea da coluna vertebral;
- PCR e VHS são ferramentas úteis para monitorar o tratamento;
- O diagnóstico microbiológico tem um papel crítico para a definição do manejo terapêutico específico;
- Se o paciente estiver neurológica e hemodinamicamente estável, antibioticoterapia deve aguardar o diagnóstico microbiológico;
- Em pacientes com instabilidade hemodinâmica, sepse ou comprometimento neurológico, recomenda-se o início da terapia antimicrobiana empírica em conjunto com uma tentativa de estabelecer um diagnóstico microbiológico (culturais e biópsia tecidual). O esquema antibiótico empírico deve abranger os estafilococos e bacilos Gram-negativos aeróbios;
- Em geral, recomenda-se 6 semanas de terapia antimicrobiana parenteral ou parenteral seguida de antibiótico oral com excelente biodisponibilidade;
- Todos os pacientes com infecção devem ser monitorados com exames neurológicos seriados e de imagens, conforme necessário, independentemente de serem casos tratados com cirurgia ou não. Uma equipe multidisciplinar deve incluir especialistas em neurocirurgia e infectologia;
- A cirurgia é indicada para pacientes com déficits neurológicos, instabilidade e/ou deformidade da coluna vertebral, presença de abscesso epidural e falha do tratamento conservador;
- A laminectomia simples deve ser reservada para casos selecionados de abscesso epidural envolvendo a região posterior do canal sem comprometimento dos corpos vertebrais;
- Uso de implantes não aumenta o risco de complicações cirúrgicas ou reoperação em espondilodiscites. Para reconstrução anterior da coluna vertebral, podem ser usados autoenxerto estruturado, aloenxerto ou cages de titânio;
- Devida à alta prevalência de comorbidades e fragilidade, os pacientes com infecções espontâneas da coluna vertebral têm uma taxa de mortalidade mais alta em curto e em longo prazo em comparação com os controles.

REFERÊNCIAS BILBIOGRÁFICAS

1. Aagaard T, Roed C, Dahl B, Obel N. Long-term prognosis and causes of death after spondylodiscitis: A Danish nationwide co-hort study. Infect Dis (Lond). 2016;48:201-8.
2. Aljawadi A, Jahangir N, Jeelani A, et al. Management of Pyogenic Spinal Infection, review of literature. J Orthop. 2019;16:508-12.
3. Kehrer M, Pedersen C, Jensen T G, et al. Increased short- and long-term mortality among patients with infectious spondylodiscitis compared with a reference population. Spine J. 2015;15:1233-40.
4. Mixter WJ, Smithwick RH. Acute intraspinal epidural abscess. N Eng J Med. 1932;207:126-31.
5. Beronius M, Bergman B, Andersson R. Vertebral osteomyelitis in Goteborg, Sweden: a retrospective study of patients during 1990-95. Scand J Infect Dis. 2001;33:527-32.
6. Grammatico L, Baron S, Rusch E, et al. Epidemiology of vertebral osteomyelitis (VO) in France: analysis of hospital-discharge data 2002-2003. Epidemiol Infect. 2008;136:653-60.
7. McHenry MC, Easley KA, Locker GA. Vertebral osteomyelitis: long-term outcome for 253 patients from 7 Cleveland-area hospitals. Clin Infect Dis. 2002;34:1342-50.
8. Reihsaus E, Waldbaur H, Seeling W. Spinal epidural abscess: a meta-analysis of 915 patients. Neurosurg Rev. 2000;23:175-205.
9. Rigamonti D, Liem L, Sampath P, et al. Spinal epidural abscess: contemporary trends in etiology, evaluation, and management. Surg Neurol. 1999;52:189-97
10. Go J L, Rothman S, Prosper A,et al. Spine infections. Neuroimaging Clin N Am. 2012;22:755-72.
11. Ferri I, Ristori G, Lisi C, et al. Characteristics, Management and Outcomes of Spondylodiscitis in Children: A Systematic Review. Antibiotics (Basel). 2020;10.
12. Yoon J, Efendy J, Redmond M J. Septic arthritis of the lumbar facet joint. Case and literature review. J Clin Neurosci. 2020;71:299-303.
13. Tsantes AG, Papadopoulos DV, Vrioni G, et al. Spinal Infections: An Update. Micro-organisms. 2020;8.
14. Alas H, Fernando H, Baker JF, et al. Comparative outcomes of operative relative to medical management of spondylodiscitis accounting for frailty status at presentation. J Clin Neurosci. 2020;75:134-38.
15. Berbari EF, Kanj S S, Kowalski TJ, et al. Executive Summary: 2015 Infectious Diseases Society of America (IDSA) Clinical Practice Guidelines for the Diagnosis and Treatment of Native Vertebral Osteomyelitis in Adults. Clin Infect Dis. 2015a;61:859-63.
16. Berbari EF, Kanj SS, Kowalski TJ, et al. 2015 Infectious Diseases Society of America (IDSA) Clinical Practice Guidelines for the Diagnosis and Treatment of Native Vertebral Osteomyelitis in Adults. Clin Infect Dis. 2015b;61:e26-46.
17. Madhavan K, Chieng LO, Armstrong VL, Wang MY. Spondylodiscitis in end-stage renal disease: a systematic review. J Neurosurg Spine. 2019:1-9.
18. Marchionni E, Marconi L, Ruinato D, et al. Spondylodiscitis: is really all well defined? Eur Rev Med Pharmacol Sci. 2019;23:201-09.
19. Cheung WY, Luk KD. Pyogenic spondylitis. Int Orthop. 2012;36:397-404.
20. Cornett CA, Vincent SA, Crow J, Hewlett A. Bacterial Spine Infections in Adults: Evaluation and Management. J Am Acad Orthop Surg. 2016;24:11-8.

21. Babic M, Simpfendorfer CS. Infections of the Spine. Infect Dis Clin North Am. 2017;31:279-97.
22. Sapico FL, Montgomerie JZ. Pyogenic vertebral osteomyelitis: report of nine cases and review of the literature. Rev Infect Dis. 1979;1:754-76.
23. Lee DG, Park KB, Kang DH, et al. A clinical analysis of surgical treatment for spontaneous spinal infection. J Korean Neurosurg Soc. 2007;42:317-25.
24. Nickerson EK, Sinha R. Vertebral osteomyelitis in adults: an update. Br Med Bull. 2016;117:121-38.
25. Yoon SH, Chung SK, Kim KJ, et al. Pyogenic vertebral osteomyelitis: identification of micro-organism and laboratory markers used to predict clinical outcome. Eur Spine J. 2010;19:575-82.
26. van Gerven C, Eid K, Kruger T, et al. Serum C-reactive protein and WBC count in conservatively and operatively managed bacterial spondylodiscitis. J Orthop Surg (Hong Kong) . 2021;29:2309499020968296.
27. van Gerven C, Eid K, Kruger T, et al. Serum C-reactive protein and WBC count in conservatively and operatively managed bacterial spondylodiscitis. J Orthop Surg (Hong Kong) . 2021;29:2309499020968296.
28. Kim J, Kim YS, Peck KR, et al. Outcome of culture-negative pyogenic vertebral osteomyelitis: comparison with microbiologically confirmed pyogenic vertebral osteomyelitis. Semin Arthritis Rheum. 2014a;44:246-52.
29. Mylona E, Samarkos M, Kakalou E, et al. Pyogenic vertebral osteomyelitis: a systematic review of clinical characteristics. Semin Arthritis Rheum. 2009;39:10-7.
30. Skaf GS, Domloj NT, Fehlings MG, et al. Pyogenic spondylodiscitis: an overview. J Infect Public Health. 2010;3:5-16.
31. Carragee EJ, Kim D, van der Vlugt T, Vittum D. The clinical use of erythrocyte sedimentation rate in pyogenic vertebral osteomyelitis. Spine (Phila Pa 1976) . 1997;22:2089-93.
32. Hadjipavlou AG, Mader JT, Necessary JT, Muffoletto AJ. Hematogenous pyogenic spinal infections and their surgical management. Spine (Phila Pa 1976) . 2000;25:1668-79.
33. Dagirmanjian A, Schils J, McHenry MC. MR imaging of spinal infections. Magn Reson Imaging Clin N Am. 1999;7:525-38.
34. Schinina V, Rizzi EB, Rovighi L, et al. Infectious spondylodiscitis: magnetic resonance imaging in HIV-infected and HIV-uninfected patients. Clin Imaging. 2001;25:362-7.
35. Tali ET, Oner A Y, Koc AM. Pyogenic spinal infections. Neuroimaging Clin N Am. 2015;25:193-208.
36. Carragee EJ. The clinical use of magnetic resonance imaging in pyogenic vertebral osteomyelitis. Spine (Phila Pa 1976). 1997;22:780-5.
37. Kowalski TJ, Layton KF, Berbari EF, et al. Follow-up MR imaging in patients with pyogenic spine infections: lack of correlation with clinical features. AJNR Am J Neuroradiol. 2007;28:693-9.
38. Gasbarrini AL, Bertoldi E, Mazzetti M, et al. Clinical features, diagnostic and therapeutic approaches to haematogenous vertebral osteomyelitis. Eur Rev Med Pharmacol Sci. 2005;9:53-66.
39. Tali ET. Spinal infections. Eur J Radiol 50: 120-33
40. Stabler A, Reiser MF. 2001. Imaging of spinal infection. Radiol Clin North Am. 2004;39:115-35.
41. Choong K, Monaghan P, McGuigan L, McLean R. Role of bone scintigraphy in the early diagnosis of discitis. Ann Rheum Dis. 1990;49:932-4.
42. Diehn FE. Imaging of spine infection. Radiol Clin North Am. 2012;50:777-98.
43. Zhang YH, Zhao CQ, Jiang L S, et al. Modic changes: a systematic review of the literature. Eur Spine J. 2008;17:1289-99.
44. Patel KB, Poplawski MM, Pawha PS, et al. Diffusion-weighted MRI "claw sign" improves differentiation of infectious from degenerative modic type 1 signal changes of the spine. AJNR Am J Neuroradiol. 2014b;35:1647-52.
45. Hong SH, Choi J Y, Lee JW, et al. MR imaging assessment of the spine: infection or an imitation? Radiographics. 2009;29:599-612.
46. Niu CC, Chen WJ, Chen LH, Shih CH. Destructive spondyloarthropathy mimicking spondylitis in long-term hemodialysis patients. Arch Orthop Trauma Surg. 2000;120:594-7.
47. Theodorou DJ, Theodorou SJ, Resnick D. Imaging in dialysis spondyloarthropathy. Semin Dial. 2002;15:290-6.
48. Ledbetter LN, Salzman KL, Sanders RK, Shah LM. Spinal Neuroarthropathy: Pathophysiology, Clinical and Imaging Features, and Differential Diagnosis. Radiographics. 2016;36:783-99.
49. Urits I, Amgalan A, Israel J, et al. A comprehensive review of the treatment and management of Charcot spine. Ther Adv Musculoskelet Dis. 2020;12:1759720X20979497.
50. Laredo JD, Vuillemin-Bodaghi V, Boutry N, et al. SAPHO syndrome: MR appearance of vertebral involvement. Radiology. 2007;242:825-31.
51. Colmenero JD, Jimenez-Mejias ME, Sanchez-Lora FJ, et al. Pyogenic, tuberculous, and brucellar vertebral osteomyelitis: a descriptive and comparative study of 219 cases. Ann Rheum Dis. 1997;56:709-15.
52. Wang D. Diagnosis of tuberculous vertebral osteomyelitis (TVO) in a developed country and literature review. Spinal Cord. 2005;43:531-42.
53. Turunc T, Demiroglu YZ, Uncu H, et al. A comparative analysis of tuberculous, brucellar and pyogenic spontaneous spondylodiscitis patients. J Infect. 2007;55:158-63.
54. Ascione T, Balato G, Di Donato SL, et al. Clinical and microbiological outcomes in haematogenous spondylodiscitis treated conservatively. Eur Spine J. 2017;26:489-95.
55. Avenel G, Guyader P, Fiaux E, et al. Microbiological diagnosis of suspected vertebral osteomyelitis with a focus on the yield of percutaneous needle biopsy: a 10-year co-hort study. Eur J Clin Microbiol Infect Dis. 2021;40:297-302.
56. de Lucas EM, Gonzalez Mandly A, Gutierrez A, et al. CT-guided fine-needle aspiration in vertebral osteomyelitis: true usefulness of a common practice. Clin Rheumatol. 2009;28:315-20.
57. Wang YC, Wong CB, Wang IC, et al. Exposure of Prebiopsy Antibiotics Influence Bacteriological Diagnosis and Clinical Outcomes in Patients With Infectious Spondylitis. Medicine (Baltimore) . 2016;95:e3343.
58. Bae JY, Kim CJ, Kim UJ, et al. Concordance of results of blood and tissue cultures from patients with pyogenic spondylitis: a retrospective co-hort study. Clin Microbiol Infect. 2018;24:279-82.
59. Chew FS, Kline MJ. Diagnostic yield of CT-guided percutaneous aspiration procedures in suspected spontaneous infectious diskitis. Radiology. 2001;218:211-4.
60. McNamara AL, Dickerson EC, Gomez-Hassan DM, et al. Yield of Image-Guided Needle Biopsy for Infectious Discitis: A Systematic Review and Meta-Analysis. AJNR Am J Neuroradiol. 2017;38:2021-27.

61. Pupaibool J, Vaso-o S, Erwin PJ, et al. The utility of image-guided percutaneous needle aspiration biopsy for the diagnosis of spontaneous vertebral osteomyelitis: a systematic review and meta-analysis. Spine J. 2015;15:122-31.
62. Kim CJ, Kang SJ, Choe PG, et al. Which tissues are best for microbiological diagnosis in patients with pyogenic vertebral osteomyelitis undergoing needle biopsy? Clin Microbiol Infect. 2015;21:931-5.
63. Kim SD, Melikian R, Ju KL, et al. Independent predictors of failure of nonoperative management of spinal epidural abscesses. Spine J. 2014b;14:1673-9.
64. Patel AR, Alton TB, Bransford RJ, et al. Spinal epidural abscesses: risk factors, medical versus surgical management, a retrospective review of 128 cases. Spine J. 2014a;14:326-30.
65. Shah AA, Ogink PT, Nelson SB, et al. Nonoperative Management of Spinal Epidural Abscess: Development of a Predictive Algorithm for Failure. J Bone Joint Surg Am. 2018;100:546-55.
66. Ghobrial GM, Beygi S, Viereck MJ, et al. Timing in the surgical evacuation of spinal epidural abscesses. Neurosurg Focus. 2014;37:E1.
67. Ackshota N, Nash A, Bussey I, et al. Outcomes of multilevel vertebrectomy for spondylodiscitis. Spine J. 2019;19:285-92.
68. Bydon M, De la Garza-Ramos R, Macki M, et al. Spinal instrumentation in patients with primary spinal infections does not lead to greater recurrent infection rates: an analysis of 118 cases. World Neurosurg. 2014;82:e807-14.
69. Carragee E, Iezza A. Does Acute placement of instrumentation in the treatment of vertebral osteomyelitis predispose to recurrent infection: long-term follow-up in immune-suppressed patients. Spine (Phila Pa 1976). 2008;33:2089-93.
70. Dietz N, Sharma M, Alhourani A, et al. Outcomes of decompression and fusion for treatment of spinal infection. Neurosurg Focus. 2019;46:E7.
71. Hazer DB, Ayhan S, Palaoglu S. Neurosurgical approaches to spinal infections. Neuroimaging Clin N Am. 2015;25:295-308.
72. Korovessis P, Vardakastanis K, Fennema P, Syrimbeis V. Mesh cage for treatment of hematogenous spondylitis and spondylodiskitis. How safe and successful is its use in acute and chronic complicated cases? A systematic review of literature over a decade. Eur J Orthop Surg Traumatol. 2016;26:753-61.
73. Rayes M, Colen CB, Bahgat DA, et al. Safety of instrumentation in patients with spinal infection. J Neurosurg Spine. 2010;12:647-59.
74. Rutges JP, Kempen DH, van Dijk M, Oner FC. Outcome of conservative and surgical treatment of pyogenic spondylodiscitis: a systematic literature review. Eur Spine J. 2016;25:983-99.
75. Tong YJ, Liu JH, Fan SW, Zhao FD. One-stage Debridement via Oblique Lateral Interbody Fusion Corridor Combined with Posterior Pedicle Screw Fixation in Treating Spontaneous Lumbar Infectious Spondylodiscitis: A Case Series. Orthop Surg. 2019;11:1109-19.
76. Wang B, Chen C, Hua W, et al. Minimally Invasive Surgery Oblique Lumbar Interbody Debridement and Fusion for the Treatment of Lumbar Spondylodiscitis. Orthop Surg. 2020;12:1120-30.
77. Than KD, Mummaneni PV. Spinal instrumentation in the setting of primary infection. World Neurosurg. 2014;82: e713-4.
78. Kim HW, Ryu JI, Bak KH. The safety and efficacy of cadaveric allografts and titanium cage as a fusion substitutes in pyogenic osteomyelitis. J Korean Neurosurg Soc. 2011;50:348-56.
79. Lu DC, Wang V, Chou D. The use of allograft or autograft and expandable titanium cages for the treatment of vertebral osteomyelitis. Neurosurgery. 2009;64:122-30.
80. Robinson Y, Tschoeke SK, Kayser R, et al. Reconstruction of large defects in vertebral osteomyelitis with expandable titanium cages. Int Orthop. 2009;33:745-9.
81. Shetty AP, Aiyer SN, Kanna RM, et al. Pyogenic lumbar spondylodiscitis treated with transforaminal lumbar interbody fusion: safety and outcomes. Int Orthop. 2016;40:1163-70.
82. Sundararaj GD, Babu N, Amritanand R, et al. Treatment of haematogenous pyogenic vertebral osteomyelitis by single-stage anterior debridement, grafting of the defect and posterior instrumentation. J Bone Joint Surg Br. 2007;89:1201-5.
83. Dragsted C, Aagaard T, Ohrt-Nissen S, et al. Mortality and health-related quality of life in patients surgically treated for spondylodiscitis. J Orthop Surg (Hong Kong) . 2017;25:2309499017716068.
84. O'Daly BJ, Morris SF, O'Rourke SK. Long-term functional outcome in pyogenic spinal infection. Spine (Phila Pa 1976) . 2008;33:E246-53.
85. Solis Garcia del Pozo J, Vives Soto M, Solera J. Vertebral osteomyelitis: long-term disability assessment and prognostic factors. J Infect. 2007;54:129-34.

CAPÍTULO 14

INFECÇÕES PÓS-OPERATÓRIAS DA COLUNA VERTEBRAL

Eduardo de Freitas Bertolini

INTRODUÇÃO

Infecções no pós-operatório de procedimentos em coluna sempre preocuparam os cirurgiões pelos potenciais efeitos devastadores relacionados à morbidade e mortalidade dos pacientes. Infecções são responsáveis por 88.000 óbitos ao ano e a incidência de infecções pós-operatórias (cirurgias em geral) é de 780.000 casos por ano.[1] A incidência de infecção especificamente relacionada à cirurgia de coluna varia de 0,7 a 20%[2-15] e depende do tipo de cirurgia. Nas discectomias e laminectomias, ocorre em até 1%; nas artrodeses, de 2-5% e, nas artrodeses longas, pode atingir 20%.[8,16] Estima-se um gasto adicional ao Sistema de Saúde em torno de quatro vezes[17-20] pela necessidade de ampliação da cobertura por antibióticos, maior tempo de hospitalização (em média 14 dias a mais), reoperações e eventualmente necessidade de retirada de materiais de instrumentação.[19,21] Segundo dados americanos, a taxa de reinternação de pacientes em até 30 dias da alta em 2008 foi de 20%, representando um gasto de 17,4 bilhões de dólares.[22] Uma revisão sistemática conduzida por Bernantz *et al.*[23] observou que essa mesma taxa de reinternação em 30 dias é em média de 5,5% em pacientes operados de coluna, 40% relacionada à infecção de ferida, sendo menor que a taxa relacionada à cirurgia geral (7 a 19%)[24,25] e também em relação à neurocirurgia em geral (6,9 a 14%).[26,27] Não houve diferença estatística desses pacientes comparando-se à reinternação de pacientes operados por neurocirurgiões e por ortopedistas (4,5 e 4,4% respectivamente).[28] Embora fístula dural tenha sido responsável por apenas 4,9% dessas reinternações, Yoshihara *et al.* calcularam um custo adicional de 13.330 dólares por paciente com fístula comparado aos controles.[29] Infelizmente, não dispomos de dados oficiais específicos de prevalência e gastos relacionados ao tema no Brasil. Discussões amplas são realizadas em conjunto com as Comissões de Infecção Hospitalar sobre fatores de risco e medidas para combatermos essa complicação. O objetivo deste capítulo é demonstrar com dados da literatura as medidas que podem ser realizadas para diminuir a incidência de infecções pós-operatórias.

CONCEITOS

A discussão restringe-se sobre infecções pós-operatórias, ou seja, secundárias a qualquer procedimento cirúrgico para tratamento de afecções de coluna, desde bloqueios, cirurgias minimamente invasivas até abordagens mais agressivas, como cirurgia para correção de escoliose. Excluem-se deste capítulo discussões de infecções primárias, ou seja, espondilodiscites e osteomielites espontâneas por qualquer via de disseminação.

As infecções pós-operatórias foram conceitualmente denominadas infecções de sítio cirúrgico (ISCs) por Horan TC *et al.*[30] em 1992. Incluem-se celulite (infecção relacionada com eritema da pele sem drenagem ou flutuação), abscessos (coleções localizadas de material purulento no tecido), infecções necrotizantes do tecido mole (que podem disseminar rapidamente e levar a pontos de necrose tecidual), que, se envolver a fáscia, é denominada fascite necrotizante, e, se acometer músculos, é denominada mionecrose.

Para melhor compreensão do assunto, a classificação proposta por Mangram *et al.* é muito utilizada. Essa divide as infecções em superficiais, profundas ou do órgão, observando-se respectivamente o acometimento externamente ou internamente à fáscia muscular ou no órgão propriamente dito (Fig. 14-1). Outra classificação que estratifica risco é a contaminação do local que será incisado: Limpa (abordagem por pele e tecido muscular), Limpa-Contaminada (através de fluidos não estéreis sob condições controladas, como trato gastrointestinal, respiratório, geniturinário), Contaminada (local com possibilidade de introdução maciça de bactérias não pertencentes à flora normal, como traumas penetrantes) e Suja (sabidamente infectada).[31] Embora a maioria das infecções se desenvolva nos primeiros 5 a 10 dias, é conveniente avaliar até o 30º dia, apesar de sabermos da existência de infecções tardias.[1]

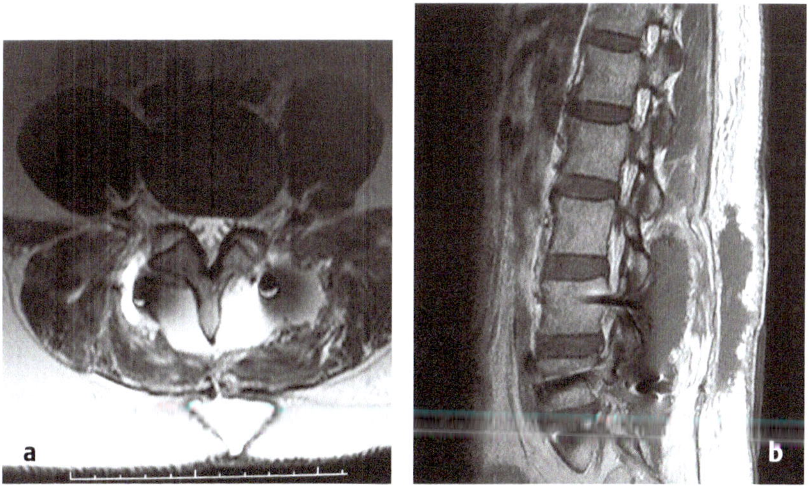

Fig. 14-1. (a,b) Infecção superficial e profunda: notar que parte da coleção não ultrapassa a fáscia muscular (infecção superficial) e que outra parte acomete abaixo da fáscia muscular, envolvendo materiais de instrumentação (infecção profunda). Coleção apresenta hipossinal em T1 e hipersinal em T2.

FISIOPATOGENIA

O desenvolvimento de uma ISC depende de uma inoculação no local abordado, durante ou após o procedimento, e seu desenvolvimento depende da resposta imune do hospedeiro. Os microrganismos mais prevalentes serão os provenientes do próprio indivíduo (infecção endógena), e geralmente estão presentes na pele ou nas cavidades de acesso (p. ex., flora da boca em abordagem transoral, flora do nariz em abordagem transnasal). Já a infecção exógena ocorre quando o patógeno é proveniente de outro local, mais frequentemente do instrumental cirúrgico, implantes, ambiente da sala cirúrgica (p. ex., aparelho de radioscopia, microscópio, ar-condicionado, foco de luz), traumas com ferimentos penetrantes, ou mesmo após a cirurgia, quando o microrganismo contamina a ferida ainda não cicatrizada. Raramente há contaminação por disseminação hematogênica de um foco à distância.[32] Os microrganismos piogênicos produzem enzimas proteolíticas como ácido hialurônico, podendo causar necrose muscular e invasão discal. Nesse último, a resposta inflamatória local pode levar à alteração subcondral e dificuldade para a nutrição do disco, evoluindo com perda de altura discal e alterações nos platôs vertebrais.[33]

FATORES DE RISCO

Vários fatores são descritos na literatura e podemos dividi-los em fatores relacionados ao indivíduo, à cirurgia ou periopertórios. Os fatores relacionados ao indivíduo são idade, obesidade, diabetes, incontinência urinária, tabagismo, desnutrição, alteração neurológica completa e cirurgia de coluna prévia. As condições relacionadas à cirurgia são perda sanguínea excessiva, tempo cirúrgico prolongado, cirurgias instrumentadas, complexidade da cirurgia, instrumentações multinível, fixação do sacro, cirurgia de revisão, fístula liquórica, abordagens posteriores, ressecção de tumor e presença de hematoma em leito cirúrgico. Os fatores perioperatórios estão relacionados ao uso inadequado do antibiótico profilático (dose ou intervalo de tempo de aplicação antes ou durante a cirurgia), uso de anti-inflamatórios não hormonais e imunossupressão.[9,10,34-44] Os trabalhos com melhor nível de evidência e seus achados estão discriminados no Quadro 14-1.

A obesidade é definida pela Organização Mundial de Saúde, como Índice de Massa Corpórea (IMC) acima de 30kg por metro quadrado[45] e está relacionada como fator de risco para diversas patologias, tais como doenças cardiovasculares, diabetes, doenças vasculares encefálicas, algumas formas de câncer e doenças musculoesqueléticas crônicas como osteoartrite e lombalgia.[46-48] Uma metanálise conduzida por Jiang *et al.*[49] observou 32 publicações relevantes entre 1987 e 2013 e concluiu-se uma associação entre obesidade e complicações pós-cirurgia de coluna, tais como infecção e tromboembolismo tenoso. Em outra metanálise, Abdallah *et al.*[50] demonstraram correlação direta com significância estatística entre obesidade e infecção em pós-operatório de cirurgia da coluna, com um aumento de 13% de risco a cada 5 unidades de aumento de IMC. Necrose do tecido adiposo, maior espaço morto no fechamento das feridas destes pacientes e menores níveis séricos e teciduais de concentração dos antibióticos profiláticos são considerados por alguns autores causas dessa relação.[20,51-53] Xing *et al.*, encontraram

Quadro 14-1. Fatores de Risco para Infecção de Sítio Cirúrgico com Avaliação da Evidência

	Jiang J[49]	Abdallah DY[50]	Xing D[20]	Olsen MA[9]	Olsen MA[37]	Pull ter Gune A F[53]	Schuster *et al*[60]
Qualidade	Metanálise	Metanálise	Revisão Sistemática	Retro multivariada	Caso-controle retro	Revisão Sistemática	Revisão Sistemática
Obesidade	x	x	x (F)	x		x	x (M)
Diabetes			x (F)		x	x	x (M)
Idade						x	x (M)
Tipo de abordagem			x (F)	x		x	
Tempo de cirurgia			x (F)				
Tabagismo			x (F)				
Antecedente cirurgia de coluna			x (F)			x	
Local operado			x (M)				
Nível abordado			x (M)				
Sacro/pelve			x (M)				
Sangramento			x (M)				
Transfusão			x (M)			x	
Instrumentação			x (M)				
Desnutrição						x	x (M)
ASA			x (M)			x	x (M)
Cirurgia prévia			x (M)				
Incontinência urinária				x			
Tumor				x			
Hiperglicemia					x	x	x (M)
ATB inadequado					x		
Residentes (≥ 2)					x		

forte evidência em obesidade, diabetes, tipo de abordagem, tempo de cirurgia, tabagismo e história prévia de infecção e **evidência moderada** para local da cirurgia, níveis abordados, acometimento de sacro ou pelve, perda sanguínea, instrumentação, transfusão, escore da American Society of Anaesthesiologists (ASA) e cirurgia prévia.[20]

Olsen *et al.*[9] em análise multivariada retrospectiva observaram obesidade, incontinência pós-operatória, abordagem posterior e ressecção de tumor como fatores de risco isolados significativos. Em outro estudo do mesmo grupo anos depois, identificaram diabetes, hiperglicemia, uso inadequado do antibiótico e participação de dois ou mais residentes no procedimento como fatores de risco estatisticamente significativo.[37] Relatou-se aumento de 3,4 vezes no risco quando o antibiótico profilático foi administrado de maneira inadequada em relação ao tempo que antecede o procedimento e também em relação à não observação da correção da dose para indivíduos obesos. Identificou-se um possível viés quanto à participação de dois ou mais residentes, que indiretamente aumenta o tempo de cirurgia.

Já Schimmel *et al.*[16] estimaram um aumento do risco de infecção em 6 vezes para diabéticos e 2 vezes para tabagistas, e o maior risco é o paciente já operado previamente da coluna. A NNIS (National Nosocomial Infections Surveillance) desenvolveu um índice preditor de risco para infecção pós-operatória, avaliando o escore ASA, tipo de ferida e tempo da cirurgia conforme Quadro 14-2.[35] O tempo de cirurgia foi estabelecido pelos autores após avaliar um tempo médio para cada tipo de procedimento em amostra de 84.691 cirurgias com 2.376 infecções.

Da mesma forma, outros autores propõem outros índices para estratificação.[54-56] Koutsoumbelis *et al.*, em estudo retrospectivo com 3.218 pacientes, descreveram também doença pulmonar obstrutiva crônica (DPOC) e osteoporose como fatores de risco em artrodese lombar via posterior.[57] Outro[58] estudo retrospectivo com 830 pacientes submetidos à cirurgia de deformidade e/ou escoliose encontrou apenas valor estatisticamente significativo de obesidade e cirurgia prévia e relacionado à disseminação de possível sítio encapsulado e quiescente de uma cirurgia prévia que se reativa com a nova manipulação. Em uma recente revisão sistemática, avaliou-se 34 fatores de risco comumente citados na literatura, dos quais apenas 11 foram mais relevantes: diabetes, obesidade, antecedente de infecção em cirurgia de coluna, ASA ≥ 3, hiperglicemia, idoso, malnutrição, abordagem via posterior e transfusão sanguínea. Apenas diabetes e obesidade foram confirmados com significância estatística em dois ou mais estudos.[59] Schuster *et al.*[60] em outra revisão sistemática concluíram que diabetes, obesidade, ASA > 3, hiperglicemia, idade > 60 anos e malnutrição eram fatores de risco para infecção pós-operatória, porém com força de evidência **moderada**.

No que se refere à tricotomia, Celik e Kara, em um estudo com 789 pacientes, encontraram diferença estatística para infecção no grupo em que foi realizada tricotomia, portanto concluíram que essa prática deveria ser evitada.[61]

O uso do microscópio em cirurgias de coluna é questionado por alguns autores como podendo influenciar nas taxas de infecção. Argumenta-se maior incidência de infecção em virtude do maior tempo cirúrgico, ou até mesmo colonização do microscópio por germes hospitalares e infecção subsequente do sítio cirúrgico.[62-66] Em um estudo que[67] avaliou o uso de microscópio em 2.226 de um total de 23.670 cirurgias eletivas de coluna (9.4%), observou-se que não houve diferença estatisticamente significativa nas taxas de infecção. Resultados semelhantes foram encontrados em outras séries que estudaram taxa de infecção em grupos operados sem ou com microscópio.[65,66,68,69]

Quadro 14-2. Índice NNIS (*National Nosocomial Infections Surveillance*) para Estimar Risco de Infecção no Paciente

Fator de Risco	Descrição	Escore
ASA	1 ou 2	0
	3, 4 ou 5	1
Ferida	Limpa, limpa-contaminada	0
	Contaminada, suja	1
Tempo cirúrgico	< 3 h fusão ou < 2 h outras	0
	> 3 h fusão ou > 2 h outras	1
Risco	1,50%	0
	2,90%	1
	6,80%	2
	13%	3

Biswas *et al.*[70] avaliaram o crescimento bacteriano em culturas de envoltórios estéreis de aparelhos de radioscopia após os procedimentos, e verificaram que 1 em 25 casos (4%) foi positivo, especificamente na porção superior e frontal do tubo que recebe o raio no aparelho, associando a contaminação ao momento de rodar o arco para a aquisição de imagens em perfil, concluindo que mesmo com esses envoltórios deve-se considerar uma área contaminada.

BIOLOGIA

Os agentes mais comumente presentes nas ISCs são os agentes da flora da pele. Os mais prevalentes são o *Staphylococcus aureus* (30 a 80%) e o *Staphylococcus epidermidis*.[71-73] Das infecções causadas por *Staphylococcus aureus*, cerca de 30% é da cepa meticilina resistente (MRSA). Infecções por Gram-negativos são menos frequentes, e geralmente associadas a cirurgias envolvendo a região lombar baixa e sacral, devida à proximidade para contaminação por microrganismos presentes nas fezes e na urina. Os principais organismos relacionados são *Escherichia coli*, *Enterococcus faecalis* e *Pseudomonas aeruginosa*. Infecções por anaeróbicos são mais raros e relacionados a colonizações em ambientes de UTI. Além disso, as infecções podem ser causadas por um único ou por múltiplos microrganismos. Olsen *et al.*[9] demonstraram a presença de germes Gram-negativos em cerca de metade dos casos das infecções de ferida em cirurgia lombar, relacionando a mesma por contaminação da flora urinária ou fecal.

Shifflett *et al.* descrevem que, em culturas de pacientes reoperados por pseudoartrose, foi encontrado *Propionibacterium acnes* em 54,2% dos casos, além de *Staphylococcus* em 58,3%, infecções polimicrobianas em 25% e Gram-negativos em 12,5%.[74]

PROFILAXIA

A profilaxia de ISCs é amplamente revisada na literatura. Comissões de Infecção Hospitalar e especialistas esforçam-se para diminuir sua incidência e os gastos adicionais relacionados a esses eventos. Nesse aspecto, a North American Spine Society (NASS) publicou um Guideline em 2013 com as possibilidades de ação profilática e seu nível de evidência na época.[75] Foram observados os conceitos de Nível de Evidência (I - estudos randomizados de alta qualidade ou revisões de estudos desse perfil; II - estudos randomizados controlados de menor evidência, como com perdas, inadequações estatísticas ou segmentos curtos, prospectivos comparativos ou revisões sistemáticas com esse perfil de estudos; III - estudos retrospectivos, caso-controle ou revisões sistemáticas de estudos nesses formatos; IV - série de casos; V - opinião de especialistas) e Grau de Recomendação (A - Bom, com base em estudos nível I; B - Moderado, com base em estudos nível II ou III; C – Ruim, com base em estudos nível IV ou V; e I – Insuficiente, ou seja, sem conclusão quanto a recomendar ou não). Quando da ausência de evidência foi padronizado um **Consenso** do grupo deste estudo propondo uma orientação de conduta.

O Quadro 14-3 contém um resumo da avaliação da evidência na literatura e ações preventivas propostas para diminuição das ISCs com base em revisões sistemáticas e metanálises sobre o tema. Cabe salientar que alguns estudos[76,77] são para cirurgias em geral e apenas um é específico para cirurgia de coluna.[78] O uso de antibióticos profiláticos está indicado para prevenir infecções no sítio cirúrgico em cirurgias de coluna, com ou sem instrumentações.[75,79,80] O Guideline da NASS não indica qual droga utilizar, sugerindo que a escolha deve ser individualizada e baseada nos fatores de risco do paciente, alergias, complexidade e previsão de tempo de cirurgia assim como o perfil de infecções do hospital.[75,78] Geralmente, cefalosporinas de 1ª geração (Cefazolina) e 2ª geração (Cefuroxima) são indicadas, nas doses de 1 g e 1,5 g, respectivamente, para adultos ou adequando-se para o peso em crianças.[81,82] A dose padrão, no caso da Cefazolina, deve ser aumentada para 2 g em indivíduos com mais de 80 kg e 3 g para mais de 120 kg.[81] O intervalo de tempo entre a administração do antibiótico e a cirurgia é muito importante.

Classen *et al.*[82] avaliaram quatro grupos e observaram que aqueles em que a administração do antibiótico foi **Precoce** (mais de 2 horas antes do início da cirurgia) e no **Pós-Operatório** (mais de 2 horas após a abertura da pele) apresentaram significativamente mais infecção que os pacientes do grupo **Pré-Operatório** (até 2 horas antes). Os autores concluem que o ideal é aplicar 60 minutos antes da incisão da pele, no caso da Cefazolina, ou 120 minutos, se for a Vancomicina.[37,81,83] Antibióticos com meia-vida curta, em torno de 2 horas (como a Cefazolina), devem ser readministrados em intervalos de 2 a 4 horas durante o procedimento,[80,84] mas para a Vancomicina deve ser respeitado o período de 6 a 12 horas.[80]

A duração da profilaxia após cirurgias de coluna deve ser de 24 horas.[80,84] Profilaxias mais prolongadas aumentam o risco de infecções por agentes nosocomiais e o surgimento de patógenos multirresistentes como os MRSA, inclusive infecções em outros locais sem ser a ferida operatória, sendo mais comum pneumonia e infecção em cateteres.[85-87] Uma metanálise em cirurgias cardíacas e ortopédicas mostrou risco não significativo para infecções por MRSA, porém, nessas, o uso de droga anti-MRSA foi estatisticamente significativo em preveni-las em relação às drogas betalactâmicas.[88] Desta forma, considera-se o uso de Vancomicina em pacientes de elevado risco de infecção e em casos complicados.[89]

Em casos de infecção prévia, o uso de antibiótico profilático por mais de 24 horas, ou utilizar alguma cobertura para o microrganismo previamente tratado, pode ser considerado. Referente ao uso de adesivos de proteção da pele (*drapes*), eles podem ser impregnados com algumas substâncias: Clorexedina possui ação bactericida devida à destruição da membrana celular e maior ação residual, porém baixa ação contra microbactérias e fungos; Povidine-iodina apresenta ação bactericida pela ação

Quadro 14-3. Fatores Relacionados com Profilaxia da Infecção do Sítio Cirúrgico e sua Evidência

	Tema	Questão	Resposta	Evidência (recomendação)	Recomendação	Referência
Pré-operatório	Banho com clorexedina	Diminuição da infecção?	Diminui	I	Sabão pré-op, no dia ou dia anterior	159
		Comparado ao sabão comum	Sem diferença	I		159
		Tempo antes da cirurgia?	Sem evidência	(I)		159
		Com × sem?	Sem evidência			
	Tricotomia	Barbeador × lâmina de barbear?	Barbeador melhor	I		6,159
		Tempo antes da cirurgia?	Sem estudos	(I)		159
	Traje do paciente	Sem estudos avaliando	Sem estudos	(I)		159
	Traje dos circulantes	Roupa, propé e touca	Sem evidência	I	Usar roupas não estéreis	159
		Troca de máscara	Sem evidência	I		159
	Entrada e saída da sala pelo circulante	Aumenta infecção?	Sem evidência	(I)	Evitar	6,159
	Muciprocina intranasal	Diminui infecção?	Sem diferença	I	Não usar	159
	Esmalte/alongador de unha, anéis	Aumenta infecção?	Sem diferença	(I)	Não usar	159
	DM	Reduzir hb glicada antes da cirurgia?	Sim	II (B)	Hb glicada < 7%	6
	Tabagismo	Reduzir?	Sim	II (B)	Parar por 30 dias antes da cirurgia	6
	Imunossupressores	Suspender?	Sem evidência	II (C)	Suspender no peri-operatório se possível	6
	Infecções em outros sítios	Tratar antes da cirurgia?	Sim	II	Tratar antes, se cirurgia eletiva	6
	Esterilização dos materiais	Urgência?		II	Evitar urgência, seguir normas padrão	6

(Continua.)

Quadro 14-3. *(Cont.)* Fatores Relacionados com Profilaxia da Infecção do Sítio Cirúrgico e sua Evidência

	Tema	Questão	Resposta	Evidência (recomendação)	Recomendação	Referência
ATB	Eficácia	Diminuição da infecção ATB × sem ATB?	ATB diminui	II		137,159
		Dose única em discectomia/laminotomia?	Suficiente	II		137
		Sem instrumentação: ATB × sem ATB?	ATB diminui	II		137
		Com instrumentação: ATB × sem ATB?	ATB diminui	IV		137
		Qual taxa de infecção esperar com profilaxia?			0,7-4,3% sem e 2-10% com comorbidades	137
	Protocolos	Droga	Nenhuma superioridade	II		137
		Dose	Única	II	repique s/n	137
		Comorbidades e/ou cirurgias complexas			repique, cobertura G- e/ou Vanco/ Genta pó	137
	Administração inicial	> 2 h antes × 1 h antes × durante cirurgia	1 h antes	I	1 h antes	6
	Repetição da dose	Intervalo?			3-4 horas	137
	Tempo de uso	Manter 24 h diminui infecção?	Dose única em casos simples	B		137
			Sim para casos complexos ou comorbidades	C		6,137
	Drenos	Manter ATB até retirada do dreno?		(I)		137
		Dreno diminui infecção?		(I)		137
	Comorbidade	DM mesmo com ATB aumenta risco?	Sim	III		137
		Obesidade: usar esquema ATB diferente?		(I)		137
		Presença de comorbidades?			repique, cobertura G- e/ou Vanco/ Genta pó	137
		MRSA prévia: ATB?		(I)		137
	Complicações	Efeitos colaterais?	Sim		24 h apenas casos indicados	137

Cirurgia	Lavagem das mãos	Antisséptico aquoso × alcoólico?	Sem diferença	I	Aquoso na 1ª	6,159
		1ª e 2ª cirurgia?	Sem diferença	I	Qualquer na 2ª	159
		Tempo?		II	2 a 5 minutos	6
	Drapes	Iodo × sem iodo?	Sem iodo mais infecção	I	Iodo se não alérgico	159
		Iodo × sem *drape*?	Sem diferença	I		159
	Gorro	Diminui infecção?	Sem estudos	(I)	Usar	159
		Descartável × não descartável?	Sem estudos	(I)	Considerar mais racional	159
	Luvas	1 Ou 2?	Sem estudos	(I)	Usar 2 se risco de rasgar for alto	159
	Antissepsia local da incisão	Clorexedina alcoólica × povidine aquoso?	Sem diferença	I	Povidine ou clorexedina, aquoso ou alcoólico	6,159
		Clorexedina × álcool?	Sem evidência	(I)		159
		Povidine + álcool: 50% × 75% × 90%?	Sem diferença	I		159
		Povidine alcoólico × aquoso?	Sem diferença	II		159
		Povidine alcoólico × álcool?	Sem evidência	(I)		159
		Povidine: degermação + pintura × pintura?	Sem diferença	I		159
	Monopolar	Aumenta infecção?	Sem diferença	1	Critério do cirurgião	159
	Homeostasia	Aumento de oferta de oxigênio intraoperatório?	Reduz infecção	1	O_2 > 95% durante cirurgia	159
		Hiper-hidratação?	Sem evidência	(I)	Hidratação padrão	159
		Glicemia pós-operatória controlada em normoglicêmicos	Sem evidência	(I)	Não controlar com insulina normoglicêmicos	159
	Espaço morto	Aumenta infecção?	Sim	IV	Evitar	6

(Continua.)

Quadro 14-3. *(Cont.)* Fatores Relacionados com Profilaxia da Infecção do Sítio Cirúrgico e sua Evidência

	Tema	Questão	Resposta	Evidência (recomendação)	Recomendação	Referência
Cirurgia	Limpeza do leito ao fim da cirurgia	Salina × salina + ATB	Sem diferença	I	Salina	159
		Povidine × salina	Reduz infecção (1 estudo)	I		159
		Salina × dreno	Sem diferença	I		159
		Salina × sem limpeza	Salina diminui infecção	I		159
	Povidine no fechamento	Povidine *spray* na pele antes de fechar?	Diminui	II	Não usar	159
		Povidine alcoólico na pele antes de fechar?	Sem diferença	I		159
	Fios de sutura	Pele: absorvível × não absorvível?	Sem evidência	(I)	Usar técnicas convencionais	159
		Pele: não absorvível contínuo × separados?	Sem evidência	(I)		159
		Pele: fios × grampo?	Sem evidência	(I)		159
		Pele: fios × adesivo?	Sem evidência	(I)		159
		Deiscência: fios × adesivo?	Sem diferença	II		159
		Subcutâneo: fechar × não fechar?	Sem diferença	I		159
	Curativo	Gaze × hidrocoloide?	Sem diferença	I	Cobrir ferida com curativo estéril	159
		Gaze × hidroativo?	Sem diferença	I		159
		Hidrocoloide × hidroativo?	Sem diferença	I		159
		Descoberto nas primeiras 12 h × coberto 48 h?	Sem diferença	I		159
		Curativo por 24 h × até retirada dos pontos?	Sem diferença	I		159
Pós-operatório	Troca do curativo	Toque manual × sem toque manual?	Sem evidência	(I)	Sem toque manual	159
	Limpeza do curativo	Salina × soluções?	Sem diferença	I	Limpar com salina após 48 h	159
	Banho no 2º dia pós-op	Banho × não banho?	Sem diferença	II	Pode tomar banho após 48 h	159
	ATB tópico na ferida no pós-operatório	ATB × sem ATB?	Sem diferença	I	Não usar	159

oxidante da iodina, porém seu poder residual é baixo e demora mais para agir; Álcool possui forte ação bactericida através da desnaturação e ação rápida, porém sem efeito residual.[90] Rittel e Campbell, em estudo retrospectivo, orientam o uso do *drape* de iodo para menos infecção.[91]

A contaminação do ar da sala do centro cirúrgico pode ser influenciada pelo trânsito de pessoas e pelo sistema de ventilação. O Centers for Disease Control and Prevention (CDC) preconiza minimizar o tráfego de pessoas pela sala cirúrgica[92], e Gruenberg[93] em uma coorte retrospectiva observou diferença significativa em projeto específico relacionado ao sistema de ventilação na sala operatória. Savitz[94] orienta o uso de dois pares de luvas em cirurgias de coluna em casos de elevado risco de rasgá-las durante o procedimento com consequente infecção do sítio cirúrgico ou contaminação do cirurgião. Em relação aos fios de sutura, existe a descrição de formação de biofilme nos mesmos, mas há baixa evidência que oriente a preferência de um tipo específico em relação a outro.[90,95,96] A evidência da relação entre infecção e tempo de permanência do dreno ainda é controverso. Seu uso baseia-se na diminuição do espaço morto com drenagem de hematomas e fluidos nessas cavidades, diminuindo assim o risco de infecção, porém o contato com o meio externo poderia aumentar a contaminação. Um estudo retrospectivo observou aumento da incidência de infecção em pacientes que permaneciam por um tempo maior com o dreno[97] e observa-se que o dreno deve ser retirado o mais precocemente possível.[98] Por conseguinte, diminuir a tensão nos afastadores durante a cirurgia[99] e a irrigação frequente com solução salina[100] teoricamente proporcionam menor necrose tecidual e menos infecção.

O uso de Vancomicina tópica no leito cirúrgico vem sendo paulatinamente utilizada como profilaxia. Seu uso baseia-se no fato dos antibióticos (Cefazolina e Cefuroxima) comumente utilizados para profilaxia em cirurgia de coluna, apesar de a boa ação para agentes mais prevalentes, como os *Staphylococcus*, não serem eficazes no combate a cepas relacionadas com uma incidência crescentemente observada, como os MRSA (*Staphylococcus aureus* Meticilina resistentes) e os *Staphylococcus* coagulase negativos, que são normalmente sensíveis à Vancomicina ou Teicoplanina. Porém, observou-se uma concentração muito variável desses antibióticos nos ossos, quando administrados via intravenosa.[101] Dessa forma, iniciou-se o uso em pó, tópico, no leito cirúrgico ao fim da cirurgia, no momento do fechamento. Estudos demonstram bons resultados em relação à diminuição de infecções de sítio cirúrgico. Embora um estudo randomizado não ter mostrado diferença estatística, duas metanálises em 2014 apresentaram resultados favoráveis à proteção com uso tópico da Vancomicina.[102,103] Sua dose varia de 0,5 a 2 g, porém mais frequentemente usada na dose de 1 g. Em uma metanálise recente, concluiu-se uma redução de 4,1% para 1,3% com significância estatística.[103] Godil *et al.*[104] observaram ser eficaz tanto na diminuição da infecção como em relação a custo-efetividade. Haimoto[105] em um estudo retrospectivo caso-controle recente propõe a deposição de Vancomicina tópica apenas acima da fáscia muscular, baseando-se no achado de Ghobrial,[106] que, em uma revisão sistemática com a inclusão de 9.721 pacientes, dos quais 6.701 foram tratados com Vancomicina tópica, observou apenas 23 efeitos adversos, sendo 19 deles formação de seroma (0,28%). Haimoto, diante do achado de 5,6% de infecção sem uso da Vancomicina e 0% com o uso, além de não ter encontrado efeito colateral, conclui que seu uso tópico deva ser apenas suprafascial.

ASPECTOS CLÍNICOS

Não há consenso na literatura de tempo limite para ser considerada infecção pós-operatória. Muitos consideram até 30 dias da cirurgia, mas pode haver infecções mais tardias. O mais comum é o aparecimento dos sintomas entre 1 a 4 semanas (80% dos casos ocorre nas 3 primeiras semanas), mas há relatos de aparecimento até 8 meses após o procedimento. Os sintomas mais comuns são dor axial sem irradiação, que pode ser de moderada a intensa, que piora à movimentação, e espasmo de musculatura paraespinhal. Pode haver febre e calafrios (30 a 50%), mas não é um achado necessário. Walid *et al.*[107] descrevem a presença de febre no pós-operatório mesmo em indivíduos sem infecção. Alterações de força dificilmente ocorrem e estão associadas ao efeito compressivo de abscessos sobre raízes ou medula. Sinais de deiscência de ferida, saída de secreção purulenta, tumefações ou coleções no subcutâneo, eritema e calor local são suspeitos de infecção. É comum a associação de fístula liquórica, predispondo a infecção, o que pode se manifestar com saída de liquor pela ferida operatória ou sinais de hipotensão liquórica, com cefaleia ao se levantar ou se sentar no leito. A não realização do diagnóstico precoce do doente pode evoluir com um quadro de disseminação da infecção e observação de quadros sépticos, que não variavelmente progridem para choque, quadros associados de insuficiência renal pelo uso de antibióticos e drogas vasoativas e desfecho dramático com óbito do paciente.

De acordo com a classificação de Mangram *et al.*,[98] o CDC (Centers for Disease Control and Prevention)[30] descreve os seguintes achados clínicos:

- *Infecção superficial:* afetando pele e subcutâneo, se apresentará com sinais localizados na região da incisão, como eritema, dor, calor, rubor, edema ou drenagem de secreção (que pode ser sero-hemática ou purulenta);
- *Infecção profunda:* acometendo fáscia e planos musculares, se apresentará com secreção purulenta, abscessos, dor, febre, endurecimento da região da ferida e podendo evoluir com formação de coleções em lojas separando tecidos, formando tumorações ao exame clínico;
- *Órgão/cavidade:* envolve órgãos ou cavidades invadidas durante a abordagem (ex: peritônio, cavidade pleural, esôfago), podendo dar sintomas relacionados aos mesmos.

EXAMES COMPLEMENTARES

Laboratoriais

Os principais controles laboratoriais são PCR (Proteína C Reativa), VHS (velocidade de hemo-sedimentação) e leucograma do hemograma geral, nessa ordem. Deve-se lembrar de que não são específicos para infecção de coluna e podem se alterar por qualquer resposta inflamatória ou infecciosa no corpo, como infecções de vias aéreas, infecções do trato urinário, artropatias e mesmo em resposta à própria agressão cirúrgica. O PCR é mais sensível para detecção de infecção e menos influenciado por variações do indivíduo e de outras patologias (exceto insuficiência hepática).[108-110] Valores normais para o PCR variam dependendo do laboratório, mas no geral é considerado normal abaixo de 0,6 mg/dL. Há um aumento fisiológico no pós-operatório sem complicações que pode ter um pico em torno do 3° ou do 4° dia, voltando ao normal entre o 5° e 14° dias. Thelander descreveu picos de 4,6 mg/dL em microdiscectomia, 9,2 mg/dL em discectomias padrão, 7,0 mg/dL após artrodese lombar anterior e 17,3 mg/dL após cirurgias instrumentadas via posterior.[111,112] Da mesma forma, o VHS também pode evoluir com aumento no período após a cirurgia, com pico entre o 2° e 5° dias até 2 semanas e pode flutuar por 3 a 6 semanas.[112] Sua interpretação pode ficar prejudicada em pacientes com anemia ou uso de corticoesteroides. Seus valores normais também podem ser variáveis de acordo com o laboratório analisado, mas é considerado normal abaixo de 20 mm/h. A contagem de leucócitos no hemograma está elevada acima de 10.000/mm^3, e sua prevalência nas ISCs ocorre em 18 a 30% dos casos. Juntamente com o quadro clínico, os exames laboratoriais especialmente PCR e VHS são os mais importantes para monitorar a resolução (ou não) do processo infeccioso e poder determinar a descontinuidade da antibioticoterapia.[113]

Culturas e Biópsias

A obtenção dos agentes específicos causadores da infecção é fundamental para um melhor resultado do tratamento de maneira geral. O padrão ouro do tratamento infeccioso é por antibioticoterapia guiada por antibiograma, pois favorece o controle da infecção e diminui a chance de politerapias desnecessárias, as quais podem estar associadas com maior índice de reações adversas, como alergias e nefropatias, além de reduzir a chance de seleção de microrganismos multi-rresistentes em longo prazo nas instituições. Para isso, preconiza-se, sempre que possível, a obtenção de material para cultura e realização de antibiograma.

Orienta-se também discutir com os laboratórios responsáveis manter amostras por prazo prolongado (acima de 14 dias) para observar possível positividade de agentes de crescimento lento como a *Propionibacterium acnes*.[114] Essas amostras podem ser colhidas por via direta da secreção ou através de biópsias percutâneas (guiadas por tomografia ou no centro cirúrgico sob auxílio radioscópico) ou abertas, geralmente no próprio procedimento de limpeza cirúrgica. Cabe lembrar que o cuidado com assepsia no momento da coleta é fundamental para evitarmos agentes "contaminantes", ou seja, não pertencentes à infecção (como é comum na obtenção de amostra direta de secreção de feridas deiscentes contaminada com agentes da flora cutânea). A positividade do crescimento das culturas varia de 50 a 78%. Pull ter Gune observou 77,5% de positividade em coletas provenientes de infecções profundas e 51,2% de infecções superficiais.[115] A coleta de amostra sob regime de antibioticoterapia aumenta a chance de falso-negativo.

EXAMES RADIOLÓGICOS

Radiografia

Os achados radiográficos relacionados à infecção de sítio cirúrgico são tardios e dificilmente os raios X na fase precoce tragam alguma contribuição ao diagnóstico. Os achados mais comuns são destruição de platôs vertebrais, quando evoluem para espondilodiscite, podendo estar associadas a deformidades tardias particularmente cifose. Sinais de pseudoartrose em casos instrumentados, tais como radiolucência ao redor de parafusos ou soltura (*pull-out*) de parafusos, placas, espaçadores intersomáticos ou gaiolas de suporte anterior também podem estar associados a quadros de infecção. Nesses casos, incidências em flexão e extensão podem ser elucidativas, além do Panorâmico para avaliar equilíbrio, com as possíveis compensações em casos de deformidades.

Tomografia Computadorizada (TC)

Menos sensível e específica, quando comparada à ressonância, é o exame de escolha caso o paciente apresente alguma contraindicação à realização da mesma. Pode contribuir com achado de erosões em platôs ou facetas. Em fases mais tardias, avaliações de sinais de pseudoartrose relacionados ao processo infeccioso podem estar presentes que são facilmente observados na janela óssea, com lise óssea ao redor dos materiais de instrumentação (radiolucência), não formação de pontes de densidade óssea nas artrodeses e eventual deslocamento de parafusos, placas e espaçadores por perda de suporte ósseo e lise (*pull-out*). A erosão do platô ósseo pode permitir a fratura e penetração de espaçadores intersomáticos ou gaiolas para o interior dos corpos vertebrais, fenômeno denominado *subsidence*. O aparecimento de deformidades é facilmente visualizado nas reconstruções sagitais e coronais da janela óssea. As coleções se apresentam com hipodensidade.[116] Na presença desses achados relacionados à pseudoartrose, sem condições mecânicas importantes que se relacionem, deve-se suspeitar de infecção.

Ressonância Magnética (RM)

É o exame radiológico de escolha por mostrar bem disco, músculo, fáscia, subcutâneo, medula, raízes, saco dural e coleções. Apesar de não específico, é altamente sensível para visualizar alterações nos platôs e discos, e a comparação com a fase contrastada é fundamental, devendo ser realizada sempre na suspeita de infecção.[72,117,118] Pode apresentar hipossinal em T1 e hipersinal em T2 e STIR pelo edema e coleção (Fig. 14-1). Alterações do platô vertebral podem apresentar hipossinal em T1 ou mesmo realçar ao contraste. Suspeita de espondilodiscite deve ser feita com hipersinal em disco (podendo estar associado ao corpo vertebral) em T2 e STIR, hipossinal em T1 e realce ao contraste. Pode haver redução do espaço discal até mesmo colapso completo. Espondilodiscite secundária a procedimento cirúrgico na coluna é raro, varia de 0,21 a 3,6% e é mais comum em abordagens posteriores à região lombar. Edema, inflamação ou coleção (abscesso) epidural podem estar presentes. Edema no osso pode estar associado em outras condições que não infecciosas, tais como processos degenerativos, traumas ou reação após instrumentação. A visualização pode ficar prejudicada quando da presença de próteses pelo artefato para-magnético. A RM não é um bom parâmetro para determinação de fim da infecção, não devendo ser o parâmetro de escolha para basear o fim da antibioticoterapia. Suas alterações tendem a desaparecer tardiamente, apesar da resolução do processo infeccioso.[117] A presença de abscesso paraespinhal pode ser observado com aumento do volume muscular, melhor visto em assimetrias do músculo psoas, perda da definição entre fáscia e músculo, coleções com hipersinal em T2 e STIR, iso a hiperintenso em T2*GRE e realce ao contraste. Abscesso epidural apresenta iso a hipossinal em relação à medula, hipersinal em T2, STIR, T2*GRE e DWI, e realce ao contraste, usualmente deslocando a dura-máter. Realce após injeção de contraste circundando a raiz pode ser sinal de aracnoidite. É importante salientar que essas alterações devem ser diferenciadas das alterações normais esperadas no pós-operatório. A presença de coleções e fluído no leito cirúrgico é o achado mais comum, representando conteúdo sero-hemático que se acumula no espaço-morto. Apresentam características complexas, com sinais variados, inclusive podendo apresentar níveis líquidos de sinais diferentes, além de realce periférico mesmo na ausência de infecção. Além disso, pode-se observar realce no disco paralelo aos platôs em 20% dos pós-operatórios normais.[116,119] Pseudomeningocele, ou seja, coleções liquóricas junto ao saco-dural, podendo se estender até o subcutâneo são comuns após lacerações de dura-máter ou fístula após abordagens intradurais. São coleções com sinal semelhante ao liquor, hipointenso em T1 e hiperintenso em T2, sem restrição à difusão em DWI e sem realce ao contraste. Porém, pode estar associado a uma infecção de sítio cirúrgico.[116]

Ultrassom

Pode ser utilizado na avaliação de coleções subcutâneas ou abscessos musculares. Uso limitado na avaliação de espondilodiscite, lesões no osso, abscessos epidurais e deformidades.

Outros

Exames, como cintilografia nuclear e PET-CT (*positron emission tomography*), podem captar em áreas de infecção, mas são exames menos comumente solicitados.

TRATAMENTO

A condução do caso após o diagnóstico de ISC vai depender do quadro clínico, do local da infecção, da quantificação de secreção no leito cirúrgico, presença de alteração de força, desenvolvimento de instabilidade ou deformidade, do tempo de persistência do quadro e sinais de pseudoartrose ou falência do sistema de instrumentação. O controle da dor deve ser observado imediatamente, com uso de analgésicos e/ou relaxantes musculares. O uso de corticoides para auxílio no controle da dor é controverso na literatura, mas de maneira geral, a preferência é evitar por interferir na resposta inflamatória relacionada ao combate da infecção. A presença de deiscência ou saída de secreção não purulenta não necessariamente é sinal de infecção e deve ser acompanhada com atenção. Se a suspeita for fístula liquórica, os cuidados e tratamento da mesma devem ser iniciados imediatamente, orientando restrições ao leito e ao decúbito, uso de acetazolamida e considerar a passagem de derivação lombar externa em fístulas de alto débito ou que não se resolvem em 2 a 5 dias. Deve-se ser agressivo no tratamento da fístula para evitar uma evolução para meningite associada à ISC. A antibioticoterapia é o padrão ouro e deve ser iniciada de maneira mais precoce, obtendo-se preferencialmente uma amostra da secreção ou do foco quando possível para encaminhar para cultura e antibiograma e, assim, poder orientar de forma mais específica o uso das medicações. Coletas de culturas sob a vigência de antibióticos aumentam a chance de resultado falso-negativo. A medicação deve ser iniciada de maneira empírica, utilizando-se o conhecimento dos agentes mais prevalentes e também o perfil da flora nosocomial mais frequente, e reavaliada sua sensibilidade frente aos resultados de cultura e antibiograma, assim que disponíveis. Na impossibilidade de coleta de material, a escolha empírica da medicação deve ser reavaliada frente à evolução clínica e laboratorial do paciente. Para um melhor resultado na condução do caso, sempre que possível, orienta-se a solicitação de auxílio das equipes de infectologia do hospital. A escolha mais racional dos antibióticos favorece a resolução do quadro, diminuindo o risco de perpetuação da infecção e evitando a seleção de cepas multirresistentes. O uso indiscriminado de antibióticos terapêuticos, sem a obtenção de culturas e o prolongamento do tempo de administração dos profiláticos, são causas comuns desse tipo de seleção em longo prazo nos ambientes hospitalares. Tendo em vista que os agentes mais prevalentes são o *Staphylococcus aureus* e o *Staphylococcus epidermidis*, o início empírico com uma associação de vancomicina e outra droga com ação sobre germes Gram-negativos é comum. Em casos com evolução para espondilodiscite pós-operatória, a associação de rifampcina mantida por um tempo mais prolongado pode ser utilizada, mais comumente por 12 semanas, apesar da literatura apresentar esquemas e tempos de tratamento diversos. Esquemas com 1 a 6 semanas de uso de droga IV e mais 6 semanas de medicação VO são frequentemente adotados pelas equipes de infectologia. Se meningite associada, considerar esquemas com drogas que tenham boa penetração à barreira hematoencefálica. Ainda considerando meningite, lembrar-se da contraindicação de punção lombar, se houver suspeita de infecção de sítio cirúrgico após abordagem posterior lombar.

Cirurgia

A indicação de cirurgia é tratamento de escolha quando houver alterações de força secundárias a compressões por abscessos ou evolução para quadro séptico mesmo na vigência de antibioticoterapia. Deve ser considerada nos casos de falência do tratamento conservador (não resposta adequada considerando quadro clínico e laboratorial), dor refratária, drenagem de secreção purulenta ou liquor em volume exagerado, falência de materiais de instrumentação, instabilidade ou deformidade em progressão. Nas infecções profundas com instrumentação, considera-se limpeza cirúrgica e debridamento.[120,121] Alguns autores indicam manter um dreno para irrigação no pós-operatório da limpeza para evitar novas cirurgias, mas não é consenso.[122] Wille *et al.* indicam debridamento e limpeza o mais precoce possível após se confirme o diagnóstico de infecção, obtendo bom prognóstico.[123] A preferência é fechamento por 1ª intenção após cirurgia de debridamento, apesar de alguns autores defenderem o fechamento por 2ª intenção.[124]

O uso de drenos com vácuo ajuda a reduzir o espaço morto e suas coleções, produzindo uma pressão negativa constante. Em revisão sistemática, Dumville *et al.* observaram que cobrir a ferida deiscente com *drapes* estéreis não tem significância estatística em diminuir a taxa de infecção de ferida.[125]

Retirada de Material e Instrumentação de Sítio Infectado

Um dos princípios do tratamento de infecções é a retirada de qualquer tipo de corpo estranho do leito infectado e evitar a colocação de novos corpos estranhos, como próteses, substitutos de dura-máter, colas, entre outros. Isso se deve à capacidade de formação de uma barreira de proteção que colônias de bactérias desenvolvem após se aderirem ao corpo estranho. Essa estrutura de glicoproteínas é denominada biofilme, protegendo-as do alcance dos antibióticos e permitindo sua multiplicação e disseminação, perpetuando assim a infecção.[108,126] Cultura de biofilme aderido aos implantes é difícil e os resultados de antibiogramas geralmente são inconclusivos.[108,127] Porém, nos deparamos com duas situações comuns em nossa prática que ficamos na dúvida da melhor conduta: desenvolvimento de ISC após uma cirurgia instrumentada e eventualmente evolução de condições de instabilidade pós-infecção em que seria necessário utilizar instrumentação.

Retirada de Material de Instrumentação

A grande dúvida é se a infecção vigente foi capaz de formar o biofilme nos materiais ou ainda não. São fatores que estão relacionados à aderência do organismo: tipo de microrganismo, moléculas específicas de adesão, tipo de implante, formato do implante, técnica de colocação do implante, características da superfície do implante, biocompatibilidade do implante e resposta do hospedeiro.

Infelizmente, não se tem disponível uma ferramenta para fazermos esse tipo de análise. Assim, a literatura considera como alta probabilidade de formação do biofilme fases tardias. A maioria dos autores considera como "tardio" 3 a 6 meses sob infecção como altamente provável a formação desta proteção bacteriana. Cerca de 10% das ISCs serão após 3 meses.[128] É importante também a definição do local da infecção, se superficial ou profunda, tendo em vista que os materiais geralmente estão implantados em plano profundo e podem não ter contato com os microrganismos, caso a infecção seja apenas em um plano superficial. Atualmente, a literatura suporta a não retirada dos materiais de instrumentação em uma fase precoce, mesmo com infecção profunda.[108,109,11102,121,1123,129-135] Se houver necessidade de limpeza e debridamento, estes devem ser realizados quantas vezes sejam necessários, sem a retirada do material, desde que ele mantenha ainda sua função. Casos em que se encontre soltura dos parafusos ou pseudoartrose não se justifica manter o corpo-estranho sem função e deve ser realizada a retirada. A alta virulência do agente e não resposta aos antibióticos também pode ser indicativo de retirada em fase precoce. Nas infecções tardias, orienta-se a retirada de todo o material.[108,109,1120,126,129,133-140]

Os espaçadores intersomáticos (*cages*) principalmente implantados na região lombar apresentam uma dificuldade maior para retirada. Ha e Kim[141] descrevem a dificuldade de controle da infecção em pacientes em que a instrumentação foi deixada nas cirurgias iniciais de limpeza, tendo que ser mais agressivos com retirada desses implantes e substituição por enxerto autólogo em um segundo momento.

Instrumentação de Sítio Infectado

Esse outro tema controverso surgiu do fato de pacientes com necessidade de debridamentos amplos relacionados a osteomielites ou espondilodiscites pós-infecção precisarem de corpectomias, eventualmente com abscessos anteriores no canal vertebral amplos, ou evoluindo com deformidade ou cifose progressiva, e necessitarem como estratégia cirúrgica a instrumentação para garantir estabilidade. O tratamento preconizado ainda é de instrumentar em um 2º tempo, realizando em um 1º tempo limpeza sem instrumentar.[142] Porém, cada vez mais a literatura mostra resultados que permitem instrumentação precoce.[127,143-148] Tal conduta deve ser individualizada, pois ainda existe o risco de persistência da infecção. Na análise de dez publicações com espondilodiscite, nove delas não descreveram persistência da infecção e apenas uma publicação, de Lu *et al.*, apresentou três casos de persistência em 28 pacientes operados.[144,145,147-155] Alguns autores dão preferência a enxertos autólogos e espaçadores intersomáticos de titânio em vez de polyetheretherketone (PEEK) por terem menor incidência de formação de biofilme.[127,156-158] A taxa de pseudoartrose é de 5 a 20% após ISCs, podendo levar a deformidades e cifose preogressiva.[139,140] Além disso, estudos em pacientes predominantemente tratados por escoliose mostraram que, mesmo em indivíduos com sinais de evidência radiológica de fusão após instrumentação, a retirada do material pode levar à perda da correção e pseudoartrose.[108,120,137] Maruo *et al.* consideram que a recolocação do material de síntese deve ser postergada por pelo menos 1 semana, quando houver a presença de secreção purulenta abundante na limpeza e retirada dos implantes.[133]

PROGNÓSTICO

Uma vez desenvolvida uma infecção pós-operatória, ela pode permanecer como coleção em leito cirúrgico (superficial ou profunda), ou pode acometer discos, ossos ou região epidural, evoluindo para espondilodiscites, osteomielites ou abscessos respectivamente. Srinivasan D *et al.*[159] observaram que o fator de risco para desenvolver deformidade (especialmente cifose) significativo é o local acometido, ou seja, quando acomete disco e/ou osso e que a cirurgia de limpeza está associada a menos dor. Rihn *et al.* em estudo retrospectivo, incluindo 236 pacientes com escoliose idiopática, observaram que os resultados dos pacientes-controle foram similares aos que evoluíram com infecção e pseudoartrose e necessidade de retirada do instrumental sem ser reinstrumentados, com ligeira progressão radiológica da deformidade, porém sem repercussão clínica significativa.[160] Conclui que, mesmo com progressão da curva, não devem ser reoperados para instrumentação. Mirovsky *et al.* observaram que há melhora clínica após tratamento da infecção, mesmo com pseudoartrose.[161] Na falta de melhor nível de evidência, reinstrumentar o paciente após retirada do material, por motivo de infecção, fica a critério do entendimento de cada cirurgião.[114] A taxa de recorrência da espondilodiscite pós-operatória é de 5%[162] e a taxa de mortalidade é 0,3%.[163]

CONCLUSÃO

É dever do cirurgião que se propõe tratar pacientes de coluna ter o conhecimento e, principalmente, identificar no seu paciente os riscos relacionados ao procedimento que irá propor, para poder considerar os benefícios do tratamento indicado e os riscos das complicações envolvidos, entre eles os de uma possível infecção. Este capítulo visa fornecer estes dados com a melhor evidência científica disponível até o momento. Uma abordagem multidisciplinar com as equipes de infectologia dos hospitais mostra-se fundamental para adequar esse conhecimento com a realidade e peculiaridades de cada serviço, trazendo assim uma melhoria da assistência ao paciente e também favorecendo uma economia a toda a cadeia envolvida nos serviços de saúde.

DICAS

- Se infecção superficial: antibioticoterapia e avaliação da necessidade de limpeza cirúrgica;
- Sempre iniciar antibioticoterapia empírica até resultado das culturas;
- Infecções profundas (< 3 meses): limpeza cirúrgica, tentando manter o material de instrumentação (exceto se houver sinais de soltura/pseudoartrose). Repetir quantas vezes for necessário. Antibioticoterapia endovenoso por 4 a 6 semanas;
- Avaliar marcadores inflamatórios, principalmente PCR;
- Infecções tardias (> 3 a 6 meses) retirar os materiais e considerar prolongar o uso dos medicamentos na presença de espondilodiscites e/ou osteomielites;
- Após infecção em que foi retirada a instrumentação, a recolocação dos materiais de síntese deve ser reservada para casos extremamente necessários.

REFERÊNCIAS BIBLIOGRÁFICAS

1. Barie PS, Eachempati SR. Surgical site infections. Surg Clin N Am. 2005;85:1115-35.
2. Abbey DM, Turner DM, Warson JS et al. Treatment of postoperative wound infections following spinal fusion with instrumentation. J Spinal Disord. 1995;8:278-283.
3. Balderston RA, Blumberg K. Infection in spine surgery. In: Balderston RA, An HS: Complications in spinal surgery. Philadelphia: WB Saunders. 1991:157-168.
4. Glassman SD, Dimar JR, Puno RM, Johnson JR. Salvage of instrumental lumbar fusions complicated by surgical wound infection. Spine. 1996;21:2163-9.
5. Keller RB, Pappas AM. Infection after spinal fusion using internal fixation instrumentation. Orthop Clin North Am. 1972;3:99-111.
6. Kostuik J P, Israel J, Hall JE. Scoliosis surgery in adults. Clin Orthop. 1973;93:225-34.
7. Lonstein J, Winter R, Moe J, Gaines D. Wound infection with Harrington instrumentation and spine fusion for scoliosis. Clin Orthop. 1973;96:222-33.
8. Nota SP, Braun Y, Ring D, Schwab JH. Incidence of surgical site infection after spine surgery: what is the impact of the definition of infection? Clin Orthop Relat Res. 2015;473(5):1612-9.
9. Olsen MA, Mayfield J, Lauryssen C, et al. Risk factors for surgical site infection in spinal surgery. J Neurosurg Spine. 2003;98:149-55.
10. O'Toole JE, Eichholz KM, Fessler RG. Surgical site infection rates after minimally invasive spinal surgery. Clinical article. J Neurosurg Spine. 2009;11(4):471-6.
11. Rechtine GR, Bono PL, Cahill D et al. Postoperative wound infection after instrumentation of thoracic and lumbar fractures. J Orthop Trauma. 2001;15:566-9.
12. Roberts FJ, Walsh A, Wing P et al. The influence of surveillance methods on surgical wound infection rates in a tertiary care spinal surgery service. Spine. 1998;23:366-70.
13. Stolke D, Sollmann WP, Seifert V. Intra and postoperative complications in lumbar disc surgery. Spine (Phila Pa 1976). 1989;14(1):56-9.
14. West JL 3rd, Ogilvie J W, Bradford DS. Complications of the variable screw plate pedicle screw fixation. Spine. 1991;16:576-9.
15. McPhee IB, Williams RP, Swanson CE. Factors influencing wound healing after surgery for metastatic disease of the spine. Spine. 1998;23:726-733.
16. Schimmel JJP, Horsting PP, de Kleuver M, et al. Risk factors for deep surgical site infections after spinal fusion. Eur Spine J. 2010;19:1711-19.
17. Calderone RR, Garland DE, Capen DA, Oster H. Cost of medical care for postoperative spinal infections. Orthop Clin North Am. 1996;27:171-82.
18. De Lissovoy G, Fraeman K, Hutchins V, et al. Surgical site infection: incidence and impact on hospital utilization and treatment costs. Am J Infect Control. 2009;37(5):387-97.
19. Whitehouse JD, Friedman ND, Kirkland KB, et al. The impact of surgical-site infections following orthopedic surgery at a community hospital and a university hospital: adverse quality of life, excess length of stay, and extra cost. Infect Control Hosp Epidemiol. 2002;23(4):183-9.
20. Xing D, Ma JX, Ma XL, et al. A methodological, systematic review of evidence-based independent risk factors for surgical site infections after spinal surgery. Eur Spine J. 2013;22:605-15.
21. Maa MC. Infectious diseases: a never-ending threat. BioMedicine. 2013;3(1)1.
22. Medicare Payment Advisory Commission: Report to the Congress, June 2008: Reforming the Delivery System. Washington, DC: Medicare Payment Advisory Commission. 2008.
23. Bernatz JT, Anderson PA. Thirty-day readmission rates in spine surgery: systematic review and meta-analysis. Neurosurg Focus. 2015;39(4):E7.
24. Au AG, Padwal RS, Majumdar SR, McAlister F A. Patient outcomes in teaching versus nonteaching general internal medicine services: a systematic review and meta-analysis. Acad Med. 2014;89:517-23.
25. Kassin MT, Owen RM, Perez SD, et al. Risk factors for 30-day hospital readmission among general surgery patients. J Am Coll Surg. 2012;215:322-30.
26. Buchanan CC, Hernandez EA, Anderson JM, et al. Analysis of 30-day readmissions among neurosurgical patients: surgical complication avoidance as key to quality improvement. J Neurosurg. 2014;121:170-5.
27. Vaziri S, Cox JB, Friedman WA. Readmissions in neurosurgery: a qualitative inquiry. World Neurosurg. 2014;82:376-9.
28. Seicean A, Alan N, Seicean S, et al. Surgeon specialty and outcomes after elective spine surgery. Spine (Phila Pa 1976). 2014;39(19):1605-13.
29. Yoshihara H, Yoneoka D. Incidental dural tear in spine surgery: analysis of a nationwide database. Eur Spine J. 2014;23:389-94.
30. Horan TC, Gaynes RP, Martone WJ, et al. CDC definitions of nosocomial surgical site infections, 1992: a modification of CDC definitions of surgical wound infections. Infect Control Hosp Epidemiol. 1992;13(10):606-8.
31. Barie PS. Surgical site infections: Epidemiology and prevention. Surg Infect (Larchmt). 2002;3(1):S9-21.
32. Welsh A. Surgical site infection prevention and treatment of surgical site infection In: Clinical Guideline, London: RCOG Press at the Royal College of Obstetricians and Gynaecologists. 2008.
33. Ross JS, Moore KR. Diagnostic Imaging: Spine E-Book. New York: Elsevier Health Sciences. 2015.
34. Andreshak TG, An HS, Hall J, Stein B. Lumbar spine surgery in the obese patient. J Spinal Disord. 1997;10:376-9.
35. Culver DH, Horan TC, Gaynes RP, et al. Surgical wound infection rates by wound class, operative procedure, and patient risk index. National nosocomial infections surveillance system. Am J Med. 1991;91(3B):152S-7S.
36. Massie JB, Heller JG, Abitbol JJ, et al. Postoperative posterior spinal wound infections. Clin Orthop Relat Res. 1992;284:99-108.
37. Olsen MA, Nepple JJ, Riew KD, et al. Risk factors for surgical site infection following orthopaedic spinal operations. J Bone Joint Surg Am. 2008;90:62-9.
38. Perry JW, Montgomerie JZ, Swank S, et al. Wound infections following spinal fusion with posterior segmental spinal instrumentation. Clin Infect Dis. 1997;24(4):558-61.

39. Simpson JM, Silveri CP, Balderston RA, et al. The results of operations on the lumbar spine in patients who have diabetes melito. J Bone Joint Surg Am. 1993;75:1823-9.
40. Tenney JH, Vlahov D, Salcman M, Ducker TB. Wide variation in risk of wound infection following clean neurosurgery. Implications for perioperative antibiotic prophylaxis. J Neurosurg. 1985;62:243-7.
41. Wimmer C, Gluch H, Franzreb M, Ogon M. Predisposing factors for infection in spine surgery: a survey of 850 spinal procedures. J Spinal Disord. 1998;11:124-8.
42. Klein JD, Hey L A, Yu CS, et al. Perioperative nutrition and post- operative complications in patients undergoing spinal surgery. Spine. 1996;21:2676-82.
43. Klein JD, Garfin SR. Nutritional status in the patient with spinal infection. Orthop Clin North Am. 1996;27:33-6.
44. Dahners LE, Mullis BH. Effects of nonsteroidal anti-inflammatory drugs on bone formation and soft-tissue healing. J Am Acad Orthop Surg. 2004;12:139-43.
45. World Health Organisation Obesity: preventing and managing the global epidemic. Report of a WHO consultation. World Health Organ Tech Rep Ser. 2000;894(i–xii):1-253.
46. Guh DP, Zhang W, Bansback N, et al. The incidence of co-morbidities related to obesity and overweight: a systematic review and meta-analysis. BMC Public Health. 2009;9:88.
47. Leach RE, Baumgard S, Broom J. Obesity: its relationship to osteoarthritis of the knee. Clin Orthop Relat Res. 1973;93:271-3.
48. Shiri R, Karppinen J, Leino-Arjas P, et al. The association between obesity and low back pain: a meta-analysis. Am J Epidemiol. 2010;171:135-54.
49. Jiang J, Teng Y, Fan Z, et al. Does obesity affect the surgical outcome and complication rates of spinal surgery? A meta analysis. Clin Orthop Relat Res. 2014;472:968-75.
50. Abdallah DY, Jadaan MM, McCabe JP. Review Article: Body mass index and risk of surgical site infection following spine surgery: a meta-analysis. Eur Spine J. 2013;22:2800-9.
51. Edmiston CE, Krepel C, Kelly H, et al. Perioperative antibiotic prophylaxis in the gastric bypass patient: do we achieve therapeutic levels? Surgery. 2004;136(4):738-47.
52. Mehta AI, Babu R, Karikari IO, et al. Young Investigator Award winner: The distribution of body mass as a significant risk factor for lumbar spinal fusion postoperative infections. Spine (Phila Pa 1976). 2012;37:1652-6.
53. Pull ter Gunne AF, Cohen DB. Incidence, prevalence, and analysis of risk factors for surgical site infection following adult spinal surgery. Spine (Phila Pa 1976). 2009;34:1422-8.
54. Bilimoria KY, Liu Y, Paruch JL, et al. Development and evaluation of the universal ACS NSQIP surgical risk calculator: a decision aid and informed consent tool for patients and surgeons. J Am Coll Surg. 2013;217(5):833-42.
55. Lee MJ, Cizik AM, Hamilton D, Chapman J R. Predicting surgical site infection after spine surgery: a validated model using a prospective surgical registry. Spine J. 2014;14:2112-7.
56. National Nosocomial Infections Surveillance System (NNIS) system report: data summary from January 1992–June 2001, issued August 2001. Am J Infect Control. 2001;29(6):404-21.
57. Koutsoumbelis S, Hughes AP, Girardi FP, et al. Risk factors for postoperative infection following posterior lumbar instrumented arthrodesis. J Bone Joint Surg Am. 2011;93:1627-33.
58. Pull ter Gunne AF, van Laarhoven CJHM, Cohen DB. Incidence of surgical site infection following adult spinal deformity surgery: an analysis of patient risk. Eur Spine. J 2010;19(6):982-8.
59. Pull ter Gunne AF, Hosman AJ, Cohen DB, et al. A methodological systematic review on surgical site infections following spinal surgery: part 1: risk factors. Spine (Phila Pa 1976). 2012;37(24):2017-33.
60. Schuster JM, Rechtine G, Norvell DC, Dettori JR. The influence of perioperative risk factors and therapeutic interventions on infection rates after spine surgery: a systematic review. Spine. 2010;35(9)S125–S137.
61. Celik SE, Kara A. Does shaving the incision site increase the infection rate after spinal surgery? Spine. 2007;32:1575-7.
62. Bible JE, O'Neill K R, Crosby CG, et al. Microscope sterility during spine surgery. Spine (Phila Pa 1976). 2012;37(7):623-7.
63. Kim BD, Hsu WK, De Oliveira Jr. GS, et al. Operative duration as an independent risk factor for postoperative complications in single-level lumbar fusion: an analysis of 4588 surgical cases. Spine (Phila Pa 1976). 2014;39(6):510-20.
64. Li CH, Yew AY, Kimball JA, et al. Comparison of operating field sterility in open versus minimally invasive microdiscectomies of the lumbar spine. Surg Neurol Int. 2013;4(5):S295-8.
65. Tronnier V, Schneider R, Kunz U, et al. Postoperative spondylodiscitis: Results of a prospective study about the aetiology of spondylodiscitis after operation for lumbar disc herniation. Acta Neurochirurgica .1992;117:149-52.
66. Weiner BK, Kilgore WB. Bacterial shedding in common spine surgical procedures: headlamp/loupes and the operative microscope. Spine. 2007;32:918-20.
67. Basques BA, Golinvaux NS, Bohl DD, et al. Use of an operating microscope during spine surgery is associated with minor increases in operating room times and no increased risk of infection. Spine (Phila Pa 1976). 2014;15;39(22):1910-6.
68. Kumar SS, Mourkus H, Farrar G, et al. Magnifying loupes versus microscope for microdiscectomy and microdecompression. J Spinal Disord Tech. 2012;25(8):E235-9.
69. Katayama Y, Matsuyama Y, Yoshihara H, et al. Comparison of surgical outcomes between macro discectomy and micro discectomy for lumbar disc herniation: a prospective randomized study with surgery performed by the same spine surgeon. J Spinal Disord Tech. 2006;19(5):344-7.
70. Biswas D, Bible JE, Whang PG, et al. Sterility of C-arm fluoroscopy during spinal surgery. Spine (Phila Pa 1976). 2008;33(17):1913-7.
71. Hadjipavlou AG, Mader JT, Necessary JT, Muffoletto AJ. Hematogenous pyogenic spinal infections and their surgical management. Spine (Phila Pa 1976). 2000;25(13):1668-79.
72. Jensen AG, Espersen F, Skinhøj P, et al. Increasing frequency of vertebral osteomyelitis following Staphylococcus aureus bacteraemia in Denmark 1980-1990. J Infect. 1997;34:113-8.

73. Sobottke R, Seifert H, Fätkenheuer G, et al. Current diagnosis and treatment of spondylodiscitis. Dtsch Arztebl Int. 2008;105:181-7.
74. Shifflett GD, Bjerke-Kroll BT, Nwachukwu BU, et al. Microbiologic profile of infections in presumed aseptic revision spine surgery. Eur Spine J. 2016;25(12):3902-7.
75. Shaffer WO, Baisden JL, Fernand R, Matz PG. North American Spine Society. An evidence-based clinical guideline for antibiotic prophylaxis in spine surgery. Spine. J 2013;13:1387-92.
76. Anderson DJ, Kaye KS, Classen D, et al. Strategies to prevent surgical site infections in acute care hospitals. Infect Control Hosp Epidemiol. 2008;29(1):S51-61.
77. Shaffer WO, Baisden J, Fernand R, Matz P. North American Spine Society (NASS) Evidence-Based Clinical Guideline on Antibiotic Prophylaxis in Spine Surgery. NASS edition. 2012.
78. Barker FG II. Efficacy of prophylactic antibiotic therapy in spinal surgery: a meta-analysis. Neurosurgery. 2002;51:391-401.
79. Hellbusch LC, Helzer-Julin M, Doran SE, et al. Single-dose vs multiple-dose antibiotic prophylaxis in instrumented lumbar fusion—a prospective study. Surg Neurol. 2008;70(6):622-627.
80. Bratzler DW, Houck PM. Anti-microbial prophylaxis for surgery: an advisory state- ment from the National Surgical Infection Prevention Project. Clin Infect Dis. 2004;38:1706-15.
81. Nishant, Kailash KK, Vijayraghavan PV. Prospective randomized study for antibiotic prophylaxis in spine surgery: choice of drug, dosage, and timing. Asian Spine J. 2013;7(3):196-203.
82. Classen DC, Evans RS, Pestotnik SL, et al. The timing of prophylactic administration of antibiotics and the risk of surgical-wound infection. N Engl J Med. 1992;326(5):281-6.
83. Milstone AM, Maragakis LL, Townsend T, et al. Timing of preoperative antibiotic prophylaxis: a modifiable risk factor for deep surgical site infections after pediatric spinal fusion. Pediatr Infect Dis J. 2008;27(8):704-8.
84. Zaneti G, Giardina R, Platt R. Intraoperative redosing of cefazolin and risk for surgical site infection in cardiac surgery. Emerg Infect Dis. 2001;7:828-31.
85. Fukatsu K, Saito H, Matsuda T, et al. Influences of type and duration of antimicrobial prophylaxis on an outbreak of methicillin-resistant Staphylococcus aureus and on the incidence of wound infection. Arch Surg. 1997;132(12):1320-5.
86. Morris AM, Jobe BA, Stoney M, et al. Clostridium difficile colitis: an increasingly aggressive iatrogenic disease? Arch Surg. 2002;137(10):1096-100.
87. Namias N, Harvill S, Ball S, et al. Cost and morbidity associated with antibiotic prophylaxis in the ICU. J Am Coll Surg. 1999;188(3):225-30.
88. Schweizer M, Perencevich E, McDanel J, et al. Effectiveness of a bundled intervention of decolonization and prophylaxis to decrease gram positive surgical site infections after cardiac or orthopedic surgery: systematic review and meta-analysis. BMJ. 2013;346:f2743.
89. Klekamp J, Spengler DM, McNamara MJ, Haas DW. Risk factors associated with methicillin-resistant staphylococcal wound infection after spinal surgery. J Spinal Disord. 1999;12:187-191.
90. Arima H, Carreon LY, Glassman SD. Risk stratification and prevention of postoperative spinal infections In Vialle LR, Rajasekaran S, Kanna RM, Barbagallo G. AOSpine masters series. Spinal infections. New York: Thieme. 2018:7-15.
91. Ritter MA, Campbell ED. Retrospective evaluation of an iodophor-incorporated antimicrobial plastic adhesive wound drape. Clin Orthop Relat Res. 1988;228:307-8.
92. Sehulster L, Chinn RY, CDC; HICPAC. Guidelines for environmental infection control in health-care facilities. Recommendations of CDC and the Health- care Infection Control Practices Advisory Committee (HICPAC). MMWR Recomm Rep. 2003;52(RR-10):1-42.
93. Gruenberg MF, Campaner GL, Sola CA, Ortolan EG. Ultraclean air for prevention of postoperative infection after posterior spinal fusion with instrumentation: a comparison between surgeries performed with and without a vertical exponential filtered air-flow system. Spine. 2004;29:2330-4.
94. Savitz SI, Lee LV, Goldstein HB, Savitz MH. Investigations of the bacteriologic factors in cervical disk surgery. Mt Sinai J Med. 1994;61:272-5.
95. Gabrielli F, Potenza C, Puddu P, et al. Suture materials and other factors associated with tissue reactivity, infection, and wound dehiscence among plastic surgery outpatients. Plast Reconstr Surg. 2001;107(1):38-45.
96. Kathju S, Nistico L, Hall-Stoodley L, et al. Chronic surgical site infection due to suture-associated polymicrobial biofilm. Surg Infect (Larchmt). 2009;10(5):457-61.
97. Rao SB, Vasquez G, Harrop J, et al. Risk factors for surgical site infections following spinal fusion procedures: a case-control study. Clin Infect Dis. 2011;53(7):686-92.
98. Mangram AJ, Horan TC, Pearson ML, et al. Guideline for prevention of surgical site infection, 1999. Hospital Infection Control Practices Advisory Committee. Infect Control Hosp Epidemiol. 1999;20(4):250-78.
99. Sasso RC, Garrido BJ. Postoperative spinal wound infections. J Am Acad Orthop Surg. 2008;16(6):330-7.
100. Brown EM, Pople IK, de Louvois J, et al. Spine update: prevention of post-operative infection in patients undergoing spinal surgery. Spine (Phila Pa 1976). 2004;29(8):938-45.
101. Rahman RK, Lenke LG, Bridwell KH. Intrawound vancomycin powder lowers the acute deep wound infection rate in adult spinal deformity patients. Paper presented at: Scoliosis Research Society 46th Annual Meeting & Course; September Louisville, KY. 2011:14-17.
102. Chiang HY, Herwaldt LA, Blevins AE, et al. Effectiveness of local vancomycin powder to decrease surgical site infections: a meta-analysis. Spine J. 2014;14:397-407.
103. Khan NR, Thompson CJ, DeCuypere M, et al. A meta-analysis of spinal surgical site infection and vancomycin powder. J Neurosurg Spine. 2014;21(6):974-83.
104. Godil SS, Parker SL, O'Neill KR, et al. Comparative effectiveness and cost-benefit analysis of local application of vancomycin powder in posterior spinal fusion for spine trauma: clinical article. J Neurosurg Spine. 2013;19:331-5.
105. Haimoto S, Schär RT, Nishimura Y, et al. Reduction in surgical site infection with suprafascial intrawound application of vancomycin powder in instrumented posterior spinal fusion: a retrospective case-control study. J Neurosurg Spine. 2018;4:1-6.

106. Ghobrial GM, Cadotte DW, Williams Jr. K, et al. Complications from the use of intrawound vancomycin in lumbar spinal surgery: a systematic review. Neurosurg Focus. 2015;39(4):E11.
107. Walid MS, Sahiner G, Robinson C, et al. Postoperative fever discharge guidelines increase hospital charges associated with spine surgery. Neurosurgery. 2011;68:945-9.
108. Kasliwal MK, Tan LA, Traynelis VC. Infection with spinal instrumentation: review of pathogenesis, diagnosis, prevention, and management. Surg Neurol Int. 2013;4(5):S392-S403.
109. Gerometta A, Rodriguez Olaverri JC, Bitan F. Infections in spinal instrumentation. Int Orthop. 2012;36:457-64.
110. Radcli KE, Neusner AD, Millhouse PW, et al. What is new in the diagnosis and prevention of spine surgical site infections. Spine J. 2015;15(2):336-47.
111. Takahashi J, Shono Y, Hirabayashi H, et al. Usefulness of white blood cell differential for early diagnosis of surgical wound infection following spinal instrumentation surgery. Spine (Phila Pa 1976). 2006;20;31(9):1020-5.
112. Thelander U, Larsson S: Quantitation of c-reactive protein levels and erytrocyte sedimentation rate after spinal surgery. Spine. 1992;17:400-4.
113. Gouliouris T, Aliyu SH, Brown NM. Spondylodiscitis: update on diagnosis and management. J Antimicrob Chemother. 2010;65(3):iii11-iii24.
114. Gussous Y, Beckerman D, Jain N, Berven S. Spinal infections and pseudarthrosis. In Vialle LR, Rajasekaran S, Kanna RM, Barbagallo G. AOSpine masters series. Spinal infections. New York: Thieme. 2018:170-8.
115. Pull ter Gunne AF, Mohamed AS, Skolasky RL, et al. The presentation, incidence, etiology, and treatment of surgical site infections after spinal surgery. Spine(Phila Pa 1976). 2010;35:1323-1328.
116. Ross JS, Moore KR, [illegible], et al. Diagnostic imaging spine. Second edition. Canada: Amirsys Publishing Incorporation. 2010:VII(1)[illegible].
117. Chahoud J, Kanafani Z, Kanj SS. Surgical site infections following spine surgery: eliminating the controversies in the diagnosis. Front Med (Lausanne). 2014;1:7.
118. Kaliaperumal C, Kuechler D, Kaar G, et al. Does surgical technique affect the incidence of spondylodiscitis post-lumbar microdiscectomy? A retrospective analysis of 3063 patients. Spine. 2013;38:364-7.
119. Ross JS. Magnetic resonance imaging of the postoperative spine. Semin Musculoskelet Radiol. 2000;4(3):281-91.
120. Lall RR, Wong AP, Lall RR, et al. Evidence-based management of deep wound infection after spinal instrumentation. J Clin Neurosci. 2015;22:238-42.
121. Picada R, Winter RB, Lonstein JE, et al. Postoperative deep wound infection in adults after posterior lumbosacral spine fusion with instrumentation: incidence and management. J Spinal Disord. 2000;13(1):42-5.
122. Lian X F, Xu JG, Zeng BF, et al. Continuous irrigation and drainage for early postoperative deep wound infection after posterior instrumented spinal fusion. J Spinal Disord Tech. 2014;27(8):E315-7.
123. Wille H, Dauchy FA, Desclaux A, et al. Efficacy of debridement, antibiotic therapy and implant retention within three months during postoperative instrumented spine infections. Infect Dis (Lond). 2017;49(4): 261-7.
124. Dernbach PD, Gomez H, Hahn J. Primary closure of infected spinal wounds. Neurosurgery. 1990;26:707-9.
125. Dumville JC, Walter CJ, Sharp CA, Page T. Dressings for the prevention of surgical site infection. Cochrane database of systematic reviews. 2011(7):CD003091.
126. Bose B. Delayed infection after instrumented spine surgery: case reports and review of the literature. Spine J. 2003;3:394-9.
127. Clark CE, Shuebarger HL. Late-developing infection in instrumented idiopathic scoliosis. Spine. 1999;24:1909-12.
128. Abdul-Jabbar A, Takemoto S, Weber MH, et al. Surgical site infection in spinal surgery: description of surgical and patient-based risk factors for postoperative infection using administrative claims data. Spine. 2012;37(15):1340-5.
129. Ahmed R, Greenlee JD, Traynelis VC. Preservation of spinal instrumentation after development of postoperative bacterial infections in patients undergoing spinal arthrodesis. J Spinal Disord Tech. 2012;25:299-302.
130. Hegde V, Meredith DS, Kepler CK, Huang RC. Management of postoperative spinal infections. World J Orthop. 2012;3:182-9.
131. Falavigna A, Righesso Neto O, Fonseca GP, Nervo M. Management of deep wound infections in spinal lumbar fusions. Arq Neuropsiquiatr. 2006;64:1001-4.
132. Lendner M, Green J, Radcli KE, et al. Postoperative spondylodiscitis In Vialle LR, Rajasekaran S, Kanna RM, Barbagallo G. AOSpine masters series. Spinal infections. New York: Thieme. 2018:140-8.
133. Maruo K, Berven SH. Outcome and treatment of postoperative spine surgical site infections: predictors of treatment success and failure. J Orthop Sci. 2014;19:398-404.
134. Mok J M, Guillaume TJ, Talu U, et al. Clinical outcome of deep wound infection after instrumented posterior spinal fusion: a matched co-hort analysis. Spine (Phila Pa 1976). 2009;34:(6)578-83.
135. Kowalski TJ, Berbari EF, Huddleston PM, et al. The management and outcome of spinal implant infections: contemporary retrospective co-hort study. Clin Infect Dis. 2007;44:913-20.
136. Collins I, Wilson-MacDonald J, Chami G, et al. The diagnosis and management of infection following instrumented spinal fusion. Eur Spine J. 2008;17(3):445-50.
137. Hedequist D, Haugen A, Hresko T, Emans J. Failure of attempted implant retention in spinal deformity delayed surgical site infections. Spine. 2009;34:60-4.
138. Ho C, Skaggs DL, Weiss JM, Tolo VT. Management of infection after instrumented posterior spine fusion in pediatric scoliosis. Spine. 2007;32:2739-44.
139. Richards BR, Emara KM. Delayed infections after posterior TSRH spinal instrumentation for idiopathic scoliosis: revisited. Spine. 2001;26:1990-6.
140. Weinstein MA, McCabe JP, Cammisa Jr. FP. Postoperative spinal wound infection: a review of 2,391 consecutive index procedures. J Spinal Disord. 2000;13:422-6.

141. Ha KY, Kim YH. Postoperative spondylitis after poste rior lumbar interbody fusion using cages. Eur Spine J. 2004;13:419-24.
142. Ariffin HM, Kawaguchi Y, Wong CC: Instrumentation and spinal infections In Vialle LR, Rajasekaran S, Kanna RM, Barbagallo G. AOSpine masters series. Spinal infections. New York: Thieme. 2018:33-9.
143. Kuklo TR, Potter BK, Bell RS, et al. Single-stage treatment of pyogenic spinal infection with titanium mesh cages. J Spinal Disord Tech. 2006;19:376-82.
144. An KC, Kim JY, Kim TH, et al. Posterior lumbar interbody fusion using compressive bone graft with allograft and autograft in the pyogenic discitis. Asian Spine J. 2012;6:15-21.
145. Lee JS, Suh KT. Posterior lumbar interbody fusion with an autogenous iliac crest bone graft in the treatment of pyogenic spondylodiscitis. J Bone Joint Surg Br. 2006;88:765-70.
146. Rayes M, Colen CB, Bahgat DA, et al. Safety of instrumentation in patients with spinal infection. J Neurosurg Spine. 2010;12(6):647-59.
147. Shetty AP, Aiyer SN, Kanna RM, et al. Pyogenic lumbar spondylodiscitis treated with transforaminal lumbar interbody fusion: safety and outcomes. Int Orthop. 2016;40:1163-70.
148. Sundararaj GD, Amritanand R, Venkatesh K, Arocki-araj J. The use of titanium mesh cages in the reconstruction of anterior column defects in active spinal infections: can we rest the crest? Asian Spine J. 2011;5:155-61.
149. Tschöke SK, Fuchs H, Schmidt O, et al. Single-stage debridement and spinal fusion using PEEK cages through a posterior approach for eradication of lumbar pyogenic spondylodiscitis: a safe treatment strategy for a detrimental condition. Patient Saf Surg. 2015;9:35.
150. Gorensek M, Kosak R, Travnik L, Vengust R. Posterior instrumentation, anterior column reconstruction with single posterior approach for treatment of pyogenic osteomyelitis of thoracic and lumbar spine. Eur Spine J. 2013;22:633-41.
151. Kim YM, Choi SM. Posterior only approach for lumbar pyogenic spondylitis with short instrumentation and prolonged suction drainage. Spine. 2016;41:E1022-29.
152. Lee BH, Park JO, Kim HS, et al. Transpedicular curettage and drainage versus combined anterior and posterior surgery in infectious spondylodiscitis. Indian J Orthop. 2014;48:74-80.
153. Lin CP, Ma HL, Wang ST, et al. Surgical results of long posterior fixation with short fusion in the treatment of pyogenic spondylodiscitis of the thoracic and lumbar spine: a retrospective study. Spine. 2012;37:E1572-9.
154. Lu M L, Niu CC, Tsai TT, et al. Transforaminal lumbar interbody debridement and fusion for the treatment of infective spondylodiscitis in the lumbar spine. Eur Spine J. 2015;24:555-60.
155. Mohamed AS, Yoo J, Hart R, et al. Posterior fixation without debridement for vertebral body osteomyelitis and discitis. Neurosurg Focus. 2014;37(2):E6.
156. Lamartina C, Vesnaver A, Martini C. Perioperative peri-implant in spine infections. In Vialle LR, Rajasekaran S, Kanna RM, Barbagallo G. AOSpine masters series. Spinal infections. New York: Thieme. 2018:149-59.
157. Schildhauer TA, Robie B, Muhr G, Köller M. Bacterial adherence to tantalum versus commonly used orthopedic metallic implant materials. J Orthop Trauma. 2006;20:476-84.
158. Soultanis KC, Pyrovolou N, Zahos KA, et al. Late post- operative infection following spinal instrumentation: stainless steel versus titanium implants. J Surg Orthop Adv. 2008;17(3):193-9.
159. Srinivasan D, Terman SW, Himedan M, et al. Risk factors for the development of deformity in patients with spinal infection. Neurosurg Focus. 2014;37(2):E2.
160. Rihn JA, Lee JY, Ward WT. Infection after the surgical treatment of adolescent idiopathic scoliosis: evaluation of the diagnosis, treatment, and impact on clinical outcomes. Spine. 2008;33:289-94.
161. Mirovsky Y, Floman Y, Smorgick Y, et al. Management of deep wound infection after posterior lumbar interbody fusion with cages. J Spinal Disord Tech. 2007;20(2):127-31.
162. Billières J, Uçkay I, Faundez A, et al. Variables associated with remission in spinal surgical site infections. J Spine Surg. 2016;2(2):128-34.
163. Schoenfeld AJ, Ochoa LM, Bader JO, Belmont Jr. PJ. Risk factors for immediate postoperative complications and mortality following spine surgery: A study of 3475 patients from the national surgical quality improvement program. J Bone Joint Surg Am. 2011;93:1577-8.

Parte V ANOMALIAS DO DESENVOLVIMENTO

CAPÍTULO 15

DISTÚRBIOS DO TUBO NEURAL

Tatiana Protzenko ▪ Marcelo Sampaio Pousa ▪ Antônio Bellas

HISTÓRICO

Defeitos do tubo neural afetam em média 1 a cada 1.000 gestações no mundo,[1] apesar de variações na prevalência serem reportadas de 0,2-10 a cada 1.000 nascimentos. Malformações da medula espinhal são uma das mais frequentes malformações do embrião. Descritos desde os primórdios da existência humana, os disrafismos espinhais foram identificados em muitas escavações antropológicas a partir de estigmas típicos, muitos deles sendo mielomeningoceles (MMC). Como não havia tratamento para tais malformações, conclui-se que a maioria não sobreviveu por longo período. Entretanto, muitas esculturas e desenhos antigos proporcionam evidência de adultos com deformidades espinhais, possivelmente relacionadas com os disrafismos ocultos.

Os disrafismos espinhais pertencem à família de malformações chamadas defeitos do tubo neural (DTNs), classificados em disrafismos abertos, isto é, com exposição de elementos neurais, e disrafismos espinhais ocultos, recobertos por pele.

Os disrafismos abertos originam-se de uma falha da neurulação primária no fechamento do tubo neural, entre a 3ª e 4ª semanas pós-ovulatórias. A placa neural, que deveria sofrer os processos de espessamento, elevação, invaginação e fusão, permanece plana. A mielomeningocele é a principal representante deste grupo – lesão grave na qual o canal espinhal encontra-se aberto na superfície dorsal do embrião, aderido ao tecido epitelial displásico adjacente. Os músculos estão ausentes ou deslocados lateralmente e os elementos posteriores da coluna vertebral são ausentes ou abertos (*spina bifida*). Sabe-se que a interferência no metabolismo do ácido fólico, seja por deficiência nutricional ou por uso de teratógenos, é o principal fator etiológico.[2]

O grupo dos disrafismos ocultos é heterogêneo, incluindo lipomas de *filum terminale*, lipomas de cone, síndrome da medula fendida do tipo I e II, cistos neuroentéricos, seios dérmicos e outras condições mais complexas que podem ser associadas a síndromes. Desta forma, sua origem também é heterogênea, podendo corresponder às diversas fases embrionárias:[2]

- *Gastrulação*: fase em que ocorre a formação da notocorda e o embrião é composto de três camadas – endoderma, mesoderma e ectoderma. A formação de um canal neuroentérico é responsável pela comunicação temporária do endoderma com o mesoderma, permitindo a migração celular. Se células totipotentes migratórias permanecerem nesta região, interferem na fusão da notocorda, estimulando, consequentemente, a formação de duas placas e dois tubos neurais. É a síndrome da medula fendida (SMF), que pode ser do tipo I, quando as duas hemicordas são separadas por dois envoltórios durais diferentes, ou do tipo II, quando elas se encontram em um único envoltório dural. O fator determinante para a formação da SMF I ou II é a presença ou não de células da meninge primitiva, que originam a dura-máter. Da mesma forma, as células totipotentes migratórias podem dar origem a células intestinais, formando os chamados cistos neuroentéricos. Todas essas lesões são recobertas por pele, uma vez que não interferem na formação do mesoderma e ectoderma adjacentes;
- *Neurulação primária*: fase em que ocorre o fechamento do tubo neural e a disjunção ectodérmica. Falhas do fechamento sempre resultarão em disrafismos abertos, descritos anteriormente. Os disrafismos ocultos originam-se em um segundo momento da neurulação primária – a disjunção ectodérmica. Esta pode ser prematura, em que o tubo neural, durante o seu fechamento, destaca-se precocemente do ectoderma cutâneo e permite a penetração de células que se diferenciarão em tecido adiposo, gerando os lipomas espinhais. A disjunção também pode ser incompleta, como no caso dos seios dérmicos ou da mieloesquise dorsal limitada, em que existe uma haste que comunica o ectoderma cutâneo e o neural;
- *Neurulação secundária*: fase de formação do segundo tubo neural, que dará origem ao cone medular e *filum terminale* e irá se fundir com o primeiro tubo neural formado. Nesta fase se originam ainda as vértebras sacrococcígeas. Como o tubo neural se fechou, são defeitos recobertos por pele. Lesões que ocorrem nesta fase são os lipomas espinhais que envolvem o cone medular de forma caótica, lipomas de *filum terminale* e mielocistocele terminal. Podem ainda existir síndromes de regressão caudal, por uma insuficiência tardia da notocorda ao estímulo ao tubo neural.

A assistência médica para estas crianças era praticamente inexistente no passado e até mesmo Aristóteles recomendava infanticídio, iniciando um debate ético, ainda atual, relacionado com o diagnóstico pré-natal e tratamento dos casos mais severos de mielomeningocele. A tentativa primária de tratamento consistia em ligadura do saco herniário dorsal e aplicação de solução esclerosante. Apenas os dois últimos séculos apreciaram a melhora progressiva da abordagem cirúrgica, tanto dos disrafismos quanto das condições a eles associadas, proporcionando longa sobrevida.

QUADRO CLÍNICO

O cérebro, a medula espinhal e a pele são todos derivados do ectoderma embrionário. Esta origem comum resulta em alta associação entre malformações disráficas do sistema nervoso central e anomalias da pele sobrejacente.

A MMC (Fig. 15-1) é uma malformação aberta, óbvia ao nascimento, caracterizada por placa neural exposta e avermelhada (placódio), na linha média dorsal, aderida à zona de transição (epitélio displásico) e recoberta por membrana translúcida e permeável (aracnoide). Pode-se observar saída de liquor pela lesão se a aracnoide não estiver íntegra. As consequências desta lesão podem ser identificadas já ao nascimento, como cifose, escoliose, pé torto congênito, bexiga e intestino neurogênicos. Segundo a teoria de McLone e Knepper,[3] a perda liquórica pelo defeito espinhal durante a vida embrionária não permite o crescimento adequado do osso endocondral, determinando uma fossa posterior pequena e consequente herniação do seu conteúdo em direção à junção craniocervical – a malformação de Chiari II (MChII). As alterações estruturais da fossa posterior geram vias de bloqueio ao fluxo liquórico e cerca de 80% das crianças com MMC apresentarão hidrocefalia,[4] que poderá se manifestar com macrocrania, abaulamento de fontanela, diástase de suturas e ingurgitamento venoso das veias do escalpe. Além disso, a MChII pode-se manifestar clinicamente em decorrência da compressão do tronco cerebral, usualmente vista durante as primeiras semanas de vida (disfagia, vômitos recorrentes, estridor por causa da paresia de cordas vocais, episódios de apneia, nistagmo bradicardia, torcicolo, opistótono e disfunção de nervos cranianos baixos). A incidência estimada destes sintomas é de 5% a 10%.[5]

Por outro lado, disrafismos ocultos podem não ser tão óbvios e alguns estigmas cutâneos são utilizados como sinais para seu reconhecimento. A identificação destas lesões torna-se fundamental para intervenção cirúrgica precoce e prevenção de danos neurológicos irreversíveis em razão da síndrome da medula ancorada.

Síndrome da medula ancorada é um conjunto de anormalidades neurológicas, ortopédicas e urológicas que podem ocorrer em consequência de um disrafismo espinhal, independente do tipo de disrafismo. Durante a embriogênese, a medula espinhal cresce em uma velocidade inferior à coluna vertebral, existindo uma aparente ascensão do cone medular. Nos adultos, o cone localiza-se acima do nível de L2-L3 em 98% da população.[6] Ancoramento da medula espinhal resulta em dano neurológico progressivo por meio de tração mecânica e isquemia. Em pacientes com lipomas espinhais, os distúrbios esfincterianos são prevalentes (60% dos casos sintomáticos): dificuldades de controle urinário, com a incontinência resultando na maior parte dos casos de disúria, micção urgente e esvaziamento incompleto. A pielonefrite é também comum e pode ser o primeiro ou único sinal da doença. Já a síndrome neuro-ortopédica é menos comum (32%), acometendo os membros inferiores distais.[2] Em contrapartida, os casos de SMF I evoluem com grave e progressiva escoliose e a síndrome neurológica depende da altura da lesão.

Estigmas cutâneos são encontrados em 4,2% a 7,2% de todos os recém-nascidos. De acordo com a literatura, a combinação de dois ou mais estigmas cutâneos tem alto valor preditivo e alguns estigmas têm risco maior.[7] Além disso, em pacientes com malformações anorretais ou urogenitais, a presença de um estigma deve ser considerada de alto risco, uma vez que a cloaca se forma adjacente à porção caudal do tubo neural.

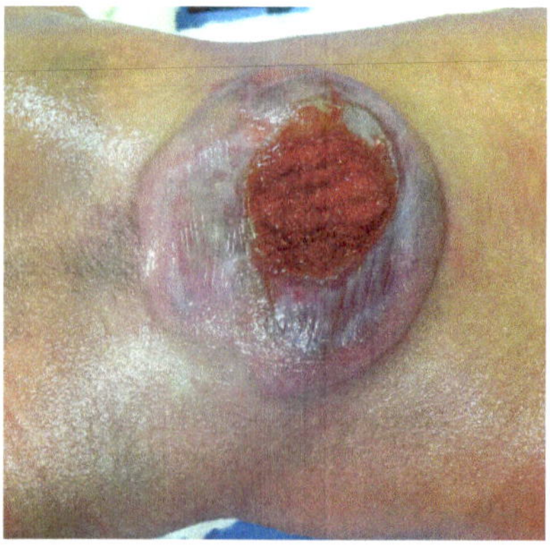

Fig. 15-1. Anatomia da mielomeningocele.

Os estigmas cutâneos listados a seguir são categorizados em grupos de risco com base na literatura:[6-8]

- Alto risco (Fig. 15-2):
  - Dois ou mais estigmas associados;
  - Lipoma;
  - Apêndice cutâneo;
  - Aplasia cútis ou cicatrizes congênitas;
  - Cisto dermoide ou sínus dermal;
  - Hemangioma infantil ≥ 2,5 cm.
- Risco intermediário:
  - *Dimples* atípicas: > 5 mm; 2,5 cm acima do esfíncter anal;
  - Hemangioma infantil < 2,5 cm;
  - Hipertricose.
- Baixo risco:
  - Hiper ou hipopigmentação;
  - Nevo melanocítico;
  - *Dimple* simples: ≤ 5 mm; ≤ 2,5 cm do esfíncter anal;
  - Teratomas;
  - Lesões violáceas (malformações capilares/telangiectasias)

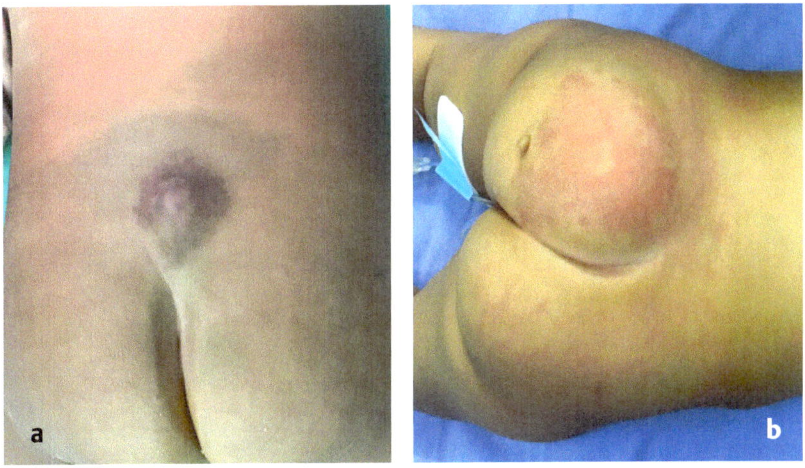

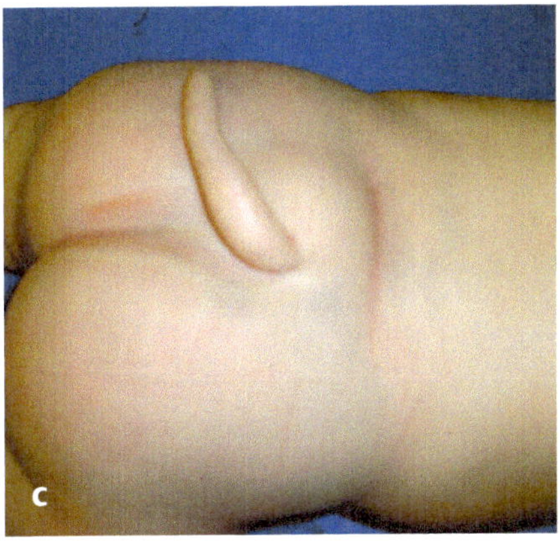

Fig. 15-2. Estigmas cutâneos de alto risco. (a) Presença de elevação subcutânea, hemangioma e nevo melanocítico em linha média lombossacra. (b) Lesão lipomatosa sacra com desvio de sulco interglúteo, hemangioma e discreto apêndice cutâneo. (c) Apêndice cutâneo em linha média lombossacra.

Alguns estigmas não são patognomônicos, mas podem ser mais frequentes em lesões específicas, como a hipertricose, muitas vezes relacionada com a síndrome da medula fendida do tipo I, anteriormente denominada diastematomielia.

De acordo com Pang *et al.*, os disrafismos espinhais ocultos com haste foram denominados mieloesquise dorsal limitada. Caracteriza-se como uma forma distinta de disrafismo com duas alterações constantes: defeito cutâneo "fechado" na linha média e um trato fibroneural. Essas lesões foram classificadas de acordo com o estigma apresentado em saculares, cratera, *pit* (fosseta) ou saco membranoso.[9] Histologicamente, a haste fibroneural é composta de mesênquima atenuado (principalmente fibroso) e elementos neurais sem revestimento epitelial. Desta forma, assemelha-se ao seio dérmico congênito (SDC) mostrando uma depressão na pele com um trato associado estendendo-se da lesão cutânea ao espaço intraespinhal.

Apesar da semelhança, a mieloesquise dorsal limitada (MDL) e o seio dermal congênito não podem ser confundidos.[10] MDL tem um defeito cutâneo fechado e um trato sólido sem lúmen. Então, a possibilidade de complicações infecciosas é extremamente baixa. A importância clínica da MDL está relacionada com déficits neurológicos resultantes da fixação da medula espinhal, assim como outros disrafismos ocultos. Em contraste, um SDC possui um lúmen que se comunica a uma abertura cutânea que é rota de entrada para patógenos, consequentemente levando a devastadoras complicações infecciosas, como abscesso intrarraquiano ou meningite. SDC requer remoção cirúrgica urgente do trato, mesmo em pacientes assintomáticos, para prevenir potenciais infecções, enquanto a intervenção cirúrgica pode ser adiada na MDL para evitar complicações no período neonatal.

Além dos sinais e sintomas apresentados, os disrafismos espinhais ainda podem ter associação com síndromes.[2] A síndrome de Currarino é uma malformação congênita autossômica dominante caracterizada por defeito sacral anterior (sacro em cimitarra ou agenesia abaixo de S2), anomalia anorretal e massa pré-sacra (meningocele anterior, teratoma, duplicação renal ou uma combinação destas alterações). Podem ainda coexistir duplicações renais ou ureterais, hidronefrose, rim em ferradura, útero bicorno e outros defeitos do tubo neural. Dentre eles, o mais comum é o lipoma de *filum terminale*, mas lipoma de cone medular, seios dermais e diastematomielia já foram descritos.

Existe ainda a síndrome de regressão caudal, caracterizada por um conjunto heterogêneo de malformações (agenesia sacra, imperfuração anal, anomalias genitais, entre outras). As extremidades inferiores são geralmente displásicas ou atróficas. A fusão e a atrofia resultam em casos mais graves (sirenomielia). Podem ser partes de síndromes complexas, como OEIS (onfalocele, extrofia de cloaca, imperfuração anal e defeito espinhal) ou VACTERL (anomalias vertebrais, ânus imperfurado, fístula traqueoesofágica, anomalias renais e deformidades de membros).

EXAMES DE IMAGEM

Em relação ao diagnóstico dos disrafismos abertos, até algumas décadas atrás, a taxa de detecção pré-natal era relativamente baixa e ocorria principalmente em países desenvolvidos. Dosagem sérica de alfafetoproteína e acetilcolinesterase eram combinadas com a ultrassonografia. Nessa abordagem, taxas de detecção de até 80% foram observadas. Nos últimos vinte anos, a detecção pré-natal aumentou para quase 100%, seguindo o reconhecimento de que alguns sinais ecográficos estavam presentes na maioria dos casos de MMC.[11] Esses sinais cerebrais incluem a ventriculomegalia, o sinal de limão (bossa frontal), o sinal de banana (deformação do cerebelo) e a obliteração da cisterna magna. Sinais diretos são uma forma em C ou U da vértebra afetada e interrupção do contorno da pele com ou sem meningocele. Este diagnóstico pode ser alcançado progressivamente mais cedo (10 ou 12 semanas em alguns casos, 18 a 24 semanas na maioria dos casos). Ressonância magnética fetal e cariótipo fetal não são rotineiramente recomendados. Estes podem, no entanto, revelar anomalias cromossômicas (8-16%) ou outras malformações associadas.

Não há diretrizes padronizadas sobre imagem apropriada para investigar a coluna vertebral na suspeita de disrafismo oculto com base em estigmas cutâneos. O exame de imagem padrão para investigação de disrafismo oculto é a ressonância magnética, mas seu uso é limitado pelo seu custo, pela sua disponibilidade e necessidade de sedação em muitas crianças.[12] Apesar dessas limitações, a ressonância magnética ainda é recomendada como a modalidade de imagem preferida quando há alta probabilidade. Ultrassonografia de alta resolução é uma modalidade de triagem não invasiva que pode ser usada para bebês até os 6 meses de idade antes da ossificação dos corpos vertebrais, mas é operador-dependente e menos sensível que a RM.[12] A presença de uma grande massa subcutânea também pode diminuir a sensibilidade da ultrassonografia.

DIAGNÓSTICO DIFERENCIAL

Disrafismos abertos ou graves defeitos são prontamente diagnosticados e encaminhados aos neurocirurgiões pediátricos. Esta discussão é limitada aos defeitos de herniação fechados ou menores que podem se apresentar aos dermatologistas ou outros profissionais e são, na realidade, estigmas cutâneos associados.

Dimples (fossetas) simples, no sulco interglúteo, menores que 5 mm e a uma distância menor do que 2,5 cm do esfíncter anal geralmente não precisam ser investigadas. A ultrassonografia pode ser suficiente para demonstrar a ausência de comunicação com o sistema nervoso central e diminuir a ansiedade dos pais.

Da mesma forma, nevos melanocíticos são considerados alterações cutâneas comuns em recém--nascidos e não indicam disrafismo.

Teratoma sacrococcígeo nada mais é que o sulco primitivo que regrediu, porém não se degenerou por completo. Nesta etapa o processo notocordal já se formou e a não degeneração do sulco primitivo não influi na formação e desenvolvimento da placa neural.

OPÇÕES DE TRATAMENTO

Mielomeningocele

Os objetivos do reparo cirúrgico da mielomeningocele são:

- Reconstituição do tubo neural sem acréscimo de déficit neurológico;
- Fechamento da pele sem tensão, a fim de evitar deiscência de sutura.

A cirurgia é recomendada dentro das primeiras 48 a 72 horas, para prevenir infecção do sistema nervoso central e deterioração neurológica progressiva. A maior parte da literatura demonstra que pacientes tratados tardiamente têm piora da função motora e aumento das taxas de ventriculite (37%), quando comparados a pacientes com fechamento precoce (7%). Em nossa casuística, não encontramos associação entre o reparo tardio da mielomeningocele e aumento de taxas de infecção ou disfunção de *shunts*. Apesar disso, recomendamos o reparo da MMC o mais precoce possível. É aconselhável o uso de antibioticoterapia no pré-operatório, uma vez que a mielomeningocele é um defeito aberto, onde o placódio neural encontra-se aderido à pele circunjacente, e a membrana de aracnoide não constitui barreira anatômica impermeável, de modo que a denominação rota e não rota não é adequadamente aplicada.

Depois de anestesiado, o paciente é colocado em decúbito ventral, apoiado em coxins sob o tórax e a bacia. Preferencialmente, realiza-se antissepsia e assepsia com clorexidina degermante e aquosa, evitando-se compostos iodados que podem levar a hipotireoidismo transitório.[13]

É realizada, então, incisão entre o placódio e o tecido epitelial de transição, com individualização do placódio e retirada de todo epitélio aderido a ele para evitar o desenvolvimento de cisto dermoide de inclusão, como demonstrado na Figura 15-3.

A seguir, suturas piais são aplicadas aproximando-se os bordos do placódio, reconstituindo-se o processo de neurulação e reduzindo a possibilidade de reancoramento (Fig. 15-4).

Pode-se explorar o canal medular dois níveis superiormente à mielomeningocele, a fim de inspecionar outras malformações associadas que podem ser corrigidas no mesmo tempo cirúrgico (Fig. 15-5).

Identifica-se, após, a dura-máter, mais facilmente individualizada em borda superior ou inferior da mielomeningocele, próximo à zona epitelial normal, aderida à fáscia muscular, de onde é dissecada e, depois, suturada à borda dural contralateral (Fig. 15-6).

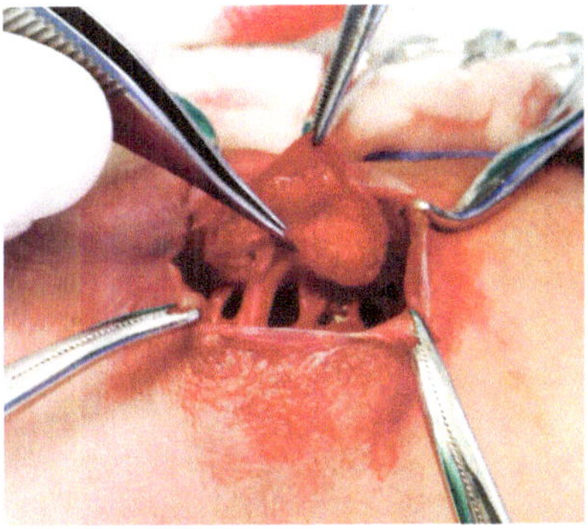

Fig. 15-3. Individualização do placódio neural com raízes nervosas.

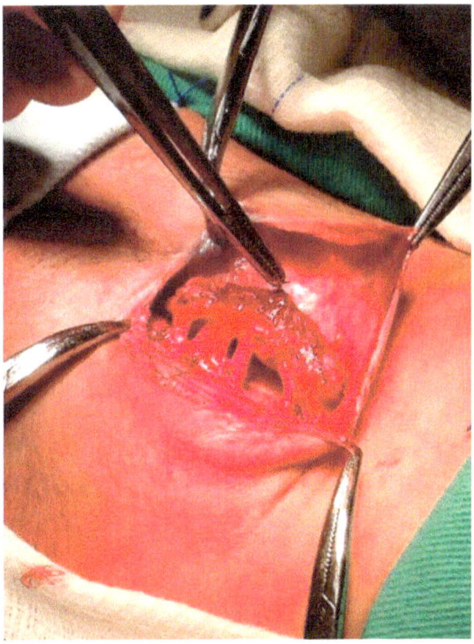

Fig. 15-4. Neurulação do placódio neural.

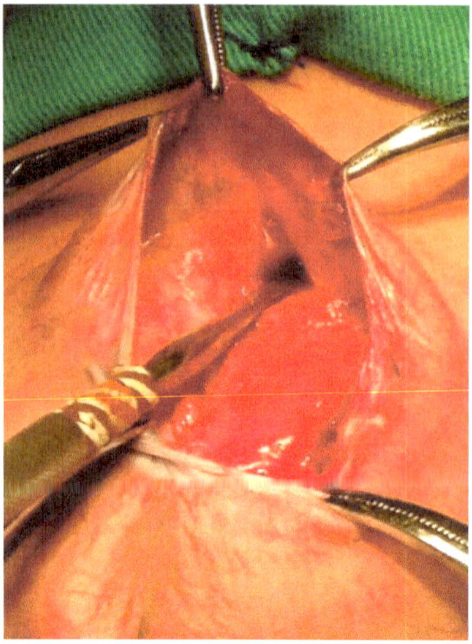

Fig. 15-5. Exploração do canal raquiano.

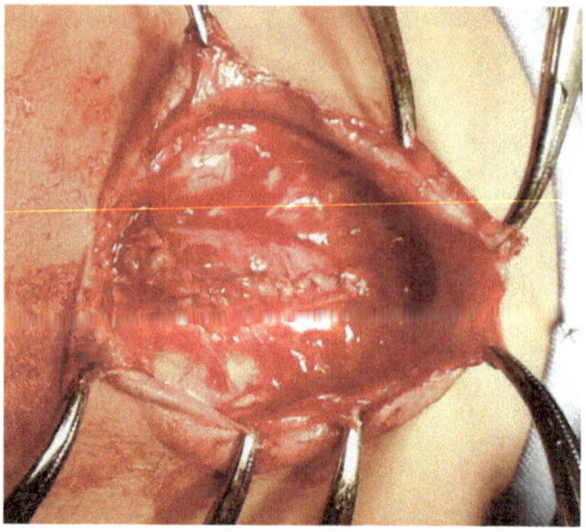

Fig. 15-6. Fechamento da dura-máter.

Em sequência, a pele é dissecada da fáscia e esta é incisada bilateralmente de forma a manter pedículos mediais, sendo as bordas da aponeurose então aproximadas, reforçando o fechamento do local disráfico.

Quanto ao fechamento da pele, a maioria dos defeitos é suficientemente pequena, sendo a aproximação epitelial facilmente alcançada por um simples descolamento do tecido subcutâneo. De forma ideal, o tecido epitelial de transição deve ser retirado, uma vez que não apresenta tecido subcutâneo normal, com alto risco de isquemia e necrose. Nem sempre o fechamento será localizado exatamente na linha média, sendo mais importante a aproximação da pele sem tensão (Fig. 15-7).

Defeitos mais largos podem exigir técnicas mais elaboradas de fechamento, como o duplo retalho de transposição (zetaplastia), retalho de Limberg, retalhos bipediculados e retalhos musculocutâneos. Entretanto, na maior parte dos casos, mesmo com defeitos de tamanho considerável, conseguimos reestabelecer a barreira cutânea, respeitando sempre as linhas de tensão e aproveitando ao máximo a pele íntegra adjacente (Fig. 15-8).

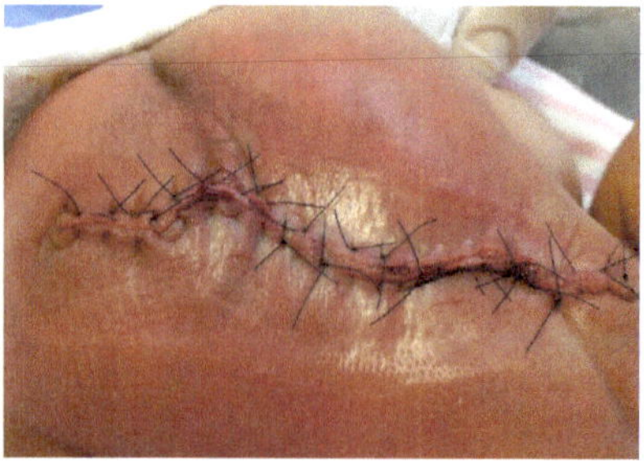

Fig. 15-7. Fechamento da pele.

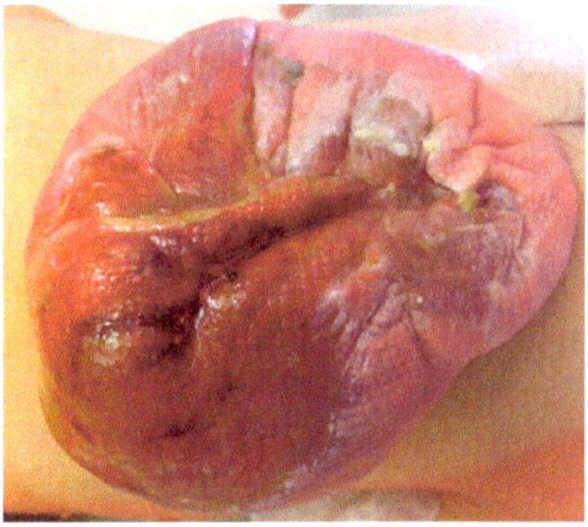

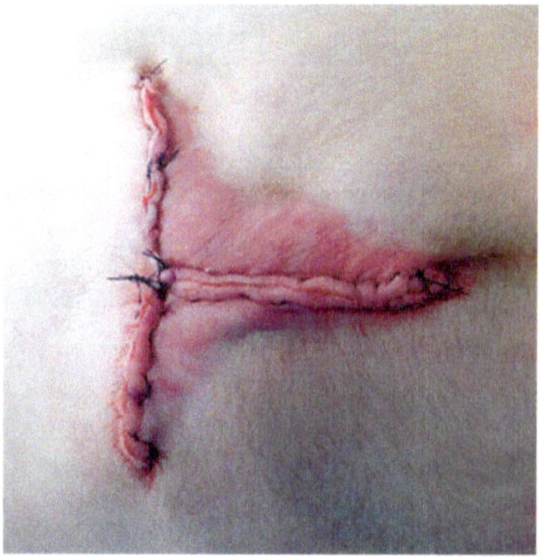

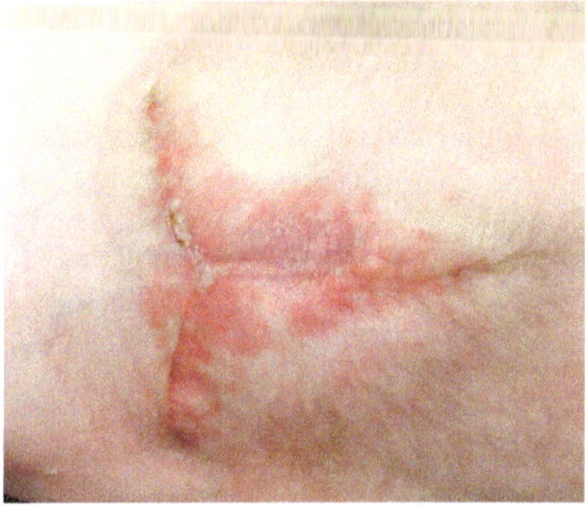

Fig. 15-8. Ilustração de mielomeningocele gigante. Reaproximação de bordas cutâneas apenas com descolamento subcutâneo circunjacente.

Síndrome da Medula Fendida Tipos I e II

Não há dúvida de que ambos os tipos de SMF são lesões que causam ancoramento medular. Como todas as outras lesões que causam ancoramento, a mera presença de SMF em uma criança é indicação suficiente para liberação cirúrgica da medula espinhal, uma vez que a deterioração neurológica é muito comum nessas crianças. Além disso, a função perdida raramente é recuperável quando o tratamento é atrasado. Nos dois tipos de SMF, a operação visa a remover o septo mediano e todas as outras bandas associadas, dermoides, lipomas ou cistos neuroentéricos, que podem estar associados e ancorando as hemimedulas à dura-máter circundante. Ao contrário do óbvio septo ósseo em uma lesão tipo I, o discreto septo fibroso em uma SMF tipo II pode não aparecer nos estudos de imagem do pré-operatório, devendo, portanto, ser sempre explorado. A Figura 15-9 demonstra a sequência do diagnóstico e o tratamento cirúrgico de um caso de SMF do tipo II.

Lipoma Espinhal

Sem dúvida uma das lesões mais controversas da neurocirurgia pediátrica, muitos autores discutem a história natural dos lipomas espinhais lombossacros, porém esta ainda é variável e limitada a pacientes assintomáticos. Sabemos, entretanto, que os lipomas dorsais e transicionais, de acordo com a série de Pang e colaboradores,[14] têm maior sobrevida livre de progressão de doença quando submetidos à ressecção total, mesmo quando assintomáticos. Já nas formas caóticas, como não é possível a ressecção total sem maiores déficits, as lesões seriam observáveis até que ocorra a instalação dos sintomas. Desta forma, a técnica de ressecção total baseia-se em alguns princípios.

Exposição

A dissecção do tecido subcutâneo e da musculatura deve ser minuciosa, de forma a expor a falha dorsal mediana onde se insinua o lipoma. Isto permitirá a laminectomia dos níveis superiores normais e abertura da dura-máter em direção ao lipoma.

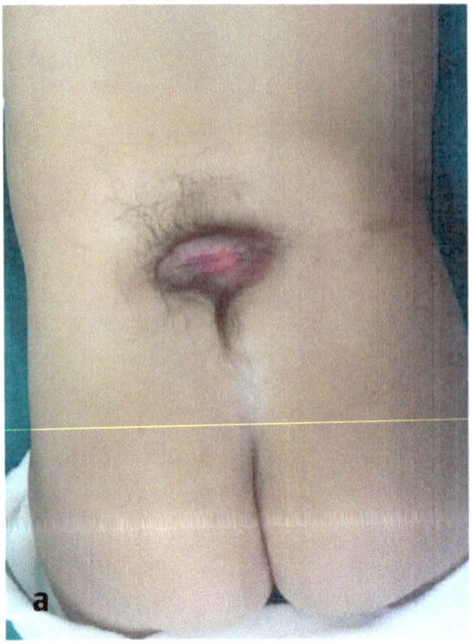

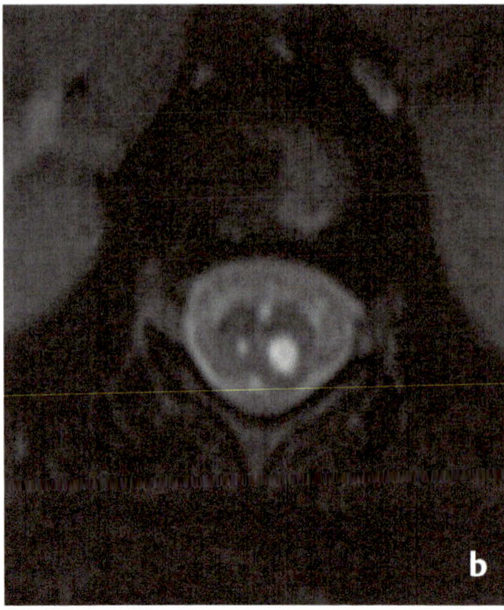

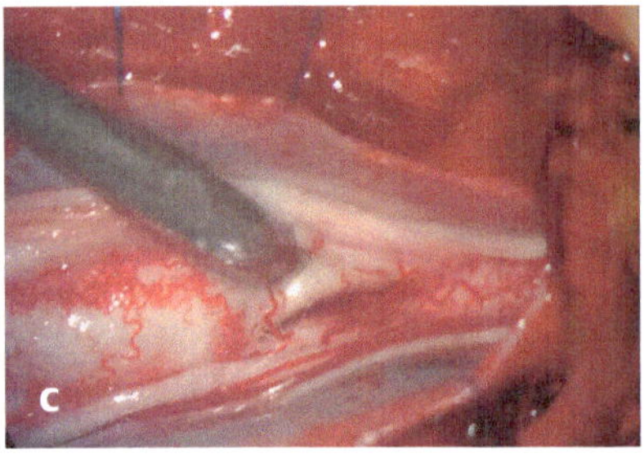

Fig. 15-9. (a) Estigma cutâneo caracterizado por pele cicatricial e hipertricose em linha média lombossacra. (b) Ressonância magnética em corte axial T2 evidenciando SMF tipo II. (c) Imagem cirúrgica das duas hemicordas em um único envoltório dural.

Dissecção entre o Lipoma e a Dura-Máter

Após exposição da parte superior do lipoma, a dissecção torna-se lateral, a fim de expor toda a dura-máter normal lateralmente e visualizar a extensão lateral do lipoma, permitindo, ainda, expor a DREZ (zona de entrada da raiz dorsal) e realizar monitorização eletrofisiológica, identificando-se as raízes. A Figura 15-10 representa esta etapa.

Ressecção do Lipoma

Uma vez que as raízes foram individualizadas, pode-se prosseguir para a ressecção do lipoma, seguindo-se o plano branco de aderência entre o lipoma e a medula espinhal.

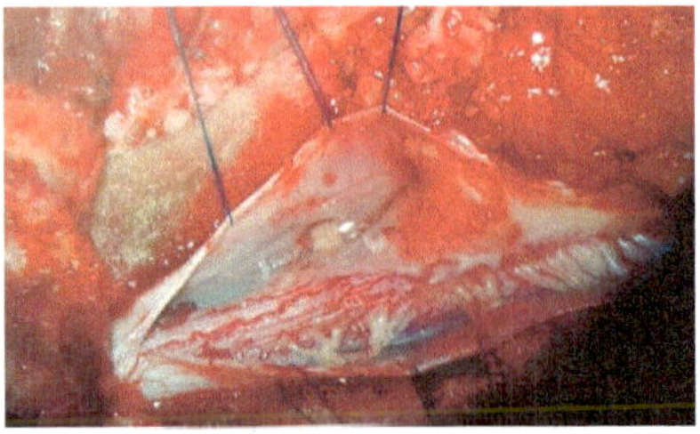

Fig. 15-10. Abertura dural em direção ao lipoma transicional evidenciando-se dissecção lateral com exposição da DREZ.

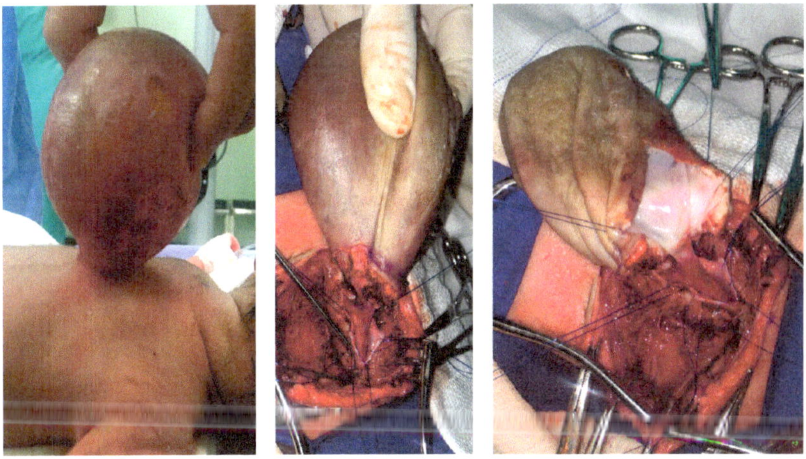

Fig. 15-11. Mieloesquise dorsal limitada torácica do tipo sacular. Realização de incisão arciforme na base da lesão, laminectomia superior e inferior à lesão, e exposição da haste fibroneural que se adere à medula espinhal.

Neurulação do Placódio Neural

Imitando as etapas embrionárias, deve-se realizar a neurulação pia a pia, de forma que a região de aderência do lipoma não fique exposta e promova um menor risco de ancoramento.

Plástica Dural

Aumento do canal com uso de enxerto bovino ou fáscia muscular para permitir uma relação conteúdo × continente < 30%.

Obviamente os lipomas de *filum terminale* não necessitam deste tipo de abordagem. Apenas a sua secção é suficiente para o desancoramento medular, sendo a técnica de menor risco.

Mieloesquise Dorsal Limitada

MDLs são frequentemente associadas a outras lesões que causam ancoramento, sendo sempre cirúrgicas. A operação é geralmente descomplicada. A incisão na pele é elíptica em relação ao estigma cutâneo, de forma que o pedículo fibroneural é seguido através do defeito laminar e, finalmente, para a região dorsal da dura-máter após laminectomia. O pedúnculo fibroneural em si pode ser fino ou grosso, mas o princípio é sempre ressecá-lo sobre a superfície da medula espinhal, deixando a menor cicatriz possível. A Figura 15-11 mostra os tempos cirúrgicos de uma MDL.

Sínus Dermal

A abordagem cirúrgica nesses casos é quase uma urgência em virtude do risco de infecção do sistema nervoso central. O procedimento é semelhante ao da mieloesquise dorsal limitada, em que uma incisão elíptica é realizada, dissecando-se e seguindo a haste neuroectodérmica. A diferença é que cistos dermoides podem estar associados aos sínus dermais com alguma frequência e, nestes casos, a ressecção completa da lesão torna-se mandatória para bons resultados, evitando reancoramento medular.

COMPLICAÇÕES

Quando se trata de disrafismo, sem dúvida uma das maiores preocupações dos neurocirurgiões pediátricos é a fístula liquórica e consequente infecção de ferida operatória. Principalmente em decorrência da população de pacientes de baixa idade, as medidas posturais são difíceis ou quase impossíveis sem sedação. Na literatura, as taxas de fístulas variam de 2% a 47% e a deiscência e a infecção de ferida operatória de 2% a 26%.[9,15]

Em relação aos lipomas espinhais, em que a manipulação da medula espinhal é mais importante, as taxas de deterioração neurológica variam de 0,6% a 10%.[14] Já nos casos de SMF, agravamento da função neurológica ocorre em menos de 3% dos pacientes, sendo mais comum no tipo I por causa da presença do esporão ósseo entre as duas hemicordas.[15]

DICAS

- A característica fundamental para o tratamento adequado dos disrafismos espinhais é a compreensão da fisiopatologia e anatomia embrionária. Esta permite reconhecer os tecidos normais e saber diferenciá-los dos tecidos malformados, resultando em microdissecção segura e sem maiores riscos aos pacientes;
- O entendimento da anatomia embrionária da mielomeningocele indica por si só a necessidade de correção cirúrgica o mais precoce possível. Além disso, sempre é necessário lembrar que as fases embrionárias são independentes e que defeitos congênitos podem ser superpostos. Por exemplo, na hemimielomeningocele, temos a exposição do placódio neural, que é fendido, sendo uma associação da SMF (defeito da gastrulação) e da MMC propriamente dita (defeito da neurulação primária). Vale ressaltar que nas SMF I, após a extirpação do esporão ósseo, encontra-se pequena artéria, que pode levar a sangramentos expressivos mesmo em mãos experientes;
- No caso dos lipomas espinhais, a dissecção lateral da dura-máter em relação ao lipoma torna-se fundamental para uma abordagem cirúrgica de sucesso, com menor risco de lesão neural, menor tempo cirúrgico, menor perda sanguínea e menor risco de fístula liquórica;
- Em relação ao sínus dermal e à MDL, a dissecção do tecido normal e o acompanhamento da haste fibroneural até o defeito espinhal é de suma importância, devendo-se evitar veemente a ruptura da mesma antes de toda a exposição da lesão e a abertura da dura-máter. É importante reafirmar que o sínus dermal deve ser sempre explorado precocemente, para evitar graves infecções do sistema nervoso central;
- É importante ressaltar que a monitorização eletrofisiológica perioperatória é fundamental e indispensável quando se trata de disrafismos ocultos, especialmente nos casos de lipomas espinhais. A neurofisiologia permite a realização de uma cirurgia segura, com ressecção radical da lesão e minimizando déficits neurológicos, outrora não preveníveis e definitivos.

REFERÊNCIAS BIBLIOGRÁFICAS

1. Mitchell LE. Epidemiology of neural tube defects. Am J Med Genet C Semin Med Genet 2005;135C(1):88-94.
2. Zerah M, Kulkarni AV. Spinal cord malformations. Handb Clin Neurol 2013;112:975-91.
3. McLone DG, Knepper PA. The cause of Chiari II malformation: a unified theory. Pediatr Neurosci 1989;15(1):1-12.
4. Bowman RM, McLone DG, Grant JA, et al. Spina bifida outcome: A 25-year prospective. Pediatr Neurosurg 2001;34(3):114-20.
5. Cochrane DD, Adderley R, White CP, et al. Apnea in patients with myelomeningocele. Pediatr Neurosurg 1990;16(4-5):232-9.
6. Rozzelle CJ, Reed GT, Kirkman JL, et al. Sonographic determination of normal Conus Medullaris level and ascent in early infancy. Childs Nerv Syst 2014;30(4):655-8.
7. Drolet BA, Boudreau C. When good is not good enough: The predictive value of cutaneous lesions of the lumbosacral region for occult spinal dysraphism. Arch Dermatol [Internet] 2004.
8. Sewell MJ, Chiu YE, Drolet BA. Neural tube dysraphism: Review of cutaneous markers and imaging. Pediatr Dermatol 2015;32(2):161-70.
9. Pang D, Zovickian J, Oviedo A, Moes GS. Limited dorsal myeloschisis: A distinctive clinicopathological entity: Neurosurgery 2010b;67(6):1555-80.
10. Lee SM, Cheon J-E, Choi YH, et al. Limited dorsal myeloschisis and congenital dermal sinus: Comparison of clinical and MR imaging features. Am J Neuroradiol 2017;38(1):176-82.
11. Ghi T, Pilu G, Falco P, et al. Prenatal diagnosis of open and closed spina bifida. Ultrasound Obstet Gynecol 2006;28(7):899-903.
12. Chern JJ, Aksut B, Kirkman JL, et al. The accuracy of abnormal lumbar sonography findings in detecting occult spinal dysraphism: a comparison with magnetic resonance imaging. J Neurosurg Pediatr 2012;150-3.
13. Özçelik D, Yıldız KH, İş M, Döşoğlu M. Soft tissue closure and plastic surgical aspects of large dorsal myelomeningocele defects (review of techniques). Neurosurg Rev 2005;28(3):218-25.
14. Pang D, Zovickian J, Oviedo A. Long-term outcome of total and near-total resection of spinal cord lipomas and radical reconstruction of the neural placode, Part II. Neurosurgery 2010a;66(2):253-73.
15. Pang D. Ventral tethering in split cord malformation. Neurosurg Focus 2001;10(1):e6.

CAPÍTULO 16

MIELOMENINGOCELE

Eduardo Varjão ▪ Nelci Zanon ▪ Giselle Coelho

HISTÓRIA

A mielomeningocele (MMC) é o defeito do tubo neural (DTN) mais comum e o defeito congênito mais grave compatível com sobrevida em longo prazo (Fig. 16-1).[1] O atendimento e o prognóstico dos pacientes com DTN têm melhorado nas últimas décadas por causa dos avanços na prevenção, diagnóstico e intervenção.[2] Embora a incidência de DTNs esteja diminuindo, ela continua sendo uma causa de incapacidade crônica significativa.[1]

Até a década de 1950, a hidrocefalia era importante causa de morbimortalidade para indivíduos com MMC com taxa de sobrevivência de cerca de 10%. A introdução da válvula de derivação ventricular do líquido cefalorraquidiano (LCR), nas décadas de 1960 e 1970, ofereceu um tratamento eficaz e um aumento significativo na sobrevida na vida adulta.[1,3] Inicialmente, os neurocirurgiões preconizavam o tratamento apenas para aqueles com melhor prognóstico neurológico, correspondendo a apenas 30% dos recém-nascidos com MMC. Os demais não eram tratados com base em critérios que incluíam hidrocefalia, paraplegia, cifose grave e defeitos congênitos associados.[1] O manejo tem variado amplamente, desde o não tratamento, antes de 1960, até o tratamento de quase todas as crianças agora.[4]

A incidência de DTNs é muito variável e depende de fatores étnicos, geográficos e nutricionais. Na literatura, a prevalência de espinha bífida varia de 0,17 a 6,39 por 1.000 nascidos vivos.[1] No início dos anos 1970, foi feita uma associação entre a alfafetoproteína fetal elevada e os DTNs abertos. Desde então, o aprimoramento das modalidades de imagem, principalmente a ultrassonografia, tem permitido o diagnóstico pré-natal mais precoce. A partir da década de 1980, alguns estudos demonstraram redução de DTNs com a suplementação de folato, uso materno de ácido fólico antes da concepção, acesso à melhor alimentação e interrupção da gravidez em alguns países. Em 1991, o Serviço de Saúde Pública dos Estados Unidos recomendou que todas as mulheres para as quais uma gravidez anterior foi complicada por um DTN deveriam tomar ácido fólico em altas doses (4 mg por dia) 1 mês antes e até 3 meses após a concepção. Em 1992, uma publicação adicional recomendou que todas as mulheres em idade reprodutiva tomassem 0,4-1 mg de ácido fólico por dia. Em 1996, a Food and Drug Administration (FDA) divulgou uma nova regulamentação exigindo que todos os produtos de grãos enriquecidos vendidos nos Estados Unidos incluíssem 140 mg de folato por 100 mg de grãos a partir de janeiro de 1998.[5] No Brasil, desde junho de 2004, a Agência de Vigilância em Saúde Pública (ANVISA) estabeleceu o enriquecimento obrigatório das farinhas de trigo e milho com ácido fólico e ferro.[6] O avanço, no Brasil, foi notável. A prevalência de espinha bífida, comparando antes (2001 a 2004) e após a fortificação alimentar (2005 a 2014), diminuiu 22,8%.[7]

APRESENTAÇÃO CLÍNICA/EXAME FÍSICO

A mielomeningocele resulta da falha da neurulação primária durante a 4ª semana de gestação, o que leva a um defeito com meninges expostas e tecido neural displásico.[5]

A maioria das MMC são malformações isoladas de origem multifatorial. Um fator genético é sugerido por muitos estudos que mostraram alta prevalência de anomalias do cariótipo, especialmente na presença de outras malformações congênitas. Os DTNs também ocorrem como parte de síndromes, em associação a distúrbios cromossômicos ou como resultado de uma exposição ambiental.

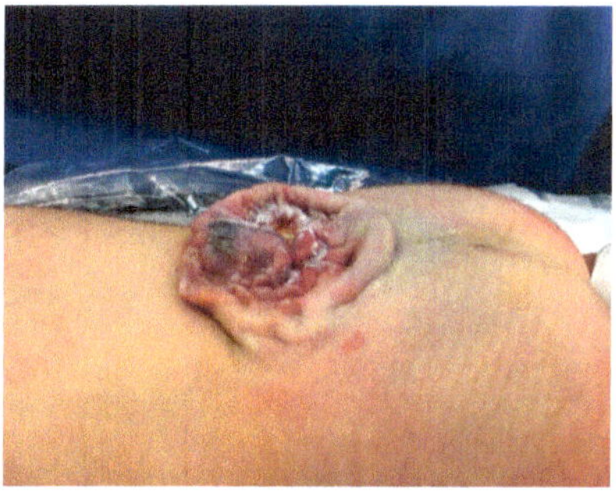

Fig. 16-1. Mielomeningocele lombossacra.

A deficiência de ácido fólico tem sido implicada no desenvolvimento de DTNs, embora o mecanismo exato seja amplamente desconhecido. Alguns estudos explicam que as anormalidades genéticas envolvendo o metabolismo do folato e da homocisteína podem ser responsáveis por alguns casos e, por isso, a suplementação com ácido fólico reduz significativamente, mas não elimina, o risco de MMC.[1] Os medicamentos antiepilépticos, por sua vez, como a carbamazepina e o ácido valproico, são teratogênicos e têm um risco associado de 1% de espinha bífida no recém-nascido.[8] Outros fatores de risco independentes incluem diabetes melito tipo 1 e obesidade pré-gravídica.[9]

É essencial que o recém-nascido respire bem ao nascimento. Entretanto, um em cada 10 nascidos necessita de ajuda para isso, que precisa ocorrer rapidamente e ser realizada logo no primeiro minuto de vida por profissional qualificado. No Brasil, cerca de 300 mil recém-nascidos por ano precisam de ajuda para respirar no primeiro minuto. Pediatra ou neonatologista qualificado, na sala de parto, salva vidas e protege o cérebro.

Ao nascimento, a recomendação é cobrir o defeito da MMC com compressas estéreis mesmo antes da primeira avaliação neonatal e do "minuto de ouro". A posição do recém-nascido durante o exame é prona ou lateral, e o defeito deve ser isolado do ânus para evitar o contato com as fezes. Após a estabilização do recém-nascido pelo neonatologista, o exame neurológico inicia-se pela inspeção da criança, principalmente aferição do tamanho e avaliação do nível anatômico do defeito congênito (anatômico e funcional). A ressonância magnética (RM) pré-natal e a ultrassonografia, de maneira equivalente, podem correlacionar os achados de imagem e função motora.[10] O nível motor funcional é mais fidedigno ao nível anatômico determinado por imagem do que o nível anatômico visto ao exame físico.[11] O nível sensorial deve ser estimado pela dor, observando em qual dermátomo se obtém uma resposta mais consistente. Ainda é necessário avaliar os diferentes itens do exame neurológico que não foram possíveis em uma simples inspeção, como reflexos primitivos, perímetro cefálico (PC) e fontanelas. Alguns estudos mostram que apenas um em cada seis bebês nascidos com MMC apresentava sinais de aumento da pressão intracraniana ao nascer e que apenas um em cada oito deles apresentava PC acima do percentil 98. Também foi relatado que a hidrocefalia se tornou clinicamente óbvia em mais de 65% dos pacientes no início da vida pós-natal, com um pico em 2-3 semanas de idade.[12] A avaliação neonatal pelo pediatra e neurocirurgião deve considerar outras malformações antes da cirurgia e incluir a avaliação do esfíncter anal e vesical.

DIAGNÓSTICO/IMAGEM

A ultrassonografia pré-natal de rotina pode detectar mielomeningocele antes da 12ª semana pós-menstrual, observando irregularidades na coluna óssea ou uma protuberância no contorno do dorso do feto. Após a 12ª semana pós-menstrual, as características de malformação de Chiari tipo II devem ser pesquisadas, incluindo ventriculomegalia, contorno côncavo ou linear dos ossos frontais (sinal do limão) e curvatura anterior dos hemisférios cerebelares, obstruindo a cisterna magna (sinal da banana).[1,13,14]

A melhoria das modalidades de imagem facilitou o diagnóstico pré-natal de MMC e tornou possível o tratamento pré-natal. A ultrassonografia é 90% sensível e, geralmente, complementada por imagem de RM fetal, mas deve ser restrita a candidatos à cirurgia intrauterina como parte do protocolo pré-operatório.[13-15] A RM fetal é realizada com sequências ultrarrápidas para minimizar os efeitos adversos dos movimentos maternos e fetais, e o gadolínio não é usado, porque é retido por um longo período no líquido amniótico e não é necessário para o diagnóstico de MMC.[14] A sedação, fetal ou materna, também não é necessária.

O uso de alfafetoproteína (AFP) sérica materna para rastreamento de DTNs deve ocorrer para mulheres grávidas com índice de massa corporal pré-gravídica ≥ 35 kg/m^2 ou quando fatores geográficos ou clínicos limitam o rastreio por ultrassonografia de boa qualidade e em tempo oportuno, entre 18 a 22 semanas de gestação.[16] Normalmente, quando há suspeição pelo obstetra, ele também recomendará uma amniocentese para cariótipo fetal, AFP no líquido amniótico e acetilcolinesterase no líquido amniótico.[1,16] A triagem de AFP se destina principalmente à detecção de NTDs abertos, mas também detecta várias anormalidades fetais não neurais. As lesões cutâneas (spina bifida oculta) não são detectadas. Quando a AFP sérica é positiva, é importante repetir o exame, porque a repetição do teste será negativa em muitos casos, e tais achados não estão associados a um aumento da frequência de diagnósticos falso-negativos.[1]

Abordagem Familiar

A partir do diagnóstico de malformação congênita, o acolhimento à família é importante. Para os pais, é um sonho que se despedaça; um problema que não estava no planejamento. Nesse momento, é importante que o obstetra compartilhe essa situação com os especialistas que acompanharão essa família pelo resto da vida. O neurocirurgião e o neonatologista podem resolver muitas angústias dos pais em relação à evolução até o final da gravidez, parto e acompanhamentos multidisciplinar e multiprofissional ao longo da vida. Dependendo do nível de malformação do MMC, cervical, torácica, lombar ou sacral, é possível prever, em parte, o grau de comprometimento da força. O controle esfincteriano é um processo desafiador na maioria dos casos, independentemente do nível da lesão e, para isso, o nefrologista, o urologista e o cirurgião pediátrico também serão companheiros na jornada familiar.

Para aqueles pacientes que serão reparados após o nascimento, a primeira questão, após o diagnóstico de uma MMC, é o tipo de parto. Muitos centros preferem a cesárea como via de parto, defendendo ser essa uma via mais segura e protetora para o neonato, o saco da meningocele e o tecido neural/placódio. Não há dados suficientes para priorizar a cesariana ou parto vaginal. Apesar da ausência de ensaio clínico randomizado, a cesárea eletiva continua sendo uma boa opção, pois permite agendar a correção da MMC após o nascimento e transforma uma possível cirurgia de urgência em uma correção eletiva, beneficiando o recém-nascido.[14] Há recomendação para que o parto seja realizado em hospital terciário, onde o recém-nascido possa ser tratado logo após o nascimento e não haja necessidade de transferência.

DIAGNÓSTICO DIFERENCIAL

O diagnóstico diferencial de DTNs deve incluir teratoma sacrococcígeo, lipomielomeningocele, mielocistocele, higroma cístico, hemangioma, hemangiolinfangioma, edema de couro cabeludo/cefaloematoma, cisto epidérmico de crânio, cisto branquial, cisto dérmico de fontanela anterior, dacriocistocele, epignatia e teratoma cervical.[14,17]

TRATAMENTO

Cirurgia Fetal

O estudo MOMS foi um ensaio prospectivo, multicêntrico, randomizado, comparando o fechamento de mielomeningocele pré e pós-natal, patrocinado pelo National Institutes of Health.[2,18] Apesar da nova ênfase publicada na correção pré-natal do MMC, o reparo pós-natal do MMC continua sendo o padrão de cuidado em muitas instituições em todo o mundo. Hoje, a maioria dos centros trata todos os recém-nascidos viáveis de forma agressiva, sem seleção. O tratamento não seletivo aumenta a sobrevida global e há pouca diferença na funcionalidade em comparação aos indivíduos tratados em protocolos seletivos.[1] É importante destacar que, mesmo como um padrão de cuidado, o reparo pós-natal tem muitas diferenças técnicas entre os centros.[14]

A correção pré-natal da MMC é recomendada para os fetos que atendem aos critérios maternos e fetais especificados pelo MOMS, reduzindo o risco de desenvolvimento de hidrocefalia dependente de *shunt*. O fechamento da falha no pré-natal também melhorou o *status* de deambulação dos pacientes em curto prazo (aos 30 meses de idade). O benefício em longo prazo para a deambulação ainda é desconhecido. Crianças com reparo pré ou pós-natal devem ser cuidadosamente seguidas para observar o desenvolvimento da medula ancorada e perda associada da função deambulatória.[19]

A cirurgia fetal requer o trabalho de uma equipe multidisciplinar (obstetra, neurocirurgião, neonatologista, geneticista, anestesiologista, enfermeiro, fisioterapeuta, psicólogo, ortopedista, entre outros) em que cada profissional desempenha um papel e está interagindo em todos os momentos do tratamento.[14] O reparo pré-natal está relacionado, além da diminuição do risco de *shunt*, com a reversão da herniação das estruturas provenientes do rombencéfalo, ainda que resulte em um aumento da prematuridade e complicações maternas.[18] A correção pré-natal ainda melhora o *status* do desenvolvimento mental e a função motora aos 30 meses de idade.[18,20]

O reparo pré-natal deve ocorrer entre a idade gestacional de 19 e 25 semanas e 6 dias, com idade materna de pelo menos 18 anos, com Chiari tipo II e disrafismo espinhal variando entre T1 e S1, e para cariótipos fetais normais. Outros casos, fora desses critérios, são avaliados e discutidos em reunião multidisciplinar antes de proceder à cirurgia.[14] Os obstetras realizam uma histerotomia de tamanho adequado para manipulação a seguir, então o feto é posicionado de forma que o neurocirurgião possa realizar a correção. O neurocirurgião procede com uma incisão no tecido circunjacente ao placódio neural para permitir o fechamento adequado, seguido do fechamento hermético da dura-máter e da fáscia muscular. No caso de dura-máter insuficiente, um substituto sintético pode ser colocado sobre o defeito. A pele é fechada com um monofilamento absorvível contínuo. Essa técnica é semelhante ao fechamento clássico após o nascimento e geralmente é realizado com microscópio ou lupa. Após o fechamento, o feto é liberado para a cavidade uterina; o líquido amniótico é reposto, e o útero é fechado. A monitorização fetal no pós-operatório inclui ressonância magnética fetal com aquisição sagital de T2 para buscar resolução do Chiari, mesmo antes do nascimento.

Após o MOMS, dois grupos atuam na correção endoscópica fetal para MMC: Khol, na Alemanha, e Lapa Pedreira, no Brasil.[21,22] Os resultados preliminares demonstraram a segurança do procedimento nos casos fetoscópicos, favorecendo a resolução do Chiari. A indicação de correção fetoscópica foi estendida para 19 a 27 semanas e 6 dias de gestação.[23,24] Com base nos resultados de uma metanálise, a cirurgia fetal usando a endoscopia é uma alternativa, mas está associada à ruptura prematura de membranas e uma alta taxa de deiscência ou fístula no local de reparo do MMC, exigindo revisão pós-natal.[20] A prematuridade continua sendo o grande problema da cirurgia fetal, seja do tipo aberta ou em vídeo. Apesar disso, outros estudos demostraram que a revisão pós-natal após fetoscopia diminuiu com a curva de aprendizado do grupo e com o uso de *patch* bilaminar para o fechamento de defeitos maiores, tendo apenas 15,5% de reoperação após o nascimento.[24]

Correção Pós-Natal

Também não há dados suficientes para confirmar que o fechamento dentro de 48 horas diminui o risco de infecção da ferida.[19] No entanto, estudos sugerem que o reparo precoce da MMC é uma meta a ser alcançada para melhorar os desfechos dos pacientes.[14] David McLone, com uma série retrospectiva, recomendou a correção antes de 72 horas.[25] Recomenda-se que, se o fechamento da MMC demorar mais de 48 horas, sejam iniciados antibióticos.[19]

Normalmente, para realizar o reparo pós-natal, os bebês são posicionados em decúbito ventral, com a cabeça voltada para um dos lados. O quadril deve estar neutro na mesa cirúrgica. O campo operatório consiste em todo o dorso para garantir o fácil acesso, caso haja necessidade de retalhos. A área operatória é preparada com clorexidina degermante, mas o defeito da mielomeningocele deve ser coberto apenas com solução salina. Não recomendamos o uso de adesivo transparente estéril, porque ele pode aderir ao placódio neural exposto.

O fechamento da mielomeningocele consiste no reparo da medula espinhal (placódio), da dura-máter, dos planos musculares e da pele adjacente. Para conseguir um fechamento hermético, é recomendado atenção na sutura do músculo/aponeurose. Embora eficaz em muitos casos, a técnica está associada a complicações como vazamento de líquido cefalorraquidiano, infecção superficial ou profunda e retraturas de tecidos cicatriciais das costas. Consequentemente, o fechamento de partes moles com múltiplas camadas anatômicas é recomendado em alguns casos. Em muitas instituições, defeitos menores dos tecidos moles são fechados com a simples aproximação dos tecidos moles, reservando o músculo e retalhos fasciais para defeitos maiores. As técnicas cirúrgicas podem utilizar as seguintes camadas: músculo paraespinhal; fáscia lombossacral; periósteo do pedículo ósseo; músculo grande dorsal; músculo glúteo; ou uma combinação deles. A escolha da técnica é principalmente ditada pela configuração da mielomeningocele e pela experiência do cirurgião.[26] Outros retalhos fasciocutâneos de sucesso incluem retalhos duplos romboides em Z,[27] retalhos de Limberg,[28] retalhos de avanço em V-Y modificados[29,30] e retalhos bipediculados (Fig. 16-2).[31]

Hidrocefalia

A hidrocefalia mesmo após reparo pós-natal foi descrita em mais de 80%.[3,14,32] A fisiopatologia da hidrocefalia, no contexto da MMC e malformação de Chiari II, não está bem estabelecida. McLone e Knepper propuseram uma teoria de que a falha da neurulação leva a um defeito aberto no tubo neural distal, criando um vazamento de LCR, causando falha no desenvolvimento das vesículas rombencefálicas (futuras ponte, cerebelo e bulbo). Esta situação modifica o efeito indutivo na formação óssea mesenquimal e endocondral da fossa posterior, gerando uma fossa posterior de dimensões menores, uma herniação das tonsilas para baixo e um deslocamento inferior do tronco encefálico. A hidrocefalia,

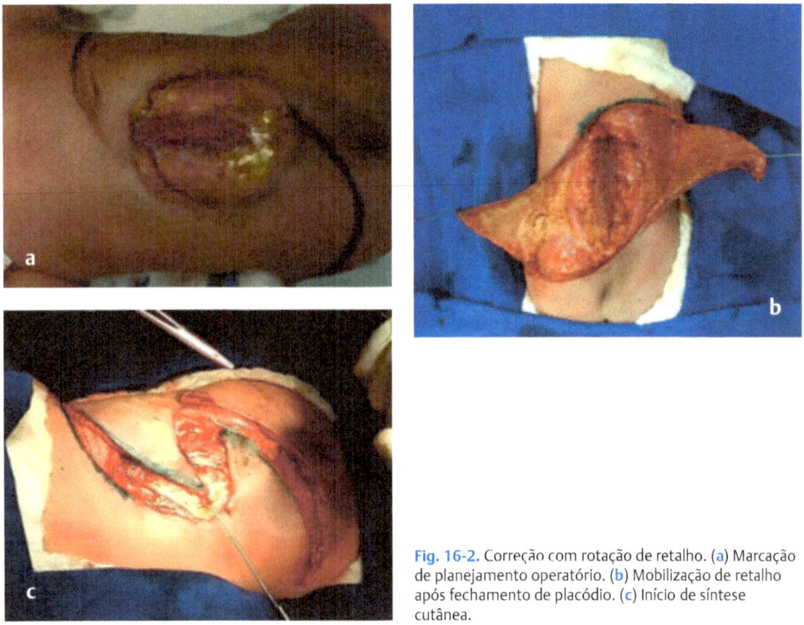

Fig. 16-2. Correção com rotação de retalho. (a) Marcação de planejamento operatório. (b) Mobilização de retalho após fechamento de placódio. (c) Início de síntese cutânea.

neste contexto, está relacionada com a obstrução do fluxo liquórico.[14] Uma metanálise que incorpora um acompanhamento mais longo demonstrou que o mau funcionamento do *shunt* e as taxas de infecção não diferem entre o tratamento da hidrocefalia simultâneo ou após a correção.[31,32] Apesar de segura, a realização dessas duas operações simultâneas não é uma prática comum, pois o tratamento da hidrocefalia está sendo cada vez mais adiado.[14,31]

Com o objetivo de padronizar as indicações para a colocação de *shunt* ventriculoperitoneal, critérios específicos foram definidos no estudo MOMS.[14]

Pelo menos 2 dos seguintes são necessários para a colocação do *shunt*:

- Aumento da maior circunferência occipitofrontal ajustada para a idade gestacional definida pelos percentis. Pacientes cruzando o platô não atendem a esse critério;
- Uma fontanela protrusa (definida como acima do osso avaliado quando o bebê está em uma posição vertical e não chorando), suturas espaçadas ou fenômeno ocular do sol poente;
- Aumento das medições ventriculares em estudos de imagem consecutivos determinados pelo aumento na proporção do diâmetro biventricular para o diâmetro biparietal de acordo com o método de O'Hayon *et al.*;
- Perímetro cefálico maior que o percentil 95 para a idade gestacional.

Pelo menos 1 dos seguintes critérios é necessário para a colocação do *shunt*:

- Presença de siringomielia significativa com ventriculomegalia;
- Ventriculomegalia e sintomas de malformação de Chiari;
- Vazamento persistente de líquido cefalorraquidiano da ferida do MMC ou protuberância no local do reparo.

A anatomia ventricular alterada do paciente com MMC requer conhecimento das mudanças de desenvolvimento do sistema ventricular ao avaliar e tratar a hidrocefalia, principalmente por causa das variações anatômicas do assoalho do terceiro ventrículo que criam um grau de dificuldade na realização da terceiroventriculostomia endoscópica (TVE).[3] A TVE está aumentando por causa das melhorias técnicas, conhecimento fisiopatogenético mais confiável e, mais importante, melhor conhecimento do substrato anatômico.[12] Apesar disso, ainda é controversa no que diz respeito ao tratamento da hidrocefalia em pacientes com MMC, com resultados variáveis em diferentes séries.[33] A TVE pode ser um método alternativo de tratamento da hidrocefalia porque evita muitas infecções comuns e armadilhas mecânicas associadas ao *shunt*,[31] mas parece razoável atrasar a TVE, sempre que possível, para obter melhores resultados. Os pacientes com sucesso do procedimento permanecem estáveis clinicamente ao longo dos anos, o que transmite menos morbidade, embora a presença de sintomas de Chiari II pareça ser um fator de pior prognóstico. Além disso, a TVE deve ser tentada no contexto de complicações de derivação ventriculoperitoneal (DVP), com resultados aparentemente melhores no mau funcionamento da DVP do que na infecção.[33]

COMPLICAÇÕES

Malformação de Chiari II

O Chiari tipo II está universalmente associado à MMC concomitantemente e inclui uma constelação de anormalidades do desenvolvimento cerebral.[5,34] As indicações para descompressão cirúrgica foram paralisia de pregas vocais à broncoscopia, estridor, disfunção da deglutição, pneumonia aspirativa, aspiração ao estudo da deglutição, apneia central, opistótono, cefaleia/cervicalgia e siringomielia. Alguns dados recentes têm apoiado a descompressão precoce e agressiva.[35] Por outro lado, um estudo mostrou que os óbitos tardios estão associados à progressão dos sintomas, independente das intervenções médica e cirúrgica agressivas. O óbito foi mais frequente em pacientes com apresentação sintomática durante os primeiros 3 meses de vida, baixos escores de Apgar, grandes defeitos de mielomeningocele, apneia central precoce e grande perímetro cefálico ao nascimento.[34] Portanto, a intervenção cirúrgica ainda é controversa.

Alergia ao Látex

A MMC está relacionada com alta taxa de sensibilização e alergia ao látex. Um estudo mostrou que os fatores relacionados com a alergia e sensibilização ao látex são exposição precoce, número de procedimentos cirúrgicos e atopia. Portanto, é obrigatório evitar o látex durante a internação hospitalar para pacientes clinicamente alérgicos ao látex, e a cirurgia deve ser realizada em salas de cirurgia sem látex.[36,37] As reações alérgicas a frutas e alimentos múltiplos também parecem ocorrer com frequência e gravidade incomuns em pacientes alérgicos ao látex.[38]

Complicações Maternas e Prematuridade

No MOMS, uma das principais complicações do reparo pré-natal do MMC é a taxa de prematuridade.[2] É claro que, quanto mais demora o parto, melhores serão as condições do recém-nascido, mas a saúde materna também deve ser levada em consideração.[14,18] O reparo pré-natal da MMC foi associado a maiores taxas de complicações obstétricas, incluindo oligodrâmnio, separação da membrana corioamniótica, descolamento prematuro da placenta, ruptura prematura das membranas, parto prematuro e deiscência da cicatriz uterina em comparação às intervenções pós-natais.[14,20] Analisando os fatores de risco para separação da membrana corioamniótica e ruptura prematura das membranas, a cirurgia fetal em idade gestacional precoce foi considerada fator causal significativo.[18] A grande vantagem da videocirurgia no tratamento da MMC é a técnica minimamente invasiva e a redução das complicações maternas. Nesse caso, as mães podem deixar o hospital no dia seguinte à fetoscopia. A prematuridade ainda é um problema para ambas as técnicas, pré e pós-natal.

Síndrome da Medula Ancorada

A síndrome da medula ancorada é um diagnóstico clínico com uma constelação de sinais e sintomas, incluindo dorsalgia, alterações sensoriais, fraqueza em membros inferiores, deformidades nos pés, escoliose e disfunções intestinal e vesical.[39,40] Embora a incidência de síndrome da medula ancorada sintomática após o reparo pós-natal seja de aproximadamente 10%-13%, até um terço (33%) dos pacientes com reparo fetal de MMC pode apresentar essa condição.[41] Apesar do diagnóstico principalmente clínico, uma investigação radiológica é necessária para visualizar o local da fixação e a anatomia circundante, informações necessárias para um planejamento cirúrgico adequado. A RM é atualmente o exame de escolha quando há suspeita. Ela deve ser estendida a toda medula espinhal para descartar possíveis doenças associadas, como siringomielia ou cistos dermoides. O desprendimento cirúrgico pode levar a um ciclo vicioso de procedimentos com esse mesmo fim durante a vida do paciente. A aracnoidite densa encontrada após múltiplas abordagens pode aumentar o risco do procedimento para novos déficits neurológicos, seja por danos à medula espinhal ou a raízes nervosas. Múltiplas cirurgias aumentam o risco de deiscência da ferida, infecção do sítio cirúrgico e vazamento de LCR.[39,40]

Cistos de Inclusão

Os cistos de inclusão (CI) no local de reparo da mielomeningocele foram descritos após o procedimento pré-natal. Os CIs parecem ocorrer menos comumente com o fechamento pós-natal, mas a incidência exata é desconhecida, porque eles não são visualizados rotineiramente e podem ser assintomáticos. Além desses cistos se apresentarem de forma assintomática em estudos de imagem de acompanhamento, podem surgir de maneira sintomática com declínio neurológico, fragilidade cutânea ou até mesmo ruptura da ferida.[2]

Infecção da Ferida e do Sistema Nervoso Central

A infecção do sistema nervoso central e a da ferida operatória ocorreram em 19,8% e 17,6% de todos os neonatos, respectivamente. Alguns estudos sugerem que recém-nascidos com defeitos espinhais maiores têm um risco maior de infecção da ferida.[42]

Deformidades Ortopédicas

Aproximadamente 60% das crianças com espinha bífida são deambuladores comunitários, com ou sem dispositivos de assistência (incluindo cadeiras de rodas); 15% são deambuladores domésticos, e 26% não caminham durante a primeira década. Deformidades ortopédicas (p. ex., pé torto, luxação do quadril e deformidades da coluna) são vistas na maioria dos recém-nascidos.[43]

Os defeitos vertebrais são comuns, e as deformidades espinhais progressivas são uma comorbidade significativa associada à MMC (Fig. 16-3). A escoliose ocorre em aproximadamente 94% da MMC toracolombar e em torno de 52% no geral, enquanto a frequência de cifose é de 10%-20%. As deformidades

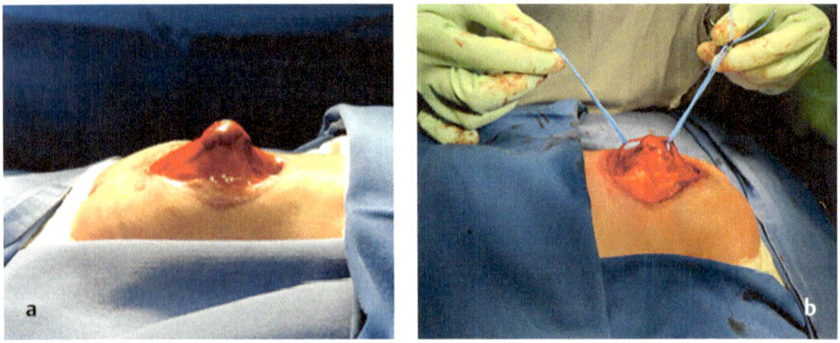

Fig. 16-3. Deformidade da coluna vertebral associada à mielomeningocele. (a) Cifose congênita. (b) Placódio isolado.

progressivas são causadas por distúrbios neuromusculares e anormalidades vertebrais. Eles levam à perda da altura do tronco e causam dificuldades para sentar-se, respirar, comer e urinar por causa do aumento das pressões torácica e abdominal. A técnica com o uso de hastes de crescimento é segura e eficaz em casos de cifoescoliose neuromuscular moderada ou lordoescoliose em uma idade precoce, mas associada a muitas fraturas das hastes. A cifectomia é a cirurgia de escolha em casos de cifose rígida relacionada com a MMC, mas está associada a inúmeras complicações, incluindo infecção de pele e feridas e não fusão. A correção cirúrgica precoce melhora o equilíbrio corporal e a qualidade de vida, além de ajudar a reduzir intervenções cirúrgicas mais agressivas no futuro.[44]

Continência Esfincteriana, Intestinal e Vesical

Alguns estudos relataram que 80% e 90% dos pacientes com MMC podem ter função intestinal e vesical prejudicadas, respectivamente.[45,46] Os procedimentos urológicos ocorrem quando a incontinência urinária se torna mais preocupante: na idade escolar. Os procedimentos urológicos e gastrointestinais podem ser realizados em adolescentes e adultos em decorrência da história natural da disfunção do defeito congênito, complicações de procedimentos cirúrgicos anteriores, problemas relacionados com a idade ou escolha pessoal para procedimentos cirúrgicos para continência.[46] O reparo intrauterino não melhorou os parâmetros urológicos em comparação ao reparo no período pós-natal.[47]

DICAS

- Durante o aconselhamento pré-natal, é importante que os pais entendam não apenas o prognóstico, mas também os cuidados multidisciplinares que seu filho necessitará;
- O reparo pós-natal ainda é o padrão de cuidado em muitas instituições;
- O reparo fetal diminui a incidência de hidrocefalia e proporciona melhor desenvolvimento motor e cognitivo na primeira infância;
- O reparo fetal tem duas opções:
  1. Cirurgia aberta com fechamento clássico do placódio e sutura de múltiplas camadas, semelhante à técnica pós-natal;
  2. Videocirurgia (fetoscopia), mais recente e menos invasiva para as mães com benefícios neonatais semelhantes à opção anterior;
- A causa mais comum de deterioração neurológica tardia é representada pelo mau funcionamento do *shunt*, que pode ter uma apresentação incomum sem sintomas de pressão intracraniana elevada;[41]
- A espinha bífida afeta preferencialmente as regiões inferiores da coluna e raramente é vista na coluna cervical. A mielomeningocele cervical difere clinicamente da lombossacral. Geralmente, é uma massa cervical mole sem comprometimento neurológico acentuado no momento do diagnóstico;
- A vigilância contínua para síndrome da medula ancorada e/ou o desenvolvimento de cistos de inclusão em crianças com reparo pré-natal e pós-natal de mielomeningocele é indicada, pois há evidências de que o fechamento pré-natal pode aumentar o risco de medula ancorada recorrente em relação à taxa basal observada no pós-natal.[20]

REFERÊNCIAS BIBLIOGRÁFICAS

1. Bowman RM, Boshnjaku V, McLone DG. The changing incidence of myelomeningocele and its impact on pediatric neurosurgery: A review from the children's memorial hospital. Child's Nerv Syst. 2009;25(7):801-6.
2. Heuer GG, Moldenhauer JS, Scott Adzick N. Prenatal surgery for myelomeningocele: review of the literature and future directions. Child's Nerv Syst. 2017;33(7):1149-55.
3. Elbabaa SK, Gildehaus AM, Pierson MJ, et al. First 60 fetal in-utero myelomeningocele repairs at Saint Louis Fetal Care Institute in the post-MOMS trial era: hydrocephalus treatment outcomes (endoscopic third ventriculostomy versus ventriculo-peritoneal shunt). Child's Nerv Syst. 2017;33(7):1157-68.
4. Hubballah MY, Hoffman HJ. Early repair of myelomeningocele and simultaneous insertion of ventriculoperitoneal shunt: Technique and results. Neurosurgery. 1987.
5. Kshettry VR, Kelly ML, Rosenbaum BP, et al. Myelomeningocele: Surgical trends and predictors of outcome in the United States, 1988-2010. Clinical article. J Neurosurg Pediatr. 2014;13(6):666-78.
6. Alaburda J, Shundo L. Ácido Fólico E Fortificação De Alimentos. Rev Inst Adolfo Lutz. 2007;66:95-102.
7. Santos LMP, Lecca RCR, Cortez-Escalante JJ, et al. Prevention of neural tube defects by the fortification of flour with folic acid: a population-based retrospective study in Brazil. Bull World Health Organ. 2016;94(1):22-9.
8. Lewis DP, Van Dyke DC, Stumbo PJ, Berg MJ. Drug and environmental factors associated with adverse pregnancy outcomes: Part I: Antiepileptic drugs, contraceptives, smoking, and folate. Ann Pharmacother. 1998;32(7-8):802-17.
9. Walsh JW, Alvernia JE. Open dysraphism: myelomeningoceles. In: Kim DH, Betz RR, Huhn SL et al., editors. Surgery of the Pediatric Spine. New York: Thieme; 2008. p. 172-6.
10. Sherrod A, Ho WS, Hedlund A, et al. A comparison of the accuracy of fetal MRI and prenatal ultrasonography at predicting lesion level and perinatal motor outcome in patients with myelomeningocele. Neurosurg Focus. 2019.
11. Coniglio SJ, Anderson SM, Ferguson JE. Functional motor outcome in children with myelomeningocele: Correlation with anatomic level on prenatal ultrasound. Dev Med Child Neurol. 1996;38(8):675-80.
12. Swank M, Dias L. Myelomeningocele: a Review of the Orthopaedic Aspects of 206 Patients Treated From Birth With No Selection Criteria. Dev Med Child Neurol. 1992;34(12):1047-52.

13. Tamburrini G, Frassanito P, Iakovaki K, et al. Myelomeningocele: The management of the associated hydrocephalus. Child's Nerv Syst. 2013;29(9):1569-79.
14. Sepulveda W, Wong AE, Sepulveda F, et al. Prenatal diagnosis of spina bifida: from intracranial translucency to intrauterine surgery. Child's Nerv Syst. 2017;33(7):1083-99.
15. Cavalheiro S, da Costa MDS, Moron AF, Leonard J. Comparison of Prenatal and Postnatal Management of Patients with Myelomeningocele. Neurosurg Clin N Am [Internet]. 2017;28(3):439-48.
16. Adzick NS, Thom EA, Spong CY, et al. A randomized trial of prenatal versus postnatal repair of myelomeningocele. N Engl J Med. 2011.
17. Douglas Wilson R, Audibert F, Brock JA, et al. Prenatal Screening, Diagnosis, and Pregnancy Management of Fetal Neural Tube Defects. J Obstet Gynaecol Canada [Internet]. 2014;36(10):927-39.
18. Chen CP. Prenatal diagnosis, fetal surgery, recurrence risk and differential diagnosis of neural tube defects. Taiwan J Obstet Gynecol [Internet]. 2008;47(3):283-90.
19. Moldenhauer JS, Adzick NS. Fetal surgery for myelomeningocele: After the Management of Myelomeningocele Study (MOMS). Semin Fetal Neonatal Med [Internet]. 2017;22(6):360-6.
20. Mazzola CA, Tyagi R, Assassi N, et al. Congress of Neurological Surgeons Systematic Review and Evidence-Based Guideline on the Incidence of Tethered Cord Syndrome in Infants with Myelomeningocele with Prenatal Versus Postnatal Repair. Clin Neurosurg. 2019;85(3):E417-9.
21. Kabagambe SK, Jensen GW, Chen YJ, et al. Fetal Surgery for Myelomeningocele: A Systematic Review and Meta-Analysis of Outcomes in Fetoscopic versus Open Repair. Fetal Diagn Ther. 2018;43(3):161-74.
22. Pedreira DAL. Advances in fetal surgery. Einstein (Sao Paulo). 2016;14(1):110-2.
23. Kohl T, Ziemann M, Weinbach J, et al. Partial amniotic carbon dioxide insufflation during minimally invasive fetoscopic interventions seems safe for the fetal brain in sheep. J Laparoendosc Adv Surg Tech. 2010;20(7):651-3.
24. Pedreira DAL, Zanon N, Nishikuni K, et al. Endoscopic surgery for the antenatal treatment of myelomeningocele: The CECAM trial. Am J Obstet Gynecol. 2016.
25. Lapa Pedreira DA, Acacio GL, Gonçalves RT, et al. Percutaneous fetoscopic closure of large open spina bifida using a bilaminar skin substitute. Ultrasound Obstet Gynecol. 2018;52(4):458-66.
26. McLone DG. Care of the neonate with a myelomeningocele. Neurosurgery Clinics of North America. 1998.
27. Lien SC, Maher CO, Garton HJL, et al. Local and regional flap closure in myelomeningocele repair: A 15-year review. Child's Nerv Syst. 2010;26(8):1091-5.
28. Cruz NI, Ariyan S, Duncan CC, Cuono CB. Repair of lumbosacral myelomeningoceles with double Z-rhomboid flaps. Technical note. J Neurosurg. 1983;59(4):714-7.
29. Campobasso P, Pesce C, Costa L, Cimaglia ML. The use of the Limberg skin flap for closure of large lumbosacral myelomeningoceles. Pediatr Surg Int. 2004;20(2):144-7.
30. Ulusoy MG, Koçer U, Sungur N, et al. Closure of meningomyelocele defects with bilateral modified V-Y advancement flaps. Ann Plast Surg. 2005;54(6):640-4.
31. Atik B, Tan O, Kymaz N, et al. Bilobed fasciocutaneous flap closure of large meningomyeloceles. Ann Plast Surg. 2006;56(5):562-4.
32. McCarthy DJ, Sheinberg DL, Luther E, McCrea HJ. Myelomeningocele-associated hydrocephalus: Nationwide analysis and systematic review. Neurosurg Focus. 2019;47(4).
33. Machado HR, Santos de Oliveira R. Simultaneous repair of myelomeningocele and shunt insertion. Child's Nerv Syst. 2004;20(2):107-9.
34. Rei J, Pereira J, Reis C, et al. Endoscopic Third Ventriculostomy for the Treatment of Hydrocephalus in a Pediatric Population with Myelomeningocele. World Neurosurg [Internet]. 2017;105:163-9.
35. McDowell MM, Blatt JE, Deibert CP, et al. Predictors of mortality in children with myelomeningocele and symptomatic Chiari type II malformation. J Neurosurg Pediatr. 2018;21(6):587-96.
36. Kellogg R, Lee P, Deibert CP, et al. Twenty years' experience with myelomeningocele management at a single institution: Lessons learned. J Neurosurg Pediatr. 2018;22(4):439-43.
37. Ausili E, Tabacco F, Focarelli B, et al. Prevalence of latex allergy in spina bifida: Genetic and environmental risk factors. Eur Rev Med Pharmacol Sci. 2007;11(3):149-53.
38. Mazagri R, Ventureyra ECG. Latex allergy in spina bifida patients. Crit Rev Neurosurg. 1999;9(3):189-92.
39. Taylor JS, Erkek E. Latex allergy: Diagnosis and management. Dermatol Ther. 2004;17(4):289-301.
40. Caldarelli M, Boscarelli A, Massimi L. Recurrent tethered cord: Radiological investigation and management. Child's Nerv Syst. 2013;29(9):1601-9.
41. Aldave G, Hansen D, Hwang SW, et al. Spinal column shortening for tethered cord syndrome associated with myelomeningocele, lumbosacral lipoma, and lipomyelomeningocele in children and young adults. J Neurosurg Pediatr. 2017;19(6):703-10.
42. Dewan MC, Wellons JC. Fetal surgery for spina bifida. J Neurosurg Pediatr. 2019;24(2):105-14.
43. Rodrigues ABD, Krebs VLJ, Matushita H, de Carvalho WB. Short-term prognostic factors in myelomeningocele patients. Child's Nerv Syst [Internet]. 2016;32(4):675-80.
44. Ryabykh SO, Pavlova OM, Savin DM, et al. Surgical Management of Myelomeningocele-Related Spinal Deformities. World Neurosurg [Internet]. 2018;112:e431-41.
45. Sawin KJ, Liu T, Ward E, et al. The National Spina Bifida Patient Registry: Profile of a large co-hort of participants from the first 10 clinics. J Pediatr [Internet]. 2015;166(2):444-50.
46. Alabi NB, Thibadeau J, Wiener JS, et al. Surgeries and health outcomes among patients with spina bifida. Pediatrics. 2018;142(3).
47. Parizi JLG, Leal da Cruz M, Andrade MC, et al. A Comparative Analysis of Bladder Pattern of Patients who Underwent in utero Versus Postnatal Myelomeningocele Repair. J Urol. 2020.

CAPÍTULO 17

MEDULA PRESA

José Aloysio da Costa Val Filho ▪ Leopoldo Mandic Ferreira Furtado
Túlio Ramos Cavalcanti ▪ Eustáquio Claret dos Santos Júnior

INTRODUÇÃO

As síndromes de medula presa (MP) são doenças que ocorrem nos disrafismos espinhais, decorrentes do ancoramento da medula por alguma razão. Com o crescimento natural da criança a medula ancorada torna-se estirada, provocando lesões neste órgão.

A MP pode decorrer do disrafismo aberto, pós-mielomeningocele (MM) ou de disrafismos fechados, sendo inúmeras situações patológicas envolvidas. As manifestações clínicas ainda são pouco conhecidas na comunidade médica, sobretudo entre os pediatras. Por outro lado, o diagnóstico precoce e o tratamento correto interferem na vida da criança.

A descrição da doença, o quadro clínico associado e seu tratamento são o objetivo deste capítulo.

EMBRIOLOGIA

O sistema nervoso central (SNC) origina-se do ectoderma, e seu desenvolvimento é induzido pela notocorda. A notocorda induz espessamento do ectoderma, formando a placa neural. Posteriormente ocorre uma indentação mediana na placa neural, formando a goteira neural, a partir do 15° dia de gestação.

A partir da goteira neural, ocorre o fenômeno da neurulação primária – fechamento da placa neural, dando origem ao tubo neural. Este, por fim, dará origem ao encéfalo e medula. Na neurulação ocorre a formação de poros de fechamento incompletos nas extremidades rostral e caudal do tubo neural, que se fecham por volta do 27° dia de gestação. O não fechamento completo destes neuroporos dará origem aos disrafismos craniais e caudais. A neurulação secundária é um fenômeno posterior em que ocorre a vacuolização do segmento distal da medula. A não ocorrência total da neurulação secundária levará, sobretudo, aos disrafismos ocultos.

O ectoderma também dá origem à pele. Esta origem comum entre SNC e pele explica muitos dos achados nos disrafismos que cursam com alterações nestas duas estruturas. Para prevenir malformações do desenvolvimento do SNC, o uso do ácido fólico pela mãe é fundamental. No entanto, seu uso deve ser iniciado antes da concepção, pois no momento da neurulação, o feto se alimenta do ácido fólico presente no oócito, acumulado previamente.

FISIOPATOLOGIA

A fisiopatologia da medula presa é multifatorial. A medula ancorada em estruturas adjacentes sofre uma tração progressiva, à medida que cresce seu arcabouço ósseo. Isto provoca um estiramento não apenas das estruturas neurais, mas também da vasculatura em sua superfície. A alteração morfológica sofrida pelos vasos neste contexto parece alterar o fluxo sanguíneo medular, gerando um ambiente de isquemia crônica, que em situações extremas pode ocasionar troca para o metabolismo anaeróbio, com diminuição do aporte de glicose e falência mitocondrial.

Estudos com modelos animais conseguiram demonstrar como a distração medular altera o metabolismo oxidativo no tecido neural. Yamada et al.[1,2] notaram o acúmulo de metabólitos anormais, como o citocromo α e α_3 em interneurônios medulares nestas circunstâncias. Dolan et al.[3] demonstraram que, à medida que se aumentou a distração medular em um modelo experimental, houve diminuição de fluxo sanguíneo na substância cinzenta.

Como todo mecanismo isquêmico, o tempo parece ser um fator independente para determinar a extensão do dano e sua irreversibilidade, como demonstrado por Kang *et al.*[4] Estes autores desenvolveram um modelo experimental com gatos, em que avaliaram o efeito da fixação do filamento terminal ao longo do tempo. Os resultados mostraram alteração no fluxo sanguíneo e no potencial evocado sensitivo, reversível com o desancoramento em duas semanas, porém irreversível após oito semanas da fixação.

ETIOLOGIA

Disrafismo Fechado

São doenças decorrentes de malformações diversas que acometem a medula, filamento terminal ou outras estruturas. Geralmente, associa-se a malformação dos pedículos posteriores vertebrais e, eventualmente, alterações mais graves, mas com fechamento da pele. Nestes casos é comum haver uma assinatura cutânea, normalmente lombossacra que é vital para o diagnóstico precoce.

Filamento Terminal Espessado

O filamento terminal espessado é uma causa de ancoramento de medula com consequente tração caudal dos tecidos neurais. A suspeita diagnóstica deve ser eminentemente clínica, uma vez que alterações sugestivas na neuroimagem podem estar presentes em indivíduos normais.

A confirmação diagnóstica se dá pelo somatório da clínica compatível com dois ou mais dos seguintes fatores: imagem mostrando cone de implantação baixa; ou lipoma aderido ao filamento terminal; ou *filum* de espessura > 2 mm (Fig. 17-1).[5]

Diastematomielia

A diastematomielia é um defeito de fechamento que provoca a divisão da medula em duas, separadas por diferentes elementos, o que influencia em sua classificação. Na diastematomielia dita do tipo 1, as hemimedulas são separadas por um septo mediano osteocartilaginoso, cada uma em sua própria bainha de dura. Já no tipo 2, as hemimedulas estão contidas no mesmo envelope dural, separadas por um septo fibroso. Ambos os tipos parecem vir da persistência de uma fístula neuroentérica entre o saco vitelínico e o âmnio, que dá origem à estrutura endomesenquimal que divide o canal neural em duas partes. As diastematomielias geralmente são associadas a deformidades vertebrais mais graves (Fig. 17-2).[5]

Meningocele Frustra

Trata-se de uma meningocele sem componentes neurais. Não raramente, porém, há nervos que se aderem ao colo da meningocele, tornando seu tratamento cirúrgico perigoso.

Seio Dérmico

O seio dérmico é um pertuito que se origina a partir da separação incompleta entre o ectoderma neural e o ectoderma epitelial, comunicando os dois folhetos. É mais comum na região lombossacra em sua linha média, mas pode surgir em qualquer ponto do neuroeixo, do sacro ao násion, inclusive fora

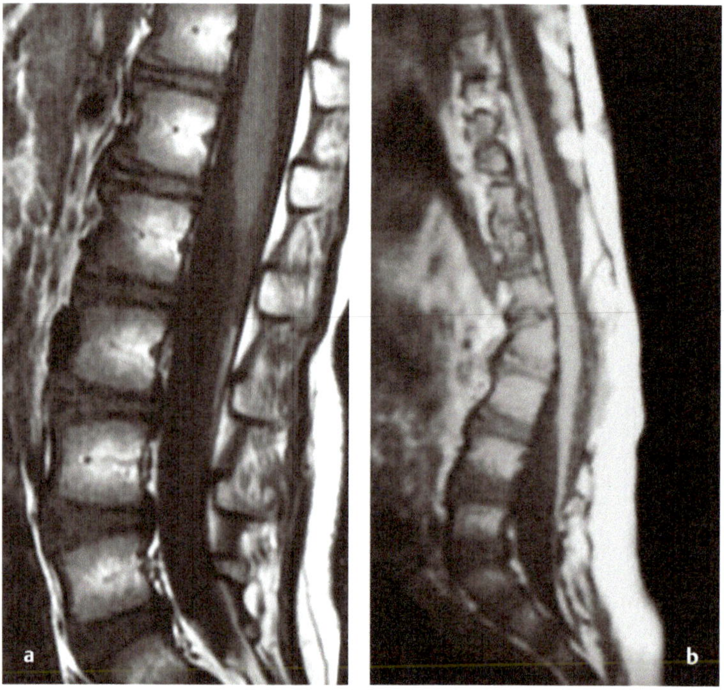

Fig. 17-1. (a) RM em corte sagital mostrando filamento terminal espessado e com lipoma aderido. (b) RM em corte sagital evidenciando cone medular de implantação baixa, com importante alteração toracolombar cifótica possivelmente associada ao filamento terminal espessado.

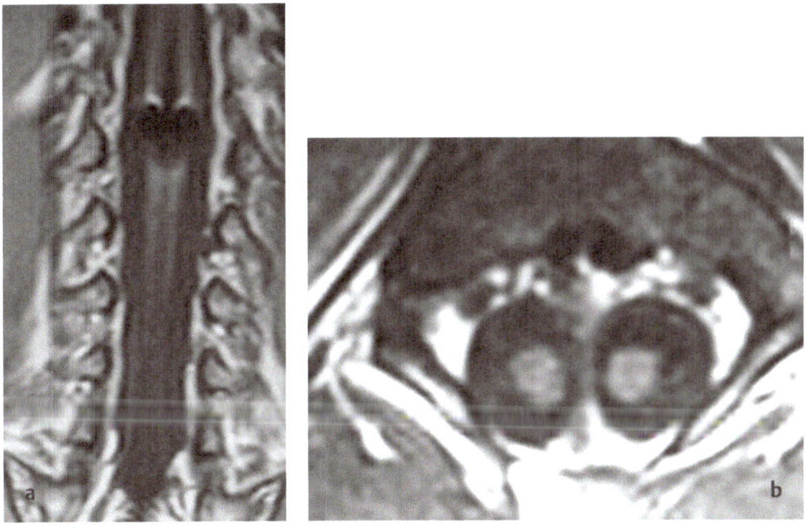

Fig. 17-2. RM lombossacral: (a) coronal, (b) axial, evidenciando diastematomielia.

da linha média.[5] São comuns os estigmas cutâneos sobre o defeito, principalmente a hipertricose brotando do orifício, não raramente circundada por nevo avascular.

Quando o pertuito alcança o espaço intradural, há um risco aumentado para meningite, por causa da comunicação entre meio externo e SNC. Há, ainda, importante associação do seio dérmico com cistos e tumores dérmicos e epidérmicos, em razão da migração de células destas camadas para o espaço intradural. Estas massas podem comportar-se com efeito compressivo sobre estruturas durais e serem muito sintomáticas (Fig. 17-3).

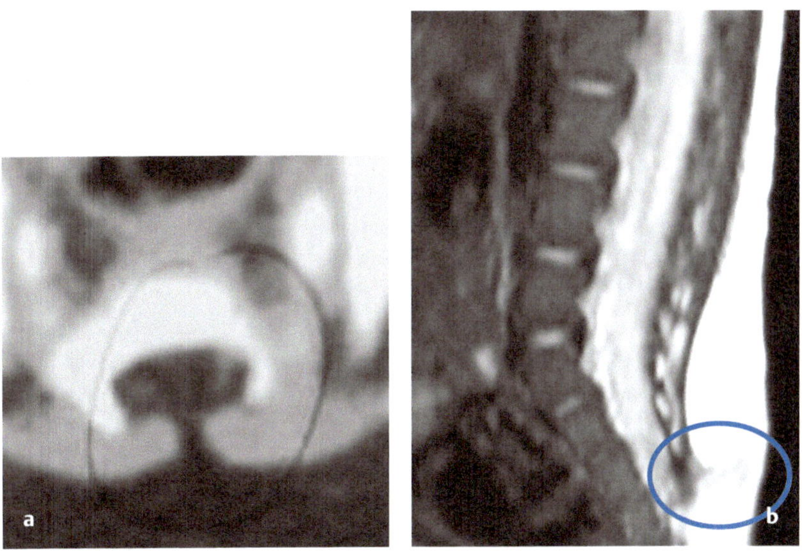

Fig. 17-3. RM em corte: (a) axial e (b) sagital, evidenciando seio dérmico.

Síndromes de Regressão Caudal

As síndromes de regressão caudal são na verdade um espectro de malformações que em alguns casos está associado à presença de medula presa. Dentre as anomalias que cursam com ancoramento, podemos citar a síndrome OEIS (onfalocele, extrofia cloacal, ânus imperfurado e anomalias espinhais); síndrome VATER (anomalias vertebrais, ânus imperfurado, fístula traqueoesofágica e alterações renais); VACTERL (anomalias vertebrais, atresia do ânus, defeitos cardiovasculares, fístula traqueoesofágica, anomalias renais e defeitos apendiculares); e tríade de Currarino (malformações anorretais e sacrais associadas à massa anterior ao sacro).[5] O grau de complexidade da malformação parece estar associado a uma chance maior de haver disrafismo e medula presa. Por causa da simultaneidade de condições graves, é difícil dizer, com exatidão, se eventuais déficits são decorrentes do ancoramento da medula ou de outros componentes da regressão caudal (Fig. 17-4).

Espinolipomas

Alguns disrafismos ocultos podem estar associados a lipomas no canal medular. Estes lipomas podem ou não estar aderidos à medula, e seu tratamento é individualizado, pois as alterações morfológicas são diversas.

Dorsal e Transicional

No lipoma dorsal, a interface entre gordura e medula se dá totalmente na superfície dorsal na medula lombar, poupando o cone distal. A linha de fusão é nítida ao longo de uma faixa grosseiramente oval que separa a gordura da zona de entrada das raízes dorsais (DREZ) e das raízes dorsais lateralmente. Assim, o lipoma não contém raízes em seu interior. O pedúnculo do lipoma se estreita para comunicar-se com a gordura extradural.

A origem deste defeito remonta a um defeito da dura (durosquise) e do tubo neural (mielosquise), permitindo que elementos mesodérmicos ao redor entrem no saco dural e se acoplem ao tubo neural que está escorregando cranialmente (crescimento mais rápido da coluna em relação à medula), resultando em um encarceramento deste conteúdo mesenquimal.[6]

Lipomas dorsais resultam de um defeito segmentar de fechamento envolvendo apenas a neurulação primária. Por isto, estes tipos de lipoma sempre se associam a defeitos do arco neural. A separação entre o ectoderma cutâneo e o ectoderma neural ocorre após o fechamento da placa neural dorsal-

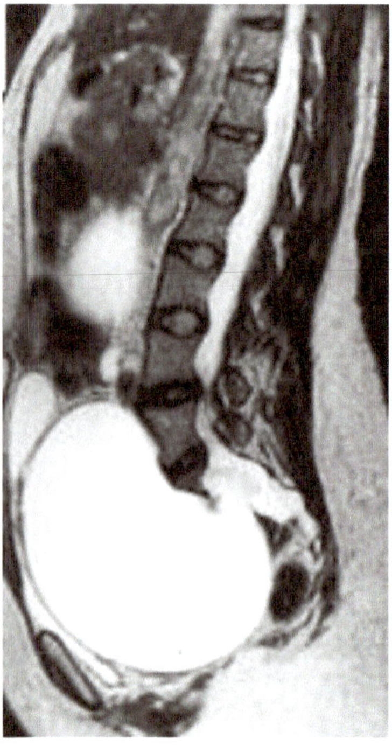

Fig. 17-4. RM de coluna lombossacra, ponderada em T2, evidenciando meningocele anterior e alterações sacrais, encontradas na síndrome de Currarino.

mente. Quando esta disjunção ocorre precocemente, cria-se o espaço para invasão mesenquimal. Em outras palavras: o erro embriológico levando à invasão mesodérmica do tubo neural provavelmente repousa sobre uma disjunção prematura entre ectodermas neural e cutâneo; é dizer: a separação entre os ectodermas ocorre antes que os folhetos convergentes da placa neural se fundam.[6]

A gordura ancora o tubo neural à adiposidade subcutânea. As raízes dorsais, por serem originadas da crista neural, crescem ventrolateralmente, mas nunca atravessando o lipoma. Esta divisão auxilia o cirurgião a definir o plano de clivagem ideal para ressecção da gordura.

Já no lipoma transicional, a porção rostral do defeito é idêntica à do lipoma dorsal, com linha de fusão, DREZ e raízes dorsais possíveis de identificar. Porém, no lipoma transicional, o cone pode estar acometido, o que sugere alterações também da neurulação secundária.

Ao envolver o cone, o lipoma o faz de forma caudal e oblíqua, mergulhando no interior do saco para alcançá-lo, de forma a rodar e distorcer a anatomia de ambos. O tecido neural e raízes, contudo, permanecem a todo tempo ventrais e laterais à fusão. O defeito dural tende a ser mais longo e maior no lado acometido (Figs. 17-5 e 17-6).[6]

Caótico

No lipoma caótico, geralmente não há um plano de clivagem bem definido, com a gordura atravessando placódio e porção ventral da medula. Há aqui um defeito da neurulação com envolvimento da gordura mesenquimal na condensação do material neural da porção caudal da medula em sua formação; ou no estágio de cavitação da medula e sua integração com o tubo neural primário; ou no momento de degeneração parcial da medula cavitária, através de apoptose, formando o filamento terminal.[6]

O resultado é um lipoma que não segue as regras de nenhum dos tipos pregressos. Começa dorsal à medula (como no lipoma dorsal), com uma linha de fusão em sua porção rostral que pode ser identificada, mas, à medida que se prolonga caudalmente, o plano de clivagem vai ficando borrado, difícil de distinguir. Dessa forma, a localização das raízes dorsais e da DREZ fica menos previsível. Este tipo de lipoma parece associar-se à agenesia sacral (Fig. 17-7).

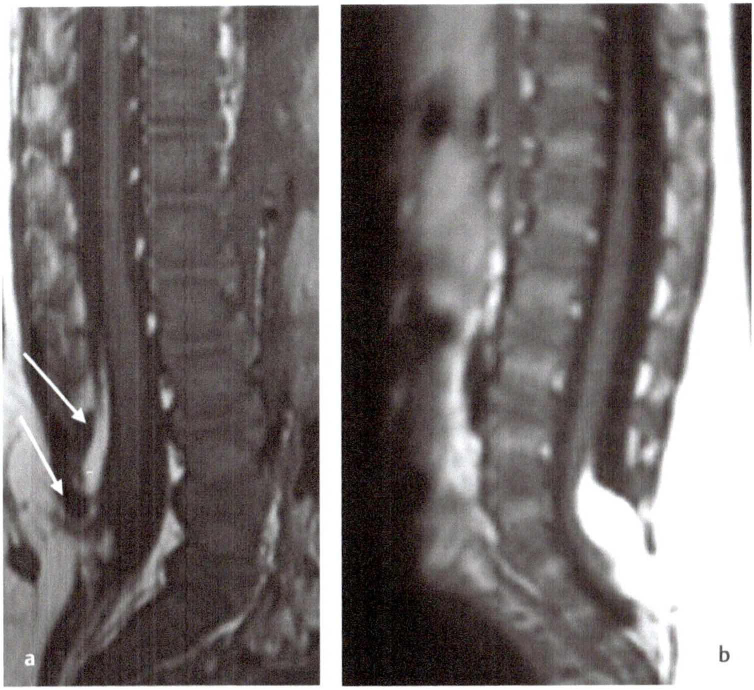

Fig. 17-5. (a) RM de coluna lombossacra sagital evidenciando lipoma dorsal intrarraquiano. (b) RM sagital mostrando lipoma transicional.

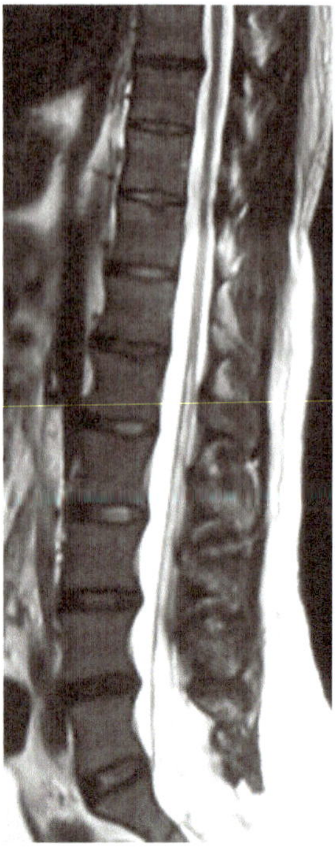

Fig. 17-6. RM de coluna lombossacra, ponderada em T2, evidenciando lipoma transicional, baixa implantação do cone medular, associado à siringomielia.

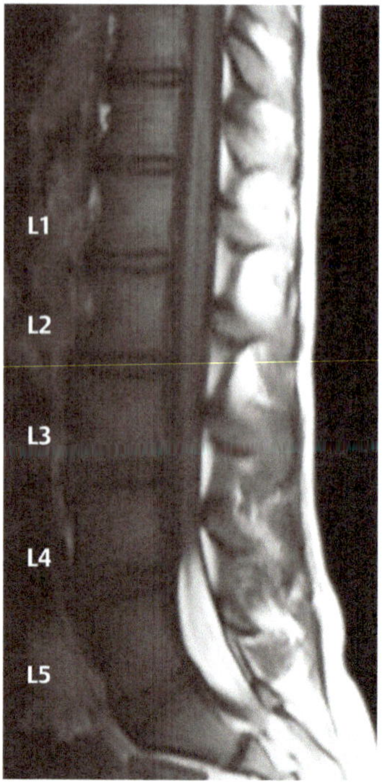

Fig. 17-7. Lipoma caótico com envolvimento do cone medular e raízes sacrais.

Lipoma Terminal

O lipoma terminal se insere na extremidade caudal do cone, sem, no entanto, misturar-se com a medula ou DREZ, que estão em posição ventral à gordura. O saco dural e os invólucros miofasciais estão intactos. O lipoma pode substituir o filamento terminal completamente ou é separado do cone por um curto *filum* espessado.

Embriologicamente, os lipomas terminais parecem estar mais associados a defeitos da neurulação secundária do que primária, uma vez que os segmentos medulares lombares e sacrais altos (produtos da neurulação primária) nunca estejam afetados. Ademais, outras alterações desta fase, como durasquise e mielosquise, não estão presentes. Aqui, a gordura costuma envolver apenas o filamento terminal.[6]

Disrafismo Aberto

A mielomeningocele é uma das etiologias envolvidas na medula presa na criança e apresenta alta taxa de ancoramento. Sabe-se que 10% a 30% dessas crianças desenvolverão a síndrome da medula presa.[7,8]

Na síndrome da medula presa, secundária à mielomeningocele, a ressonância magnética (RM) de coluna lombossacra evidenciará baixa implantação do cone medular em praticamente 100% dos casos, o que não necessariamente corresponde à síndrome clínica de medula presa. Dessa forma, o diagnóstico da síndrome nestes pacientes é eminentemente clínico.

Aqui, a RM tem uma maior importância quando utilizada para acompanhamento, evidenciando piora do estiramento. É útil também para avaliar presença de lesões associadas e a extensão do ancoramento, com a finalidade de planejamento cirúrgico.

Outra peculiaridade destes pacientes é a presença concomitante de hidrocefalia e síndrome de Chiari II (SCII). Assim, é sempre importante ter em mente que alterações neurológicas atribuídas à medula presa podem, na verdade, ter como causa a descompensação destas condições.

No caso de pacientes em uso de derivações ventriculares, a clínica de falha da válvula pode não se assemelhar aos sinais clássicos de hidrocefalia. Este constitui importante fator de confusão no diagnóstico de síndrome de medula presa, devendo ser parte fundamental do exame físico a palpação do reservatório da válvula para checar seu bom funcionamento e, em casos selecionados, a realização de TC de crânio.

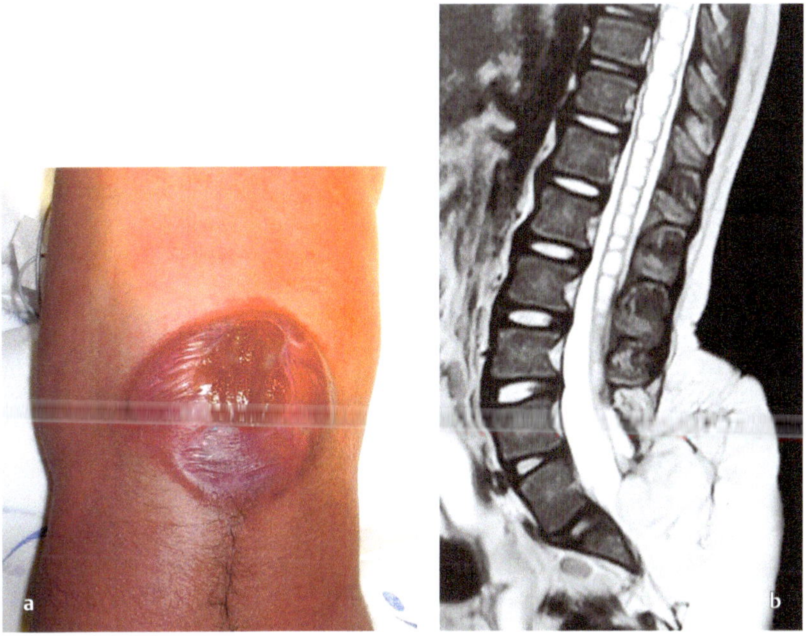

Fig. 17-8. (a) Mielomeningocele lombar à ectoscopia. (b) RM mostrando MP pós-correção de mielomeningocele associada à siringomielia.

No caso da SCII sintomática, o quadro clínico normalmente é muito exuberante, podendo haver tetraparesia, disfagia, disfonia, rouquidão, crises de apneia, ataxia, nistagmo, entre outros. No entanto, alguns destes sintomas, como alteração de marcha, podem ser indistinguíveis daqueles causados pela síndrome da medula presa.

Uma diferença entre estes pacientes e aqueles com medula presa relacionada com o disrafismo fechado é que, na forma pós-mielomeningocele, a dor lombar é menos prevalente. Em outras etiologias, como filamento terminal espessado e lipomielomeningocele, a dor lombar muitas vezes é o primeiro sintoma. A razão para esta diferença parece residir na hipoestesia ou anestesia lombar inerente à mielomeningocele.

Sabe-se também que, neste grupo, há dois picos de início dos sintomas da síndrome da medula presa: entre 2-4 anos e entre 8-10 anos, e o tempo médio de ancoramento após a primeira cirurgia para correção da mielomeningocele varia de 6-7 anos (Fig. 17-8).[9-12]

Sinais e Sintomas

As síndromes da medula presa são doenças complexas, que podem se apresentar por meio de uma miríade de sinais e sintomas. Alguns se relacionam com a etiologia da doença e com a faixa etária do paciente, que também são muito variáveis. Porém, esta associação entre quadro clínico, etiologia e idade nem sempre é específica.

Para fins didáticos, é possível dividir os sinais e sintomas em cinco grupos principais: cutâneos, dor, ortopédicos, urinários e neurológicos.

Estigmas Cutâneos

São lesões que aparecem na pele, geralmente na região lombossacra, com variedade importante de manifestações e que são assinatura de lesões mais graves em planos mais profundos.

Em neonatos e lactentes, por causa da dificuldade de interpretação de sintomas subjetivos, como dor e alterações sensitivas, a principal manifestação clínica são os estigmas cutâneos de disrafismo espinhal.

A incidência de lesões cutâneas no neuroeixo é de 3% na população em geral, enquanto chega a 80% no disrafismo oculto, podendo neste caso haver concomitância de lesões diferentes. Dessa forma, a especificidade de algumas lesões é limitada, mas ajudam na suspeição.[5]

Os estigmas cutâneos associados ao disrafismo tendem a se encontrar na linha média, acima do cóccix, normalmente sobre a lesão espinhal subjacente. Marcas cutâneas complexas sugerem maior complexidade de uma eventual lesão oculta.

Os estigmas principais são: ***dimple*** (ondulação, concavidade, em inglês), hipertricose, lipomas subcutâneos, seio dérmico, apêndices dérmicos, desvio ou bifurcação da prega interglútea, *nevi* vasculares (angiomas) e *nevi* pigmentados (Fig. 17-9).

Alguns estigmas específicos sugerem etiologias específicas. Estudo com pacientes com diastematomielia mostrou que hipertricose estava presente em 67% nos pacientes do tipo 1 e 33% do tipo 2. Em pacientes com outras anormalidades espinhais, a hipertricose estava presente em 24% dos pacientes (Figs. 17-10 a 17-12).[5]

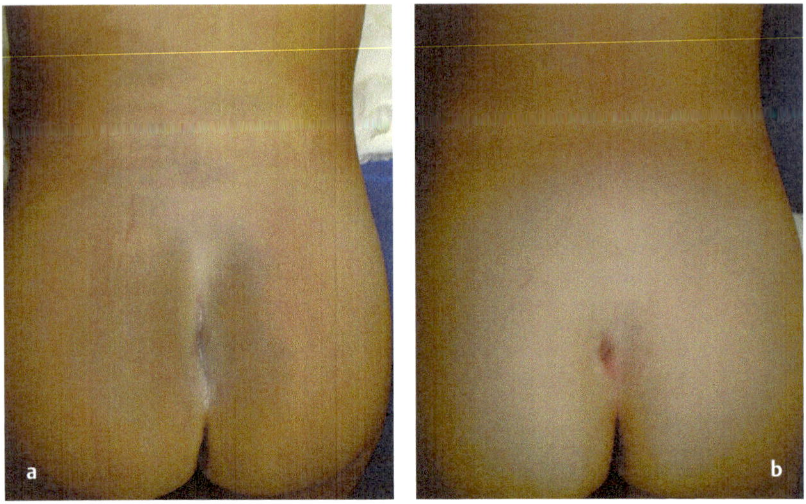

Fig. 17-9. (a,b) Exemplos de *dimple*.

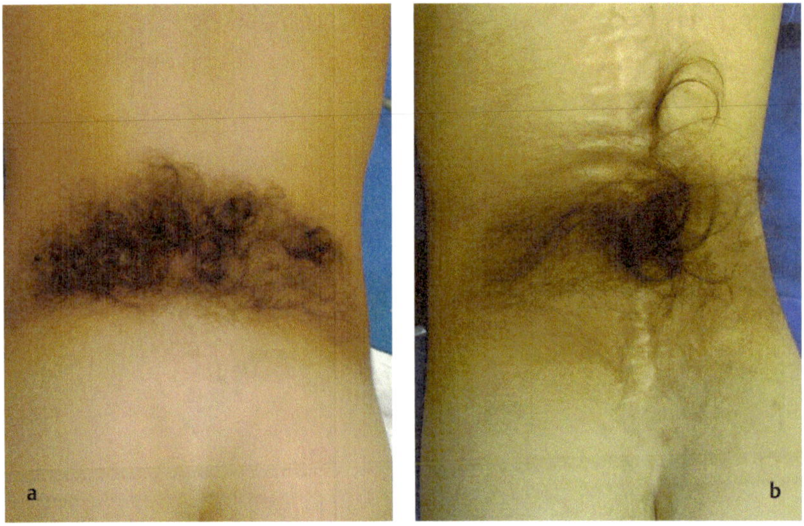

Fig. 17-10. (a,b) Hipertricose lombar.

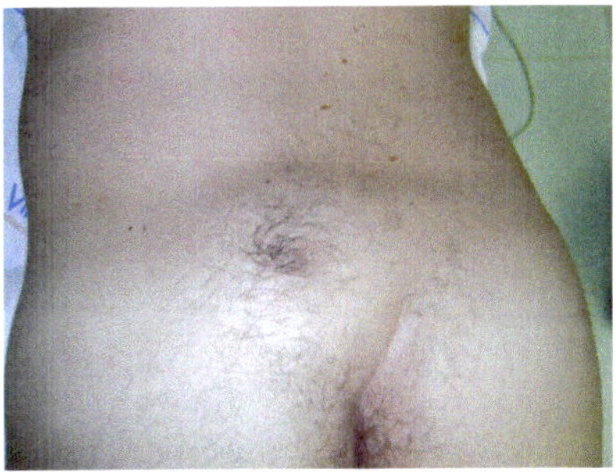

Fig. 17-11. Lipoma subcutâneo sacral associado à hipertricose lombar com desvio da linha interglútea.

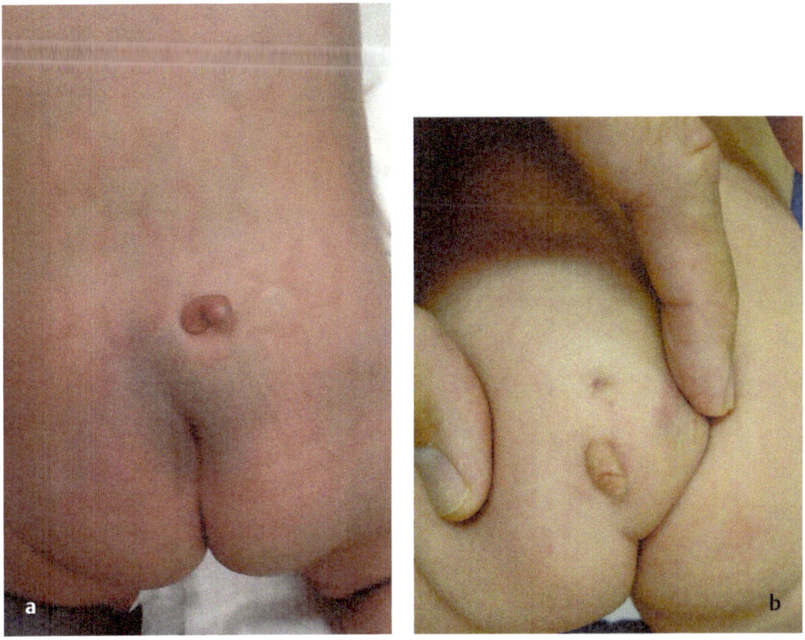

Fig. 17-12. (a,b) Apêndices cutâneos.

Na meningocele atrésica, costuma permanecer um pequeno ponto circular semelhante a uma queimadura de cigarro, podendo ser confundido com aplasia cútis (Fig. 17-13).

No seio dérmico, há uma abertura da pele que pode estar conectada a um trato subcutâneo revestido por epitélio que ganha a dura ou a medula espinhal. Ao formar um pertuito de comunicação do espaço intradural com o meio externo, funciona como porta de entrada de infecções para o SNC. Além disso, pode estar associado a tumores intrarraquianos, sendo que cerca de metade dos seios com comunicação intradural termina em um cisto ou tumor dermoide.

Normalmente a porção exterior do orifício é elevada e pode ter em sua base um hemangioma cutâneo ou nevo.

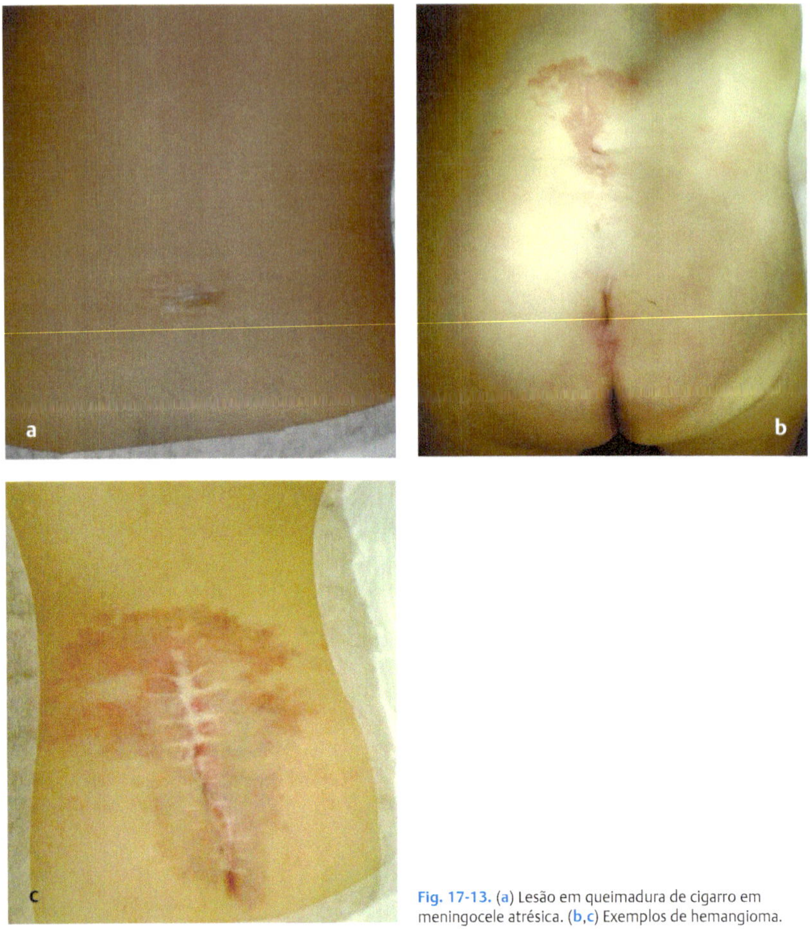

Fig. 17-13. (a) Lesão em queimadura de cigarro em meningocele atrésica. (b,c) Exemplos de hemangioma.

Dor

A dor lombar é um sintoma muito comum. O quadro álgico raramente vem isolado de outros sintomas. É também o que apresenta melhor resposta ao tratamento cirúrgico, com resolução completa ou parcial na quase totalidade dos casos. Importante mencionar que mesmo pacientes com déficit sensitivo importante em membros inferiores podem relatar dor nestes, com melhora após o tratamento.

A presença de dor lombar real em crianças não associada a outros fatos, como trauma, deve sempre ser pesquisada.

Ortopédicos

As alterações ortopédicas mais frequentes são na coluna vertebral e membros inferiores. A escoliose é um sintoma importante e muito incidente, que pode ser justificado por várias razões, desde fraqueza da musculatura paravertebral, alterações sensitivas e malformações vertebrais concomitantes até o próprio efeito físico da tração exercida pela medula presa.

O geno varo, pés cavos e valgos também são alterações prevalentes e que necessitam de tratamento ortopédico especializado além da liberação da medula (Figs. 17-14 e 17-15).

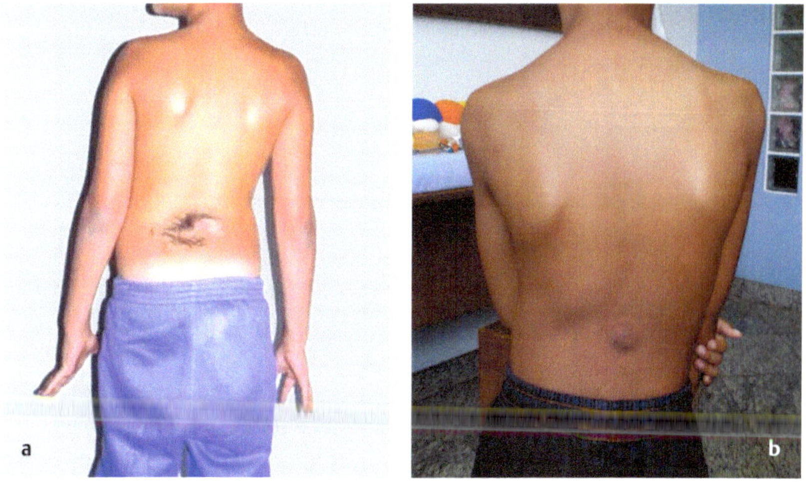

Fig. 17-14. (a,b) Exemplos de escoliose em pacientes com medula presa e disrafismo fechado. Interessante notar a presença dos estigmas cutâneos.

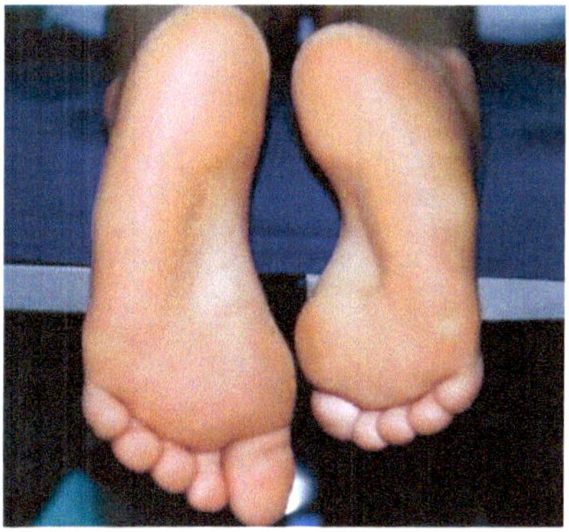

Fig. 17-15. Pé cavo.

Urinários

A incontinência e retenção urinárias decorrem da bexiga neurogênica e predispõem a inúmeras outras complicações, dentre as quais a mais prevalente é a infecção urinária de repetição. Após a liberação da medula, há estudos que falam em cerca de 60% de melhora dos sintomas urinários.

A identificação dos sintomas urológicos deve ser uma medida preventiva, para evitar comprometimento renal.

Neurológicos

Déficit sensitivo e motor podem ocorrer. Este último tende a cursar com hipertonia e hiper-reflexia, como em uma síndrome de neurônio motor superior. A causa, porém, deve ser sempre investigada, pois condições concomitantes, como compressão medular e hidrocefalia, podem ser fatores de confusão. O déficit causado pelo ancoramento da medula costuma ser de níveis mais baixos da medula, acometendo principalmente membros inferiores. Em crianças mais velhas, alterações sensitivo-motoras mais discretas podem ser facilmente notadas por alteração de marcha e equilíbrio, para a qual normalmente contribuem também os sintomas ortopédicos concomitantes. Espasticidade e clônus devem ser sempre investigados, por denotarem um comprometimento medular mais sério.

EXAMES COMPLEMENTARES

O diagnóstico da síndrome da medula presa é fundamentalmente clínico. Entretanto, exames complementares podem ser fundamentais para ajudar no diagnóstico, auxiliar no planejamento cirúrgico e avaliar a evolução do quadro e eficácia de um eventual tratamento.

RM

A ressonância magnética é o exame de imagem de escolha para avaliação da síndrome da medula presa. As imagens ponderadas em T1 proporcionam importantes informações, sobretudo no detalhamento anatômico da medula e filamento terminal, permitindo ver o nível do cone medular, presença de lipomas e comprimento/espessura do *filum*. Nas sequências em T2 e derivadas é possível ver estruturas com conteúdo liquórico, como siringomielia, cistos e mieloceles. A RM permite, ainda, investigação de lesões tumorais, como cistos e tumores dermoides.[5]

Importante mencionar que, em algumas situações, a RM de quase todos os pacientes mostrará um cone mais baixo que a média e uma medula ancorada, como nos casos pós-mielomeningocele. Isto não necessariamente corresponde ao diagnóstico de síndrome da medula presa. Daí a necessidade de o diagnóstico ser eminentemente clínico, sob pena de tratar equivocadamente pacientes que não têm indicação ou que têm outra causa para seus sintomas.

Tomografia Computadorizada (TC) e Radiografia (RX)

A TC e o RX não são exames de rotina na avaliação da síndrome da medula presa. Porém, mantêm sua importância para casos selecionados, principalmente para avaliar alterações no eixo da coluna, como escoliose e quando há malformação óssea associada. Nestes casos, este exame ajuda tanto no diagnóstico etiológico quanto no planejamento cirúrgico.

É também de fundamental importância na diastematomielia, para avaliar a natureza de septos intrarraquianos (Fig. 17-16).

Ultrassonografia (USG)

A ultrassonografia possui uso limitado na avaliação da criança com síndrome da medula presa. Entretanto, pode ser um exame interessante para rastreio, sobretudo em lactentes assintomáticos, mas com *dimple* ou hemangioma. Ele é capaz de determinar a localização do cone medular e perceber alterações morfológicas grosseiras sem expor o paciente à radiação ionizante da TC ou à sedação necessária para realizar a RM nesta idade. Porém, a janela ultrassonográfica piora muito após dois meses de idade, o que limita a aplicabilidade do exame em crianças mais velhas.[13]

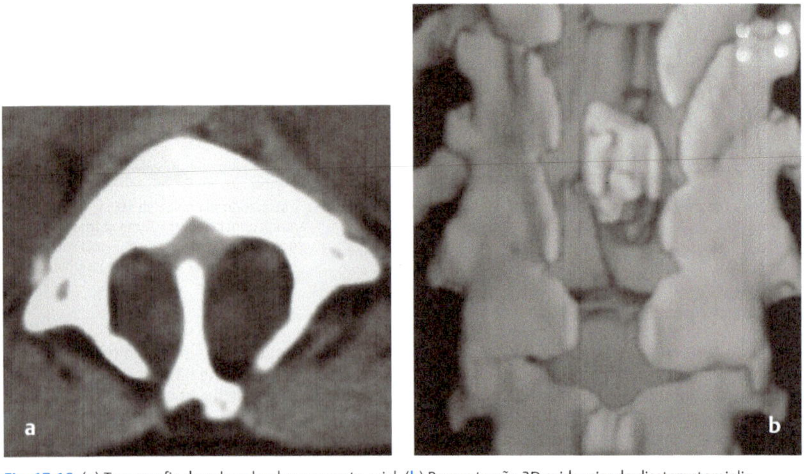

Fig. 17-16. (a) Tomografia de coluna lombar em corte axial. (b) Reconstrução 3D evidenciando diastematomielia associada a septo ósseo intrarraquiano e malformação dos elementos posteriores.

Avaliação Urológica

O acompanhamento com urologista deve ser encorajado na síndrome da medula presa. Exames urinários, principalmente a avaliação urodinâmica, fornecem informações que ajudam no diagnóstico de disfunção urinária, além de serem importantes no acompanhamento.

TRATAMENTO

O tratamento cirúrgico das síndromes de medula presa tem variações técnicas a depender da etiologia e das características anatômicas de cada caso. O objetivo, porém, é sempre o de desprender a medula do ponto em que está ancorada.

Importante mencionar que a maioria dos pacientes com medula presa, sobretudo aqueles com disrafismo aberto, tem uma chance maior de desenvolver alergia a látex, que é uma patologia grave, potencialmente fatal. Dessa forma, todo procedimento realizado nestas crianças deve seguir um protocolo de prevenção à alergia a látex.

O tipo de disrafismo também influencia a evolução dos sintomas e a história natural da doença. Da mesma forma, a duração parece ser determinante para a melhora de um sintoma neurológico, urinário ou musculoesquelético. Normalmente, déficits neurológicos já estabelecidos, ou bexiga neurogênica completa, não apresentam melhora significativa após a cirurgia. Em contrapartida, déficits de evolução progressiva, neurológicos ou musculoesqueléticos, podem-se estabilizar ou até mesmo recuperar em alguma medida, bem como sintomas urinários.

Os sintomas álgicos parecem ser os que apresentam a melhor resposta ao tratamento, não sendo rara sua resolução completa. O risco de piora neurológica peroperatória, principalmente disfunção vesical, é menor que 10%. No entanto, em pacientes com disrafismo complexo e anatomia muito distorcida, pode ser impossível distinguir estruturas neurais de outros tecidos, o que aumenta o risco de lesões e, ao mesmo tempo, limita a extensão de ressecção de estruturas indesejadas, como, por exemplo, lipomas.[5]

Para auxiliar nesta distinção, a monitorização neurofisiológica é um recurso que tornou o tratamento cirúrgico muito mais seguro. Ela permite a identificação de estruturas neurais, em tempo real, diferenciando-as de outros tecidos. Dessa forma, trata-se de uma ferramenta imprescindível. A monitorização conta com quatro métodos principais: o potencial evocado somatossensitivo tibial e peroneal (detecta tração excessiva ou pressão lateral do cone); potencial evocado sensitivo do pudendo (detecta dano de s2-s4, últimas raízes com função significativa); eletromiografia de membros inferiores e esfíncter anal; estimulação unipolar (permite avaliar, em tempo real, a condução em tecidos, como a medula, raízes e estruturas ancoradas).[5]

Técnica

Na síndrome de medula presa por filamento terminal espessado, o tratamento é seccioná-lo. Para tanto, faz-se uma laminotomia osteoplástica sobre o nível em que se encontra o ancoramento, abre-se a dura e busca-se o filamento.

Sua localização no saco dural costuma ser na linha média, dorsal. A coloração é azulada, há ausência de nódulos de Ranvier e a vasculatura difere daquela apresentada pelas raízes espinhais.[5]

Depois de identificado o *filum* e separado das raízes circundantes, ele é rodado para certificar que não há mais nada ao redor. O segmento é então ligado em dois pontos, coagulado e seccionado primeiro proximal, depois distal (Fig. 17-17).

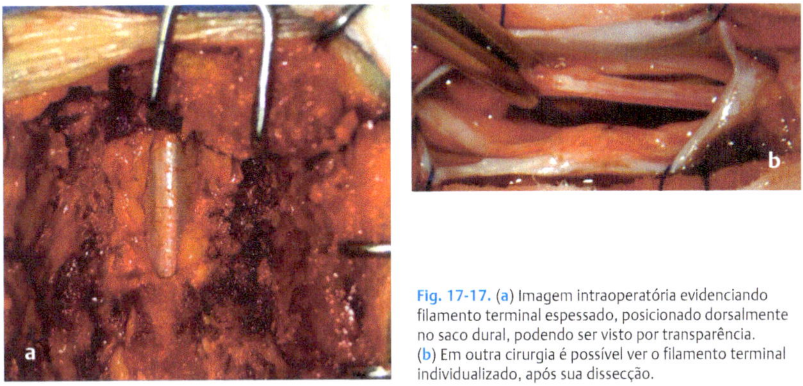

Fig. 17-17. (a) Imagem intraoperatória evidenciando filamento terminal espessado, posicionado dorsalmente no saco dural, podendo ser visto por transparência. (b) Em outra cirurgia é possível ver o filamento terminal individualizado, após sua dissecção.

O tratamento do seio dérmico consiste em ressecar o trato que o compõe e refazer a anatomia. Deve-se sempre checar se há outras aderências concomitantes, como *filum* espessado ou tumorações associadas, como tumor dérmico ou epidérmico (Figs. 17-18 e 17-19).

A cirurgia para os espinolipomas também tem como objetivo desancorar a medula, mas com um cuidado especial para evitar recidivas. A ressecção parcial da lesão parece estar associada ao reancoramento. Dessa forma, há autores que advogam pela ressecção total e reconstrução radical da medula. Esta posição se baseia na ideia de que a causa das recidivas é o reancoramento, que, por sua vez, ocorre por causa da estreita relação entre conteúdo e continente (medula e saco dural); da larga e pegajosa superfície de gordura residual e da separação incompleta entre a medula terminal e o lipoma residual.[6]

Seguindo esta linha de raciocínio, a ressecção total ou quase total eliminaria todos os fatores que estão por trás do reancoramento e da recorrência sintomática. Em contrapartida, a obsessão por uma ressecção generosa não pode significar aumento no risco de lesão de estruturas saudáveis, de forma que nos parece mais importante saber quando parar, do que até onde ir. A técnica consiste na incisão de pele sobre o lipoma subcutâneo, se palpável, pois ao segui-lo é possível que haja uma comunicação com o lipoma intraespinhal. O sentido de dissecção deve ser de cranial para caudal, através de uma janela de laminotomia osteoplástica. Esta recomendação se justifica pelo fato de a anatomia tender a ser menos alterada na porção rostral do lipoma, sendo mais fácil encontrar um plano de dissecção nesta topografia (Fig. 17-20).

Nos lipomas dorsais e transicionais, a identificação da linha de fusão entre pia, medula e lipoma permite encontrar a DREZ e as raízes dorsais, que estão ventrais e laterais a ela.[6] O lipoma é, então, ressecado seguindo o plano de clivagem encontrado, tendendo a medializar as manobras para preservar a DREZ e as raízes dorsais. Após a identificação pela monitorização das raízes de S3 e S4 e assegurada sua segurança, é possível ressecar o restante do tecido assumindo que a porção funcionalmente importante já está protegida.

O fechamento da dura deve ser idealmente primário. Contudo, muitas vezes isto não é possível, demandando substitutos durais. O uso destes materiais por si só não se relaciona de forma contundente com a ocorrência de fístula ou reancoramento. A recorrência, na verdade, parece estar associada a altas taxas de gordura residual e ao saco dural reconstruído de forma estreita (razão saco/medula).[6]

Na diastematomielia o conceito básico é de que o septo mediano é uma estrutura de ancoramento que deve ser removida – seja ele ósseo, cartilaginoso ou fibroso. Provavelmente é o disrafismo fechado mais difícil de tratar, sobretudo quando o envelope dural é único (diastematomielia do tipo 2), pois o cirurgião deve trabalhar entre as duas medulas desnudas.[5]

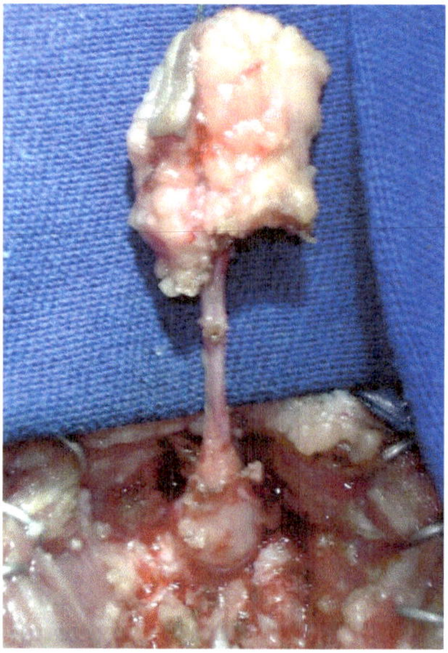

Fig. 17-18. Imagem intraoperatória evidenciando ressecção de seio dérmico em região lombar e sua comunicação com a dura-máter.

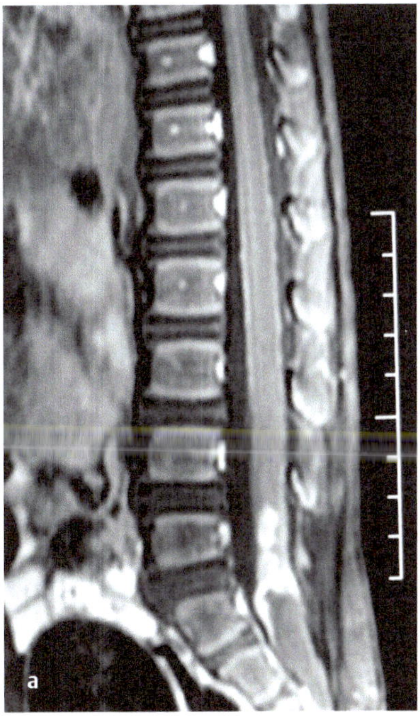

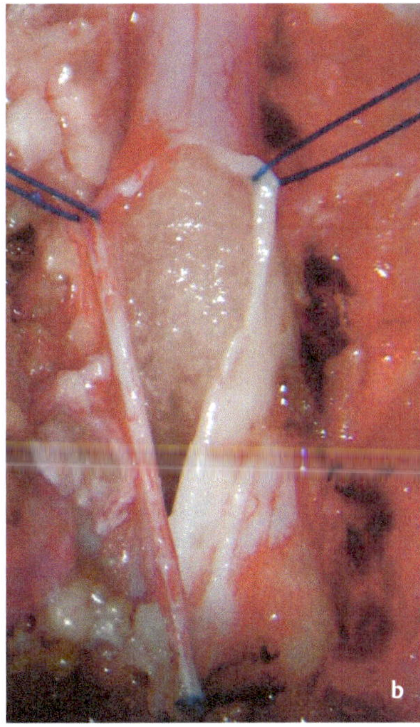

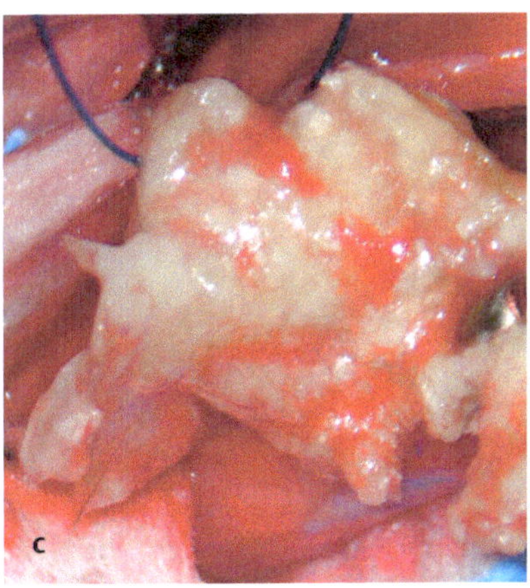

Fig. 17-19. (a) RM de coluna lombar e parte da torácica evidenciando lesão tumoral intrarraquiana lombar. (b) Imagem intraoperatória de estrutura perolácea intradural. (c) Tumor epidérmico sendo ressecado.

Nos disrafismos abertos, pós-mielomeningocele, a cirurgia possui grau elevado de dificuldade por causa da difícil distinção e identificação dos tecidos, associado à distorção da anatomia, provocada pela fibrose da cirurgia anterior. O objetivo da operação é encontrar o local de fixação da medula espinhal e desancorá-la, sem que haja dano neurológico adicional. Na maioria dos casos, a incisão é realizada na cicatriz prévia. A dissecção pode ser iniciada logo acima da cicatriz, onde há uma anatomia relativamente normal. Normalmente o local de ancoramento medular se encontra na linha mediana ou logo lateralmente, fixada no tecido cicatricial. Em pacientes paraplégicos, em razão da impossibilidade de dano neurológico adicional, a cordotomia apresenta-se como uma boa opção (porém, este é um procedimento de exceção).[14]

O fechamento da dura-máter é particularmente difícil nestes casos. Isto se dá pela malformação dural e por causa da falta de elasticidade dos tecidos subjacentes. Neste caso, substitutos durais podem ser usados como alternativa para auxiliar o fechamento de forma a evitar a fístula liquórica.

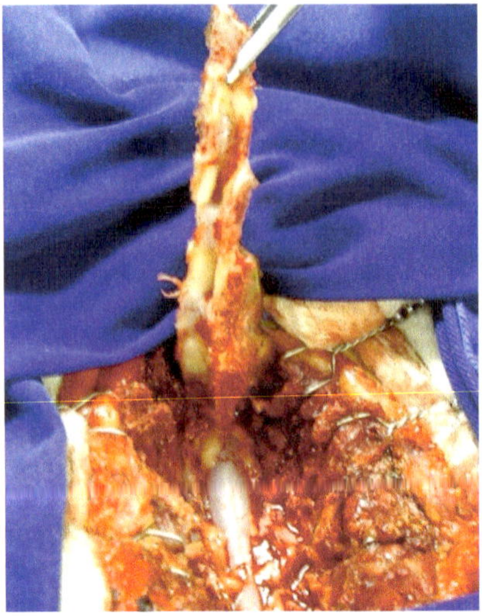

Fig. 17-20. Imagem intraoperatória de laminotomia osteoplástica em região lombar com exposição da porção dorsal do saco dural.

COMPLICAÇÕES

As principais complicações são fístula liquórica, pseudomeningocele, deiscência de ferida operatória, infecção de ferida operatória e déficit neurológico. Pode ocorrer nova lesão neurológica peroperatória, tanto radicular como medular. O tecido neuronal na síndrome da medula presa encontra-se suscetível, uma vez que esteja em sofrimento decorrente do processo isquêmico crônico. Dessa forma, uma pequena lesão pode provocar graves repercussões. Este risco aumenta bastante em caso de reoperação, sobretudo acima de duas a três cirurgias para desancoramento medular.[15] Entretanto, sabe-se que este risco pode ser minimizado com a monitorização neurofisiológica. Dentre as complicações, a mais comum é a fístula liquórica, principalmente na etiologia pós-mielomeningocele, por causa da pior cicatrização do tecido fibrótico já formado pela cirurgia anterior.

A fim de diminuir complicações, principalmente fístula, recomenda-se cabeceira plana no pós-operatório imediato por dois a três dias. Em pacientes com disrafismo complexo ou cisto dermoide a ser ressecado, é recomendada corticoterapia peroperatória.

O reancoramento não é incomum e parece estar relacionado com a etiologia, tipo de procedimento cirúrgico realizado e a ocorrência de meningite ou infecção de ferida no pós-operatório. Não se sabe se há relação com o uso de substituto dural.

É mais comum na mielomeningocele, uma vez que a dura-máter é malformada, difícil de fechar satisfatoriamente, propiciando a aderência de tecido neural ao tecido cicatricial adjacente, que sofre retração, estirando a medula. No disrafismo oculto, sobretudo na lipomielomeningocele, o reancoramento medular também não é raro, porém menos frequente que na mielomeningocele, já que, neste caso, o fechamento da dura-máter é realizado de maneira mais eficaz.

Nos dois tipos de disrafismo, o reancoramento costuma tornar-se mais sintomático nos momentos de estirão de crescimento da criança.

A realização de uma duroplastia espaçosa, com mínimo contato do sangue com o espaço subaracnoide e evitando dano ou coagulação da superfície pial diminui a chance de aracnoidite, aderências piais e, consequentemente, recidiva.[5]

Atualmente, há indicação para tratamento da mielomeningocele fetal. De acordo com as conclusões do estudo MOMS,[16] o ancoramento parece ser mais tardio nestas crianças, além de vários outros benefícios.

DICAS

- Os disrafismos espinhais são um grupo de doenças com a origem embriológica e fisiopatologia comuns, mas com uma miríade de apresentações patológicas distintas;
- Os disrafismos fechados geralmente são acompanhados de assinaturas neurocutâneas (estigmas), que devem chamar atenção para o diagnóstico precoce;
- A mielomeningocele (disrafismo aberto) pode cursar com síndrome de medula presa;
- O diagnóstico e a indicação de tratamento devem seguir sempre o quadro clínico e não se basear somente na imagem, que geralmente está alterada (mesmo nos casos tratados);
- A recidiva (reancoramento da medula) é comum e segue os estirões de crescimento;
- O uso da neuromonitorização intraoperatória é mandatório;
- A profilaxia com ácido fólico antes da concepção é o único meio sabido de prevenção dos disrafismos;
- Por fim, a cirurgia fetal para mielomeningocele dá indícios de que irá alterar a história natural desta doença em relação ao ancoramento da medula.

REFERÊNCIAS BIBLIOGRÁFICAS

1. Yamada S, Sanders DC, Maeda G. Oxidative metabolism during and following ischemia of cat spinal cord. Neurol Res. 1981.
2. Yamada BS, Colohan ART, Yamada S, et al. Pathophysiology of tethered cord syndrome and similar complex disorders. Neurosurg Focus. 2008.
3. Dolan EJ, Transfeldt EE, Tator C, et al. The effect of spinal distraction on regional spinal cord blood flow in cats. J Neurosurg. 1980.
4. Kang JK, Kim MC, Dal Kim S, Song JU. Effects of tethering on regional spinal cord blood flow and sensory-evoked potentials in growing cats. Child's Nerv Syst. 1987.
5. Cochrane D. Occult Spinal Dysraphism. In: Albright AL, Pollack IF, Adelson PD. Principles and practice of pediatric neurosurgery. 3. Ed. New York: Thieme, 2015. p. 308-24.
6. Pang D. Surgical Management of Complex Spinal Cord Lipomas. In: Albright AL, Pollack IF, Adelson PD. Principles and practice of pediatric neurosurgery. 3. Ed. New York: Thieme. 2015:325-41.
7. Bowman RM, McLone DG, Grant JA, et al. Spina bifida outcome: A 25-year prospective. Pediatr Neurosurg. 2001.
8. Bowman RM, Mohan A, Ito J, et al. Tethered cord release: a long-term study in 114 patients. J Neurosurg Pediatr. 2009.
9. Caldarelli M, Di Rocco C, Colosimo C, et al. Surgical treatment of late neurological deterioration in children with myelodysplasia. Acta Neurochir (Wien). 1995.
10. Herman JM, McLone DG, Storrs BB, Dauser RC. Analysis of 153 patients with myelomeningocele or spinal lipoma reoperated upon for a tethered cord: Presentation, management and outcome. Pediatr Neurosurg. 1993.
11. Lage JFM, Vilar ARE, Almagro MJ, et al. Spinal cord tethering in myelomeningocele and lipomeningocele patients: The second operation. Neurocirurgia. 2007;18(4):312-19.
12. Zerah M, Roujeau T, Catala M, Pierre-Kahn A. Spinal lipomas. In: The Spina Bifida: Management and Outcome. 2008.
13. Şahin F, Selçuki M, Ecin N, et al. Level of conus medullaris in term and preterm neonates. Arch Dis Child Fetal Neonatal Ed. 1997.
14. Blount JP, Tubbs RS, Okor M, et al. Supraplacode spinal cord transection in paraplegic patients with myelodysplasia and repetitive symptomatic tethered spinal cord. J Neurosurg. 2005.
15. Albright AL, Pollack IF, Adelson PD, Solot JJ. Outcome data and analysis in pediatric neurosurgery. Neurosurgery. 1999.
16. Adzick NS, Thom EA, Spong CY. Management of Myelomeningocele Study (MOMS) A Randomized Trial of Prenatal Versus Postnatal Repair of Myelomeningocele Protocol. N Engl J Med. 2011;364(11):993-1004.

CAPÍTULO 18

MALFORMAÇÕES DE CHIARI

Fernando Luiz Rolemberg Dantas ▪ François Dantas
Antônio Carlos Vieira Caires ▪ Ricardo Vieira Botelho

INTRODUÇÃO

As malformações de Chiari foram classificadas originariamente em quatro entidades anatômicas distintas com características clínico-anatômicas peculiares, cuja fisiopatologia inicialmente sugeria alterações do rombencéfalo; dois dos quatro tipos consistem em um tipo de herniação das tonsilas cerebelares.[1] O objetivo principal no tratamento da malformação de Chiari é a descompressão das estruturas neurais e restauração da circulação liquórica na junção craniocervical.[2,3] A apresentação clínica é variável, sendo fundamental a seleção ideal do paciente para a cirurgia e para obtenção de sucesso terapêutico. Neste capítulo, vamos dar ênfase à malformação de Chiari tipo I, especialmente no adulto.

HISTÓRICO

A malformação de Arnold-Chiari tipo I, ou malformação de Chiari tipo I (MC-I), foi originalmente definida por Hans Chiari como um "alongamento das tonsilas e das partes mediais dos lobos inferiores do cerebelo, com projeções em forma de cone, que acompanham o tronco cerebral no canal espinhal".[4] No entanto, por um longo período de tempo, a compreensão da fisiopatologia e do tratamento permaneceu inalterada. Ainda na década de 1970, a MC-I não era muito discutida na literatura. A siringomielia, que muitas vezes está presente na MC-I, era listada como uma doença degenerativa sem tratamento satisfatório. No passado, a radioterapia era considerada uma opção de tratamento e a cirurgia não desempenhava nenhum papel. Em 1932, o primeiro relato sobre a cirurgia para tratamento desta condição foi introduzido, sendo descrita como uma ressecção do tecido cerebelar e do osso, que foi realizada na superfície posterior da malformação, por meio de uma abertura na dura-máter, a fim de melhorar a hidrocefalia do paciente, normalizando o fluxo do líquido cefalorraquidiano (LCR).[5] Nos últimos 40 anos, a compreensão da fisiopatologia e da história natural da MC-I, juntamente com o aparecimento da RM, melhoraram o tratamento dos pacientes.[6]

TIPOS DE MALFORMAÇÕES

Atualmente, as quatro formas de malformações de Chiari são consideradas entidades diferentes:

1. A MC-I tem sido constantemente associada ao hipodesenvolvimento da fossa posterior, com desproporção entre o volume do crânio e o volume neural da fossa posterior, sendo essa a base fisiopatológica desta doença.[7] Não há verdadeiramente uma malformação neural. A malformação é mesodérmica e óssea. A MC-I tem sido chamada por alguns de "malformação do adulto", embora também ocorra em crianças;[5]
2. A MC-II está constantemente associada à meningocele/mielomeningocele e disrafismo espinhal, e é considerada como secundária à perda liquórica e desequilíbrio do gradiente liquórico cranio-espinhal. A correção da meningocele intraútero tem interrompido a evolução da malformação e há relatos de melhora do estado neurológico dos pacientes durante o desenvolvimento;
3. A MC-III foi recentemente revista. Está constantemente associada à encefalocele occipital ou meningocele cervical;[8]
4. A MC-IV consiste em hipoplasia do cerebelo.

A MC-I é a anomalia mais comum. A prevalência de MC-I em estudos com exames de imagem tem sido estimada de 0,24% a 3,6% na população em geral.[5] A posição anormal das tonsilas e, em certa medida, a forma anormal das tonsilas cerebelares que herniam para fora da cavidade craniana e no canal cervical superior leva à obliteração dos espaços subaracnoides ao nível do forame magno.[9,10] A malformação é provavelmente relacionada a um defeito mesodérmico, que cria uma pequena fossa posterior, subsequente superlotação de seu conteúdo e herniação das estruturas através do forame magno.[11] A MC-I é a malformação mais comum da junção crânio-cervical.[12,13] Cerca de 14% a 21% das pessoas são assintomáticas e o diagnóstico neste grupo é feito através de exames de imagem.[14,15]

FISIOPATOLOGIA

Embora as malformações de Chiari sejam anomalias de desenvolvimento bem estudadas e descritas, permanece alguma incongruência em relação às suas etiologias subjacentes. Diversas teorias tentam explicar a fisiopatologia do Chiari: hidrocefalia ou teoria do cone de pressão, teoria da compressão externa, superlotação da fossa craniana posterior, teoria hidrodinâmica, teoria da displasia occipital, supercrescimento do tubo neural ou teoria do crescimento desorganizado do tubo neural, teoria da tração do cordão ou medula presa, teoria da parada do desenvolvimento, teoria de distensão ventricular inadequada, colisão de crescimento craniocervical ou teoria de crescimento vertebral craniocaudal (reverso), teoria de efeito de "sucção e derrame" como a causa de origem e expansão/manutenção de uma cavidade siringomiélica da medula espinal e a teoria da onda sistólica de LCR espinal exagerada de siringomielia.[16] Milhorat *et al.* subdividiram as características fisiopatológicas em cinco categorias: constrição craniana, medula presa, impressão basilar, hipertensão intracraniana e hipotensão intraespinal.[17] A disgenesia do rombencéfalo e teoria da parada do desenvolvimento, a tração caudal, a hidrocefalia e a teoria hidrodinâmica de Gardner, fossa posterior pequena e a teoria da distensão ventricular embriológica também são citados como fisiopatologia do Chiari.[18]

Atualmente, a maior quantidade de informação sugere que o fator fisiopatológico comum na MC-I é o subdesenvolvimento da fossa posterior. Vários distúrbios do desenvolvimento podem levar a um subdesenvolvimento ósseo (mesodérmico).[19-21] Alguns diagnósticos de MC-I podem, na verdade, ser secundários a doenças genéticas, metabólicas ou conectivas. Osteogênese imperfeita, fendas palatinas e outras doenças que levam ao subdesenvolvmento da fossa posterior podem causar a compressão das estruturas e à MC. A braquicefalia e, por conseguinte, craniossinostose tem sido descrita na gênese da invaginação basilar e malformação de Chiari.[22] Um estudo retrospectivo demonstrou que cerca de 12,7% dos pacientes com MC-I tinham um distúrbio hereditário do tecido conjuntivo, dos quais o tipo de hipermobilidade de Ehlers-Danlos era o mais comum.[23] Outras condições associadas com MC-I incluem condições craniofaciais (como síndrome de Crouzon e síndrome de Apert), distúrbios hormonais (como deficiência de hormônio do crescimento e acromegalia), distúrbios ósseos (como doença de Paget e raquitismo) e outros distúrbios genéticos (como neurofibromatose tipo 1 e fibrose cística), mas os mecanismos não são claros.

Acredita-se que a impactação das tonsilas cerebelares herniadas ao nível do forame magno cause a oclusão dos espaços subaracnóideos e consequentemente separação funcional entre o crânio e a coluna vertebral. A MC-I é frequentemente associada à cavidade siringomiélica, sendo essa atribuída a alteração de fluxo de LCR, podendo estar presente em pacientes com MC-I em cerca de 50-75% dos casos.[17,24] O consenso da Sociedade Brasileira de Neurocirurgia Pediátrica afirmou que um intervalo anual de acompanhamento com ressonância magnética é indicado para crianças que apresentam deslocamento caudal do forame magno das tonsilas maior ou igual a 5 mm,[25] mas a posição normal das tonsilas apresenta variação conforme a idade: na primeira década de vida, uma descida de até 6 mm é considerada normal; na segunda e terceira décadas, 5 mm; da quarta à oitava, 4 mm; e a partir desta, 3 mm.[26] Botelho *et al.*, em um estudo comparando dimensões da fossa posterior em pacientes com Chiari e pacientes normais, não consideram a condição como uma deformidade. Levando em consideração um pequeno volume da fossa craniana posterior como principal causa da doença, os autores postulam que a condição de MC-I pode ser uma doença do desenvolvimento e não congênita, uma vez que o paciente não nasce com a doença, e certamente não é uma deformidade, já que muitas pessoas assintomáticas podem apresentar uma pequena fossa posterior e descida tonsilar, e não devem ser diagnosticadas com doença de Chiari (ou deformidade de Chiari).[19] Milhorat *et al.* revelaram em estudos morfométricos da fossa posterior que os volumes da fossa posterior são 23% menores em pacientes MC-I em comparação com controles.[12] Desta maneira, hoje em dia, a definição de malformação de Chiari está mais relacionada aos parâmetros morfométricos da fossa posterior associados aos achados clínicos típicos.[27] Neto *et al.* definem o diagnóstico de MC-I com a ausência de cisterna magna, sendo esta preenchida com tecido tonsilar, em associação com sintomas clínicos típicos (Fig. 18-1).[28]

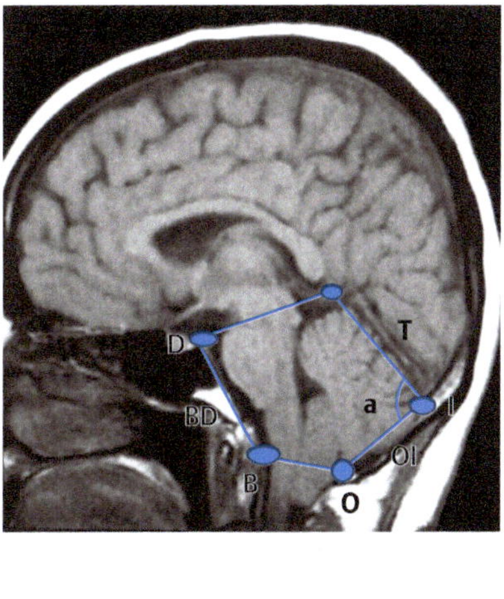

Fig. 18-1. Medidas da fossa craniana posterior. RM em sagital T1. O comprimento do suboccipital (OI) é medido pela distância do centro da protuberância occipital interna (I) ao opístion (O). O comprimento do clivo (BD) é medido pela distância do topo do dorso da sela (D) ao básion (B). A inclinação do tentório (a) é calculada a partir do ângulo formado pelo suboccipital e o tentório (T). O nível do forame magno é definido por uma linha traçada do básion (B) até o opístion (O).

MALFORMAÇÃO DE CHIARI ZERO

Em 1988, Iskandar *et al.* descreveram cinco casos de siringomielia sem evidente herniação das tonsilas cerebelares, cuja descompressão da fossa posterior resultou na melhora da siringomielia e dos sinais e sintomas. Desde então, uma grande porcentagem de pacientes pode ser classificada como portadora de malformação de Chiari, definindo a principal característica da malformação de Chiari de modo geral: compressão das estruturas da fossa posterior, com compressão da cisterna magna, com ou sem herniação das tonsilas cerebelares A intensidade da herniação das tonsilas para o diagnóstico da malformação de Chiari foi relativizada, não sendo absoluta para o diagnóstico. Porém, note que a siringomielia nestes casos atestava para a compressão liquórica da transição craniocervical pelo subdesenvolvimento do volume da fossa posterior. Uma parcela grande das amostras de malformação de Chiari do adulto é composta por malformação de Chiari zero.[27]

MALFORMAÇÃO DE CHIARI TIPO I

Quadro Clínico

Na MC-I, aproximadamente 14-21% dos pacientes são assintomáticos, sendo diagnosticados com exames de imagem.[14,15] O quadro clínico é muito variável, variando de uma simples cefaleia à mielopatia grave ou comprometimento do tronco cerebral. A queixa mais comum é cefaleia, localizada na região occipital ou cervical alta, geralmente induzida após manobra de Valsalva, tosse, riso ou espirro. Deve-se lembrar de que em crianças ainda incapazes de se comunicar, a cefaleia pode-se manifestar através da irritação ou choro. Também é possível encontrar perda de sensação de temperatura, fraqueza e instabilidade. Um em cada quatro pacientes pode apresentar nistagmo.[29] A escoliose está presente em cerca de 18-42% dos casos.[17,18] A siringomielia, quando presente, é mais comum na região cervical, seguida da cervicotorácica, podendo levar à assimetria dos pés ou pernas. Fraqueza, atrofia, hiper-reflexia, ataxia e paresia de pares cranianos baixos podem ser os sinais iniciais da apresentação clínica. Disfagia, disfonia, ataxia apendicular ou de tronco podem estar presentes.[30]

Exame Físico/Imagem

Pacientes com quadro clínico de acometimento de tratos longos e sem presença de siringomielia cervical devem ser submetidos a estudo de todo o neuroeixo. A ressonância magnética (RM) do cérebro revolucionou a avaliação diagnóstica para MC-I, sendo capaz de detectar anormalidades que permaneciam anteriormente não reconhecidas ou diagnosticadas incorretamente.[31,32] Deslocamento caudal das tonsilas cerebelares, configuração tonsilar e as anormalidades associadas são descritos em imagens ponderadas em T1 e T2 sagitais, coronais e axiais.[33,34] A posição das tonsilas é medida na imagem sagital mediana de RM com a distância das pontas das tonsilas cerebelares em relação à linha, conectando o básion com o opístion (Figs. 18-1 e 18-2). Outra linha comumente usada é a linha de Chamberlain, que vai da margem posterior do palato duro à margem posterior do forame magno. Na avaliação do deslocamento tonsilar caudal, é importante considerar que as tonsilas cerebelares sobem com a idade: na primeira década de vida, 6 mm de deslocamento é considerado patológico; na segunda década,

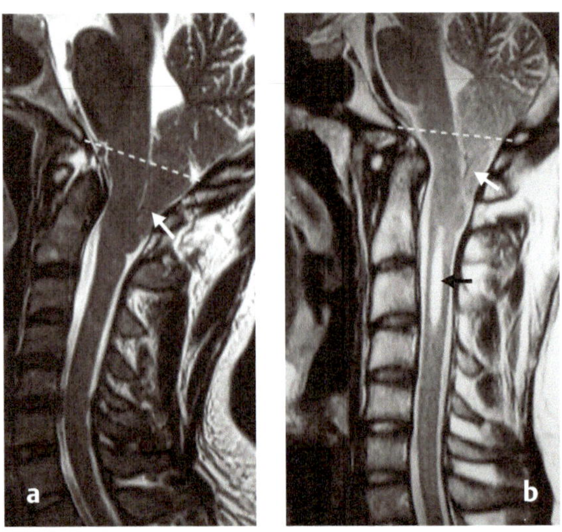

Fig. 18-2. Ressonância sagital em T2 mostrando herniação das tonsilas cerebelares através do forame magno: (a) sem siringomielia e (b) com siringomielia cervical associada. Os limites do forame magno são representados pela linha de McRae, que conecta o básion ao opístion (linha tracejada).

essa medida diminui para 5 mm. Alguns autores acreditam que a posição das tonsilas seja apenas um epifenômeno, geralmente encontrado concomitante à doença, caracterizado por alteração do fluxo de líquido cefalorraquidiano da transição craniocervical alterada (LCR).[28] A superlotação da fossa posterior está associada a estreitamento ou obliteração dos espaços retrocerebelares do LCR, apagamento dos espaços do LCR na junção craniocervical, compressão do IV ventrículo, retroflexão do odontoide que pode comprimir a face anterior da medula, hidrocefalia (leve ou moderada) e uma sela vazia. Em uma minoria dos casos, a descida tonsilar em combinação com herniação do tronco cerebral através do forame magno tem sido referida como a "variante bulbar" da MC-I.[13] Esta variante provavelmente resulta de uma fossa posterior pequena e aumento da superlotação e deslocamento caudal da medula, e está comumente associada com platibasia e invaginação basilar.[35]

A associação de craniossinostose e MC-I está bem documentada e aparece mais frequentemente nos casos de sinostose sindrômica, como a síndrome de Crouzon. Outras anormalidades esqueléticas associadas têm sido descritas, como escoliose (42%), processo odontoide retroflexionado (26%), platibasia e invaginação basilar (25-50%), assimilação atlanto-occipital (1-5%), síndrome de Klippel-Feil (7%), ossificação incompleta ou fenda congênita de C1 e clivus curto ou bífido, que são facilmente delineados com radiografia ou tomografia computadorizada (TC).[32] Crânio bífido, malformação de segmentação de proatlas, spina bífida, tentório cerebelar displásico, hipoplasia ou ausência de foice do cerebelo, hidrocefalia, microgiria, heterotopia da substância cinzenta, estenose do aqueduto de Sylvius, bifurcação tectal, teto rômbico imperfurado, quarto ventrículo baixo e obliterado, siringomielia e hidromielia também têm sido descritos.[10]

A MC-II está associada a outras anormalidades que envolvem o compartimento supratentorial, o crânio e as meninges, a coluna e a medula espinhal, gerando um complexo de imagem polimorfa. As principais anormalidades são: crânio lacunar e saliências dos ossos da fossa posterior, anormalidade da placa quadrigêmea (bico tectal), padrão giratório anormal (estenogiria) e disgenesia calosa. A associação de MC-II com disrafismo espinal aberto (ou seja, mielomeningoceles e meningoceles) é quase 100%.[36]

Diagnóstico Diferencial

Considerando a variabilidade da sintomatologia de MC-I, o diagnóstico diferencial é amplo e inclui cefaleia primária, lesões que ocupam espaço no tronco cerebral, cerebelo ou coluna, e mielopatia degenerativa. Outras condições de hipertensão intracraniana idiopática podem causar ectopia cerebelar e podem imitar um verdadeiro CM-I.

História Natural

A história natural de pacientes adultos ou crianças com MC-I assintomáticos ou oligosintomáticos é favorável com o tratamento conservador.[37,38] Ainda há dúvidas em relação a qual paciente deve ser tratado. Na literatura não há um consenso, mas a decisão deve ser baseada na presença de sintomas clínicos associados com os achados radiológicos típicos. Deve-se lembrar de que a apresentação clínica pode ser muito variável, e pode envolver pacientes assintomáticos ou oligosintomáticos, ou pacientes com cefaleia, alterações medulares, pseudotumor cerebral, síndrome de Ménière e queixas sensitivas. Alguns autores consideram que a presença de siringomielia pode estar associada com sensação disestésica e dissociação térmica (calor/frio), espasticidade e déficit motor, sendo considerada uma indicação absoluta de cirurgia descompressiva.[39] Pacientes com cefaleia incapacitante, com limitação na qualidade de vida, anormalidades de pares cranianos ou apneia do sono com quadro respiratório importante são candidatos à descompressão cirúrgica. Em caso de hidrocefalia associada, presente em cerca de 10% dos pacientes, essa deve ser tratada incialmente, antes da descompressão da fossa posterior.

Um questionamento que deve ser feito é em relação ao momento ideal para indicar tratamento cirúrgico. Não há um consenso a respeito, mas pacientes sem sintomas ou com sintomas leves devem ser acompanhados clinicamente. A cirurgia deve ser oferecida aos pacientes com sintomas típicos significantes. Deve-se lembrar de que a cirurgia tem como objetivo prevenir a progressão dos sintomas e déficit neurológicos, mas não é garantia de que os mesmos serão revertidos.

Opções de Tratamento

Quando a cirurgia é indicada, pode ser optado pela craniectomia descompressiva suboccipital associada à laminectomia em toda a extensão da descida da tonsila, com plástica de dura-máter. O paciente deve ser posicionado em decúbito ventral, com cabeça fixada no suporte Mayfield e em flexão (Fig. 18-3). A incisão é linear mediana, com cerca de 5 cm de comprimento, abrangendo do occipito, logo abaixo do ínion, até a segunda vértebra cervical. Deve ser feita uma incisão cutânea, e os tecidos moles e a musculatura occipital devem ser separados com monopolar, com cuidado, na linha média e por meio de um plano avascular. Desta maneira, o forame magno e o arco posterior de C1 podem ser expostos. Evita-se um acesso muito lateral, em virtude de sangramento venoso ou risco de lesar

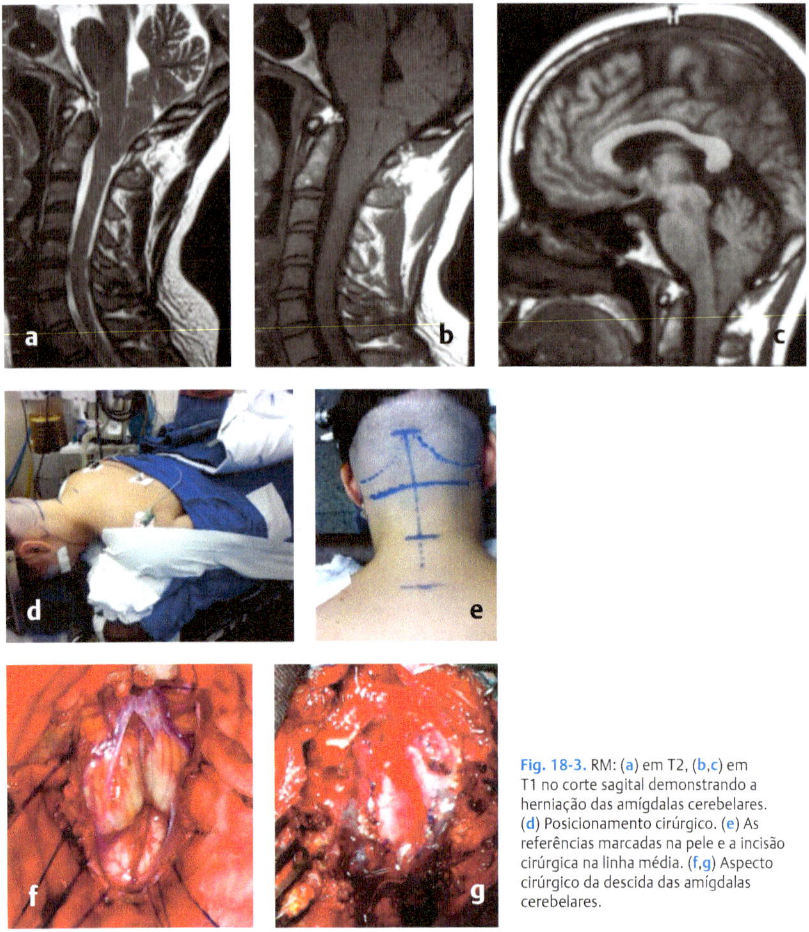

Fig. 18-3. RM: (a) em T2, (b,c) em T1 no corte sagital demonstrando a herniação das amígdalas cerebelares. (d) Posicionamento cirúrgico. (e) As referências marcadas na pele e a incisão cirúrgica na linha média. (f,g) Aspecto cirúrgico da descida das amígdalas cerebelares.

a artéria vertebral. Antigamente, fazia-se craniectomia muito alargada (Fig. 18-4). Atualmente, é feita uma craniectomia ou craniotomia suboccipital, limitada, com uma janela de cerca de 3 × 2 cm. Após a descompressão óssea, faz-se a retirada do arco posterior de C1. A musculatura inserida em C2 deve ficar intacta, em virtude de possibilidade de instabilidade no pós-operatório e possível quadro de dor. O objetivo da cirurgia é de ampliar a fossa posterior e descomprimir a junção craniocervical. Sempre abrimos a dura-máter em forma de Y, visualizamos as tonsilas e as coagulamos gentilmente, quando se observa uma retração das mesmas e restauração do fluxo liquórico. Após uma meticulosa hemostasia, iniciamos a plástica de dura-máter com substituto de dura (Fig. 18-5). Em relação ao uso do ultrassom intraoperatório para decidir se deve realizar duroplastia ou apenas descompressão óssea, não há uma definição clara a respeito. Bond *et al.* demonstraram que a posição da cabeça altera o fluxo do LCR na junção craniocervical; portanto, o uso de ultrassom não é conclusivo ao selecionar entre abrir ou não abrir a dura-máter durante a cirurgia. Ainda existem muitas controvérsias na literatura entre abrir ou não a dura-máter.[40] A duroplastia tem sido relacionada à melhora da cavidade siringomiélica em cerca de 80-100% *versus* 50% dos casos, quando é realizada apenas a craniectomia.[41] Alguns autores consideram a siringomielia como fator determinante para a duroplastia, com 75% de melhora clínica e remissão dos sinais neurológicos em 40% (Fig. 18-6).[39]

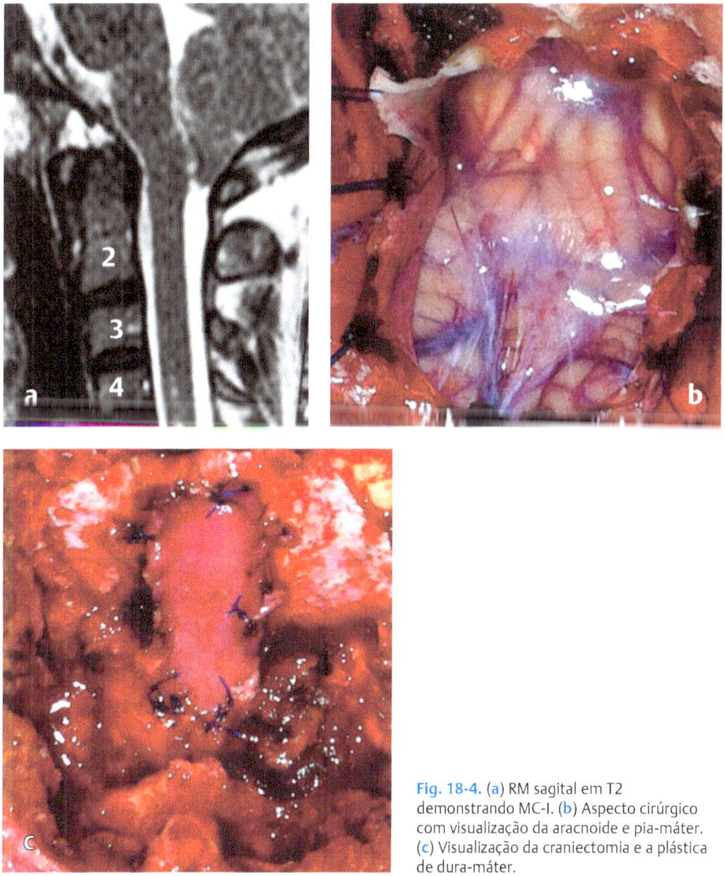

Fig. 18-4. (a) RM sagital em T2 demonstrando MC-I. (b) Aspecto cirúrgico com visualização da aracnoide e pia-máter. (c) Visualização da craniectomia e a plástica de dura-máter.

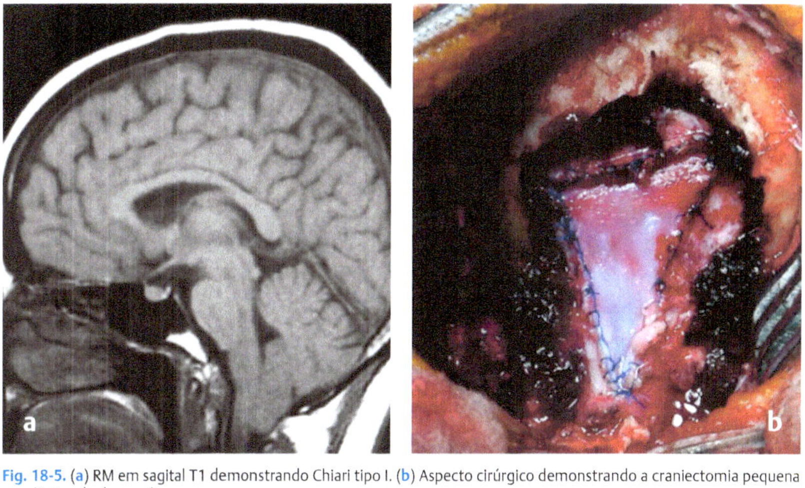

Fig. 18-5. (a) RM em sagital T1 demonstrando Chiari tipo I. (b) Aspecto cirúrgico demonstrando a craniectomia pequena e a plástica da dura-máter.

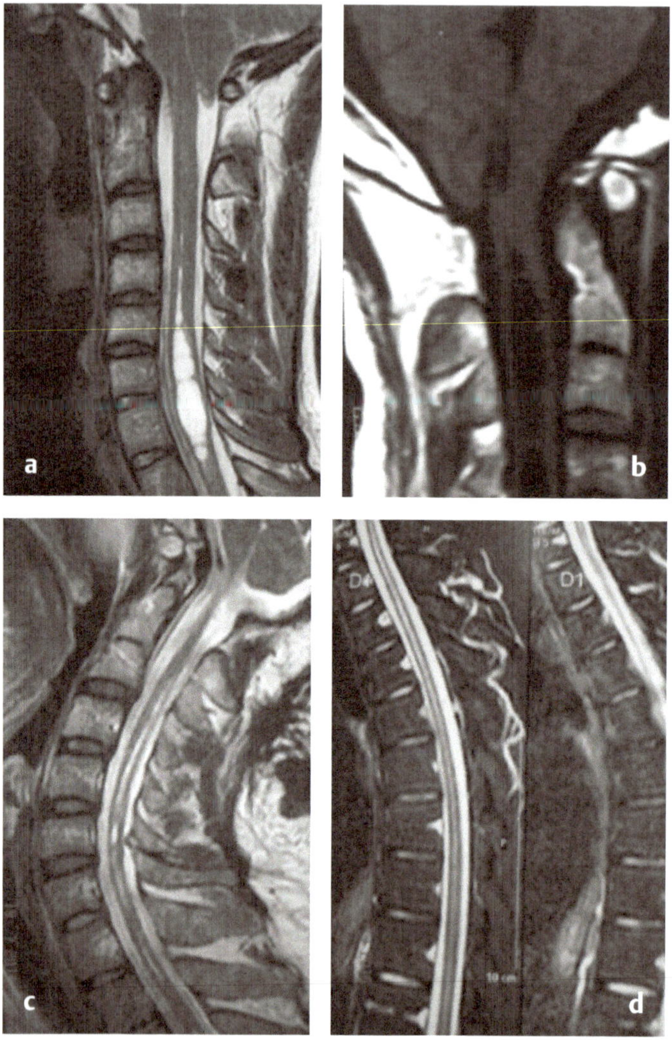

Fig. 18-6. RM em corte sagital: (a) em T2, (b) em T1. (c) Demonstrando MC-I com grande siringomielia cervicotorácica. (d) RM em sagital T2, dois anos pós-operatório, demonstrando regressão parcial da siringomielia.

O tamanho da cavidade siringomiélica no pós-operatório pode ficar estável em cerca de 80% e reduzir em 20% dos pacientes.[39] Dezenove casos de resolução espontânea da cavidade siringomiélica foram descritos na literatura. Deve-se lembrar que cerca de 12-35% dos pacientes com MC-I têm uma invaginação basilar (IB) associada.[17,42,43] Uma revisão sistemática avaliando as técnicas de descompressão da fossa posterior na MC-I (Extradural-ED; Extra-aracnóidea-EA; e Intra-aracnóidea-IA) mostrou que a taxa de sucesso com técnicas ED foi de 0,76 *versus* 0,81 na técnica EA e 0,83 na técnica IA. Todas as técnicas de descompressão da fossa posterior tiveram muito sucesso. As principais complicações foram fístulas liquóricas, mais comuns em pacientes com abordagem IA. A taxa de mortalidade geral foi de 1%.[44] Vidal C *et al.*, compararam pacientes operados por via extra aracnoide (grupo 1) com aquelas operados com abertura da aracnoide e violação (ressecção) da tonsila cerebelar (Grupo 2). Não houve diferenças clínicas significativas entre os grupos no período pós-operatório. Grupo 2 teve mais eventos adversos (risco relativo 2,45, intervalo de confiança de 95% 1,55-3,86). Em termos de análises de parâmetros de fluxo do LCR, os pacientes do grupo 1 obtiveram melhores resultados ($P < 0{,}05$). Os autores concluíram que a descompressão com preservação da aracnoide (isto é, sem manipulação tonsilar) parece mais adequada do que a adição da abertura da aracnoide e termo coagulação das amígdalas.[45]

Reposicionamento do Odontoide e Alinhamento Cranioespinal

Há grande controvérsia relacionada à tração e realinhamento cranioespinal. Este tipo de tratamento é adequadamente discutido quando há associação com invaginação basilar do tipo I, em que há assimilação do atlas e o odontoide está violando o forame magno. A redução destes casos frequentemente é feita apenas com a extensão do crânio em relação à coluna cervical e a fixacão craniocervical estabiliza a transição. Pacientes com instabilidade geralmente apresentam sintomas mais importantes de sofrimento do tronco cerebral e podem não se beneficiar com a simples descompressão. Nestes casos a artrodese deve ser considerada.[46]

Relação entre a Síndrome da Medula Presa e a Malformação de Chiari

Alguns autores tentam relacionar uma teoria de migração caudal da tonsila cerebelar devida a uma suposta "tração caudal" das estruturas dos nervos cranianos, denominada de síndrome da medula presa oculta, propondo, desta maneira, o tratamento do Chiari com a secção do *filum terminale*.[47,48] Mil[illegible] *et al.* demonstraram que a secção do *filum terminale* com objetivo de tratar a doença de Chiari I ainda é um tratamento experimental. Além disso, após 20 anos de sua proposta, ainda não se comprovou a sua eficácia. Portanto, até o momento, este procedimento não deve ser recomendado para o tratamento de MC-I.[49]

Complicações

A cirurgia de descompressão da fossa posterior apresenta uma variedade de complicações possíveis no pós-operatório: cervicalgia, cefaleia, fístula liquórica, pseudomeningocele, meningite, lesão de nervos ou vasos, instabilidade pós-operatória, hidrocefalia, higromas, ptose cerebelar, persistência dos sintomas e manutenção da siringomielia. Bhimani *et al.*, em um estudo com 667 pacientes, apresentaram 6,8% de taxa de reoperação, sendo a fístula liquórica a complicação mais comum.[50] Ela é secundária à anatomia e hidrodinâmica da fossa posterior, bem como aos riscos inerentes aos substitutos durais e procedimentos neurocirúrgicos em geral. Deve ser feito um fechamento meticuloso da dura-máter e do substituto dural, assim como do plano muscular e fáscia. Deve-se evitar uso demasiado do cautério monopolar para diminuir lesão nos tecidos moles com o objetivo de diminuir o risco de fístula. O tratamento de fístula liquórica requer qualquer reparo primário ou um procedimento de derivação.

Outra complicação é a presença de cavidade siringomiélica residual. Em uma revisão sistemática, *et al.* demonstraram que a taxa de siringomielia residual variou de 0% a 22% (média 6,7%). Além disso, eles chamaram a atenção para as aderências da aracnoide, presentes ao nível das tonsilas cerebelares como fator que contribui para a persistência de mudanças no fluxo do LCR. Em casos que envolvem descompressão adequada em pacientes com siringomielia importante e naqueles com siringomielia residual, foi descoberto que uma nova abordagem pode não levar à melhora clínica, além disso, resultando em riscos adicionais para o paciente.[51] Outra grande série demonstrou que complicações da cirurgia podem ser relacionadas ao *shunt* (inserção, revisão ou exploração) (4,9%), meningite (4,8%), infecção da ferida (3,2%), enxerto dural relacionado (1,8%), ruptura da ferida (1,3%), acidente vascular cerebral (0,67%), ou outras complicações neurocirúrgicas, como extravasamento do LCR e pseudomeningocele (13,5%). A taxa geral de complicações cirúrgicas foi de 18,7% e a mortalidade perioperatória < 1%.[52]

MALFORMAÇÃO DE CHIARI TIPO II

As malformações dos tipos II e III são malformações congênitas devidas ao defeito do fechamento do tubo neural. MC-II é uma anormalidade congênita do cérebro posterior caracterizada por uma pequena fossa posterior com deslocamento caudal do vérmis, tronco cerebral e IV ventrículo no forame magno e canal espinhal cervical, em uma cascata de herniação bem detectada em ressonância cerebral. Está associada a outras anormalidades que envolvem o compartimento supratentorial, o crânio e as meninges, a coluna e medula espinal, gerando um complexo de imagem polimorfo. As principais anormalidades associadas são crânio lacunar e saliências dos ossos da fossa posterior, anormalidade da placa quadrigêmea (bico tectal), padrão giratório anormal (estenogiria) e disgenesia calosa. A artéria basilar e as cerebelares inferiores podem estar deslocadas caudalmente. A associação de MC-II com disrafismo espinal aberto (ou seja, mielomeningoceles e meningoceles) é quase 100% (Quadro 18-1).[36]

Quadro 18-1. Comparação entre Malformação de Chiari I e Chiari II

	Chiari tipo I	Chiari tipo II
Estruturas do tronco cerebral herniadas caudalmente	Tonsila cerebelar	Tonsila e vérmis cerebelar, medula e quarto ventrículo
Hidrocefalia	Raro	Frequente
Idade da apresentação	Infância ou adulto jovem	Infância ou adulto
Associação com disrafismo espinal	Raro	Sempre presente

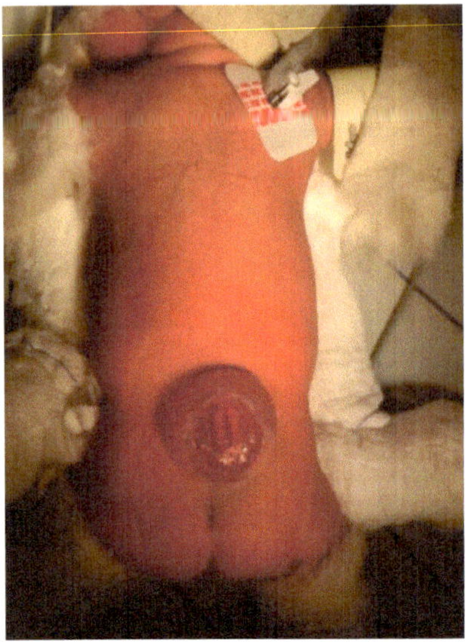

Fig. 18-7. Paciente com mielomeningocele lombar e Chiari II.

A MC-II se apresenta com mielomeningocele (Fig. 18-7). Cerca de 30% dos pacientes apresentam sintomas de tronco cerebral até os cinco anos de idade, sendo que 1/3 vem a falecer devido à insuficiência respiratória. Crianças mais velhas e adultos jovens podem apresentar-se com dor na região occipital, fraqueza nas mãos, nistagmo, ataxia, estrabismo, disartria e escoliose. Em cerca de 20% dos casos, os pacientes podem manifestar uma emergência neurológica, com apneia, opistótono, estridor, disfunção progressiva do tronco cerebral e pares cranianos baixos (principalmente IX e X), levando a alterações respiratórias e dificuldade para deglutir. Este tipo de manifestação aguda é mais comum em crianças abaixo de 2 anos, podendo levar à morte, apesar do tratamento instituído.[13]

MALFORMAÇÃO DE CHIARI TIPOS III E IV

A malformação de Chiari tipo III, comparativamente rara, também está presente no nascimento e é definida como herniação do rombencéfalo em uma encefalocele occipital baixa ou cervical alta (Fig. 18-8). Os pacientes podem apresentar alteração de pares cranianos, distúrbios de desenvolvimento, crises convulsivas e insuficiência respiratória. Esta condição tem uma alta taxa de mortalidade precoce e causa déficits neurológicos graves aos que sobrevivem.

Malformação de Chiari tipo IV são os casos em que há hipoplasia ou aplasia do cerebelo e do tentório cerebelar. As malformações de Chiari III e IV têm sido objeto da atenção da neurocirurgia pediátrica.

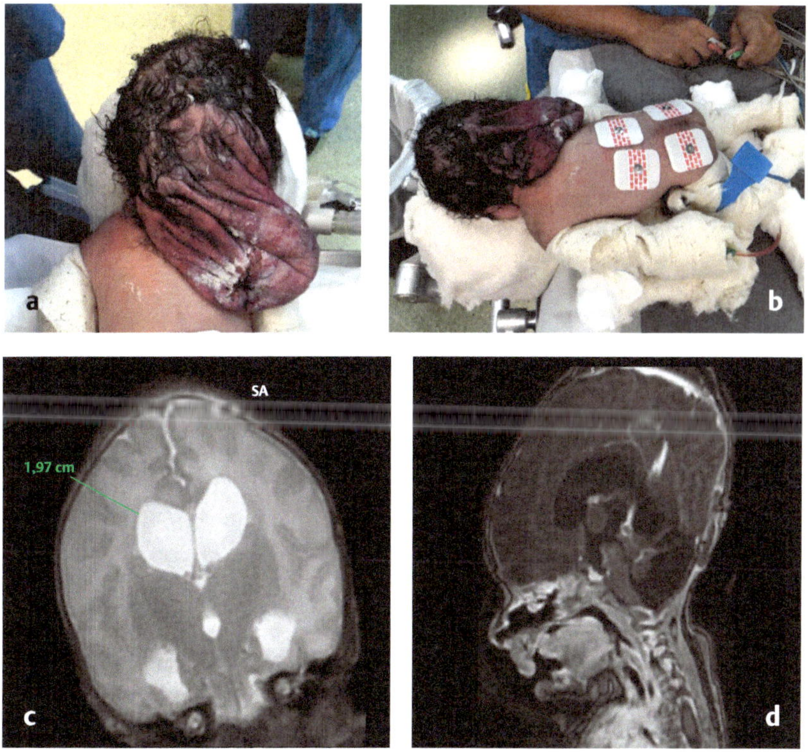

Fig. 18-8. (a,b) Criança com encefalocele occipital (malformação de Chiari tipo III). (c) Ressonância magnética pós-operatória em coronal mostrando dilatação ventricular. (d) Ressonância magnética em sagital demonstrando hipoplasia cerebelar.

CONCLUSÃO

A história natural de pacientes com MC-I sem siringomielia, assintomáticos ou oligosintomáticos é favorável. É de fundamental importância o conhecimento das malformações de Chiari e do correto tratamento. Uma seleção adequada do paciente é fundamental para o sucesso da descompressão da fossa posterior, e o objetivo principal da cirurgia é restabelecer o fluxo liquórico na junção craniocervical. Deve-se assegurar a ausência de hidrocefalia antes de realizar uma descompressão cirúrgica da fossa posterior. Descompressão associada à artrodese é reservada para pacientes com quadros de instabilidade craniocervical.

REFERÊNCIAS BIBLIOGRÁFICAS

1. Caldwell DL, Dubose CO, White TB. Chiari malformations. Radiol Technol. 2009;80:340-354.
2. DiRocco C, Velardi F. Acquired Chiari type I malformation managed by supratentorial cranial enlargement. Childs Nerv Syst. 2003;19:800-807.
3. Piper JR, Pike M, Harrington Magdum SA. Chiari malformations: principles of diagnosis and management. BMJ. 2019;365:l1159.
4. Chiari H. On cerebellar changes caused by hydrocephalus of the cerebrum. Dtsch Med Wochenschr. 1891;17:1172-1175.
5. Bejjani GK. Definition of the adult Chiari malformation: a brief historical overview. Neurosurg Focus. 2001;15:1.
6. McClugage SG, Oakes WJ. The Chiari I malformation. J Neurosurg Pediatr. 2019;24(3):217-226.
7. Menezes A H. Craniocervical developmental anatomy and its implications. Childs Nerv Syst. 2008;24(10):1109-112.
8. Ivashchuk G, Loukas M, Blount JP, et al. Chiari III malformation: a comprehensive review of this enigmatic anomaly.Childs Nerv Syst. 2015;31(11):2035-40.
9. Caldarelli M, Di Rocco C. Diagnosis of Chiari I malformation and related syringomyelia: radiological and neurophysiological studies. Childs Nerv Syst. 2004;20;332-335.

10. Caldarelli M, Novegno F, Massimi L, et al. The role of limited posterior fossa craniectomy in the surgical treatment of Chiari malformation Type I: experience with a pediatric series. J Neurosurg. 2007;106 (3):187-195.
11. Chiapparini L, Saletti V, Solero CL, et al. Neuroradiological diagnosis of Chiari malformations. Neurol Sci. 2011;32(3):S283-6.
12. Milhorat TH, Chou MW, Trinidad EM, et al. Chiari I malformation redefined: clinical and radiographic findings for 364 symptomatic patients. Neurosurgery.1999;44:1005-1017.
13. Tubbs RS, Lyverly MJ, Loukas M, et al The pediatric Chiari I malformation: a review. Childs Nerv Syst. 2007;23:1239-1250.
14. Meadows J, Kraut M, Guarnieri M, et al. Asymptomatic Chiari type I malformations identified on magnetic resonance imaging. J Neurosurg. 2000;92:920-6.
15. Speer MC, George TM, Enterline DS, et al. A genetic hypothesis for Chiari I malformation with or without syringomyelia. Neurosurg Focus. 2000;8: E12.
16. Shoja MM, Johal J, Oakes WJ, Tubbs RS. Embryology and pathophysiology of the Chiari I and II malformations: A comprehensive review. Clin Anat. 2018;31(2):202-215.
17. Milhorat TH, Nishikawa M, Kula RW, Dlugacz YD. Mechanisms of cerebellar tonsil herniation in patients with Chiari malformations as guide to clinical management. Acta Neurochir (Wien). 2010;152 (07):1117-1127.
18. Tubbs SR, Oakes WJ. Chiari Malformations. In Winn HR (ed), Youman's Neurologica Surgery. 2017;2(7):1531-1540.
19. Botelho RV, Heringer LC, Botelho PB, et al. Posterior Fossa Dimensions of Chiari Malformation Patients Compared with Normal Subjects: Systematic Review and Meta-Analysis. World Neurosurg. 2020;138:521-529.e2.
20. Marin-Padilla M, Marin-Padilla TM. Morphogenesis of experimentally induced Arnold - Chiari malformation. J Neurol Sci. 1981;50(1):29-55.
21. Nishikawa M, Sakamoto H, Hakuba A, et al. Pathogenesis of Chiari malformation: a morphometric study of the posterior cranial fossa. J Neurosurg. 1997;86(1):40-7.
22. Nascimento JJC, Carreiro NMF, Oliveira GT, et al. Relationship between basilar invagination and brachycephaly in Northeastern Brazil. Eur J Radiol. 2018;104:58-63.
23. Milhorat TH, Bolognese PA, Nishikawa M, et al. Syndrome of occipitoatlantoaxial hypermobility, cranial settling, and chiari malformation type I in patients with hereditary disorders of connective tissue. J Neurosurg Spine. 2007;7:601-9.
24. Dyste GN, Menezes AH, VanGilder JC. Symptomatic Chiari malformations: an analysis of presentation, management, and long-term outcome. J Neurosurg. 1989;71:159-168.
25. Santos MV, Furlanetti LL, Canheu AC, et al. Management of Chiari I deformity in Children and Adolescents: A report from the Consensus Taskforce of the Brazilian Society of Pediatric Neurosurgery. Arq Bras Neurocir. 2019;19(15).
26. Mikulis DJ, Diaz O, Egglin TK, Sanchez R. Variance of the position of the cerebellar tonsils with age: preliminary report. Radiology. 1992;183:725-728.
27. Iskandar BJ, Hedlund GL, Grabb PA, Oakes WJ. The resolution of syringohydromyelia without hindbrain herniation after posterior fossa decompression. J Neurosurg. 1998;89(02):212-216.
28. Neto ER, Daniel JW, Milano JB, et al. Letter to the editor: Management of Chiari I Deformity in Children and Adolescents: A Report from the Consensus Taskforce of the Brazilian Society of Pediatric Neurosurgery. Arq Bras Neurocir. 2020;39(4):317-318.
29. Bindal AK, Dunsker SB, Tew Jr. J M. Chiari I malformation: classification and management. Neurosurgery. 1995;37(6):1069-74.
30. Avellaneda Fernández A, Guerrero AI, Martínez MI, et al. Malformations of the craniocervical junction (Chiari type I and syringomyelia: classification, diagnosis and treatment). BMC Musculoskelet Disord. 2009;10(1):S1.
31. Aboulezz AO, Sartor K, Geyer CA, Gado MH. Position of cerebellar tonsils in the normal population and in patients with Chiari malformation: a quantitative approach with MR imaging. J Comput Assist Tomogr.1985;9:1033-1036.
32. Elster AD, Chen MY. Chiari I malformations: clinical and radiologic reappraisal. Radiology.1992;183:347-353.
33. Barkovich AJ, Wippold FJ, Sherman JL, Citrin CM. Significance of cerebellar tonsillar position on MR. AJNR Am J Neuroradiol. 1986;7:795-79.
34. Pillay PK, Awad IA, Little JR, Hahn JF. Symptomatic Chiari malformation in adults: a new classification based on magnetic resonance imaging with clinical and prognostic significance. Neurosurgery. 1991;28:639-645.
35. Oakes WJ, Tubbs RS. Chiari Malformations. In Winn HR (ed), Youman's Neurological Surgery. WB Saunders, Philadelphia. 2004;5(3):3347-3361.
36. Cama A, Tortori-Donati P, Piatelli G L, Fondelli M P, et al. Chiari complex in children: neuroradiological diagnosis, neurosurgical treatment and proposal of a new classification (312 cases). Eur J Pediatr Surg.1995;5:35-38.
37. Dantas FLR, Dantas F, Caires AC, Botelho RV. Natural History and Conservative Treatment Options in Chiari Malformation Type I in Adults: A Literature Update. Cureus. 2020;12(12):e12050.
38. Langridge B, Phillips E, Choi D. Chiari Malformation Type 1: A Systematic Review of Natural History and Conservative Management. World Neurosurg. 2017;104:213-219.
39. Imperato A, Seneca V, Cioffi Vet al. Treatment of Chiari malformation: who, when and how. Neurol Sci. 2011;32(3):S335-9.
40. Bond AE, Jane JA Sr, Liu K C, Oldfield E H. Changes in cerebrospinal fluid flow assessed using intraoperative MRI during posterior fossa decompression for Chiari malformation. J Neurosurg. 2015;122(05):1068-1075.
41. Durham SR, Fjeld-Olenec K. Comparison of posterior fossa decompression with and without duroplasty for the surgical treatment of Chiari malformation Type I in pediatric patients: a meta-anallysis. J Neurosurg Pediatr. 2008;2:42-49.
42. Klekamp J. Chiari I malformation with and without basilar invagination: a comparative study. Neurosurg Focus. 2015;38(4):E12.
43. Smith JS, Shaffrey C I, Abel MF, Menezes AH. Basilar invagination. Neurosurgery. 2010;66(3):39-47.
44. de Oliveira Sousa U, de Oliveira MF, Heringer LC, et al. The effect of posterior fossa decompression in adult Chiari malformation and basilar invagination: a systematic review and meta-analysis. Neurosurg Rev. 2018;41(1):311-321.

45. Vidal CHF, Brainer-Lima AM, Valença MM, Farias RL. Chiari 1 Malformation Surgery: Comparing Non-violation of the Arachnoid versus Arachnoid Opening and Thermocoagulation of the Tonsils. World Neurosurg. 2019;121:e605-e613.
46. Ferreira ED, Botelho RV. Atlas Assimilation Patterns in Different Types of Adult Craniocervical Junction Malformations. Spine (Phila Pa 1976). 2015;40(22):1763-8.
47. Milhorat TH, Bolognese PA, Nishikawa M, et al. Association of Chiari malformation type I and tethered cord syndrome: preliminary results of sectioning filum terminale [published correction appears in Surg Neurol. 2009;72(5):556]. Surg Neurol. 2009;72(1):20-35.
48. Royo-Salvador MD. Etiology and treatment of Chiari I/syringomyelia complex. Rev Neurol. 1999;28:1218.
49. Milano JB, Barcelos ACES, Onishi FJ, et al. The effect of filum terminale sectioning for Chiari 1 malformation treatment: systematic review. Neurol Sci. 2020;41(02):249-256.
50. Bhimani AD, Esfahani DR, Denyer S, et al. Adult Chiari I Malformations: An Analysis of Surgical Risk Factors and Complications Using an International Database. World Neurosurg. 2018;115:e490-e500.
51. JM, Zhang F, Norvell DC, Hermsmeyer JT. Persistent/recurrent syringomyelia after Chiari decompression-natural history and management strategies: a systematic review. Evid Based Spine Care J. 2013;4:116-125.
52. Greenberg JK, Ladner TR, Olsen MA, et al. Complications and resource use associated with surgery for Chiari malformation type 1 in adults: a population perspective. Neurosurgery. 2015;77:261-8.

CAPÍTULO 19

SIRINGOMIELIA

Ricardo Vieira Botelho ▪ Rayan Haquim Pinheiro Santos
Eduardo de Freitas Bertolini

INTRODUÇÃO

A siringomielia é um termo usado para descrever a formação patológica de uma cavidade no interior da medula espinhal, preenchida por líquido, com características semelhantes ao líquido cefalorraquidiano (LCR). Recentemente, a melhor compreensão da doença se deve ao avanço tecnológico relacionado com os exames de imagem e com estudos experimentais realizados.[1]

As teorias fisiopatológicas existentes, bem como suas classificações e propostas de tratamento, são diversas.

Subgrupos Fisiopatológicos[2]

- Siringomielia secundária a alterações da dinâmica do fluxo cerebroespinhal: esse subgrupo de siringomielia está associado a doenças na transição craniocervical, como malformação de Chiari e/ou aracnoidite da fossa posterior e a siringomielia espinhal. Mais de 70% das siringomielias estão incluídas nesse grupo. A composição da cavidade siringomiélica é semelhante ao LCR;
- Siringomielia secundária à lesão medular (hemorragia, infarto ou trauma raquimedular): a siringomielia pós-traumática é pouco descrita na literatura. A pesquisa eletrônica no PubMed com os descritores (Post-Traumatic Syringomyelia) recuperou apenas 170 artigos e poucos trabalhos especificamente relacionados ao tema. A principal característica é o aparecimento de novos déficits após o trauma inicial. Aproximadamente 28% dos traumas raquimedulares com lesão medular apresentam siringomielia nos exames de imagem, mas apenas em 4% destes a cavidade siringomiélica é a causa dos sintomas/achados neurológicos.[3] A média de aparecimentos dos sintomas ocorre cinco anos após o trauma, mas o período é variável entre 6 meses a 25 anos. Há estudos que descrevem melhora espontânea após um período de observação. As opções de tratamento são a derivação da cavidade siringomiélica (*shunt*) ou com duroplastia. Pouco mais da metade dos pacientes estabiliza o quadro ou melhora com a intervenção cirúrgica. Os demais podem ter deterioração do quadro clínico;[3]
- Siringomielia secundária a tumor intramedular;
- Siringomielia secundária **à espondilose ou deformidade vertebral.**

Mecanismos de Criação das Cavidades Intramedulares

Há várias teorias que explicam a formação das cavidades siringomiélicas. A seguir descreveremos as principais delas.

Siringomielia Comunicante

Esta é a primeira teoria utilizada para tentar explicar a siringomielia e surgiu com o uso da radiografia contrastada da coluna (perimielografia) e medidas de pressão intratecal. A explicação é de que a siringomielia se forma por uma comunicação anômala entre o IV ventrículo e a cavidade siringomiélica. Gardner foi o proponente desta teoria (colocar referência). A proposta é que haveria uma falha embriológica da abertura dos forames do IV ventrículo, resultando em dilatação da abertura do canal central da medula espinhal, via óbex. Uma onda de pulso de liquor criado pela sístole sanguínea direciona o liquor para o óbex. Esta onda foi denominada de "efeito martelo d'água", também sendo responsável pela herniação das estruturas da fossa posterior pelo forame magno, mecanismo de bomba e válvula. O mesmo autor sugeria que a malformação de Chiari seria criada por este mecanismo. A este tipo de siringomielia, Gardner chamava de "hidromielia", pela sua semelhança a uma hidrocefalia. Com a evolução do conhecimento houve a compreensão de que uma comunicação entre o IV ventrículo e a medula na siringomielia raramente ocorre. Mesmo Williams, criador do termo siringomielia comunicante, reconheceu este fato.[4,5]

Uma pesquisa no Pubmed utilizando os termos *Syringomyelia and communicating* encontrou apenas 113 publicações. Poucos casos descritos podem ser realmente confirmados como sendo siringomielia comunicante. Deste modo, a siringomielia comunicante é uma entidade real, que ocorre em associação a obstruções do IV ventrículo e, portanto, hidrocefalias, mas é um evento relativamente raro (Fig. 19-1).

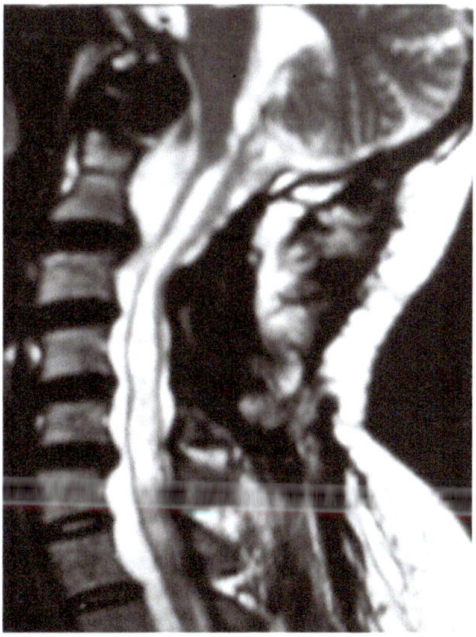

Fig. 19-1. Siringomielia comunicante. Nota-se a comunicação do IV ventrículo pela persistência da abertura do óbex.

Infiltração Transmedular

As evidências desta teoria apareceram com o uso da ultrassonografia intraoperatória e ressonância magnética. O deslocamento do liquor do espaço subaracnóideo, sujeito à menor complacência volumétrica, com maior pressão para um local de menor pressão em direção ao canal central em condições patológicas, é o mecanismo mais citado atualmente para explicar a siringomielia. Por exemplo, na malformação de Chiari, a herniação das tonsilas cerebelares criaria uma dificuldade do escoamento do liquor para o espaço subaracnóideo, forçando-o em direção a um sistema de menor pressão, no canal central da medula.

Em um estudo utilizando cinerressonância magnética, Heis *et al.* demonstraram que a complacência do espaço subaracnóideo é diminuída na malformação de Chiari, comparada a sujeitos normais, demonstrando a base fisiopatológica da infiltração transmedular na siringomielia. Esta transudação se daria por meio dos espaços perivasculares em direção ao canal central medular.[6]

Formação Parenquimatosa do Líquido na Cavidade

Esta teoria surgiu com estudos de modelos matemáticos relacionados com siringomielia e avaliações da literatura. Contraditoriamente, estudos medindo a pressão no interior das **siringes** (cavidades) revelaram que a pressão nas mesmas seria igual ou superior àquela no espaço subaracnóideo.[7-9] Estes resultados contradizem os trabalhos anteriores propondo haver movimentos transmedulares de liquor em direção à siringe, sugerindo que a cavidade líquida seria criada por filtração plasmática para o parênquima medular, com alguma dificuldade de drenagem para o espaço subaracnóideo.

Klekamp sugere que siringomielia surge por um desequilíbrio entre o fluxo liquórico cerebroespinhal e o fluido medular extracelular produzido no interior da medula. Nesta hipótese haveria um balanço, equilíbrio entre a formação e drenagem do líquido extracelular medular em direção à cavidade do espaço subaracnoide.[10]

Levine *et al.* propuseram uma teoria da dissociação entre a pressão cranioespinhal, que seria evidente na malformação de Chiari e o sistema de drenagem venosa do neuroeixo. Em posição cranial ao bloqueio subaracnoide, o sistema venoso permanece comprimido e distal ao bloqueio, o sistema venoso fica descomprimido. Esta diferença de pressão nos segmentos acima e abaixo do bloqueio subaracnóideo favorece quebra da barreira hematomiélica, resultando em extravasamento de líquido extracelular e, eventualmente, siringomielia.[11]

A Teoria de Koyanagi e Houkin[8,9]

Esta teoria se baseia na descrição de veias espinhais posteriores desprovidas de cobertura pial e situadas diretamente no espaço subaracnóideo. Em casos de diminuição da complacência do espaço subaracnóideo (como na malformação de Chiari), o retorno venoso diastólico feito por estas veias estaria comprometido por um aumento no sistema pressórico do espaço subaracnóideo. Como resultado, edema intramedular e siringomielia ocorreriam secundariamente. Com base nos estudos em que marcadores colocados no espaço subaracnóideo foram encontrados dentro da medula espinhal, as possibilidades de trocas e fluxos entre o liquor e espaço extracelular e o canal central da medula são demonstradas e suscitadas como base para o entendimento fisiopatológico da siringomielia.

Classificação da Siringomielia

Há inúmeras classificações da siringomielia, e todas refletem o conhecimento e o avanço tecnológico (principalmente pelas técnicas de imagem recentes, mas também de estudos de fluxo liquórico e outros conhecimentos experimentais).

A classificação utilizada neste capítulo é a classificação com base na causalidade da siringomielia, de Blegvad *et al.*,[2] de 2014, que resume a discussão fisiopatológica descrita anteriormente (Fig. 19-2).

Tratamento

A alteração do fluxo liquórico é o fator comum a todas as formas de siringomielia. O objetivo geral do tratamento é refazer o fluxo liquórico alterado, se possível.

Os tratamentos existentes são:

- Tratamento da hidrocefalia associada;
- Descompressão da fossa posterior e do Forame Magno;
- Descompressão do espaço subaracnóideo;
- Em siringomielias associadas à medula presa, liberação do ancoramento da medula;
- Derivação direta da siringomielia;
- Correção da deformidade espinhal e/ou compressão medular.

Tratamento da Hidrocefalia Associada

Derivações e terceiroventriculostomia endoscópica ou fenestração e remoção de cistos.

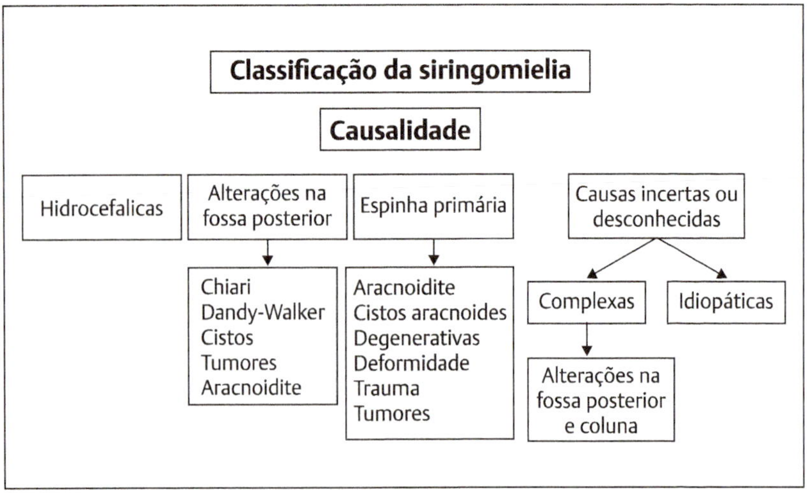

Fig. 19-2. Classificação da siringomielia de acordo com a causa (causalidade). (Segundo Blevgard, Grotenhuis e Juhler.)[2]

Descompressão da Fossa Posterior e do Forame Magno

A siringomielia associada à malformação de Chiari ocorre em 2/3 dos casos. A mesma ocorre por causa do bloqueio ao fluxo liquórico no Forame Magno. O tratamento da siringomielia é a descompressão da fossa posterior. Há vários modos de descompressões. As mesmas foram avaliadas recentemente (Fig. 19-3).[11]

Não há ensaios randomizados comparando as técnicas entre si. A mais descrita foi a descompressão por via extra-aracnoide com duroplastia. A descompressão óssea com preservação dural não é recomendada para casos em que há siringomielia. A taxa de resolução da siringomielia é grande, e as complicações descritas foram infrequentes. Apenas excepcionalmente, quando as técnicas de descompressão falharam, a derivação direta da siringe pode ser realizada.

Em casos severos a siringomielia residual pode permanecer, pois frequentemente a cavidade formada é muito volumosa e não colapsa completamente.

Descompressão (Expansão) do Espaço Subaracnóideo

Esta técnica tem sido detalhada nos trabalhos do professor Ulrich Batzdorf e de outros.[4,5]

Expansão do espaço subaracnoide com duraplastia expansiva foi introduzida por William e Batzdord. O conceito é semelhante ao do tratamento da siringomielia na Malformação de Chiari. A técnica deve ser realizada quando a extensão da siringomielia e o bloqueio liquórico são localizados e não presentes em múltiplos níveis vertebrais (Fig. 19-4). Os autores sugeriram que a mielografia (Mielotomografia) seja realizada para identificação do local do bloqueio completo do fluxo de material de contraste. Isto ainda é válido em vários casos (Fig. 19-5).

Siringomielia Associada à Medula Presa

Os raros casos de siringomielia associada à medula presa devem ser tratados pela liberação da medula das suas causas de *Tethered-Cord* (Fig. 19-6).

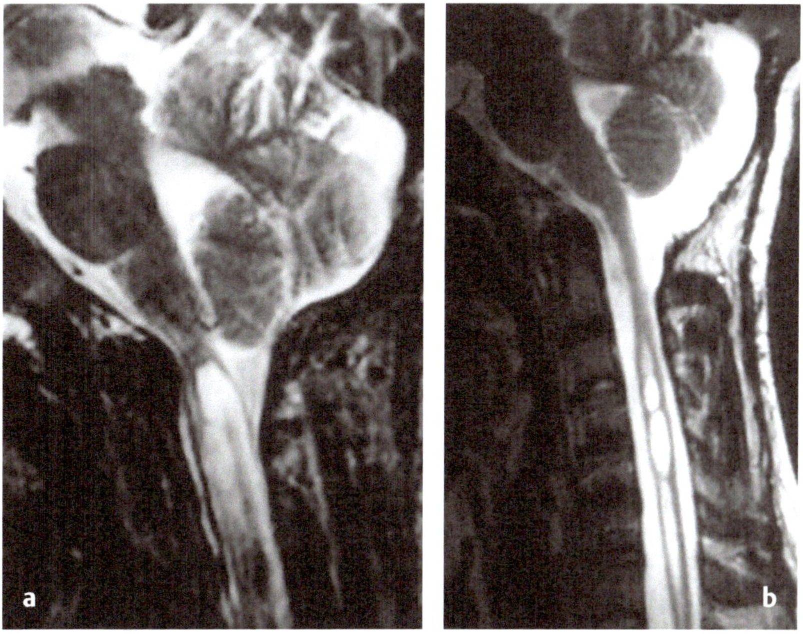

Fig. 19-3. Siringomielia associada à Malformação de Chiari. (a) Exuberante siringomielia. A medula espinhal alargada pela siringomielia ocupa toda a extensão do canal vertebral. (b) Após a descompressão por via extra-aracnóidea, alargamento da cisterna magna e diminuição muito intensa da siringomielia. Note-se o reaparecimento da coluna liquórica em torno da medula espinhal. É habitual a permanência de liquor preenchendo a cavidade siringomiélica residual, pois frequentemente a cavidade formada é muito volumosa e não colapsa completamente.

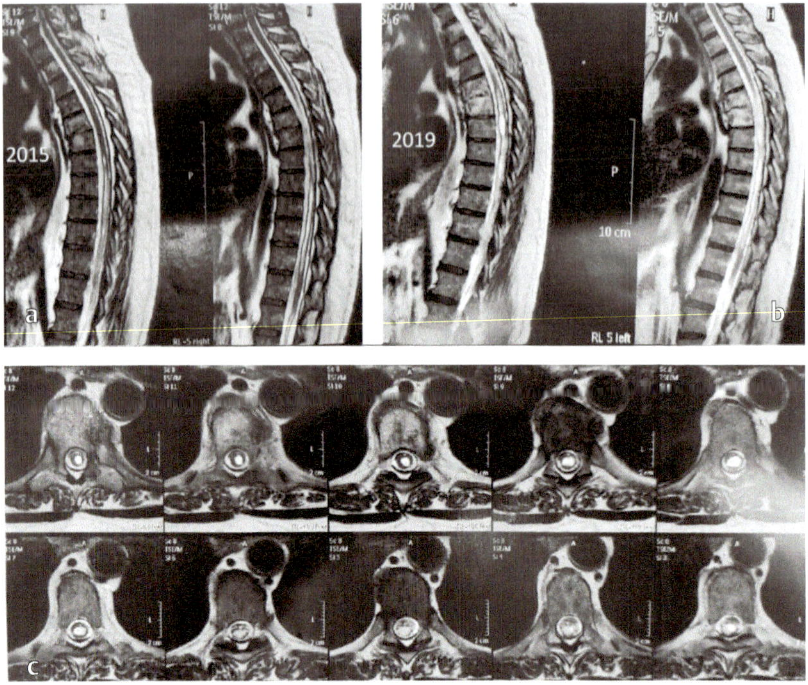

Fig. 19-4. Siringomielia torácica, secundária a mal de Pott (tuberculose espinhal). Note-se a pequena cavidade siringomiélica em 2015 (corte sagital, aquisição t2, (a)) e o aumento da cavidade siringomiélica em 2019 (corte sagital, aquisição t2, (b).) (c) Corte axial em t2. A cavidade siringomiélica ocupa grande parte da área da medula (índice siringomiélico alto). As derivações das cavidades siringomiélicas apenas podem ser feitas em grandes índices siringomiélicos (diâmetro da siringe dividido pelo diâmetro da medula).

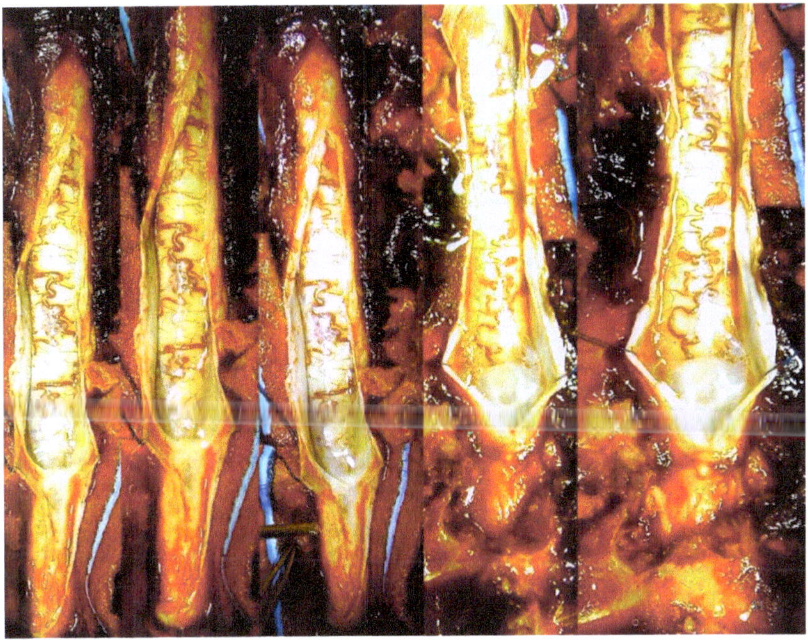

Fig. 19-5. Imagens mostrando o bloqueio do espaço subaracnóideo em aracnoidite inflamatória em caso de siringomielia espinhal. Note que a aracnoidite produz septações e cistos que bloqueiam o fluxo liquórico e comprimem a medula espinhal.

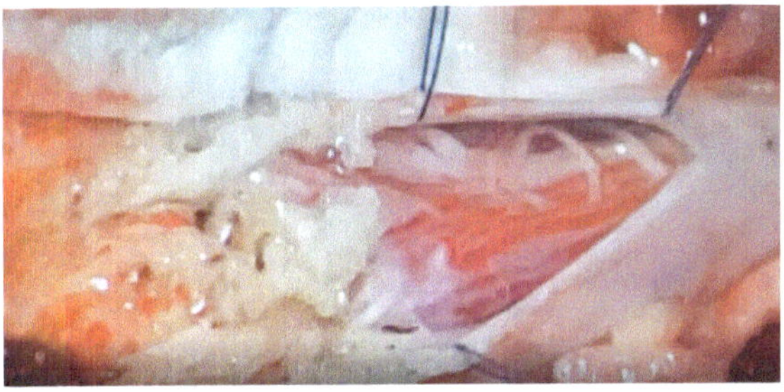

Fig. 19-6. Imagem intraoperatória. Lipoma ancorando a medula espinhal.

DERIVAÇÃO DIRETA (*SHUNT*) DA SIRINGOMIELIA

Historicamente, os procedimentos de drenagem foram os primeiros a serem usados.[5] Pequenas aberturas na medula espinhal como único tratamento são ineficazes, porque os buracos se fecham.[5]

As vantagens da colocação de *shunt* são o imediatismo da drenagem do cisto e da redução do tamanho do cisto. As desvantagens são a possibilidade de déficit neurológico associado à mielotomia e à drenagem de cistos septados que podem não drenar a cavidade.

A drenagem de uma cavidade de siringe localizada abaixo de uma cicatriz aracnoide aderente também pode colocar algumas forças de tração na medula espinhal. Complicações relacionadas com a colocação de *shunt* em cavidades siringomiélicas são:

A) Obstrução do *shunt* proximal e distal;
B) Ancoramento da medula espinhal pelo *shunt*;
C) Baixo estado de pressão do LCR;
D) Infecção relacionada com o *shunt*;
E) Deslocamento de *shunt*.

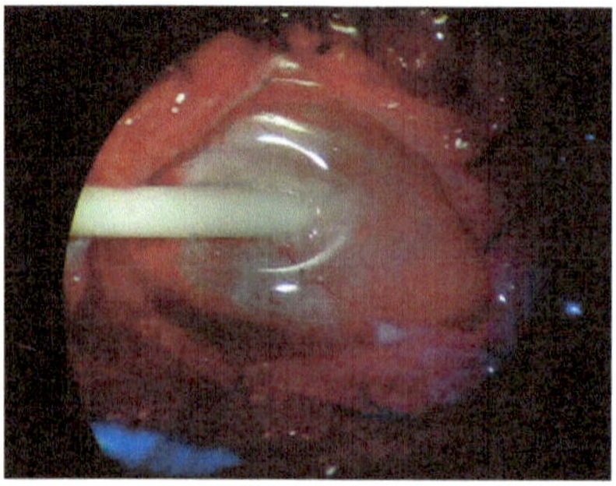

Fig. 19-7. Derivação siringoperitoneal. Note-se cateter de silicone no interior da cavidade siringomiélica.

Há falhas do *shunt* ou complicações em 50% dos casos.[5] Iwasaki *et al.*[12] descrevem a colocação de *shunt* na zona de entrada da raiz dorsal para o espaço subaracnóideo anterior em frente aos ligamentos dentados com bons resultados (Fig. 19-7).

SÍNTESE DO CAPÍTULO

Em resumo, a maioria das siringomielias ocorre em associação à malformação de Chiari. A descompressão da fossa posterior com restauração do fluxo liquórico é o tratamento de escolha, e os pacientes melhoram ou estabilizam seus sintomas e sinais na maioria dos casos. As siringomielias espinhais primárias mais frequentes são associadas à aracnoidite e formações de cistos e septações. Em casos localizados podem ser tratadas com expansão do espaço subaracnóideo com duroplastia. Nos casos muito extensos, a derivação siringomiélica é uma alternativa, mas a probabilidade de melhora ou de se estacionar a evolução da doença com as cirurgias ocorre em torno de metade dos casos.

REFERÊNCIAS BIBLIOGRÁFICAS

1. Flint G, Rusbridge C. Syringomyelia. A disorder of CSF circulation. Springer Heidelberg New York Dordrecht London. 2014.
2. Blegvad C, Grotenhuis JA, Juhler M. Syringomyelia: a practical, clinical concept for classification. Acta Neurochir (Wien). 2014;156(11):2127-38.
3. de Oliveira Sousa U, de Oliveira MF, Heringer LC, et al. The effect of posterior fossa decompression in adult Chiari malformation and basilar invagination: a systematic review and meta-analysis. Neurosurg Rev. 2018;41(1):311-21.
4. Williams B. The distending force in the production of communicating syringomyelia. 1969;2:189-93.
5. Batzdorf U. Primary spinal syringomyelia: a personal perspective. Neurosurg Focus. 2000;8(3):E7.
6. Heiss JD, Patronas N, DeVroom HL, et al. Elucidating the pathophysiology of syringomyelia. J Neurosurg. 1999;91:553-62.
7. Kim HG, Oh HS, Kim TW, Park KH. Clinical Features of Post-Traumatic Syringomyelia. Korean J Neurotrauma. 2014;10(2):66-9.
8. Koyanagi I, Houkin K. Pathogenesis of syringomyelia associated with Chiari type 1 malformation: review of evidences and proposal of a new hypothesis. Neurosurg Rev. 2010;33:271-84.
9. Koyanagi I, Iwasaki Y, Hida K, Houkin K. Clinical features and pathomechanisms of syringomyelia associated with spina larachnoiditis. Surg Neurol. 2005;63(4):350-6.
10. Klekamp J. The pathophysiology of syringomyelia—historical overview and current concept. Acta Neurochir (Wien). 2002;144:649-64.
11. Levine DN. The pathogenesis of syringomyelia associated with lesions at the foramen magnum: a critical review of existing theories and proposal of a new hypothesis. J Neurol Sci. 2004;220:3-21.
12. Iwasaki Y, Koyanagi I, Hida K, et al. Syringo-subarachnoid shunt for syringomyelia using partial hemilaminectomy. Br J Neurosurg. 1999;13:41-5.

CAPÍTULO 20

DEFORMIDADES DA COLUNA VERTEBRAL

Vinicius de Meldau Benites

INTRODUÇÃO

A coluna vertebral protege dentro de seu arcabouço ósseo o sistema nervoso, além de ser uma estrutura de carga que transmite a força gerada na cabeça e no tronco, para a bacia e pernas. Ela deve ser compreendida em sua estrutura pela análise nos três planos e é dessa forma que analisamos as deformidades. No plano coronal, a coluna normalmente não possui angulações e é nesse aspecto que, em casos patológicos, identificamos a escoliose. No plano axial, as vértebras normais não possuem qualquer rotação, porém na escoliose, principalmente em seu ápice, as vértebras tendem a girar em direção à convexidade. No plano sagital ou em perfil, a coluna normalmente possui quatro curvaturas: as lordoses cervical e lombar, e as cifoses torácica e sacrococcígea, e, nesse plano, identificamos situações de hipercifose torácica e hiperlordose lombar ou cervical, que devem ser analisadas individualmente e na luz dos atuais conceitos biomecânicos.

As deformidades apresentam-se por uma gama de causas, diferentes idades de início e localização e, por isso, existem diversas classificações de escolioses e cifoses. De uma maneira objetiva podemos separar as escolioses e cifoses da seguinte forma:

- *Escoliose*: congênita, neuromuscular, idiopática, sindrômica, associada a tumores e do adulto. Há um termo chamado escoliose de início precoce, que pode incluir várias dessas causas, mas no contexto do surgimento na criança antes dos 10 anos de vida;
- *Cifose*: estrutural e postural. A estrutural pode ser primária, como a cifose de Scheuermann ou a cifose congênita, e as secundárias relacionam-se com o envelhecimento (artrose), osteoporose, traumatismos e doenças inflamatórias, como a espondilite anquilosante.

Entendemos que a deformidade do adulto deve ser abordada no contexto das doenças degenerativas da coluna e, portanto, discutiremos neste capítulo as deformidades mais relevantes para o cotidiano de nossa prática clínica, que são as escolioses congênita, idiopática e neuromuscular e a cifose de Scheuermann.

ESCOLIOSE CONGÊNITA

Definição

Essa condição é definida pela presença de uma ou mais malformações na coluna vertebral, ou costelas, ocasionando o encurvamento da coluna.[1]

Classificação

Durante os processos de formação, segmentação e ossificação vertebrais, diversos genes e vias de sinalização relativos à diferenciação celular são expressos. Desta forma, dois tipos de anomalias vertebrais podem ocorrer: problemas de formação e/ou segmentação.[2]

Os defeitos de formação dão origem às hemivértebras (que apresentam pedículo unilateral) ou vértebras em cunha (apresentando pedículos intactos), enquanto a não segmentação, às barras unilaterais. Em alguns casos, as duas situações podem ocorrer concomitantemente, apresentando uma caracterização mista.[2] Há também situações em que não é possível se enquadrar nessa classificação, pela quantidade de malformações múltiplas, como na síndrome de VACTERL. As hemivértebras podem ocorrer de diversas formas, sendo classificadas como a seguir.[3]

- *Segmentada*: potencial de crescimento em suas extremidades superior e inferior, e vértebras adjacentes apresentam formação normal;
- *Semissegmentada*: extremidade superior ou inferior apresenta potencial de crescimento, e a outra é fundida com a vértebra adjacente;
- *Encarcerada*: potencial de crescimento nas duas extremidades, porém as vértebras adjacentes compensam a deformidade. A hemivértebra é "moldada" nas vértebras adjacentes;
- *Não segmentada*: não há potencial de crescimento em nenhuma das extremidades, sendo que estão fundidas com as vértebras adjacentes.

Quando há defeitos de segmentação, estes podem ser parciais, causando uma barra não segmentada; ou completo, gerando uma fusão de vértebras ou vértebra em bloco. As barras podem ser laterais, anteriores, posteriores ou mistas.

Quadro Clínico e Exames de Imagem

Alterações vertebrais congênitas podem, eventualmente, ser diagnosticadas anteriormente à alteração na curvatura espinhal, podendo ocorrer até mesmo no pré-natal.[4] No entanto, até um terço dos casos é reconhecido após o nascimento.[3] A avaliação clínica deve considerar que a escoliose congênita está associada à presença de outras anomalias estruturais e neurais.[5]

A escoliose congênita progride em aproximadamente 70% dos pacientes durante o crescimento e sem nenhum tratamento, ela progride em 85% deles. Por isso, não é incomum avaliarmos pacientes com graves deformidades e a presença de malformações vertebrais que não foram tratadas na infância. Dessa forma, o correto diagnóstico e, posteriormente, seu tratamento é de grande importância.

A avaliação clínica deve considerar que a escoliose congênita está associada à presença de outras anomalias estruturais e neurais.[5] No exame físico, devem-se avaliar a pele e extremidades, buscando sinais de disrafismo espinhal. A avaliação da estabilidade e balanceamento da coluna espinhal é inerente à busca da patologia. Desta forma, avalia-se a coluna quanto a seu alinhamento próprio e/ou com a cabeça, mau alinhamento dos ombros, desvio do tronco, cabeça e da pélvis. Anomalias nas costelas, bem como a capacidade inspiratória/expiratória da caixa torácica, devem ser avaliadas.[6] Não menos importante, o *status* neurológico deve ser investigado, incluindo força, reflexos e presença de qualquer atrofia. Flexibilidade, desigualdade entre membros, alterações no caminhar e presença de dores também devem ser avaliadas.[1]

Exames de imagem ainda permanecem como confiável ferramenta no diagnóstico de hemivértebra e a progressão da curvatura espinhal.[6] Na escoliose congênita, o diagnóstico precoce auxilia na determinação do tipo de anomalia. O melhor período para este tipo de diagnóstico é antes dos 4 anos.[5]

A presença da hemivértebra pode ser detectada em exames radiográficos. Contudo, a tomografia computadorizada (CT) e ressonância magnética podem auxiliar o diagnóstico em casos em que a radiografia se mostra inconclusiva.[7]

Diagnóstico Diferencial

A escoliose congênita está compreendida dentro do conceito de escoliose de início precoce, portanto todas as causas de escoliose que atinjam crianças antes dos 10 anos devem ser investigadas, a saber, as escolioses neuromusculares, idiopática infantil e sindrômicas. Em pacientes adolescentes e adultos podemos encontrar essa condição que não foi tratada precocemente e nestes casos devemos diferenciar da escoliose idiopática e do adulto, principalmente.

Opções de Tratamento

O tratamento pode ser conservador ou cirúrgico.[8] Diferentemente da escoliose idiopática, tratamentos não cirúrgicos com uso de coletes não são recomendados e requerem acompanhamento frequente para avaliação da progressão da deformidade. Desta forma, o emprego de cirurgias é altamente recomendado, objetivando o balanceamento no crescimento, já que há uma porção com crescimento mais acelerado, além da inclusão do mínimo possível de níveis na construção cirúrgica.[5] Dentre o rol de procedimentos para seu tratamento, o manuseio da escoliose congênita em crianças conta com a fusão *in situ*, hemiepifisiodese e hemivertebrectomia.[5;6] Em crianças abaixo de 5 anos, pela conformação óssea, indicamos o uso de colete por 3 meses no pós-operatório. Nos adultos, em geral há a necessidade de grandes osteotomias, como a VCR (vertebral column resection) e instrumentações mais longas (Fig. 20-1).

Complicações

Em crianças a partir de 12 meses já é possível o tratamento cirúrgico. As complicações citadas na literatura são falhas de instrumentação, déficits neurológicos, perda sanguínea elevada, fístula liquórica e infecção. Em adultos, podem acontecer complicações clínicas relacionadas com a grande perda sanguínea envolvida nas grandes osteotomias, além das citadas previamente (Fig. 20-2).

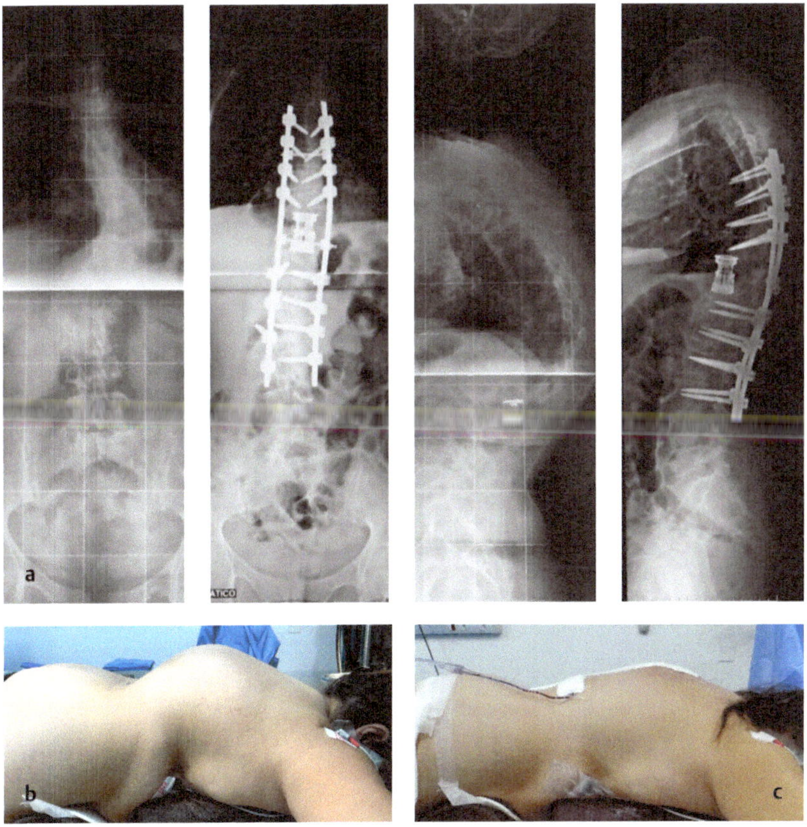

Fig. 20-1. Classificação embriológica de Escoliose Congênita.

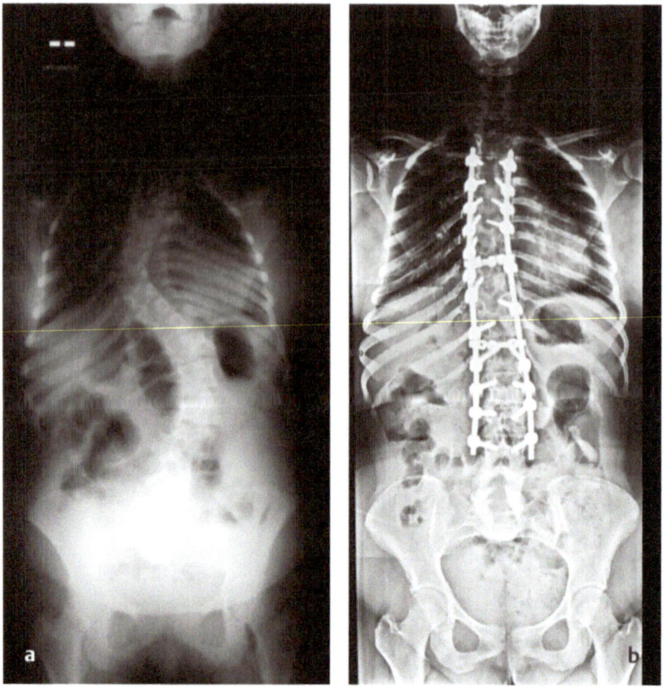

Fig. 20-2. (a) Comparação radiográfica AP e em perfil de pré e pós-operatório de correção de cifoescoliose congênita toracolombar em paciente de 52 anos, por meio de técnica VCR (*vertebral column resection*) de três vértebras.

DICAS

Em nossa experiência, sugerimos que as crianças com escoliose congênita sejam tratadas o mais precocemente possível a partir dos 12 meses, sendo a técnica de escolha a hemivertebrectomia via posterior com instrumentação monossegmentar. Nos adultos, sugerimos uma equipe com experiência em cirurgias de coluna de grande porte, além do uso de instrumental específico para osteotomias, incluindo cortador de osso ultrassônico.

ESCOLIOSE NEUROMUSCULAR

Definição

Trata-se do tipo de escoliose em que a anormalidade primária pode ser tanto do sistema nervoso quanto dos músculos, de forma que ambos podem causar desequilíbrio do tronco com deformidades da coluna, seja escoliose, cifose ou ambas.

Classificação

Segundo a Scoliosis Research Society, as condições patológicas associadas a deformidades da coluna podem ser:

- *Neuropática – neurônio motor superior:* paralisia cerebral, siringomielia, mielomeningocele, tumores espinhais, entre outras condições;
- *Neuropática – neurônio motor inferior:* poliomielite, atrofia muscular espinhal, disautonomia etc.;
- *Miopática:* artrogripose, distrofia muscular etc.

Quadro Clínico e Exames de Imagem

O quadro clínico dos pacientes acometidos por deformidades de origem neuromuscular compreende uma miríade de apresentações, já que as doenças são muito diferentes entre si. No entanto, são observadas situações que são comuns entre elas, principalmente de se apresentarem como escoliose de início precoce.

Pacientes deambulantes em geral apresentam a deformidade do tipo "S", enquanto os cadeirantes desenvolvem geralmente o tipo "C" longo. A obliquidade pélvica está associada à curvatura da coluna e acarreta piora do equilíbrio de tronco, predispõe as escaras e pode causar dor. A função pulmonar é uma grande preocupação, principalmente para alguns tipos de condições que afetem a musculatura e para os que são acometidos na infância e que podem desenvolver restrição mecânica.

É muito frequente que esses pacientes desenvolvam curvaturas de alta magnitude, o que pode atrapalhar o transporte e posicionamento desses indivíduos, além de que, por perderem o equilíbrio, acabam tendo que usar um ou os dois membros superiores para se apoiar, o que os limita mais ainda.

A avaliação radiológica deve envolver radiografias panorâmicas anteroposterior e lateral, se possível com o paciente em pé ou sentado, além das radiografias com tração ou inclinação lateral, se possível. O exame radiográfico EOS® tem a vantagem de fornecer informações do crânio aos pés em uma única imagem e com menor carga de radiação do que uma radiografia convencional. Deformidades muito complexas podem ser avaliadas com tomografia computadorizada e reconstruções bi e tridimensionais. A ressonância magnética tem importância na avaliação de pacientes com disrafismo espinhal e possibilidade de medula presa.

Diagnóstico Diferencial

Por ser um tipo de deformidade que está compreendido dentro do conceito de escoliose de início precoce, todas as causas de escolioses que atinjam crianças antes dos 10 anos devem ser investigadas, a saber, as escolioses neuromusculares, idiopática infantil e sindrômicas.

Opções de Tratamento

O tratamento é dependente de fatores como a doença de base, o início do aparecimento da deformidade e a progressão da mesma.

O tratamento conservador envolve, em geral, apenas observação para pacientes com curvas inferiores a 30 graus. O uso de coletes não é eficaz no tratamento,[9] mas pode ser indicado em algumas situações para melhorar a postura sentada.

Para pacientes com curvas progressivas e comprometimentos funcionais, a correção e estabilização cirúrgica são os tratamentos definitivos. Para crianças que mereçam intervenção cirúrgica, devem-se considerar as técnicas cirúrgicas que permitam o crescimento, as chamadas *growing rods*. Algumas técnicas envolvem um procedimento cirúrgico inicial e outras cirurgias de alongamento do sistema a cada 6-10 meses, até a realização do procedimento definitivo. Outras técnicas permitem o alongamento incruento, como o uso de hastes magnéticas. E há também técnicas em que se cria um trilho que permite o crescimento da coluna de uma maneira guiada, como a técnica de Shilla.[10]

Para pacientes com maturidade esquelética, a correção deve buscar o equilíbrio pélvico e a estabilidade do tronco.

Complicações

São pacientes que apresentam, muitas vezes, diversos problemas médicos que devem ser maximamente controlados no pré-operatório. As complicações mais comuns estão associadas a problemas cardiovasculares e ao baixo peso dos pacientes, no contexto dessas cirurgias de grande porte que são necessárias para a correção da deformidade.

Cuidado redobrado deve ser tomado com a pele dos pacientes com mielomeningocele, inclusive com o pensamento da indicação de retalhos para minimizar as deiscências que são frequentes nestes pacientes.

DICAS

O tratamento cirúrgico deve fundamentalmente observar alguns princípios. Pacientes deambulantes e que se utilizam da báscula dos quadris para caminharem, como na poliomielite, em geral não podem sofrer instrumentação sacroilíaca sob risco de terem prejuízo da marcha. Pacientes cadeirantes, geralmente, devem ser instrumentados até a pelve para corrigirem a sua obliquidade.

Para pacientes com disrafismo espinhal, lembrar que muitos possuem alergia ao látex e necessitam de preparo da sala e equipe cirúrgica. Se for identificada a medula presa, essa deve ser liberada previamente à correção da deformidade, o que pode ser feito no mesmo tempo cirúrgico.

A monitorização eletrofisiológica é recomendada mesmo nos pacientes com comprometimento motor prévio, pois muitos deles possuem atividade esfincteriana que deve ser preservada e pode ser monitorizada.

ESCOLIOSE IDIOPÁTICA

Definição

Trata-se da deformidade no plano coronal que acomete crianças ou adolescentes sadios, sem uma causa definida para o desenvolvimento da escoliose. Neste tópico, pela sua notória incidência, trataremos da escoliose idiopática do adolescente.

Classificação

É classificada, de acordo com a idade de aparecimento da escoliose, em três tipos:

- *Infantil*: nascimento até 3 anos de idade. Representa menos de 1% dos pacientes com escoliose idiopática e afeta mais meninos do que meninas, podendo estar associada à plagiocefalia, atraso do desenvolvimento neuropsicomotor e outras anormalidades;
- *Juvenil*: de 3 a 10 anos de idade. Representa cerca de 20% dos pacientes com escoliose idiopática e predomina nas meninas;
- *Adolescente*: mais de 10 anos de idade. Acomete comumente meninas, sendo 80% dos casos de escoliose idiopática, e ocorre em cerca de 2%-3% da população.

Sobre a morfologia da escoliose idiopática, consideramos que as mais utilizadas na atualidade são as classificações de Lenke (Fig. 20-3)[11] e a de Suk (Quadro 20-1).[12] Pela classificação de Suk, as curvas podem ser do tipo A ou B. Para as torácicas, o tipo A é quando a vértebra terminal distal e a vértebra neutra são coincidentes ou em um nível de diferença, e, no tipo B, a vértebra neutra está dois ou três níveis abaixo da vértebra terminal. Para as curvas torácicas e toracolombares, o tipo A é quando a inclinação lateral direita a L3 cruza a linha sacral média e a rotação de L3 é menor do que grau 2 na inclinação lateral esquerda; a tipo B ocorre quando L3 não cruza a linha sacral média na inclinação lateral e a rotação de L3 é maior do que grau 2 na inclinação lateral esquerda de L3.

Tipo de curva

Tipo	Torácica proximal	Torácica principal	Toracolombar/ Lombar	Tipo de curva
1	Não estrutural	Estrutural (principal)	Não estrutural	Torácica principal (TP)
2	Estrutural	Estrutural (principal)	Não estrutural	Torácica dupla (TD)
3	Não estrutural	Estrutural (principal)	Estrutural	Principal dupla (PD)
4	Estrutural	Estrutural (principal)	Estrutural	Principal tripla (PT)
5	Não estrutural	Não-estrutural	Estrutural (principal)	Toracolombar/Lombar
6	Não estrutural	Estrutural	Estrutural (principal)	Toracolombar/Lombar MT (TL/L-MT) (Curva lombar > torácica ≥ em 10°)

CRITÉRIOS ESTRUTURAIS

Torácica proximal – Inclinação lateral, Cobb ≥ 25°
– Cifose T2 – T5 ≥ + 20°

Torácica principal – Inclinação lateral, Cobb ≥ 25°
– Cifose T10 – L2 ≥ + 25°

Toracolombar/Lombar – Inclinação lateral, Cobb ≥ 25°
– Cifose T10 – L2 ≥ + 20°
– > Nash-Moe I (S.B. Apical)

LOCALIZAÇÃO DO ÁPICE
(Definição da SRS)

CURVA	ÁPICE
TORÁCICA	DISCO T2-T11-12
TORACOLOMBAR	T12-L1
LOMBAR	DISCO L1-2-L4

Modificadores

Modificador da coluna vertebral lombar	LVSC até ápice lombar
A	LVSC entre pedículos
B	LVSC toca o corpo (ou corpos) apical
C	LVSC completamente medial

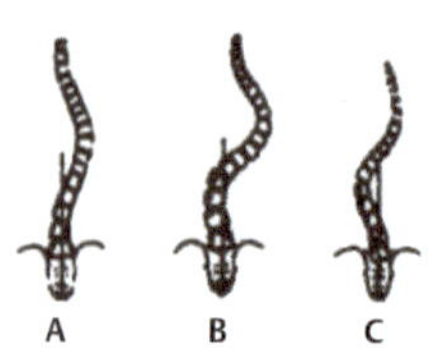

Perfil sagital torácico T5 – T12	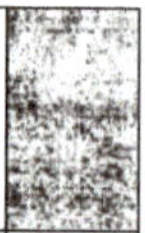
– (Hipo)	< 10°
N (Normal)	10° – 40°
+ (Hiper)	> 40°

Curva do tipo (1–6) + modificador da coluna vertebral lombar (A, B ou C) + modificador sagital torácico (-, N ou +)
Classificação (p. ex., 1B+):____________

Fig. 20-3. (a) Paciente de 14 anos com síndrome de Rubinstein-Taybi, atraso do desenvolvimento neuropsicomotor, deambulante e dupla curva. (b) Pós-operatório com correção satisfatória e bom equilíbrio de bacia e ombros.

Quadro 20-1. Classificação de SUK e Nível de Fusão Distal

	Tipo de curva	Tipo	Fusão distal
Torácica	Única	A	VN = VT + 1 (0)
	Dupla	B	VN - 1 = VT + 2
Lombar	DM	A	L3
	TL/L	B	L4

Quadro Clínico e Exames de Imagem

A escoliose idiopática não se apresenta com dor, portanto a história de como a deformidade foi percebida é muito importante. No exame físico devem-se buscar ativamente sinais de disrafismo (lipomas, *nevus*, *dimple* e tufos de pelos). As características sexuais secundárias, como desenvolvimento das mamas e de pelos pubianos e axilares (escala de Tanner), devem ser anotadas, assim como a menarca. Recomendamos o registro da altura do paciente e análise da posição dos ombros, mamilos, triângulo do talhe, pelve e comprimento dos membros inferiores, tanto de frente, costas, quanto de perfil e também no teste de Adams para identificação de giba costal e rotação vertebral.

Alguns fatores influenciam a progressão da curvatura, como a idade, o potencial de crescimento, o sexo, a magnitude da curva e a maturidade sexual e esquelética. Sendo assim, quanto mais jovem é o paciente ao diagnóstico e menor a graduação de Risser, então maior será a chance de progressão. No entanto, mesmo após a maturidade esquelética, cerca de dois terços dos pacientes irão enfrentar progressão da curvatura. Curvas acima de 50 graus podem evoluir na média de 1 grau por ano.[13]

O exame padrão para avaliação da escoliose é a radiografia panorâmica anteroposterior e em perfil, com inclinações laterais para avaliação da mobilidade das curvas. O exame radiográfico EOS® é uma alternativa, se disponível. Caso haja suspeita de escoliose secundária, deve-se realizar investigação com ressonância magnética e eletroneuromiografia. A tomografia computadorizada com reconstrução 2D e 3D pode ajudar no entendimento das deformidades mais complexas.

Diagnóstico Diferencial

Para a definição do seu diagnóstico, por ser idiopática, todas as causas de deformidade da coluna devem ser excluídas, incluindo as causas neuromusculares e alterações congênitas.

Opções de Tratamento

A maioria dos pacientes não necessita de qualquer intervenção clínica ou cirúrgica, mas tão somente acompanhamento radiográfico durante o período de crescimento.

O estudo de Weinstein[14] norteou a utilização de órteses no tratamento da escoliose idiopática. Segundo ele o uso de coletes deve ser indicado para pacientes entre 10 e 15 anos, com Risser 0,1 e 2 e com ângulo de Cobb entre 20 e 40 graus, por um período mínimo de 18 horas por dia.

O tratamento cirúrgico deve ser discutido em algumas situações específicas: pacientes com ângulo de Cobb maior do que 40 graus, se ainda esqueleticamente imaturos, ou maior do que 50 graus após a maturidade esquelética; pacientes com progressão de curva apesar do uso de órteses e quando a deformidade for inaceitável para o paciente, com presença de giba costal, desvio de tronco ou descompensação sagital ou coronal (Fig. 20-4).

Complicações

No intraoperatório, as situações que devem tomar maior atenção são o sangramento e a função motora do paciente. Sendo assim, em nosso meio, recomendamos o uso de ácido tranexâmico por se mostrar efetivo na redução da perda sanguínea e por não estar associado a complicações pós-operatórias. A dose está relacionada com a eficácia, sendo descrita dose de ataque variando de 10 a 100 mg/kg e doses de manutenção de 1 a 10 mg/kg/h. Sobre a função neurológica, consideramos obrigatória a monitorização eletrofisiológica intraoperatória.[15]

No acompanhamento pós-operatório, as complicações podem estar relacionadas com a pseudoartrose ou perda da correção e, em alguns casos, com necessidade de reoperação.

Dicas

A toracoplastia com ressecção de 4-8 costelas deve ser considerada uma opção para a correção estética da gibosidade da caixa torácica, já que estudos demonstram maior autoestima nas pacientes submetidas a essa técnica, além de ser fonte de enxertia óssea autóloga e ter baixo potencial de complicações.[16]

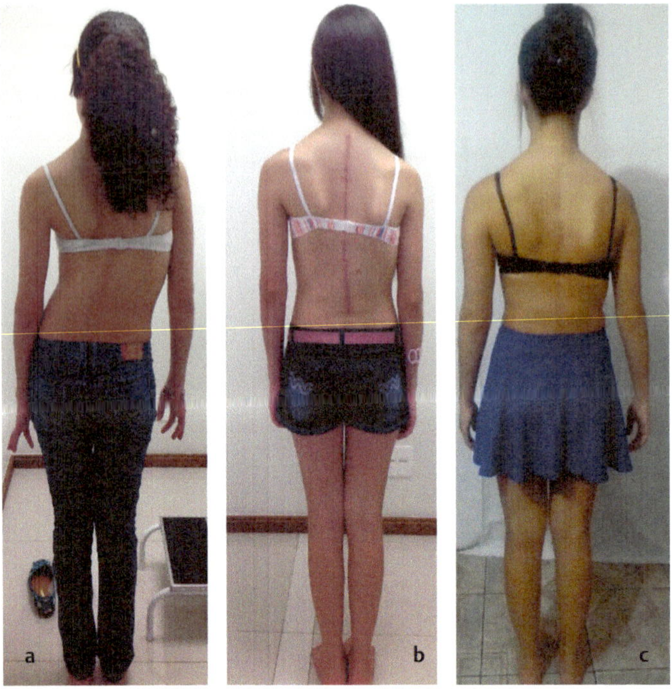

Fig. 20-4. (a) Paciente de 13 anos e diagnóstico de escoliose idiopática do adolescente descompensada. (b) 20 dias pós-operatório. (c) 5 anos pós-operatório.

Sugerimos incluir a curva torácica proximal na instrumentação, se a curva proximal tiver mais do que 25 graus de Cobb, e os ombros forem nivelados ou o esquerdo mais alto.[17]

Para a escolha do nível distal de instrumentação, recomendamos de maneira geral o critério de Suk (ver Quadro 20-1). Nas curvas torácicas tipo A, incluir a vértebra final distal (neutra +1 ou 0). Nas curvas torácicas tipo B, ir até a vértebra neutra menos 1. Nas curvas lombares tipo A, ir até L3, e, nas do tipo B, ir até L4.[12]

CIFOSE DE SCHEUERMANN

Definição

É a deformidade idiopática cifótica, ou seja, no plano sagital, mais comum em adolescentes. Foi descrita, em 1920, pelo dinamarquês Holger W. Scheuermann[18] como uma deformidade rígida caracterizada por vértebras acunhadas. Segundo os critérios de Sorensen,[19] o diagnóstico é definido em casos de cifose com 3 ou mais vértebras adjacentes acunhadas em mais de 5 graus. Outros autores citam critérios como redução do espaço discal, cifose torácica maior do que 45 graus com 2 ou mais vértebras em cunha e irregularidades do platô. Acomete igualmente indivíduos dos sexos masculino e feminino, com incidência variando de 1%-8% da população (Fig. 20-5).

Patologia

Apesar das alterações macroscópicas evidentes, a análise histológica revela poucas alterações, com discreta alteração da razão colágeno-proteoglicanos.[20]

Quadro Clínico e Exames de Imagem

Os pacientes, em geral no início da adolescência, referem dor torácica e deformidade cifótica de caráter progressivo. Ao exame físico[20] é possível notar cifose torácica angular de raio curto, hiperlordose lombar e cervical compensatória, podendo ser descrito como pescoço de ganso. Os ombros estão posicionados anteriormente, e o teste de Adams agrava a deformidade, que se apresenta estruturada. O exame neurológico geralmente está normal.

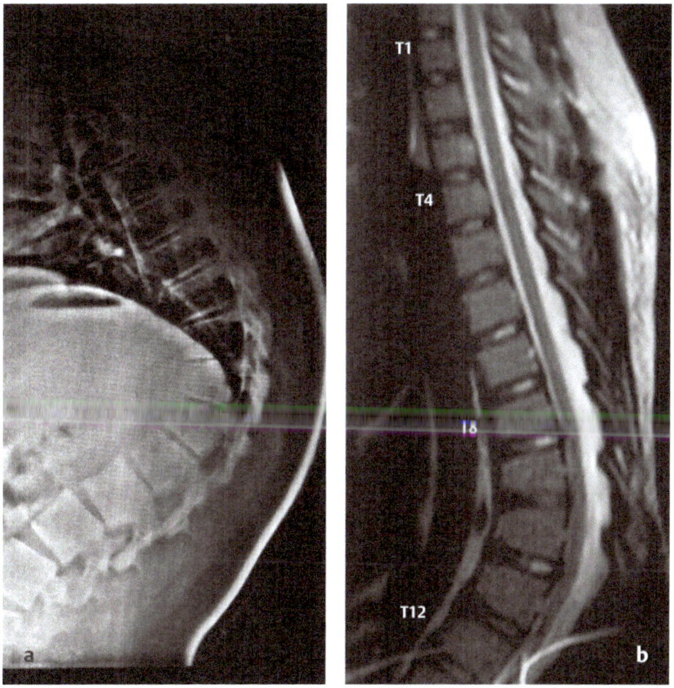

Fig. 20-5. (a) Radiografia demonstrando acunhamento de vértebras torácicas consecutivas. (b) Ressonância magnética com alterações discais e dos platôs na área de hipercifose.

A avaliação radiológica demonstra cifose torácica, normalmente com alguma escoliose, podendo ser observado espondilolistese também. As alterações discais são mais bem observadas na tomografia computadorizada e ressonância magnética. O exame radiográfico EOS® é uma alternativa, se disponível. Há duas formas de apresentação da cifose de Scheuermann, sendo a mais comum com ápice de T6-T8 e extensão até T12 ou L1. A segunda forma de apresentação é com ápice da cifose entre T10-L1.

História Natural

Segundo Murray,[21] que descreveu sua avaliação após acompanhamento de 32 anos de 67 pacientes com a doença, os pacientes com cifose de Scheuermann tendem, ao longo da vida, a escolherem profissões que exijam pouca elevação de carga, possuem maior preocupação com a aparência, apresentam mais dores na vida adulta e permanecem mais solteiros do que seus pares com a mesma idade, revelando o impacto estético que essa doença causa.

Opções de Tratamento

O tratamento conservador inclui basicamente avaliação clínico-radiológica a cada 6 meses para pacientes com menos de 50 graus de cifose. O uso de colete é controverso e indicado para pacientes com imaturidade óssea.[22] Para pacientes com deformidade progressiva, dor, deformidade esteticamente inaceitável ou comprometimento pulmonar, a cirurgia é uma opção de tratamento.[20]

Dentre as opções de técnicas cirúrgicas mais amplamente difundidas na literatura, pode ser realizada a cirurgia por via posterior com instrumentação com parafusos pediculares e osteotomias de Ponte de 4-8 segmentos em torno do ápice da cifose. Outra opção que está relacionada com maior morbidade, porém com maior capacidade de correção da curvatura, é a realização de liberação anterior de discos e ligamento longitudinal anterior, enxertia óssea intersomática, seguida de instrumentação por via posterior com ou sem osteotomias de Ponte (Fig. 20-6).

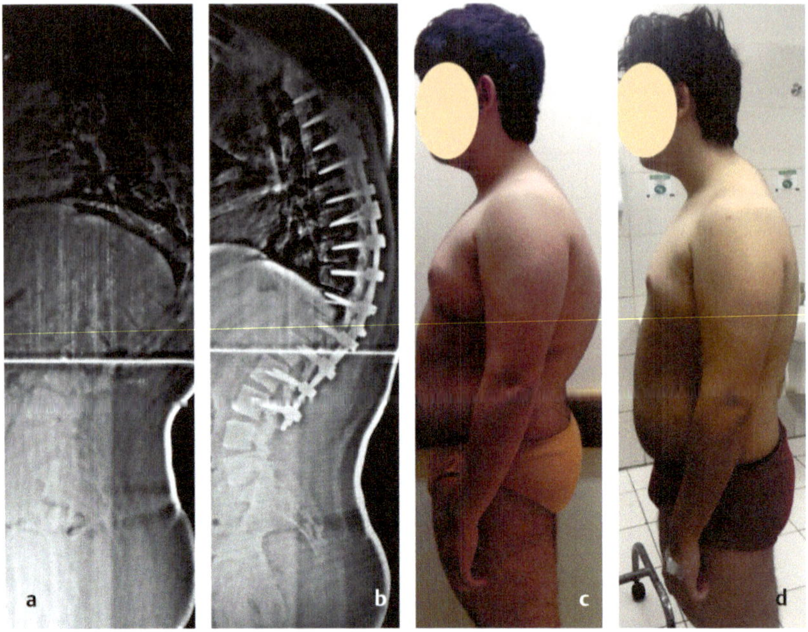

Fig. 20-6. (a-b) Radiografia pré e pós-operatória de paciente com Cifose de Scheuermann. (c,d) Paciente antes da cirurgia com hipercifose torácica e depois no segundo dia pós-operatório.

Complicações

No intraoperatório são basicamente as mesmas relatadas previamente para escoliose idiopática, com o agravante de que há maior risco de comprometimento neurológico nas cifoses, por causa do maior estiramento da microvasculatura. No longo prazo são relatadas perda da correção e cifose juncional proximal.[22]

DICAS

Nossa técnica preferencial é a via posterior única. Recomendamos o uso de cortador de osso ultrassônico que diminui o sangramento durante a osteotomia de ponte. O uso de haste de liga de cromo-cobalto confere maior rigidez para a construção e menor capacidade de perda de correção ao longo dos anos.

REFERÊNCIAS BIBLIOGRÁFICAS

1. Jonas W. Mosby's Dictionary of Complementary and Alternative Medicine. Mosby's Dictionary of Complementary and Alternative Medicine: Mosby Elsevier; 2005.
2. Winter RB, Moe JH, Eilers VE. Congenital Scoliosis A Study of 234 Patients Treated and Untreated. The Journal of Bone and Joint Surgery. 1968;1(50).
3. Johal J, et al. Hemivertebrae: a comprehensive review of embryology, imaging, classification, and management. Childs Nerv Syst. 2016;32(11):2105-2109.
4. Wax J R, et al. Prenatal sonographic diagnosis of hemivertebrae: associations and outcomes. J Ultrasound Med. 2008;27(7):1023-7.
5. Rothman S. The Spine. 6th. Philadelphia, USA: Elsevier; 2011.
6. Hedequist D, Emans J. Congenital scoliosis: a review and update. J Pediatr Orthop. 2007;27(1):106-16.
7. Newton PO, et al. Utility of three-dimensional and multiplanar reformated computed tomography for evaluation of pediatric congenital spine abnormalities. Spine (Phila Pa 1976). 2002;27(8):844-50.
8. Aulisa A, et al. The conservative treatment of congenital scoliosis with hemivertebra: report of three cases. Scoliosis. 2013;8(1):51.
9. Miller F, Moseley CF, Koreska J. Spinal fusion in Duchenne muscular dystrophy. Dev Med Child Neurol. 1977;19:45-49.

10. McCarthy RE, Luhmann S, Lenke L, McCullough FL. The Shilla growth guidance technique for early-onset spinal deformities at 2-year follow-up: a preliminar report. J Pediatr Orthop. 2014;34(1):1-7.
11. Lenke LG, Betz RR, Harms J, et al. Adolescent idiopathic scoliosis: a new classification to determine extent of spinal arthrodesis. J Bone Joint Surg Am. 2001;83-A:1169-81.
12. Suk SI. Pedicle screw instrumentation for adolescent idiopathic scoliosis: the insertion technique, the fusion levels and direct vertebral rotation. Clin Orthop Surg. 2011;3(2):89-100.
13. Weinstein SL, Zavala DC, Ponseti IV. Idiopathic scoliosis. Long term follow-up and prognosis in untreated patients. J Bone Joint Surg. 1981;63(A):702-12.
14. Weistein SL, Dolan LA, Wright JG, Dobbs MB. Effects of bracing in adolescents with idiopathic scoliosis. N Engl J Med. 2013;369(16):1512-21.
15. Alajmi T, Saeed T, Alfaryan K, et al. Efficacy of tranexamic acid in reducing blood loss and blood transfusion in idiopathic scoliosis: a systematic review and meta-analysis. J Spine Surg. 2017;3(4):531-40.
16. Suk SI, Kim JH, Kim SS, et al. Thoracoplasty in Thoracic Adolescent Idiopathic Scoliosis. Spine. 2008;33(10):1061-67.
17. Suk S, Kim WJ, Lee CS, et al. Indications of proximal thoracic curve fusion in adolescent idiopathic scoliosis. Spine. 2000;25(18):2342-49.
18. Scheuermann HW. Kyphosis dorsalis juvenilis. Ugeskrift for Læger. 1920;82:385-93.
19. Sørensen KH. Scheuermann's juvenile kyphosis: clinical appearances, radiography, aetiology, and prognosis. Copenhagen:Munskgaard. 1964:222-24.
20. Wenger DR, Frick SL. Scheuermann Kyphosis. Spine. 1999;24(24):2630-9.
21. Murray PM, Weistein SL, Spatt KF. The natural history and long-term follow-up of Scheuermann kyphosis. J Bone Joint Surg. 1993;75(A):236
22. Lowe TG, Line BG. Analysis of Scheuermann kyphosis. Spine. [illegible]

Parte VI ANOMALIAS VASCULARES DA MEDULA ESPINAL

CAPÍTULO 21

FÍSTULAS ARTERIOVENOSAS MEDULARES

Leandro José Haas

HISTÓRICO

Fístula significa conexão anormal entre duas estruturas que normalmente não estão conectadas. Uma fístula arteriovenosa é, portanto, uma conexão anormal entre uma artéria e uma veia. Qualquer parte do corpo pode ter uma fístula. Uma fístula espinhal, particularmente a fístula dural espinhal, é uma conexão anormal entre uma artéria e uma veia que estão localizadas perto da cobertura da medula espinhal. Essa cobertura é chamada dura e, portanto, o nome completo é fístula arteriovenosa dural espinhal.

Quando uma fístula se forma, o sangue de uma artéria sob alta pressão e fluxo entra diretamente em uma veia, que é uma estrutura de baixa pressão e baixo fluxo. Mesmo que a fístula dural geralmente não esteja diretamente sobre ou dentro da medula espinhal, ela causa disfunção ao interferir com a circulação normal da medula espinhal e eventualmente produzindo problemas graves e, às vezes, irreversíveis. São afecções raras que foram compreendidas após o desenvolvimento da angiografia medular no fim dos anos 1960. Atualmente a ressonância nuclear magnética (RNM) e a Angio-RNM têm sido exames realizados já nos sintomas iniciais de uma patologia medular, evitando a mielografia. Somente um diagnóstico rápido e preciso permite um tratamento eficaz com um mínimo de sequelas.[1]

QUADRO CLÍNICO

Etiologia

A razão pela qual as fístulas durais da coluna vertebral se formam geralmente não é clara. Elas parecem se desenvolver espontaneamente, isto é, sem qualquer motivo que possamos identificar. Há de fato uma causa, nós simplesmente não sabemos ainda. Tipicamente, os pacientes com fístula têm 50 anos ou mais e, mais frequentemente, são homens (talvez até 5 vezes mais comum), mas muitas exceções são vistas e, na verdade, pessoas de qualquer idade ou sexo podem ter uma fístula.[1]

Fisiopatologia

A maneira como as fístulas causam problemas é impedindo a circulação normal da medula espinhal. Normalmente, a medula espinhal é nutrida por várias artérias, das quais o sangue vai para os capilares, de onde passa em pequenas vênulas e finalmente vai para veias maiores que correm ao longo da superfície do cordão. Essas veias superficiais então drenam o sangue através de veias conectadas que atravessam a dura-máter em veias ainda maiores que finalmente retornam o sangue para o coração. Como as veias que drenam a medula espinhal estão conectadas às veias que ficam na dura-máter, uma veia fístula dural espinhal pode ser conectada, de maneira inversa, às veias da medula espinhal. As veias próximas à fístula estão sob maior pressão e maior fluxo do que estão acostumadas. Isso causa congestionamento (*backup*) do sangue da fístula nas veias da medula espinhal. O *backup* de sangue impede que a medula espinhal drene o sangue que vai para ela, uma vez que o sangue da medula espinhal tem de superar as pressões mais altas criadas pela fístula para sair do cordão. Isso faz com que a medula espinhal inche e funcione mal. Conforme o tempo passa, a situação piora progressivamente. As veias que drenam a fístula eventualmente tornam-se doentes e muitas vezes fecham. A falha dessas veias de drenagem piora o congestionamento da medula já existente e piora os sintomas.[1,2]

EXAME FÍSICO/IMAGEM

Exame Neurológico

Danos irreversíveis à medula espinhal (mielopatia) eventualmente ocorrem. O paciente pode ficar paraplégico, apresentar disfunção erétil, assim como distúrbios esfincterianos. O período de tempo entre a formação da fístula e os sintomas pode ser bastante variável. Inicialmente, a fístula é provavelmente assintomática. À medida que o inchaço da medula espinhal se desenvolve gradualmente, a maioria dos pacientes começa a ter alguns problemas, como fraqueza nas pernas, dores nas costas e nas pernas, e problemas relacionados com a bexiga e os intestinos. A fraqueza pode ser de diferentes tipos (neurônio motor superior *versus* neurônio inferior, ou ambos), e o paciente pode sentir-se rígido nas pernas, ou vacilante, ou qualquer outro número de termos descritivos. Os problemas do intestino e da bexiga também podem ser vagos: a pessoa pode sentir que não pode começar a urinar da melhor maneira possível, sentir que não pode esvaziar a bexiga tão bem quanto deveria, ou pode não sentir vontade de urinar e alguma incontinência. Constipação ou incontinência fecal pode acontecer também.

Outros problemas relatados pelos pacientes são impotência e sensações anormais nas pernas, que podem ser muito variáveis, como formigamento, dormência, queimação etc. O problema no diagnóstico precoce da fístula é que, no início, os sintomas geralmente são inespecíficos. Na verdade, a maioria das pessoas com sintomas de dormência nas pernas ou incontinência urinária não tem fístula. Da mesma forma, a maioria dos pacientes com fístulas durais são homens idosos, e suas queixas de problemas com a micção frequentemente resultam em investigações da disfunção da próstata. Muitos pacientes apresentam sintomas da fístula por um ou mais anos antes de serem diagnosticados. Um alto grau de suspeita e experiência é necessário.[1,2]

MAV Intramedular

Acidente agudo em paciente jovem associado com dor raquidiana, síndrome meníngea e síndrome neurológica deficitária secundária a uma hematomielia ou hemorragia meníngea espinhal por ruptura da MAV.[3]

Fístula Medular Dural ou Fístula Arteriovenosa Pial Medular

Déficit neurológico de evolução progressiva de início insidioso em pacientes não jovens predominante nos membros inferiores e traduzindo um comprometimento hemodinâmico da circulação medular.[1]

Portanto, a idade do início dos sintomas, o modo de revelação e o nível de comprometimento medular são elementos que podem orientar o tipo de malformação.

Exame de Imagem

RNM Medular

Sinais diretos de malformação vascular medular:

- Heterogeneidade do sinal intraparenquimatoso associada a um alargamento localizado da medula que corresponde ao *nidus* da lesão;
- Estruturas irregulares, serpiginosas em hipo ou hipersinal, intraparenquimatosas ou perimedulares correspondendo a vasos dilatados;
- Lesão medular com sinal intermediário ou hipersinal ao redor de um anel de hipossinal evocativo de uma malformação vascular de circulação lenta que sangrou (depósito de hemossiderina);
- Uma invasão vertebral ou paravertebral traduzida por uma anomalia de sinal ósseo ou alteração global sem grande especificidade.

Sinais indiretos de malformação vascular medular:

- Uma ou várias zonas de *flow void* reveladoras de fluxo sanguíneo elevado dentro de um vaso dilatado;
- Hipossinal em T1 associado a hipersinal em T2 ao nível do cone medular que pode estar aumentado de calibre determinado por uma isquemia medular neste nível.

Na presença de qualquer um destes sinais ou em caso de RNM normal com forte suspeita clínica, angiografia medular deve ser realizada (Fig. 21-1).[4]

Angiografia Medular

Seu interesse é duplo, pois, além de precisar o diagnóstico, é o acesso para o tratamento da lesão.

Cervical

As artérias espinhais anteriores (ASAs) nascem do segmento V4 da artéria vertebral, descem medialmente a partir de C1 e recebem a artéria do alargamento cervical que nasce da artéria cervical profunda. As artérias espinhais posteriores (ASPs) nascem da artéria vertebral ou da artéria cervical profunda, e são paramedianas na face e posteriores na projeção em perfil.[5]

Torácica

As ASAs são habitualmente alimentadas por artérias radiculomedulares anteriores de T3-T5 direita ou esquerda que se terminam em dois ramos, um ascendente menor e outro descendente maior. Elas podem ser ausentes e substituídas por uma artéria única chamada de Adamkiewicz.[1]

Toracolombar

As ASAs são alimentadas por artérias radiculomedulares anteriores de Adamkiewicz entre os níveis T6-T9 ou L1-L4, usualmente em T9 esquerda. A artéria do alargamento lombar de Lazorthes, composta por um ramo medial espinhal anterior e por um ramo paramedial espinhal posterior, representa uma região anastomótica arterial ao nível do cone medular. As ASPs são sempre paramedianas na face e posteriores no perfil, e apresentam um ângulo mais fechado do que a de Adamkiewicz.[4,6]

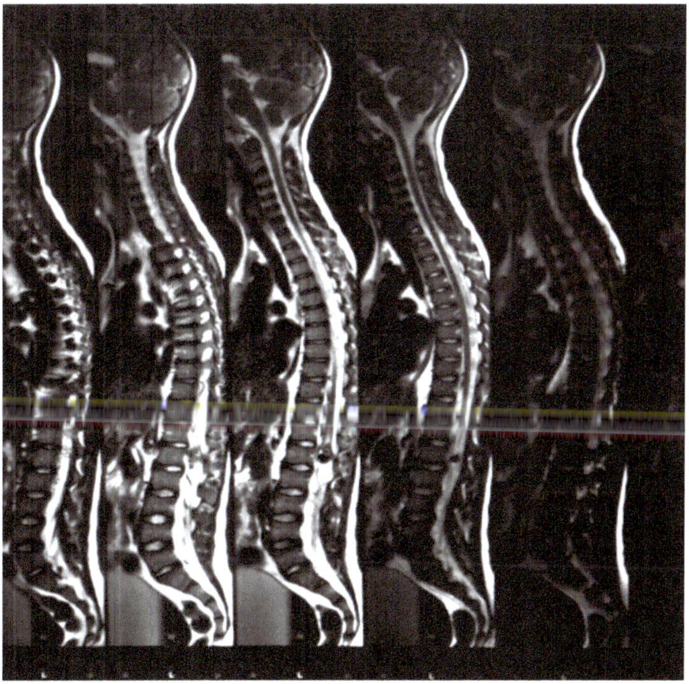

Fig. 21-1. Ressonância magnética de coluna vertebral: sagital, T2, com MAV intramedular nível D12-L1.

Retorno Venoso

Três pontos essenciais:

1. Atraso da opacificação;
2. Sentido de circulação;
3. Calibre e morfologia dos vasos.

Cervical

Não é constante, de difícil visualização.

Toracolombossacro

Após a opacificação da artéria de Adamkiewicz, as veias perimedulares anteriores e posteriores aparecem em torno de 10 segundos, enquanto as veias radiculomedulares são normalmente visíveis entre 15 a 20 segundos.

O retorno venoso acontece de baixo para cima do cone medular até as veias radiculomedulares (2 a 3 ao nível torácico) e representa um estreitamento ao nível da passagem da dura-máter por um orifício da raiz nervosa que acaba drenando diretamente o sangue venoso para o plexo venoso raquidiano (Fig. 21-2).[4,6]

Radiografia Convencional

Não há interesse, e apenas pode ser utilizada para detectar hemangiomas do corpo vertebral que são caracterizados por um aspecto de gradeado do corpo vertebral.[3,4]

Tomografia Computadorizada

Serve para estudar as estruturas ósseas vertebrais e para analisar os espaços paravertebrais que podem estar invadidos.[3,4]

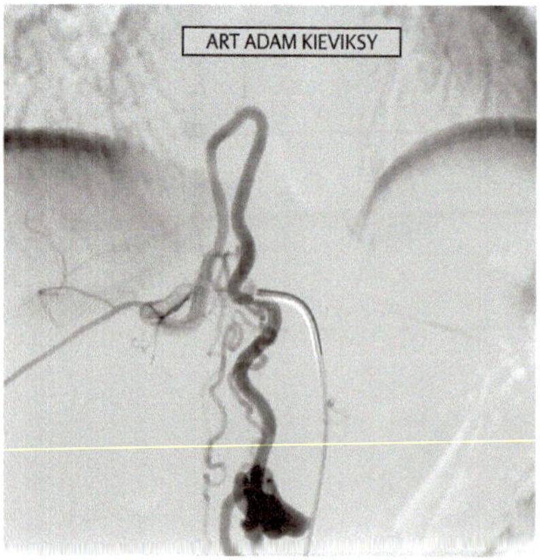

Fig. 21-2. Arteriografia medular: AP, cateterismo ultrasseletivo da artéria radiculomedular de D10 à direita, artéria de Adamkiewicz e aferência para a MAV intramedular com *nidus* ao nível D12-L1.

DIAGNÓSTICO DIFERENCIAL

Malformação Vascular Intramedular

Descrita nos anos 1960 por Djindjian, ela se beneficiou da microcirurgia até a década de 1970. Em decorrência das dificuldades cirúrgicas desta patologia, a embolização pré-operatória foi rapidamente proposta. Em 1978 foi realizada a primeira embolização curativa de malformação vascular medular e, a partir de então, ela tem sido a primeira opção para o tratamento destas lesões.[2]

Definição

Trata-se de uma malformação multipediculada, geralmente alimentada pela ASA e por uma ou várias ASPs. O *nidus*, zona que se constitui de vários *shunts* arteriovenosos, é situado na parte profunda da medula espinhal ou, às vezes, intra ou extramedular. A drenagem é realizada por veias dilatadas da medula espinhal para uma ou várias veias eferentes radiculoepidurais. Este tipo de malformação pode ser visto em todos os níveis medulares.[2]

Clínica

É uma afecção que geralmente acomete pessoas jovens entre 20 e 40 anos de idade com uma discreta predominância masculina. Ela é classicamente identificada por um episódio agudo de hemorragia meníngea espinhal ou intramedular (hematomielia) associado a dores localizadas e déficits radiculomedulares. A evolução pode ser marcada por quadros episódicos parcialmente regressivos (parestesias do tipo doloroso, déficit motor e esfincteriano) de instalação progressiva. Uma esclerose em placa pode ser suspeitada e a noção de síndrome meníngea anterior é de grande valor.[1,7]

Exames Complementares

RNM

Faz o diagnóstico e precisa o local do *nidus* intramedular, permite visualizar vasos dilatados sob a forma de *flow void* e igualmente confirma a hemorragia.[1,2,8]

Angiografia Medular

Permite identificar os pedículos nutridores da malformação, visualizar o nível da lesão, a morfologia e situação do *nidus*. Esquematicamente, o *nidus* alimentado pela ASA é situado profundamente na medula e é anterior, no entanto aqueles nutridos pelas ASPs são mais superficiais. A drenagem venosa é classicamente realizada por veias locais dilatadas de fluxo importante saindo da dura-máter nas proximidades da malformação. Às vezes, ela pode ser extensiva e mais lenta por veias de menor calibre saindo do setor intradural a distância da malformação ou ao nível da cauda equina, ou, ainda, por veias ascendentes em direção as veias da fossa posterior.[3,4,7]

Fisiopatologia

Os sintomas são, na sua grande maioria, ligados à hemorragia intramedular (hematomielia) ou espinhal. A isquemia medular por hipertensão venosa, responsável por uma diminuição do fluxo sanguíneo medular e/ou por compressão medular por uma volumosa malformação, é o mecanismo mais evocado.[3,4]

Tratamento

Uma vez feito o diagnóstico, o tratamento deve ser realizado o mais rápido possível, mesmo em pacientes pouco sintomáticos, a fim de prevenir um futuro acidente. A embolização é o tratamento de escolha, e o tratamento com cola deve ser privilegiado em vez das partículas, pois o tratamento com cola é definitivo. O cateterismo deve ser superseletivo ao nível do *nidus* da malformação, ou seja, ao nível da artéria sulcocomissural, a distância da ASA, para evitar o comprometimento das artérias normais. Esta técnica é especialmente requerida ao nível cervical onde as artérias possuem um trajeto mais curto e simplifica o cateterismo.[3,4,9]

Respeitar Algumas Regras

- Presença de nutrição complementar pelas ASAs acima e abaixo do nível da MAV;
- Distância curta entre a extremidade distal do cateter e a MAV;
- ASA curta, dilatada e pouco sinuosa até a MAV;
- Débito sanguíneo predominante em direção a MAV;
- Calibre das artérias sulcocomissurais alimentando a MAV maior que a ASA abaixo da MAV, permitindo liberação de partículas de PVA (ácido polivinil-alcoólico) com fluxo preferencialmente em direção a MAV.[3,4,10]

O tratamento com partículas de PVA [illegible] resultados pode mudar a história natural destas doenças, desaparecendo o risco agudo destas lesões. A repermeabilização é habitual, necessitando de controles angiográficos sistemáticos. A cirurgia de comissurectomia mediana posterior tem lugar quando a embolização é contraindicada, o *nidus* é medial a distância da ASA com artérias sulcocomissurais longas e se a drenagem venosa não interfere na via de acesso cirúrgico.[3,4,10]

Fístula Arteriovenosa Perimedular

Descritas pela primeira vez por Djindjian em 1977, elas são alimentadas por artérias espinhais e usualmente localizadas ao nível do cone medular ou na cauda equina.[6]

Definição

Esse tipo de malformação corresponde a um *shunt* a canal direto, situado na superfície da medula entre uma ou várias artérias espinhais (anterior ou posterior) e uma veia perimedular. Ela pode ser de três tipos conforme o calibre e a sua hemodinâmica.[2]

Clínica

Identificada geralmente em adultos jovens entre 14 a 42 anos. Não há predominância de sexo (1:1). Caracteriza-se por aparição de sintomas progressivos com comprometimento radicular e/ou medular assimétrico de evolução espontânea até paraplegia em alguma dezena de anos. Ela pode ser rapidamente progressiva na forma gigante infantil (paraplegia em alguns meses) ou brutal em caso de hemorragia.[2]

Exames Complementares

RNM

Permite visualizar os vasos perimedulares dilatados, com zonas de *flow void* nas regiões de fluxo aumentado. Os sinais de sofrimento medular devem ser procurados e são identificados por hipossinal em T1 e hipersinal em T2, geralmente mais bem vistos nos cortes axiais finos. A ausência de processo intramedular reforça a localização perimedular.[2-4,8]

Angiografia Medular

Identifica precisamente o nível da lesão, assim como os seus pedículos nutridores. Tem três tipos descritos:

Tipo I

Única e pequena fistula entre uma ASA pouco visível e uma veia de drenagem também pouco visível. Débito fraco, os sinais diretos na IRM são geralmente ausentes em razão do pequeno calibre dos vasos e o diagnóstico angiográfico é difícil.

Tipo II

São fístulas de débito mais importantes, uni ou multipediculadas (ASA ou radiculomedular posterior). A ASA é grande, sinuosa, com a drenagem venosa dilatada, simples ou complexa, drenando a distância do local da fístula.

Tipo III

São fístulas gigantes de grande débito nutrido por múltiplos pedículos, onde um destes pedículos é muito dilatado. A drenagem venosa é também monstruosa. Este tipo de fístula pode ser encontrado em todos os níveis medulares.[2-4]

Fisiopatologia

O sofrimento medular está provavelmente relacionado com a inversão do fluxo sanguíneo ou por aumento da pressão venosa no sistema coletor venoso.[3,4]

Tratamento

A evolução desfavorável inevitável desta malformação deve ser tratada mesmo se descoberta incidentalmente. A precocidade do tratamento é um fator essencial no prognóstico funcional. A cirurgia é reservada para fístulas do tipo I, dificilmente acessíveis à embolização pelo fato das artérias serem de fino calibre. No tipo II, a embolização com cola é o tratamento de escolha, pois o PVA tem tendência de passar pela fístula, mesmo as de PVA de grosso calibre. Quando o cateterismo seletivo não é possível, a injeção de cola é proibida, e deve ser enviada à cirurgia. No tipo III, somente a oclusão endovascular é razoável utilizando, se necessário, *coils* associados à cola.[2-4,10,11]

Fístula Dural Medular

Identificadas por Merland no fim da década de 1970, são hoje em dia bem caracterizadas.[6]

Definição

Trata-se de uma malformação arteriovenosa situada na dura-máter, direta, microscópica, entre uma ou várias arteríolas meníngeas e uma veia de drenagem medular. A drenagem venosa é extensiva para veias de pequeno calibre, a velocidade muito baixa, quase estagnante em direção às veias da cauda equina ou ascendente em direção à fossa posterior. O nível da fístula situa-se habitualmente ao nível dorsal ou lombossacro, e, excepcionalmente, ao nível cervical.[6]

Clínica

São características em homens entre 40 a 80 anos, com 5:1 (homem:mulher), sob a forma de uma mielopatia progressiva de início insidioso, agravando-se até paraplegia em média em 2 anos. Os sinais iniciais caracterizam-se por radiculalgias bilaterais irradiando para os membros inferiores, paraparesia e distúrbios esfincterianos.

Duas características são importantes:[6]

1. O nível do comprometimento neurológico é baixo (cone medular ou cauda equina) qualquer que seja o local da fístula;
2. Este tipo de fístula nunca sangra.

Exames Complementares

RNM

Pode mostrar veias dilatadas, que é suficiente para indicar uma angiografia medular. Na ausência de sinais vasculares objetivos, devem-se pesquisar sinais de sofrimento medular ao nível do cone com hipossinal em T1 e hipersinal em T2 e o aumento do calibre da medula espinhal. Uma RNM normal não exclui o diagnóstico de fístula dural medular, e a angiografia medular deve ser solicitada no caso de pacientes com 50 anos que apresentam mielopatia progressiva, pois o prognóstico é diretamente relacionado com a precocidade do tratamento.[3,4,6,7]

Angiografia Medular

Permite identificar o local da fístula, e as artérias aferentes podem ser uma intercostal, uma artéria lombar ou uma artéria sacra. O *shunt* situado na dura-máter é alimentado por uma ou várias arteríolas meníngeas de fino calibre e drena por uma veia única dilatada. O *shunt* é frequentemente mais posterolateral próximo ao forame de conjugação, mas pode ser localizado na face anterior da medula. A veia eferente tem um trajeto ascendente intradural ou ela se une a um sistema venoso medular dilatado (veias espinhais), anterior ou posterior em direção às veias da base do crânio. A lentidão circulatória do retorno venoso medular é um elemento importante do diagnóstico, ou seja, a ausência do retorno venoso medular entre 35 a 50 segundos após a opacificação da artéria de Adamkiewicz (normalmente visível entre 15 a 20 segundos).[3,4,6]

Fisiopatologia

A característica da sintomatologia independente do nível comprometido nos faz pensar que o sofrimento medular está ligado a uma isquemia medular crônica por hipertensão do sistema venoso. A hipertensão venosa reduz o gradiente de pressão entre os dois compartimentos arterial e venoso, perturbando a irrigação normal da medula com aparição de edema intersticial, podendo evoluir para necrose

Tratamento

Um tratamento precoce permite não só a evolução da doença, como também a recuperação progressiva da sensibilidade e da motricidade. O desaparecimento do distúrbio esfincteriano normalmente é parcial, lento e inconstante. Como a fístula não participa na nutrição medular e o seu tratamento seja neurocirúrgico ou endovascular, normalmente apresenta um risco muito baixo que as demais lesões medulares. O objetivo é a oclusão seletiva e definitiva por clipe ou cola do *shunt* e da origem da veia para evitar a recanalização através de uma rede anastomótica meníngea. O retorno venoso da ASA reaparece nos meses seguintes. Em alguns casos, a artéria aferente nasce do mesmo pedículo que a ASA, o que pode tornar o cateterismo mais difícil e perigoso por comprometer a circulação da ASA. Nestes casos, a cirurgia pode ser recomendada, principalmente, se a lesão for posterior. Uma agravação transitória após o tratamento pode ser vista, o que pode ser controlado com anticoagulação e corticoide durante alguns dias.[3,4,12]

Fístula Dural Cerebral com Drenagem Venosa Medular

O tipo V de fístula dural, segundo a classificação de Merland, manifesta-se com sintomas medulares semelhantes ao da fístula dural medular, portanto, em face de um quadro clínico evocador de fístula dural medular sem malformação detectável na angiografia medular, é imperativo completar a investigação com um estudo carotídeo e vertebral intracraniano.[3,6,12]

Malformação Vascular Vertebral

Habitualmente chamada de angioma vertebral, este tipo de malformação, descrita por Perman e Bailey em 1926, corresponde, em verdade, a várias entidades angioarquiteturais com características clínicas variadas.[1,2]

Critérios Radiológicos de Agressividade

- Nível torácico entre T3 a T9;
- Comprometimento de todo o corpo vertebral;
- Extensão até o arco posterior (em particular os pedículos);
- Aspecto gradeado irregular;
- Cortical mal definida, com expansão;
- Extensão para as partes moles:
  - Escore entre 3 a 6 = malformação vascular vertebral agressiva;
  - Escore inferior a 3 = malformação vascular vertebral latente.

Malformação Vascular Vertebral Benigna Assintomática

De descoberta incidental, normalmente por causa de um aspecto gradeado de uma vértebra sobre uma radiografia convencional da coluna vertebral, este tipo de lesão corresponde a uma simples distrofia vascular intraóssea localizada, extremamente frequente, e que não necessita de investigação complementar. O nível do comprometimento compreende-se normalmente entre T6 a L5, respeita o arco posterior, ausência de deformação dos contornos da vértebra e de tumorações de partes moles paravertebrais. Os aspectos regular e paralelo das estriações ósseas são elementos importantes que orientam para uma patologia não evolutiva.[3,4,6,13]

Malformação Vascular Vertebral Agressiva

Clínica e Imagem: a presença de uma sintomatologia raquidiana, radicular ou medular representa o caráter agressivo desta malformação.

A provável fisiopatologia pode ser explicada por duas teorias:

1. A fragilidade do osso por uma desorganização arquitetural das travas ósseas que podem produzir dor raquidiana. Uma TC com cortes finos em plano axial pode avaliar o grau de extensão da malformação e eliminar outras eventuais causas. A RNM revela hipersinal em T1 e mais forte em T2 comprovando o componente gorduroso da displasia. Um hipossinal em T1 com sinal variado sobre T2 orienta para uma lesão mais agressiva. Após injeção de contraste, a lesão contrasta-se de forma mais ou menos homogênea no tempo tardio;
2. O efeito de massa com compressão de estruturas nervosas por uma lesão agressiva explica a sintomatologia neurológica, às vezes, rapidamente progressiva. A TC pode revelar uma trama policística, irregular, envolvendo os pedículos (arco posterior) e deformando os contornos da

vértebra, extensão epidural e ou paravertebral (características de agressividade). A RNM pode demonstrar bem a extensão epidural e a paravertebral. A angiografia medular não deve ser realizada, exceto em caso de dúvida. O angioma vertebral irá mostrar hipervascularização capilar e venosa sem drenagem venosa precoce e sem dilatação arterial.[3,4,7,14]

Tratamento

Radiológico

Vertebroplastia Percutânea, reservada para angiomas sintomáticos e evolutivos, consiste na introdução de uma agulha de grosso calibre percutaneamente via pedículo vertebral com injeção de cimento ósseo.[1,3,4,10,11]

Cirúrgico

Indicado em casos de compressão medular e radicular, consiste na laminectomia, corpectomia ou hemicorpectomia. Normalmente a cirurgia é precedida por embolização pré-operatória com partículas de PVA para reduzir o sangramento.[3,4,10]

Radioterapia

Decisão multidisciplinar.[3,4,10]

Definição dos Angiomas Vertebrais

- Benigno do tipo gorduroso ou venoso;
- Intermediário do tipo capilar-venoso;
- Agressivo do tipo capilar;
- Sem fronteira clara entre um e outro.

Malformações Arteriovenosas Paravertebrais

Raras, estas malformações se encontram em pacientes adultos jovens, mais frequentes nas mulheres. São muitas vezes gigantes, de forte débito, podendo ser responsáveis por um déficit medular progressivo por inversão do fluxo venoso ou hipertensão venosa ou ainda por compressão medular. A insuficiência cardíaca e a massa paravertebral podem ser o motivo do diagnóstico. A RNM localiza e faz o diagnóstico, e informa sobre a extensão da lesão. A angiografia avalia o tipo angioarquitetural, o débito e o comprometimento da circulação medular. Somente o método endovascular, atualmente, é capaz de curar estas malformações.[3,4,8]

Formas Complexas – Associadas Frequentemente a Outras Lesões

Metaméricas

Trata-se de uma malformação arteriovenosa raquidiana, geralmente intramedular com outras localizações metaméricas (classicamente um angioma plano cutâneo, muscular ou visceral). Desenvolvem-se em espaços metaméricos cervicais ou lombares, comprometendo pouco o membro correspondente. Às vezes são multimetaméricas. RNM, TC e Angiografia são necessárias. A embolização destina-se a lesões sintomáticas. A cirurgia foi abandonada, pois constantemente ela ativa este tipo de malformação.[3,4,8,13]

Disseminadas

A síndrome de Rendu-Osler-Weber ou Telangiectasia Hemorrágica corresponde a uma malformação capilar cutaneomucosa disseminada comprometendo especialmente a mucosa nasal e digestiva, que é responsável por hemorragias. Malformações arteriovenosas pulmonares, intracranianas e intramedulares podem estar associadas. O tratamento consiste na embolização destas malformações.[3,4,13]

Telangiectasia e Cavernoma

Lesões raras que são normalmente mais bem caracterizadas graças ao progresso da RNM. Trata-se de lesões vasculares medulares de baixo débito que pertencem ao setor capilar (telangiectasias) ou venoso (cavernoma), responsáveis por episódios de hemorragias ou de compressão medular. A associação de IRM revela um processo tumoral ocupando espaço intramedular, com sinal heterogêneo geralmente contornado por um hipossinal (hemossiderina); sequelas de hemorragias prévias e a angiografia medular normal fazem o diagnóstico. O tratamento é sempre cirúrgico.[1,3,4,7,11]

OPÇÕES DE TRATAMENTO

A maioria das fístulas pode ser tratada por meio de cateteres por embolização ou por cirurgia. O objetivo do tratamento é fechar a fístula, tampando-a com cola (embolização) ou por desconexão cirúrgica. A embolização pode ser realizada ao mesmo tempo que a angiografia medular, para que

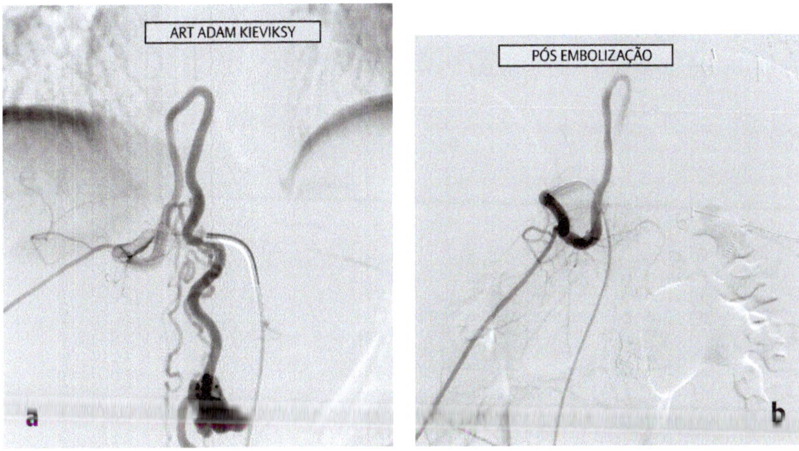

Fig. 21-3. (a,b) Arteriografia medular pré- e pós-embolização endovascular com técnica de coils e NCBA (N-butil cianoacrilato), com exclusão total da MAV.

tanto o diagnóstico quanto o tratamento possam ser realizados durante o mesmo procedimento. Para tratar uma fístula, um microcateter é inserido na fístula ou muito próximo a ela, e a fístula é ocluída com uma substância semelhante à cola, como visto nas imagens a seguir do mesmo paciente, cuja fístula é mostrada anteriormente. Um microcateter é inserido na artéria o mais próximo possível da fístula para injetar uma substância semelhante à cola, fechando o orifício da fístula. Observe como a cola impressa na imagem da direita parece semelhante à injeção de pré-tratamento à esquerda. Se o tratamento endovascular (embolização) não for possível, por um dos vários motivos, o paciente pode ter a fístula fechada com uma microcirurgia espinhal especial. Em geral, a grande maioria das fístulas que vemos é curada por meio de uma dessas duas maneiras. Se a fístula é curada por meios endovasculares (cateter) ou cirúrgicos, o tratamento só deve ser realizado em centros especializados com vasta experiência com esta condição particular, pois os detalhes do tratamento geralmente são bastante complexos, e são mais bem discutidos com o especialista que estará tratando a fístula (Fig. 21-3).[1,3-5,7,9,14]

PROGNÓSTICO (COMPLICAÇÕES E RECOMENDAÇÕES)

Uma vez que a fístula é fechada, a circulação sanguínea da medula espinhal melhora, mas normalmente não volta ao normal porque várias veias que drenam a medula já foram danificadas. Os sintomas do paciente podem desaparecer completamente, parcialmente ou de maneira alguma. A extensão da melhoria eventual depende da duração e gravidade dos sintomas pré-tratamento, anatomia individual e outras considerações. A maioria dos pacientes melhora. Por outro lado, sem tratamento, praticamente todos os pacientes pioram. Por essa razão, recomendamos que, essencialmente, todos os pacientes com fístulas durais sejam avaliados para tratamento.[1,3-5,7,9,14]

DICAS

- Fístula significa a conexão anormal entre duas estruturas que normalmente não estão conectadas;
- Uma fístula arteriovenosa é, portanto, uma conexão anormal entre uma artéria e uma veia. Qualquer parte do corpo pode ter uma fístula;
- Mesmo que a fístula dural geralmente não esteja diretamente sobre ou dentro da medula espinhal, ela causa disfunção ao interferir com a circulação normal da medula espinhal, eventualmente produzindo problemas graves e, às vezes, irreversíveis;
- A ressonância nuclear magnética (RNM) e a angio-RNM têm sido exames realizados já nos sintomas iniciais de uma patologia medular, evitando a mielografia;
- Somente um diagnóstico rápido e preciso permite um tratamento eficaz com um mínimo de sequelas.

REFERÊNCIAS BIBLIOGRÁFICAS

1. Berenstein A, Lasjaunias P. Endovascular treatment of spine and spinal cord lesions. In: Surgical Neuroangiography. New York: Springer Verlag; 1992.
2. Djindjian R. Clinical symptomatology and natural history of arteriovenous malformations of the spinal cord. In: Pia HW, Djindjian R. Spinal angiomas: advances in diagnosis and therapy. New York: Springer; 1978.
3. Kendall BE, Valentine AR. Vascular malformations of the spine. In: Byrne JV. Interventional neuroradiology. Theory and practice. Oxford; 2002. p. 179-94.
4. Krings T, Lasjaunias PL, Hans FJ, et al. Imaging in spinal vascular disease. Neuroimaging Clin N Am 2007;17:57-72.
5. Willinsky R, TerBrugge K, Lasjaunias P, et al. The variable presentations of craniocervical and cervical dural arteriovenous malformations. Surg Neurol 1990;34:118-23.
6. Merland JJ, Richie MC, Chiras J. Intraspinal extramedullary arteriovenous fistulae draining into the medullary veins. J Neuroradiol 1980;7:271-320.
7. Flores BC, Klinger DR, White JA, Batjer HH. Spinal vascular malformations: treatment strategies and outcome. Neurosurg Rev. 2017;40(1):15-28.
8. Kaufmann TJ, Morris JM, Saladino A, et al. Magnetic resonance imaging findings in treated spinal dural arteriovenous fistulas: lack of correlation with clinical outcomes. J Neurosurg Spine 2011;14(4):548-54.
9. Sivakumar W, Zada G, Yashar P, et al. Endovascular management of spinal dural arteriovenous fistulas. A review. Neurosurg Focus 2009;26(5):E15.
10. Song JK, Gobin YP, Duckwiler GR, et al. N-butyl 2-cyanoacrylate embolization of spinal dural arteriovenous fistulae. AJNR Am J Neuroradiol 2001;22:40-7
11. Andres RH, Barth A, Guzman R, et al. Endovascular and surgical treatment of spinal dural arteriovenous fistulas. Neuroradiology 2008;50(10):869-76.
12. Patsalides A, Santillan A, Knopman J, et al. Endovascular management of spinal dural arteriovenous fistulas. J NeuroIntervent Surg 2011;3:80-4.
13. Van Dijk JM, TerBrugge KG, Willinsky RA, et al. Multidisciplinary management of spinal dural arteriovenous fistulas: clinical presentation and long-term follow-up in 49 patients. Stroke 2002;33(6):1578-83.
14. Gobin YP. Classification and endovascular treatment of spinal cord arteriovenous malformations and fistulas. J Stroke Cerebrovasc Dis 1997;6:282-6.

CAPÍTULO 22

MALFORMAÇÕES ARTERIOVENOSAS MEDULARES

Zeferino Demartini Jr. ▪ Gelson Luis Koppe ▪ Luana Antunes Maranha Gatto

INTRODUÇÃO

As lesões arteriovenosas da medula espinhal (LAVM) são patologias vasculares raras e desafiadoras, que compreendem as malformações arteriovenosas medulares (MAVM) e as fístulas arteriovenosas medulares (FAVM).[1,2] As fístulas arteriovenosas (FAV) são conexões diretas entre artéria e veia, geralmente únicas, enquanto as malformações arteriovenosas (MAV) apresentam um *nidus* plexiforme com várias fístulas em seu interior.[1]

HISTÓRICO

- Décadas distantes:
  - 1858 – Virchow: descreveu neoplasmas ou tumores vasculares em autópsia;[3]
  - 1881 – Adamkiewicz: primeiro estudo sobre a vascularização da medula espinhal;[1]
  - 1888 – Gaupp: primeira descrição de MAVM denominadas hemorroidas piais;[5]
  - 1890 – Berenbruch: descreveu angioma medular em autópsia;[6]
  - 1911 – Krause: primeiro achado cirúrgico de FAVM durante laminectomia;[7]
  - 1916 – Elsberg: primeira tentativa de ressecção cirúrgica sem melhora clínica;[8]
  - 1926 – Foix e Alajounanine: paraplegia progressiva (mielopatia central ângio-hipertrófica);[9]
  - 1928 – Cushing e Bailey: separação entre hemangioblastomas e MAV espinhais;[10]
  - 1928 – Michon: dor lombar súbita (golpe de punhal) associada à hemorragia;[11]
  - 1943 – Wyburn-Mason: catalogou tipos de angiomas com base em histologia de autópsia;[12]
- Década de 1960: grande desenvolvimento da neuroanestesia, microscópio cirúrgico, instrumentos microcirúrgicos (e.g. pinça bipolar) e angiografia seletiva da coluna vertebral:[1]
  - 1968 – Doppman *et al.*: embolização percutânea de MAVM;[13]
  - 1970 – Yasargil: ressecção microcirúrgica de lesão vascular na medula;[14]
  - 1973 – Lazorthes, Gouaze e Djindjian: compreensão da anatomia vascular e fisiopatologia por meio da angiografia espinhal;[15]
- Década de 1970: sistema de classificação americano-inglês-francês:[1]
  - 1980 – Merland: classificação de lesões tipo IV em 3 subtipos;[16]
  - 1990 – Miyatake: embolização de angioma vertebral com Onyx®;[17]
  - 1992 – Anson e Spetzler: classificação em 4 tipos;[18]
  - 1995 – Borden *et al.*: classificação combinando FAV durais craniais e medulares;[19]
  - 2001 – Lasjaunias *et al.*: série de livros Surgical Neuroangiography;[20]
  - 2002 – Spetzler *et al.*: nova classificação, separação de MAVM em cone medular;[21]
  - 2006 – Sinclair *et al.*: radiocirurgia para MAVM.[22]

QUADRO CLÍNICO

As LAVMs formam um grupo heterogêneo, com diversas apresentações clínicas, dependendo das características angioarquiteturais, anatômicas e fisiopatológicas.[1,2,23] A sintomatologia é geralmente secundária a hipertensão venosa ou hemorragias recorrentes, causando deterioração neurológica.[14,24] Diferente das MAVs cerebrais, os sangramentos medulares podem causar morbidade significativa pela eloquência do tecido medular.[1] Considerando a raridade de malformações vasculares espinhais e a ausência de grandes estudos populacionais prospectivos, o risco anual de ruptura ainda é indefinido.[1] Ambos os sexos são igualmente afetados; a coluna torácica é mais acometida (61%), seguida pelos segmentos cervical (23%), lombar (14%) e sacral (2%).[25] A colaboração de três grandes centros produziu o sistema de classificação conhecido como americano-inglês-francês, dividindo a LAVM em três tipos[1]. A FAVM (Tipo I) é o tipo mais comum de LAVM, representando até 70-80% das lesões, seguida pela MAVM (Tipo II), compreendendo 36-45% das lesões.[26,27] As lesões do Tipo IV foram adicionadas posteriormente, sendo divididas por Merland *et al.*[16] em três subtipos. Borden *et al.*[19] também publicaram uma classificação juntando FAVs durais craniais e medulares (Tipo I). As três classificações têm suas características principais combinadas no Quadro 22-1.

Quadro 22-1. Classificações de Lesões Arteriovenosas Medulares Combinando Três Formas de Sistematização

Classificação	Tipo	Nome	Idade anos	Descrição	Fisiopatologia	Apresentação	Aferências	Ttt
Americana – Inglesa – Francesa[1]	Tipo I	FAV espinhal; FAV dural; angioma racemosum; FAV dorsal longa	50-70	Fístula direta, sem nidus, intradural, mais comum (70-80%), baixo fluxo	Congestão venosa crônica, veias ingurgitadas	Mielopatia progressiva	Artéria radicular	Cirurgia e/ou EV
	Tipo II	MAV intramedular pial; malformação glômica	20-40 (~27)	Nidus compacto, intramedular, alto fluxo	Hemorragia, efeito de massa, roubo de fluxo, hipertensão venosa	Dor lombar súbita e intensa: punhalada de Michon[39]	AEA e AEP	EV, cirurgia
	Tipo III	MAV extensa juvenil, lesão vascular extraintradural, lesão metamérica	< 20	Extraintradural, alto fluxo; hemorragia, múltiplos níveis vertebrais	Aneurismas em 50%; hemorragia em 33%; instabilidade espinhal precoce	Espondilólise; escoliose	Artéria radicular/ dural/pial, AEA, AEP	Parcial, sintomático
	Tipo IV	FAV intradural perimedular; FAV ventral	20-25	Fístula direta, sem nidus, intradural e extraperimedular	Estendida ao longo da superfície ventral da medula	Maioria mielopatia progressiva; 1/3 hemorragia	AEA; AEP; geralmente ADA	Ver a seguir
Merland[38]		Subtipo I	-	Aferência única; fístula única/pequena	Produz leve dilatação venosa; baixo fluxo	Diagnóstico difícil	AEA	Cirurgia
		Subtipo II	-	Aferências múltiplas; fístula média	Veias lentamente ascendentes perimedulares	Diagnóstico por RM/ARM	AEA e AEP	EV + Cirurgia
		Subtipo III	-	Aferências múltiplas; FAV única/gigante	Alto fluxo; ectasia venosa gigante	Diagnóstico por RM/ARM	AEA e AEP dilatadas	EV[41]
Borden[9]	Tipo I	FAV durais: espinhal e craniana Subtipo a: aferência única	44-56	Drena para seio dural ou veias meníngeas	Fluxo anterógrado	Mielopatia; HED; Radiculopatia	Ramos meníngeos	EV + Cirurgia
	Tipo II	Subtipo b: 2 + aferências	54-64	Drenagem retrógrada para veias subaracnoides	Fluxo retrógrado	Hemorragia	Ramos meníngeos	Cirurgia
	Tipo III		39-71	Drena apenas para veias subaracnoides	Extradural	Mielopatia	Ramos meníngeos	Cirurgia

ADA, artéria de Adamkiewicz; ARM, angiorressonância; AEA, artéria espinhal anterior; EV, endovascular; FAV, fístula arteriovenosa; HED, hematoma extradural; MAV, malformação arteriovenosa; AEP, artéria espinhal posterior; RM, ressonância magnética; TTT, tratamento.

Tipo I

Mais comum no sexo masculino (M:F – 5:1), idade média de apresentação aos 60 anos (28-83 anos).[28,29] A coluna cervical geralmente é poupada, com 100% das lesões abaixo de T3 e 85% das lesões abaixo de T6, sendo T7, T8 e T9 os níveis acometidos mais frequentemente.[24] Sintomas motores e sensoriais estão presentes em 78-100% e 69-90% dos casos, respectivamente, com dor em mais de 50% dos casos.[28-30]Os sintomas são tipicamente progressivos, podem ser exacerbados pela atividade física e gastam em média 23 meses para o diagnóstico.[28,29] Parestesias, anormalidades sensitivas e de marcha são frequentes, enquanto a paresia flácida é tão comum quanto a paresia espástica.[30] A claudicação neurogênica e as alterações posturais também podem piorar os sintomas.[24]

Tipo II

Leve predomínio no sexo masculino e apresentação mais comum na terceira ou na quarta década de vida, com idade média ao diagnóstico de 27 anos.[24,31] Localizadas na coluna toracolombar em 70% dos casos e na medula cervical em 30%.[31] Embora a congestão venosa possa produzir sintomas, a apresentação mais comum é aguda, com hemorragia subaracnoide (HSA) ou intraparenquimatosa,[24,32] causando o característico "golpe de punhal de Michon", uma dor lombar súbita e excruciante.[11] Aneurismas ocorrem em 20-44% dos casos e podem causar efeito massa ou hemorragia, com sintomas progressivos ou subagudos.[24,33] A hemorragia parece ser mais comum em crianças do que em adultos, e pode estar associada a neurofibromatose, síndromes de Rendu-Osler-Weber, Klippel-Trenaunay-Weber ou Parkes Weber.[34] Uma análise sistemática revelou uma taxa de ruptura anual de hemorragia de 4%, subindo para 10% após o primeiro sangramento.[35] A taxa de ressangramento parece ser maior do que em MAV cerebrais, ocorrendo em 10% dos pacientes em 1 mês e em 40% no primeiro ano após a hemorragia inicial.[20] Sangramentos recorrentes ou volumosos podem sofrer disseminação intracraniana e causar hidrocefalia e vasospasmo,[36] com mortalidade de até 20%.[6] A apresentação mais comum de MAVM em cone é a paralisia aguda por hemorragia, entretanto mielopatia subaguda, radiculopatia, parestesias e dor também podem ocorrer por efeito de massa ou roubo vascular da medula espinhal e raízes nervosas adjacentes[32].

Tipo III

Também chamadas lesões metaméricas, tendem a se manifestar em idade mais jovem, às vezes com instabilidade precoce da coluna vertebral em decorrência da degradação óssea, causando espondilólise e escoliose. Os aneurismas estão associados em 50% dos casos, hemorragia aguda ocorre em 33% e mielopatia progressiva pode estar relacionada com efeito massa ou hipertensão venosa.[1,35] Uma análise sistemática das LAVM encontrou risco de ruptura anual de 2,1%.[23]

Tipo IV

Não há predomínio do sexo, e a média de apresentação é de 20 a 25 anos (2-42 anos)[27]. Uma mielorradiculopatia assimétrica lentamente progressiva que afeta o cone e a cauda equina se apresenta em 91% dos pacientes.[27] O início agudo dos sintomas é incomum, com HAS ocorrendo em 20% a 40% dos pacientes e geralmente associada a lesões tipo B e C.[27,37] Por causa da sua angioarquitetura única, a MAVM do cone foi considerada uma categoria distinta, e 63% dos pacientes apresentaram mielorradiculopatia, 56% tiveram disfunção intestinal ou da bexiga e houve hemorragia em 44%.[38]

Spetzler *et al.*[25] expandiram o sistema de classificação americano-inglês-francês, dividindo as lesões vasculares da medula em lesões arteriovenosas, aneurismas, lesões neoplásicas (hemangioblastomas e malformações cavernosas) e cone medular, uma nova categoria de MAV. Posteriormente as LAVMs foram especificamente separadas em FAVM e MAVM,[39] e as divisões estão resumidas no Quadro 22-2.

A síndrome de Foix-Alajouanine corresponde a uma deterioração neurológica com paraplegia espástica e depois flácida, alteração sensitiva e perda de esfíncter, equivocadamente associada à trombose, e que pode estar relacionada à MAVM com hipertensão venosa e isquemia secundária.[9]

IMAGEM

A ressonância magnética (RM) pode detectar quase todas as LAVMs e é procedimento de triagem de escolha para LAVM.[40] As anormalidades radiológicas mais frequentes encontradas na RM inicial dos pacientes com LAVM foram vasos intradurais, alteração no sinal medular em T2 e expansão da medula espinhal.[41] Os vasos ectásicos são vistos como múltiplos *flow-voids* nas imagens axiais e estruturas serpentiformes nas imagens sagitais e coronais, e podem ser distinguidos do artefato de pulsação do LCR por uma aparência típica de sal e pimenta em T1 pós-contraste.[30] Áreas de baixo sinal ao redor do *nidus* nas imagens em T1 e T2 correspondem à deposição de hemossiderina, e hiperintensidade nas imagens de FLAIR e T1 são vistas na hemorragia subaguda.[30] A angiografia por subtração digital (ASD), por sua vez, continua sendo o padrão-ouro para a avaliação das LAVMs, e um exame completo é necessário para avaliação das aferências, drenagem, aneurismas, bem como distinguir os vasos normais para planejamento cirúrgico.[31] As aferências podem surgir de artérias distantes, como as artérias vertebrais, faríngea ascendente, occipital, cervical ascendente e profunda, intercostal, lombar, lateral e mediana do sacro.[20] Áreas de mudança de sinal em T2 associadas a edema medular em virtude da congestão

Quadro 22-2. Classificação das Lesões Arteriovenosas Medulares de Kim e Spetzler[29]

Nome	Descrição
FAVM Extradural	Frequentemente confundida com lesões durais ou de tipo I; FAV totalmente peridural entre uma artéria radicular e um plexo epidural venoso; diferente de lesões do tipo I, onde a FAV se localiza na bainha da raiz nervosa; não há drenagem venosa direta intradural; geralmente apresenta ingurgitamento venoso extenso, efeito de massa no saco tecal e nas raízes nervosas; roubo vascular e hipertensão venosa também podem ocorrer; minoria entre todas as FAVMs
FAVM Intradural Dorsal	Relacionada com as lesões clássicas do tipo I, em que uma trombose ou trauma causa obstrução do fluxo venoso. Uma artéria radicular perfura a manga dural e conecta-se a uma veia radicular ou medular através de uma fístula na linha média, originando a arterialização do plexo venoso coronal
FAVM Ventral Intradural	Caracterizada por fístula conectando a AEA a uma veia medular ou radicular; geralmente drena para um plexo venoso coronal, causando hipertensão venosa que pode levar à hemorragia intradural; pode ter sintomas pelo efeito de massa; o alto fluxo pode resultar em roubo vascular. Anson e Spetzler subdividiram a FAVM ventral intradural em tipo A (tamanho pequeno e aferência única); tipo B (tamanho intermediário com aferência principal da AEA e também aferências menores) e tipo C (fístula gigante com lesões multipediculadas e canais venosos maciçamente dilatados)
MAVM Extradural-Intradural	Equivalente às lesões metaméricas ou juvenis do Tipo III; associada a roubo arterial e ingurgitamento venoso causando efeito de massa; o envolvimento das estruturas vizinhas pode incluir medula espinhal, raízes nervosas, ossos, músculos e pele; é chamada síndrome de Cobb quando afeta todos os somitos
MAVM Intramedular	Corresponde ao Tipo II ou *glomus*; considerada a MAV espinhal verdadeira, semelhante à MAV cerebral; o *nidus* difuso ou compacto é alimentado por múltiplas aferências arteriais oriundas da AEA e/ou AEP; drenagem para o plexo venoso coronal
MAVM do Cone Medular	Introduzida por Spetzler *et al.* como lesão separada; atribuída a uma anormalidade na neurulação e pode estar associada à medula presa; caracterizada por um *nidus* centrado em torno do cone medular, com aferências múltiplas de AEA e AEP e veias ectásicas causando efeito de massa; isquemia e hipertensão venosa podem causar síndrome da cauda equina; a artéria do cone (artéria de Desproges-Goteron) pode irrigar o *nidus*

AEA, artéria espinhal anterior; AEP, artéria espinhal posterolateral; FAV, fístula arteriovenosa; FAVM, fístula arteriovenosa medular; MAV, malformação arteriovenosa; MAVM, malformação arteriovenosa medular.

venosa são vistas em até 74% das lesões do tipo I, e realce pós-gadolínio em T1 pode estender-se por vários níveis vertebrais.[30] Contraste dinâmico na Angio-RM pode ajudar a demonstrar a localização precisa de pontos fistulosos em FAVM.[40] Uma ASD completa é recomendada para caracterizar todos os vasos envolvidos, excluir aneurismas e planejar o tratamento.[20] A ASD da artéria de Adamkiewicz geralmente mostra ausência de enchimento normal das veias medulares, o que evidencia hipertensão venosa grave.[42] Quando uma fístula não é encontrada na ASD medular, os vasos cerebrais devem ser analisados para excluir FAV intracraniana com drenagem para as veias medulares, mimetizando uma FAVM.[43] Neste caso, a angiografia da artéria de Adamkiewicz geralmente mostra a aparência normal das veias da coluna vertebral na fase venosa.[44] A TC e a Angio-TC podem ajudar a avaliar o comprometimento ósseo das lesões do tipo III, enquanto a ASD geralmente mostra as aferências e a angioarquitetura da lesão.[42] Embora a RM das lesões do tipo IV demonstrem grandes *flow-voids* característicos para os subtipos B e C, as lesões do subtipo I podem não ser aparentes, situação em que a mielografia ou Angio-TC podem ser úteis para o diagnóstico.[37,45] O edema vasogênico pode ser detectado pelo coeficiente aparente de difusão (ADC) e pode normalizar após o tratamento.[37]

DIAGNÓSTICO DIFERENCIAL

Os vasos perimedulares geralmente não são valorizados na ressonância magnética da coluna vertebral, levando a frequentes erros radiológicos e atrasos significativos para o tratamento de LAVM.[41] Alto índice de suspeita é necessário para o diagnóstico, e pacientes sem etiologia vascular incluída no diagnóstico diferencial inicial levaram em média 281 dias (até 423,3) para o diagnóstico definitivo, contra 22 dias dos que tiveram a suspeita, causando um atraso significativo no tratamento.[41] As alterações do sinal medular na RM incluem várias etiologias, sendo comumente sugeridas origens isquêmicas, neoplásicas e inflamatórias diagnosticadas erroneamente. Lesões medulares com componentes císticos devem ser diferenciadas de ependimomas, metástases, neurofibromatose, siringomielia e cistos meníngeos. Lesões intramedulares difusas com realce da cauda equina e raízes nervosas também podem estar associadas a linfoma, sarcoidose, tuberculose, citomegalovírus, meningite e Guillain-Barré. Em um estudo com 80 pacientes, diagnósticos errôneos incluíram polineuropatia sensitiva (5 casos), tumores medulares (5 casos), hérnia discal (3 casos) e polineuropatia desmielinizante inflamatória (3 casos).[28] Pacientes com HSA intracraniana não aneurismática e sintomas espinhais devem ser investigados para LAVMs toracolombares.[36]

OPÇÕES DE TRATAMENTO

Indicações para Tratamento

O tratamento pode ser realizado por microcirurgia, tratamento endovascular, ou multimodalidade.[46] A cura ideal deve ser obtida com ressecção ou obliteração total das fístulas, sem morbidade.[25,46] No entanto, a história natural de LAVM não tratada permanece incerta, com sintomas piorando com mielopatia ou hemorragias subsequentes relatadas em 31-71% dos pacientes seguidos por vários anos.[14,24] Considerando a angioarquitetura heterogênea das lesões, bem como o risco potencial de complicações em procedimentos envolvendo a medula, a tomada de decisão sobre o manejo nessa população deve ser individualizada.[46] Embora o tratamento endovascular possa aliviar os sintomas e obter a cura, a embolização parcial seguida de cirurgia pode alcançar melhor resultado.[38] A microcirurgia pode ser curativa para MAVM com *nidus* compacto e acessível, mas a morbidade associada pode retardar a indicação de pacientes assintomáticos até o aparecimento de déficits neurológicos.[46] O tratamento parcial de LAVM objetivando melhorar os sintomas ou diminuir o risco de hemorragia é controverso, e alguns autores recomendam a ressecção microcirúrgica de MAVM para pacientes com deterioração neurológica progressiva ou jovens com risco cumulativo progressivo de hemorragia.[46] Para o raro subconjunto de MAVM com o *nidus* puramente contido no interior da medula, a cirurgia é recomendada somente para aqueles com *nidus* compacto, em pacientes com hemorragia prévia ou sintomas neurológicos incapacitantes.[46]

Tratamento Cirúrgico

Tipo I

Como a manipulação medular não é necessária em FAVM Tipo I, a monitorização neurofisiológica com potenciais evocados não é obrigatória.[47] Uma hemilaminectomia de dois níveis, em geral, é suficiente para expor adequadamente a raiz nervosa afetada e a dura-máter aberta na linha média. A imagem vascular intraoperatória por ASD ou fluorescência com indocianina verde (ICG) pode ajudar a identificar os pedículos arteriais no início da exposição (Fig. 22-1).[2] A veia eferente radicular é clipada ou coagulada e dividida onde perfura a dura-máter, interrompendo o fluxo arterializado no plexo venoso.[48] O turgor venoso pode reduzir e a cor muda imediatamente de vermelho para azul. Para prevenir a recorrência em casos com drenagem extradural da fístula, os componentes intradural e extradural devem ser divididos, e toda a fístula e porções da veia de drenagem devem ser ressecadas.[48] Para as lesões do Tipo I, uma série de 154 casos cirúrgicos de FAVM obteve exclusão completa da lesão em 95% dos pacientes, resultando em melhora ou estabilidade da função motora em 96,6%.[49] Uma revisão sistemática dos resultados cirúrgicos também encontrou melhora pós-operatória em 55% dos pacientes, com 34% de estabilização dos sintomas, e piora em 11%.[50]

Tipo II

As MAVMs (Tipo II) são semelhantes às MAVs intracranianas, sendo ambas alimentadas por um ou mais ramos das AEA e AEP[1]. A terapia endovascular pré-operatória prévia à cirurgia é recomendada para reduzir múltiplas aferências e eliminar porções perigosas, como componentes intramedulares ventrais e profundos.[33,35] A abordagem cirúrgica usual é por meio de laminotomia ou laminoplastia padrão estendendo-se, pelo menos, um nível abaixo e acima da lesão, porém os casos raros de MAVM ventral mediana podem requerer corpectomia para abordagem anterior.[51] Para que se obtenha a exposição anterolateral, ressecção óssea lateral com facetectomia na coluna cervical e costotransversectomia na coluna torácica podem ser necessárias.[52] A abertura da dura-máter deve ser paramediana, evitando o lado do *nidus*, e a secção e retração suave do ligamento denteado intradural pode permitir mobilização e leve rotação da medula espinhal.[52] Quando for necessário, uma pequena mielotomia pode ser feita no sulco mediano posterior para dividir a medula nas duas colunas posteriores.[52] Da mesma forma, lesões laterais também podem ser acessadas por meio de uma mielotomia posterolateral, realizada na zona de entrada da raiz dorsal entre duas ou mais raízes nervosas. A técnica microcirúrgica de ressecção pial para o tratamento de MAVM consiste na remoção do *nidus* e dos vasos nutrizes na superfície medular, evitando a dissecção do parênquima.[53] A dissecção dos vasos extramedulares das MAVMs é geralmente bem tolerada, e resulta em redução significativa do fluxo e da hipertensão venosa. A combinação de tratamento endovascular e dissecção pial alcançou uma taxa de cura de 75%, sem deterioração clínica pós-operatória, no entanto medula presa tardia ocorreu em 15% dos pacientes exigindo reoperação, ainda assim com bom resultado.[53] Uma seleção adequada de pacientes com *nidus* compacto e acessível obteve obliteração angiográfica da lesão em 94% dos casos, com bom resultado funcional em 86%.[32] Os resultados cirúrgicos são bastante diferentes quando se compara a evolução das MAVMs com *nidus* compacto e difuso: melhora neurológica ocorreu em 87% *versus* 40% dos pacientes; não se alterou em 10% *versus* 53%; e piorou em 3% *versus* 7%, respectivamente.[32] A identificação cuidadosa dos vasos é necessária, e o material embólico da terapia endovascular pré-operatória pode servir como referencial ou ser utilizada angiografia transoperatória. Após a definição dos limites, a dissecção com coagulação e ressecção das aferências arteriais e *nidus* deve preservar a superfície pial, sendo finalizada com a coagulação venosa. Vasos direcionados à medula espinhal devem ser poupados para evitar déficit neurológico, sendo recomendada angiografia imediata para confirmar a ressecção completa.[2]

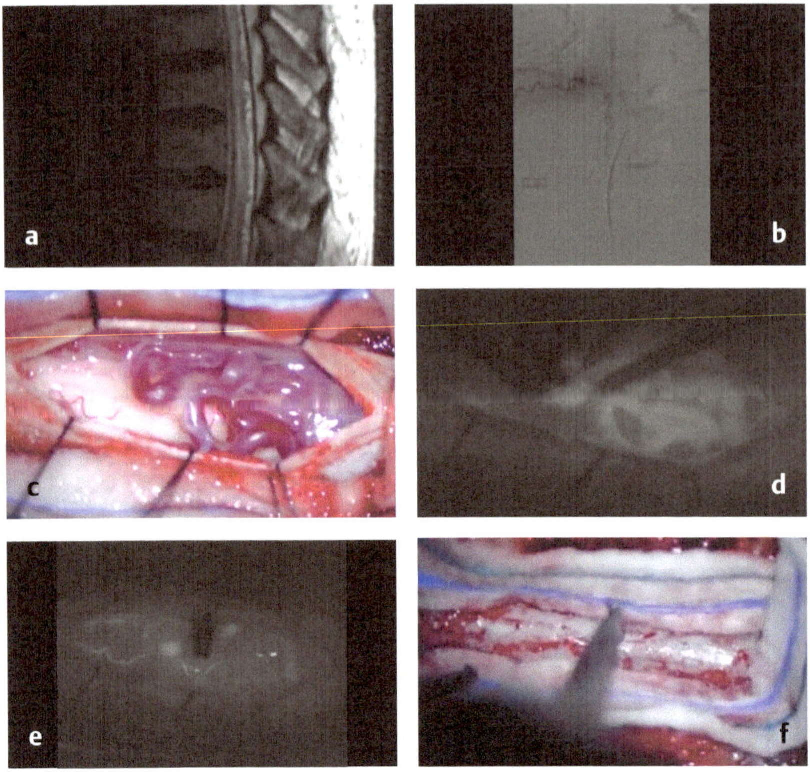

Fig. 22-1. Paciente com RM (a) evidenciando *flow voids* em região dorsal da medula espinhal. (b) Angiografia mostrando fístula arteriovenosa tipo I em T8. (c) Durotomia expondo a veia ectásica. (d) Aferência é identificada por angiografia com indocianina. (e) Aplicação dos clipes interrompe a fístula. (f) A veia é ressecada. (Cortesia: Dr. Pascal Jabbour, MD.)

Tipo III

Considerando a natureza difusa das LAVMs extraintradurais, o tratamento parcial é indicado para controle sintomático ou proteção contra hemorragia, sendo focado em locais de alto risco como aneurismas, encontrados em cerca de metade das lesões.[23] Embora a ressecção cirúrgica total seja improvável, em uma análise conjunta de 51 pacientes, 83% dos casos tratados melhoraram ou permaneceram inalterados, com taxa de cura próxima a 32%.[23] A embolização é a base da terapia e visa especificamente a porções sintomáticas que causam roubo vascular ou hipertensão venosa, seguidas de ressecção cirúrgica para aliviar efeito de massa. Em um estudo, o tratamento parcial melhorou os sintomas neurológicos em 70% dos casos, diminuindo também o risco de hemorragia[23]. Uma série de três casos de lesão difusa submetidos à ressecção cirúrgica completa alcançou melhora neurológica em um paciente e deterioração leve-moderada em dois pacientes.[54] MAVMs de cone possuem múltiplas aferências arteriais das AEA e AEP e pequeno *nidus*, com várias FAVs e ectasias venosas.[38] A ressecção dessas lesões envolve extensa dissecção pial ao redor do cone medular e cauda equina, e requer identificação cuidadosa dos ramos arteriais não envolvidos com a lesão, sendo importantes as angiografias transoperatórias para visualizar a angioarquitetura no interior do campo cirúrgico.[53] A cirurgia tem três objetivos principais: realizar a dissecção pial do *nidus*, a ligadura das fístulas arteriovenosas diretas remanescentes e a descompressão das varizes venosas dilatadas para reduzir o efeito de massa.[2] Uma série de casos de alcançou taxa de cura angiográfica de 88%, no entanto houve recidiva tardia, recomendando acompanhamento de longo prazo.[38]

Tratamento Endovascular

A chave para alcançar um bom resultado do tratamento é entender a angioarquitetura da lesão, a localização das AEA e AEP e os objetivos do tratamento.[20] Diferentemente das artérias espinais posteriores, que, em geral, possuem anastomoses arteriais, a artéria espinhal anterior não possui colaterais, exigindo, portanto, um estudo rigoroso antes da embolização.[34] As angiografias seletivas devem ser realizadas nos níveis acima e abaixo da lesão para determinar se há anastomose com a AEA e evitar refluxo retrógrado para esta artéria durante a embolização.[20,34] O posicionamento de um cateter 5F Cobra ou Mikaelson na artéria radicular fornece suporte mecânico para o microcateter progredir pela aferência arterial, até alcançar o alvo da embolização, que pode ser o *nidus* ou a própria conexão fistulosa (Fig. 22-2). Após o posicionamento, uma angiografia superseletiva pode identificar vasos em passagem e descartar anastomoses.[46] A oclusão da drenagem venosa na persistência de fluxo no *nidus* ou conexão fistulosa deve ser evitada, pois pode causar hemorragia por hipertensão.[46] A anestesia geral é recomendada, a menos que haja contraindicação absoluta, uma vez

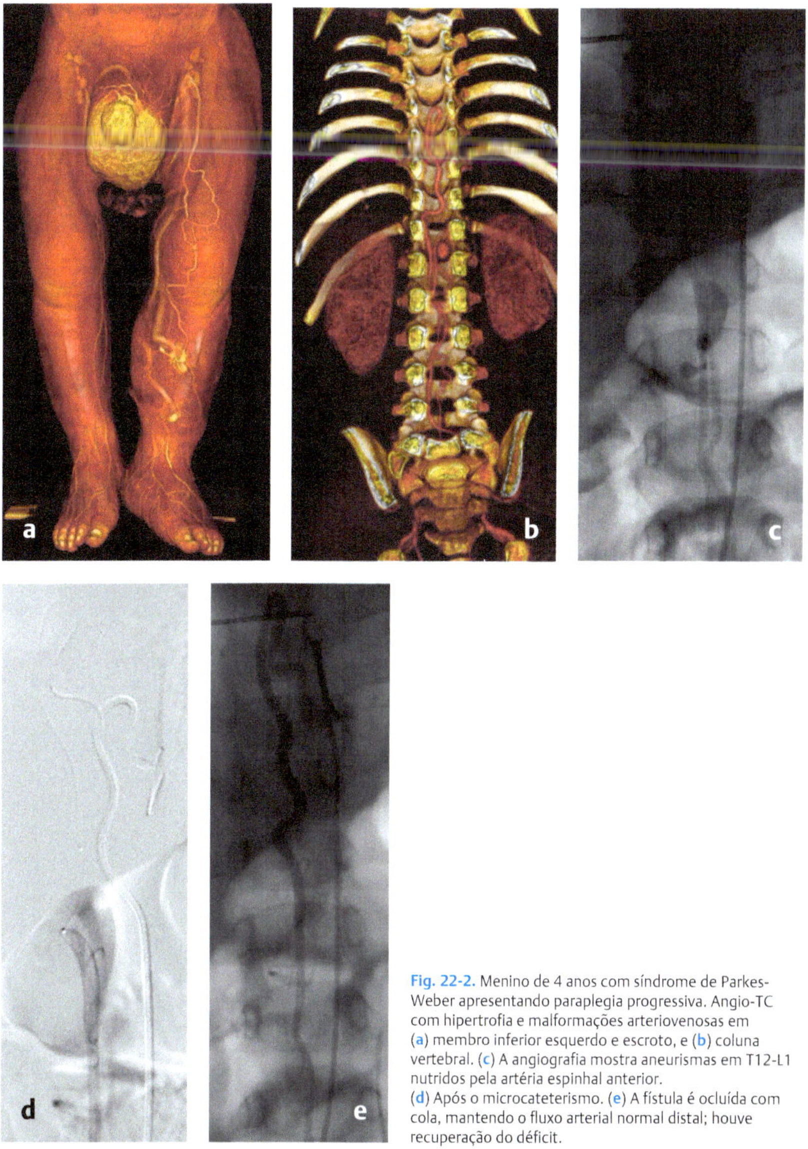

Fig. 22-2. Menino de 4 anos com síndrome de Parkes-Weber apresentando paraplegia progressiva. Angio-TC com hipertrofia e malformações arteriovenosas em (a) membro inferior esquerdo e escroto, e (b) coluna vertebral. (c) A angiografia mostra aneurismas em T12-L1 nutridos pela artéria espinhal anterior. (d) Após o microcateterismo. (e) A fístula é ocluída com cola, mantendo o fluxo arterial normal distal; houve recuperação do déficit.

que os movimentos podem dificultar a realização da embolização.[46] Além disso, peristaltismo normal causando movimentos intestinais pode limitar a qualidade durante o tratamento de malformações vasculares lombares e sacrais, mas o uso de glucagon para diminuir o peristaltismo pode ajudar a aumentar a resolução.[46] Durante o procedimento, a monitorização eletrofisiológica com potencial evocado motor (PEM) e potencial evocado somatossensitivo (PESS) deve ser considerada para lesões complexas.[46] Monitorização adicional com eletromiografia pode ser usada para pacientes com lesões em cone para identificar e preservar nervos motores, bem como avaliar a resposta a testes provocativos com agentes farmacológicos.[31,55] Os potenciais evocados permitem a monitorização dos reflexos bulbocavernosos e das extremidades superior e inferior, detectando precocemente isquemia por trombose, vasospasmo, embolia ou mesmo pelo microcateter. Embora o PESS não possa ser obtido em pacientes que perderam a propriocepção, o PEM pode ser obtido mesmo em pacientes com déficits moderados, e tanto PEM quanto PESS são sensíveis à profundidade anestésica.[31,55] Testes provocativos têm alto valor preditivo negativo (97,6%), e podem ser realizados com o microcateter posicionado na aferência, próximo ao *nidus* ou fístula; a injeção de 50 mg de amital sódico, seguido de 20 a 40 mg de lidocaína sem alterações no PEM ou PESS aumenta a segurança da embolização.[31] Alterações na monitorização podem exigir o reposicionamento do microcateter e avaliação cuidadosa do risco-benefício.[55] A heparinização sistêmica é recomendada durante o procedimento,[20,34] e, em casos com grandes varizes venosas, ela pode ser mantida no pós-operatório e substituída por aspirina, a fim de evitar mielopatia compressiva ou isquemia relacionada com a trombose.[46] A escolha do microcateter é extremamente importante, devendo ser compatível com dimetilsulfóxido (DMSO), um diluente requerido para uso com etileno-vinil-álcool (EVOH), bem como ter diâmetro compatível e marcador duplo para usar espirais de platina destacáveis (*coils*). Os microcateteres dirigidos por fluxo são preferidos para embolização com cola ou EVOH. Eles têm a ponta distal mais flexível e menos traumática, que pode ser conduzida pelo fluxo sanguíneo através de vasos tortuosos, reduzindo o risco de dissecção e vasospasmo.[46] A seleção do agente embólico depende da experiência do operador, do objetivo do tratamento, do fluxo e da angioarquitetura da lesão.[46] A embolização com partículas de álcool polivinílico (PVA) é pouco utilizada atualmente em razão da alta taxa de recanalização (~80%), enquanto espirais destacáveis podem ser usadas para ocluir aneurismas e lesões gigantes com grandes fístulas.[20,34] As espirais têm a vantagem do reposicionamento, e a seleção adequada do tamanho é essencial para garantir a estabilidade dentro da lesão, embora exijam microcateteres maiores e mais rígidos, com menor acessibilidade.[20,34] A redução de fluxo proporcionada pelas espirais pode ser útil em fístulas de alto fluxo, bloqueando a migração de materiais embolizantes líquidos para o lado venoso e permitindo oclusão completa da FAV, o que reduz a taxa de recanalização.[20,34] O N-butil cianoacrilato (NBCA) é uma cola acrílica que polimeriza quando em contato com qualquer solução iônica, sendo amplamente utilizado até o desenvolvimento do EVOH (Onyx, Squid, PHIL).[20,34] O EVOH é um copolímero usado como agente embólico líquido permanente não adesivo, sendo atualmente o agente embólico escolhido no tratamento da maioria das LAVMs, atingindo melhor obliteração angiográfica completa e menor índice de recanalização.[20,34] Cerca de 75% das FAVMs são passíveis de tratamento endovascular, sendo mais efetivas quando a embolização avança para a veia de drenagem.[28] Houve melhora da marcha e força muscular em 64% e 56% dos pacientes com tratamento endovascular de FAVM, com menor resposta de controle vesical e da dor.[28] Embora as taxas de obliteração angiográfica completa de MAVM por via endovascular sejam baixas (33%), o acompanhamento de longo prazo evidenciou melhora clínica em 66% dos pacientes, com piora apenas em 10%.[46] Ainda assim, a oclusão parcial teve índice significativamente menor de ressangramento que lesões não tratadas[46]. Nas MAVs de cone medular, o tratamento endovascular obteve índice de obliteração completa de 90%, com melhora ou estabilização dos sintomas em 86%.[38] A taxa de oclusão completa para FAVs intradurais ventrais foi de 80% para aquelas com aferências múltiplas e alto fluxo, e de 90% para lesões com aferência única e baixo fluxo[46].

Radiocirurgia

Nos últimos anos, alguns relatos descreveram o uso de radiação para tratamento das LAVMs, com resultados sugerindo potencial benefício diminuindo o risco de hemorragia;[22,56] no entanto, os efeitos na obliteração angiográfica ainda precisam ser determinados. Dessa forma, como há falta de estudos com grandes séries e resultados de longo prazo, o tratamento radiocirúrgico das LAVMs ainda é apenas recomendado para lesões consideradas perigosas.[56]

COMPLICAÇÕES

As síndromes pós-operatórias de dor crônica e disestésicas são comuns após a cirurgia tipo II, afetando dois terços dos pacientes.[32] O diagnóstico tardio de LAVM resulta em altas taxas de incapacidade que são frequentemente irreversíveis apesar do tratamento.[26] O seguimento de longo prazo é recomendado, uma vez que pacientes sem evidência de lesão residual em exames de imagem no pós-operatório imediato detectaram novas veias de drenagem em 23% dos casos (seguimento médio de 8,5 anos).[32]

DICAS

- As LAVMs são raras e problemáticas, com sintomas vagos e inespecíficos; os achados de imagem frequentemente são ignorados ou mal interpretados, exigindo alto índice de suspeita para o diagnóstico e treinamento específico dos radiologistas;[41]
- A maioria das LAVMs pode ser tratada com segurança e sucesso, sendo a decisão terapêutica direcionada pelas características da lesão.[2] O tratamento requer um ambiente colaborativo e de equipe, com ambos os tratamentos, microcirúrgico e endovascular, disponíveis;[2]
- A cirurgia tem maior taxa de oclusão angiográfica, enquanto a terapia endovascular é uma alternativa em evolução contínua. Ambas as formas de tratamento podem ser utilizadas isoladamente ou combinadas para que se obtenha o melhor resultado.

REFERÊNCIAS BIBLIOGRÁFICAS

1. Abecassis IJ, Osbun JW, Kim L. Classification and pathophysiology of spinal vascular malformations. Handb Clin Neurol 2017;143:135-43.
2. Xu DS, Sun H, Spetzler RF. Spinal arteriovenous malformations: surgical management. Handb Clin Neurol 2017;143:153-60.
3. Virchow R. Die Krankhaften Geschwulste. Berlin: A Hirschwald; 1864.
4. Adamkiewicz A. Die blutgefasse des menschlichen ruckenmarkes. Sitzungsberitch Akad Wiss Wien. Math-Naturwiss Kl 1881;84(3):469-502.
5. Gaupp J. Hamorrhoiden der pia mater spinalis im Gebiet des Lendenmarks. Beitr Pathol 1888;2:516-18.
6. Berenbruch K. Ein fall von multiplen Angio-Lipomen Kombiniert mit einem angiom des Ruckenmarks, Doctoral thesis, Universitat Tubingen. 1890.
7. Krause F. Chirurgie des Gehirns und Ruckenmarks nach eigenen Erfahrungen. Berlin: Urban and Schwartzenberg 1911;1:13.
8. Elsberg CA. Diagnosis and treatment of surgical diseases of the spinal cord and its membranes. Philadelphia: WB Saunders; 1916.
9. Foix C, Alajounanine T. La myélite central angiohypertrophique évolution progressive: Paraplégie amyotrophique lentement ascendan d'abord spasmodique, puis flasque. Rev Neuro 1926;2:1-42.
10. Cushing H, Bailey P. Tumors arising from the blood-vessels of the brain angiomatous malformation and hemangioblastomas. Springfield: Bailliere, Tindall & Cox; 1928.
11. Michon P. Le coup de poignard rachidien. Symptome initial de certaines hemorragies sous-arachnoidiennes. Essai sur les hemorragies meningees spinales. Presse Med 1928;964-6.
12. Wyburn-Mason R. The vascular abnormalities and tumours of the spinal cord and its membranes. London: H Kimpton; 1943.
13. Doppman JL, Di Chiro G, Ommaya A. Obliteration of spinal-cord arteriovenous malformation by percutaneous embolisation. Lancet 1968;2;1(7540):477.
14. Yasargil MG. Surgery of vascular lesions of the spinal cord with the microsurgical technique. Clin Neurosurg 1970;17:257-65.
15. Lazorthes G, Gouaze A, Djindjian R. Vascularisation et circulation de la moelle epinière. Paris: Masson; 1973.
16. Merland JJ, Riche MC, Chiras J. Intraspinal extramedullary arteriovenous fistulae draining into the medullary veins. J Neuroradiol 1980;7:271-320.
17. Miyatake S, Kikuchi H, Koide T, et al. Cobb's syndrome and its treatment with embolization. Case report. J Neurosurg 1990;72(3):497-9.
18. Anson JA, Spetzler RF. Classification of spinal arteriovenous malformations and implications of treatment. BNIQ 1992;8:2-8.
19. Borden JA, Wu JK, Shucart WA. A proposed classification for spinal and cranial dural arteriovenous fistulous malformations and implications for treatment. J Neurosurg 1995;82:166-79.
20. Berenstein A, Lasjaunias PL. Spine and spinal cord vascular lesions. In: Berenstein A, Lasjaunias PL, editors. Endovascular treatment of spine and spinal cord lesions. Surgical neuroangiography. Berlin: Springer; 1992. p. 5.
21. Spetzler RF, Detwiler PW, Riina HA, Porter RW. Modified classification of spinal cord vascular lesions. J Neurosurg 2002;96(2):145-56.
22. Sinclair J, Chang SD, Gibbs IC, Adler JR. Multisession CyberKnife radiosurgery for intramedullary spinal cord arteriovenous malformations. Neurosurgery 2006;58:1081-9.
23. Gross BA, Du R. Spinal juvenile (type III) extradural-intradural arteriovenous malformations. J Neurosurg Spine 2014;20:452-8.
24. Rosenblum B, Oldfield EH, Doppman JL, Di Chiro G. Spinal arteriovenous malformations: a comparison of dural arteriovenous fistulas and intradural AVM's in 81 patients. J Neurosurg 1987;67:795-802.
25. Rangel-Castilla L, Holman PJ, Krishna C, et al. Spinal extradural arteriovenous fistulas: a clinical and radiological description of different types and their novel treatment with Onyx. J Neurosurg Spine 2011;15:541-9.
26. Brinjikji W, Nasr DM, Morris JM, et al. Clinical outcomes of patients with delayed diagnosis of spinal dural arteriovenous fistulas. AJNR Am J Neuroradiol 2016;37(2):380-6.
27. Mourier KL, Gobin YP, George B, et al. Intradural perimedullary arteriovenous fistulae: results of surgical and endovascular treatment in a series of 35 cases. Neurosurgery 1993;32:885-91.
28. Jellema K, Canta LR, Tijssen CC, et al. Spinal dural arteriovenous fistulas: clinical features in 80 patients. J Neurol Neurosurg Psychiatry 2003;74:1438-40.
29. Van Dijk JM, TerBrugge KG, Willinsky RA, et al. Multidisciplinary management of spinal dural arteriovenous fistulas: clinical presentation and long-term follow-up in 49 patients. Stroke 2002;33:1578-83.
30. Koch C, Kucinski T, Eckert B, et al. Spinal dural arteriovenous fistula: clinical and radiological findings in 54 patients. Rofo 2003;175:1071-8.

31. Niimi Y, Sala F, Deletis V, et al. Neurophysiologic monitoring and pharmacologic provocative testing for embolization of spinal cord arteriovenous malformations. AJNR Am J Neuroradiol 2004;25:1131-8.
32. Connolly Jr. ES, Zubay GP, McCormick PC, Stein BM. The posterior approach to a series of glomus (Type II) intramedullary spinal cord arteriovenous malformations. Neurosurgery 1998;42:774-85.
33. Biondi A, Merland JJ, Hodes JE, et al. Aneurysms of spinal arteries associated with intramedullary arteriovenous malformations. II. Results of AVM endovascular treatment and hemodynamic considerations. AJNR Am J Neuroradiol 1992;13:923-31.
34. Lasjaunias P. Spinal cord vascular lesions. J Neurosurg 2003;98(1):117-9.
35. Gross BA, Du R. Spinal glomus (type II) arteriovenous malformations: a pooled analysis of hemorrhage risk and results of intervention. Neurosurgery 2013;72:25-32.
36. Cerejo R, John S, Grabowski M, et al. Thoracolumbar arteriovenous malformations presenting with intracranial subarachnoid hemorrhage: Case series and review of literature. World Neurosurg 2016;88:182-7.
37. Halbach VV, Higashida RT, Dowd CF, et al. Treatment of giant intradural (perimedullary) arteriovenous fistulas. Neurosurgery 1993;33:972-9.
38. Wilson DA, Abla AA, Uschold TD, et al. Multimodality treatment of conus medullaris arteriovenous malformations: 2 decades of experience with combined endovascular and microsurgical treatments. Neurosurgery 2012;71(1):100-8.
39. Kim LJ, Spetzler RF. Classification and surgical management of spinal arteriovenous lesions: arteriovenous fistulae and arteriovenous malformations. Neurosurgery 2006;59:S195-S201.
40. Zhou G, Li MH, Lu C, et al. Dynamic contrast-enhanced magnetic resonance angiography for the localization of spinal dural arteriovenous fistulas at 3T. J Neuroradiol 2017;44(1):17-23.
41. Hunt R, Roberts RM, Mortimer AM. Spinal dural arteriovenous fistula: delay to radiological diagnosis and sources of radiological error. Clin Radiol 2018;73(9):835.e11-835.e16.
42. Willinsky R, Lasjaunias P, Terbrugge K, Hurth M. Angiography in the investigation of spinal dural arteriovenous fistula. A protocol with application of the venous phase. Neuroradiology 1990;32:114-6.
43. Woimant F, Merland JJ, Riche MC, et al. Bulbospinal syndrome related to a meningeal arteriovenous fistula of the lateral sinus draining into spinal cord veins. Rev Neurol (Paris) 1982;138:559-66.
44. Trop I, Roy D, Raymond J, et al. Craniocervical dural fistula associated with cervical myelopathy: angiographic demonstration of normal venous drainage of the thoracolumbar cord does not rule out diagnosis. AJNR Am J Neuroradiol 1998;19:583-6.
45. Lai PH, Weng MJ, Lee KW, Pan HB. Multidetector CT angiography in diagnosing type I and type IVA spinal vascular malformations. AJNR Am J Neuroradiol 2006;27:813-7.
46. Brinjikji W, Lanzino G. Endovascular treatment of spinal arteriovenous malformations. Handb Clin Neurol 2017;143:161-74.
47. Watson JC, Oldfield EH. The surgical management of spinal dural vascular malformations. Neurosurg Clin N Am 1999;10:73-87.
48. Afshar JK, Doppman JL, Oldfield EH. Surgical interruption of intradural draining vein as curative treatment of spinal dural arteriovenous fistulas. J Neurosurg 1995;82:196-200.
49. Saladino A, Atkinson JLD, Rabinstein AA, et al. Surgical treatment of spinal dural arteriovenous fistulae: a consecutive series of 154 patients. Neurosurgery 2010;67:1350-8.
50. Steinmetz MP, Chow MM, Krishnaney AA, et al. Outcome after the treatment of spinal dural arteriovenous fistulae: a contemporary single-institution series and meta-analysis. Neurosurgery 2004;55:77-87.
51. MacFarlane MR, Burn PJ, Evison J. Excision of high and mid cervical spinal cord arteriovenous malformations by anterior operation. J Clin Neurosci 2005;12(1):71-9.
52. Martin NA, Khanna RK, Batzdorf U. Posterolateral cervical or thoracic approach with spinal cord rotation for vascular malformations or tumors of the ventrolateral spinal cord. J Neurosurg 1995;83(2):254-61.
53. Velat GJ, Chang SW, Abla AA, et al. Microsurgical management of glomus spinal arteriovenous malformations: pial resection technique: Clinical article. J Neurosurg Spine 2012;16(6):523-31.
54. Ohata K, Takami T, El-Naggar A, et al. Posterior approach for cervical intramedullary arteriovenous malformation with diffuse-type nidus. Report of three cases. J Neurosurg 1999;91:105-11.
55. Sala F, Beltramello A, Gerosa M. Neuroprotective role of neurophysiological monitoring during endovascular procedures in the brain and spinal cord. Clinical neurophysiology 2007;37:415-21.
56. Rashad S, Endo T, Ogawa Y, et al. Stereotactic radiosurgery as a feasible treatment for intramedullary spinal arteriovenous malformations: a single-center observation. Neurosurg Ver 2017;40(2):259-66.

Parte VII DOENÇAS DEGENERATIVAS

CAPÍTULO 23

INTRODUÇÃO AS HÉRNIAS DISCAIS

Marcelo Luis Mudo

HISTÓRICO

Os discos intervertebrais (DIV) desempenham um papel fundamental na função biomecânica da coluna. Proporcionam a flexibilidade necessária para a flexão, extensão e inclinação lateral de todos os segmentos. Essas funções complexas dependem da estrutura morfológica do disco, da composição da matriz e dos componentes celulares. Histologicamente, os DIVs consistem no núcleo pulposo, central, que é circundado pelas lamelas multidirecionais do anel fibroso. Os principais componentes da matriz são água, colágeno e proteoglicanos. Embora ocupem apenas 1% do tecido total do disco, as células anulares e nucleares do disco intervertebral produzem e mantêm todas as moléculas da matriz, isto é, cada célula é responsável por um grande volume de matriz. Os discos são avasculares, portanto, todo o transporte de oxigênio e nutrientes, bem como produtos de degradação, ocorre por difusão em distâncias de até 8 mm. Além disso, a todo momento os discos estão sujeitos à carga mecânica em todos os momentos e a vários estímulos físicos, incluindo tensão e compressão, bem como ao efeito do fluxo de fluido intra e extra discal (o disco expele e recupera cerca de 25% do seu volume liquido durante um ciclo diurno). Uma das consequências desse fenômeno de hidratação e desidratação são mudanças no seu ambiente físico-químico. As concentrações de moléculas de matriz, íons e osmolaridade são influenciadas constantemente por esses processos. Todos estes fatores afetam diretamente as células do disco e desempenham um papel importante na manutenção do equilíbrio entre os processos de formação e degradação da matriz.

As mudanças implacáveis associadas ao envelhecimento progressivamente afetam toda estrutura das unidades funcionais espinhais. Esse processo degenerativo começa cedo, ainda durante a primeira década de vida. A degeneração discal está associada a alterações bioquímicas, seguidas de alterações macroscópicas, incluindo fissuras e rupturas anulares que podem levar à herniação discal, principal causa de radiculopatia no adulto jovem. Além disso, foram demonstradas fibras nervosas nociceptivas na periferia de discos degenerados, que podem ser uma fonte de nocicepção e de dor lombar pura. As alterações das articulações facetárias são geralmente secundárias à degeneração discal e incluem subluxações, alterações cartilagíneas e, em última análise, osteofitose. A hipertrofia e hipermobilidade facetárias associadas à degeneração discal e hipertrofia do ligamento amarelo progressivamente criam estreitamento do canal vertebral, bem como instabilidades degenerativas, como espondilolisteses e escoliose degenerativa do adulto, que são as principais causas de claudicação neurogênica e radiculopatia em pessoas idosas. Corpos vertebrais são os elementos estáticos da unidade espinhal funcional. Com o avançar da idade, a osteoporose enfraquece as estruturas ósseas e facilita a remodelação óssea e as deformidades rotatórias. Finalmente, o envelhecimento dos ossos, discos, facetas, ligamentos e músculos pode levar à escoliose rotatória, desestabilização e ruptura do equilíbrio.

QUADRO CLÍNICO

Tem sido amplamente defendido que os sintomas da doença discal são fruto tanto da herniação do núcleo pulposo através de uma fibrose anular (tecido de reparação de injúria antiga) mecanicamente fraca como da ruptura do próprio ânulo fibroso. Isso pode levar à radiculopatia pela compressão direta da raiz nervosa pelo material herniado, bem pelo processo inflamatório reacional do disco que afeta as raízes nervosas ou a própria medula espinhal. Acredita-se que a herniação seja o resultado de um defeito no anel fibroso, provavelmente o resultado do estresse excessivo aplicado ao disco. A avaliação histológica revelou que qualquer que seja a causa da ruptura, a porção extrusa sempre envolve material do núcleo pulposo. A hérnia ocorre mais frequentemente na porção posterior ou posterolateral do disco. As características morfológicas, ou seja, o arranjo dos feixes das fibras anulares, parecem contribuir para que a hérnia de disco seja mais propensa a se localizar na face posterior do disco intervertebral. Isso direciona a hérnia para as raízes nervosas emergentes e transeuntes.

A gravidade da herniação na coluna vertebral depende da localização da porção anormal do disco. O ligamento longitudinal posterior é mais resistente na linha média e o ânulo em sua porção posterolateral pode submeter-se a uma fração desproporcional da carga exercida pelo peso corporal acima do segmento afetado. Isso pode explicar o porquê de a maioria dos discos herniados ocorrer posteriormente, ligeiramente lateralizado dentro da zona do canal central ou na zona subarticular. Na coluna lombar, isto comprime caracteristicamente a raiz nervosa transeunte (isto é, o nervo que entra no recesso lateral imediatamente antes de sair através do forame neural do nível abaixo). Na coluna cervical e torácica existe ainda a possibilidade de compressão da medula espinhal. Um abaulamento discal é uma extensão simétrica do disco posteriormente além das placas terminais, enquanto uma protrusão é uma área focal de extensão ainda presa ao disco.

Um fragmento sequestrado é aquele que não está mais conectado ao disco, e um fragmento extruso não está contido pelo ligamento longitudinal posterior.

Quadro 23-1. Achados Motores Cervical e Sensorial por Nível de Raiz Nervosa

Hérnia de disco	Raiz afetada	Teste/músculo motor
C4-5	C5	Abdução do ombro/deltoide
C5-6	C6	Flexão do cotovelo/bíceps Extensão radial de pulso/extensor *carpi radialis longus*
C6-7	C7	Extensão de cotovelo/tríceps Extensão/extensor de dedo *digitorum communis*
C7-T1	C8	Flexão/flexor dos dedos superficial e profundo Mão intrínseca/interósseos (< T1)
T1-2	T1	Intrínsecos da mão/interósseos

Hérnias agudas podem ocorrer em qualquer nível da coluna vertebral, mas são mais comuns nos níveis lombares e cervicais inferiores. Cerca de 90% das herniações na região lombar ocorrem nos níveis L4-L5 e L5-S1 e a maioria restante no nível L3-L4. Os discos torácicos também herniam, mas o fazem menos comumente que nas áreas lombar e cervical. Espondilose ocorre em todo o canal vertebral; no entanto, os osteófitos vertebrais são mais proeminentes nos níveis mencionados. Constrições da medula espinhal e da cauda equina podem ocorrer em todo o canal vertebral, mas são mais frequentemente encontradas em C3-C4 e C4-C5 e L4-L5, respectivamente.

Discos intervertebrais herniados agudamente para o compartimento lateral do canal vertebral geralmente apresentam dor na área da hérnia e irradiação na distribuição da raiz nervosa afetada. Assim, a dor de um disco cervical herniado irradia para a extremidade superior adjacente, e a dor de discos rompidos no canal lombar irradiam para a extremidade inferior ipsilateral. O início dos sintomas frequentemente vem relacionado com trauma, que pode variar em gravidade e intensidade. Um pequeno passo anormal ou rotação súbita da cabeça, muitas vezes, desencadeia sintomas agudos. Alternativamente, os sintomas podem começar espontaneamente, especialmente a partir de lesões na região cervical.

Frequentemente há dor localizada por semanas ou meses na região lombar ou cervical nas cercanias do processo herniário, antes da dor assumir padrão radicular podendo se irradiar para a extremidade episodicamente, estendendo-se mais distalmente a cada episódio. Pode haver dor na região para espinhal por alguns dias ou meses, seguida por dor irradiada até o quadril em outro período, descendo para porção posterior do joelho e chegando à face lateral do tornozelo e pé. Os sintomas costumam ser intermitentes, com dor presente localmente ou na distribuição da raiz nervosa por alguns dias a semanas, após os quais muitas vezes há alívio por semanas a meses.

Paradoxalmente a dor no local da herniação pode ser insignificante ou até mesmo ausente em face da dor irradiada aguda e lancinante para o membro afetado.

A manobra de Valsalva geralmente exacerba a dor durante episódios agudos. A dor é aliviada ou pelo menos diminuída pelo repouso no leito. A dor persistente pode exigir terapia agressiva.

Os sinais de hérnia lateral do disco intervertebral incluem hipoalgesia na distribuição cutânea da raiz nervosa, com fraqueza dos músculos inervados por essa raiz. A atrofia dos músculos inervados ocorre quando a compressão radicular persiste. Sinais específicos relacionados com herniação em locais comuns estão descritos no Quadro 23-1.

A porção anterior da medula espinhal pode ser severamente comprometida por extrusões na região cervical e torácica. Tais lesões causam paresia, com perda de sensações de dor e temperatura abaixo do nível da lesão. Sensações de vibração e posição são frequentemente mantidas. A compressão da cauda equina, evento grave e que determina urgência de tratamento, leva a paresia abaixo do nível da lesão e perda do controle dos esfíncteres por compressão das raízes sacrais e lombares simultaneamente.

EXAME FÍSICO/IMAGENS

Uma história clínica abrangente e um exame físico acurado são imperativos para permitir que se avalie com precisão o paciente com lombalgia ou cervicalgia, queixa esta que pode ser complexa e multifatorial. A história clínica deve incluir o tempo de início dos sintomas (agudo < 12 semanas *vs.* crônico ≥ 12 semanas), qualidade e intensidade da dor, fatores agravantes e atenuantes e quaisquer sintomas preocupantes de alerta (*red flags*), como disfunção intestinal ou vesical, febre, sudorese noturna, perda de peso inesperada, fraqueza progressiva etc. O exame físico deve avaliar a sensibilidade e localização da dor, agravamento ou alívio com flexão e extensão da coluna e um exame neurológico completo. A história clínica e o exame físico em conjunto com exames de imagem apropriados de rastreamento laboratorial podem ajudar a desvendar a verdadeira etiologia dos sintomas do paciente.

O exame sensitivo e motor completo devem ser realizados qualquer déficit deve ser levado em consideração. O exame da marcha e os testes de reflexo miotático devem ser realizados em todos os pacientes para avaliar a compressão da raiz ou da medula espinhal.

Coluna Cervical

Os discos mais comumente herniados na região cervical estão nos níveis C5-C6 e C6-C7. Os herniados lateralmente no nível C5-C6 geralmente comprimem a raiz de C6 e produzem parestesias e dormência em sua distribuição. Na porção distal da extremidade, isso inclui o polegar e o indicador. A fraqueza do músculo bíceps é frequentemente demonstrável, e os reflexos biciptal radial podem estar diminuídos ou ausentes.

A herniação de um disco intervertebral no nível C6-C7 geralmente irrita a raiz do nervo C7 e pode produzir hipoalgesia e parestesias no dedo médio. A evidência objetiva do envolvimento do dedo indicador, assim como o lado tenar do dedo anular, é variável. O músculo tríceps recebe uma grande porção de sua inervação através da raiz do nervo C7. Frequentemente é hipotônico, um achado que geralmente é demonstrável se o reflexo estiver igualmente hipoativo.

Uma hérnia de disco no nível C7-T1 comprime a raiz do nervo C8 e pode ser responsável pela hipoalgesia na porção hipotenar do anular e no quinto dedo. As alterações sensitivas estendem-se até a junção dos terços médio e distal do antebraço. A hipoalgesia nessa distribuição é útil para distinguir os déficits resultantes da compressão da raiz do nervo C8 daqueles resultantes da compressão do nervo ulnar no cotovelo

Coluna Lombar

Os discos mais comumente herniados na região lombar estão nos níveis L4-L5 e L5-S1, com um menor número de hérnias em níveis mais altos, geralmente em L3-L4.

Um disco herniado lateralmente no nível L3-L4 geralmente colide com a raiz nervosa de L4, produzindo alguma fraqueza de extensão do joelho e hipoalgesia da pele sobre a superfície anterior do joelho que se estende para as superfícies anterior e medial da perna.

O reflexo patelar é geralmente diminuído ou ausente. Como a extensão do joelho relaxa as fibras nervosas para os músculos extensores da coxa e as fibras sensitivas que atravessam o joelho, a elevação da perna estendida pode não produzir dor. Entretanto, se o paciente é posicionado em decúbito lateral com o lado afetado para cima, o quadril em hiperextensão e o joelho em flexão, ou se o paciente é colocado em decúbito ventral e o joelho fletido, a dor pode ser intensa, reproduzindo os sintomas do paciente (**Laseguè invertido** ou **teste de estiramento femoral**). Neuropatia femoral decorrente de diabetes e massas retroperitoneais levando à compressão da raiz nervosa L4 deve ser considerada no diagnóstico diferencial.

Uma hérnia de disco no nível L4-5 colide com a raiz nervosa L5, que geralmente produz uma hipostesia no hálux e dorso do pé. O padrão de hipoalgesia na superfície anterior da perna pode variar. Geralmente, há fraqueza na dorsiflexão do hálux e pode haver atrofia dos músculos intrínsecos do pé. O andar na ponta dos pés pode estar prejudicado. Levantar a perna, estendida no joelho, geralmente reproduz a dor. A dor pode ser intensificada pela dorsiflexão do pé. Pode haver sensibilidade à palpação dos músculos paravertebrais ipsilaterais à área do interespaço L4-L5.

Uma hérnia de disco no nível L5-S1 geralmente comprime a primeira raiz sacral e produz hipoalgesia na superfície posterior da perna logo acima do tendão de Aquiles. O reflexo do tendão de Aquiles geralmente é hipoativo e o músculo sóleo pode ser fraco.

DIAGNÓSTICO DIFERENCIAL

Coluna Lombar

A dor ciática é comum e é frequentemente causada por hérnia de disco lombar. No entanto, alguns processos patológicos intraespinhais ou extraespinhais ao longo do nervo ciático também podem causar ciática. Enquanto exames de imagem da coluna lombar revelam as causas da ciática não discogênica intraespinhal (CNDIE), a ciática de causa extraespinhal é frequentemente mal diagnosticada, pois os testes diagnósticos de rotina se concentram na imagem da coluna lombar. Causas extrapélvicas afetam o nervo à medida que ele progride distalmente em direção ao forame isquiático. Anamnese cuidadosa e um bom exame clínico são importantes na identificação da ciatalgia extraespinhal. Outros exames de imagem podem esclarecer o diagnóstico.

Causas Intraespinhais da Ciática

Muitos distúrbios intraespinhais podem causar ciática. Pode haver múltiplos processos, por exemplo, cistos e tumores intradurais ou extradurais (principalmente schwannomas), síndrome da medula ancorada, abscessos e hematomas epidurais, síndrome facetárias, deformidades lombossacrais e instabilidades.

O padrão da dor e a presença ou ausência de sintomas associados são os componentes mais importantes do diagnóstico diferencial.

As dores relacionadas com tumores comumente fazem com que os pacientes acordem à noite. Enquanto pequenos schwannomas levam à dor radicular, os tumores maiores levam a sintomas associados a múltiplas compressões de raízes nervosas e ou da medula espinhal. Abscessos epidurais e hematomas podem apresentar sintomas semelhantes aos tumores intradurais. A síndrome da medula ancorada do adulto pode levar à ciatalgia associada a um distúrbio da marcha. A dor da origem facetária está localizada comumente na região lombar, nádega e coxa. Raramente se estende aos níveis mais baixos. A dor secundária a deformidades e instabilidades é comumente associada à dor lombar e piora aos esforços.

Felizmente, como a ressonância magnética lombar mostra detalhes anatômicos da coluna, de outras estruturas neurais e tecidos moles, é relativamente fácil diagnosticar a CNDIE da coluna vertebral.

Causas Extraespinhais da Ciática

A detecção de causas extraespinhais da ciática é muito mais difícil do que a detecção de causas intraespinhais e requer um alto grau de cautela. As principais causas da ciatalgia extraespinal incluem sacroileíte, síndrome do piriforme (SP), processos intrapélvicos e artrose do quadril.

A sacroileíte como uma das principais causas de ciática deve ser considerada durante o diagnóstico diferencial da hérnia de disco lombar (HDL), particularmente quando há dor posterior na coxa.

Existem dois mecanismos potenciais pelos quais a sacroileíte pode gerar dor ciática: dor referida e envolvimento direto do nervo por mediadores inflamatórios liberados da articulação sacroilíaca. A história do paciente e as características da dor permitem o diagnóstico da sacroileíte e sua etiologia. A dor na sacroileíte tem um início insidioso, é comumente localizada na região glútea profunda e pode irradiar para a parte posterior da coxa. A dor diminui com a atividade e aumenta no final da tarde.

Processos compressivos intrapélvicos podem afetar o nervo à medida que ele passa do forame neural para a incisura isquiática maior. Processos de compressão intrapélvicos relatados incluem tumores, hematoma, endometriose, abcesso tubo-ovariano, abscesso pré-sacral e aneurismas. Os tumores ósseos pélvicos e femorais podem comprimir o nervo ciático. A ciática devido a tumores ósseos geralmente tem um início insidioso, causa dor constante, desperta à noite, é progressiva e não responsiva à mudança de posição.

Síndrome do piriforme (SP): a ciática é causada por SP em 6% dos pacientes. Hipertrofia, inflamação, variações anatômicas, miosite ossificante e lesão traumática do músculo piriforme podem comprimir o nervo ciático. Ao contrário dos pacientes com HDL, os pacientes com SP geralmente apresentam sintomas em múltiplos dermátomos, em vez de dermátomos laterais (radiculopatia S1) ou mediais (radiculopatia L5). Dormência ou fraqueza é bastante incomum no PS.

Distúrbios do quadril: o padrão de distribuição da dor nos distúrbios do quadril pode criar dificuldades na determinação da origem da dor. A presença de dor no membro inferior ou na virilha e a rotação interna limitada dos quadris são preditivas de um distúrbio do coxofemural, e não de um distúrbio da coluna. A ocorrência de dor na virilha durante o teste de Faber pode sugerir também um distúrbio do quadril.

A HDL não é a única causa da ciática. Um histórico detalhado do paciente, especialmente focado nas características da dor, é um componente importante da avaliação do paciente. O exame físico dos pacientes com ciática deve incluir inspeção, palpação e todos os testes físicos para excluir a ciática não discogênica.

Coluna Cervical

A neurite braquial (NB), também conhecida como amiotrofia nevrálgica ou síndrome de Parsonage-Turner, é uma síndrome rara, de etiologia desconhecida, que afeta principalmente os neurônios motores inferiores do plexo braquial e/ou nervos individuais. Geralmente é caracterizada pela dor de início agudo no ombro unilateral excruciante, seguida de paralisia flácida dos músculos do ombro e paraescapulares, vários dias depois. A síndrome pode variar muito de apresentação e comprometimento nervoso.

Os distúrbios locais que podem resultar em dor no membro superior incluem bursite subacromial, tendinite bicipital, ruptura do manguito rotador e epicondilite lateral. Estes geralmente podem ser distinguidos da radiculopatia cervical por motivos clínicos. Ausência de fraqueza, reprodução da dor com manobras específicas e sensibilidade local ajudam a distinguir esses distúrbios. Se o tratamento inicial não resolver o problema, estudos eletrodiagnósticos e outros radiológicos devem ser realizados.

Compressões de nervos periféricos do membro superior (mediano, ulnar e radial) são caracterizadas por dor, parestesia e fraqueza na distribuição de um único nervo, em contraste com o padrão de múltiplos nervos da radiculopatia cervical. A neuropatia mediana no punho, entretanto, pode apresentar sintomas proximais tão altos quanto na região cervical. O sinal de Tinel resulta em dor irradiada ou parestesia na distribuição do nervo, e está frequentemente presente no aprisionamento do nervo periférico. Pode coexistir com a radiculopatia cervical, fenômeno conhecido como *double crush*. A EMG, ao definir a distribuição das anormalidades, ajuda a diferenciar entre uma síndrome de aprisionamento e uma monorradiculopatia.

Quando a radiculopatia cervical está associada a mielopatia, siringomielia e doença do neurônio motor – particularmente a esclerose lateral amiotrófica (ELA) – estas devem ser excluídas. Esses distúrbios podem representar alguns dos mais difíceis desafios diagnósticos. O diagnóstico de siringomielia foi muito facilitado pela ressonância magnética. Clinicamente, uma faixa suspensa de parestesia, especialmente envolvendo o tórax superior, pode estar presente nestes casos.

A ELA é caracterizada pela ausência de anormalidades sensitivas e presença de distúrbio do neurônio motor no(s) membro(s) inferior(es). Este último pode ser detectado apenas com exame eletroneuromiográfico cuidadoso. Se houver suspeita de ELA, exame eletrodiagnóstico cuidadoso da língua, músculos faciais e esternocleidomastóideo para detectar a doença bulbar podem ser a chave para se fazer o diagnóstico adequado se a doença do neurônio motor está presente.

A esclerose múltipla também foi descrita em associação com radiculopatia, particularmente radiculopatia cervical. Deve-se suspeitar se sintomas ou sinais como diplopia ou disartria sugerirem anormalidades acima do forame magno

OPÇÕES DE TRATAMENTO

Em termos médicos, objetivos de tratamento incluem:

- Alívio da dor;
- Retorno do déficit neurológico ao normal;
- Retorno à ocupação anterior, lazer ou atividades esportivas;
- Retorno ao estilo de vida completo.

O resultado ideal é o completo retorno ao estilo de vida pré-doença, sem dor e completa reversão do déficit neurológico; um bom resultado inclui déficit neurológico residual mínimo e capacidade laboral restituída.

Para alcançar esses resultados, uma seleção adequada de pacientes é essencial. Considerando as imagens radiológicas e os resultados no exame clínico, a escolha da abordagem pode ser feita de forma adequada. As avaliações clínica e radiológica determinam a abordagem e a técnica da indicação cirúrgica.

A avaliação clínica deve determinar:

- Histórico da doença e duração da evolução;
- A gravidade relativa da compressão da raiz nervosa e dor lombar;
- Avaliação muscular completa;
- Cartografia de qualquer distúrbio sensitivo associado, incluindo a região perineal;
- História dos tratamentos médicos instituídos.

A avaliação radiológica deve incluir:

- Raios X ortostáticos da coluna lombar AP e perfil;
- Raios X de pelve AP;
- TC e RM lombares realizadas no máximo de 8 a 10 semanas anteriores;
- Visões dinâmicas;
- Telerradiografia da coluna;
- A mielografia por TC ou discografia por TC pode, em certos casos específicos serem necessárias.

Finalmente, a avaliação deve:

- Fornecer prova inequívoca de compressão radicular (clínico e radiológico);
- Especificar o nível de hérnia, evitando as armadilhas de anormalidades transicionais na junção lombossacra (vértebras de transição). A telerradiografia é particularmente útil na determinação do número de vértebras lombares a partir das torácicas.

Deve também analisar a posição da hérnia dentro do canal raquiano. Isso determina em última instância a abordagem cirúrgica, A hérnia pode se localizar:

- Póstero lateral, a posição mais frequente, comprimindo a raiz nervosa do segmento envolvido (raiz L5 para o segmento L4-L5);
- Extraforaminal, comprimindo a raiz nervosa do segmento superior (L4 para o segmento L4-L5);
- Foraminal, podendo comprimir as duas raízes nervosas (L4 e L5 para o segmento L4-L5).

Deve também determinar o tamanho e o sequestro (se houver) da hérnia discal ou associação com estenose óssea. Em casos de herniação volumosa, medial, migrada ou associada à estenose, a abordagem cirúrgica deve ser estendida.

Indicações cirúrgicas:

- A cirurgia pode ser indicada nos seguintes casos:
  - Urgência/emergência:
    - Síndrome da cauda equina (emergência absoluta);
    - Dor intratável resistente à morfina;
    - Défict motor progressivo.
  - Dor incapacitante residual apesar do tratamento médico completo de 6 a 8 semanas. O predomínio da dor radicular sobre a lombar é um critério essencial.

- Quando esses critérios são atendidos, a cirurgia é recomendada, informando o paciente sobre:
  - A evolução natural da hérnia discal lombar e o risco de recorrência;
  - Ausência de estratégias médicas alternativas, com a cirurgia sendo o último recurso remanescente;
  - A relação risco/benefício para cirurgia, com benefício especialmente em termos de radiculopatia e risco de déficit;
  - Riscos de infecção nosocomial;
  - Técnica cirúrgica e abordagem.

OPÇÕES CIRÚRGICAS

Coluna Lombar

Em 1934, Mixter e Barr descreveram a primeira técnica cirúrgica de ressecção de hérnia discal lombar, com uma ampla abordagem transdural posterior. Em 1939, Love descreveu uma abordagem que afastava o saco dural, liberava a raiz do nervo, ressecando a hérnia, com discectomia associada. Esses procedimentos básicos ainda são empregados hoje, embora a técnica tenha sido aperfeiçoada, com uma abordagem unilateral padrão menor de 5 cm, afastando o músculo multífido e criando um espaço interlaminar limitado, ao invés da extensa abordagem L3-sacro original. Isso é discectomia-padrão (SD).

Nos últimos 30 anos, muitas técnicas variantes foram descritas, para reduzir traumas teciduais com magnificação e melhora da iluminação, mas conservando o mesmo princípio básico. As alterações dizem respeito a uma abordagem muscular reduzida graças aos sistemas de ampliação e iluminação. O objetivo é reduzir a dor, e a permanência hospitalar e os custos no pós-operatório, com retorno mais precoce ao trabalho e melhora dos resultados clínicos.

Em 1977, Caspar e Williams descreveram uma técnica cirúrgica de microdiscectomia (MD). A abordagem muscular foi reduzida para 3 cm, usando um espéculo ou distrator para distrair os músculos e um microscópio para iluminação. Em 1988, Kambin e Sampson descreveram uma técnica puramente endoscópica (endoscopia total: endoscopia total [FE]) em uma abordagem extraforaminal, para hérnia discal intracanal não sequestrada. Dez anos depois, com o objetivo de resolver todos os tipos de hérnia, Foley e Smith e Destandau descreveram uma técnica videoassistida usando um canal de trabalho tubular (discectomia microendoscópica: MED) ou espéculo com uma incisão de 2 cm em uma abordagem transmuscular. Em 2002, Yeung e Tsou descreveram uma técnica FE capaz de remover todas as formas de hérnia discal em uma abordagem transforaminal.

A maioria dos cirurgiões usa uma abordagem reduzida com uma fonte de luz adaptada para visualizar as estruturas neurais, mas o debate continua entre os defensores dos microscópios e dos endoscópios.

A literatura como um todo, falha em mostrar que qualquer técnica é claramente preferível a outra. Embora seja certo que a permanência hospitalar seja menor com FE e MED, a SD permanece confiável e não desatualizada. Tal falta de diferença não é realmente surpreendente, já que o elemento chave (descompressão da raiz) é o mesmo em todos, variando apenas a abordagem da estrutura nervosa.

Coluna Cervical

A descompressão e fusão cervical anterior (ACDF) é o padrão ouro no caso de hérnia de disco cervical sintomática refratária ao tratamento clínico. Tem mostrado sua eficiência e segurança em muitos estudos, sendo publicado pela primeira vez em 1958 por Smith *et al.*

Nas últimas quatro décadas, muitas variações e modificações de técnicas para a abordagem anterior foram descritas. Algumas foram praticamente abandonadas (p. ex., discectomia anterior sem fusão), e outras ganharam graus variados de popularidade (p. ex., corpectomia, enxerto ósseo cadavérico com instrumentação e abordagens simultâneas anterior e posterior). Embora a ACDF tenha sido usada desde muito tempo, outros procedimentos sem artrodese foram desenvolvidos para tratar a hérnia de disco cervical seja por abordagem anterior ou posterior.

A artroplastia do disco cervical (CDA) foi descrita pela primeira vez em 1964 por Reitz *et al.* Sua popularidade vem crescendo constantemente desde o seu primeiro uso, apoiada por bons resultados clínicos.

A preservação da amplitude de movimento e a prevenção teórica da degeneração segmentar adjacente devem ser contrapostas a complicações específicas, como ossificação heterotópica e perda óssea anteriora, complicações comuns a essa técnica. Procedimentos cirúrgicos disponíveis na coluna cervical:

Abordagem Posterior

A foraminotomia cervical posterior (FCP) é uma cirurgia comumente realizada. Descrita pela primeira vez por Scoville *et al.*, em 1944, provou sua eficiência e segurança. A FCP pode ser realizada por técnica endoscópica ou aberta.

A foraminotomia cervical posterior por via aberta ou MIS é indicada para pacientes com radiculopatia cervical resultante da compressão da raiz nervosa no forame neural decorrente de osteófitos, espondilose ou hérnia discal lateral. A FCP é uma técnica eficiente e resulta em uma taxa de 87% a 97% de alívio da dor. No entanto, a instabilidade iatrogênica da coluna cervical após a ressecção óssea permanece uma preocupação quando é necessária a facetectomia ampla e sem artrodese. A FCP não é apropriada em caso de ossificação do ligamento posterior ou hérnia central.

Abordagem Anterior

Descompressão Cervical Anterior e Fusão: (ACDF)

É a abordagem mais utilizada quando se trata cirurgicamente uma hérnia de disco cervical. A ACDF é amplamente realizada e o procedimento cirúrgico é bem descrito. Diferentes métodos para alcançar a fusão óssea podem ser usados. Historicamente, a fusão da coluna foi obtida com enxerto autólogo de crista ilíaca. Como o enxerto tricortical de crista ilíaca causa morbidade ao local doador, dispositivos artificiais (*cages*) preenchidos com osso esponjoso autólogo ou substituto ósseo são usados ultimamente.

Artroplastia do Disco Cervical (CDA)

Artroplastia cervical foi usada pela primeira vez por Reitz em 1964 e depois por Fernstrom em 1966. Seu uso tem aumentado regularmente durante as últimas décadas, apoiado por bons resultados clínicos em vários estudos. O conceito de preservar a amplitude de movimento no nível índice é sedutor. A artroplastia cervical mostra uma tendência na diminuição da taxa de degeneração do segmento adjacente (ASD) e de reoperação desse nível em relação a ACDF. Porém, o debate sobre as causas de ASD ainda é uma discussão acalorada em andamento. Alguns acreditam que a ASD é causada principalmente pela história natural da doença degenerativa, enquanto outros acreditam que o nível artrodesado é responsável pela degeneração acelerada dos níveis adjacentes pelo aumento do braço de alavanca no segmento.

A ACDF continua sendo o procedimento padrão-ouro por conta de sua longa história clínica. Ultimamente, a artroplastia se tornou mais popular e muitos estudos parecem reivindicar sua superioridade a discectomia e fusão.

Mas a diminuição da degeneração do disco adjacente ainda não foi totalmente comprovada com o advento da artroplastia em ensaios clínicos randomizados.

COMPLICAÇÕES

Coluna Lombar

A discectomia lombar é a cirurgia de coluna mais comumente realizada. Este procedimento tem um excelente histórico no tratamento de HDL. Apesar da eficácia da discectomia lombar em seu manejo, o procedimento não é isento de riscos. Em uma metanálise de complicações na discectomia lombar, Shriver *et al.* encontraram taxas de complicações gerais de 2,5%, 13,3% e 10,8% para microdiscectomia aberta, discectomia microendoscópica (MED) e microdiscectomia percutânea, respectivamente, na análise de 42 estudos.

O treinamento cirúrgico e a especialidade cirúrgica podem afetar a taxa de complicações na discectomia. Outros têm investigado se o cenário cirúrgico contribui nas complicações, comparando discectomia lombar de nível único em pacientes internados e ambulatoriais. Não há diferença nas taxas de complicação geral entre microdiscectomia aberta *versus* minimamente invasiva dentro de domínios específicos: reoperação, recorrência de hérnia, complicações da ferida, hematoma, lesão nervosa, complicações médicas, durotomia ou erros cirúrgicos.

Complicações Médicas

Como a discectomia lombar geralmente é um procedimento eletivo realizado em pacientes mais jovens, as complicações médicas são incomuns. Embora os pacientes tendam a ser relativamente saudáveis, existe o risco de embolia pulmonar (EP), trombose venosa profunda (TVP), pneumonia, ITU, infarto do miocárdio (IM) e outras =.

Infecção

Complicações da ferida, como infecção superficial ou profunda, também são raras após discectomia lombar. Parece haver uma vantagem para discectomia ambulatorial no que diz respeito às taxas de infecção profunda da ferida. Shriver *et al.* encontraram taxas de complicações da ferida de 2,1% para discectomia aberta e 1,2% para MED.

Durotomia

A ruptura dural acidental é a complicação intraoperatória mais comum na discectomia. A incidência relatada na discectomia (não reoperações) varia de 1,3% a 3,5%. As lesões durais geralmente devem ser reparadas imediatamente com sutura ou cola de fibrina. A ruptura dural acarreta risco de fístula, meningite, aracnoidite ou abscesso epidural, mesmo com reparo, podendo levar a piores resultados clínicos.

Lesão do Nervo

A lesão do nervo é uma complicação incomum após discectomia lombar. Em uma metanálise de 19 estudos, Shirver *et al.* encontraram taxas de lesão do nervo de 2,6% para discectomia aberta, 0,9% para MED e 1,1% para técnicas percutâneas.

Re-Herniação

A incidência de HDL recorrente pós-operatória após discectomia varia amplamente na literatura relatada, de tão baixo quanto 1% para tão alto quanto 25%. Existem múltiplos fatores de risco que contribuem para a prevalência de hérnias discais recorrentes. Os fatores associados à re-herniação sintomática que necessitaram de cirurgia incluíram um maior defeito anular residual médio (46 + 18 *vs.* 32 + 14 mm²) e menor porcentagem de volume de disco removido (13% *vs.* 28%). Outros fatores associados à herniação recorrente incluem a presença de vértebras lombossacrais de transição (LSTV) e hipermobilidade do segmento afetado.

Reoperação

Metanálise encontrou médias de 7,1% (4,8%-10,1%) de reoperação para hérnia de disco lombar após discectomia aberta e média de 3,7% de reoperação (2,1-6,2%) para MED com duração variável de acompanhamento.

Kim *et al.* analisaram o banco de dados nacional de seguro de saúde da Coréia para 47.316 pacientes submetidos a cirurgia para HDL. Arrolaram todas as modalidades, incluindo microdiscectomia, MED, nucleólise, laminectomia e fusão. Houve taxa geral de reoperação de 13,9%. Microdiscectomia teve taxa de reoperação de 13,8% e MED de 12,4% em 5 anos. Existe alguma controvérsia em relação ao melhor tipo de procedimento após a re-herniação. Para muitos, a discectomia de revisão é o tratamento de escolha para hérnias recorrentes.

Coluna Cervical

Embora a discectomia e fusão cervical anterior (ACDF) seja um procedimento seguro e eficaz, as complicações associadas a ela não podem ser subestimadas. Apesar dessa alta taxa de sucesso, as complicações associadas à abordagem cervical anterior, como hematoma no pós-operatório, lesão esofágica, lesão vascular, disfagia e paresia das pregas vocais, podem ser potencialmente debilitantes ou potencialmente letais.

Abordagem Anterior

Disfagia

Segundo Bertalanffy *et al.*, a disfagia é um resultado inevitável do procedimento e não deve ser considerada uma complicação. No entanto, a incidência desse evento varia entre 2% e 67% em vários relatos.

O exato mecanismo fisiopatológico ainda não está claro. No entanto, várias explicações postuladas incluem edema da faringe ou do esôfago após a intubação, retração do esôfago, edema ou hematoma no tecido mole no pós-operatório e, finalmente, a cicatrização ou aderências ao redor do implante, especialmente em pacientes com disfagia tardia.

Rouquidão e Paralisia do Nervo Laríngeo Recorrente

A incidência de paralisia do nervo laríngeo recorrente varia de 0,2% a 16,7% na literatura.

A colocação correta do sistema de retração e a dissecção meticulosa desempenham um papel fundamental para evitar essa complicação. Além disso, a duração da intubação e a pressão elevada do balão do tubo endotraqueal são os fatores importantes que contribuem para disfagia e disfonia após a ACDF e, portanto, devem ser levados em consideração.

Hematoma Pós-Operatório

Esta é uma complicação potencialmente fatal. A incidência desta complicação varia entre 1% e 11% na literatura. O uso do sistema de drenagem fechado para evitar essa complicação permanece controverso. O manejo dessa complicação se concentra na detecção precoce e imediata evacuação. Dissecção meticulosa, retração delicada e hemostasia completa durante a cirurgia são as principais medidas para evitar essa complicação.

Lesão Esofágica

Esta é uma das complicações mais catastróficas da ACDF e, frequentemente, a causa da mortalidade em séries relatadas anteriormente. A incidência de lesão esofágica não é claramente mencionada na literatura. No entanto, a incidência de lesão hipofaríngea varia entre 0,2% e 7%. A importância do diagnóstico e do manejo precoce dessa complicação não pode ser subestimada. A dissecção cuidadosa e a colocação adequada dos retratores são os pontos-chave para evitar essa complicação, especialmente em pacientes de alto risco (cirurgias anteriores cervicais ou radioterapia prévia na região).

Deterioração Neurológica

Também uma grave complicação. Pode ser minimizada pela seleção adequada do caso. Evitar a manipulação excessiva do pescoço durante a intubação (monitorização eletrofisiológica recomendada), e a excisão meticulosa e adequada dos osteófitos, principalmente posteriores e em íntimo contato com o saco dural, são os pontos-chave para minimizar essa complicação.

Abordagem Posterior

A principal complicação desse procedimento é a cervicalgia, presumivelmente secundária à dissecção muscular. Certos fatores de risco, como idade avançada, cifose cervical e cirurgia prévia, podem predispor os pacientes a degeneração progressiva e deformidade da coluna vertebral. Uma das limitações mais importantes para a cirurgia posterior é a quantidade de descompressão óssea que pode ser realizada com segurança. Como esse procedimento não permite a descompressão indireta via distração, o nervo deve ser descomprimido diretamente. Se houver uma grande quantidade de estenose foraminal óssea, isso pode não ser possível sem a desestabilização da faceta e a necessidade de uma fusão. Portanto, esta técnica pode ser mais bem aplicada a fragmentos de discos moles causando estenose foraminal neural.

PÉROLAS/ARMADILHAS

Coluna Cervical

- A seleção cuidadosa dos pacientes é crítica e depende muito da história e do exame físico. Correlação da história e exame do paciente com achados de imagem é vital;
- O sintoma mais comum da degeneração do disco cervical é a dor, que pode ser causada por irritação nas terminações nervosas externas, compressão da raiz nervosa e articulações facetárias comprometidas;
- O desenvolvimento de um conhecimento da história natural característica e da sintomatologia da mielopatia, radiculopatia e dor cervical axial é importante, pois essas entidades clínicas têm algumas características compartilhadas;
- Diferentes tipos de estados de doença musculoesquelética, psiquiátrica e neurológica podem imitar a doença da coluna cervical e devem ser distinguidos pela história clínica e pelo exame físico;
- O teste eletrodiagnóstico pode ajudar a fazer ou confirmar os diagnósticos e é um complemento valioso ao julgamento clínico;
- Uma abordagem sistemática para a interpretação de estudos radiográficos é importante para assegurar que visões adequadas sejam obtidas e que todas as estruturas sejam adequadamente visualizadas. Anormalidades na RM nem sempre se correlacionam com lesões degenerativas sintomáticas. Sessenta por cento dos pacientes assintomáticos com mais de 40 anos de idade podem ter evidências de distúrbios degenerativos cervicais por ressonância magnética;
- As opções de tratamento são descompressão por causa do comprometimento neurológico, fusão para evitar instabilidade e instrumentação para correção da deformidade ou manutenção da estabilidade.

Coluna Lombar

- A maioria das hérnias discais lombares responde bem ao tratamento conservador nos primeiros 3 meses após o início dos sintomas;
- Em pacientes que o tratamento conservador falha, a cirurgia mostrou consistentemente melhores resultados do que os cuidados continuados não cirúrgicos;
- O tipo e o tamanho das hérnias discais e fatores psicossociais são os principais determinantes dos resultados após a discectomia;
- Embora técnicas minimamente invasivas, como discectomia endoscópica e *laser* percutâneo, possam ser efetivas em mãos experientes, não está claro se elas substituirão o padrão-ouro de discectomia aberta (com ou sem o uso de microscópio).
- Os pacientes devem ser cuidadosamente aconselhados no pré-operatório sobre os riscos e benefícios da cirurgia, para que possam tomar uma decisão bem informada de acordo com suas demandas e expectativas funcionais específicas;
- Independentemente da técnica da discectomia, uma operação bem-sucedida depende da exposição adequada que permita uma identificação cuidadosa e minimamente traumática da cauda equina, da raiz nervosa descendente e da transeunte antes da retração para recuperar os fragmentos herniados.

BIBLIOGRAFIA

Bertalanffy H, Eggert HR. Complications of anterior cervical discectomy without fusion in 450 consecutive patients. Acta Neurochir. 1989;99:41-50.

Blamoutier A. Surgical discectomy for lumbar disc herniation: Surgical techniques Orthopaedics & Traumatology: Surgery & Research. 2013;99S:S187-S196.

Cloward RB. Anterior herniation of a ruptured lumbar intervertebral disk. Arch Surg. 1952;64:457-63.

Deyo RA, Weinstein JN.: Low back pain. N Engl J Med 2001;344:363–370

Fernström U. Arthroplasty with intercorporal endoprothesis in herniated disc and in painful disc. Acta Chir Scand Suppl. 1966;357:154-159.

Fountas KN, Kapsalaki EZ, Nikolakakos LG, et al: Anterior cervical discectomy and fusion associated complications. Spine. 2007;32:2310-2317.

Harper R, Klineberg E. The evidence-based approach for surgical complications in the treatment of lumbar disc herniation. International Orthopaedics. 2018.

Kulcu D G, Naderi S. Differential diagnosis of intraspinal and extraspinal non-discogenic sciatica Journal of Clinical Neuroscience. 2008;15:1246-1252.

Lee KS, Doh JW, Bae HG, Yun IG. Diagnostic criteria for the clinical syndrome of internal disc disruption: are they reliable? Br J Neurosurg. 2003;17:19-23.
Martin MD, Boxell CM, Malone DG. Pathophysiology of lumbar disc degeneration: a review of the literature Neurosurg Focus. 2002;13(2).
Mazas S, Benzakour A, Castelain JE, et al. Cervical disc herniation: which surgery? International Orthopaedics. 2018.
Nanda A, Sharma M, Sonig A, et al. Surgical Complications of Anterior Cervical Diskectomy and Fusion for Cervical Degenerative Disk Disease: A Single Surgeon's Experience of 1576 Patients World Neurosurg. 2014).
Neidlinger C, Urban J, Roberts S, et al. Why do intervertebral discs degenerate? Proceeding of the Ergo Mechanics. 2014:124-137.
Robinson RA, Smith GW. Anterolateral cervical disc and interbody fusion for cervical disc syndrome- Johns Hopk Hosp. 1955;96:223-224.
Shriver MF, Xie JJ, Tye EY, et al. Lumbar microdiscectomy complication rates: a systematic review and meta-analysis. Neurosurg Focus. 2015;39(4):E6.
Yoon ST, Hashimoto R, Raich A, et al. Outcomes After Laminoplasty Compared With Laminectomy and Fusion in Patients With Cervical Myelopathy SPINE Volume 38, Number. 2013;22S:S183-S194.

CAPÍTULO 24

HÉRNIA DE DISCO CERVICAL

Asdrubal Falavigna ▪ Vitor Aguiar Bonan

HISTÓRICO

A correlação entre os sintomas neurológicos e a compressão de estruturas anatômicas, como nervo e medula espinhal, não era feita de maneira clara e sistematizada até o século XIX. Durante o século XX, as correlações clínico-anatômicas se consolidaram guiando o raciocínio médico atual frente à mielopatia e à radiculopatia.[1] A incidência anual de hérnia de disco cervical (HDC) é de 18,6 por 100.000, tendo sua maior apresentação clínica na sexta década de vida.[2] A etiologia da hérnia de disco cervical está relacionada com a perda da característica viscoelástica do disco intervertebral (DIV).

A coluna vertebral é representada por um conjunto de unidades funcionais, vértebras adjacentes e DIV, cada qual com função autônoma. O DIV é, frequentemente, o responsável pela quebra dessa integridade. Com o envelhecimento, [illegible] uma perda da característica viscoelástica do DIV, com lacerações no anel fibroso, fragmentação do núcleo pulposo e, consequentemente, perda da altura discal. A senescência celular é a interrupção da proliferação celular e alteração da morfologia, fenótipo e expressão gênica. O acúmulo de células senescentes e sua alteração gênica implicam no envelhecimento e no aparecimento de patologias degenerativas relacionadas com a idade e, entre elas, a doença degenerativa discal (DDD). O fenótipo senescente está relacionado com a alteração das funções celulares no DIV e, principalmente, com a incapacidade de produzir a matriz cartilaginosa e aumentar o anabolismo.

QUADRO CLÍNICO

A DDD se expressa clinicamente por dor cervical, irradiação para um ou ambos os membros superiores e sinais e sintomas de compressão medular. A braquialgia está relacionada com a compressão de uma raiz nervosa cervical por uma hérnia de disco posterolateral ou pelo estreitamento do forâmen neural, enquanto a dor cervical é desencadeada pela irradiação do plexo sensitivo raquidiano.

A cervicobraquialgia possui um curso insidioso e, normalmente, de causa musculoligamentar pelos espasmos da musculatura paravertebral que se agravam com a movimentação da coluna cervical e aliviam com o repouso. A hérnia de disco tem como apresentação clínica a irradiação da dor para o membro superior pela compressão radicular. A radiculopatia segue um dermátomo e miótomo específico com alterações da sensibilidade, motricidade e nos reflexos miotáticos. Em geral, os pacientes com síndrome radicular associada à hérnia de disco cervical apresentam melhora significativa dos sintomas em 4 a 6 semanas após o início do quadro pela reabsorção da hérnia. Em alguns casos, a hérnia de disco pode se deslocar centralmente e desencadear sinais e sintomas de compressão medular do tipo sinal de Babinski, hiper-reflexia, tetraparesia ou paraparesias, sinal de Hoffman e distúrbios esfincterianos.

A DDD tem sido atribuída ao efeito cumulativo de diversos fatores, entre os quais fatores socio-demográficos (idade, sexo, renda e escolaridade), comportamentais (tabagismo e pouca atividade física), exposições ocorridas nas atividades cotidianas (trabalho físico pesado, vibração, posição viciosa, movimentos repetitivos), envelhecimento e fatores genéticos. Como exemplo, pode-se citar a nicotina, a qual produz uma redução da circulação sanguínea e uma diminuição da concentração no sangue de oxigênio, o que reduz a nutrição dos discos vertebrais, acelerando o processo de degeneração.

EXAME FÍSICO/IMAGEM

O diagnóstico necessita da concordância entre a história médica, exame neurológico e o achado radiológico. Os pontos de destaque na história são o tempo de evolução, história de trauma, frequência de crises e fatores que exacerbam ou aliviam a dor. Devem-se abordar os *red flags* de emagrecimento, história de câncer, febre e déficit de força.[3] A deflagração da dor após espirro, esforço ao evacuar ou tosse aumentam a suspeita de radiculopatia por hérnia de disco, assim como o sinal da "mão na cabeça", que promove o alívio da dor. O exame físico deve abranger a avaliação da marcha, reflexos, tônus, força e identificação de miotomos e dermátomos acometidos. Solicitar que o paciente simule um desenho no próprio corpo para identificar o dermátomo é uma dica para topografar o nível envolvido.

As radiografias simples da coluna vertebral avaliam a lordose cervical, o tamanho dos forames e, nos exames dinâmicos, a movimentação entre as vértebras. A tomografia computadorizada é útil para avaliação estrutural de vertebras, identificação de fraturas, calcificação do ligamento longitudinal posterior e osteófitos. As mielopatias provocadas por calcificação do ligamento longitudinal posterior podem determinar a via de acesso, sendo usualmente considerada a laminoplastia ou laminectomia com fusão. A ressonância magnética é o exame de eleição para avaliação de tecidos moles, tipo de hérnia de disco, compressão medular/radicular, alteração do sinal medular, tamanho do canal vertebral e presença de processos expansivos da medula espinhal. A ressonância magnética estima a posição das artérias vertebrais e sua relação com a hérnia discal. Havendo dúvidas ou necessidade de maior detalhamento vascular, solicita-se a angiorressonância magnética ou angiotomografia.

DIAGNÓSTICO DIFERENCIAL

A herniação do núcleo pulposo é uma causa de síndrome radicular cervical, assim como as alterações degenerativas cervicais que podem levar a redução do forame intervertebral e compressão da raiz espinhal. A formação de osteófitos e compressão radicular também pode ser causa de quadro radicular cervical. Outras possíveis etiologias são a neoplasia e a coleção infecciosa.

Abaixo estão descritos os principais diagnósticos diferenciais da síndrome radicular cervical.

Síndrome Dolorosa Miofascial

São pontos em gatilho com focos hiperexcitados no músculo na forma de nodulações as quais desencadeiam dor. A suspeita ocorre durante a palpação de nodulações musculares no território doloroso.[1,3-6]

Compressão de Nervo Periférico

A síndrome do túnel do carpo se apresenta com uma história de parestesia na mão que piora durante a noite, sinal de Tinel do nervo mediano durante a percussão do punho e o teste de Phalen positivo durante a flexão sustentada do punho. O nervo ulnar é também frequentemente acometido, podendo ocorrer na axila, no sulco espiral, na arcada de Frohse ou no punho.[5]

Patologias Ortopédicas

Dores relacionadas com o manguito rotador e o ombro muitas vezes confundem o examinador. Suspeitar quando o exame de reflexos for normal, dor irradiada que não ultrapassa o cotovelo e deflagração da dor durante movimento do ombro ou contrarresistência.

Síndrome de Parsonage-Turner

Evento agudo de dor e fraqueza no membro superior devido a processos imunomediados. O exame complementar de eletroneuromiografia pode ajudar no diagnóstico.[7]

Herpes-Zóster

Dor do tipo neuropática que acomete um dermátomo com presença de lesões cutâneas vesiculares.

Fibromialgia

Dor crônica e difusa que acomete principalmente mulheres. O diagnóstico é clínico, sendo classicamente pesquisados pontos dolorosos já padronizados. Nova avaliação foi proposta em 2016, levando em consideração fadiga, sono não reparador, sintomas cognitivos como esquecimento, cefaleia, dor em abdome inferior e depressão.[8]

Síndrome do Desfiladeiro Torácico

Causada pela compressão do plexo braquial e/ou vasos subclávios. O exame físico direcionado para essa síndrome se faz reproduzindo a clínica através de testes provocativos como Wright, Adans e Roos.[9]

OPÇÕES DE TRATAMENTO

Tratamento Conservador

A maioria dos pacientes com cervicobraquialgia tem melhora em 70%-80% dos casos passados 6 semanas de tratamento medicamentoso e fisioterapêutico. O tratamento cirúrgico de urgência é indicado nos casos de radiculopatia com déficit de força aguda e intensa ou mielopatia rapidamente progressiva. O tratamento cirúrgico deve ser considerado após o insucesso de 2 a 3 meses de tratamento clínico.

Durante o quadro doloroso da fase aguda, pode ser indicado repouso, uso de anti-inflamatórios não esteroides, analgésicos, miorrelaxantes e reabilitação de leve intensidade. Devem-se monitorar os possíveis efeitos adversos, uma vez que os pacientes são, em sua maioria, idosos e suscetíveis a complicações gastrintestinais e renais. Os antidepressivos podem ser usados mesmo na ausência do quadro clínico de depressão, pois ajudam a baixar o limiar da dor, principalmente em pacientes que não respondem aos anti-inflamatórios. O uso de corticosteroide tem evidência limitada.

Infiltração Percutânea

A infiltração da raiz com anestésico local e corticosteroide guiada por tomografia computadorizada é uma opção no tratamento da dor radicular. Existe a possibilidade de infiltração transforaminal direta e indireta, com resultados semelhantes. A taxa de complicações da infiltração foraminal é inferior a 1%. Apesar da sua baixa incidência, a gravidade dessas complicações é alta. A infiltração indireta com posicionamento da agulha sobre a faceta é mais segura que agulha posicionada dentro do forame pelo risco de complicações envolvendo a artéria vertebral.[10]

Tratamento Cirúrgico

O tratamento cirúrgico é indicado na presença de déficit neurológico progressivo, refratariedade ao tratamento conservador com prejuízo da qualidade de vida do paciente e na mielopatia compressiva. O tratamento cirúrgico considerado padrão-ouro da síndrome radicular ou da mielopatia cervical provocadas por herniação cervical degenerativa é a discectomia cervical anterior com fusão. As técnicas cirúrgicas comumente utilizadas são a discectomia cervical anterior com fusão, artroplastia cervical e a foraminotomia cervical posterior.

Discectomia Cervical Anterior com Fusão (ACDF – Anterior Cervical Discectomy and Fusion)

O paciente é posicionado em decúbito dorsal, extensão cervical, e o planejamento da incisão já descrito anteriormente. O acesso é anteromedial ao músculo esternocleidomastóideo, com abertura por planos usualmente sem necessidade de seccionar tecidos. A pulsação da carótida funciona como guia, mantendo-a sempre lateral à dissecção. Uma vez visualizada a coluna, a confirmação do nível deve ser feita por exames de imagem com a colocação de agulha ou pino na vértebra e nunca no DIV. Evitar ao máximo a tração do esôfago, minimizando a chance de disfagia. Uma vez identificado o nível, a discectomia é feita utilizando-se o microscópio ou lupas cirúrgicas e pinças Love, Kerrison ou curetas. Após a remoção do DIV e abertura do ligamento longitudinal posterior, será colocado o espaçador intersomático com enxerto ósseo. Caso o espaçador intersomático não seja autobloqueante, é recomendada a utilização de placa cervical na discectomia de dois ou mais níveis. A placa deve se limitar à porção média do corpo superior até a porção média do corpo da vértebra inferior, evitando estar próxima ao DIV. A placa deve ter maior contato possível com o corpo, devendo-se remover os osteófitos para facilitar a acomodação (Fig. 24-1).[11]

Artroplastia Cervical

A abordagem ao disco para colocação do sistema dinâmico é igual à ACDF. A justificativa se faz para manutenção da mobilidade, visto que o arco de amplitude no segmento operado com o sistema rígido é de 1° e, no dinâmico, de 8°. Existe controvérsia na literatura sobre a possibilidade da aceleração da degeneração discal adjacente ser consequência da sobrecarga decorrente de fusão ou por estar relacionada com história natural de degeneração. No primeiro cenário, a artroplastia cervical poderia evitar as alterações degenerativas. Estudos mostram que esse grupo tem diminuição da doença degenerativa radiológica quando comparado com o ACDF.[12]

Foraminotomia Cervical Posterior

O procedimento pode ser realizado aberto ou por endoscopia. As vantagens desse procedimento em relação às abordagens via anterior são evitar as complicações desta via como disfagia, lesão do nervo laríngeo recorrente e perfurações esofagianas. O paciente é posicionado em decúbito ventral com o crânio fixado por Mayfield e a abordagem se faz inferomedial à massa lateral de interesse. A abertura do forame se faz com broca e pinça Kerrinson até a exposição e a descompressão da raiz.[13]

Os cuidados pós-operatórios iniciam com a orientação dos pacientes em relação às atividades cotidianas, explicando-lhes noções de postura, e a ergonomia é fundamental. Os pacientes devem ter um suporte para reabilitações física e psicológica, principalmente quando acometidos de dor crônica. O medo de movimentar-se pela possibilidade de voltar a sentir dor está relacionado com a persistência da dor e com a incapacidade. Atitudes de evitação, medos e crenças em relação ao trabalho e à atividade física são situações que devem ser trabalhadas com suporte multiprofissional. A prática do reforço muscular torna a musculatura paravertebral mais forte, mais estável e menos suscetível à sobrecarga do DIV, além de manter o peso corporal dentro da normalidade. É importante orientar o paciente sobre aspectos ligados à percepção postural, fazendo com que adote também uma mecânica corporal mais adequada no seu dia a dia minimizando sobrecargas e esforços repetitivos sobre a coluna. Outra medida preventiva importante é evitar o tabagismo.

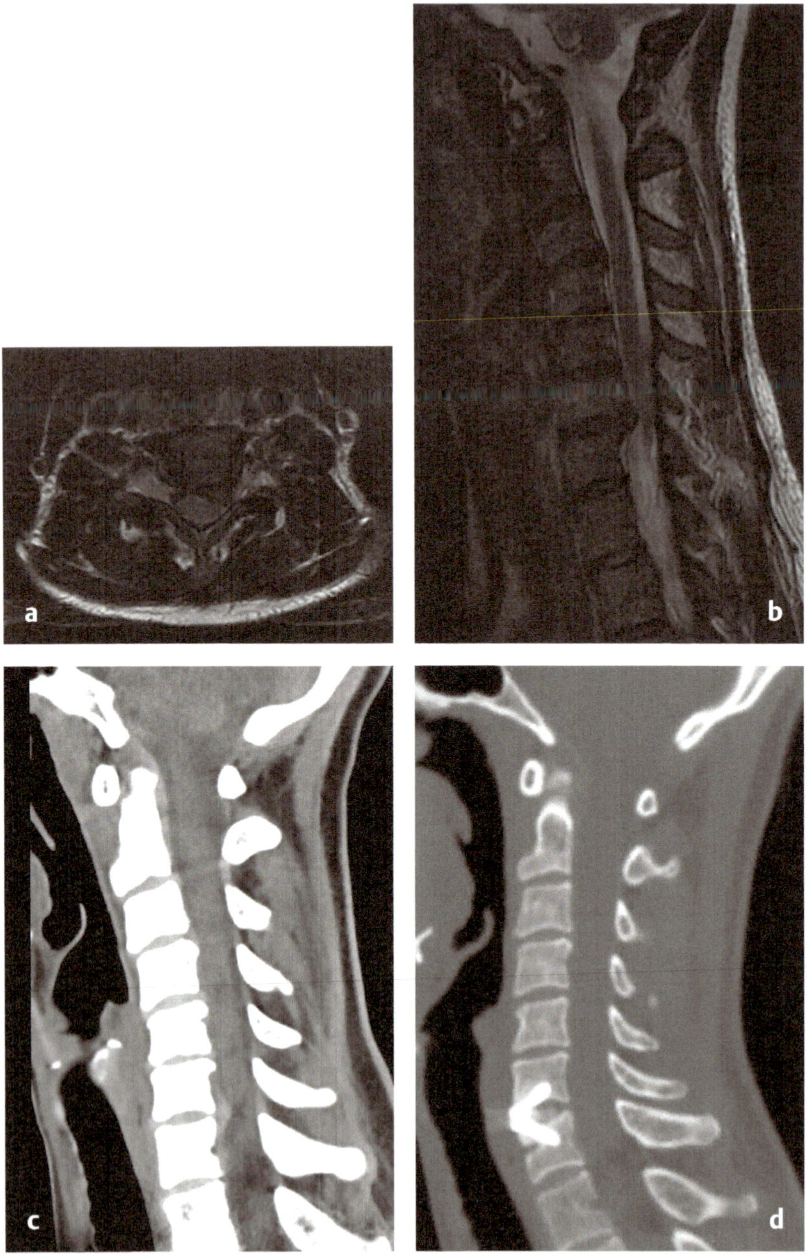

Fig. 24-1. Paciente apresentou dor irradiada de forte intensidade associada a paresia de membro superior esquerdo. Exames de imagem pré-operatória. (a,b) RM evidencia hérnia de disco à esquerda em C6-C7. (c) Tomografia computadorizada comprova ausência de calcificação da hérnia. (d) TC mostra implante intersomático colocado após microdiscectomia. Subsequente ao procedimento, o paciente recuperou a força e ficou sem dor.

COMPLICAÇÕES CIRÚRGICAS

Uma estratégia comum aos procedimentos cirúrgicos para aumentar a chance de bons resultados é ser rigoroso na seleção e no preparo dos pacientes. Os pacientes tabagistas têm maiores chances de falhas de fusão e complicações com cicatrização. O acesso anterior à coluna cervical aumenta o risco de lesões de artérias carótida e vertebral, risco de lesão do nervo laríngeo recorrente e lesão do esôfago, podendo levar a um quadro de mediastinite.[14] A disfagia é um quadro muito comum pós-ACDF. Sua incidência é muito variável, possivelmente pelos diferentes métodos de diagnóstico. As cirurgias realizadas em coluna cervical alta, a abordagem em múltiplos níveis, o elevado tempo de afastamento das estruturas cervicais e o uso de placas podem elevar as taxas de disfagia.[15]

DICAS

- A apresentação clínica, os achados do exame neurológico e dos exames de imagem devem ser concordantes;
- Ficar atento aos diagnósticos diferenciais principalmente síndrome miofascial, lesões ortopédicas de ombro e compressões de nervos periféricos;
- O tratamento conservador é efetivo na grande maioria dos casos;
- O tratamento cirúrgico no tratamento da síndrome radicular cervical por hérnia de disco cervical ainda é a discectomia com fusão ou artroplastia.

REFERÊNCIAS BIBLIOGRÁFICAS

1. Dadashev VY, Rodts Jr. GE. Treatment of disk and ligamentous diseases of the cervical spine. In: Winn HR, editor. Youmans neurological surgery. Philadelphia: Elsevier Saunders. 2011;3:2859-2867.
2. Radhakrishnan K, Litchy WJ, O'Fallon WM, Kurland LT. Epidemiology of cervical radiculopathy. A population-based study from Rochester, Minnesota, 1976 through 1990. Brain. 1994;117(2):325-35.
3. Carette S, Fehlings MG. Clinical practice. Cervical radiculopathy. N Engl J Med. 2005;353(4):392-9.
4. Bennett R. Myofascial pain syndromes and their evaluation. Best Pract Res Clin Rheumatol. 2007;21(3):427-45.
5. Doughty C T, Bowley MP. Entrapment Neuropathies of the Upper Extremity. Med Clin North Am. 2019;103(2):357-70.
6. Facco E, Ceccherelli F. Myofascial pain mimicking radicular syndromes. Acta Neurochir Suppl. 2005;92:147-50.
7. Smith C C, Bevelaqua A C. Challenging pain syndromes: Parsonage-Turner syndrome. Phys Med Rehabil Clin N Am. 2014;25(2):265-77.
8. Wolfe F, Clauw DJ, Fitzcharles MA, et al. 2016 Revisions to the 2010/2011 fibromyalgia diagnostic criteria. Semin Arthritis Rheum. 2016;46(3):319-29.
9. Kuhn JE, Lebus VGF, Bible JE. Thoracic outlet syndrome. J Am Acad Orthop Surg. 2015;23(4):222-32.
10. Sutter R, Pfirrmann CW, Zanetti M, et al. CT-guided cervical nerve root injections: comparing the immediate post-injection anesthetic-related effects of the transforaminal injection with a new indirect technique. Skeletal Radiol. 2011;40(12):1603-8.
11. Yoon ST, Na HS. Doença degenerativa do disco cervical. In: Vaccaro AR, Betz RR, Zeidman SM. Cirurgia de coluna: princípios e prática. Rio de Janeiro: Di Livros. 2007:319-332.
12. Luo J, Wang H, Peng J, et al. Rate of Adjacent Segment Degeneration of Cervical Disc Arthroplasty Versus Fusion Meta-Analysis of Randomized Controlled Trials. World Neurosurg. 2018;113:225-31.
13. Mazas S, Benzakour A, Castelain J E, et al. Cervical disc herniation: which surgery? Int Orthop. 2018.
14. Gokaslan Z L, Bydon M, De la Garza-Ramos R, et al. Recurrent Laryngeal Nerve Palsy After Cervical Spine Surgery: A Multicenter AOSpine Clinical Research Network Study. Global Spine J. 2017;7(1):53S-7S.
15. Wu B, Song F, Zhu S. Reasons of Dysphagia After Operation of Anterior Cervical Decompression and Fusion. Clin Spine Surg. 2017;30(5):E554-E9.

CAPÍTULO 25

MIELOPATIA ESPONDILÓTICA CERVICAL

Osmar José Santos de Moraes

HISTÓRICO

A doença espondilótica cervical causando compressão sobre a medula espinhal foi inicialmente interpretada como decorrente de **neoplasias** ou ainda **exostoses vertebrais**.[1] As primeiras explorações cirúrgicas datam do final no século XIX e início do século XX.[2] Foi reportada por Walton e Paul uma laminectomia exploradora, com achados cirúrgicos negativos. Um dos casos operados acabou com evolução fatal e a autópsia então realizada revelou uma massa extradural se desenvolvendo a partir do sexto disco intervertebral – possivelmente uma herniação discal. Com o conhecimento progressivo da fisiopatologia da compressão medular espondilótica, diversas técnicas de tratamento cirúrgico foram sendo utilizadas para a descompressão medular e/ou radicular, muitas vezes envolvendo o afastamento da medula espinhal, o sacrifício de raízes nervosas ou a abertura dural e secção do ligamento denticulado.[3]

Nos anos 1950 houve uma migração progressiva para as abordagens anteriores, após os trabalhos de Robinson e Smith[4] e posteriormente com Cloward, que em sua publicação original já apresentava quatro casos com mielopatia documentada.[5] Adaptando técnicas de fusão lombar intersomática, Cloward utilizava um enxerto ósseo cilíndrico para realização da fusão cervical anterior, e já naquela época se iniciou a discussão acerca da degeneração acelerada de segmento adjacente a uma fusão cervical.[2] Estenoses em níveis múltiplos passaram a ser tratadas por via anterior com tipos variados de corpectomias.[6]

Ao mesmo tempo, em especial na escola japonesa, as abordagens posteriores continuaram a ser utilizadas, em especial no tratamento das mielopatias associadas à ossificação do ligamento longitudinal posterior. A identificação da ocorrência de cifose após laminectomias extensas e da chamada **membrana pós-laminectomia** levou ao desenvolvimento de técnicas de preservação parcial das estruturas posteriores (**laminoplastias**). O procedimento inicialmente descrito por Hattori em 1973 envolvia uma plastia em **Z** em cada nível, com grande dificuldade técnica, tempo operatório prolongado e maiores taxas de sangramento. Já em 1977 Hirabayashi descreveu o procedimento de laminoplastia expansiva em porta aberta, popularizado após a publicação de seus resultados em língua inglesa na década de 1980,[7,8] e até hoje usando como base para as laminoplastias em *open door*. Na década de 1990 um grupo de brasileiros desenvolveu uma técnica de remoção parcial das lâminas através do espaço interespinhosos, com descompressão de múltiplos segmentos, denominando-a *arcocristectomia*. Os resultados de longo prazo foram publicados anos depois e a técnica tem até hoje indicações interessantes.[9]

Os conceitos que atualmente se utiliza nas descompressões medulares cervicais baseiam-se do aprendizado das técnicas do passado, análise de suas complicações e desenvolvimento tecnológico para aumento de segurança e redução de morbidades cirúrgicas.

QUADRO CLÍNICO/IMAGEM

Tipicamente, quadro clínico costuma tem evolução lenta e insidiosa, caracterizado inicialmente por alteração da marcha e dificuldade de realizar movimentos finos com as mãos, como, por exemplo, abotoar uma camisa.[10] Dor cervical em maior ou menor grau é frequente, porém não costuma ser limitante. Os achados de sinais do neurônio motor superior costumam estar presente já no início do quadro, e alteração da sensibilidade proprioceptiva deve ser procurada ativamente. Acredita-se que esse quadro clínico ocorra por alterações degenerativas da coluna cervical com diminuição do diâmetro do canal vertebral, com consequente compressão dos tratos medulares ou ainda por isquemia decorrente de obstrução de vasos sanguíneos ou microcirculação.[11] Com a progressão da doença, vão ocorrendo sintomas mais evidentes de liberação piramidal, com aumento da base da marcha, e perda de força nos quatro membros, que em geral predomina em membros superiores e nos segmentos mais distais. Finalmente, nos casos mais avançados os pacientes vêm a desenvolver sintomas incapacidade de deambular de distúrbios esfincterianos.

A piora clínica progressiva costuma ocorrem em **surtos**, frequentemente ocasionados por traumatismos de baixo impacto. Após uma queda ou movimentos tipo **chicote** ocorre uma compressão medular súbita com isquemia da porção mais central da medula espinhal (síndrome medular central), gerando tetraparesia de predomínio braquial distal. Estes quadros mais agudos costumam apresentar melhora significativa após alguns dias, porém sinais focais residuais acabam ocorrendo. Com a recorrência dos eventos vai havendo acúmulo de déficits, e a somatória destes leva ao quadro clínico definitivo.

A quantificação dos sintomas mielopáticos é imprescindível tanto para a tomada de decisão terapêutica como para avaliação prospectiva, seja no manejo clínico, seja no cirúrgico 0° de severidade proposto por Nurick (Quadro 25-1) é de simples execução e de grande utilidade prática.[12]

Quadro 25-1. Graduação de Nurick para Severidade de Mielopatia[12]

0	Sinais ou sintomas de envolvimento radicular sem lesão medular
1	Sinais de lesão medular sem alteração de marcha
2	Discreta dificuldade para deambular no trabalho de período integral
3	Dificuldade para deambular que interfere nas atividades diárias
4	Deambulação apenas com auxílio
5	Restrito à cadeira de rodas ou acamado

Mais abrangente, a escala proposta pela Associação Japonesa de Ortopedia (JOA) tem versão modificada para a língua portuguesa.[13] Nesta, gradua-se a disfunção neurológica com pontuações referentes à função Quadro 25-2). A somatória dos pontos traz um escore final que vai variar de zero (tetraplégico) a 17 (normal).

Quadro 25-2. Escala Modificada da Associação Japonesa de Ortopedia – Versão Brasileira Validada (mJOA-Br)[13]

I – Pontuação de disfunção motora das extremidades superiores:	Incapaz de mover as mãos	0
	Incapaz de comer com colher, mas capaz de mover as mãos	1
	Incapaz de abotoar a camisa, mas capaz de comer com colher	2
	Capaz de abotoar a camisa, mas com grande dificuldade	3
	Capaz de abotoar a camisa, mas leve dificuldade	4
	Sem disfunção	5
II – Disfunção motora das extremidades inferiores:	Perda completa da função sensorial e motora	0
	Preservação sensorial sem capacidade de mover as pernas	1
	Capaz de mover as pernas, mas incapaz de andar	2
	Capaz de andar no plano com auxílio de bengala ou muleta	3
	Capaz de subir e descer escadas com auxílio de corrimão	4
	Falta de estabilidade moderada e grave, mas capaz de subir ou descer escadas sem auxílio de corrimão	5
	Falta de estabilidade leve, mas anda sem auxílio com passos alternados	6
	Sem alteração da função	7
III – Sensibilidade:	Perda completa de sensação nas mãos	0
	Perda grave de sensação ou dor	1
	Perda sensorial leve	2
	Sem perda de sensação	3
IV – Pontuação de disfunção urinária:	Incapaz de urinar espontaneamente	0
	Grande dificuldade para urinar	1
	Leve e moderada dificuldade para urinar	2
	Urina normalmente	3

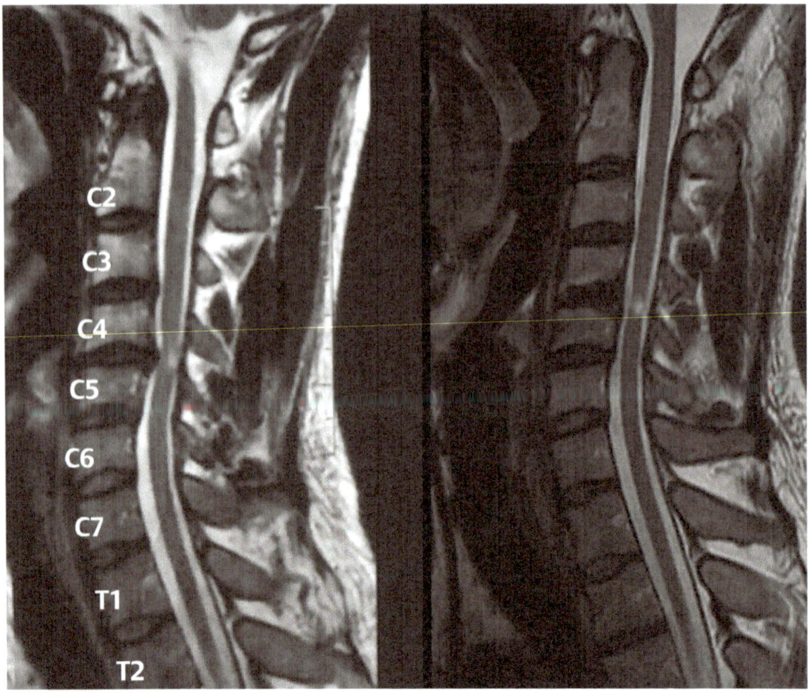

Fig. 25-1. Sequências ponderadas em T2. Note que o aumento do sinal intramedular é indicativo de edema medular ou mielomalacia, e o achado mais frequente encontrado é mielopatia sintomática.

O exame considerado padrão-ouro para o diagnóstico das mielopatias compressivas é a ressonância magnética (RM). O estreitamento do canal vertebral pelas alterações degenerativas, tanto anteriores (complexo disco-osteofitário) como posteriores (ligamento amarelo) é facilmente evidenciado nas sequências ponderadas em T2. Nestas mesmas sequências, o aumento do sinal intramedular é indicativo de edema medular ou mielomalácea, sendo o achado mais comumente encontrado (Fig. 25-1). Já as alterações encontradas nas sequências ponderadas em T1 (hipossinal) são menos comuns, mas quando ambas estão presentes há uma relação com pior prognóstico.[14] Modernamente, ressonâncias dinâmicas (flexão e extensão) também podem ser utilizadas, em especial em casos de sintomas desproporcionais aos achados de imagem. A tomografia computadorizada (TC) apresenta superioridade na avaliação das estruturas ósseas; de modo especial, ajuda na identificação de compressões ósseas posteriores aos corpos vertebrais, com implicação na decisão de via de acesso cirúrgico (ver a seguir). Exames com contraste intratecal (mielografia ou mielotomografia) podem ser utilizados nas contraindicações absolutas de ressonância magnética (Fig. 25-2).

As radiografias classicamente foram utilizadas foram utilizadas para a identificação de estenoses congênitas do canal, sendo até hoje utilizada a relação de Torg-Pavlov com este fim (Fig. 25-3).[15] Radiografias realizadas na posição ereta são úteis na avaliação do alinhamento cervical. Com a evolução do processo degenerativo/espondilótico, ocorre perda progressiva da altura do disco intervertebral, com eventual perda da lordose cervical fisiológica. O padrão da medida da lordose cervical é pela radiografia ereta medindo-se o ângulo de Cobb entre C2 e C7 (Fig. 25-4). Outras medidas como o alinhamento sagital entre C2 e C7 e a inclinação de T1 também são importantes. Como as RM e TC são realizadas com paciente deitado em decúbito dorsal pode haver superestimação da lordose cervical com consequente erro na avaliação adequada do alinhamento. Ainda, pacientes com quadro doloroso muito intenso pode ainda ter sua posição alterada durante o exame. Radiografias dinâmicas podem ainda ser úteis na avaliação de desalinhamentos e estabilidade segmentar (Fig. 25-5).

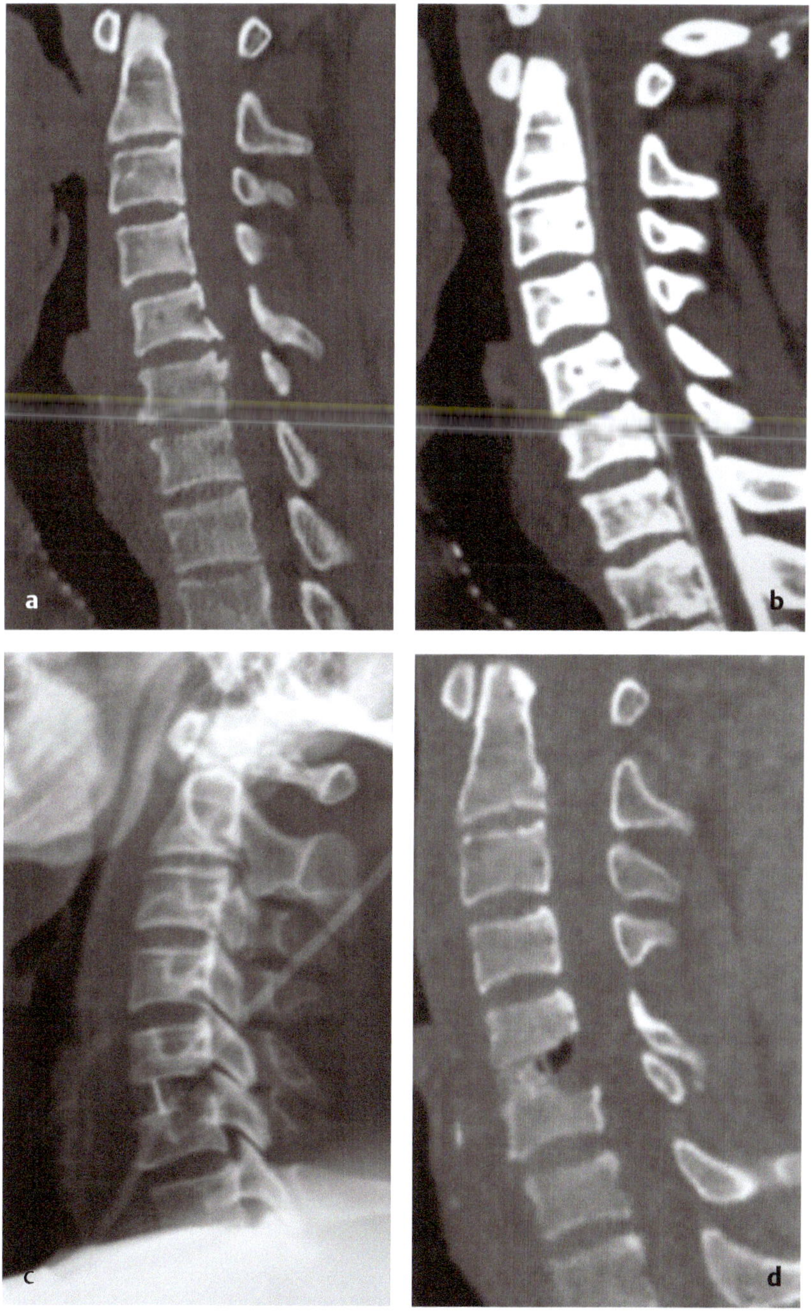

Fig. 25-2. Exames com contraste intratecal (mielografia ou mielotomografia) podem ser utilizados nas contraindicações absolutas de ressonância magnética. (a) Corte sagital de tomografia mostrando osteófito C5-C6. (b) O mesmo exame com contraste intratecal mostrando o grau de compressão medular pela interrupção da passagem do contraste. (c) RX convencional intraoperatório mostrando a ressecção do osteófito, descompressão medular e artrodese do segmento abordado mais bem evidenciado na tomografia. (d) Tomografia sagital pós-operatória do mesmo caso.

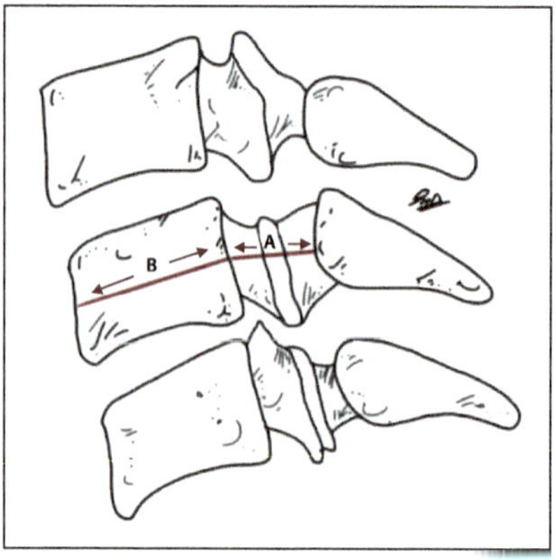

Fig. 25-3. Desenho do cálculo da relação de Torg-Pavlov

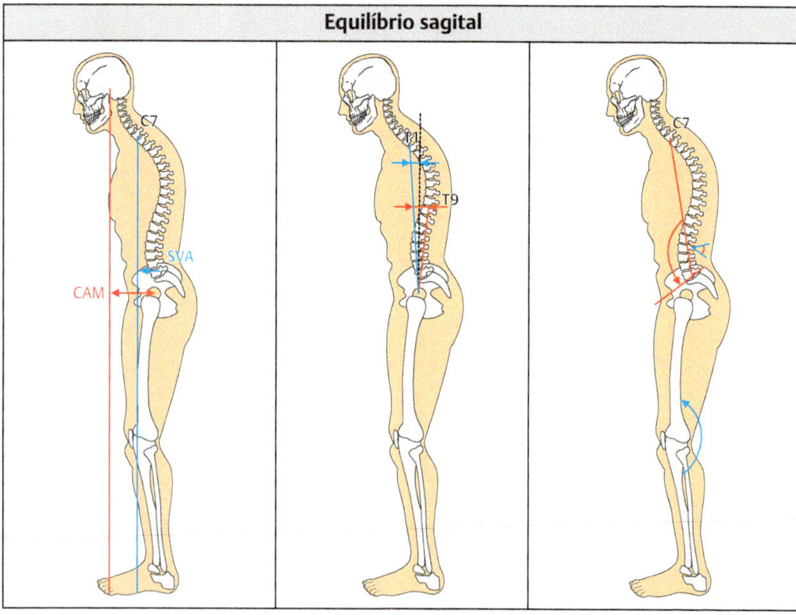

Fig. 25-4. Esquema de avaliação do equilíbrio sagital, quando há deformidade cervical.

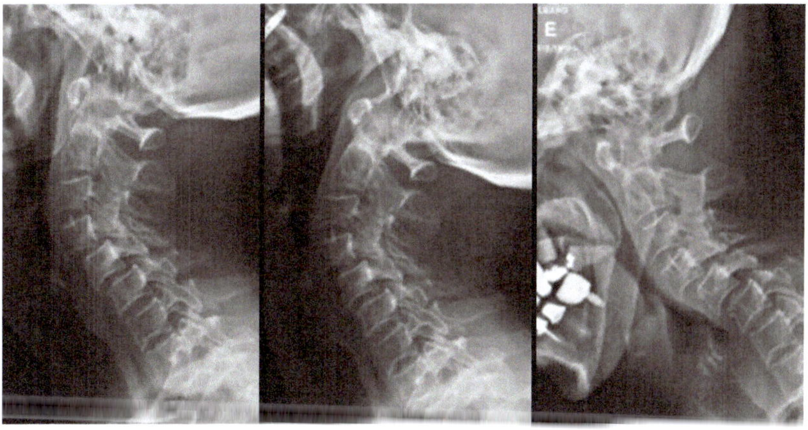

Fig. 25-5. Radiografias em perfil para diferenciar os desalinhamentos fixos da instabilidade em posições de extensão, neutra e flexão.

DIAGNÓSTICO DIFERENCIAL

Os sintomas e sinais acima descritos não são específicos de mielopatia compressiva, podendo ocorrer em qualquer síndrome medular. Entretanto, as manifestações com déficits somatórios vêm a lembrar quadros de esclerose múltipla do tipo surto-progressão. A faixa etária mais avançada, entretanto, traz um importante diagnóstico diferencial para pacientes com transtorno de marcha e alteração esfincteriana, que é a hidrocefalia de pressão normal. A presença de sintomas cognitivos e sintomas urinários precoces deve alertar para este diagnóstico, e exame de imagem encefálico deve ser solicitado. Uma vez que alterações degenerativas da coluna cervical são extremamente prevalentes acima dos 60 anos de idade, uma correta correlação clínico-radiológica precisa ser realizada, pois mais de um diagnóstico pode ocorrer no mesmo paciente e cirurgias desnecessárias podem ser realizadas. Pacientes com esclerose lateral amiotrófica apresentam queixas semelhantes aos da mielopatia espondilótica, e frequentemente têm imagens de ressonância com alterações degenerativas e/ou compressivas. A procura ativa de fasciculações e sinais de acometimento de neurônio motor inferior, em especial de pares cranianos baixos, é necessária, e em casos de dúvida diagnóstica estudos neurofisiológicos devem ser solicitados.

OPÇÕES DE TRATAMENTO

Uma vez que as alterações degenerativas que geram a compressão medular são crônicas e progressivas, não se pode afirmar que exista um **tratamento** clínico, mas, sim, a observação clínica. O manejo conservador pode ser proposto em pacientes oligossintomáticos e com poucas condições clínicas para tratamento cirúrgico. Há que se considerar que entre 20% e 62% dos pacientes sintomáticos vão apresentar progressão dos sintomas entre 3 e 6 anos.[16] Não há, entretanto, consenso na literatura quanto ao manejo de pacientes com alterações radiológicas de compressão medular sem sintomas mielopáticos, que fizeram exame de imagem por dor cervical ou outro sintoma subjetivo. O seguimento cauteloso desses pacientes pode ser proposto e, no aparecimento de sintoma neurológico ou piora radiológica franca, o tratamento cirúrgico deve ser proposto. O desenvolvimento de radiculopatia ou de alteração radicular nos estudos eletrofisiológicos costuma preceder o aparecimento de sintomas medulares. Cerca de 8% destes pacientes irão apresentar quadro neurológico no período de 1 ano e até 23% destes no seguimento de 4 anos.[16]

Outra discussão diz respeito a paciente com severa incapacidade, visto que uma boa parte desses pacientes virá a apresentar pouca melhora funcional com tratamento cirúrgico e estão sujeitos a mais complicações pós-operatórias. Pacientes com déficits muito severos (mJOA $\leq$ 8) e duração de sintomas maior que 6 meses têm chances maiores de persistir com grande limitação funcional, e a decisão sobre o tratamento cirúrgico deve ser pesada de acordo com seu quadro clínico geral.[17] Por estas razões, é sugerido o tratamento cirúrgico precoce, antes do aparecimento de sintomas muito incapacitantes e, eventualmente, definitivos.

Diferentes técnicas cirúrgicas são utilizadas para a descompressão da medula espinhal, com grande variabilidade dependendo das condições socioeconômicas, sistemas de saúde e preferência do cirurgião.[18] Mesmo assim, o tratamento cirúrgico é tido como eficaz e seguro em termos globais. A descompressão da medula pode ser realizada tanto por acessos anteriores, posteriores ou combinação dos mesmos. As técnicas de descompressão por via anterior vão envolver a descompressão direta da medula espinhal, uma vez que na maioria das vezes a compressão maior é gerada pelo componente disco-osteofitário. Para tanto, pode ser necessária a realização de discectomias únicas ou múltiplas, e eventualmente corpectomias. Já as técnicas de descompressão via posterior partem do conceito de descompressão indireta da medula espinhal. É realizada uma remoção parcial ou completa dos elementos ósseos e ligamentares posteriores, gerando um deslocamento posterior da medula espinhal que tem seu espaço anatômico então recuperado.[19] Para que tal expansão posterior ocorra, há necessidade de alguma lordose cervical residual (Fig. 25-6). Globalmente, ambas as opções produzem descompressões efetivas e não há vantagem comprovada de uma via sobre outra.[20] Ambas produzem melhora significativa do estado neurológico medido pela escala de JmOA, embora radiologicamente a via posterior produza um maior aumento do diâmetro do canal medular.[21] A decisão da via de acesso deve ser então individualizada, sendo baseada nos seguintes fatores (Fig. 25-7):

- *A compressão medular é predominantemente anterior ou posterior*: na maioria dos casos, o componente disco-osteófitário será prevalente, e a descompressão pela via anterior será indicada, sobretudo na doença de um ou dois segmentos (Figs. 25-1 e 25-2).[22] A via posterior estará indicada na prevalência de compressão posterior (p. ex., calcificações do ligamento amarelo) ou na persistência de compressão residual após a descompressão anterior;
- *Número de níveis comprometidos*: na evidência de compressão de um ou dois segmentos, segue-se a regra da compressão predominante (anterior *versus* posterior); entretanto, quando a compressão ocorrer em três ou mais segmentos, a morbidade da via anterior pode ser fator complicador, sendo preferível uma abordagem posterior;
- *Presença da lordose cervical*: em especial na doença multissegmentar, este é um dos fatores mais importantes na escolha da via de acesso, pois é a situação em que o acesso posterior tem seu lugar. Diversos são os métodos descritos para avaliar a lordose suficiente para uma descompressão posterior adequada, sendo os mais comumente utilizados o padrão de curva cervical de Toyama,[23] a linha K,[24] e linha espinolaminar posterior (Fig. 25-8);[25]

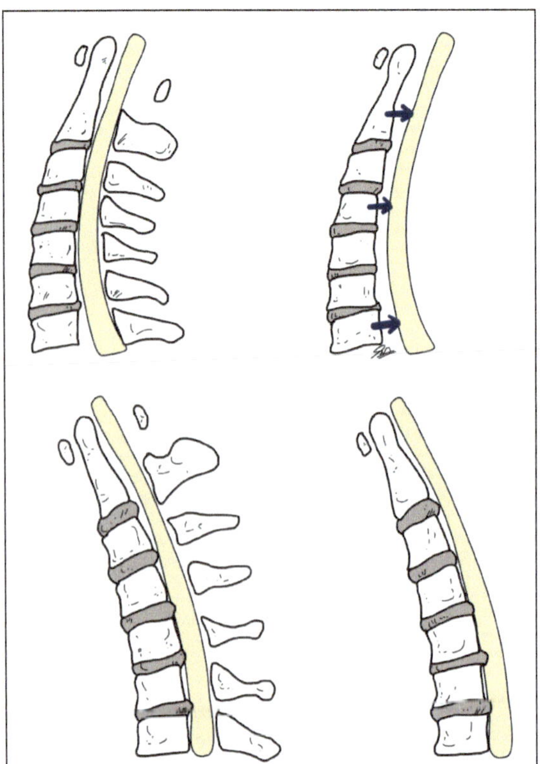

Fig. 25-6. Desenho evidenciando que na via posterior há necessidade de alguma lordose cervical residual, para que a expansão posterior ocorra.

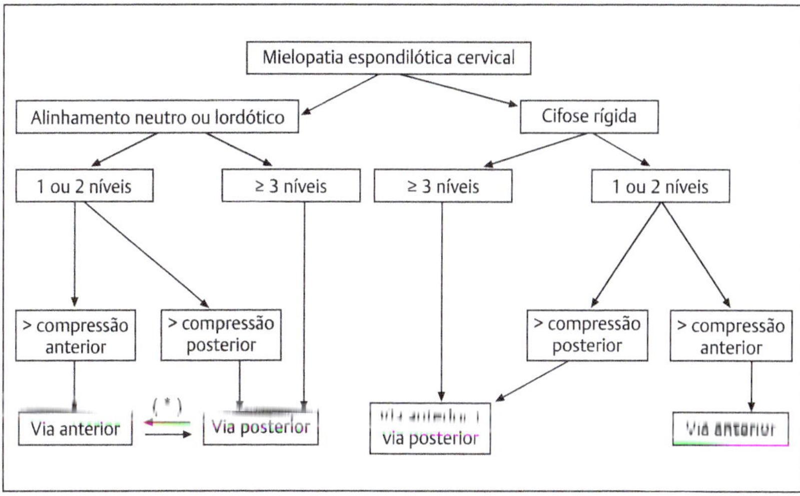

Fig. 25-7. Algoritmo para decisão da via de acesso. *, Recuperação neurológica parcial e compressão residual.

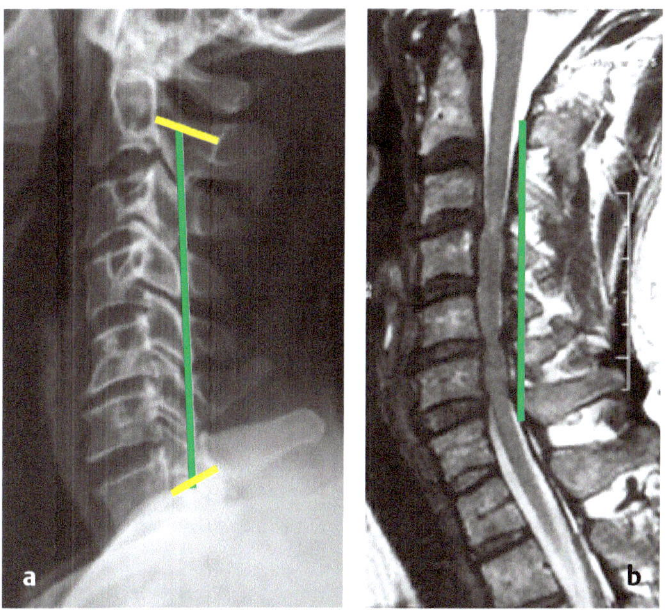

Fig. 25-8. (a) Linha K (FUJIYHOSHI). (b) Linha espinolaminar posterior (FIORE).

- *Calcificação/ossificação do ligamento longitudinal posterior*: embora seja doença típica da população oriental, em especial de ascendência japonesa, calcificações e/ou ossificações do ligamento longitudinal posterior podem estar presentes e sua identificação pode alterar a decisão terapêutica. Deve ser suspeitada nos casos em que visualizamos compressão medular anterior com imagem à RM hipointensa tanto em T1 quanto em T2. Nestes casos, devem-se complementar os estudos pré-operatórios com tomografia computadorizada da coluna cervical com reconstrução sagital e coronal, não apenas para confirmar a presença, mas também para avaliar a extensão da calcificação. Nas compressões posteriores ao corpo vertebral, a via anterior pode exigir a remoção do corpo vertebral, e aderências à dura-mater são comuns, com risco maior de lesão dural. Na possibilidade de uma via posterior essa deve então ser preferida;

- *Intensidade da dor pré-operatória*: a dor cervical pós-operatória persistente está associada a diversos fatores, com progressão de cifose, pseudoartrose entre outros. Embora o nível de evidência seja baixo, sugere-se que a cirurgia por via anterior acarrete menor risco de dor persistente, e por isso seria uma melhor opção caso o sintoma doloroso seja moderado ou intenso.[21,26] Ainda, sintomas radiculares concomitantes à compressão medular não são incomuns. Nestes casos, a descompressão anterior pode produzir maior benefício clínico que a posterior.

Independentemente da via escolhida para a descompressão, algumas condutas são semelhantes no procedimento cirúrgico.

Já durante o ato anestésico deve-se ter cuidado na intubação orotraqueal, evitando hiperextensão da coluna cervical, e, em casos mais graves, é sugerida a intubação auxiliada por videolaringoscopia com estabilização da coluna cervical.

Após o paciente estar posicionado, tanto no acesso por via anterior como na via posterior, todo o seguimento cranial do paciente deve estar livre, colocando os aparelhos do anestesista e aparelhos como bisturi elétrico, bipolar, torpedo de gás comprimido da broca, entre outros aos pés do paciente. Desta maneira, as regiões craniana e cervical bilateral do paciente ficam livres, possibilitando acesso mais cômodo durante o procedimento e menor possibilidade de contaminação.

Monitoração com potenciais evocados, principalmente os motores, têm sido indicados e se comprovaram eficazes na identificação de um déficit neurológico intraoperatório. Preconiza-se sua utilização antes mesmo do posicionamento cirúrgico final, pois hiperextensão da coluna cervical pode gerar piora do efeito compressivo com consequências neurológicas. Entretanto, o real benefício na prevenção de um déficit neurológico carece de melhor evidência científica.[27]

DESCOMPRESSÃO ANTERIOR

Posiciona-se o paciente em decúbito ventral com um coxim entre as escápulas, de modo a se promover extensão da coluna cervical. A cabeça deve ficar fixa em posição neutra (sem rotação) e o tubo endotraqueal deve ser posicionado no lado oposto ao acesso cirúrgico.

A escolha do lado do acesso cirúrgico é motivo de grande discussão. Alguns cirurgiões dão preferência ao acesso pelo lado esquerdo, pois a sua alça do nervo laríngeo recorrente é mais longa do que a do lado direito, permitindo uma maior tração sem seu comprometimento funcional. Entretanto, diversos estudos não demonstraram diferença em relação ao lado e à prevalência de disfagia pós-operatória (vide complicações). Há a sugestão de que cirurgiões destros operem pela direita e os canhotos pelo lado esquerdo, proporcionando mais facilidade no procedimento. Em casos de reoperações, um acesso contralateral à primeira cirurgia seria mais conveniente por ter menos cicatriz. Porém, deve-se ter em mente que lesões subclínicas unilaterais do nervo laríngeo são recorrentes, com consequente paralisia bilateral. Estudo laringoscópio das cordas vocais no período pré-operatório pode ser útil nestas situações. Quando há compressão foraminal associada, pode-se optar pela abordagem contralateral ao lado mais comprimido, facilitando-se a visibilidade pela inclinação do microscópio cirúrgico.

Para descompressões de um ou dois níveis em geral são utilizadas incisões transversais, partindo da linha média até a borda medial do músculo esternocleidomastoide. Para três ou mais segmentos, em especial quando se opta pela colocação de placa anterior, pode ser utilizada uma incisão longitudinal seguindo-se a borda do músculo, sendo esteticamente desfavorável. Alternativamente foi descrita a possibilidade de utilização de duas incisões transversas para esta situação[28] com resultados estéticos interessantes. A localização da incisão de acordo com o nível a ser operado segue alguns parâmetros: no nível da cartilagem tireóidea costuma estar o disco C4-C5; já palpação do tubérculo carotídeo localiza-se no processo transverso de C6.

A cervicotomia anterior é realizada com secção do músculo platisma, seguida da identificação da borda medular do músculo esternocleidomastóideo. O trajeto entre os grandes vasos do pescoço (lateralmente) e o conjunto traqueoesofágico é realizado de forma romba, frequentemente digital, e dá acesso à porção anterior da coluna (Fig. 25-9), que uma vez identificada deve ter seu segmento vertebral confirmado com radioscopia. Prefere-se utilizar uma marcação no corpo vertebral, por exemplo, com um parafuso do distrator a ser utilizado, a marcações com perfurações do disco intervertebral, pois a perfuração inadvertida de um disco assintomático pode levar à progressão de doença degenerativa no mesmo (NASSR). Os músculos longos do pescoço são então afastados lateralmente, e afastadores autoestáticos podem ser utilizados para permitir o acesso à coluna com segurança, protegendo-se o esôfago mediamente e a artéria carótida comum lateralmente.

Realiza-se então a remoção do disco intervertebral, e ampla descompressão medular deve ser obtida, e a magnificação cirúrgica é útil para se comprovar a descompressão efetiva da medula espinhal. A remoção do ligamento longitudinal posterior deve ser realizada e a dura-máter deve ser visualizada em toda a sua extensão. A descompressão através do disco costuma ser suficiente, inclinando-se o microscópio cirúrgico para se ter uma visão parcial atrás do corpo vertebral (Fig. 25-10). Há ampla discussão na literatura sobre o tipo de fusão a ser realizada, desde a manutenção do espaço discal sem qualquer implante, enxerto autólogo tricortical, implantes intersomáticos (*cages*) em titânio ou em PEEK (poli-éter-éter-cetona), ainda se discute a necessidade de colocação de uma placa para obter fixação rígida. A rotina atual dos autores tem ditado o uso de *cages*

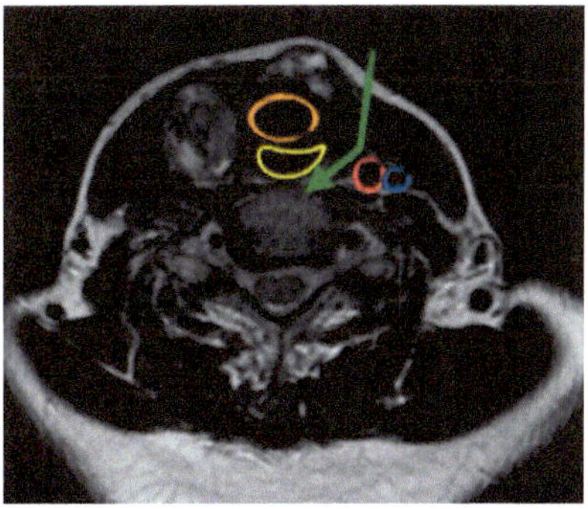

Fig. 25-9. Esquema de acesso à porção anterior da coluna nas cores: laranja, traqueia; amarela, esôfago; vermelha, carótida; azul, jugular interna.

autobloqueantes, em especial os com parafusos de fixação (Fig. 25-10g), salvo situações em que se [illegible]

Nos casos de grandes compressões posteriores ao corpo vertebral, corpectomias podem ser necessárias. Inicia-se realizando a discectomia acima e abaixo do corpo vertebral a ser removido, com identificação da dura-máter nos espaços discais. Em sequência, o corpo vertebral é removido em toda a sua extensão craniocaudal, até a exposição da dura-máter em toda a extensão (Fig. 25-11). Da mesma forma, a substituição anatômica do corpo vertebral é necessária para restauração do suporte de carga, sendo realizada com enxerto tricortical ou, mais frequentemente, gaiolas preenchidas por osso.

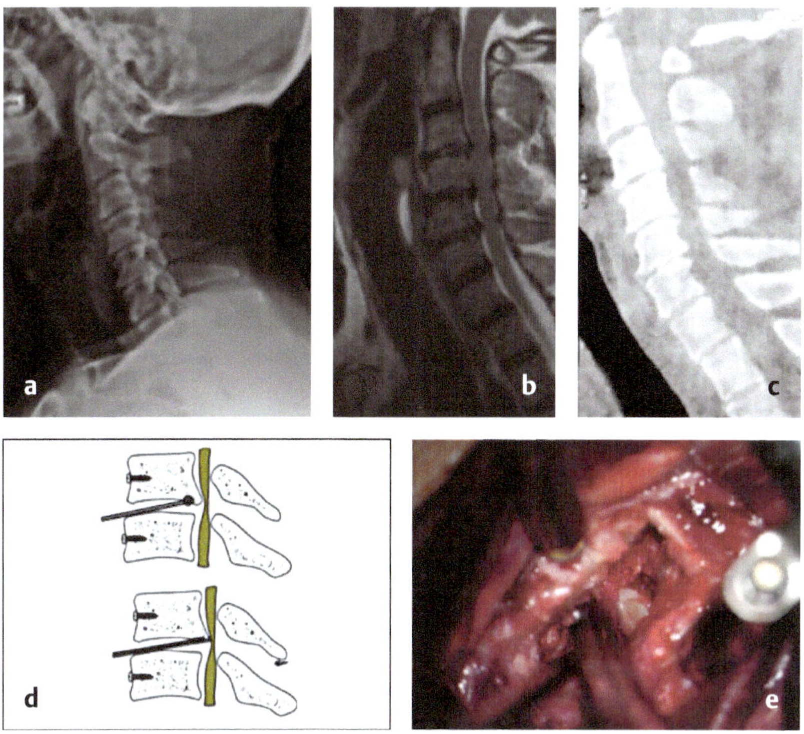

Fig. 25-10. (a) RX. (b) Ressonância. (c) Tomografia com compressões múltiplas anteriores. (d) Desenho do uso do *drill* e instrumental cortante na descompressão. (e) Foto cirúrgica da descompressão através da ressecção total do disco. *(Continua.)*

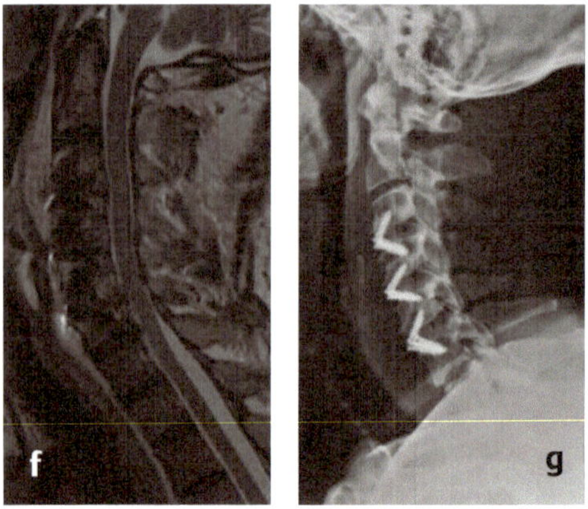

Fig. 25-10. *(Cont.)* (f) Ressonância mostrando evidente descompressão medular. (g) RX pós-operatório mostrando restauração da lordose em caso singular de três níveis por via anterior

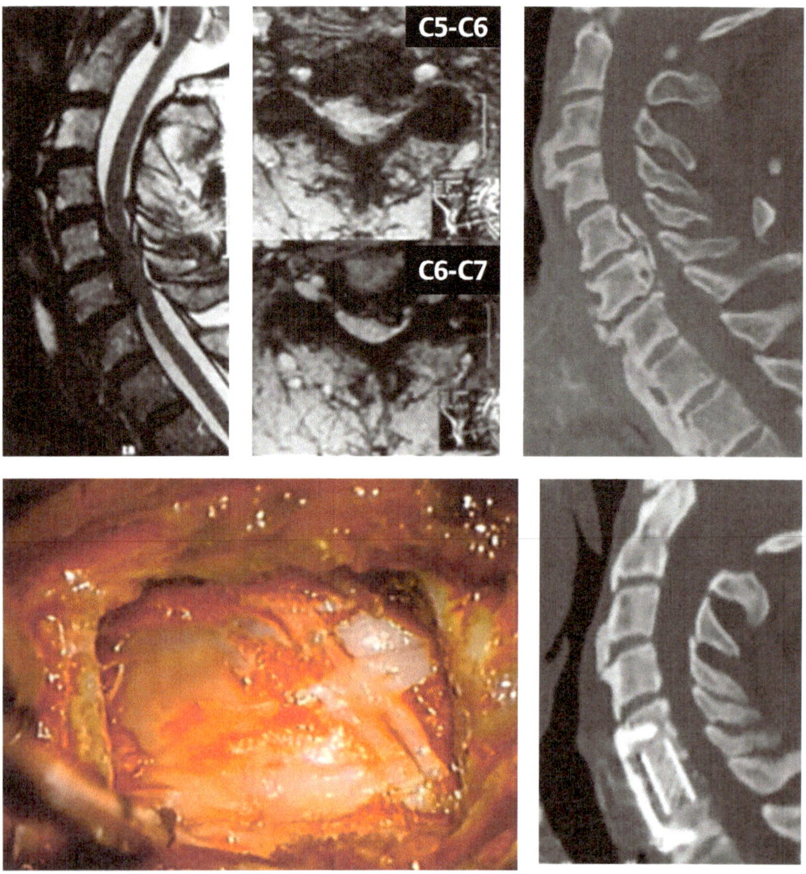

Fig. 25-11. Radiografias mostrando extensa compressão anterior quase contígua em um corpo vertebral, que foi removido em toda a sua extensão craniocaudal, até a exposição da dura-máter em toda a extensão. Reconstrução com substituto de corpo vertebral metálico e enxerto ósseo estabilizado com placa e parafusos.

Embora a remoção do corpo vertebral gere descompressão anatômica mais ampla, os resultados funcionais das corpectomias e discectomias múltiplas são semelhantes; as discectomias múltiplas costumam demandar menos tempo cirúrgico, menor taxa de sangramento e melhor alinhamento sagital,[29] sendo preferíveis e viáveis na maioria das situações.

DESCOMPRESSÃO POSTERIOR

Quando são comparadas as diferentes técnicas, não há diferenças significativas no desfecho funcional de curto e de médio prazo entre as laminectomias não instrumentadas, laminoplastias e laminectomias com fusão instrumentadas. Entretanto, há uma tendência de progressão para cifose nas laminectomias não instrumentadas no segmento de longo prazo, sendo reservadas para pacientes mais idosos e, atualmente, raramente utilizadas. Já as comparações entre laminoplastias e laminectomias com fusão são diversas e com resultados muitas vezes conflitantes. De modo geral, a literatura sugere que pacientes submetidos as laminectomias com fusão tenham índices de dor cervical persistente menores que os que receberam laminoplastia;[30,31] portanto, em casos de dor mais significativa pré-operatória a laminectomia com fusão pode ser preferida. Pacientes que já contam com alguma retificação[32] ou desvio do eixo sagital cervical[33] têm a tendência de progressão para cifose com laminoplastias, sendo nestes casos a laminectomia com fusão mais adequada. Por outro lado, o custo envolvido e as taxas de complicação no pós-operatório precoce[34] pesam contra a laminectomia com fusão como rotina para as descompressões posteriores.

O posicionamento para o procedimento cirúrgico não difere nas diferentes técnicas de descompressão posterior. Em decúbito ventral, a coluna cervical deve ser mantida fixa em posição neutra. Enquanto uma extensão excessiva vai gerar dificuldade no acesso cirúrgico, a hiperflexão pode deixar a coluna cervical em cifose, promovendo uma falsa impressão de deslocamento posterior da medula, e ainda gerar uma cifose definitiva nos casos de artrodeses. Especial atenção deve haver com pontos de pressão, principalmente sobre os olhos, além da elevação de se manter certa elevação da cabeça em relação à altura do coração.[35] Fixadores tipo Mayfield são preferíveis por manter a cabeça fixa e os olhos livres. A monitoração com potenciais evocados pode mostrar alterações na linha de base após o posicionamento em decúbito ventral, e nestes casos a posição deve ser revertida.

Para que haja deslocamento posterior da medula, a descompressão posterior deve ser ampla no sentido craniocaudal, e não apenas envolver os segmentos de maior compressão, independentemente da técnica cirúrgica a ser utilizada. A abertura por planos deve ser mantida na linha média, pois a manipulação da musculatura pode gerar sangramento desnecessário. Especial atenção deve haver para manutenção das inserções musculares de C2 e C7, pois têm um papel importante na estabilização das junções craniocervicais e cervicotorácicas, respectivamente. Sua desinserção está associada a dor cervical crônica e pior desfecho funcional,[36] além de maior risco de progressão de cifose nas laminoplastias.

Das técnicas de laminoplastia, a mais utilizada mundialmente, e de preferência dos autores, é a técnica conhecida como *open door*. Após a exposição dos elementos posteriores, é realizada uma laminectomia parcial, em geral com craniótomo infantil, de um dos lados, e do outro lado realiza-se o broqueamento na borda lateral da lâmina mantendo-se a cortical interna. Realiza-se gentilmente a fratura em galho verde dessa lâmina, promovendo-se grande aumento na área do canal vertebral (Fig. 25-12). Embora com a técnica original se realize a fixação dos processos espinhosos com fios, preferimos a utilização de miniplacas para a sustentação da abertura da laminoplastia; não é necessária interposição de enxerto no lado aberto, visto que a fusão óssea ocorre no lado da fratura em galho verde (Fig. 25-12f).

Quando se realiza uma laminectomia com fusão, a atenção para o posicionamento da coluna cervical deve ser ainda maior. A exposição é similar, e prefere-se a inserção dos parafusos previamente à descompressão. A remoção dos elementos posteriores deve ser ampla, podendo ser realizada com a utilização de Kerrison e Goivas ou com brocas/craniótomo para ressecção em bloco de todas as lâminas e espinhosos (Fig. 25-13). Esta opção parece gerar menos trauma sobre a medula espinhal.

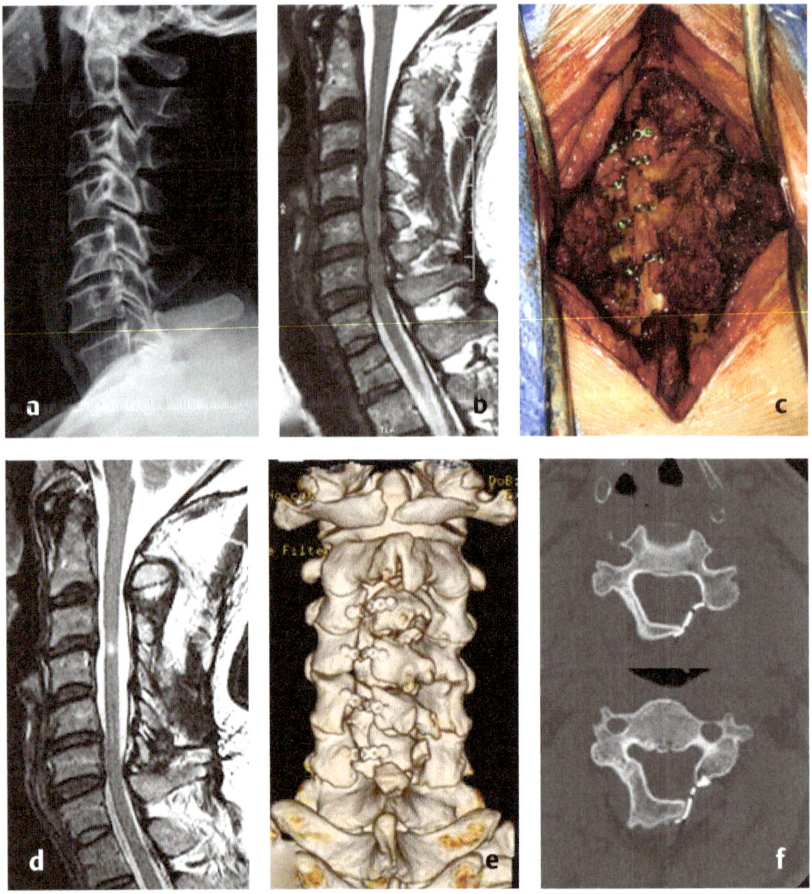

Fig. 25-12. Mielopatia espondilótica multinível: (a) RX. (b) Ressonância. (c) Imagem intraoperatória de descompressão através de laminoplastia e estabilização com miniplacas de titânio. (d) Descompressão efetiva na ressonância. (e) Estabilização na tomografia axial. (f) Corte axial da tomografia pós-operatória mostrando o canal vertebral já ampliado.

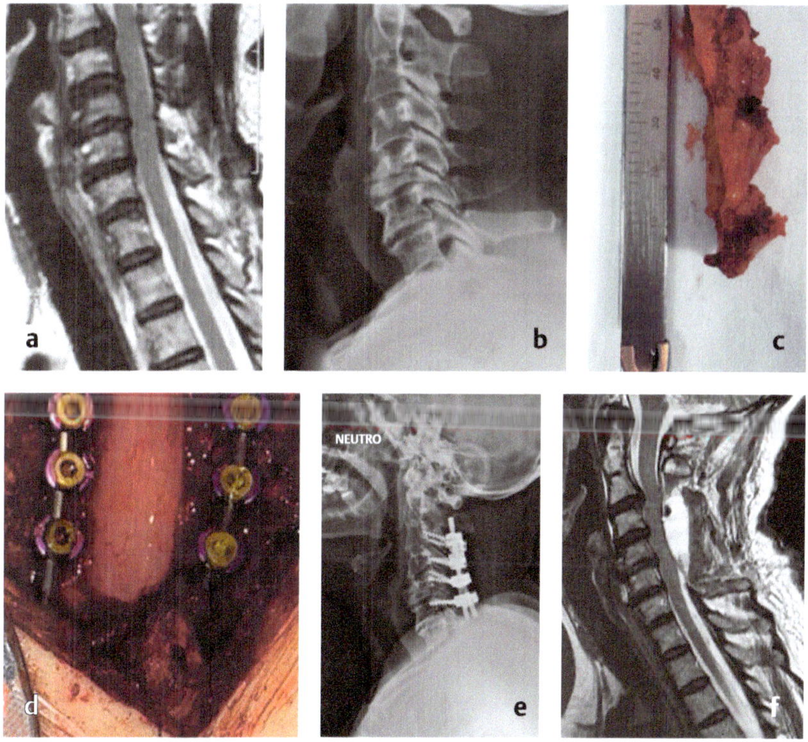

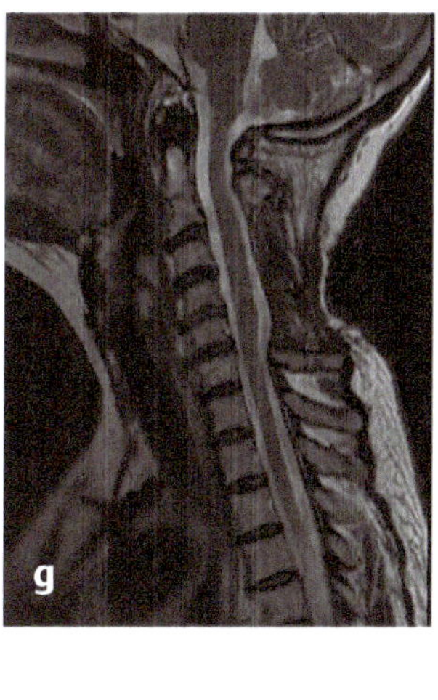

Fig. 25-13. Mielopatia multinível, porém, com perda da lordose. (a,b) Indicação para laminectomia e fusão. (c) Peça de laminectomia em bloco realizada com laminótomo. (d) Estabilização com parafusos de massa lateral. (e) RX pós-operatório mostrando bom alinhamento do crânio e da coluna cervical. (f) Ressonância pós-operatória evidenciando hematoma epidural. (g) Ressonância pós-operatória tardia mostrando a resolução do hematoma e a extensa descompressão, permitindo o reposicionamento da medula cervical.

COMPLICAÇÕES

As complicações relacionadas com a cirurgia da mielopatia espondilótica cervical podem ser consideradas complicações gerais, específicas da mielopatia em si, e relacionadas à via de acesso (anterior *versus* posterior).

Das complicações gerais, a obstrução de vias aéreas com necessidade de reintubação está descrita entre 1% e 14% das cirurgias de coluna cervical. Pode ocorrer por edema traqueolaríngeo ou de partes moles. Os fatores cirúrgicos relacionados com maior frequência são cirurgia anterior com exposição de três ou mais segmentos, exposição de C2 a C4 e sangramento maior que 300 ml e cirurgia cervical prévia.[37]

Infecções pós-operatórias são pouco relatadas nas abordagens anteriores, sendo mais comumente encontradas nos acessos cervicais posteriores; no caso das laminectomias com fusão instrumentadas, podem ocorrer em até 15%.[38] Sua ocorrência pode ser diminuída pela colocação de vancomicina em pó junto ao enxerto e instrumentação cirúrgica.[38,39] Na suspeita de uma infecção pós-operatória, uma reabordagem precoce para drenagem cirúrgica, remoção de *debris* junto a área de enxerto e limpeza vigorosa do instrumental implantado é preconizada para se tentar evitar a formação de biofilme junto ao implante e cronificação do processo infeccioso.

Hematomas epidurais também são mais frequentes nos acessos posteriores, em especial nas laminectomias. Boa parte dos pacientes é assintomática e os hematomas podem ter reabsorção espontânea (Fig. 25-13e, g). Entretanto, na presença de qualquer sintoma neurológico, a drenagem imediata do hematoma é preconizada e a maioria dos pacientes apresenta recuperação neurológica.[40]

Disfonia relacionada com paralisia do nervo laríngeo recorrente é encontrada com frequência variável, desde 0,6% até 24% das cirurgias cervicais anteriores, dependendo dos métodos de avaliação. Em estudo realizado em centros de referência, a incidência é de 0,6% a 2,9%.[41] Neste estudo, pacientes com graus de mielopatia mais graves (avaliados por mJOA e Nurick) apresentavam maiores riscos, assim como tabagistas. O papel do lado do acesso cirúrgico não está claro na literatura, sendo os fatores de risco cirúrgico mais associados à ocorrência de disfonia no tempo cirúrgico e à pressão do tubo endotraqueal sobre o retrator cirúrgico. É sugerida a insuflação do tubo com pressões não maiores que 20 mmHg, bem como a deflação intermitente em cirurgias prolongadas. Recuperação completa e espontânea é esperada em cerca de 3/4 dos casos, enquanto 15% mantêm sintomas residuais leves.

A ocorrência de disfagia reportada por pacientes submetidos à cirurgia cervical anterior é variável, pois muitos a interpretam como algo relacionado com intubação orotraqueal ou a veem com tanta naturalidade que não se queixam ao cirurgião. Entretanto, estudos direcionados à avaliação de deglutição pós-operatória chegam à incidência tão alta como 71%.[42] Cirurgias de maior duração, presença de osteofitose anterior e tabagismo são fatores de risco conhecidos. Diversas medidas têm-sido descritas na literatura para se reduzir a incidência, como a instilação de corticoide no espaço retroesofágico[43] e o uso de espaçadores isolados (sem placa cervical associada).[44,45] O nível de evidência para todas as medidas descritas é baixo,[46] devendo o cirurgião avaliar os riscos e custos associados a cada medida para escolha da técnica em cada caso. É importante considerar que não apenas o acesso cirúrgico, mas a própria doença espondilótica e as consequências de uma fusão também estão implicadas na ocorrência de disfagia; tanto é que sua ocorrência em cirurgias com acesso posterior não é desprezível, superando 10%.[47]

Embora tipicamente descrita como complicação das vias posteriores, em especial de laminoplastias, a paralisia de C5 pode ocorrer também nos acessos anteriores, sendo mais comum nas doenças multissegmentares, corpectomias[48] e OLLP. As taxas na literatura são variáveis, e séries reportam desde 0% até 30%, sendo a média entre 5% e 10%. Embora não haja consenso, sugere-se que o trajeto mais curto e mais transversal da raiz C5 a coloque sobre risco particular, somando-se ao fato de estar geralmente no centro da descompressão, sofrendo deslocamento maior. A presença de hipersinal em T2, estenose foraminal e longa duração de sintomas são os fatores de risco mais comumente associados. Embora recuperação espontânea ocorra na maioria dos casos em poucas semanas, casos mais severos podem ter duração de até 6 meses. A abertura profilática do forame nas laminoplastias pode reduzir sua ocorrência, mas não o elimina, mesmo quando realizada bilateralmente.[49]

DICAS

- Durante corpectomias deve haver cuidado adicional com a inclinação do microscópio cirúrgico. Há uma tendência de se descomprimir mais amplamente o lado oposto ao acesso cirúrgico, e compressões residuais podem ser deixadas despercebidas;
- A foraminotomia profilática nas laminoplastias pode ajudar a prevenir a paralisia de C5, e deve ser realizada antes da abertura do canal, pois o trauma sobre a raiz ocorre no momento do deslocamento da medula;
- Para uma adequada abertura do canal nas extremidades da laminoplastia, o processo espinhoso dessas vértebras deve ser desinserido, porém quando há compressão em C2-C3 ou C6-C7 deve-se evitar a desinserção das mesmas. Uma opção para a descompressão destes segmentos é a realização de uma laminectomia parcial da porção caudal de C2 e/ou cranial de C7, como na arcocristectomia.

REFERÊNCIAS BIBLIOGRÁFICAS

1. Gowers W. Diseases of the Nervous System. 2nd ed. London, UK: Churchill. 1892.
2. Denaro V, Di Martino A. Cervical spine surgery: An historical perspective. Clin Orthop Relat Res. 2011;469(3):639-48.
3. Frykholm, MR. Lower cervical vertebrae and intervertebral discs; surgical anatomy and pathology. Acta Chir Scand. 1951;101(5):345-59.
4. Robinson R, Smith GW. Anterolateral disc removal and interbody fusion for cervical disc syndrome. Bull Johns Hopkins Hosp [Internet]. 1955;96:223-4.
5. Cloward, RB. The anterior approach for removal of ruptured cervical disks. J Neurosurg. 1958;15(6):602-17.
6. Boni M, Cherubino P, Denaro V, Benazzo F. Multiple subtotal somatectomy: Technique and evaluation of a series of 39 cases. Spine. 1984;9(4):358-362.
7. Hattori I. Nagoya University, Nagoya, Japan. Search for more papers by this author. First published. 1973.
8. Hirabayashi K, Satomi K. Operative Procedure and Results of Expansive Open-Door Laminoplasty. Spine (Phila Pa 1976) [Internet]. 1988;13(7).
9. Amaral SH, Silva MN, Giraldi M, et al. Multiple cervical arcocristectomies for the treatment go cervical myelopathy: surgical techniques and results. J Neurosurg Spine. 2007;7(5):503-8.
10. Taricco MA. Tratamento cirúrgico da mielopatia espondilótica cervical. In: Tratado de Neurocirurgia. 2015:874-84.
11. Baron EM, Young WF. Cervical spondylotic myelopathy: a brief review of its pathophysiology, clinical course, and diagnosis. Neurosurgery. 2007;60(1):S35-41.
12. Nurick S. The pathogenesis of the spinal cord disorder associated with cervical spondylosis. Brain [Internet]. 1972;95(1):87-100.
13. Augusto MT, Diniz JM, Dantas FLR, et al. Development of the Portuguese Version of the Modified Japanese Orthopaedic Association Escore: Cross-Cultural Adaptation, Reliability, Validity, and Responsiveness. World Neurosurg. 2018;116:e1092-7.
14. De Rota JJF, Meschian S, de Rota A F, et al. Cervical spondylotic myelopathy due to chronic compression: the role of signal intensity changes in magnetic resonance images. J Neurosurg Spine. 2007;6(1):17-22.
15. Torg JS, Pavlov H, Genuario SE, et al. Neurapraxia of the cervical spinal cord with transient quadriplegia. J Bone Joint Surg Am. 1986;68(9):1354-70.
16. Fehlings M G, Wilson J R, Yoon S T, et al. Symptomatic progression of cervical myelopathy and the role of nonsurgical management: a consensus statement. Spine (Phila Pa 1976). 2013;38(1):S19-20.
17. Kopjar B, Bohm PE, Arnold JH, et al. Outcomes of surgical decompression in patients with very severe degenerative cervical myelopathy. Spine. 2018;43:1102-1109.
18. Fehlings MG, Ibrahim A, Tetreault L, et al. A global perspective on the outcomes of surgical decompression in patients with cervical spondylotic myelopathy: results from the prospective multicenter AOSpine international study on 479 patients. Spine (Phila Pa 1976). 2015;40(17):1322-8.
19. Denaro V, Longo UG, Berton A, et al. Favourable outcome of posterior decompression and stabilization in lordosis for cervical spondylotic myelopathy: the spinal cord back shift concept. Eur Spine J [Internet]. 2015;24(7):826-31.
20. Lawrence BD, Shamji MF, Traynelis VC, et al. Surgical management of degenerative cervical myelopathy: a consensus statement. Spine (Phila Pa 1976). 2013;38(1):S171-2.
21. Fehlings MG, Barry S, Kopjar B, et al. Anterior versus posterior surgical approaches to treat cervical spondylotic myelopathy: outcomes of the prospective multicenter AOSpine North America CSM study in 264 patients. Spine (Phila Pa 1976). 2013;38(26):2247-52.
22. Bapat MR, Chaudhary K, Sharma A, Laheri V. Surgical approach to cervical spondylotic myelopathy on the basis of radiological patterns of compression: Prospective analysis of 129 cases. Eur Spine J. 2008;17(12):1651-63.
23. Chiba K, Toyama Y, Watanabe M, et al. Impact of Longitudinal Distance of the Cervical Spine on the Results of Expansive Open-Door Laminoplasty. Spine (Phila Pa 1976) [Internet]. 2000;25(22).
24. Fujiyoshi T, Yamazaki M, Kawabe J, et al. A new concept for making decisions regarding the surgical approach for cervical ossification of the posterior longitudinal ligament: the K-line. Spine (Phila Pa 1976). 2008;33(26):E990-3.
25. Fiore N, Mengotti A, Lambre J, Dittlar F. Tratamiento quirúrgico de la mielopatia cervical mediante la laminoplastia Tratamento cirúrgico da mielopatia cervical por meio da laminoplastia Laminoplasty for the surgical treatment of cervical myelophathy. Columna. 2007;5(1):90-8.
26. Bakhsheshian J, Mehta V A, Liu J C. Current Diagnosis and Management of Cervical Spondylotic Myelopathy. Glob Spine J. 2017;7(6):572-86.
27. Ajiboye RM, D'oro A, Ashana AO, et al. Routine use of intraoperative neuromonitoring during ACDFs for the Treatment of spondylotic myelopathy and radiculopathy is questionable. Spine (Phila Pa 1976). 2017;42(1):14-9.
28. Chin KR, Ricchetti ET, Yu WD, Riew KD. Less exposure surgery for multilevel anterior cervical fusion using 2 transverse incisions. J Neurosurg Spine SPI [Internet]. 17(3):194-8.
29. Burkhardt J-K, Mannion AF, Marbacher S, et al. A comparative effectiveness study of patient-rated and radiographic outcome after 2 types of decompression with fusion for spondylotic myelopathy: anterior cervical discectomy versus corpectomy. Neurosurg Focus. 2013;35(1):E4.
30. Highsmith JM, Dhall SS, Haid, Jr. RW, et al. Tretament of cervical stenotic myelopathy: a cost and outcome comparision of laminoplasty versus laminectomy and lateral mass fusion. J Neurosur Spine. 2011;14:619-25.
31. Manzano GR, Casella G, Wang M Y, et al. A Prospective, Randomized Trial Comparing Expansile Cervical Laminoplasty and Cervical Laminectomy and Fusion fot Multilevel Cervical Myelopathy. Neurosurgery. 2012;70:264-77.
32. Machino M, Ando K, Kobayashi K, et al. Postoperative Kyphosis in Cervical Spondylotic Myelopathy: Cut-off Preoperative Angle for Predicting the Postlaminoplasty Kyphosis. Spine (Phila Pa 1976). 2020;45(10):641-8.
33. Sakai K, Yoshii T, Hirai T, et al. Cervical Sagittal Imbalance is a Predictor of Kyphotic Deformity After Laminoplasty in Cervical Spondylotic Myelopathy Patients Without Preoperative Kyphotic Alignment. Spine (Phila Pa 1976) [Internet]. 2016;41(4):299-305.

34. Phan K, Scherman DB, Xu J, et al. Laminectomy and fusion vs laminoplasty for multi-level cervical myelopathy: a systematic review and meta-analysis. Eur Spine J. 2017;26(1):94-103.
35. Carey TW, Shaw KA, Weber ML, DeVine J. Effect of the degree of reverse Trendelenburg position on intraocular pressure during prone spine surgery: a randomized controlled trial. Spine J. 2014:14(2218-26).
36. Riew KD, Raich AL, Dettori JR, Heller JG. Neck Pain Following Cervical Laminoplasty: Does Preservation od the C2 Muscle Attachments and/or C7 Matter? Evis Based Spine Care J. 2013;4:42-53.
37. Duchén LM, Arancibia T, Milano JB. Complicaciones postoperatorias en patología degenerativa cervical. In: Mezzadri JJ, Jalón P Editores. Cirugía de la espondiloartrosis cervical. Argentina: Ediciones Journal. 2021:149-160.
38. Caroom C, Tullar JM, Benton EGJ, et al. Intrawound vancomycin powder reduces surgical site infections in posterior cervical fusion. Spine (Phila Pa 1976). 2013;38(14):1183-7.
39. Joaquim AF, Milano JB, Daniel JW, et al. Intraoperative vancomycin powder and postoperative infection after spinal surgery: A systematic review and meta-analysis. Rev Assoc Med Bras. 2019;65(2):253-61.
40. Schroeder GD, Hilibrand AS, Arnold PM, et al. Epidural Hematoma Following Cervical Spine Surgery. Glob spine J. 2017;7(1):120S-126S.
41. Gokaslan ZL, Bydon M, De La Garza-Ramos R, et al. Recurrent laryngeal nerve palsy after cervical Spine surgery: A multicenter aospine clinical research network study. Glob Spine J. 2017;7(1):53S-57S.
42. Rihn JA, Kane J, Albert TJ, et al. What is the incidence and severity of dysphagia after anterior cervical surgery? Clin Orthop Relat Res. 2011;469(3):658-65.
43. Lee S-H, Kim K-T, Suk K-S, et al. Effect of retropharyngeal steroid on prevertebral soft tissue swelling following anterior cervical discectomy and fusion: a prospective, randomized study. Spine (Phila Pa 1976). 2011;36(26):2286-92.
44. Vanek P, Bradac O, Delacy P, et al. Anterior interbody fusion of the cervical spine with Zero-P spacer: prospective comparative study-clinical and radiological results at a minimum 2 years after surgery. Spine (Phila Pa 1976). 2013;38(13):E792-7.
45. Yang L, Gu Y, Liang L, et al. Stand-alone anchored spacer versus anterior plate for multilevel anterior cervical diskectomy and fusion. Orthopedics. 2012;35(10):e1503-10.
46. Joaquim AF, Murar J, Savage JW, Patel AA. Dysphagia after anterior cervical spine surgery: A systematic review of potential preventative measures. Spine J [Internet]. 2014;14(9):2246-60.
47. Radcliff KE, Koyonos L, Clyde C, et al. What is the incidence of dysphagia after posterior cervical surgery? Spine (Phila Pa 1976). 2013;38(13):1082-8.
48. Shamji MF, Massicotte EM, Traynelis VC, et al. Comparison of anterior surgical options for the treatment of multilevel cervical spondylotic myelopathy: a systematic review. Spine (Phila Pa 1976). 2013;38(1):S195-209.
49. Liu G, Reyes RM, Riew KD. Why Does C5 Palsy Occur After ProphylacticBilateral C4-5 Foraminotomy in Open-DoorCervical Laminoplasty? A Risk Factor Analysis. Global Spine J. 2017;7(7):696-702.

CAPÍTULO 26

OSSIFICAÇÃO DO LIGAMENTO LONGITUDINAL

Márcio Vinhal de Carvalho

OBJETIVO

Fornecer uma visão geral do diagnóstico, história natural e manejos não operatório e operatório da ossificação do ligamento longitudinal posterior (OPLL). OPLL é uma condição multifatorial causada por hiperostose ectópica e calcificação do ligamento longitudinal posterior. Herança familiar e fatores genéticos têm sido implicados na etiologia de OPLL. A coluna cervical é mais comumente afetada, seguida pela coluna torácica. As manifestações clínicas variam de assintomáticas a mielopatia ou mielorradiculopatia.

MÉTODOS

Usando PubMed, estudos publicados antes de outubro de 2014 com as palavras-chave **OPLL, etiologia**; **OPLL, genética**; **OPLL, lesão medular**; **OPLL, história natural**; **OPLL, manejo não cirúrgico**; **OPLL, manejo cirúrgico**; foram avaliadas **OPLL, complicações cirúrgicas**.

RESULTADOS

A revisão aborda a etiologia, epidemiologia, classificação, apresentação clínica, achados de imagem e manejo não operatório e operatório de OPLL. Complicações associadas ao tratamento cirúrgico de OPLL também são discutidas.

CONCLUSÕES

OPLL comumente se apresenta com mielopatia e radiculopatia. Os provedores de coluna devem considerar o OPLL em seu diagnóstico diferencial e ao revisar as imagens. Se houver intervenção cirúrgica, as medições e os achados com base em imagens podem ajudar na escolha de uma abordagem cirúrgica anterior *versus* posterior.

PALAVRAS-CHAVE

Ossificação do ligamento longitudinal posterior, OPLL, diagnóstico, manejo, resultados, complicações, cirurgia, história natural.

INTRODUÇÃO

Ossificação do ligamento longitudinal posterior (OPLL) é uma condição hiperostótica que resulta em calcificação ectópica do ligamento longitudinal posterior.[1] Embora a maioria dos estudos sobre OPLL sejam do Leste Asiático, a OPLL pode ser encontrada em qualquer população de pacientes. OPLL pode ocorrer em toda a coluna; entretanto, a coluna cervical é mais comumente afetada. Existem quatro tipos de OPLL com base na tomografia computadorizada (CT) sagital: **segmentar, contínua, mista e localizada ou outra**. OPLL pode ser assintomática ou pode apresentar mielopatia ou mielorradiculopatia. Estudos de imagem, incluindo radiografias, tomografia computadorizada e ressonância magnética, podem auxiliar na avaliação da gravidade e no planejamento pré-operatório. Para OPLL cervical, um tratamento inicial não operatório deve ser tentado para pacientes sem mielopatia. A intervenção cirúrgica é recomendada para pacientes com mielopatia ou aqueles que falham no tratamento conservador. Se a **taxa de ocupação**, no interior do canal espinhal, for maior que 60%, há uma grande probabilidade de desenvolvimento de mielopatia e a cirurgia pode potencialmente ser oferecida com antecedência. A lordose eficaz, as **medições da linha K** (descrita adiante) e os cálculos da taxa de ocupação podem ajudar a decidir entre as abordagens cervicais anteriores ou posteriores para descompressão. Durotomias são complicações comuns durante descompressões anteriores, no entanto, a técnica de ilha óssea flutuante pode ser usada para minimizar vazamentos de CSF. Os procedimentos descompressivos posteriores, como laminoplastia ou laminectomia e fusão, também podem ser usados se a lordose da coluna cervical for mantida e em pacientes com **linha K positiva com taxa de ocupação < 60%.** Dor cervical axial e paralisia da raiz nervosa de C5 são complicações comuns de abordagens baseadas na posterior. Embora rara, OPLL torácica é mais grave do que a cervical e geralmente requer intervenção cirúrgica. O **ângulo de cifose de ossificação** pode ser usado para determinar a abordagem cirúrgica. A descompressão pode ser alcançada por meio de abordagens posterior, bem como abordagens anteriores.

ETIOLOGIA

A patogênese da OPLL é mal compreendida. Alguns sugeriram que é uma variante da hiperostose esquelética idiopática difusa.[2] Uma etiologia multifatorial foi sugerida em razão de associações com fatores genéticos e ambientais (Fig. 26-1).[3,4] Herança familiar (genes incluindo BMP4, BMP9 e COL6A1) foi associada ao desenvolvimento de OPLL.[3-6] Um estudo recente de associação genômica descobriu que seis *loci* são mais frequentes em pacientes com OPLL do que nos controles.[7] HAO1A foi o gene mais comumente associado à OPLL neste estudo. Uma análise adicional dos *loci* indica que HAO1, RSPO2 e CCDC91 podem promover OPLL por meio de ossificação endocondral. Enquanto isso, os genes RSPH9 e STK38L podem promover OPLL por meio de ossificação membranosa. Não há outras manifestações sistêmicas conhecidas de OPLL, embora alguns estudos tenham observado aumento da densidade mineral óssea em pacientes com OPLL.[8]

CLASSIFICAÇÃO

A classificação mais comum de OPLL cervical é do Comitê de Investigação sobre OPLL do Ministério da Saúde e Bem-Estar japonês. Uma radiografia feita por aquisição de tomografia com janela óssea em cortes laterais é usada para classificar OPLL em **quatro subtipos: contínuo, segmentar, misto e localizado** ou outro (Fig. 26-2). O tipo **contínuo** é uma massa ossificada que abrange vários corpos vertebrais e os espaços de disco intermediários (Fig. 26-3). O tipo **segmentar** envolve ossificação atrás de cada corpo vertebral (Fig. 26-4). O tipo **misto** é uma mistura de tipos contínuos e segmentais. Os tipos mistos e contínuos são mais frequentemente associados à progressão para mielopatia. O aumento da expressão da proteína morfogenética óssea-2 (**BMP-2**) foi observado em tipos contínuos e mistos em comparação com menor expressão de BMP-2 nos tipos segmentares e outros.[9,10]

Temos a classificação por morfologia da ossificação que podem ser: morro, planalto e forma cogumelo (Fig. 26-5).

OPLL da **coluna torácica** é ainda subclassificada como tipo plano ou de bico. O tipo de bico é uma OPLL segmentar com uma protuberância acentuada atrás do espaço em disco.[11] O tipo plano é OPLL contínua ou mista com uma forma plana (Fig. 26-6).[12]

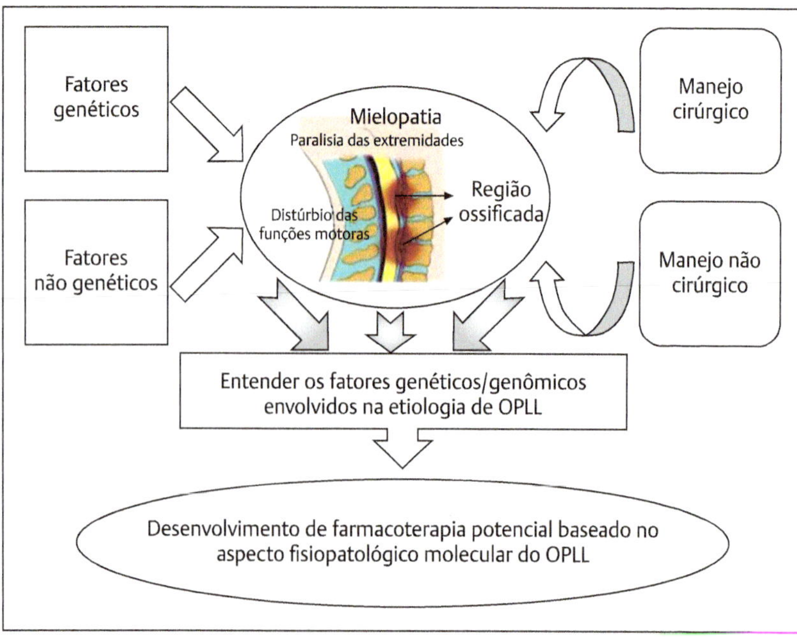

Fig. 26-1. Visão geral da etiologia, gerenciamento e estratégia para o desenvolvimento de farmacoterapia potencial.[3]

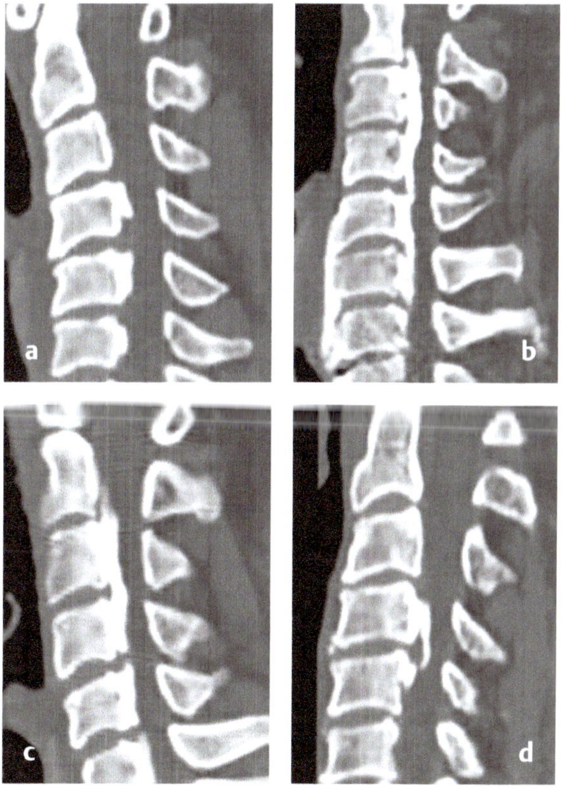

Fig. 26-2. Sistema de classificação proposto pelo Ministério da Saúde, Trabalho e Bem-Estar do Japão: (a) segmentar, (b) contínuo, (c) misto e (d) localizado de OPLL na tomografia computadorizada. (Derivada de Chang (2006).)

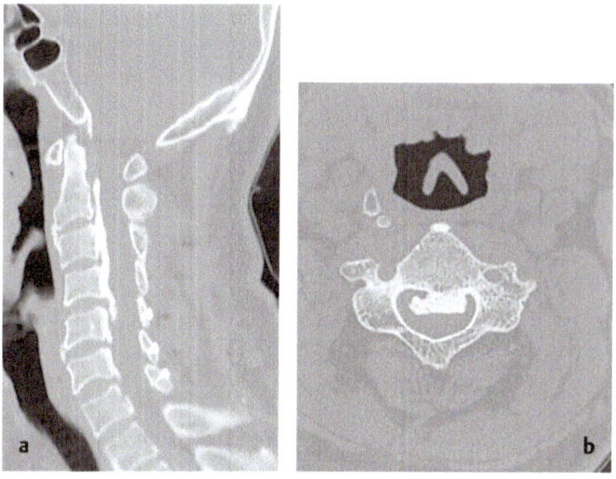

Fig. 26-3. (a) Tomografia computadorizada (TC) sagital demonstrando ossificação contínua do ligamento longitudinal posterior (OPLL) de C2 a C4. (b) TC axial do corpo vertebral C3 demonstrando uma OLLP contínua.

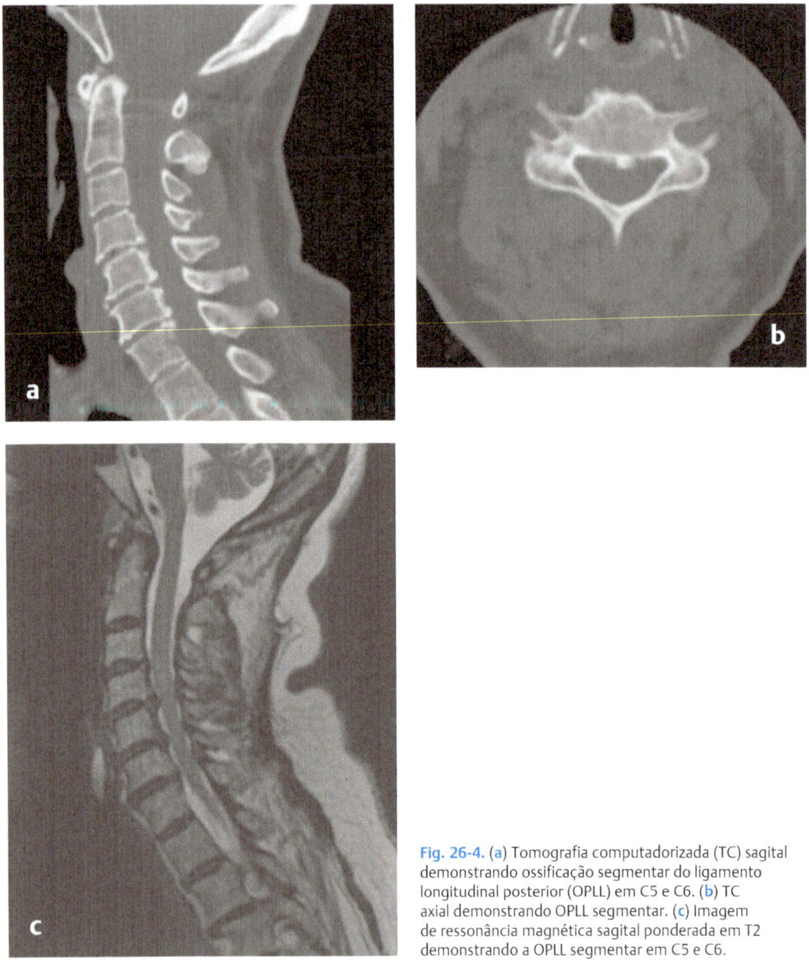

Fig. 26-4. (a) Tomografia computadorizada (TC) sagital demonstrando ossificação segmentar do ligamento longitudinal posterior (OPLL) em C5 e C6. (b) TC axial demonstrando OPLL segmentar. (c) Imagem de ressonância magnética sagital ponderada em T2 demonstrando a OPLL segmentar em C5 e C6.

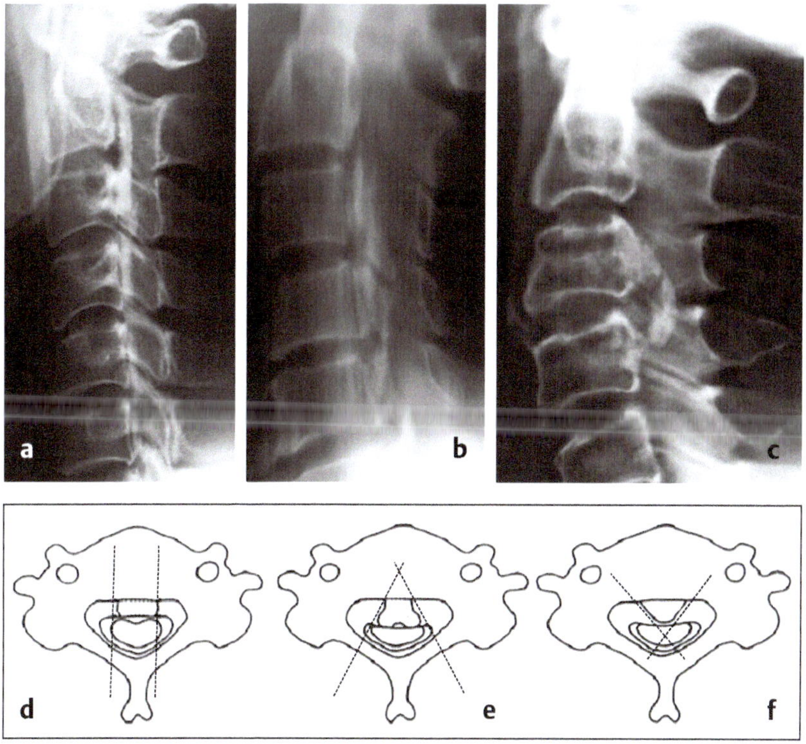

Fig. 26-5. Classificação da morfologia de ossificação: morro, planalto e forma de cogumelo. As radiografias exibem (a) OPLL em forma de platô, (b) ossificação em forma de colina em condição de bico e (c) tipo circunscrito em forma de colina de OPLL. Os desenhos representam três tipos de morfologia de OPLL (d): quadrado, (e) cogumelo e (f) forma de colina.[40]

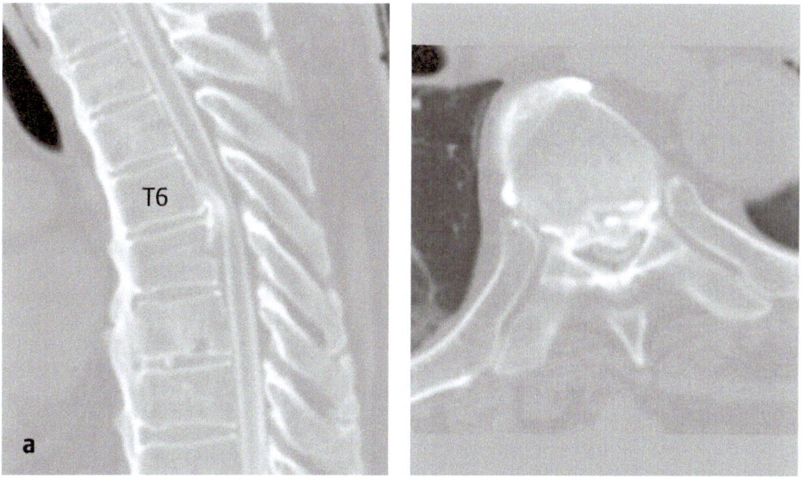

Fig. 26-6. (a) Tomografia computadorizada (TC) sagital e axial da coluna torácica demonstrando ossificação do ligamento longitudinal posterior (OPLL) em um paciente com hiperostose esquelética idiopática difusa. *(Continua.)*

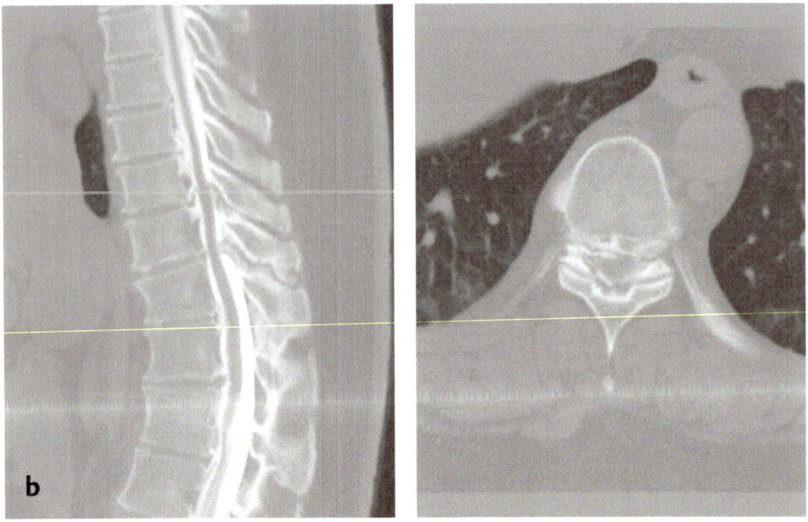

Fig. 26-6. *(Cont.)* (b) TC sagital e axial da coluna torácica demonstrando OPLL plana. (Cortesia de Hideki Murakami, MD, Kanazawa University, Kanazawa, Japão.)[12]

EPIDEMIOLOGIA

OPLL é tradicionalmente considerada mais comum no Japão, com uma prevalência de 2% a 4%, em comparação com 0,01% a 2% em populações não asiáticas.[13] Entre os pacientes com mielopatia, a prevalência de OPLL é de 27% no Japão e de 20% a 23% nos Estados Unidos.[14] OPLL comumente se apresenta na quinta ou na sexta década, e uma proporção homem-mulher de 2:1 foi relatada.[15] OPLL da coluna cervical é mais comum que OPLL torácica, dos quais 3,2% demonstraram envolvimento da coluna cervical e 0,8%, coluna torácica.[16]

APRESENTAÇÃO CLÍNICA

Uma história cuidadosa e exame neurológico são importantes no diagnóstico de OPLL. Embora 5% dos pacientes diagnosticados sejam assintomáticos, vários graus de sintomas neurológicos podem estar presentes, incluindo radiculopatia e mielopatia.[16] A mielopatia é causada por uma diminuição no espaço disponível para a medula espinhal decorrente de OPLL. A gravidade dos sintomas de mielopatia pode ser exacerbada pela coexistência de estenose cervical congênita. Pacientes com mielopatia geralmente apresentam uma história de alterações no equilíbrio e nas habilidades motoras finas (piora na caligrafia, dificuldade para abotoar os botões). Conforme a mielopatia progride, os pacientes podem precisar de auxílio ambulatorial ou uma cadeira de rodas. Durante o exame físico, o médico deve avaliar os testes de Rhomberg e de marcha tandem para identificar os primeiros sinais de marcha ou disfunção do equilíbrio. Hipereflexia, bem como clônus, podem estar presentes nas extremidades superiores e inferiores. Os reflexos patológicos, como o reflexo de Hoffman e o reflexo radial invertido, sugerem uma lesão do neurônio motor superior. Um reflexo escapuloumeral hiperativo pode ser observado com compressão do cordão acima de C3.[17] disdiadococinesia ou dificuldade com supinação e pronação rápidas da mão podem ser encontradas na mielopatia. Em alguns casos de OLLP, o paciente pode reclamar de sintomas radiculares e pode demonstrar sinais radiculares, como um teste de Spurling positivo.

A taxa de progressão dos sintomas em OPLL tem sido associada à idade de apresentação. A apresentação na quarta década ou mais jovem está associada a OPLL progressivamente sintomática e mielopatia subsequente. A apresentação na quinta e sexta décadas está menos frequentemente associada à progressão para mielopatia.[18-20]

LESÃO DA MEDULA ESPINHAL E OPLL

OPLL e estenose cervical subsequente podem predispor à lesão da medula espinhal (LME) após um pequeno trauma. Com OPLL segmentar, um mecanismo de hiperextensão pode causar compressão da medula espinhal e subsequente lesão medular aguda.[21-23]

DIAGNÓSTICO POR IMAGEM

As radiografias são úteis no diagnóstico de OPLL, principalmente quando localizadas na região cervical. No entanto, a baixa confiabilidade inter e intraobservador para o diagnóstico de OPLL com radiografias foi demonstrada em comparação com a tomografia computadorizada (TC)22. As sequências sagitais da tomografia computadorizada podem ajudar a classificar o tipo de OPLL e foram associadas a uma maior confiabilidade intraobservador do que as radiografias.[24] As sequências axiais localizam a lesão em uma localização central ou paracentral, o que pode auxiliar no planejamento pré-operatório. Alguns grupos usaram tomografia computadorizada (TC) tridimensional para quantificar o volume de OPLL, bem como para fins de classificação.[25]

A ossificação dural pode ser detectada usando uma janela óssea em tomografias computadorizadas. Os defeitos durais estão associados ao tipo não segmentar de OPLL.[7] Os sinais de camada dupla e camada única na TC indicam a penetração de OPLL na dura-máter. O sinal de camada única descreve uma massa de OPLL uniformemente hiperdensa.[26] O sinal de camada dupla descreve as bordas anterior e posterior de regiões hipodensas separadas por uma área hipodensa.[26] O sinal de camada dupla é mais preditivo de defeito dural do que o sinal de camada única.[26-28] A imagem por ressonância magnética (RM) é útil na detecção de mielomalácia como resultado da compressão de OPLL, bem como na detecção da extensão da compressão da medula espinhal. A ressonância magnética também é útil para avaliar a [illegible] foraminal que pode estar contribuindo para a radiculopatia.

FATORES DE RISCO RADIOGRÁFICO PARA PROGRESSÃO SINTOMÁTICA

A **taxa de ocupação**, definida como a relação anterior-posterior da OPLL para o canal espinhal, pode ser calculada em radiografias laterais ou imagens sagitais de TC (Fig. 26-7) Uma proporção de 30% a 60% é preditiva do desenvolvimento de mielopatia.[29,30] Estudos descobriram que 100% dos pacientes com taxa de ocupação maior que 60% desenvolveram mielopatia.[31,32] Além disso, os fragmentos de OLLP na CT axial que foram desviados mais lateralmente resultaram em taxas mais altas de mielopatia em comparação com aqueles que eram de base central.[31] O espaço disponível para a medula é medido subtraindo a distância anterior para posterior da OPLL do canal espinhal. Um espaço disponível para o cordão medular de 6 a 9 mm também foi associado ao desenvolvimento de mielopatia.[32]

Quando a mielomalácia está presente na ressonância magnética juntamente com uma taxa de ocupação ≥ 60%, uma abordagem de descompressão anterior foi associada a melhores resultados cirúrgicos em comparação com a laminoplastia.[33] A TC dinâmica também foi introduzida na avaliação de OPLL cervical. Em estudos recentes com mielopatia, OPLL e alinhamento cifótico pré-existente, a extensão resultou em aumento do estreitamento em níveis que já estavam estenosados, e a flexão levou a mais compressão da medula espinhal.[34]

TRATAMENTO NÃO OPERATÓRIO DE OPLL CERVICAL

O manejo não operatório de OPLL com envolvimento cervical inclui observação e, se houver sintomas radiculares, fisioterapia e analgésicos orais são opções. Alguns autores[35] concluíram que os pacientes sem mielopatia provavelmente permanecerão livres de progressão e os pacientes com mielopatia apresentam uma alta taxa de progressão. Portanto, a cirurgia profilática não é recomendada para pacientes sem mielopatia. O fator de risco mais importante para o desenvolvimento de mielopatia foi estenose do canal > 60%.[36,37]

MANEJO OPERATÓRIO DE OPLL CERVICAL

O manejo cirúrgico de OPLL com envolvimento cervical é reservado para pacientes com mielopatia progressiva e mielorradiculopatia que não responderam ao tratamento não operatório. Os pacientes que se apresentam com LME no contexto de trauma e OPLL também são candidatos cirúrgicos para descompressão e estabilização. As opções para tratamento cirúrgico incluem abordagens anterior, posterior e circunferencial. Junto com os achados clínicos, os achados radiológicos são importantes para decidir a abordagem cirúrgica ideal.[38] Uma linha reta desenhada do aspecto posterior-inferior do corpo vertebral C2 para C7 é usada para avaliar a lordose efetiva (Fig. 26-8) Se osteófitos e calcificação hipertrófica estiverem presentes atrás desta linha, então a lordose efetiva é perdida e uma abordagem anterior é recomendada.[39] **A linha K** é um marcador radiográfico importante para avaliar a lordose (Fig. 26-8).

Pacientes com linha K positiva têm OPLL anterior a esta linha. Uma abordagem posterior é recomendada para esses pacientes. Para pacientes com linha K negativa, uma abordagem anterior pode ser buscada.[40] A taxa de ocupação também é importante na decisão entre uma abordagem anterior e posterior. Em pacientes com taxa de ocupação > 60% submetidos à laminoplastia, houve melhora significativamente menor ($p < 0,03$) na taxa de recuperação neurológica e nas pontuações da Associação Ortopédica Japonesa em comparação com aqueles que realizaram uma abordagem anterior.[41]

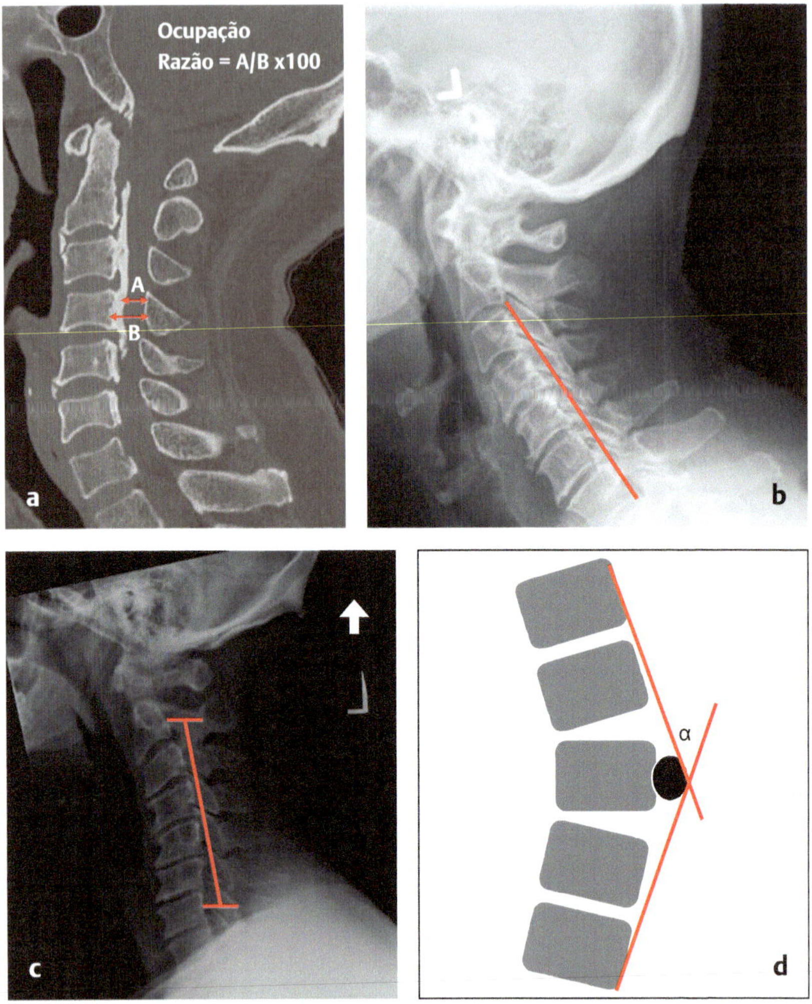

Fig. 26-7. Medidas utilizadas no planejamento cirúrgico da ossificação do ligamento longitudinal posterior (OPLL). (a) A taxa de ocupação pode ser calculada dividindo A (distância entre a maior largura de OPLL até o canal espinhal posterior) por B (diâmetro do canal vertebral) e multiplicando por 100. (b) Lordose efetiva medida por uma linha que vai da face dorsal-caudal do corpo vertebral de C2 até a face dorsal-caudal de C7. A lordose efetiva é mantida neste caso porque nenhuma estrutura ventral, como OPLL, corpo vertebral ou osteófitos, é dorsal à linha. (c) A linha K nas radiografias laterais conecta os pontos médios do canal vertebral em C2 e C7. Nos casos positivos da linha K, a OPLL é ventral à linha e, nos casos negativos da linha K, a OPLL é dorsal à linha. (d) O ângulo de ossificação-cifose (α) é medido na ressonância magnética torácica sagital, desenhando um ângulo de Cobb das vértebras cranianas às vértebras caudais que abrangem o local de descompressão planejado e centralizado sobre o maior fragmento de OPLL.[40]

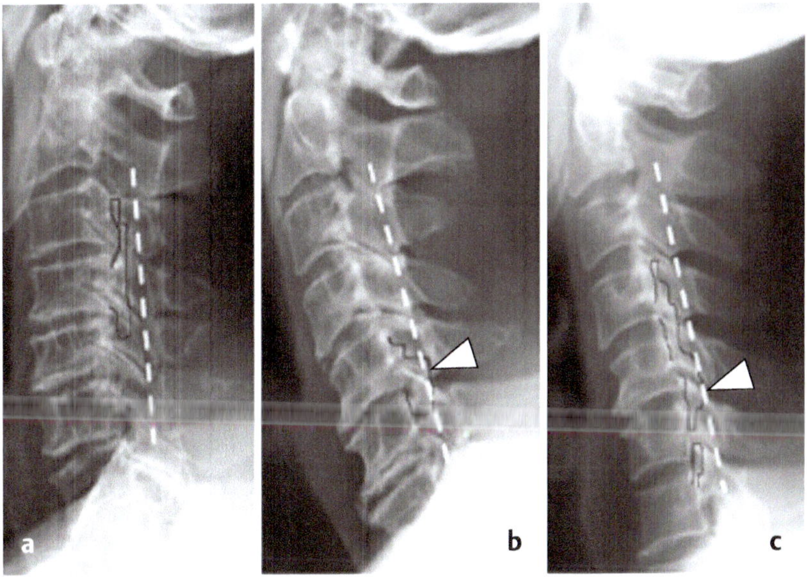

Fig. 26-8. A linha K é uma linha reta que conecta os pontos médios do canal espinhal em C2 e C7 em radiografias cervicais laterais. (a) Linha K (+), (b) linha K (–), (c) linha K (–). As setas nas radiografias indicam onde a OPLL cruza a linha K.[40]

TÉCNICAS OPERATÓRIAS

Abordagem Anterior

As abordagens anteriores podem incluir corpectomia e fusão ou discectomia cervical anterior e fusão. A corpectomia está associada a uma maior recuperação neurológica, especialmente com estenose maior que 50%, mas pode ser complicada por lesões durais.[42] O método de descompressão flutuante anterior minimiza a chance de fístula liquórica (LCR), permitindo que a OPLL permaneça presa à dura-máter, o que, por sua vez, permite que a OPLL migre anteriormente após a descompressão. O método é recomendado em pacientes com taxa de ocupação de 60% ou mais.[29,30] Ao realizar corpectomias de um nível ou multinível para o método de flutuação anterior, é necessário um mínimo de 20 mm de descompressão transversal e a OPLL deve ser reduzida para 5 mm ou menos. A OPLL é em seguida seccionada horizontalmente em suas margens cranial e caudal, seguida pela secção da margem lateral que adere ao corpo vertebral, o que permite que a OPLL seja liberada e **flutue**. Um mínimo de 2 a 3 mm de espaço entre a OPLL e a borda lateral do corpo vertebral é necessário para permitir que a OPLL flutue.[29] Reconstrução pode ser realizada com aloenxerto de haste de fíbula, autoenxerto de crista ilíaca ou gaiola, dependendo do cirurgião.[43]

Abordagem Posterior

As abordagens cirúrgicas posteriores incluem laminoplastia, laminectomia e laminectomia e fusão. Uma linha K positiva (OPLL ventral a esta linha) é uma indicação radiográfica para realizar uma descompressão com base posterior.[40] Ao escolher o nível de descompressão, além dos segmentos afetados com OPLL, pode-se considerar a descompressão acima e abaixo dos níveis afetados de OPLL para evitar compressão da medula espinhal à medida que ela se desloca posteriormente.[44] A laminoplastia é indicada com alinhamento neutro da coluna cervical e/ou cifose de até 13 graus. As técnicas de laminoplastia com porta aberta ou porta francesa podem ser realizadas e placas, suturas ou enxerto ósseo podem ser usados para manter a lâmina aberta. A laminoplastia pode fornecer descompressão adequada, mas a OPLL pode progredir em mais de 70% dos pacientes.[45] Os fatores associados à progressão de OPLL foram idade mais jovem na cirurgia e tipos mistos e contínuos de OPLL. No entanto, apenas 4,9% dos pacientes com progressão de OPLL desenvolveram alterações neurológicas. A dor cervical axial é uma preocupação pós-operatória da laminoplastia. Modificações propostas, como evitar a laminoplastia em C3 e C7, levaram a uma diminuição da dor cervical pós-laminoplastia. Fatores associados a resultados cirúrgicos bem-sucedidos para pacientes com OPLL submetidos à laminoplastia incluem taxa de ocupação < 60%, morbidade pré-operatória por menos de 1 ano, idade mais jovem e uma área menor de alteração do sinal do cordão medular em T2.[46] A laminectomia isolada não é recomendada de rotina para OPLL por causa da alta taxa de cifose pós-laminectomia que pode se desenvolver. A laminectomia com fusão instrumentada pode prevenir a cifose pós-cirúrgica, mas pode estar associada a taxas mais altas de paralisia da raiz nervosa.[47]

Abordagem Operatória: Combinação Anterior-Posterior

A descompressão circunferencial para OPLL é limitada a casos com cifose pré-operatória significativa. Existem relatos limitados de cirurgia circunferencial para OPLL.[48] Se a corpectomia de dois ou mais níveis for realizada, uma instrumentação com base posterior e fusão também devem ser realizadas para minimizar o risco de pseudoartrose, com soltura do enxerto ou gaiola.

COMPLICAÇÕES APÓS O MANEJO CIRÚRGICO DE OPLL CERVICAL

As complicações cirúrgicas são uma preocupação particular em pacientes submetidos à cirurgia para OPLL, a taxa de complicações foi de 21,8%.[42] Fístulas liquóricas (5,1%), complicações do implante (3,5%) e rouquidão, dispneia e disfagia (0,3%) foram mais comuns com abordagens anteriores. Paralisia do nervo C5 (4,2%) e dor axial (3,5%) foram mais comuns com abordagens posteriores.[49] A pseudoartrose teve uma frequência de 3% a 6% para uma corpectomia de um nível e 17% a 30% para fusões anteriores de três níveis.[50-53] Neuromonitoramento intraoperatório que consiste em potenciais evocados motores transcranianos e potenciais evocados somatossensoriais pode ser útil para aumentar a segurança de operar a coluna mielopática com OPLL.

REFERÊNCIAS BIBLIOGRÁFICAS

1. Matsunaga S, Sakou T. Ossificação do ligamento longitudinal posterior da coluna cervical: etiologia e história natural. Spine (Phila Pa 1976). 2012;37 (5):E309-E314.
2. Resnick D, Guerra Jr. J, Robinson CA, Vint VC. Associação de hiperostose esquelética idiopática difusa (DISH) e calcificação e ossificação do ligamento longitudinal posterior. AJR Am J Roentgenol. 1978;131(6):1049-1053.
3. Nam DC. Ossification of the posterior longitudinal ligament (OPLL) of Addiction Science, Graduate School, Sahmyook University, Seoul 01795, Biomol Ther. 2019;27(4):342-348.
4. Ren Y, Liu ZZ, Feng J, et al. Association of a BMP9 haplotype com ossification of the posterior longitudinal ligament (OPLL) em uma população chinesa. PLoS ONE. 2012;7(7):e40587.
5. Ren Y, Feng J, Liu ZZ, et al. Um novo haplótipo em BMP4 implicado na ossificação do ligamento longitudinal posterior (OPLL) em uma população chinesa. J Orthop Res. 2012;30(5):748-756.
6. Tanaka T, Ikari K, Furushima K, et al. Análises de ligação geral e desequilíbrio de ligação identificam COL6A1, no cromossomo 21, como o locus para ossificação do ligamento longitudinal posterior da coluna vertebral. Am J Hum Genet. 2003;73(4):812-822.
7. Nakajima M, Takahashi A, Tsuji T, et al. Um estudo de associação de todo o genoma identifica loci de susceptibilidade para ossificação do ligamento longitudinal posterior da coluna vertebral. Nat Genet. 2014;46(9):1012-1016.
8. Sohn S, Chung CK. Aumento da densidade mineral óssea e diminuição da prevalência de osteoporose na ossificação cervical do ligamento longitudinal posterior: um estudo de caso-controle. Calcif Tissue Int. 2013;92(1):28-34.
9. Tanaka M, Kanazawa A, Yonenobu K. Tóquio, Japão: Springer; Diagnóstico de OPLL e OYL: visão geral. 2006:111-114.
10. Kudo H, Furukawa K, Yokoyama T, et al. Diferenças genéticas na potência de diferenciação osteogênica de acordo com a classificação de ossificação do ligamento longitudinal posterior da coluna cervical. Coluna. 2011;36(12):951-957.
11. Matsuyama Y Yoshihara H Tsuji T, et al. Resultado cirúrgico da ossificação do ligamento longitudinal posterior (OPLL) da coluna torácica: implicação do tipo de ossificação e opções cirúrgicas J Spinal Disord Tech. 2005;18(6):492-498.
12. Abiola R, Rubery P, Mesfin A. Ossificação do ligamento longitudinal posterior: etiologia, diagnóstico e resultados do manejo não operatório e cirúrgico. Global Spine J. 2016;6(2):195-204.
13. Matsunaga S, Sakou T. Tóquio, Japão: Springer; OPLL: entidade da doença, incidência, pesquisa bibliográfica e prognóstico. 2006:11-17.
14. Epstein N E. Ossificação do ligamento longitudinal posterior: diagnóstico e tratamento cirúrgico. Neurosurg Q. 1992;2(3):223-241.
15. Maeda S, Koga H, Matsunaga S, et al. Associação de haplótipos específicos de gênero do gene alfa2 (XI) do colágeno na ossificação do ligamento longitudinal posterior da coluna vertebral. J Hum Genet. 2001;46(1):1-4.
16. Ohtsuka K, Terayama K, Yanagihara M, et al. Um inquérito epidemiológico sobre ossificação de ligamentos na coluna cervical e torácica em indivíduos com mais de 50 anos de idade. Nippon Seikeigeka Gakkai Zasshi. 1986;60(11):1087-1098.
17. Shimizu T, Shimada H, Shirakura K. Reflexo escapulohumeral (Shimizu). Seu significado clínico e manobra de teste. Spine (Phila Pa 1976). 1993;18(15):2182-2190.
18. Chiba K, Yamamoto I, Hirabayashi H, et al. Estudo multicêntrico que investiga a progressão pós-operatória da ossificação do ligamento longitudinal posterior na coluna cervical: uma nova medição assistida por computador. J Neurosurg Spine. 2005;3(1):17-23.
19. Hori T, Kawaguchi Y, Kimura T. Como a área de ossificação do ligamento longitudinal posterior progride após a laminoplastia cervical? Spine (Phila Pa 1976). 2006;31(24):2807-2812.
20. Hori T, Kawaguchi Y, Kimura T. Como a área de ossificação do ligamento longitudinal posterior fica mais espessa após a laminoplastia cervical? Spine (Phila Pa 1976). 2007;32(19):E551-E556.

21. Chikuda H, Seichi A, Takeshita K, et al. Lesão aguda da medula espinhal cervical complicada por ossificação preexistente do ligamento longitudinal posterior: um estudo multicêntrico. Spine (Phila Pa 1976). 2011;36(18):1453-1458.
22. Koyanagi I, Iwasaki Y, Hida K, et al. Lesão aguda da medula cervical associada à ossificação do ligamento longitudinal posterior Neurosurgery. 2003;53(4):887-892.
23. Onishi E, Sakamoto A, Murata S, Matsushita M. Fatores de risco para lesão aguda da medula espinhal cervical associada à ossificação do ligamento longitudinal posterior. Spine (Phila Pa 1976). 2012;37(8):660-666.
24. Kudo H, Yokoyama T, Tsushima E, et al. Confiabilidade interobservador e intraobservador da classificação e diagnóstico para ossificação do ligamento longitudinal posterior da coluna cervical. Eur Spine J. 2013;22(1):205-210.
25. Izumi T, Hirano T, Watanabe K, et al. Avaliação tridimensional da mudança de volume na ossificação do ligamento longitudinal posterior da coluna cervical usando tomografia computadorizada. Eur Spine J. 2013;22(11):2569-2574.
26. Min JH, Jang J S, Lee S H. Significado dos sinais de camada dupla e camada única na ossificação do ligamento longitudinal posterior da coluna cervical. J Neurosurg Spine. 2007;6(4):309-312.
27. Hida K, Iwasaki Y, Koyanagi I, Abe H. Tomografia computadorizada de janela óssea para detecção de defeito dural associado ao ligamento longitudinal posterior ossificado cervical Neurol Med Chir (Tóquio). 1997;37(2):173-176.
28. Min JH Jang JS Lee SH. Importância dos sinais de camada dupla e única na ossificação do ligamento longitudinal posterior da coluna torácica Neurosurgery. 2007;61(1):118-122.
29. Yamaura I, Kurosa Y, Matuoka T, Shindo S. Método flutuante anterior para mielopatia cervical causada pela ossificação do ligamento longitudinal posterior. Clin Orthop Relat Res. 1999;(359):27-34.
30. Matsuoka T, Yamaura I, Kurosa Y, et al. Resultados a longo prazo do método de flutuação anterior para mielopatia cervical causada pela ossificação do ligamento longitudinal posterior. Spine (Phila Pa 1976). 2001;26(3):241-248.
31. Matsunaga S, Nakamura K, Seichi A, et al. Preditores radiográficos para o desenvolvimento de mielopatia em pacientes com ossificação do ligamento longitudinal posterior: um estudo de coorte multicêntrico. Spine (Phila Pa 1976). 2008;33(24):2648-2650.
32. Matsunaga S, Kukita M, Hayashi K, et al. Patogênese da mielopatia em pacientes com ossificação do ligamento longitudinal posterior J Neurosurg. 2002;96 (2):168-172.
33. Kim B, Yoon H, Shin HC, et al. Resultado cirúrgico e fatores prognósticos da descompressão anterior e fusão para mielopatia compressiva cervical devido à ossificação do ligamento longitudinal posterior. Spine J. 2015;15(5):875-884.
34. Ito K, Yukawa Y, Ito K, et al. Alterações dinâmicas na área transversal da medula espinhal em pacientes com mielopatia devido à ossificação cervical do ligamento longitudinal posterior. Spine J. 2015;15(3):461-466.
35. Pham MH, Attenello FJ, Lucas J, et al. Gestão conservadora da ossificação do ligamento longitudinal posterior. Uma revisão. Neurosurg Focus. 2011;30(3):E2.
36. Matsunaga S, Sakou T, Taketomi E, Komiya S. Curso clínico de pacientes com ossificação do ligamento longitudinal posterior: um estudo de coorte mínimo de 10 anos J Neurosurg. 2004;100(3):245-248.
37. Zeidman S M, Ducker TB, Raycroft J. Tendências e complicações na cirurgia da coluna cervical: 1989-1993. J Spinal Disord. 1997;10 (6):523-526.
38. Shin J H, Steinmetz MP, Benzel EC, Krishnaney AA. Cirurgia dorsal versus ventral para ossificação cervical do ligamento longitudinal posterior: considerações para seleção de abordagem e revisão dos resultados cirúrgicos. Neurosurg Focus. 2011;30(3):E8.
39. Gwinn DE, Iannotti CA, Benzel EC, Steinmetz M. P. Effective lordosis: analysis of sagittal spinal channel direction in cervical spondylotic myelopathy. J Neurosurg Spine. 2009;11(6):667-672.
40. Fujiyoshi T, Yamazaki M, Kawabe J, et al. Um novo conceito para a tomada de decisões sobre a abordagem cirúrgica para ossificação cervical do ligamento longitudinal posterior: a linha K. Spine (Phila Pa 1976). 2008;33(26):E990-E993.
41. Iwasaki M, Okuda S, Miyauchi A, et al. Estratégia cirúrgica para mielopatia cervical devido à ossificação do ligamento longitudinal posterior: Parte 1: resultados clínicos e limitações da laminoplastia. Spine (Phila Pa 1976). 2007;32(6):647-653.
42. Li H, Dai LY. Uma revisão sistemática de complicações na cirurgia da coluna cervical para ossificação do ligamento longitudinal posterior. Spine J. 2011;11(11):1049-1057.
43. Li S. Surgery for Patients With Cervical Ossification of the Posterior Longitudinal Ligament. Ther Clin Risk Manag. 2018;14:341-347.
44. Fujimori T, Iwasaki M, Okuda S, et al. Resultados a longo prazo de mielopatia cervical devido à ossificação do ligamento longitudinal posterior com uma taxa de ocupação de 60% ou mais. Spine (Phila Pa 1976). 2014;39(1):58-67.
45. Iwasaki M, Kawaguchi Y, Kimura T, Yonenobu K. Resultados a longo prazo da laminoplastia expansiva para ossificação do ligamento longitudinal posterior da coluna cervical: mais de 10 anos de acompanhamento. J Neurosurg. 2002;96(2):180-189.
46. Matsumoto M, Chiba K, Toyama Y. Tratamento cirúrgico da ossificação do ligamento longitudinal posterior e seus resultados: cirurgia posterior por laminoplastia. Spine (Phila Pa 1976). 2012;37(5):E303-E308.
47. Chen Y, Guo Y, Chen D, et al. Resultado a longo prazo da laminectomia e fusão instrumentada para ossificação cervical do ligamento longitudinal posterior. Int Orthop. 2009;33(4):1075-1080.
48. Son S, Lee S G, Yoo CJ, et al. Cirurgia cervical circunferencial de estágio único (corpectomia cervical anterior seletiva com fusão e laminoplastia) para ossificação multinível do ligamento longitudinal posterior com isquemia da medula espinhal na ressonância magnética. J Korean Neurosurg Soc. 2010;48(4):335-341.
49. Hannallah D, Lee J, Khan M, et al. Cerebrospinal fluid leaks após a cirurgia da coluna cervical. J Bone Joint Surg Am. 2008;90(5):1101-1105.
50. Mizuno J, Nakagawa H. Análise dos resultados da cirurgia descompressiva anterior e fusão para ossificação cervical do ligamento longitudinal posterior: relato de 107 casos e revisão da literatura. Neurosurg Focus. 2001;10(4):E6.

51. Epstein NE. Avaliação e tratamento da instabilidade clínica associada à pseudoartrose após cirurgia cervical anterior para ossificação do ligamento longitudinal posterior. Surg Neurol. 1998;49(3):246-252.
52. Shinomiya K, Okamoto A, Kamikozuru M, et al. Uma análise de falhas na descompressão e fusão da medula espinhal cervical anterior primária. J Spinal Disord. 1993;6(4):277-288.
53. Tokuhashi Y, Matsuzaki H, Oda H, Uei H. Eficácia da descompressão posterior para pacientes com ossificação do ligamento longitudinal posterior na coluna torácica: utilidade do ângulo de ossificação-cifose na ressonância magnética. Spine (Phila Pa 1976). 2006;31(1):E26-E30.

CAPÍTULO 27

HÉRNIA DE DISCO LOMBAR

André Martins de Lima Cecchini ▪ Tiago Paczko Bozko Cecchini

HISTÓRIA

O conhecimento da doença hérnia de disco lombar (HDL) acompanhou a evolução da medicina. A dor ciática sempre foi bem conhecida entre as sociedades primitivas, costumeiramente atribuída a forças do mal. Hipócrates (5º-4º século a.C.) observou a relação entre ciática, postura antálgica e claudicação. Como tratamento, prescrevia: repouso, massagem, calor, mudanças na dieta e música.[1]

O primeiro a relacionar a dor ciática com uma aferência radicular foi Domenico Cotugno em 1764, motivo pelo qual, por muitos anos, a ciatalgia foi conhecida como doença de Cotugno. Em 1864, Ernest Lasègue (1816-1883) observou a estreita associação entre dor nas costas e ciática. Ele descreveu o sinal que leva seu nome, provocado quando da flexão da perna estendida sobre o quadril, ou manobra de Lasègue.[1]

Kocher, em 1806, considerou a possibilidade de o disco intervertebral comprimir a medula após realizar necropsia em um paciente que sofreu queda de altura e ficou paraplégico. Assim, realizou o primeiro relato do deslocamento posterior do material do disco intervertebral.[2]

Não há certeza de quem realizou a primeira laminectomia lombar, sendo atribuída a William MacEwen ou Victor Horsley, por volta de 1887. A primeira discectomia foi realizada por Fedor Krause em 1908, na qual o material removido do canal vertebral foi interpretado como encondroma.[3]

No início do século XX, a relação entre a herniação do núcleo pulposo e a dor ciática foi descrita por vários cirurgiões. A primeira cirurgia para remoção do disco herniado foi realizada por Mixter e Barr, em 1932. Love, em 1938, descreveu a abordagem intralaminar e extradural da discectomia, com a remoção do ligamento amarelo, o que possibilitou menor remoção óssea. Esta técnica, com algumas modificações, é considerada o padrão até os dias de hoje.[3]

FISIOPATOLOGIA

A compressão radicular por HDL envolve diferentes estruturas relacionadas com o complexo cartilaginoso-ligamentar vertebral, além de estruturas neurológicas do canal e do forame vertebral.

O disco intervertebral (DI) é peça fundamental na biomecânica da coluna vertebral e a sua degeneração apresenta significativo papel na dor lombar. O DI apresenta função mecânica, sendo responsável pela distribuição e amortecimento das cargas sobre os segmentos da coluna, permitindo certo grau de mobilidade intersegmentar mantendo a estabilidade do conjunto.[4]

O DI compreende três estrutura distintas: o ânulo fibroso, o núcleo pulposo e as placas terminais das vértebras adjacentes.

O ânulo fibroso forma a parte externa do disco intervertebral, tendo como função a contenção do núcleo pulposo que está situado no centro deste. Suas fibras estão firmemente aderidas às vértebras superior e inferior, conferindo importante estabilidade ao conjunto.[4]

O ânulo fibroso apresenta duas camadas distintas, a externa e a interna. A porção externa é formada por colágeno tipo I, o mesmo dos tendões, e se insere fortemente aos platôs ósseos adjacentes através das fibras de Sharpey. O anel fibroso interno possui estrutura fibrocartilaginosa, principalmente formada por colágeno tipo II, disposta em camadas concêntricas em um ângulo de 30° em relação aos platôs, tanto para direita quanto para esquerda. Contudo, na porção posterior do anel, estas lamelas se confundem com a núcleo pulposo, provocando a sua fragilidade.[5,6]

O núcleo pulposo está situado na porção mais interna do disco, embriologicamente originado da notocorda. Sua consistência elástica possibilita a absorção das cargas e sua distribuição. Em sua composição, estão presentes os proteoglicanos, que são longas moléculas carregadas positivamente, o que acaba atraindo moléculas de água, que têm carga negativa, portanto é hidrófilo.[6]

As superfícies ósseas cranial e caudal dos corpos vertebrais, também chamadas de platôs vertebrais ou placas terminais, são recobertas por cartilagem hialina, cuja principal função é a nutrição do DI. O DI é a maior estrutura avascular do organismo humano, visto que somente o terço externo possui alguma vascularização e o restante da nutrição se faz por difusão e pressão através das placas terminais.

Com o decorrer do tempo, o DI vai perdendo a capacidade de reter líquido, fato que provoca a sua desidratação e a diminuição da sua capacidade de absorver e distribuir as cargas, iniciando a degeneração discal. Este processo ocorre mais pronunciadamente nos últimos segmentos lombares, por estarem submetidos a maior carga e por serem sujeitos a mudança na direção das forças provocada pela lordose lombar em relação ao sacro, o que aumenta as forças de cisalhamento.[6]

O disco degenerado passa a ter pequenas rupturas radiais no anel fibroso, principalmente nas regiões posteriores, por onde projeta-se o núcleo pulposo e passamos a chamá-lo de hérnia de disco.[5]

A relação entre as vértebras é mantida pelos ligamentos da coluna, sendo os ligamentos longitudinal anterior e posterior os mais importantes. O complexo ligamentar posterior é formado pelo ligamento interespinhoso, supraespinhoso e amarelo e atua contra as forças de distração, formando uma banda de tensão. O ligamento longitudinal posterior apresenta anatomicamente uma descontinuidade em suas porções laterais na parte mais caudal da coluna lombar, fato este que ajuda a explicar a maior prevalência das hérnias posterolaterais. Quando a hérnia não ultrapassa o limite do ligamento, ela é dita contida; quando ultrapassa, dizemos ser extrusa; quando vai além, é dita sequestrada.[5]

QUADRO CLÍNICO

Diversas estruturas podem estar envolvidas na geração de sintomas álgicos relacionados com uma hérnia de disco, o que torna difícil a identificação da causa exata da dor. Embora a resposta fisiopatológica à hérnia de disco possa variar entre as pessoas, é aceito que as estruturas neurais ao redor do disco podem ser comprimidas e irritadas provocando o processo inflamatório, que resulta nos sinais de radiculopatia.[7]

O quadro clínico da radiculopatia depende do nível lombar em que se encontra a hérnia discal, além do que alguns sintomas são inespecíficos. Geralmente se inicia com um quadro agudo ou rapidamente progressivo de dor lombar com ou sem relação direta com esforço físico. Esta dor lombar é atribuída à lesão discal inicial e, em algumas horas ou dias, passa a apresentar dor irradiada para uma das pernas, chamada dor radicular. Com o decorrer do tempo a dor lombar passa a diminuir, persistindo a dor radicular como maior sintoma.[8]

Também é comum a contratura da musculatura lombar com irradiação para região glútea e a flexão lateral da coluna para o lado oposto, pois esta manobra alivia os sintomas radiculares por aumentar o diâmetro do forame de conjugação por onde passa a raiz. O paciente também sente alívio em sua dor quando da flexão da coxa e do joelho, já que desta forma diminui a tensão da raiz sobre a hérnia.

Manobras de Valsalva, por tosse ou espirro, geralmente se acompanham de exacerbação da dor ao longo da raiz acometida, com sensação de choque no território nervoso.

EXAME FÍSICO

O exame neurológico é essencial para se detectar a raiz envolvida, através da pesquisa de quatro componentes:

1. Teste da sensibilidade com pesquisa de alterações sensitivas nos diferentes dermátomos;
2. Avaliação da função motora através da graduação da força muscular;
3. Pesquisa dos reflexos profundos;
4. Aplicação de testes que provocam a irritação da raiz nervosa.[7]

As raízes nervosas lombossacrais saem do canal vertebral no forame de conjugação abaixo de suas respectivas vértebras. Por exemplo, as raízes nervosas de L5 saem através do forame no nível do espaço discal L5/S1. No entanto, a hérnia discal posterolateral do disco L4/L5 geralmente comprime a raiz nervosa L5, enquanto a hérnia de disco posterolateral do disco L5/S1 normalmente comprime a raiz nervosa S1. O exame neurológico padronizado permite indicar síndromes radiculares localizatórias descritas no Quadro 27-1.

Em relação aos testes de irritação da raiz nervosa, os mais conhecidos são:

- *Sinal de Lasègue*: talvez este seja o sinal mais conhecido relacionado com hérnia de disco. Para realizá-lo, deve-se colocar o paciente em posição de supina, eleva-se a perna estendida da posição horizontal, provocando a flexão da coxa sobre o quadril. É dado como positivo quando o paciente sente dor ao longo da perna no dermátomo correspondente. Descreve-se o ângulo em graus quando

Quadro 27-1. Quadro Clínico das Radiculopatias Lombares

Nível discal	Raiz afetada	Distribuição da dor	Território radicular	Déficit motor	Reflexo acometido
L2-L3	L3	Anterolateral da coxa	Médio-anterior da coxa	Extensão da perna	Patelar
L3-L4	L4	Anterolateral da coxa	Maléolo e pé medial	Extensão da perna	Patelar
L4-L5	L5	Face lateral da perna	Lateral da perna e dorso do pé	Dorsoflexão do hálux e pé	
L5-S1	S1	Face lateral do pé	Lateral e inferior do pé	Extensão do pé	Aquileu

de sua manifestação dolorosa. Na manobra de Lasègue é provocada a tensão da raiz sobre a hérnia, o que gera a dor, a qual pode ser amplificada realizando a dorsoflexão do pé. Sua positividade aponta para a ausência de patologia do quadril e a presença da compressão radicular mais caudal, posto que é mais frequente nas raízes inferiores, L4, L5 ou S1.[9] Este teste possui uma sensibilidade de 0.92 CI (0.87 a 0.95) e especificidade 0.28 CI (0.18 a 0.40). O sinal de Lasègue tem valor preditivo positivo de 82% para a presença de uma hérnia de disco.[10]

- *Sinal de Fajersztajn, mais conhecido como Lasègue cruzado*: para provocá-lo, é necessário que o paciente esteja em posição de supina e estenda a perna não sintomática. O resultado é positivo quando ocorre dor ao longo do trajeto nervoso contralateral, sinal que demonstra a presença de compressão radicular.[9] Este sinal apresenta sensibilidade de 0.28 CI (0.22 a 0.35), especificidade de 0.90 CI (0.85 a 0.94) e indica a presença de HDL em 77% dos casos.[10]
- *Sinal do estiramento femoral, popularmente conhecido como contra-Lasègue*: para realizar este teste, deve-se posicionar o paciente em posição de prona e flexionar a perna sintomática. Quando houver compressão radicular, o paciente sentirá dor ao longo das raízes lombares superiores, L2 ou L3.[8]

CLASSIFICAÇÃO

Existem várias classificações da HDL que visam padronizar o melhor tratamento, abordagem e achados radiológicos, neste sentido vamos dar ênfase quanto à sua localização ou quanto à extrusão de material herniado.

Em relação à classificação do material extruso, este é quantificado a partir da anatomia dos ligamentos. Quando a hérnia não ultrapassa o limite do ligamento longitudinal posterior, ela é dita contida; quando ultrapassa, é dita extrusa; e, quando vai além, é dita sequestrada.

Habitualmente o material discal se projeta posteriormente, em direção ao canal vertebral. Contudo, há casos em que o DI está herniado através do platô discal, chamado de hérnia intervertebral ou intrassomática, também conhecida como nódulo de Schmorl.

Em relação à topografia, esta pode ser classificada com base em imagens axiais da RM ou TC em hérnias: centrais, posterolaterais (ou paramedianas), foraminais ou extraforaminais (*far lateral*), conforme a Figura 27-1. No plano sagital, as divisões incluem os níveis suprapedicular, pedicular, infra-articular e discal.[5]

DIAGNÓSTICO

Existem vários exames paraclínicos que podem ser solicitados para estabelecer o diagnóstico da HDL. Estes exames devem ser solicitados criteriosamente, pois muitos pacientes irão melhorar espontaneamente em torno de 30 dias.[11]

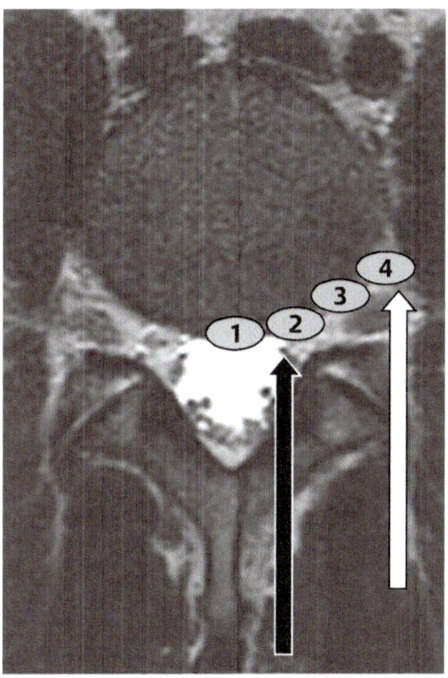

Fig. 27-1. HD conforme a localização: *1.* Central, *2.* posterolateral, *3.* foraminal e *4.* extraforaminal. A seta preta mostra o acesso padrão, a seta branca, o acesso extraforaminal.

Ressonância Magnética (RM)

É o melhor exame para o diagnóstico de HDL, porque, além de identificar o material discal herniado, é possível estabelecer suas relações com as estruturas anatômicas como: o nível discal, o saco dural, a raiz e o pedículo vertebral, fato que o torna muito importante no planejamento cirúrgico. Além disso é um exame não invasiso e não emite radiação ionizante. Contudo, sua aquisição é mais demorada, menos acessível e sujeita ao efeito da claustrofobia, que podem ser limitações ao método.

A RM permite classificar a localização anatômica das hérnias e dos fragmentos migrados, utilizando pontos de referência, familiares aos cirurgiões. Além de definir a localização da hérnia de disco ou fragmentos migrados, também fornece uma indicação do grau do comprometimento do canal vertebral e da própria estrutura do DI.

A RM permite estabelecer a localização do material discal, em hérnia contida, extrusa e sequestrada (fragmento livre). Esta distinção é importante, pois a HDL pode estar migrada cranial ou caudalmente. Outro método comumente usado é avaliar o grau de estreitamento do forame, dividindo o mesmo em terços. Quando a compressão corresponde a menos de um terço, ela é considerada leve; quando acomete um a dois terços, moderada; e, quando atinge mais que dois terços, grave.[5]

Tomografia Computadorizada (TC)

Possui menor definição em relação à RM, contudo a facilidade e a rapidez na aquisição são úteis em casos urgentes, apesar da emissão de radiação. A TC apresenta melhor definição para estruturas ósseas em relação a radiografia simples ou a RM, na TC é possível visualizar, as raízes nervosas, porém com menor nitidez.

Mielografia

Foi o primeiro exame desenvolvido para o diagnóstico de HDL, entre outras patologias da coluna vertebral, desde a década de 1920. A técnica exige a introdução de contraste radiopaco, através de punção do espaço intratecal e a aquisição de imagem de raios X. Atualmente tem sua indicação limitada em se tratando de exame invasivo e com elevado índice de complicações tais como: fístula liquórica, hipotensão liquórica e reações anafiláticas. Sua indicação está restrita a casos onde exista contraindicação a RM ou baixa resolução, principalmente em face a artefatos de imagem na RM. A associação da mielografia com a TC permite uma melhor visualização de patologia compressivas.[12]

DIAGNÓSTICO DIFERENCIAL

Diversas patologias da coluna podem comprimir as raízes lombares, simulando sinais e sintomas semelhantes aos da HDL, e deve-se sempre estar alerta a elas, em face a tratamento específico necessário. Doenças do corpo vertebral, como neoplasias primárias ou secundárias possuem o potencial para compressão radicular. Doenças degenerativas, traumáticas ou infecciosas podem provocar compressão radicular, como na estenose foraminal lombar, hematomas ou abscessos epidurais respectivamente.

O neurinoma (Schwannomas) de raiz lombar apresenta quadro clínico semelhante a HDL e deve ser atentamente percebido nos exames de imagem. A ressonância magnética mostra que a lesão apresenta alto sinal em T2 e impregna com gadolínio de forma homogênea. As imagens de RM nos planos sagital e coronal são úteis para avaliar a relação entre tumor e disco, bem como a extensão do tumor em direção ao forame intervertebral, conhecidos como neurinomas em ampulheta.

O cisto justafacetário ocorre por proliferação da sinóvia da articulação interapofisária, com expansão em direção à raiz correspondente, o que provoca os sintomas. Geralmente a RM é capaz de revelá-lo, quando se identifica sinal isointenso ao LCR nas imagens ponderadas em T1 e T2. Em alguns casos, pode haver hipersinal em T1 e baixo sinal nas imagens ponderadas em T2, devido à presença de conteúdo hemorrágico ou proteico.[13]

TRATAMENTO

Clínico

Muitos pacientes com dor lombar aguda, com ou sem ciatalgia irão melhorar de sua crise em aproximadamente 30 dias do início dos sintomas.[11] Afastadas as indicações de cirurgia de urgência, como déficit neurológico progressivo, síndrome de cauda equina ou dor intratável deve-se sempre tentar tratamento conservador.[14] O tratamento não cirúrgico pode ser dividido em: tratamento medicamentoso e medidas físicas.

No tratamento medicamentoso inclui-se o uso de diferentes fármacos, com mecanismos de ação distintos, de maneira isolada ou em associação. Os medicamentos mais prescritos para dor lombar e que apresentam evidência de benefício moderado são os anti-inflamatórios não esteroidais (AINEs), os relaxantes musculares e os analgésicos opioides e benzodiazepínicos. Os corticosteroides sistêmicos, apesar de frequentemente utilizados não demostraram benefício no tratamento da dor aguda. Medicamentos antidepressivos tricíclicos/tetracíclicos e drogas antiepilépticas (p. ex. gabapentina) não apresentaram benefício no quadro agudo, porém têm boa resposta no tratamento do dor crônica.[15]

Por sua vez, o tratamento da dor axial ou radicular crônica deve ser feito com medidas que visem a diminuir a carga axial sobre o disco degenerado como emagrecimento, correção postural (ergonomia) e terapia para reforço da musculatura paravertebral. Ressalta-se que é fundamental que o paciente cesse o tabagismo, cuja persistência está associada a pior evolução.

O tratamento com medidas físicas, durante quadros agudos, podem ser utilizadas e envolvem: repouso relativo, modificação das atividades laborais e fisioterapia, com suas diferentes modalidades.[16]

Cirúrgico

Quando da possibilidade de cirurgia, deve-se levar em consideração fatores clínicos próprios de cada paciente, de tal forma que o risco cirúrgico deve ser ponderado individualmente. Outra condição a ser avaliada previamente é o perfil biopsicossocial, de modo a demonstrar as vantagens e limitações do procedimento cirúrgico e principalmente a capacidade de entendimento de um eventual insucesso cirúrgico.

Anteriormente ao ato cirúrgico deve existir a estreita relação entre os sintomas apresentados e os exames paraclínicos, portanto as síndromes radiculares devem ser congruentes com o nível e o lado dos achados radiológicos. Caso haja discordância entre o exame físico e os achados radiológicos, o procedimento cirúrgico terá grande chance de insucesso.

As indicações de cirurgia podem ser divididas em dois tipos: cirurgia de urgência e falha no tratamento conservador. Dentre as indicações urgentes estão:

1. Síndrome da cauda equina (ver adiante);
2. Déficit neurológico progressivo ou marcado;
3. Dor intolerável.[17]

Nos demais casos deve-se tentar tratamento conservador por prazo não inferior a 4 semanas antes da opção da cirurgia.[18]

Todas as precauções usuais em cirurgia devem ser observadas: exames pré-operatórios adequados ao risco individual de cada paciente, exames de imagem disponíveis, identificados e em posição corretas na sala de cirurgia, identificação precisa do lado e do nível a ser abordado. Antibioticoterapia e o eventual risco de alergias não devem ser esquecidos. Deve estar disponível todo o instrumental e material cirúrgico necessário ou provável, em caso de mudança do plano cirúrgico inicial, p ex.: material de síntese, enxertos e fios, lembre-se que o cirurgião é o responsável por todas as etapas do ato cirúrgico.

Laminectomia e Discectomia Padrão (Fig. 27-1)

Indicações: hérnias centrais, laterais, síndrome cauda equina e recidiva.

Etapa 1. Posição

Sob anestesia geral o paciente é posicionado em prona, quer em posição genupeitoral, quer com apoio no tórax e quadril, devendo-se sempre verificar se o abdome está livre de compressão, pois isto acarreta dificuldade no retorno venoso aumentando o sangramento através do plexo de Batson. A cabeça deve ficar em posição neutra, principalmente em pacientes mais velhos, em face ao risco de compressão medular cervical por mielopatia espondilótica. Os olhos, a face e os pontos de apoio devem estar livres de pressão. A iluminação deve ser avaliada, podendo usar-se foco de luz frontal.

Etapa 2. Incisão e Exposição

Sob controle fluoroscópico, identifica-se o espaço a ser abordado. Uma incisão de 4-5 cm é feita sobre a linha média entre um processo espinhoso e outro. A pele é puxada lateralmente usando um afastador Beckman ou Weitlaner. A aponeurose é incisada com cautério e o músculo multífido é liberado do processo espinhoso de um lado, usando-se uma cureta de Cobb, até que a articulação seja visível. O músculo é retraído usando um afastador de Taylor lateral à articulação. As lâminas superior e inferior e o ligamento amarelo devem ser expostos. Novamente sob controle radiológico é confirmado o nível. Inicia-se a hemilaminectomia na vértebra superior do nível discal, mantendo-se o ligamento amarelo íntegro, a fim de proteger as estruturas nervosas postadas abaixo. Em grandes hérnias mediais prefere-se a laminectomia bilateral.

Etapa 3. Incisão do Ligamento Amarelo e Exposição da Hérnia

Nesta etapa remove-se o ligamento amarelo com auxílio da pinça de Kerrison e se necessário realiza-se a remoção parcial da faceta articular, a fim de proporcionar melhor acesso lateral. A dura-máter é exposta e, delicadamente, empurrada com um afastador de Penfield em direção à linha média. O deslocamento do saco dural pela HDL, nesta fase, pode ser percebido, mas é essencial localizar e dissecar gentilmente a raiz nervosa antes de proceder à ressecção do disco.

Etapa 4. Liberação da Raiz Nervosa e Ressecção da Hérnia

A raiz é liberada lateralmente a partir do ombro e é passada sobre a hérnia, sem tração; a janela óssea deve ser alargada se a tração for muito grande. Após identificação de todas as estruturas próximas procede-se a remoção do DI. Um afastador de raiz é usado com suave tensão em direção à linha média. O ligamento longitudinal posterior é incisado com lâmina de bisturi estreita (nº 11). Os sequestros extrusos ou intradiscais são removidos com uma pinça de disco de tamanho variável (2 a 5 mm) e orientação (reta, para cima ou para baixo, oblíqua). A pinça, após a passagem do ligamento, nunca deve ser introduzida mais de 3 cm no disco. O disco não deve ser retirado em sua totalidade, pois isso é desnecessário, já que aumenta a chance de insuficiência discal e aumenta o risco de cruzar o ligamento longitudinal anterior e danificar estruturas anteriores à coluna vertebral.

Etapa 5. Fechamento

Após a verificação da hemostasia e da eventual presença de líquido cefalorraquidiano, a aponeurose, o tecido subcutâneo e a pele são fechadas por sutura absorvível. O paciente pode levantar-se depois de algumas horas e receber alta de 24 a 72 horas. Analgésicos deverão ser prescritos.[19]

Microdiscectomia

Indicações: hérnias centrais, laterais e recidivadas. Esta técnica é uma variação do procedimento padrão, onde se utiliza o microscópio cirúrgico a fim de aumentar a visão do cirurgião e diminuir o campo operatório, minimizando o trauma sobre os tecidos e possibilitando manipulação mais gentil das estruturas nervosas, gerando melhores resultados. Realiza-se uma incisão paramediana com 3 cm de comprimento, a fáscia é incisada 1 cm da linha média, a musculatura é rebatida lateralmente até identificar-se a articulação fascetária; neste momento é introduzido espéculo próprio através deste caminho, e após realiza-se a cirurgia com os mesmos passos da técnica tradicional, porém com auxílio do microscópio.[17]

Abordagem Extraforaminal (Fig. 27-1)

Indicação: HD extraforaminais. Esta técnica foi inicialmente descrita por Wiltse e Spencer em 1988, permite acesso transmuscular sem desestabilização da articulação fascetária, contudo torna-se limitada para abordagem L5-S1.[20]

Etapa 1

O paciente é posicionado em prona com todos os cuidados já descritos para abordagem padrão.

Etapa 2

Incisão e exposição do espaço intertransversário. Realiza-se incisão para mediana 2-3 cm da linha média na altura dos processos espinhosos a serem abordados, a aponeurose muscular é incisada. Com o dedo ou outro instrumento rombo localiza-se a passagem entre o músculo multífido e o longuíssimo, e identifica-se o processo transverso da vértebra inferior do espaço a ser abordado. Neste momento coloca-se um afastador de Beckman, Williams ou Taylor, e, após, com uso do cautério, libera-se e identifica-se o istmo, a articulação e o processo transverso superior.

Etapa 3

Abertura da fáscia intertransversária e exposição da hérnia. O forame é identificado e pode ser parcialmente ampliado para facilitar a exposição da raiz. Com um dissector de Penfield palpa-se a borda inferior do pedículo acima, com o intuito de localizar a emergência da raiz. A fáscia intertransversa é incisada.

Etapa 4

Liberação da raiz e excisão de hérnia. Deve-se identificar com segurança a raiz, a hérnia e suas relações. Promove-se a excisão do material herniado, que está, geralmente, posicionado acima da raiz. Ao final, revisa-se a anatomia na tentativa de identificar algum fragmento em direção ao forame de conjugação, tomando cuidado para não danificar o saco dural.

Etapa 5

Fechamento por planos.[19,20]

Abordagem Foraminal

Indicação: HD foraminais. Pode-se abordar este tipo de hérnia tanto pela linha média como pela via extraforaminal, dependendo da extensão herniária. Na abordagem pela linha média as duas raízes nervosas deverão ser localizadas por hemilaminectomia. A raiz superior é seguida desde o seu surgimento até o forame, parte da faceta superior é removida, tomando cuidado para não a enfraquecer, deixando pelo menos 5 mm de espessura para evitar fraturas articulares. A hérnia é localizada com dissector de Peinfield e removida. A artrectomia deve ser evitada, contudo, muitas vezes, ocorre, gerando instabilidade futura.

Abordagem Posterolateral de Wiltse

Neste caso, a técnica é igual à descrita anteriormente, porém é realizada a ampliação do forame de conjugação no sentido medial, em direção ao saco dural. Deve-se tomar cuidado para não enfraquecer o istmo ou danificar a dura-máter. Identifica-se o fragmento herniado e promove-se a sua remoção. Esta abordagem não deve ser usada se houver suspeita de fragmentos intracanais sequestrados.[19]

Discetomia Endoscópica

Indicação: hérnias contidas. Nos últimos anos várias técnicas minimamente invasivas têm sido descritas, sendo a discectomia endoscópica uma técnica promissora e defendida por alguns autores.

Usa-se a abordagem lateral e transforaminal. O ponto de entrada é de 12 a 14 cm da linha média, em um ângulo de 20° a 30°, no nível da lesão. O endoscópio dispõe de um canal para introdução de pinças de trabalho, que é acoplado a um sistema de irrigação, para manter o campo livre de sangue. Dessa maneira, tem-se acesso à região central e à paracentral do disco. Esta abordagem não é recomendada quando houver fragmentos sequestrados.[19]

Complicações

Como toda a cirurgia, a remoção de HDL não é um procedimento isento de complicações e seu risco não deve ser menosprezado. As complicações estão em torno de 4,2%[21] e mortalidade de 0,006%.[8]

A complicação mais frequente é infecção, quer superficial (0,9%-5%) ou profunda (1%), geralmente associada a idade avançada, uso de corticosteroides, obesidade e diabetes melito, sendo a maioria causada por *S. aureus*. A piora do déficit motor ocorre entre 1% a 8% dos casos, na maioria das vezes transitório. A durotomia não intencional ocorre em 0,3% a 13% das cirurgias, potencializando o aparecimento de fístula liquórica, pseudomeningocele, lesões de raízes, aumento do sangramento transoperatório e hemorragia remota. Quando da ocorrência da lesão da dura-máter, a mesma de ser prontamente identificada em suas bordas e suturada com fios inabsorvíveis de 5-0 ou 6-0, e também se podem empregar colas cirúrgicas.[22]

Existem complicações menos frequentes, porém revestidas de grande risco, como lesões de estruturas retroperitoneais, tais como: aorta, veia ou artéria ilíaca, ureteres ou mesmo intestino. Quando da sua suspeita, o paciente deve ser rapidamente submetido à laparotomia imediata para reparo.[8]

SÍNDROME DA CAUDA EQUINA

A síndrome da cauda equina (SCE) consiste na compressão das raízes lombares baixas e sacrais. Várias patologias podem causar SCE tais como: hérnia de disco, neoplasias, hematoma ou abcesso epidural, ou seja, qualquer patologia compressiva.

O reconhecimento desta síndrome e seu adequado tratamento são de extrema importância no prognóstico do paciente, de tal forma a evitar questões médico legais, uma vez que ela pode gerar sequelas irreversíveis, visto que as delicadas fibras pré-ganglionares autonômicas sacrais são pouco mielinizadas, portanto, muito sensíveis à compressão. Trata-se de uma síndrome rara e está relacionada com HD em 1% a 3%, sua incidência é de 1/33.000 a 1/100.000.[23]

A SCE é caracterizada por dor lombar grave, ciática geralmente bilateral, porém às vezes ausente, principalmente em afecções de L5/S1, distúrbios da sensibilidade distribuídos na forma de sela com disfunção da atividade da bexiga, intestino e sexual.

A SCE pode ser dividida em dois grupos: síndrome incompleta e completa. Na incompleta o paciente apresenta dificuldades urinárias de origem neurogênica, incluindo alteração da sensação mictória, perda da sensação quando a bexiga está repleta, fluxo urinário deficiente e necessidade de esforço para micção. As alterações sensitivas em sela são geralmente unilaterais e/ou parciais. A síndrome completa é caracterizada por retenção urinária indolor e incontinência por transbordamento, sendo habituais as queixas sensitivas selares extensas. Está bem estabelecido que o resultado para pacientes com síndrome incompleta, no momento da cirurgia, é mais favorável, enquanto, na completa, apresentam um pior prognóstico.[24]

O tratamento da SCE causada por HD deve ser cirúrgico o mais breve possível, principalmente nos casos de compressão aguda e parcial. Não existe evidência na literatura em adiar a cirurgia além de 48 h.[23] Quanto à abordagem cirúrgica, deve-se dar preferência para a laminectomia bilateral ampla.[8]

O quadro neurológico prévio é o fator prognóstico principal e até 90% dos pacientes terão melhora de seus sintomas, porém com complicações toleráveis de disfunção da bexiga e/ou do intestino. Em pacientes com apresentação tardia (média de 12 dias), 90% terão algum grau de melhora, sendo 80% com recuperação parcial, porém 10% dos pacientes terão perda significativa da função vesical e/ou intestinal em longo prazo.[23]

DICAS

- A HDL é uma doença frequente, mas não pode ser menosprezada;
- O tratamento conservador sempre deve ser a primeira opção;
- Sempre ter certeza da correlação clínico-radiológica;
- A identificação do perfil biopsicossocial é importante para um melhor desfecho.

REFERÊNCIAS BIBIOGRÁFICAS

1. Marketos SG, Skiadas P. Hippocrates. The father of spine surgery. Spine. 1999;24:1381-1387.
2. Castro I, Santos DP, Christoph DH, Landeiro JA. The history of spinal surgery for disc disease: an illustrated timeline. Arq Neuropsiquiatr. 2005;63:701-706.
3. Truumees E. A history of lumbar disc herniation from Hippocrates to the 1990s. Clin Orthop Relat Res. 2015;473:1885-1895.
4. Kadow T, Sowa G, Vo N, Kang JD. Molecular basis of intervertebral disc degeneration and herniations: what are the important translational questions?. Clin Orthop Relat Res. 2015;473:1903-12.
5. Adams A, Roche O, Mazumder A, et al. Imaging of degenerative lumbar intervertebral discs; linking anatomy, pathology and imaging. Postgrad Med J. 2014;90(1067):511-9
6. Vo NV, Hartman RA, Patil PR, et al. molecular mechanisms of biological aging in intervertebral discs. J Orthop Res. 2016;34(8):1289-1306.
7. Al Nezari NH, Schneiders AG, Hendrick PA. Neurological examination of the peripheral nervous system to diagnose lumbar spinal disc herniation with suspected radiculopathy: a systematic review and meta-analysis. Spine J. 2013;13:657-674.
8. Greenberg MS. Handbook of Neurosurgery. Eighth edition, New York: Thieme. 2016.
9. Todd JA, Vaccaro AR. Physical examination of the spine. Second edition. New York: Thieme. 2017.
10. van der Windt D, Simons E, Riphagen I I, et al. Physical examination for lumbar radiculopathy due to disc herniation in patients with low-back pain. Cochrane Database of Systematic Reviews. 2010(2):CD0074.
11. Carey TS, Evans AT, Hadler N M, et al. Acute severe low back pain. A population- based study of prevalence and care-seeking. Spine. 1996;21:339-44.
12. Pomerantz SR. Myelography: modern technique and indications. Handbook of Clinical Neurology, In Masdeu C and Gonza RG, Neuroimaging, Part I. Vol. 135 Boston; Elsevier. 2016:193-208.
13. Gálvez MM, Cordovez MJ, Okuma C, et al. Diagnóstico diferencial de hernia discal. Rev Chil Radiol. 2017;23(2):66-76.
14. Kinkade S. Evaluation and Treatment of Acute Low Back Pain. Am Fam Physician. 2007;75(8):1181-1188.
15. Chou R, Huffman LH. Medications for acute and chronic low back pain: a review of the evidence for an American pain society/American college of physicians clinical practice guideline. Ann Intern Med. 2007;147:505-514.
16. Patrick N, Emanski E, Knaub MA. Acute and chronic low back pain. Med Clin N Am. 2016;100:169-181.
17. Millhouse PW. Schroeder GD, Kurd MF, et al. Microdiscectomy for a paracentral lumbar herniated disk Clin Spine Surg. 2016;29:17-20.
18. Weber H, Holme I, Amlie E. The natural course of acute sciatica with nerve root symptoms in a double-blind placebo-controlled trial evaluating the effect of piroxicam. Spine. 1993;18(11):1433-8.
19. Blamoutier A. Surgical discectomy for lumbar disc herniation: surgical techniques. Orthop Traumatol Surg Res. 2013;99 (1):S187-96.
20. Wiltse LL, Spencer CW. New uses and refinements of the paraspinal approach to the lumbar spine. Spine. 1988;13(6):696-706.
21. Imagama S, Kawakami N, Tsuji T, et al. Perioperative complications and adverse events after lumbar spinal surgery: evaluation of 1012 operations at a single center. J Orthop Sci. 2011;16:510-515.
22. Takahashi Y, Sato T, Hyodo H et al. Incidental durotomy during lumbar spine surgery: risk factors and anatomic locations. J Neurosurg Spine. 2013;18(2):165-9.
23. Chau AM, Xu LL, Pelzer NR, Gragnaniello C. Timing of surgical intervention in cauda equina syndrome: a systematic critical review. World Neurosurg. 2014;81(3-4):640-50.
24. Gardner A, Gardner E, Morley T. Cauda equina syndrome: a review of the current clinical and medico-legal position. Eur Spine J. 2011;20:690-697.

CAPÍTULO 28

ESTENOSE DO CANAL VERTEBRAL LOMBAR

Cleiton Formentin ▪ Andrei Fernandes Joaquim

INTRODUÇÃO

A estenose do canal lombar (EL) corresponde ao estreitamento de alguma parte do canal vertebral lombar, incluindo o recesso lateral e o forame neural. A estenose espinhal relativa pode ser definida como um diâmetro anteroposterior do canal lombar entre 10 e 12 mm e a estenose absoluta como um diâmetro menor do que 10 mm.[1] Embora esses critérios numéricos tenham sido estabelecidos, o diagnóstico pode ser feito sem tais medidas quando o estreitamento resulta em sintomas clínicos. É importante ressaltar que não é incomum encontrarmos pacientes com anormalidades radiológicas (estenose congênita do canal, por exemplo), porém assintomáticos.[2]

A EL pode ser congênita ou adquirida. A estenose congênita é caracterizada por um canal estreito resultante de pedículos curtos, de etiologia idiopática ou associada à acondroplasia.[3,4] Pacientes com essa condição tendem a se tornar sintomáticos entre a terceira e quinta décadas de vida, quando alterações degenerativas leves, que seriam toleradas em outras situações, provocam um estreitamento suficiente para causar sintomas. As formas adquiridas de estenose espinhal geralmente são degenerativas, mas também podem ser causadas por espondilolistese ("escorregamento" das vértebras), espondilolíse (fratura da *pars interarticularis*), estenose iatrogênica (como a estenose que ocorre pós-laminectomia), estenose pós-traumática ou mesmo por estenose de causas metabólicas (como doença de Paget).[4]

A doença degenerativa é a causa mais comum de estenose adquirida, afetando principalmente a população idosa. Com o aumento da expectativa de vida, houve um concomitante aumento da frequência da doença. Embora a incidência exata seja desconhecida, estima-se que a EL afete 1 em cada 1.000 pacientes com mais de 65 anos, sendo o principal motivo de cirurgia espinhal nesse grupo de pacientes.[5] Homens e mulheres parecem ser afetados igualmente; no entanto, mulheres apresentam espondilolistese degenerativa (na maioria entre L4 e L5) associada quatro vezes a mais do que homens.[6,7]

FISIOPATOLOGIA

A maioria dos casos de EL é degenerativa, resultante de alterações anatômicas e inflamatórias na coluna vertebral secundárias ao envelhecimento. A estenose degenerativa é causada por alterações no complexo triarticular, que consiste no disco intervertebral, nos corpos vertebrais superiores e inferiores e nas facetas articulares.[8] Alterações da coluna vertebral que podem levar a EL incluem hipertrofia da articulação facetária, perda da altura do disco intervertebral, abaulamento do disco, formação de osteófitos e hipertrofia do ligamento amarelo (Fig. 28-1). O estreitamento pode ser predominantemente central, subarticular (sobre a articulação facetária) ou lateral (foraminal).[3]

O processo degenerativo subjacente à estenose geralmente começa com alterações nos discos intervertebrais: perda da altura e desidratação do disco, com substituição de fibras de colágeno tipo II e proteoglicanos por tecido fibroso, com mobilidade segmentar.[5] A desidratação discal resulta em abaulamento anular, diminuindo o volume do canal. A hipermobilidade da coluna vertebral leva a hipertrofia das estruturas ligamentares, hipertrofia facetária e formação de osteófitos, que estreitam o canal espinhal e/ou recesso lateral.[8,9] O nível mais frequentemente acometido é L4-L5.

A hipertrofia das facetas ocorre a partir do aumento das tensões associadas à degeneração discal. A hipertrofia da faceta superior contribui principalmente para a estenose do recesso lateral e consequente radiculopatia, enquanto a hipertrofia facetária inferior causa estenose do canal central, levando a claudicação neurogênica.[9] A degeneração facetária pode resultar em espondilolistese degenerativa e consequentemente instabilidade segmentar acentuada. Quando severa, pode estar associada à deformidade sagital ou coronal.

QUADRO CLÍNICO

O diagnóstico clínico e a avaliação da gravidade da EL dependem principalmente da descrição dos sintomas pelo paciente e do exame físico. A doença degenerativa é incomum em pacientes com menos de 50 anos. A EL comumente produz sintomas de radiculopatia ou claudicação neurogênica. Os sintomas radiculares são mais associados à estenose do recesso lateral, enquanto a claudicação neurogênica é resultado do estreitamento da região central do canal medular. Estenose cervical pode ocorrer simultaneamente à estenose de canal lombar, com frequência variando de 5% a 28%.[10,11]

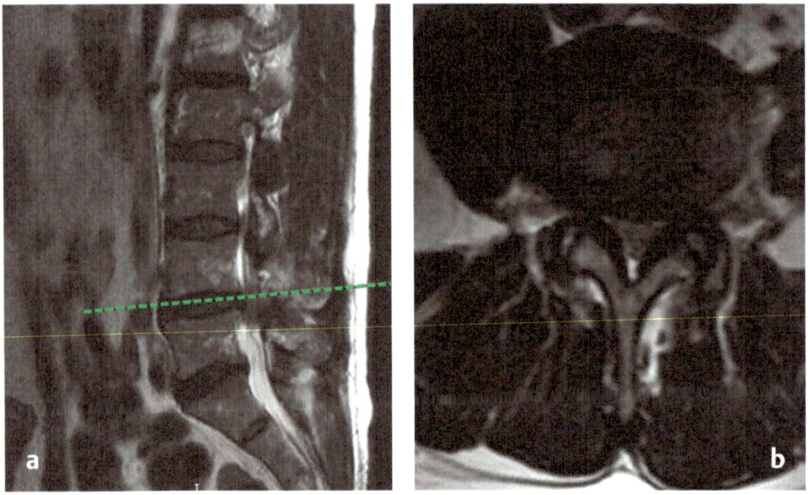

Fig. 28-1. (a) Imagem de RM de coluna lombar em sequência T2, corte sagital, demonstrando estenose de canal vertebral. (b) Corte axial em nível L4-L5 com evidência de hipertrofia de ligamento amarelo, osteoartrite da articulação facetária, protrusão discal e estenose foraminal.

Em uma população de 100 pacientes com EL, Amundsen *et al.* encontraram a ocorrência de lombalgia em 95% dos pacientes e claudicação em 91%.[12] A história revela um início insidioso de dor lombar por um período de meses a anos. A dor geralmente começa na região lombar e irradia-se pelas nádegas, coxas e pernas em um padrão radicular, e mais de uma raiz nervosa pode estar envolvida. Esses sintomas ocorrem predominantemente em decorrência da estenose do recesso lateral.

A claudicação neurogênica consiste no surgimento progressivo de dor, parestesia, fraqueza e sensação de **peso** na região lombar e nos membros inferiores, que é exacerbada pela deambulação prolongada, postura ortostática e extensão lombar, e alivia com a flexão lombar.[13] A extensão da coluna diminui o diâmetro do canal vertebral, amplificando os sintomas. A posição sentada, a inclinação para a frente e o agachamento aumentam o diâmetro do canal e podem proporcionar alívio temporário dos sintomas. O "sinal do carrinho de compras", com o paciente caminhando em uma posição inclinada (fletida), é um indicador comum de claudicação neurogênica. A quantidade de tempo que o paciente pode ficar ereto sem dor diminui à medida que a doença progride. Os sintomas podem estar presentes na maior parte do tempo, mesmo quando os pacientes não estão em posição ortostática.

Um desafio diagnóstico importante é a diferenciação da claudicação neurogênica causada por EL da claudicação vascular relacionada com a doença vascular periférica, ambas associadas à dor nos membros inferiores durante a caminhada. Em geral, a distinção gira em torno da diferença entre a exacerbação dos sintomas com a postura ou o esforço físico. Pacientes com claudicação vascular geralmente melhoram com o repouso em qualquer posição, enquanto aqueles com claudicação neurogênica precisam sentar-se ou inclinar-se para a frente. Um estudo canadense evidenciou que os pacientes apresentando o "sinal do carrinho de compras", cujos sintomas estavam localizados acima dos joelhos, desencadeados pela ortostase e aliviados com a posição sentada, tinham uma forte probabilidade de apresentar claudicação neurogênica.[14] Por outro lado, o alívio dos sintomas com o repouso (parando de andar, mas permanecendo em pé) e os sintomas localizados abaixo dos joelhos forneceram fortes evidências de claudicação vascular.

No caso da estenose de canal central, isquemia das raízes nervosas pode-se desenvolver por compressão adicional pelo plexo venoso ingurgitado.[15] Embora típica, a claudicação neurogênica não é patognomônica de EL. Em uma série de 62 pacientes, 92% apresentaram queixas em membros inferiores, enquanto a claudicação neurogênica foi detectada em 75%.[16] Raramente podemos encontrar disfunção esfincteriana por compressão da cauda equina necessitando de descompressão urgente.[7] A severidade dos sintomas deve ser avaliada utilizando-se escalas, tais como a escala analógica da dor e a escala de dor lombar de Oswestry.[17]

EXAME FÍSICO

Achados objetivos não são comumente detectados no exame neurológico. O teste de Lasègue geralmente é negativo, diferenciando a EL da herniação discal aguda.[16,18] A extensão lombar pode causar desconforto, que é aliviado pela flexão lombar. Fraqueza muscular não é comum, e, se presente, geralmente é atribuída à dor. Pode haver perda sensitiva na distribuição do dermátomo.[7]

EXAMES COMPLEMENTARES

O diagnóstico de EL é essencialmente clínico, confirmado por tomografia computadorizada (TC) ou ressonância magnética (RM) (preferencialmente). Os exames demonstram o estreitamento do canal medular e do forame e permitem excluir outros diagnósticos diferenciais.

Radiografias simples são úteis na identificação de fraturas por trauma e na avaliação do alinhamento sagital e coronal, perda da altura do disco e formação de osteófitos. Radiografias na posição ortostática (anteroposterior e lateral neutra, flexão e extensão) são essenciais para o planejamento cirúrgico, bem como para a investigação de instabilidade segmentar.

A RM é atualmente o método recomendado para confirmar o diagnóstico de EL. Enquanto a RM lombar é particularmente útil para a visualização de tecidos moles provocando a estenose, a TC permite uma melhor definição da anatomia óssea (Fig. 28-2). Os resultados do estudo Delphi, realizado em 2012, sugerem que não há critérios radiológicos quantitativos amplamente aceitos para o diagnóstico de estenose da coluna lombar, apenas critérios qualitativos.[10] Estes últimos incluem protrusão do disco, perda da gordura perineural intraforaminal, hipertrofia facetária, ausência de liquor ao redor da cauda equina e hipertrofia do ligamento amarelo (Figs. 28-3 e 28-4). Entretanto, uma revisão sistemática encontrou 10 parâmetros que são atualmente usados para quantificar EL, sendo os mais relatados o diâmetro anteroposterior do canal vertebral < 10 mm e a área no corte transversal < 70 mm.[12,20]

A mielografia pode ser útil em pacientes com cirurgia prévia na região lombar e naqueles em que a RM é contraindicada. Achados radiológicos consistentes com EL são encontrados em 20% dos pacientes assintomáticos maiores de 60 anos.[3] A extensão da patologia vista nos exames de imagem não necessariamente se correlaciona com os sintomas clínicos.[2]

Eletroneuromiografia e estudos de condução nervosa, embora não sejam essenciais, podem ajudar a excluir plexopatias lombossacras e neuropatias periféricas. Há um amplo espectro de possíveis achados eletrofisiológicos em pacientes com EL. Nos estágios iniciais da doença, podem-se encontrar resultados normais. A doença em estágio mais avançado pode apresentar diminuição significativa da condução nervosa, com perda axonal e evidência de desmielinização em um padrão multirradicular.[18,21-23]

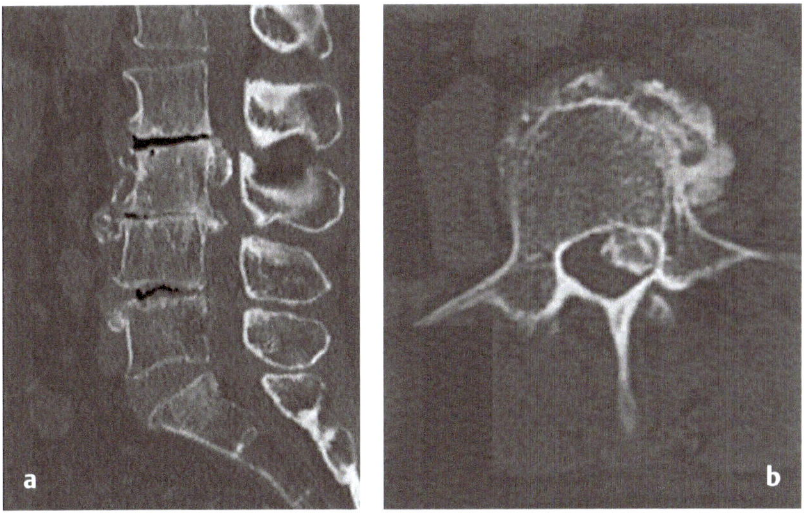

Fig. 28-2. TC de coluna lombar em cortes (a) sagital e (b) axial demonstrando acentuada estenose de canal lombar nos níveis L3 a L5 de etiologia degenerativa. Observa-se redução acentuada da altura discal e presença de gás nos espaços L2-L3, L3-L4 e L4-L5. Presença de osteófitos marginais anteriores e posteriores aos corpos vertebrais, predominantemente em L3, L4 e L5, existindo protrusão e calcificação acentuada nesses níveis, determinando redução importante das dimensões do canal vertebral lombar.

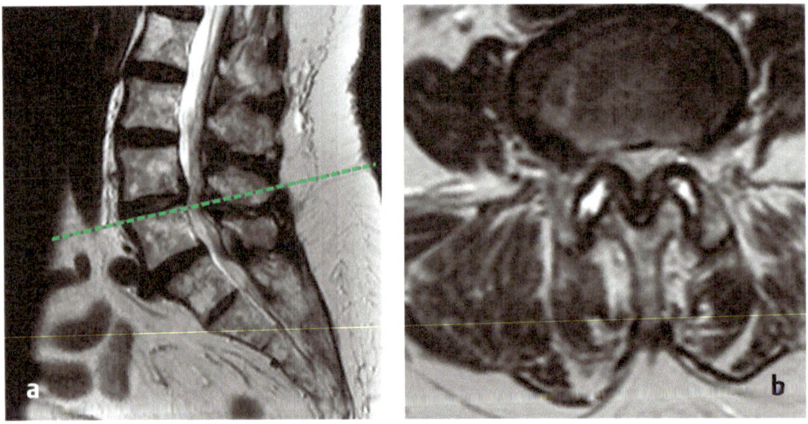

Fig. 28-3. Imagem de RM de coluna lombar em sequência T2 em cortes (a) sagital e (b) axial evidenciando espessamento dos ligamentos amarelos nos níveis L4-L5 e L5-S1 que, juntamente com protrusões discais, determinam redução do calibre do canal vertebral, com compressão do saco tecal e das raízes.

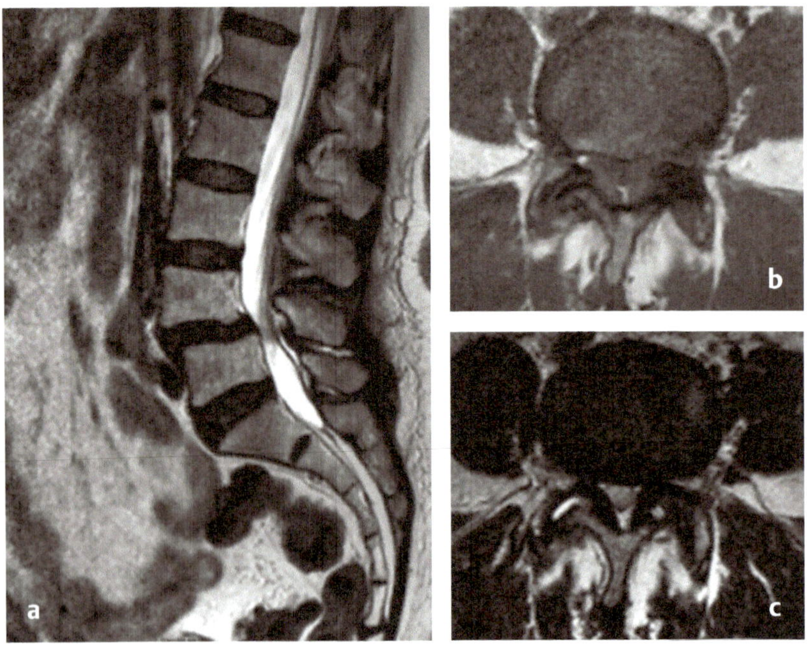

Fig. 28-4. (a) Imagem de RM de coluna lombar em T2, corte sagital, evidenciando anterolistese de L4 sobre L5. Sinais de artrose das articulações interapofisárias e redução da altura discal em L4-L5, com hipo-hidratação discal em L3-L4, L4-L5 e L5-S1. Nota-se também (b) em T1 axial e (c) em T2 axial obliteração dos recessos foraminais, associada a espessamento do ligamento amarelo.

DIAGNÓSTICO DIFERENCIAL

Uma história completa associada a um exame físico direcionado pode ajudar a estreitar o leque de diagnósticos diferenciais. Osteoartrite do quadril pode estar presente quando a dor é exacerbada por rotação externa do quadril (sinal de Patrick ou teste de FABERE – flexão, abdução e rotação externa).[24] Bursite trocantérica está associada à sensibilidade sobre o trocanter maior. Na neuropatia periférica podem-se encontrar déficits sensoriais distais, com distribuição em meias/luvas. A claudicação vascular está associada à diminuição da amplitude do pulso periférico com alterações tróficas na pele dos membros inferiores. A dor não se altera com a flexão ou extensão espinhal, e diminui com o repouso. Impotência também pode ser uma queixa presente em pacientes com doença vascular periférica. Outros diagnósticos diferenciais incluem: compressão de cone medular e/ou cauda equina por herniação discal, neoplasia, fraturas, síndromes facetárias, doenças infecciosas e doenças desmielinizantes. Imagem é necessária para ajudar a fazer o diagnóstico correto.[25,26]

OPÇÕES DE TRATAMENTO

Antes de qualquer proposta de tratamento, é importante conhecer a história natural da doença. A maioria dos pacientes têm uma clínica lentamente progressiva, sem deterioração aguda.[27,28] Johnsson *et al.* seguiram 32 pacientes com EL moderada por 4 anos sem intervenção cirúrgica e observaram que apenas 16% tiveram piora da dor, entretanto 30% tiveram uma diminuição da habilidade de deambular.[29]

A gravidade dos sintomas e o comprometimento da qualidade de vida orientam a decisão sobre o tipo de tratamento. Pacientes oligossintomáticos são candidatos ao tratamento conservador. Quadros sintomáticos intensos, incapacitantes e de longa duração, bem como a presença de déficits neurológicos, sugerem tratamento cirúrgico.

Tratamento Não Cirúrgico

Pacientes com sintomas leves, de curta duração e com contraindicação ao procedimento cirúrgico são considerados candidatos ao tratamento conservador. Entretanto, não há estudos com evidências suficientes para recomendar qualquer tipo de tratamento conservador. Consequentemente, o tratamento não cirúrgico é tipicamente guiado pelo julgamento clínico, literatura observacional e analogia com outras condições da coluna vertebral.[30]

Reabilitação por meio de fisioterapia motora tem demonstrado uma diminuição da sintomatologia nos pacientes.[31] Exercícios que melhoram a força abdominal podem ser úteis para evitar a sobrecarga excessiva na musculatura lombar.

Modalidades passivas, como almofadas de aquecimento/esfriamento, coletes lombares, estimulação elétrica transcutânea (TENS) e ultrassom, podem fornecer alívio transitório da dor.[3] Embora não haja dados experimentais para orientar as decisões sobre o uso de coletes lombares em pacientes com EL sintomática, estes podem ajudar os pacientes a manter uma postura de leve flexão lombar e, portanto, fornecer alívio da dor. Para evitar a atrofia dos músculos paraespinhais, o colete deve ser usado apenas por um período de tempo limitado durante o dia.

Anti-inflamatórios não esteroidais e acetaminofeno podem ser utilizados como terapia inicial, mas, quando não forem eficientes, relaxantes musculares e até mesmo opioides podem ser prescritos. Antiepilépticos e antidepressivos tricíclicos são também frequentemente prescritos, mas podem ter efeitos adversos que limitam seu uso na população idosa. Não há evidência classe I que mostre efetividade dessas medicações no tratamento da EL.[3]

Pacientes sem condições cirúrgicas e com dor radicular persistente podem se beneficiar de infiltrações epidurais de corticoide (interlaminar ou transforaminal). O efeito é atribuído à diminuição da inflamação entre a raiz nervosa e os elementos que a comprimem. Dados observacionais sugerem que as infiltrações epidurais podem fornecer alívio álgico por semanas a meses, mas não influenciam o *status* funcional ou a necessidade de cirurgia em um ano.[32] Apesar de controvérsias associadas a real eficácia de infiltrações na EL, elas estão sendo usadas com uma maior frequência em todo o mundo, promovidas como uma forma segura de tratamento minimamente invasivo.[33]

Tratamento Cirúrgico

Pacientes com sintomas persistentes apesar do tratamento conservador devem ser considerados para o tratamento cirúrgico. O objetivo da cirurgia é descomprimir o canal espinhal e o forame neural nos níveis estenosados por meio de laminectomias e facetectomias parciais. Há resultados favoráveis ao tratamento cirúrgico em relação ao tratamento conservador em estudos randomizados (nível I de evidência). Embora os pacientes tenham melhorado ao longo do seguimento de 2 anos, independentemente do tratamento inicial, aqueles submetidos à cirurgia descompressiva apresentaram um maior benefício em relação à lombalgia, dor nos membros inferiores e incapacidade geral. O benefício relativo do tratamento cirúrgico inicial diminuiu com o tempo, mas os resultados da cirurgia permaneceram favoráveis em 2 anos.[34,35]

Uma vez que muitas opções cirúrgicas para o tratamento de EL podem ser encontradas na literatura, pode ser difícil escolher o procedimento ideal. O procedimento tradicional é a laminectomia descompressiva, que consiste na remoção dos processos espinhosos, lâminas, ligamento amarelo e porção medial da junção na facetectomia.[34,35] Fenestração consiste em uma laminectomia parcial modificada associada a facetectomia, com preservação das estruturas da linha média e da banda de tensão dorsal. Alguns cirurgiões recomendam seu uso para prevenir instabilidade iatrogênica.[36] Também pode ser feita com técnicas minimamente invasivas (endoscópicas ou tubulares).

O desenvolvimento da instrumentação da coluna vertebral e a compreensão das relações espino-pélvicas, bem como a grande preocupação de uma instabilidade iatrogênica pós-operatória, levaram a taxas crescentes de instrumentação vertebral na cirurgia de EL: estima-se que cerca de 50% dos pacientes com EL receberam instrumentação concomitante nos Estados Unidos.[37]

Em caso de instabilidade pré-operatória, a artrodese do segmento em questão está indicada. Comumente, a EL está associada à espondilolistese degenerativa, que pode piorar a compressão sobre as raízes nervosas. Muitos estudos demonstraram que a descompressão isolada no cenário de espondilolistese pode levar à piora da listese e instabilidade vertebral, com recorrência dos sintomas.[38] Para este grupo, a descompressão com fusão concomitante é fortemente recomendada por muitos autores, pois melhora os sintomas e permite um retorno mais rápido às atividades.[38]

Não há estudos classe I que provem que a fusão e a instrumentação melhorem o desfecho funcional em pacientes sem critérios de instabilidade. Entretanto, há muitos estudos classes II e III de evidência que sugerem concomitante fusão e artrodese para melhorar o desfecho funcional e evitar instabilidades tardias, mesmo em pacientes sem espondilolistese ou deformidades espinhais.[39-44] Há uma grande probabilidade de desenvolvimento de instabilidade tardia quando 30% das facetas articulares são removidas bilateralmente, justificando fusão em pacientes submetidos a extensas descompressões cirúrgicas.[45]

Muitas técnicas de instrumentação para alcançar a fusão podem ser encontradas na literatura. Parafusos pediculares com haste e fusão óssea autóloga posterolateral são a forma padrão de instrumentação e fusão da coluna lombar. Frequentemente, esta técnica pode ser complementada com abordagem anterior para distrair o espaço discal e melhorar as taxas de fusão. Essas técnicas complementares são brevemente mencionadas abaixo e frequentemente utilizadas em casos com instabilidade segmentar associada, procedimentos de revisão, deformidades nos planos sagital/coronal ou doença degenerativa grave.[46,47]

Fusão Intersomática Lombar Posterior (PLIF)

Representa a primeira forma de fusão intersomática descrita, realizada através de um acesso posterior após a inserção de parafusos pediculares. Quando comparada com outras técnicas, requer grande manipulação do saco tecal durante o posicionamento do dispositivo intersomático e, portanto, está associada a um maior risco de lesão de raiz nervosa.[48]

Fusão Intersomática Lombar Transforaminal (TLIF)

Geralmente realizada do lado mais sintomático após a inserção de parafusos pediculares. Este procedimento requer uma facetectomia completa e causa menor deslocamento medial da raiz nervosa durante a inserção do dispositivo dentro do espaço discal. Tem resultados comparados a outras formas de fusão intersomática, mas com menor morbidade em relação ao PLIF. Quando facetectomias bilaterais são realizadas, o TLIF pode melhorar a lordose lombar, a altura do forame e o equilíbrio sagital.[46,49]

Fusão Intersomática Lombar Anterior (ALIF)

Uma discectomia anterior completa é realizada utilizando-se uma abordagem retroperitoneal ou transperitoneal. Pode-se alcançar uma grande área de artrodese com esse procedimento. Em um estudo retrospectivo, o ALIF mostrou-se superior ao TLIF em restaurar a altura foraminal, o ângulo do disco local e a lordose lombar. O estudo, no entanto, não demonstrou diferença no resultado clínico entre os dois grupos no seguimento de 2 anos. O procedimento pode ou não requerer instrumentação posterior adicional, dependendo das circunstâncias individuais dos pacientes.[46,50] As desvantagens do ALIF incluem a necessidade de um cirurgião de acesso, lesão vascular e risco de ejaculação retrógrada. Além disso, nos casos que exigem instrumentação posterior e fusão, o ALIF está associado a um aumento do tempo cirúrgico e maior perda sanguínea, bem como um tempo de recuperação prolongado.

Fusão Intersomática Lombar Extremo-Lateral (LLIF)

Um acesso lateral retroperitoneal transpsoas permite discectomia, distração e fusão intersomática em uma abordagem minimamente invasiva.[51] Esta técnica é frequentemente complementada por parafusos pediculares. Não há necessidade de um cirurgião de abordagem e tem como vantagem a capacidade de tratar múltiplos níveis por meio de uma pequena incisão. Entretanto, não é capaz de atingir o espaço discal L5-S1 e tem risco de lesão do plexo lombar, uma vez que é realizada através do músculo psoas.

Enxertos Ósseos e Adjuvantes à Fusão

O objetivo final da instrumentação é corrigir a deformidade e obter a fusão. O enxerto ósseo autólogo é o mais efetivo, contém células osteogênicas e é osteoindutor e osteocondutor. Entretanto, a retirada desse enxerto também está associada à morbidade cirúrgica, especialmente quando obtido da crista ilíaca.[52] Nesse contexto, muitos substitutos têm sido estudados, com a desvantagem de seu alto custo e o seguimento limitado a longo prazo. O aloenxerto ósseo de origem cadavérica também tem propriedades osteocondutoras e osteoindutoras, porém o número de células osteogênicas é limitado. Tem um risco extremamente baixo de transmissão de doenças, como hepatite C e HIV.[53] Aloenxertos ósseos de nova geração, como a matriz óssea desmineralizada, têm apresentado propriedades osteoindutoras em estudos animais. Embora a eficácia para alcançar a fusão já seja estabelecida em humanos, resultados em longo prazo não foram apresentados para determinar sua utilidade final.[54]

O uso de fatores de crescimento, como membros da família das proteínas morfogenéticas ósseas (BMP), para aumentar a artrodese espinhal tem aumentado gradualmente nos últimos anos. Correspondem a proteínas que induzem a diferenciação de células-tronco indiferenciadas a osteoblastos. Têm uma meia-vida muito curta e devem ser administrados em altas doses com carreadores. O fator recombinante humano BMP-2 (rhBMP-2) tem sido investigado principalmente em fusões da coluna lombar, onde aumentou significativamente a taxa de fusão e diminuiu o tempo de cirurgia, a perda sanguínea e o tempo de internação hospitalar. Sua aplicação prática é limitada pelo custo significativo da aplicação.[55] Apesar do entusiasmo das [illegible] demonstrar aumento da fusão espinhal com o uso de rhBMP-2, há riscos significativos associados ao uso de doses suprafisiológicas de BMPs, incluindo reação inflamatória, seroma, formação óssea ectópica, entre outros efeitos colaterais.[56]

Novas Alternativas Cirúrgicas à Fusão

Artroplastia Lombar

A razão para o seu uso é diminuir a degeneração do nível adjacente após os procedimentos de fusão. Para um único nível de disco degenerado sintomático sem resposta ao tratamento conservador (com boa qualidade óssea), a substituição total do disco pode ser uma alternativa à fusão.[57] Há controvérsias relacionadas com o seu uso rotineiro nos EUA e foi evitada por muitos cirurgiões por causa das complicações graves com próteses inicialmente utilizadas. Sua maior indicação é na lombalgia axial e não na estenose lombar.

Espaçador Interespinhoso

O objetivo deste dispositivo é a prevenção da postura lordótica e o aumento do diâmetro do canal nos pacientes com EL, que melhoram seus sintomas com a posição fletida. O espaçador fornece uma força de flexão-distração nos elementos posteriores da coluna vertebral, aliviando os sintomas secundários ao estreitamento do canal espinhal e do forame neural em pacientes sem espondilolistese ou espondilolistese grau I.[58] Há dados que sugerem que seus resultados são semelhantes à cirurgia de descompressão lombar no seguimento de 4 anos, com menos custos hospitalares.[59] Em pacientes cuidadosamente selecionados, pode ser uma alternativa à descompressão lombar não instrumentada. Contudo, estudos comparativos não provaram a maior eficácia da técnica, além de ser uma cirurgia cifótica e com custos associados a próteses.

Estabilização Dinâmica

Este sistema consiste em uma construção de parafusos pediculares conectados com cabo de polietileno e espaçador de poliuretano, em vez de hastes metálicas, permitindo assim algum grau de movimento. Nenhum enxerto ósseo é necessário, considerando-se o conceito de preservação de movimento. Welch *et al.*, em 2007, demonstram bons resultados como alternativa à fusão.[60]

DICAS

- A EL tem uma variedade de opções terapêuticas possíveis, uma vez que existe um amplo espectro de gravidade da doença. O diagnóstico preciso é extremamente importante para bons resultados clínicos. A estratégia de tratamento apropriada é determinada pela avaliação cuidadosa das particularidades de cada paciente;
- Infiltrações de esteroides e programas de reabilitação motora são formas não cirúrgicas disponíveis para ajudar a melhorar os sintomas de pacientes com EL. Após a tentativa de manejo conservador, a cirurgia é a melhor opção em pacientes selecionados com correlação clínica e radiológica. Dependendo de vários fatores, a fusão pode ser necessária. Novas técnicas e tecnologias em cirurgia da coluna vertebral estão sendo constantemente desenvolvidas para melhorar os resultados cirúrgicos e diminuir a morbidade dos procedimentos.

REFERÊNCIAS BIBLIOGRÁFICAS

1. Verbiest H. Neurogenic intermittent claudication in cases with absolute and relative stenosis of the lumbar vertebral canal (ASLC and RSLC), in cases with narrow lumbar intervertebral foramina, and in cases with both entities. Clin Neurosurg 1973;20:204-14.
2. Boden SD, McCowin PR, Davis DO, et al. Abnormal magnetic-resonance scans of the lumbar spine in asymptomatic subjects: a prospective investigation. J Bone Joint Surg Am 1990;72:403-8.
3. Katz JN, Harris MB. Lumbar spinal stenosis. N Engl J Med 2008;358:818-25.
4. Lee SY, Kim TH, Oh JK, et al. Lumbar stenosis: A recent update by review of literature. Asian Spine J 2015;9(5):818-28.
5. Ciol MA, Deyo RA, Howell E, Kreif S. An assessment of surgery for spinal stenosis: time trends, geographic variations, complications, and reoperations. J Am Geriatr Soc 1996;44:285-90.
6. Kalichman L, Cole R, Kim DH, et al. Spinal stenosis prevalence and association with symptoms: the Framingham Study. Spine J 2009;9:545-50.
7. Sheehan JM, Shaffrey CI, Jane JA. Degenerative lumbar stenosis: the neurosurgical perspective. Clin Orthop Relat Res 2001;384:61-74.
8. Kirkaldy-Willis WH, Wedge JH, Yong-Hing K, et al. Pathology and pathogenesis of lumbar spondylosis and stenosis. Spine 1978;3:319-28.
9. Yong-Hing K, Kirkaldy-Willis WH. The pathophysiology of degenerative disease of the lumbar spine. Orthop Clin North Am 1983;14:491-504.
10. Epstein NE, Epstein JA, Carras R, et al. Coexisting cervical and lumbar spinal stenosis: diagnosis and management. Neurosurgery 1984;15(4):489-96
11. Laban MM, Green ML. Concurrent (tandem) cervical and lumbar spinal stenosis: a 10-yr review of 54 hospitalized patients. Am J Phys Med Rehabil 2004;83(3):187-90.
12. Amundsen T, Weber H, Nordal HJ, et al. Lumbar spinal stenosis: conservative or surgical management?: A prospective 10-year study. Spine (Phila Pa 1976). 2000;25(11):1424-36.
13. Porter RW. Spinal stenosis and neurogenic claudication. Spine 1996;21:2046-52.
14. Nadeau M, Rosas-Arellano M, Gurr K, et al. The reliability of differentiating neurogenic claudication from vascular claudication based on symptomatic presentation. Can J Surg 2103;56:372-7.
15. Jespersen S, Hansen E, Høy K, et al. Two-level spinal stenosis in minipigs: hemodynamic effects of exercise. Spine 1995;20:2765-73.
16. Deburge A, Morvan G. L´imagerie dans les sténoses du canal lombaire. Rev Chir Orthop 1990;76:45-9.
17. Fairbank JCT, Pinsent PB. The Oswestry Disability Index. Spine 2000;25:2940-53.
18. Videman T, Malmivaara A, Mooney V. The value of axial view in assessing discograms: an experimental study with cadavers. Spine 1987;12:299-304.
19. Mamisch N, Brumann M, Hodler J, et al. Radiologic criteria for the diagnosis of spinal stenosis: results of a Delphi survey. Radiology 2012;264:174-9.
20. Steurer J, Roner S, Gnannt R, et al. Quantitative radiologic criteria for the diagnosis of lumbar spinal stenosis: a systematic literature review. BMC Musculoskelet Disord 2011;12:175.
21. Dumitru D, Zwarts MJ. Radiculopathies. In: Dumitru D, Amato AA, Zwarts MJ, editors. Electrodiagnostic medicine. 2nd ed. Philadelphia: Hanley and Belfus; 2002. p. 757-8.
22. Haig AJ, Tong HC, Yamakawa KS, et al. The sensitivity and specificity of electrodiagnostic testing for the clinical syndrome of lumbar spinal stenosis. Spine 2005;30:2667-76.
23. Nardin RA, Patel MR, Gudas TF, et al. EMG and MRI in the evaluation of radiculopathy. Muscle Nerve 1999;22:151-5.
24. Kenna C, Murtagh J. Patrick or fabere test to test hip and sacroiliac joint disorders. Aust Fam Physician 1989;18:375.
25. Joaquim A F, Maturana F A P, Anderle D V, et al. Metástases na coluna vertebral. Rev Neurocienc. 2007;15:240-245.
26. Joaquim AF. Abordagem inicial do paciente com mielopatia aguda não compressiva. Rev Bras Medicina 2007;64:164-8.
27. Atlas SJ, Keller RB, Robson D, et al. Surgical and nonsurgical management of lumbar spinal stenosis: four- year outcomes from the Maine Lumbar Spine Study. Spine 2000;25:556-62.
28. Simotas AC, Dorey FJ, Hansraj KK, Cammisa Jr. F. Nonoperative treatment for lumbar spinal stenosis: clinical and outcome results and a 3-year survivorship analysis. Spine 2000;25:197-204.
29. Johnsson KE, Rosen I, Uden A. The natural course of lumbar spinal stenosis. Clin Orthop 1992;279:82-6.
30. Lurie J, Tomkins-Lane C. Management of lumbar spinal stenosis. BMJ 2016;352:h6234.
31. Whitman JM, Flynn TW, Childs JD, et al. A comparison between two physical therapy treatment programs for patients with lumbar spinal stenosis: a randomized clinical trial. Spine 2006;31:2541-9.
32. Armon C, Argoff CE, Samuels J, Backonja MM. Assessment: use of epidural steroid injections to treat radicular lumbosacral pain: report of the Therapeutics and Technology Assessment Subcommittee of the American Academy of Neurology. Neurology 2007;68:723-9.
33. Friedly J, Chan L, Deyo R. Increases in lumbosacral injections in the medicare population 1994 to 2001. Spine 2007;32:1754-60.
34. Malmivaara A, Slatis P. Surgical or nonoperative treatment for lumbar spinal stenosis? A randomized controlled trial. Spine 2007;32:1-8.
35. Weinstein JN, Tosteson TD, Lurie JD, et al. SPORT Investigators. Surgical versus nonsurgical therapy for lumbar spinal stenosis. N Engl J Med 2008;358:794-810.
36. Oertel MF, Ryang YM, Korinth MC, et al. Long-term results of microsurgical treatment of lumbar spinal stenosis by unilateral laminotomy for bilateral decompression. Neurosurgery 2006;59:1264-9.
37. Bae HW, Rajaee SS, Kanim LE. Nationwide trends in the surgical management of lumbar spinal stenosis. Spine (Phila Pa 1976) 2013;38:916-26.
38. Resnick DK, Watters WC, Sharan A, et al. Guideline update for the performance of fusion procedures for degenerative disease of the lumbar spine. Part 9: lumbar fusion for stenosis with spondylolisthesis. J Neurosurg Spine 2014;21:54-61.

39. Fox MW, Onofrio BM, Hanssen AD. Clinical outcomes and radiological instability following decompressive lumbar laminectomy for degenerative spinal stenosis: a comparison of patients undergoing concomitant arthrodesis versus decompression alone. J Neurosurg 1996,85:793-802.
40. Herkowitz HN, Kurz LT. Degenerative lumbar spondylolisthesis with spinal stenosis: a prospective study comparing decompression with decompression and intertransverse process arthrodesis. J Bone Joint Surg Am 1991;73:802-8.
41. Katz JN, Dalgas M, Stucki G, et al. Degenerative lumbar spinal stenosis: diagnostic value of the history and physical examination. Arthritis Rheum 1995;38:1236-41.
42. Katz JN, Lipson SJ, Lew RA, et al. Lumbar laminectomy alone or with instrumented or noninstrumented arthrodesis in degenerative lumbar spinal stenosis: patient selection, costs, and surgical outcomes. Spine 1997;22:1123-31.
43. Resnick DK, Choudhri TF, Dailey AT, et al. Guidelines for the performance of fusion procedures for degenerative disease of the lumbar spine. Part 10: fusion following decompression in patients with stenosis without spondylolisthesis. J Neurosurg Spine 2005;2:686-91.
44. Yone K, Sakou T, Kawauchi Y, et al. Indication of fusion for lumbar spinal stenosis in elderly patients and its significance. Spine 2006;21:242-8.
45. Selby DK, Gill K, Blumenthal SL, et al. Fusion of the lumbar spine. In: Youmans JR, editor. Neurological surgery. 3rd ed. Philadelphia: WB Saunders; 1990. p. 2785-804.
46. Hackenberg L, Halm H, Bullmann V, et al. Transforaminal lumbar interbody fusion: a safe technique with satisfactory three to five year results. Eur Spine J 2005;14:551-8.
47. Pavlov PW, Meijers H, van Limbeek J, et al. Good outcome and restoration of lordosis after anterior lumbar interbody fusion with additional posterior fixation. Spine 2004;29:1893-9.
48. Periasamy K, Shah K, Wheelwright LL. Posterior lumbar interbody fusion using cages, combined with instrumented posterolateral fusion: a study of 75 cases. Acta Orthop Belg 2008;74:240-8.
49. Salehi SA, Tawk R, Ganju A, et al. Transforaminal lumbar interbody fusion: surgical technique and results in 24 patients. Neurosurgery 2004;54:368-74.
50. Hsieh PC, Koski TR, O'Shaughnessy BA, et al. Anterior lumbar interbody fusion in comparison with transforaminal lumbar interbody fusion: implications for the restoration of foraminal height, local disc angle, lumbar lordosis, and sagittal balance. J Neurosurg Spine 2007;7:379-86.
51. Ozgur BM, Aryan HE, Pimenta L, Taylor WR. Extreme Lateral Interbody Fusion (XLIF): a novel surgical technique for anterior lumbar interbody fusion. Spine J 2006;6: 435-43.
52. Ahlmann E, Patzakis M, Roidis N, et al. Comparison of anterior and posterior iliac crest bone grafts in terms of harvest-site morbidity and functional outcomes. J Bone Joint Surg Am 2002;84:716-20.
53. Zipfel GJ, Guiot BH, Fessler RG. Bone grafting. Neurosurg Focus 2003;14:E8.
54. Schizas C, Triantafyllopoulos D, Kosmopoulos V, et al. Posterolateral lumbar spine fusion using a novel demineralized bone matrix: a controlled case pilot study. Arch Orthop Trauma Surg 2008;128:621-5.
55. Hsu WK, Wang JC. The use of bone morphogenetic protein in spine fusion. Spine J 2008;8: 419-25.
56. Shields LB, Raque GH, Glassman SD, et al. Adverse effects associated with high-dose recombinant human bone morphogenetic protein-2 use in anterior cervical spine fusion. Spine 2006;31:542-7.
57. Guyer RD, McAfee PC, Hochschuler SH, et al. Prospective randomized study of the Charite artificial disc: data from two investigational centers. Spine J 2004;4:252-9.
58. Andeson PA, Tribus CB, Kitchel SH. Treatment of neurogenic claudication by interspinous decompression: application of the X STOP device in patients with lumbar degenerative spondylolisthesis. J Neurosurg Spine 2006;4:463-71.
59. Kondrashov DG, Hannibal M, Hsu KY, Zucherman JF. Interspinous process decompression with the X-STOP device for lumbar spinal stenosis: a 4-year follow-up study. J Spinal Disord Tech 2006;19:323-7.
60. Welch WC, Cheng BC, Awad TE, et al. Clinical outcomes of the Dynesys dynamic neutralization system: 1-year preliminary results. Neurosurg Focus 2007;22:E8.

CAPÍTULO 29

ESPONDILÓLISE E ESPONDILOLISTESE

Francisco Sampaio Jr.

HISTÓRICO

O termo espondilolistese advém da radical grego *olisthánein*, que significa "escorregar".[1] A espondilólise refere-se à lise (descontinuidade) na *pars interarticularis* e geralmente ocorre na porção distal da coluna lombar. Já a espondilolistese se refere ao escorregamento de um corpo vertebral em relação ao corpo vertebral logo abaixo. A espondilolistese pode ocorrer sem espondilólise, e a espondilólise pode ocorrer sem a espondilolistese. Mas obviamente, as duas podem coexistir.

A grande área da espondilolistese é complexa pois abrange diferentes entidades patológicas que podem resultar em escorregamento vertebral. Por essa grande gama de condições, é uma área de grande debate diagnóstico e terapêutico entre neurocirurgiões, ortopedistas e pediatras.

A primeira descrição desta patologia foi feita por um obstetra belga, Herbiniaux, em 1782, que observou que o escorregamento vertebral podia atrapalhar na passagem do bebê durante o parto. O termo espondilolistese for primeiramente utilizado por Lonstein, em 1854.[2] A espondilolistese degenerativa (sem lise) foi primeiramente mencionada por Newman e Stone em 1955,[3] que descreveram um escorregamento de uma vértebra sobre a outra em decorrência de um processo degenerativo das facetas articulares.

A primeira classificação criada foi a de Meyerding,[4] que é quantitativa e descreve a magnitude do escorregamento vertebral no qual o grau de deslizamento é calculado pela proporção entre o deslizamento anterior da vértebra superior sobre a placa terminal superior da vértebra inferior (Fig. 29-1):

- Grau I (1%-24%);
- Grau II (25%-49%);
- Grau III (50%-74%);
- Grau IV (75%-100%);
- Grau V ou ptose (>100%).

Com esta classificação se diz que a espondilolistese é de baixo grau se for I ou II, ou de alto grau se III ou IV.

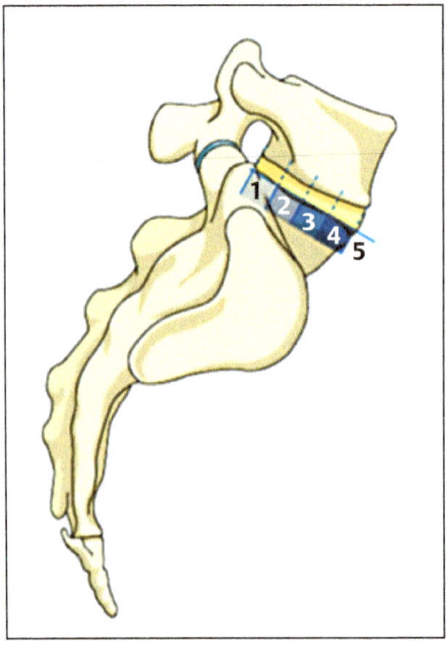

Fig. 29-1. Representação da classificação quantitativa de escorregamento vertebral preconizado por Meyerding. (Reproduzida com permissão de AO Foundation, Switzerland.)

Wiltse, Newman e Macnab descreveram em 1976[5] uma classificação qualitativa segundo a etiologia da espondilolistese (Quadro 29-1): displásica; ístmica (lítica); degenerativa; pós-traumática; patológica.

Marchetti e Bartolozzi[6] depois evoluíram esta classificação separando todas as espondilolisteses em desenvolvimento ou adquiridas segundo Quadro 29-2.

Apesar de ter sido muito utilizada, a classificação de Wiltse não ajuda na tomada de decisão para possível tratamento de cada entidade patológica diferente. Somente em 2008, após muita controvérsia da literatura sobre o tratamento da espondilolistese, surge uma nova classificação por Mac-Thiong e Labelle[7] e Roussouly *et al.*[8] Esta classificação é atualmente aceita pelo Spinal Deformity Study Group (SDSG) e tem seu principal foco em definir as patologias no último nível móvel da coluna. A principal característica desta nova classificação é que ela leva em conta conceitos atuais sobre alinhamento sagital da coluna lombossacra (Quadro 29-3 e Fig. 29-2).

Os casos são classificados segundo três parâmetros:

1. Grau de escorregamento (baixo ou alto);
2. Incidência pélvica (baixa, normal ou alta);
3. Se existe mau alinhamento sagital, espinopélvico ou global.

Os principais dados epidemiológicos são reportados quanto ao tipo etiológico da espondilolistese. Em 1951, Roche e Rowe[9] acharam uma incidência de espondilólise de 4,2%, mas estudos recentes com uso de tomografia computadorizada foram mais sensíveis e observaram defeitos na *pars* sem repercussão clínica em até 11,5% dos indivíduos.[10] Estes números variam conforme a ancestralidade, com maiores incidências achadas entre esquimós (40%), caucasianos (5%-12%) e afro-americanos (1%-3%).[11] A prevalência da espondilolistese degenerativa pode variar segundo a população estudada ou a definição utilizada, mas pode variar entre 19,1% e 43,1% com idade média entre 72 e 78 anos, sendo que é mais frequente em indivíduos do gênero feminino.[12] Já a espondilólise é mais presente em homens em uma razão 3:1.[10]

Como uma generalização didática, pode-se dizer que as duas principais etiologias da espondilolistese são: **ístmica,** associada à espondilólise, e **degenerativa,** associada à degeneração das facetas articulares e/ou disco intervertebral. A espondilolistese degenerativa ocorre principalmente no nível L4-L5,[13] em oposição à espondilolistese ístmica, que ocorre mais frequentemente no último nível da coluna (L5-S1).[14] A espondilolistese ístmica aparece na maioria dos indivíduos com espondilólise.

Quadro 29-1. Classificação de Wiltse

Tipo I	Displásica
Tipo II	Ístmica
Tipo III	Degenerativa
Tipo IV	Traumática
Tipo V	Patológica

Quadro 29-2. Classificação de Marchetti-Bartolozzi

Desenvolvimental	
Alto grau	▪ Com lise de *pars* ▪ Com alongamento de *pars*
Baixo grau	▪ Com lise de *pars* ▪ Com alongamento de *pars*
Adquirida	
Traumática	▪ Fratura aguda ▪ Fratura de *stress*
Pós-cirúrgica	▪ Direta ▪ Indireta
Patológica	▪ Doença local ▪ Doença sistêmica
Degenerativa	▪ Primária ▪ Secundária

Quadro 29-3. Classificação SDSG

Baixo grau	
Tipo I	PI < 45°
Tipo II	45° < PI < 60°
Tipo III	PI > 60°
Alto grau	
Tipo IV	Pelve equilibrada
Tipo V	Pelve retrovertida; coluna alinhada
Tipo VI	Pelve retrovertida; coluna mal alinhada

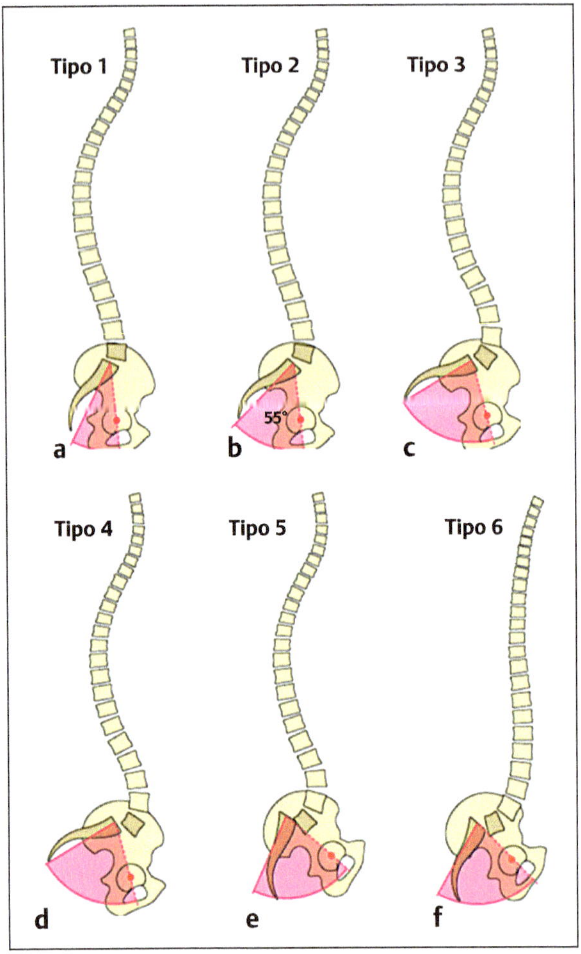

Fig. 29-2. (a) Tipo 1: listese de baixo grau (< 50%), incidência pélvica baixa (< 45°), pelve e coluna alinhadas, e não há cifose lombossacra. (b) Tipo 2: listese de baixo grau (< 50%), incidência pélvica intermediária (45°-60°), pelve e coluna alinhadas, e não há cifose lombossacra. (c) Tipo 3: listese de baixo grau (< 50%), incidência pélvica alta (> 60°), pelve e coluna alinhadas, e não há cifose lombossacra. (d) Tipo 4: listese de alto grau (> 50%), incidência pélvica alta (> 60°), pelve e coluna alinhadas, e não há cifose lombossacra. (e) Tipo 5: listese de alto grau (> 50%), incidência pélvica alta (> 60°), pelve retrovertida e coluna alinhada. (f) Tipo 6: listese de alto grau (> 50%), incidência pélvica alta (> 60°), pelve retrovertida e coluna com mau alinhamento. (Reproduzida com permissão de AO Foundation, Switzerland.)

QUADRO CLÍNICO

A prevalência de ambas as condições é alta na população, incluindo a detecção de tais sinais anatômicos em indivíduos assintomáticos. Assim, o achado radiológico isolado de formas brandas não deve ser interpretado para a tomada de decisão clínica.

A dor lombar é o sintoma mais comum em pacientes com espondilolistese de forma geral. Se houver aumento de instabilidade segmentar resultante de processos degenerativos (disco e/ou faceta) o indivíduo previamente assintomático pode passar a apresentar sintomas ao longo de sua vida. A causa de lombalgia mecânica em pacientes com espondilolistese não é bem compreendida, mas a dor pode ser relacionada com microinstabilidade, ainda mais se existe o defeito da *pars* ou se o segmento (disco intervertebral + facetas articulares) está degenerado.

Nas espondilolisteses em adultos, radiculopatia e déficits neurológicos são mais comumente achados segundo a distribuição das raízes nervosas emergentes da coluna. Estenose central e sintomas de claudicação neurogênica podem ser encontradas em espondilolisteses em L4L5 ou acima. Em pacientes com dor bilateral nos membros inferiores, sintomas intestinais ou da bexiga, ou anestesia em sela, deve-se tomar cuidado para descartar uma apresentação precoce da síndrome da cauda equina, a apresentação mais grave e que deve ser encarada como emergência cirúrgica.[15] A degeneração, conjuntamente com o escorregamento vertebral, pode afetar o canal lombar ou nervos espinais tanto com mediadores inflamatórios quanto com compressão mecânica direta. Perda de altura discal causa também perda de altura do forame vertebral podendo causar estenose foraminal, agravada ainda pelo escorregamento vertebral. Não é incomum ter ainda componentes de osteófitos e abaulamento discal para agravar a estenose dos corredores neurais.

Diferentemente das espondilolisteses degenerativas, que são cerca de 5-6 vezes mais frequentes em L4L5, crianças e adolescentes tendem a apresentar espondilolistese em L5S1 entre 71%-95% das vezes.[11,16] Nos casos das espondilolistese L5S1 as estenoses centrais são raramente encontradas pois o canal é amplo e existe pouco conteúdo de raízes transeuntes.[17]

A espondilolistese em crianças e adolescentes é uma patologia benigna e apenas uma pequena porcentagem dos pacientes desenvolve uma progressão sintomática.[18] O risco de progressão da espondilolistese é máximo durante o período da adolescência e alguns sinais podem aparecer caso isso aconteça, lembrando que até casos de escorregamentos de alto grau podem evoluir sem sintoma e fusão espontânea.[19] A progressão média da listese também é maior durante a adolescência (7%), um pouco menos entre a segunda e terceira décadas de vida (4%) e mínima na idade adulta (2%).[20] Quando sintomática, a espondilolistese em crianças e adolescentes traz principalmente dor lombar e geralmente se manifesta durante o estirão do crescimento.[21]

EXAME FÍSICO/IMAGEM

A semiologia clínica da espondilolistese deve ser baseada na busca de sinais e sintomas como dor lombar, radiculopatia, claudicação neurogênica e possíveis alterações posturais do segmento lombossacro. É comum detectar a irradiação da dor para os membros inferiores, que pode ou não seguir um trajeto radicular. A dor lombar por instabilidade pode ser exacerbada ao movimento e posturas mantidas por longo tempo podem acarretar dores se o componente discal apresentar degeneração avançada.

Em casos de espondilolistese de alto grau, o sinal de Phalen-Dickson pode estar presente em até 53% dos casos.[22] Este sinal se caracteriza por uma postura alterada para compensar a cifose lombossacra produzida pela listese (deslocando o centro de gravidade para a frente). Assim, os pacientes retrovertem a pelve, verticalizando o sacro e dobrando os joelhos para deslocar o centro de gravidade para trás. A retroversão pélvica envolve uma extensão dos quadris. Manter essa postura anormal causa a contratura dos isquiotibiais que, nos casos mais graves, leva os pacientes a andar na ponta dos pés. Além da postura de Phalen-Dickson, a prega abdominal é comum em casos de listese grave.

O exame de imagem de escolha para investigar espondilolistese é a radiografia simples da coluna. A espondilolistese lombar é um achado comum. Esta entidade tem uma variedade de causas que podem ser diferenciadas com base nos achados de imagem. Como o tratamento depende do tipo de espondilolistese e outros achados além do escorregamento em si, é importante que o avaliador esteja ciente dessas características.

O protocolo inicial de exames de imagem consiste em radiografia simples da coluna lombar em incidência anteroposterior e lateral em ortostase. Se o médico suspeitar de instabilidade pode ser investigado possível movimento segmentar anormal no nível do deslizamento. Para tal, radiografias dinâmicas (flexão e extensão) devem ser obtidas em incidência lateral. Segundo White & Panjabi,[23] o movimento angular não deve ultrapassar 15° em L1-L4, 20° em L4-L5, 25° em L5-S1, e a translação não deve ser maior que 4,5 mm ou 15% da dimensão anteroposterior da vértebra. Alguns sinais de instabilidade podem ser vistos na ressonância magnética, se aplicável: efusão de líquido nas facetas articulares ou redução do escorregamento vertebral na imagem de RM obtida em decúbito dorsal.

Para a avaliação da espondilolistese e sua relação com o alinhamento espinopélvico, deve ser lembrado de especificar no pedido de exame radiográfico para incluir as cabeças do fêmur na incidência lateral da coluna lombossacra. Com estes elementos será possível calcular a incidência pélvica e verificar se existe algum mau alinhamento do segmento lombar da coluna. Vale a pena ressaltar que em casos de espondilolistese de alto grau com pelve retrovertida é possível observar o sinal do "chapéu invertido de Napoleão" na incidência anteroposterior dos raios X.

Na presença de sintomas neurológicos ou radiculares predominantes, a RM ou um mielograma (em casos especiais) devem ser obtidos para determinar o local da estenose ou compressão radicular, uma vez que evidências de compressão da raiz nervosa na RM correlacionam-se bem com a presença de radiculopatia.

No exame de ressonância magnética é possível fazer uma rica avaliação de possíveis alterações no nível acometido pela listese. Esses processos incluem espessamento do ligamento amarelo, degeneração progressiva do disco intervertebral e translação do corpo vertebral, que eventualmente resultam em comprometimento do canal medular e estenose espinhal. Esses processos também resultam em estreitamento do forame, causando dor radicular devido ao impacto do processo articular superior na passagem da raiz emergente.[12]

Atualmente, a tomografia computadorizada (TC) é considerada a modalidade de imagem mais sensível para a identificação da espondilólise e, muitas vezes, revela a presença de espondilólise não deslocada quando as radiografias simples parecem normais. Porém a utilização desta modalidade de diagnóstico deve ser reservada em casos específicos para avaliação de fatores de confusão ou planejamento cirúrgico em casos com deformidade complexa.

DIAGNÓSTICO DIFERENCIAL

Para os casos com espondilolistese e que apresentam claudicação intermitente é imprescindível a diferenciação entre claudicação neurológica e claudicação vascular. Vale lembrar que a claudicação neurológica é aliviada quando o paciente senta e flexiona a coluna lombar.

Conforme exposto anteriormente, existem diferentes entidades dentro do grande grupo das espondilolisteses. Será discorrido a seguir que diferentes tipos de espondilolistese apontam para diferentes tomadas de decisão no algoritmo de tratamento. Sendo assim, a correta identificação do tipo de espondilolistese se faz crucial.

Hoje em dia essa diferenciação está muito baseada na correta avaliação do alinhamento espinopélvico e se o nível em questão está cifotizado ou ainda lordótico (conforme ângulo de Boxall). Este é o ângulo de deslizamento medido na intersecção de uma linha traçada paralelamente à placa terminal inferior de L5 (ou superior se a inferior é irregular) e uma linha perpendicular à face posterior do corpo de S1. De acordo com Boxall *et al.*,[24] o ângulo maior do que 55° é preditor de progressão e o caso deve receber realinhamento em possível tratamento cirúrgico. Ainda, crianças e jovens praticantes de esportes, como ginástica, levantamento de peso, esportes aéreos com aterrissagem ou impacto vertical, correm maior risco de desenvolver espondilolistese.

Exames de imagem complementares e semiologia completa devem ser utilizados para afastar outras etiologias dos efeitos clínicos observados. Através da exames de RM é possível ainda descartar outras causas de dor (processos neoplásicos, infecções, hérnias e alterações discais degenerativas).

OPÇÕES DE TRATAMENTO

Como as apresentações de espondilose e/ou espondilolistese e possíveis quadros clínicos são muito variados, as opções de tratamento devem ser estudadas caso a caso segundo o tipo de patologia e sua apresentação de sinais e sintomas. Existe amplo debate na literatura sobre as melhores formas de tratamento, e a resposta absoluta ainda não foi demonstrada.

Tentativas iniciais de tratamento conservador são recomendadas e normalmente incluem uma combinação de adequação de atividades, redução de peso, medicação anti-inflamatória não esteroidal, fortalecimento dos músculos do *core* abdominal, fisioterapia e injeções espinais. A maioria dos casos responde adequadamente a uma abordagem conservadora e cirurgia é necessária em apenas uma minoria dos casos.

Porém, quando existe espondilolistese com sintomas associados e refratários a tratamento conservador de ao menos 12 semanas, a seleção de tratamento cirúrgico pode ser considerada.[25]

A discussão entre tratamento cirúrgico e conservador da espondilolistese de baixo grau é clássica na literatura de coluna. O clássico estudo Spine Patient Outcomes Research Trial (SPORT) foi realizado em 13 centros médicos nos Estados Unidos. Pacientes com espondilolistese degenerativa e estenose espinhal tratados cirurgicamente apresentaram melhora substancialmente maior na dor e na função durante um período de 8 anos do que os pacientes tratados não cirurgicamente. A técnica de fusão não afetou os resultados neste estudo.[26] Porém há evidências moderadas de que a fusão pode levar para um melhor resultado clínico (em comparação com descompressão isolada), e de que o uso de instrumentação na fusão maximiza resultados de fusão e diminui riscos de pseudoartrose.[27,28]

Em geral, os princípios de tratamento cirúrgico são:

- Descompressão neural (se aplicável);
- Estabilização para prevenir escorregamento adicional;
- Fusão sólida para reduzir movimentação do segmento espinal doloroso (se aplicável);
- Correção do alinhamento sagital e escorregamento se existirem fatores de mau prognóstico.

A tomada de decisão cirúrgica durante muito tempo foi dividida somente se a espondilolistese era de baixo ou alto grau, mas hoje se sabe que existe muito mais a ser considerado. Apesar de ainda serem debatidas as estratégias, algoritmos podem ser úteis na tomada de decisão, sempre levando em conta parâmetros individuais de cada caso.

Embora a descompressão isolada seja um procedimento seguro e eficiente para a resolução de sintomas de compressão, alguns fatores como instabilidade, disco alto, escoliose coexistente e aumento do ângulo da faceta podem predizer o insucesso e a necessidade de artrodese.[29] Em adultos com sintomatologia neural predominante, a laminectomia ou descompressão isoladamente é muitas vezes inadequada, porque uma grande descompressão predispõe à instabilidade.[30] A maioria dos estudos concorda que, para a espondilolistese ístmica, a fusão vertebral fornece melhores resultados após a descompressão do que a descompressão isoladamente.[15]

Apesar de haver muitos artigos descrevendo e/ou comparando diferentes opções cirúrgicas para tratamento de espondilolisteses em geral, não há evidências suficientes para tirar conclusões gerais e claras para tipos específicos de tratamento cirúrgico. Cada tipo e caso devem ser avaliados segundo factibilidade técnica e preditores de desfecho ou taxas de complicações. Dentre os procedimentos de fusão, podem ser citadas: fusão posterolateral (PLF), PLIF, TLIF, ALIF e LLIF.

Dentre as opções por via posterior, a fusão posterolateral é a mais antiga. Esta técnica feita sem utilização de instrumentação foi por muitas vezes associada a uma alta taxa de pseudoartrose e hoje em dia é preconizada com utilização de parafusos transpedicularres para melhorar as taxas de fusão e fornecer estabilidade precoce.[31] Além da via de acesso, pode ser citada a adoção da fusão intersomática no tratamento com o objetivo de promover melhores taxas de fusão, superior correção de lordose e ainda com a possibilidade de realizar a descompressão indireta. Por via posterior, as opções utilizando espaçadores intersomática são PLIF e TLIF. Com resultados clínicos semelhantes a PLF, PLIF e TLIF mostraram-se mais eficientes em diminuírem as taxas de reoperação e falha de instrumental,[32] concluindo-se que, ainda que tenham custo maior, podem ter valor agregado mais elevado do que a PLF.[33]

Entre as opções de acesso à coluna anterior, o ALIF é o mais antigo e geralmente utilizado como ótima alternativa para acesso ao nível L5S1. Com abordagens *mini-open* por via retroperitoneal, esta opção acessa o espaço discal de frente e tem mostrado resultados iguais ou até superiores aos procedimentos posteriores considerando lordose lombar, lordose segmentar, e altura discal.[34] Para espondilolisteses de alto grau, o ALIF pode ser considerado como parte de uma abordagem 360°.[35] A opção lateral transpsoas (LLIF) é relativamente nova e se baseia nos conceitos de descompressão indireta e diminuição de invasão cirúrgica. Porém, só é adequada para listeses de baixo grau, pois nos outros casos o plexo lombar se encontra anteriorizado e impede o acesso ao espaço discal. Ainda, é contraindicado para L5-S1, o que limita o uso somente para níveis acima de L4L5. Alguns autores mostram que propicia resultados superiores quando comparados a PLIF[36] e TLIF.[37]

Ainda, a discussão é necessária quando a redução da espondilolistese não está concluída.[25] Muitos artigos historicamente discutiram se a redução do escorregamento vertebral tinha valor adicional na melhora dos resultados, e não houve tais evidências.[18] Recentemente parece haver uma tendência em se valorizar mais redução angular do que a redução translacional. Ou seja, a análise da correção, se necessária, no plano sagital parece ser mais importante do que somente a correção do deslizamento em si.[38]

Para os casos de espondiloptose (grau 5 de Meyerding) a cirurgia é indicada em casos de dor lombar intensa e com sintomas neurológicos. A opção é de somente descompressão em casos com certo grau de fusão espontânea. Para os outros casos que necessitam de redução angular e translacional, as técnicas posteriores devem ser minuciosas com redução vagarosa para evitar lesão das raízes de L5.[39] A ressecção do domo sacral é muito utilizada para diminuir a possibilidade de lesões neurológicas.[40]

COMPLICAÇÕES

Cada técnica de tratamento pode trazer complicações únicas devido a vias cirúrgicas e exposições totalmente diferentes, sendo que a espondilolistese pode ser tratada por via anterior, lateral, posterior e através de combinações entre elas. Algumas complicações inerentes a cada técnica foram brevemente discutidas na sessão acima. De forma geral, o uso de espaçadores discais pode trazer risco com base na abordagem do espaço do disco. Cirurgias de acesso à coluna anterior adicionam o risco de lesão vascular e ao plexo hipogástrico, acessos laterais trazem o risco de lesão do plexo lombar, e procedimentos posteriores adicionam o risco de lesões do saco dural e lesão direta por manipulação das raízes emergentes da coluna.

Ainda de forma geral, podem ser citados parâmetros para serem controlados após tratamento das espondilolisteses:

A) Resolução de quadro de sintomas irradiados;
B) Manutenção ou correção do alinhamento sagital;
C) Rigidez da instrumentação do nível afetado (se aplicável);
D) Sinais da interface entre o(s) dispositivo(s) e o tecido ósseo (se aplicável);
E) Acompanhamento de fusão óssea no leito cirúrgico (se aplicável).

DICAS

- As espondilolisteses são um grande grupo de apresentações da coluna vertebral que podem ser divididas por sua etiologia: displásica, ístmica, degenerativa, traumática, patológica;
- A nova classificação do SDSG tem ganhado aplicação prática e tem como base a unificação de diversos parâmetros de apresentação do caso, assim como o escorregamento vertebral e as características do alinhamento espinopélvico;
- Os sintomas provenientes das espondilolisteses podem advir de três grandes domínios: instabilidade segmentar, estenoses, alinhamento sagital;
- De forma simplista existem duas apresentações mais comuns e distintas de espondilolisteses: (I) espondilolistese degenerativa em adultos, geralmente mais comum em mulheres e mais frequente em L4-L5; (II) espondilolistese com espondilólise ou falha de elementos posteriores, detectadas em crianças e adolescentes que quase exclusivamente ocorre em L5-S1 (ou último nível móvel da coluna);
- O tratamento é inicialmente conservador até segunda ordem;
- Para o tratamento cirúrgico dever ser levada em conta a apresentação de cada caso através da classificação de SDSG. A redução e a correção se fazem necessárias em mau alinhamento sagital e a estabilização do nível é preconizada juntamente com a devida descompressão dos elementos nervosos da coluna.

REFERÊNCIAS BIBLIOGRÁFICAS

1. Golder W. [Spondyl-olisthesis more than a problem of etymology (author's transl)]. Rontgenblatter [Internet]. 1982;11];35(3):111.
2. Lonstein J E. Spondylolisthesis in children. Cause, natural history, and management. Spine (Phila Pa 1976) [Internet]. 1999;24(24):2640-8.
3. Wiltse LL. The etiology of spondylolisthesis. J Bone Joint Surg Am [Internet]. 1962;44A:539-60.
4. Meyerding HW. Spondylolisthesis. Surg Gynecol Obstet. 1932;54:371-7.
5. Wiltse LL, Newman PH, Macnab I. Classification of spondylolisis and spondylolisthesis. [Internet]. 1976;(117):23-9.
6. Marchetti P, Bartolozzi P. Classification of spondylolisthesis as a guideline for treatment. In: Bridwell KH, DeWald RL HK, editor. The textbook of spinal surgery. 1997;2:1211-54.
7. Mac-Thiong JM, Wang Z, de Guise J A, Labelle H. Postural model of sagittal spino-pelvic alignment and its relevance for lumbosacral developmental spondylolisthesis. [Internet]. 2008;33(21):2316-25.
8. Roussouly P, Gollogly S, Berthonnaud E, et al. Sagittal Alignment of the Spine and Pelvis in the Presence of L5-S1 Isthmic Lysis and Low-Grade Spondylolisthesis. Spine (Phila Pa 1976) [Internet]. 2006;31(21):2484-90.
9. Roche MB, Rowe GG. The incidence of separate neural arch and coincident bone variations; a survey of 4,200 skeletons. Anat Rec [Internet]. 1951;109(2):233-52.
10. Kalichman L, Kim D H, Li L, et al. Spondylolysis and spondylolisthesis: prevalence and association with low back pain in the adult community-based population. [Internet]. 2009;34(2):199-205.
11. Standaert CJ, Herring SA. Spondylolysis: a critical review. [Internet]. 2000;31(6):415-22.
12. Wang YXJ, Káplár Z, Deng M, Leung JCS. Lumbar degenerative spondylolisthesis epidemiology: A systematic review with a focus on gender-specific and age-specific prevalence. J Orthop Transl [Internet]. 2017;11:39-52.
13. Fitzgerald JA, Newman PH. Degenerative spondylolisthesis. J Bone Joint Surg Br [Internet]. 1976;58(2):184-92.
14. Wiltse LL, Winter RB. Terminology and measurement of spondylolisthesis. [Internet]. 1983;65(6):768-72.
15. Metz LN, Deviren V. Low-grade spondylolisthesis. [Internet]. 2007;18(2):237-48.
16. Hirano K, Imagama S, Matsuyama Y, et al. Surgically Treated Cases of Lumbar Spondylolysis and Isthmic Spondylolisthesis. J Spinal Disord Tech [Internet]. 2015;28(5):193-7.
17. Bhalla A, Bono CM. Isthmic Lumbar Spondylolisthesis. Neurosurg Clin N Am [Internet]. 2019;30(3):283-90.
18. Mora-de Sambricio A, Garrido-Stratenwerth E. Espondilolisis y espondilolistesis en niños y adolescentes. Rev Esp Cir Ortop Traumatol [Internet]. 2014;58(6):395-406.
19. Harris IE, Weinstein SL. Long-term follow-up of patients with grade-III and IV spondylolisthesis. Treatment with and without posterior fusion. J Bone Joint Surg Am [Internet]. 1987;69(7):960-9.
20. Beutler WJ, Fredrickson BE, Murtland A, et al. The natural history of spondylolysis and spondylolisthesis: 45-year follow-up evaluation. Spine (Phila Pa 1976) [Internet]. 2003;28(10):1027-35.
21. Sys J, Michielsen J, Bracke P, et al. Nonoperative treatment of active spondylolysis in elite athletes with normal X-ray findings: literature review and results of conservative treatment. Eur Spine J [Internet]. 2001;10(6):498-504.
22. Seitsalo S, Osterman K, Hyvãrinen H, et al. Progression of spondylolisthesis in children and adolescents. A long-term follow-up of 272 patients. Spine (Phila Pa 1976) [Internet]. 1991;16(4):417-21.
23. White AA, Panjabi MM. Clinical biomechanics of the spine. Publisher: Philadelphia : J. B. Lippincott, cop. 1990;2.
24. Boxall D, Bradford DS, Winter RB, Moe JH. Management of severe spondylolisthesis in children and adolescents. J Bone Joint Surg Am [Internet]. 1979;61(4):479-95.
25. Botelho RV, Foni NO, Gotfryd AO, et al. Degenerative spondylolisthesis: surgical treatment EspondilolistEsE dEgEnErativa: tratamEnto cirúrgico. Rev Assoc Med BRAs [Internet]. 2014;60(5):400-3.
26. Abdu WA, Sacks OA, Tosteson ANA, et al. Long-Term Results of Surgery Compared with Nonoperative Treatment for Lumbar Degenerative Spondylolisthesis in the Spine Patient Outcomes Research Trial (SPORT). Spine (Phila Pa 1976). 2018.
27. Martin CR, Gruszczynski AT, Braunsfurth HA, et al. The Surgical Management of Degenerative Lumbar Spondylolisthesis. [Internet]. 2007;32(16):1791-8.
28. Ghogawala Z, Dziura J, Butler WE, et al. Laminectomy plus Fusion versus Laminectomy Alone for Lumbar Spondylolisthesis. 2016.
29. Joaquim A, Patel A. Optimal Treatment Strategies for Lumbar Spondylolisthesis. Contemp Spine Surg. 2018;19(2):1-8.
30. Möller H, Hedlund R. Instrumented and noninstrumented posterolateral fusion in adult spondylolisthesis--a prospective randomized study: part 2. [Internet]. 2000;25(13):1716-21.
31. Bridwell KH, Sedgewick TA, O'Brien MF, et al. The role of fusion and instrumentation in the treatment of degenerative spondylolisthesis with spinal stenosis. J Spinal Disord. 1993;6(6):461-72.
32. Macki M, Bydon M, Weingart R, et al. Posterolateral fusion with interbody for lumbar spondylolisthesis is associated with less repeat surgery than posterolateral fusion alone. [Internet]. 2015;138:117-23.
33. Bydon M, Macki M, Abt NB, et al. The cost-effectiveness of interbody fusions versus posterolateral fusions in 137 patients with lumbar spondylolisthesis. 201515(3):492-8.
34. Cho JY, Goh TS, Kim DS, et al. Comparison of anterior- and posterior-approach instrumented interbody fusion for spondylolisthesis – A meta-analysis. World Neurosurg [Internet]. 2019.
35. Schoenleber SJ, Shufflebarger HL, Shah SA. The Assessment and Treatment of High-Grade Lumbosacral Spondylolisthesis and Spondyloptosis in Children and Young Adults. JBJS Rev [Internet]. 2015;3(12):1.
36. Pawar AY, Hughes AP, Sama AA, et al. A Comparative Study of Lateral Lumbar Interbody Fusion and Posterior Lumbar Interbody Fusion in Degenerative Lumbar Spondylolisthesis. [cited 2015 Oct 9];9(5):668. Available from: http://synapse.koreamed.org/DOIx.php?id=10.4184/asj.2015.9.5.668
37. Sembrano JN, Tohmeh A, Isaacs R. Two-year Comparative Outcomes of MIS Lateral and MIS Transforaminal Interbody Fusion in the Treatment of Degenerative Spondylolisthesis: Part I: Clinical Findings. Spine (Phila Pa 1976). 2016 Apr;41 Suppl 8:S123-132.

38. Labelle H, Mac-Thiong J-M, Roussouly P. Spino-pelvic sagittal balance of spondylolisthesis: a review and classification. 20 Suppl 5:641–6.
39. Gaines RW, Nichols WK. Treatment of spondyloptosis by two stage L5 vertebrectomy and reduction of L4 onto S1. Spine (Phila Pa 1976) [Internet]. 1985 Sep 1 [cited 2019 Jun 12];10(7):680–6. Available from: http://www.ncbi.nlm.nih.gov/pubmed/4071276
40. Min K, Liebscher T, Rothenfluh D. Sacral dome resection and single-stage posterior reduction in the treatment of high-grade high dysplastic spondylolisthesis in adolescents and young adults. Eur Spine J [Internet]. 2012 Aug 29 [cited 2019 Jun 12];21(S6):785–91. Available from: http://www.ncbi.nlm.nih.gov/pubmed/21800032

Parte VIII ARTROPLASTIAS DA COLUNA VERTEBRAL

CAPÍTULO 30

ARTROPLASTIAS DA COLUNA VERTEBRAL – GENERALIDADES

Paulo Mácio Porto de Melo

HISTÓRICO

A cirurgia da coluna vertebral apresentou evoluções surpreendentes nas últimas décadas, seja nas técnicas minimamente invasivas, seja na introdução e na disseminação de técnicas que preservem a mobilidade.

Saímos de uma era cuja principal preocupação era eliminar a dor e os déficits motores, passando pelo ***boom*** de estabilização e fixação da coluna vertebral, aos dias de hoje, nos quais a preocupação não é mais apenas de resolver o quadro clínico agudo, mas também o de devolver à coluna o seu estado fisiológico, desacelerando, desta forma, enormemente o processo degenerativo e poupando níveis adjacentes das sobrecargas biomecânicas provocadas pelo processo de [illegible] ou de progressiva perda de mobilidade provocada pela doença.

Neste contexto, a artroplastia da coluna cervical e da coluna lombar cumprem ambas as missões.

Associamos, no mesmo tempo cirúrgico, a remoção de discos intervertebrais herniados, ou desidratados, fazemos a descompressão de raízes e/ou medula e reconstruímos a biomecânica normal da coluna vertebral, por intermédio de implantes que permitem a mobilidade natural do segmento abordado.

Os diferentes modelos de próteses discais ofertados hoje em dia pela indústria de implantes permitem a colocação de discos praticamente personalizados, haja vista ser possível escolher a altura do espaçamento intersomático que será atingido após o implante do disco, bem como sua angulação, largura e profundidade.

Considerando o atual estilo de vida, o sedentarismo e a sobrecarga provocada pelo regime de trabalho e aumento ponderal da população, há uma "antecipação" das doenças de coluna na população, que se vê acometida cada vez em uma idade menor por transtornos tais como hérnias de disco e lombalgia refratárias ao tratamento conservador.

Superada a fase de tratamento conservador, com realização de fisioterapia e demais técnicas de reabilitação e estabelecida a indicação cirúrgica, quer por urgência, quer por indicação terapêutica, cabe considerar as técnicas de artroplastia já na indicação cirúrgica primária.

QUADRO CLÍNICO

O quadro clínico é aquele já descrito em outras seções desta obra, causado por diferentes etiologias, mas um fator especificamente é fundamental de ser ressaltado: a estabilidade da coluna.

É muito importante, quando da análise dos exames radiológicos do paciente, procurar ativamente por sinais de instabilidade, sendo interessante, inclusive, a realização pré-operatória de radiografias dinâmicas, tanto para doenças da coluna lombar quanto cervical.

A existência de instabilidade contraindica a utilização de próteses discais, posto que estas vão produzir ainda mais mobilidade e podem, em tese, piorar a instabilidade.

EXAME FÍSICO/IMAGEM

Os achados de exame físico e de imagem são variáveis, pois dependem da etiologia primária envolvida.

Usualmente, no entanto, buscamos esclarecer a importância do componente axial de dor no quadro clínico do paciente, investigando, nos exames de imagem, indícios de sobrecarga articular, como derrames facetários ou edema de ligamentos e desidratação discal.

TRATAMENTO CIRÚRGICO

O acesso cirúrgico, tanto para região lombar quanto cervical, é realizado por via anterior.

Para os pacientes com doença cervical, é realizada uma cervicotomia anterior clássica, com abertura do espaço intersomático e retirada completa do disco intervertebral, seguida por remoção do platô das vértebras superior e inferior.

Haja vista tratar-se de sistema destinado a ampliar a mobilidade, é importante realizar a abertura do ligamento longitudinal. Este passo cirúrgico, associado à ampla foraminectomia bilateral, diminui sobremaneira a chance de ocorrência de calcificações heterotópicas, que podem transformar a artroplastia em artrodese, de forma a neutralizar os benefícios inicialmente pretendidos.

Após a adequada descompressão e hemostasia, procedemos à mensuração do espaço discal, havendo modelos de prótese que oferecem diferentes alturas, larguras, profundidade e angulação. No segmento cervical, deve-se buscar um tamanho que promova a retomada da adequada curvatura e prestar atenção para que o implante não provoque distração facetária, que pode levar o doente a queixar-se de cervicalgia axial no pós-operatório e ser de difícil manejo.

A artroplastia lombar apresenta princípios semelhantes. Também é importante a abertura ligamentar e a escolha adequada do tamanho da prótese, respeitando os mesmos princípios.

Tanto na coluna lombar quanto na cervical, é importante que o platô vertebral seja coberto o máximo possível pela superfície da prótese, pois quanto maior a área, melhor a distribuição de forças, bem como a integração do platô à prótese.

Outro fator elementar, porém de suma importância, é o posicionamento da prótese. Ela deve ocupar, preferencialmente, do centro para a porção posterior do platô vertebral, estando desta forma alinhada ao maior vetor de força. Próteses colocadas mais anteriormente podem ser incapazes de corrigir a curvatura e de promover o adequado movimento segmentar.

Os pacientes são estimulados a sair do leito e deambular ainda no mesmo dia de cirurgia, recebendo alta, em geral, no dia seguinte, com orientações de antibioticoprofilaxia e de utilização por 30 dias de cetoprofeno e proteção gástrica, para reduzir a incidência de calcificação/ossificação heterotópica.

COMPLICAÇÕES

As principais complicações são decorrentes em geral da má seleção das dimensões do implante ou de seu posicionamento não ideal.

Assim, próteses colocadas muito anteriormente podem não prover o apoio e a transmissão de forças adequados, levando o paciente a persistir em curvatura não fisiológica.

Próteses muito altas, por sua vez, podem provocar cervicalgia axial decorrente de distensão facetária. Se muito largas, podem tocar as raízes junto à sua emergência, lateralmente.

Fenômeno ainda de fisiopatologia não completamente estabelecida, a ossificação heterotópica tem sua incidência grandemente reduzida com a utilização de cetoprofeno nos primeiros 30 dias de pós-operatório.

Na experiência deste autor, de 250 pacientes, houve apenas um caso de ossificação heterotópia dentre aqueles que fizeram uso correto de cetoprofeno e protetor gástrico, conforme recomendado por ocasião da alta.

As próteses mais modernas, quer cervicais quer lombares, praticamente eliminaram o risco de migração. Possuem superfícies revestidas com materiais que aceleram sua integração aos corpos vertebrais e sistemas de ancoragem tipo "ranhura" ou por utilização, no caso das próteses lombares, de âncoras convencionais, inseridas em ***slots*** localizados na região anterior do implante.

DICAS

- Investigação de instabilidade da coluna no segmento que irá ser abordado;
- Investigação de dor axial;
- Abertura do ligamento longitudinal;
- Foraminectomia ampla;
- Remoção dos osteófitos, principalmente os posteriores;
- Hemostasia rigorosa;
- Escolha adequada das dimensões das próteses;
- Utilização de cetoprofeno (associado à proteção gástrica) nos primeiros 30 dias de pós-operatório.

CAPÍTULO 31

ARTROPLASTIA DA COLUNA VERTEBRAL CERVICAL

Jerônimo Buzetti Milano ▪ Claudionor Nogueira Costa Segundo
Osmar José Santos de Moraes

HISTÓRICO

Desde o início da cirurgia da coluna cervical por via anterior são discutidos os efeitos biomecânicos de uma fusão sobre os demais segmentos, bem como a possibilidade de se manter a mobilidade de um segmento operado. Logo após Cloward utilizar um enxerto ósseo cilíndrico para realização da fusão cervical anterior, Scoville já questionou os resultados da técnica, levantando a possibilidade de se acelerar a degeneração dos segmentos adjacentes, embora essa não tenha sido uma discussão frequente à época.[1] Já, em 1966, Fernström[2] descreveu uma prótese metálica de formato esférico para evitar uma fusão após a ressecção de um disco retirado, tanto na coluna cervical como na torácica e na lombar. Por causa das altas taxas de subsidência dos implantes, hipermobilidade e migração, a técnica foi abandonada, apesar de baixas taxas de reoperação terem sido reportadas.[3]

Apenas mais de duas décadas depois, talvez pela popularidade crescente da artroplastia lombar, foi iniciado o primeiro *trial* com um novo modelo de prótese discal cervical.[4] O modelo inicialmente descrito apresentava um perfil significativamente alto, e diversos casos de disfagia permanente foram publicados originalmente.[5] O mesmo grupo publicou na sequência um estudo piloto com novo modelo de prótese, que inicialmente levou o nome do centro que o desenvolveu (prótese de Frenchay). Os resultados animadores[6] levaram à grande empolgação internacional, sendo este implante posteriormente rebatizado de Prestige ST® quando adquirido pela companhia Medtronic. Desde então diversos modelos de próteses foram desenvolvidos com o mesmo objetivo: manter a mobilidade do segmento vertebral após remoção de um disco patológico.

TIPOS DE PRÓTESES CERVICAIS

As próteses cervicais podem ser classificadas de acordo com a composição de seus componentes, parâmetros de movimento e *design*.

Com relação aos seus componentes, se o implante for metal sobre metal (MOM), isso indica que as superfícies de articulação são totalmente metálicas. A prótese Prestige® LP e seus modelos anteriores são os únicos disponíveis no mercado que atendem a esse requisito.[7,8] As demais próteses são constituídas de metal sobre polímero (MOP), em que as superfícies metálicas finais são articuladas por um núcleo de poliuretano, como Bryan®, ou por um polietileno de alto peso molecular, como Prodisc® e Mobi®.[9-11] O disco cervical M6-C® foi o último a ser aprovado pela FDA, em 2019, sendo o único que apresenta um núcleo artificial compressível composto por policarbonato uretano e anel de polietileno destinado a mimetizar a morfologia e biomecânica de um disco natural.[4]

Os discos artificiais podem ser categorizados como restritos, semirrestritos e não restritos, dependendo da translação do centro de rotação (Fig. 31-1). Os implantes restritos têm um COR fixo, enquanto os implantes não restritos têm um COR dinâmico. Os implantes semirrestritos podem ter um COR fixo, mas pode haver translação "acoplada" à rotação. Bryan® é um implante irrestrito porque não há COR fixo, assim como o Mobi-C® que permite translação lateral e anterior/posterior do polímero móvel por até 1 mm. O ProDisc-C® foi descrito como semirrestrito por causa de a translação estar acoplada ao movimento de rotação. Isso significa que o movimento de inclinação em torno do COR (localizado no corpo vertebral inferior abaixo do implante), associado à flexão/extensão, faz com que o corpo vertebral superior pareça transladar posteriormente além da borda posterior do corpo vertebral inferior.[12]

Analisando o *design* das próteses, permite-se categorizá-las em uma, duas ou três peças. Os *designs* de compartimento fechado de uma peça (Bryan®), esfera no encaixe de duas peças (ProDisc-C®) e núcleo móvel de três peças (Mobi-C®) são muito diferentes e, ainda assim, foram aprovados para artroplastia cervical pela FDA para essencialmente as mesmas indicações. Por este motivo, a generalização dos resultados de um modelo para todas as artroplastias deve ser cuidadosa, se não evitada. Destaca-se ainda que de acordo com as normas atuais da FDA, Bryan® e ProDisc-C® são aprovados para uso em um nível, enquanto Mobi-C® e Prestige-LP® em até dois níveis.

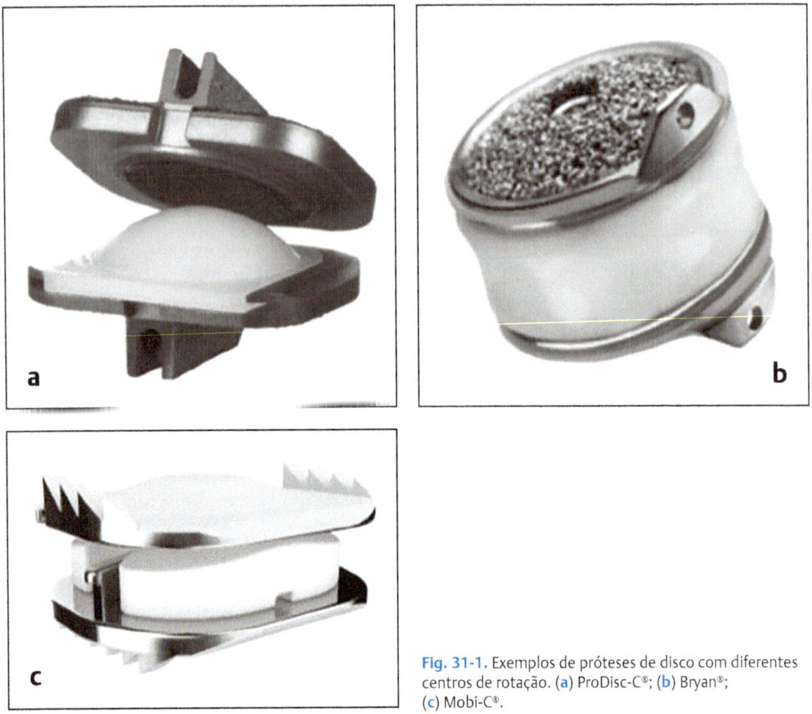

Fig. 31-1. Exemplos de próteses de disco com diferentes centros de rotação. (a) ProDisc-C®; (b) Bryan®; (c) Mobi-C®.

INDICAÇÕES

Os objetivos das artroplastias, independentemente do modelo de prótese utilizada, podem ser resumidos em (ROBERTS):

- Eliminar um disco degenerado causador de dor, seja por característica degenerativa, seja compressiva;
- Manter ou restaurar a mobilidade do segmento vertebral afetado, o mais próxima possível do normal;
- Reduzir o estresse biomecânico dos segmentos espinhais adjacentes, reduzindo a degeneração acelerada nestes segmentos.

Quanto à eliminação do sintoma relacionado com a patologia discal, as indicações podem ser similares àquelas das discectomias anteriores associadas à artrodese, uma vez que a eliminação do disco patológico e a descompressão através de ampla discectomia, foraminotomia e remoção de osteófitos posteriores sejam similares.

No entanto, quanto à manutenção e/ou restauração da mobilidade segmentar, há que se compreender a complexidade da mobilidade de um segmento vertebral, que envolve não apenas a mobilidade do disco intervertebral, mas também das articulações zigoapofisárias, cuja mobilidade pode ou já está afetada pela cascata degenerativa, ou pode vir a se afetar por uma prótese inadequada. O procedimento deve visar mais à manutenção do movimento do que à restauração do mesmo.[13] Além dos movimentos que se tende a reproduzir com uma artroplastia, também deve ser considerada a carga axial que o disco intervertebral normal suporta, com achatamento reacional que não é reproduzido pelas próteses atuais. Quando comparadas às artroplastias de quadril, joelho e ombro, a artroplastia cervical é bem mais recente e menos desenvolvida, o que, aliada à complexidade biomecânica da coluna, torna qualquer comparação a outras artroplastias indevida no momento atual. Com base nos fatores descritos anteriormente, tem-se que o caso ideal para uma artroplastia cervical seria um(a) paciente jovem, com radiculopatia associada à herniação de um disco, pouca espondilose e facetas intactas.[14] Artroplastias em múltiplos segmentos ou procedimentos híbridos (artrodese em um nível e artroplastia em outro[s]) podem ser considerados procedimentos de exceção, embora não sejam formalmente contraindicados. A relevância clínica da manutenção de movimento comparada à fusão é discutível, sendo que metanálises sugerem igual eficácia na resolução de sintomas radiculares e maior eficácia da artroplastia em relação à fusão na melhora de dores cervicais.[15] Entretanto, embora estatisticamente significativa, a diferença média de 4,6 pontos numa escala de 0 a 100 (no caso, VAS – *visual analogic scale* – para dor cervical) é de pouca, se alguma, relevância clínica.

Existe ampla discussão acerca da real capacidade da artroplastia reduzir as taxas de degeneração dos segmentos adjacentes a uma cirurgia em coluna cervical, quando comparadas à artrodese. Parte da degeneração de segmentos adjacentes faz parte da própria história natural, e boa parte das degenerações é oligo ou assintomática, não requerendo tratamento específico. Embora estudos prospectivos randomizados em longo prazo demonstrem menores taxas de reoperação em pacientes submetidos à artroplastia quando comparados à artrodese, análise mais aprofundada dos dados reportados demostra incongruências nos dados de reoperação e alto risco de *bias*.[16] Recalculando o número de reoperações no nível adjacente, esta diferença entre os dois métodos cai para níveis não significativos estatisticamente. Por esta razão, diretriz publicada pelo Departamento de Coluna da Sociedade Brasileira de Neurocirurgia considerou a artroplastia uma opção à artrodese na doença degenerativa cervical em um ou dois níveis, porém com superioridade clínica não comprovada.[16] O fato de boa parte dos estudos ter suporte pela indústria também deve ser considerado na análise dos dados.[17]

Contraindicações absolutas de artroplastia cervical incluem infecções locais ou sistêmicas, hipersensibilidade a metais componentes, deformidades maiores, instabilidades ligamentares, fusão segmentar espontânea, tumores e artropatias facetárias severas.[14] Já as contraindicações relativas incluem a presença de estenose central, artropatia facetária moderada, espondilolisteses, osteoporose, pseudoartrose e deficiência de elementos posteriores.

A seleção adequada do paciente candidato à artroplastia deve incluir critérios individuais de risco de complicações, como comentado posteriormente, e de falha na manutenção do movimento, além de se pesar as vantagens relativas a uma eventual fusão. Uma eventual perda de movimento não costuma causar redução na qualidade de vida – afinal, o resultado final nada mais seria do que uma fusão tardia! Quando se consideram resultados semelhantes ao potencial de redução de complicações e/ou reoperações, faz-se imprescindível uma análise de custo-efetividade, ainda indisponível em nosso meio. Com a popularização do método e conseguinte redução no custo individual do tratamento, melhores comparações serão possíveis.

TÉCNICA CIRÚRGICA

Embora o acesso cirúrgico não se diferencie sobremaneira de uma cervicotomia anterior para uma fusão (ver capítulo de mielopatia espondilótica), alguns passos devem ser enfatizados, pois podem interferir significativamente no sucesso da artroplastia em si. O posicionamento do pescoço deve ser neutro não apenas no sentido lateral, evitando-se rotações, mas também deve ser evitada extensão como frequentemente se utiliza nas artrodeses cervicais anteriores.[18] Após o acesso padrão, sugere-se utilizar uma marcação no corpo vertebral para a identificação do segmento vertebral a ser abordado, por exemplo com um parafuso do distrator (pino de Caspar) a ser utilizado. Marcações com perfurações do disco intervertebral devem ser evitadas, pois a perfuração inadvertida de um disco assintomático pode levar à progressão de doença degenerativa no mesmo,[19] sendo o principal objetivo da artroplastia evitá-la! A inserção definitiva dos pinos de Caspar deve ser em posição mediana e perpendicular ao corpo vertebral no sentido coronal, para promover distração simétrica no momento da colocação do implante. No sentido sagital, os pinos devem seguir a inclinação da placa vertebral, e preferencialmente devem ser bicorticais, para se promover a distração paralela dos corpos vertebrais. Seu posicionamento deve ser checado com radioscopia antes da própria implantação da prótese

A discectomia deve ser realizada de forma padrão, com a descompressão mielorradicular adequada, sendo este o objetivo fundamental da cirurgia, e definidor do resultado clínico imediato. O efeito de **descompressão indireta** pelo aumento da altura foraminal deve ser desencorajado. Ênfase adicional deve ser dada na retirada dos osteófitos posteriores, bem como na abertura do ligamento longitudinal posterior, pois deles depende o funcionamento adequado da prótese. O uso de brocas de alta rotação deve ser restrito, pois os fragmentos/pó ósseos podem favorecer a ossificação heterotópica. É sugerida a irrigação abundante durante o broqueamento e a lavagem copiosa ao final da descompressão.[18] Neste mesmo intuito hemostasia deve ser ainda mais rigorosa. O cuidado no preparo das placas vertebrais também deve ser enfatizado, e toda exposição de osso esponjoso deve ser coberta com cera óssea, com exceção apenas das áreas de ligação da prótese com o osso. No caso de lesão inadvertida do corpo vertebral ou exposição excessiva de osso esponjoso, deve-se cogitar a conversão da cirurgia para uma artrodese; por esta razão, para toda artroplastia programada o instrumental/implantes para uma artrodese (*cage* e/ou placas) devem estar disponíveis.

Cada prótese tem sua peculiaridade na implantação, porém os critérios para escolha do tamanho do implante podem ser generalizados como **o de maior área e de menor altura** correspondente ao espaço discal. Isso porque próteses mais altas podem causar distração facetária posterior, com conseguinte dor facetária que pode não se resolver em longo prazo, visto que não deverá haver perda de movimento das mesmas. Ainda, implantes de maior altura estão sobre maior risco de subsidência (ver Complicações). A distração do espaço discal deve ser relaxada antes do teste do tamanho do implante para se evitar que altura da prótese seja superestimada. Quanto à largura e profundidade, o implante deve cobrir a maior área possível da placa vertebral para um melhor apoio lateral e garantir seu funcionamento biomecânico adequado.[18]

As próteses fixadas com quilhas exigem atenção adicional no preparo de seu canal. Esta osteotomia deve ser rigorosamente perpendicular no sentido coronal, e confirmações radioscópicas são necessárias a cada etapa. Osteótomo em cunha é inicialmente utilizado na metade anterior, prosseguindo-se com a osteotomia da metade posterior, e finalmente o osteótomo em caixa para a osteotomia do fundo do canal (Fig. 31-2). Um limite posterior de 2 mm da borda posterior do corpo vertebral costuma ser recomendado para a osteotomia do canal. Limpeza rigorosa do canal deve ser realizada com a utilização de curetas específicas, seguida de lavagem copiosa, para remoção completa de pequenos fragmentos ósseos que podem dificultar a implantação da quilha; qualquer uso de força ou pressão excessiva deve ser desencorajado, pois pode gerar quebra do corpo vertebral com necessidade de conversão para uma artrodese. Nenhuma obsessão é exagerada com a correta centralização da prótese, pois dela depende seu adequado funcionamento biomecânico.

O fechamento deve ser o habitual, com ênfase na lavagem abundante ao final e na hemostasia rigorosa. As bordas do músculo longo do pescoço podem ser cobertas com agente hemostático (p. ex., oxicelulose) para evitar coagulação excessiva do mesmo. Alguns autores recomendam a drenagem da cavidade por 24 horas para se evitar qualquer persistência de coágulo, o que poderia predispor a ossificação heterotópica (MAKHNI). Embora discutível, é recomendado o uso de colar cervical semirrígido por duas semanas, para permitir a adequada aderência da prótese ao osso; em teoria, nas próteses com quilha isso seria desnecessário.

COMPLICAÇÕES

Considerando que o acesso cirúrgico e o procedimento de descompressão mielorradicular na artroplastia são praticamente os mesmos das artrodeses cervicais anteriores, é de se supor que as complicações relacionadas com estas partes do ato cirúrgico (infecção, hemorragia, disfonia) sejam similares (PARISH). Uma potencial diferença poderia ocorrer na taxa de disfagia pós-operatória,[20] dado que a mesma está relacionada não apenas diretamente com o acesso cirúrgico/intubação/pressão do *cuff*,[21] mas possivelmente também com efeito irritativo ao esôfago de uma placa cervical, como comumente utilizada nas fusões. Estudos comparando artroplastia a sistemas de perfil zero (*cages* isolados ou autobloqueantes) seriam necessários para se estabelecer a real importância da perda de movimento na ocorrência de disfagia em longo prazo.

Já complicações específicas da utilização de próteses são mais documentadas. A mais frequentemente citada é a ossificação heterotópica (OH), visto que pode gerar em longo prazo perda da mobilidade do segmento operado e até fusão espontânea do segmento operado (Fig. 31-3).

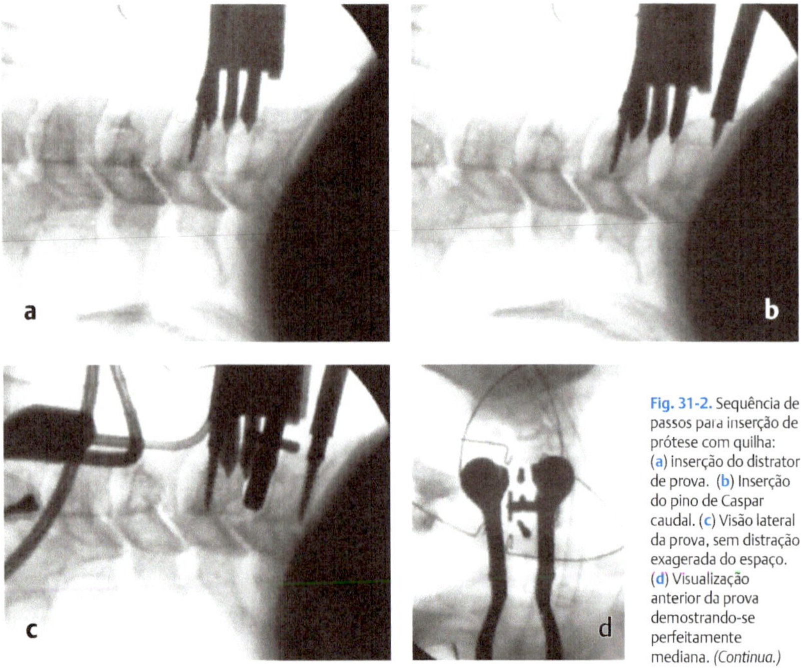

Fig. 31-2. Sequência de passos para inserção de prótese com quilha: (a) inserção do distrator de prova. (b) Inserção do pino de Caspar caudal. (c) Visão lateral da prova, sem distração exagerada do espaço. (d) Visualização anterior da prova demostrando-se perfeitamente mediana. *(Continua.)*

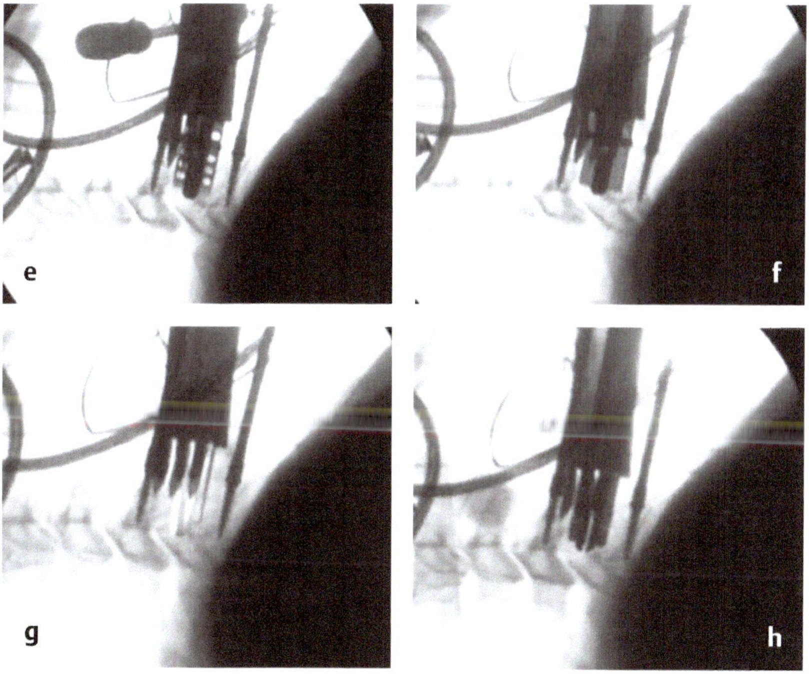

Fig. 31-2. (*Cont.*) (e) Osteotomia inicial do canal da quilha. (f) Osteotomia final do canal da quilha. (g) Limpeza do canal da quilha com retirada dos fragmentos com cureta apropriada. (h) Inserção final da prótese.

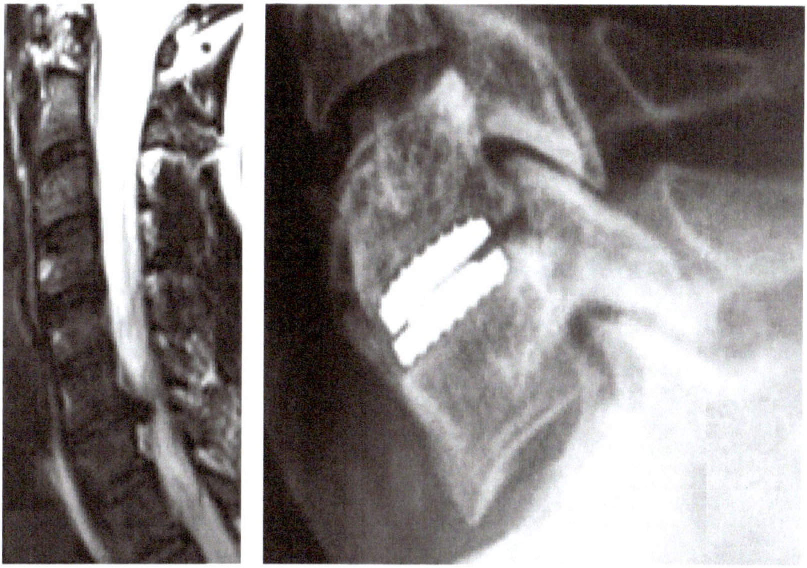

Fig. 31-3. Herniação discal C6-7 tratada com artroplastia. À direita, exame de controle com 12 meses mostrando anquilose do segmento (OH Classe IV), assintomática.

Quadro 31-1. Classificação de Ossificação Heterotópica (OH) Após Artroplastia[24]

Classe 0	Ausência de OH
Classe I	Ilhotas ósseas em partes moles fora do espaço discal
Classe II	OH presente entre as placas vertebrais (espaço discal), podendo afetar o movimento do segmento
Classe III	Movimento bloqueado pela OH/formação de osteófitos
Classe IV	Anquilose do segmento com ponte óssea entre as placas vertebrais; movimento menor que 3°

Genericamente OH pode ser definida como a formação de tecido ósseo fora do sistema esquelético. Uma vez que nenhuma prótese reproduza perfeitamente a função do disco intervertebral normal, o desenvolvimento de OH parece estar relacionado com as mudanças biomecânicas no segmento operado, além de fatores biológicos individuais. Na dependência do critério utilizado e do tempo de acompanhamento, a ocorrência deste achado radiográfico pode ultrapassar 75%.[22] Apesar do prejuízo na função da prótese em si, uma eventual OH não afeta sobremaneira o resultado clínico,[23] não sendo em si motivo de reabordagem cirúrgica rotineira. Portanto, deve ser considerada uma complicação relativa, uma vez que seja uma complicação relacionada com o método, e cuja consequência final vem a ser a fusão do segmento. Embora desenvolvida para artroplastias lombares, a classificação de McAfee (Quadro 31-1) é a mais utilizada mundialmente e considera não só a quantidade de osso neoformado, mas também o grau de redução da mobilidade do segmento vertebral.[24] Além dos detalhes técnicos citados anteriormente, o uso de anti-inflamatórios não esteroidais no pós-operatório é recomendado na tentativa de se evitar a OH.[25] Pacientes do sexo masculino e com idade mais avançada estão mais propensos à ocorrência; a correta seleção dos casos, evitando discos muito degenerados e com osteofitose, deve ser enfatizada.

A subsidência do implante ocorre em menor ou maior grau em até um terço dos casos, porém raramente é clinicamente significativa.[25] Novamente, a correta escolha do tamanho do implante é imprescindível, evitando-se implantes muito altos ou de menor área de cobertura do platô. A violação do platô vertebral durante a cirurgia e densidade óssea reduzida (mesmo com T-escore em torno de -1,5) aumenta o disco da subsidência; em graus maiores, pode ser causa de recorrência de radiculopatia pela perda da altura do forame intervertebral, sendo nestes casos necessária reabordagem por via anterior ou eventualmente foraminotomia posterior.

Osteólise e perda óssea juntas à prótese podem ocorrer, estão relacionadas à interface entre o implante e o osso e a presença de *debris* decorrentes da mobilidade do implante. Sua simples ocorrência na porção anterior do corpo vertebral adjacente pode ser causa de dor cervical pós-operatória precoce,[26] porém pode ser apenas efeito da mobilidade da prótese em si, e por si só não afeta o resultado em longo prazo. Entretanto, graus maiores de osteólise estão associados a soltura, deslocamento e até expulsão dos implantes. Embora não se tenham relatos de compressão medular por migração posterior, a migração anterior é causa de disfagia, devendo genericamente ser tratadas com remoção do mesmo e artrodese anterior com ou sem corpectomia.[25] As próteses com base em quilhas estão teoricamente mais sujeitas a este fenômeno, enquanto as próteses com interfaces cobertas parecem promover maior aderência à placa vertebral.

DICAS

- No planejamento pré-operatório pode-se incluir uma tomografia computadorizada com cortes paralelos à placa terminal com medida da mesma. Isso ajuda na mensuração do tamanho adequado da prótese, que, como comentado, deve-se ajustar perfeitamente à placa terminal;
- Além das radiografias dinâmicas em posição ortostática sugerem-se para o planejamento radiografias dinâmicas também em posição supina. Embora o ser humano viva boa parte de sua vida em pé, a cirurgia é realizada em posição supina, promovendo um centro de rotação diferente pela ausência de carga axial. Isso pode levar a hipercorreções com distrações intraoperatórias exageradas, podendo levar à sobrecarga facetária;
- A colocação inicial dos pinos de Caspar pode ser realizada antes do afastamento lateral dos músculos longos do pescoço. Isso facilita a identificação adequada da linha média e reduz a utilização de radioscopia. Ainda, os pinos devem ficar afastados da borda do espaço discal para facilitar a colocação do implante;
- As radiografias em anteroposterior são em geral de má qualidade, e a identificação da linha média pode ser difícil. É recomendada a utilização de retratores radiotransparentes; adicionalmente, o preenchimento da cavidade com líquido (p. ex., soro fisiológico) melhora o contraste da imagem.

REFERÊNCIAS BIBLIOGRÁFICAS

1. Denaro V, Di Martino A. Cervical spine surgery: An historical perspective. Clin Orthop Relat Res. 2011;469(3):639-48.
2. Fernström U. Arthroplasty with intercorporal endoprothesis in herniated disc and in painful disc. Acta Chir Scand Suppl. 1966;357:154-9.
3. McKenzie AH. Fernstrom intervertebral disc arthroplasty: a long- term evaluation. Orthop Int. 1995;3:313-24.
4. Derman PB, Zigler JE. Cervical Disc Arthroplasty: Rationale and History. Int J Spine Surg. 2020 Aug;14(s2):S5-S13.
5. Cummins BH, Robertson JT, Gill SS. Surgical experience with an implanted artificial cervical joint. J Neurosurg. 1998;88:943-8.
6. Wigfield CC, Gill SS, Nelson RJ, et al. The new Frenchay artificial cervical joint: results from a two-year pilot study. Spine. 2002;27(22):2446-52.
7. Gornet MF, Lanman TH, Burkus JK, et al. Occurrence and clinical implications of heterotopic ossification after cervical disc arthroplasty with the Prestige LP Cervical Disc at 2 contiguous levels. J Neurosurg Spine. 2020;13:1-10.
8. Turel MK, Kerolus MG, Adogwa O, Traynelis VC. Cervical arthroplasty: what does the labeling say? Neurosurgical Focus. 2017;42(2):E2.
9. Heller JG, Sasso RC, Papadopoulos SM, et al. Comparison of BRYAN cervical disc arthroplasty with anterior cervical decompression and fusion: clinical and radiographic results of a randomized, controlled, clinical trial. Spine (Phila Pa 1976). 2009; 34:101-7.
10. Hisey MS, Bae HW, Davis R, et al. Multicenter, prospective, randomized, controlled investigational device exemption clinical trial comparing Mobi-C Cervical Artificial Disc to anterior discectomy and fusion in the treatment of symptomatic degenerative disc disease in the cervical spine. Int J Spine Surg. 2014;8:7.
11. Murrey D, Janssen M, Delamarter R, et al. Results of the prospective, randomized, controlled multicenter Food and Drug Administration investigational device exemption study of the ProDisc-C total disc replacement versus anterior discectomy and fusion for the treatment of 1-level symptomatic cervical disc disease. Spine J. 2009;9:275-286.
12. Choi H, Baisden JL, Yoganandan N. A Comparative in vivo Study of Semi-constrained and Unconstrained Cervical Artificial Disc Prostheses. Mil Med. 2019;184(1):637-43.
13. Moraes OJS. Tratamento cirúrgico da doença cervical . In: Siqueira MG. Tratado de Neurocirurgia 1.ed. Barueri SP: Manole; 2016. p. 902-17.
14. Roberts TT, Filler RJ, Savage JW, Benzel EC. Cervical total disk arthroplasty. Clin Spine Surg. 2018;31(1):6-13.
15. Botelho RV, Mudo ML, Milano JB, et al. Cervical arthroplasty: the evidence. In Bartels RHMA et al. (eds) Evidence for Neurosurgery. Switzerland. Springer Nature. 2019:209-22.
16. Joaquim AF, Milano JB, Botelho RV, et al. Sociedade Brasileira de Neurocirurgia – Departamento de Coluna. Doença degenerativa cervical – tratamento com artroplastia cervical, discectomia cervical anterior e artrodese. Associação Médica Brasileira. 2017.
17. Joaquim AF, Makhni MC, Riew KD. Evidence-based use of arthroplasty in cervical degenerative disc disease. Int Orthop. 2019;43(4):767-75.
18. Makhni MC, Osorio JA, Park PJ, et al. Cervical disc arthroplasty: tips and tricks. Int Orthop. 2019;43(4):777-83.
19. Nassr A, Lee JY, Bashir RS, et al. Does Incorrect Level Needle Localization During Anterior Cervical Discectomy and Fusion Lead to Accelerated Disc Degeneration? Spine (Phila Pa 1976). 2009;34(2):189-92.
20. Smucker JD, Bassuener SR, Sasso RC, Riew KD. Comparison of long-term differences in dysphagia: cervical arthroplasty and anterior cervical fusion. Clin Spine Surg. 2017;30(8):E1160–E1164.
21. Duchén LM, Arancibia T, Milano JB. Complicaciones postoperatorias en patología degenerativa cervical. In: Mezzadri JJ, Jalón P, editores. Cirugía de la espondiloartrosis cervical. Argentina: Ediciones Journal; 2021. p. 149-60.
22. Kong L, Ma Q, Meng F, et al. The prevalence of heterotopic ossification among patients after cervical artificial disc replacement: a systematic review and meta-analysis. Medicine (Baltimore). 2017;96(24):e7163.
23. Gornet MF, Burkus JK, Shaffrey ME, et al. Cervical disc arthroplasty with PRESTIGE LP disc versus anterior cervical discectomy and fusion: a prospective, multicenter investigational device exemption study. J Neurosurg Spine. 2015;23:558-73.
24. McAfee PC, Cunningham BW, Devine J, et al. Classification of heterotopic ossification (HO) in artificial disc replacement. J Spinal Disord Tech. 2003;16(4):384-9.
25. Parish JM, Asher AM, Coric D. Complications and complication avoidance with cervical total disc replacement. Int J Spine Surg. 2020;14(s2):S50-S56.
26. Heo DH, Lee DC, Oh JY, Park CK. Bone loss of vertebral bodies at the operative segment after cervical arthroplasty: a potential complication? Neurosurg Focus. 2017;42(2):E7.

CAPÍTULO 32

ARTROPLASTIA DA COLUNA VERTEBRAL LOMBAR

Paulo Mácio Porto de Melo

HISTÓRICO

A cirurgia da coluna vertebral apresentou evoluções surpreendentes nas últimas décadas, seja nas técnicas minimamente invasivas, seja na introdução e disseminação de técnicas que preservem a mobilidade.

Saímos de uma era cuja principal preocupação era eliminar a dor e déficits motores, passando pelo desenvolvimento acelerado da estabilização e fixação da coluna vertebral, aos dias de hoje, em que a preocupação não é mais apenas de resolver o quadro clínico agudo, mas também a de devolver à coluna o seu estado fisiológico, desacelerando, desta forma, o processo degenerativo e poupando níveis adjacentes das sobrecargas biomecânicas provocadas pelo processo de artrodese ou de progressiva perda de mobilidade provocada pela doença.

Neste contexto, a artroplastia da coluna lombar cumpre a missão.

Associamos, no mesmo tempo cirúrgico, a remoção de discos intervertebrais herniados, ou desidratados, fazemos a descompressão de raízes e/ou medula e reconstruímos a biomecânica normal da coluna vertebral, por intermédio de implantes que permitem a mobilidade natural do segmento abordado.

Os diferentes modelos de próteses discais ofertados, atualmente, pela indústria de implantes, permitem a colocação de discos praticamente personalizados, haja vista ser possível escolher a altura do espaçamento intersomático que será atingido após o implante do disco, bem como sua angulação, largura e profundidade.

Considerando o atual estilo de vida, o sedentarismo e a sobrecarga provocada pelo regime de trabalho e aumento ponderal, há uma "antecipação" das doenças de coluna na população e cada vez mais jovens são acometidos por transtornos, como hérnias de disco e lombalgia refratárias ao tratamento conservador.

Superada a fase de tratamento conservador, com realização de fisioterapia e demais técnicas de reabilitação e estabelecida a indicação cirúrgica, quer por urgência, quer por indicação terapêutica, cabe considerar as técnicas de artroplastia já na indicação cirúrgica primária.

QUADRO CLÍNICO

O quadro clínico é aquele já descrito em outras seções desta obra, causado por diferentes etiologias, mas um fator especificamente é fundamental de ser ressaltado: a estabilidade da coluna.

É muito importante, quando da análise dos exames radiológicos do paciente, procurar ativamente por sinais de instabilidade, sendo interessante, inclusive, a realização pré-operatória de radiografias dinâmicas.

A existência de instabilidade é uma contraindicação à utilização de próteses discais, posto que estas vão produzir ainda mais mobilidade e podem, em tese, piorar a instabilidade.

EXAME FÍSICO/ DE IMAGEM

Os achados de exame físico e de imagem são variáveis, pois dependem da etiologia primária envolvida.

Geralmente, no entanto, buscamos esclarecer a importância do componente axial de dor no quadro clínico do paciente, buscando nos exames de imagem indícios de sobrecarga articular, como os derrames facetários, ou edema de ligamentos e desidratação discal.

TRATAMENTO CIRÚRGICO

O acesso cirúrgico, para região lombar, é realizado por via anterior.

Haja vista tratar-se de sistema destinado a ampliar a mobilidade, é importante realizar a abertura do ligamento longitudinal. Este passo cirúrgico, associado à ampla foraminectomia bilateral, diminui sobremaneira a chance de ocorrência de calcificações heterotópicas, que podem transformar a artroplastia em artrodese, de forma a neutralizar os benefícios inicialmente pretendidos.

Após a adequada descompressão e hemostasia, procedemos à mensuração do espaço discal, havendo modelos de prótese que oferecem diferentes alturas, larguras, profundidade e angulação.

A artroplastia lombar apresenta princípios semelhantes (Fig. 32-1). Também é importante a abertura ligamentar e escolha adequada do tamanho da prótese, respeitando os mesmos princípios (Fig. 32-2).

Na coluna lombar, é importante que o platô vertebral seja coberto o máximo possível pela superfície da prótese, pois quanto maior a área, melhor a distribuição de forças, bem como a integração do platô à prótese (Fig. 32-3).

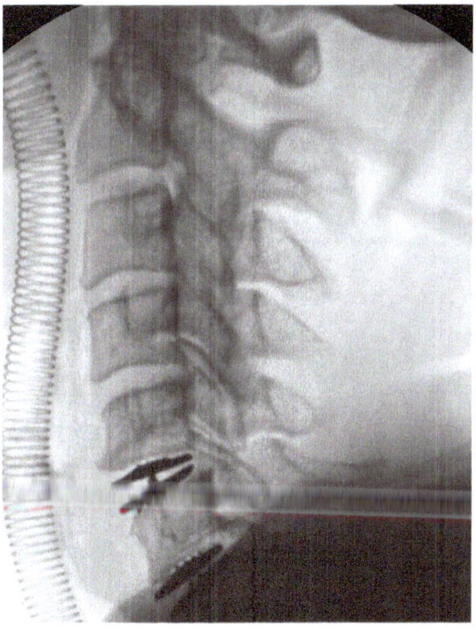

Fig. 32-1. RX em perfil da coluna cervical realizado logo após a síntese da pele. Notam-se a restauração da altura dos espaços intersomáticos, bem como a remoção dos osteófitos posteriores e a presença das próteses discais, ocupando a quase totalidade dos platôs vertebrais.

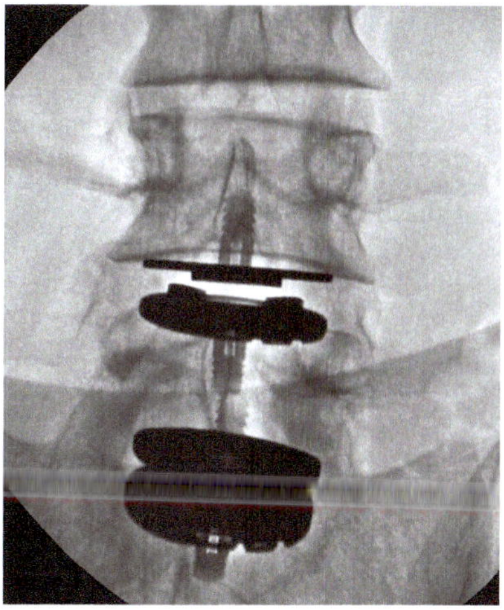

Fig. 32-2. Pós-operatório, em AP, mostrando próteses discais nos espaços L4-L5 e L5-S1, centralizadas.

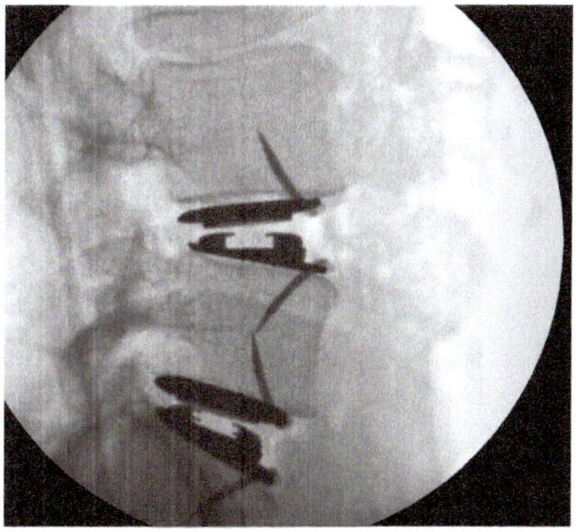

Fig. 32-3. RX pós-operatório, em perfil, mostrando próteses discais ocupando toda a superfície dos platôs vertebrais, além de aumento das dimensões dos neuroforames.

Um outro fator elementar, porém, de suma importância, é o posicionamento da prótese. Ela deve ocupar, preferencialmente, do centro para a porção posterior do platô vertebral, estando desta forma alinhada ao maior vetor de força. Próteses colocadas mais anteriormente podem ser incapazes de corrigir a curvatura e de promover o adequado movimento segmentar.

Os pacientes são estimulados a sair do leito e deambular ainda no mesmo dia de cirurgia, recebendo alta, em geral, no dia seguinte com orientações de antibioticoprofilaxia e de utilização de anti-inflamatórios e proteção gástrica, para reduzir a incidência de calcificação/ossificação heterotópica.

COMPLICAÇÕES

As principais complicações são decorrentes em geral da má seleção das dimensões do implante ou de seu posicionamento não ideal.

Assim, próteses colocadas muito anteriormente podem não prover o apoio e transmissão de forças adequados, levando o paciente a persistir em curvatura não fisiológica.

Fenômeno ainda de fisiopatologia não completamente estabelecida, a ossificação heterotópica tem sua incidência reduzida com a utilização de anti-inflamatórios nos primeiros 30 dias de pós-operatório.

Especificamente em pacientes do sexo masculino, há que se tomar especial cuidado durante o acesso cirúrgico para eventuais retrações/coagulações inadvertidas do plexo hipogástrico superior, pois sua neuropaxia ou lesão definitiva podem levar à ejaculação retrógrada.

Riscos gerais, como infecção superficial e/ou profunda, pseudoartrose e **subsidência**, apresentam a mesma incidência que nas demais cirurgias de coluna, sendo nítido que o cuidado redobrado com assepsia, assim como em qualquer cirurgia com implantes, bem como a preparação cuidadosa dos platôs vertebrais e escolha adequada da dimensão das próteses, praticamente, eliminam estes riscos.

DICAS

- Investigação de instabilidade da coluna no segmento que irá ser abordado;
- Investigação de dor axial;
- Abertura do ligamento longitudinal;
- Foraminectomia ampla;
- Remoção dos osteófitos, principalmente os posteriores;
- Hemostasia rigorosa;
- Escolha adequada das dimensões das próteses;
- Utilização de anti-inflamatório (associado à proteção gástrica) nos primeiros 30 dias de pós-operatório.

BIBLIOGRAFIA

Cardoso MJ, Rosner MK. Multilevel cervical arthroplasty with artificial disc replacement. Neurosurg Focus. 2010;28(5):E19.

Coric D, Cassis J, Carew JD, Boltes MO. Prospective study of cervical arthroplasty in 98 patients involved in 1 of 3 separate investigational device exemption studies from a single investigational site with a minimum 2-year follow-up. Clinical article. J Neurosurg Spine. 2010;13(6):715-21.

Davis RJ, Kim KD, Hisey MS, et al. Cervical total disc replacement with the Mobi-C cervical artificial disc compared with anterior discectomy and fusion for treatment of 2-level symptomatic degenerative disc disease: a prospective, randomized, controlled multicenter clinical trial: clinical article. J Neurosurg Spine. 2013;19(5):532-45.

Davis RJ, Nunley PD, Kim KD, et al. Two-level total disc replacement with Mobi-C cervical artificial disc versus anterior discectomy and fusion: a prospective, randomized, controlled multicenter clinical trial with 4-year follow-up results. J Neurosurg Spine. 2015;22(1):15-25.

Kang DG, Lehman RA, Tracey RW, et al. Outcomes following cervical disc arthroplasty in an active duty military population. J Surg Orthop Adv Spring. 2013;22(1):10-5.

Tumialán LM, Ponton RP, Garvin A, Gluf WM. Arthroplasty in the military: a preliminary experience with ProDisc-C and ProDisc-L. Neurosurg Focus. 2010;28(5):E18.

Parte IX CIRURGIA MINIMAMENTE INVASIVA DA COLUNA VERTEBRAL

CAPÍTULO 33

CIRURGIA MINIMAMENTE INVASIVA DA COLUNA VERTEBRAL

Daniel de Araújo Paz ▪ Juliete Melo Diniz ▪ Thiago Salati

INTRODUÇÃO

É natural em todas as especialidades cirúrgicas o desenvolvimento de técnicas que possibilitem melhores resultados com menos morbidade e mais rápida recuperação funcional. Não poderia ser diferente nas cirurgias da coluna vertebral. Assim, nos últimos 30 anos, atenção especial tem sido dada ao desenvolvimento de técnicas minimamente invasivas em virtude das suas incontestáveis vantagens quando se trata de diminuir: trauma tecidual, perda sanguínea, taxa de complicações, dor pós-operatória, formação de tecido cicatricial, tempo de internação hospitalar e tempo de recuperação para atividades laborativas.[1-3]

A expressão **Cirurgias Minimamente Invasivas da Coluna** (CMIC) refere-se a um conjunto de técnicas usadas no tratamento de diversas patologias da coluna que visam a promover menor dano à musculatura e às demais estruturas anatômicas sem comprometer o objetivo cirúrgico pretendido, nomeadamente a descompressão, estabilização, correção de deformidade e/ou alívio do quadro álgico, que devem ser preservados com a modificação da técnica cirúrgica. Deste modo, a CMIC vai além da simples realização de pequenas incisões na pele. Refere-se à redução do dano colateral aos tecidos vizinhos, que frequentemente ocorre na cirurgia aberta. Assim, a CMIC segue os seguintes princípios:

- Preservação da musculatura paravertebral;
- Minimizar a lesão dos tecidos moles adjacentes;
- Realização da cirurgia com corredor cirúrgico limitado;
- Utilização de acessos anatômicos naturais da coluna para alcançar o alvo desejado.[4]

Atualmente, a variedade de procedimentos cirúrgicos que são realizados para tratamento da coluna vertebral deve-se a um conjunto de fatores, como: o melhor conhecimento da anatomia cirúrgica, maior entendimento da fisiopatologia e história natural das doenças que acometem a coluna vertebral; refinamento das técnicas microcirúrgicas e endoscópicas; melhoria na qualidade dos endoscópios, microscópios e criação dos instrumentos especializados e diversos tipos de implantes; desenvolvimento de sistema de neuronavegação; aprimoramento das técnicas anestésicas e de monitorização intraoperatória.

O desenvolvimento da microcirurgia tubular, microendoscopia e endoscopia possibilitou a realização de cirurgias descompressivas sem aumentar o risco de instabilidade para a maioria dos pacientes. Essas técnicas provaram funcionar satisfatoriamente também em pacientes com degeneração espinhal complexa, ou deformidade de leve a moderada, que geralmente é considerada uma razão para cirurgia de fusão. Além disso, a cirurgia endoscópica interlaminar/transforaminal completa tornou-se uma prática cirúrgica diária em muitos centros de coluna espalhados pelo mundo. Dessa forma, com segurança e eficácia, a opção de cirurgia sem fusão pode ser oferecida a um número crescente de pacientes, evitando, deste modo, uma artrodese prematura da coluna vertebral.[5]

A CMIC pode ser indicada para pacientes com doença degenerativa discal, estenoses espinhais, deformidades, tumores espinhais, espondilodiscite, traumatismo raquimedular, independentemente do nível da coluna a ser operado. Como em qualquer outro procedimento, o sucesso do tratamento depende de uma indicação precisa, objetivos cirúrgicos bem definidos, *expertise* do cirurgião e da equipe com a técnica, instrumental e recursos tecnológicos disponíveis.[6]

Neste capítulo, os autores descrevem as indicações, procedimentos e resultado cirúrgico de algumas técnicas minimamente invasivas para descompressão e estabilização da coluna vertebral (Quadro 33-1).

Quadro 33-1. Técnicas Cirúrgicas Minimamente Invasivas da Coluna

- Abordagens endoscópicas
- Abordagens com auxílio de retratores
- Cifoplastia/vertebroplastia
- MIS-TLIF
- ALIF
- LLIF

TÉCNICA MINIMAMENTE INVASIVA ENDOSCÓPICA

As técnicas de cirurgia endoscópica da coluna vertebral começaram a se desenvolver na década de 1970. O crescimento foi lento até os anos 2000, mas a partir de então vêm evoluindo rapidamente, de modo que soluções endoscópicas para diversas afecções das colunas cervical, torácica e lombar estão sendo amplamente indicadas.[7]

A cirurgia totalmente endoscópica é uma técnica percutânea, alvo-dirigida e uniportal. Neste método o endoscópio está posicionado dentro da cânula de trabalho, e os instrumentos são utilizados intraendoscópio. Oferece como diferencial em relação à abordagem microscópica melhor visibilidade e iluminação. Conhecimento preciso dos reparos anatômicos ósseos, confiança nas imagens radiológicas e familiaridade com a visualização endoscópica das estruturas são fundamentais para a realização, segurança e sucesso do procedimento.

Na cirurgia endoscópica moderna, praticamente todas as hérnias de disco lombares podem ser removidas, bem como algumas hérnias cervicais e torácicas. O tratamento da doença degenerativa da coluna vertebral é a indicação mais frequente da abordagem endoscópica na atualidade.

As principais vantagens no que concerne aos resultados clínicos deste método em relação à cirurgia aberta são: menor dano tecidual, recuperação mais rápida, menor tempo de internação hospitalar e possibilidade de ser realizada com sedação e anestesia local.[8]

Abordagens da Coluna lombar

A coluna lombar apresenta algumas facilidades para a técnica endoscópica, entre elas: maior dimensão do canal raquiano, forames intervertebrais mais amplos, ausência da medula espinhal a partir de L2.

Com relação aos acessos endoscópicos à coluna lombar, três vias são possíveis: a via interlaminar, a transforaminal e a extraforaminal (Fig. 33-1).

Acesso Interlaminar

Em 1939, Love descreveu o acesso interlaminar para abordagem de hérnia de disco lombar. Em 1977, Yasargil introduziu o microscópio para realização desta via de acesso. Em 2006, Rutten popularizou a abordagem interlaminar endoscópica para hérnia de disco.[8,9]

A via interlaminar tem sido usada extensivamente para hérnia de disco central ou paramediana e em casos de estenose de canal central e/ou de recesso lateral.

Optando-se pela via de acesso interlaminar é fundamental avaliar a janela óssea por métodos radiológicos adequados (radiografia, ou tomografia). Quanto mais cranial o nível da coluna lombar a ser tratado, mais estreito o diâmetro do canal raquiano e, subsequentemente, menor janela de trabalho interlaminar. Com frequência, em níveis acima de L4L5 ou em casos de hérnia migrada, algum grau de remoção óssea para ampliação do canal raquiano faz-se necessário.

Descrição da Técnica de Discectomia Endoscópica Interlaminar

O paciente é posicionado em decúbito ventral sob anestesia geral, com flexão das coxas sobre o quadril para ampliar o espaço interlaminar. O ponto de entrada é localizado próximo à linha média e definido a partir da radioscopia em AP (Fig. 33-2). Realiza-se incisão de cerca de 7 a 9 mm da pele, tecido celular subcutâneo e fáscia da musculatura paravertebral lombar. Uma haste metálica cônica (introdutor)

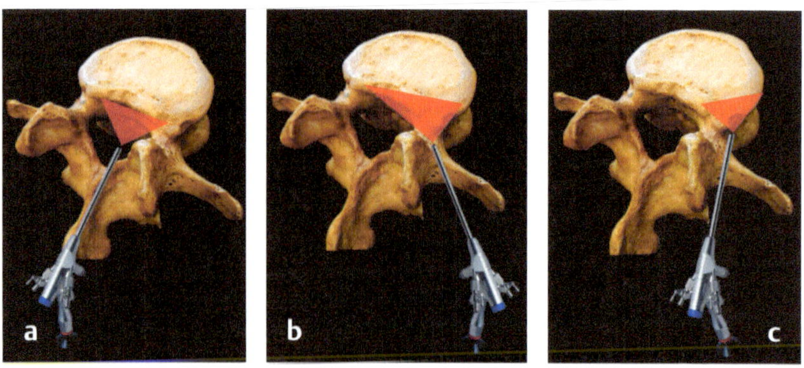

Fig. 33-1. Vias de acesso endoscópico à coluna lombar: (**a**) interlaminar, (**b**) transforaminal, (**c**) extraforaminal.

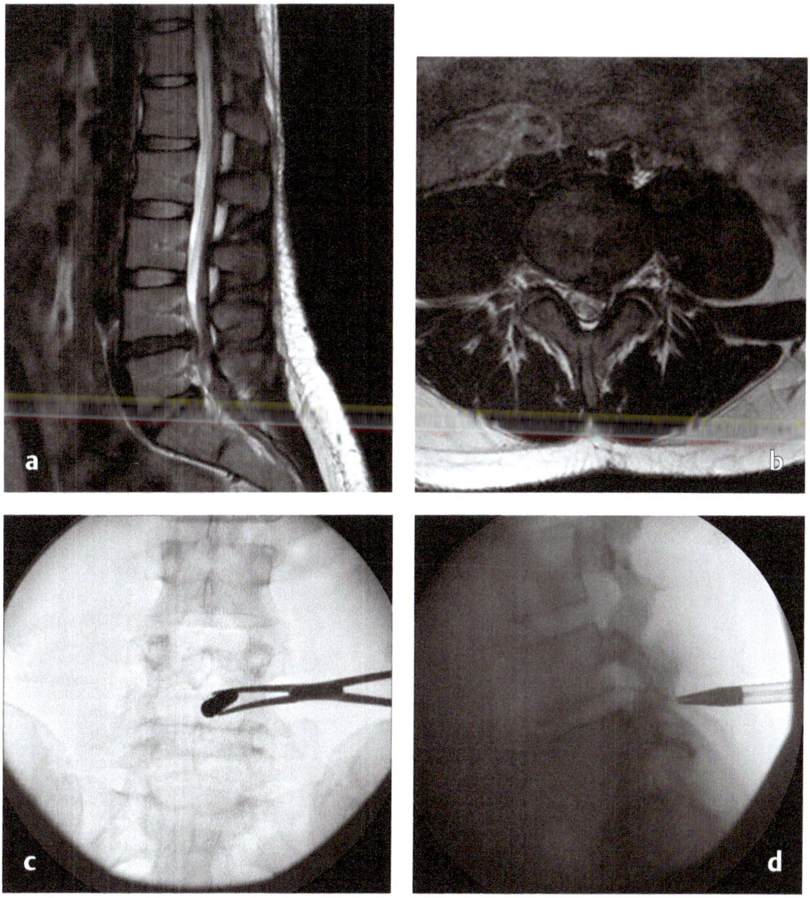

Fig. 33-2. (a, b) Hérnia de disco extrusa L4/L5 à esquerda. (c, d) Imagem fluoroscópica AP e P mostrando o posicionamento do introdutor para realização do acesso endoscópico interlaminar.

é posicionada até atingir o ligamento amarelo e, em seguida, é colocada a cânula de trabalho. Após essa etapa, agora com a visualização endoscópica, são realizadas a flavectomia e remoção da gordura epidural para visualização da raiz descendente e saco dural. Em seguida, por meio da manobra do bisel, a raiz junto com o saco dural é deslocada medialmente, permitindo adequada visualização do fragmento discal e sua remoção com segurança (Fig. 33-3).

A estenose do canal espinhal lombar constitui a principal causa de cirurgia na coluna em pacientes acima de 60 anos de idade. Refere-se ao estreitamento do canal espinhal que ocasiona claudicação neurogênica como principal sintoma. A estenose espinhal é dividida em 3 entidades diferentes: estenose do canal central, estenose do recesso lateral e estenose foraminal, de acordo com a localização anatômica da compressão. A hipertrofia do processo articular e o ligamento amarelo e a hérnia de disco são os principais motivos para o agravamento dos sintomas clínicos da estenose lombar.

Em casos de estenose de canal lombar central ou de recesso lateral a abordagem via endoscópica interlaminar atualmente é factível. Para sua realização frequentemente utilizam-se cânulas de trabalho de maior diâmetro, brocas, Kerrisons e/ou Tom Shidi, visando a gerar uma descompressão óssea e ligamentar satisfatória que pode ser uni ou bilateral (Fig. 33-4).

Entre as opções de vias de acesso endoscópicas, a interlaminar é a que apresenta passo a passo e reparos anatômicos mais semelhantes à cirurgia microscópica tradicional, tornando a sua curva de aprendizado menos demandante.

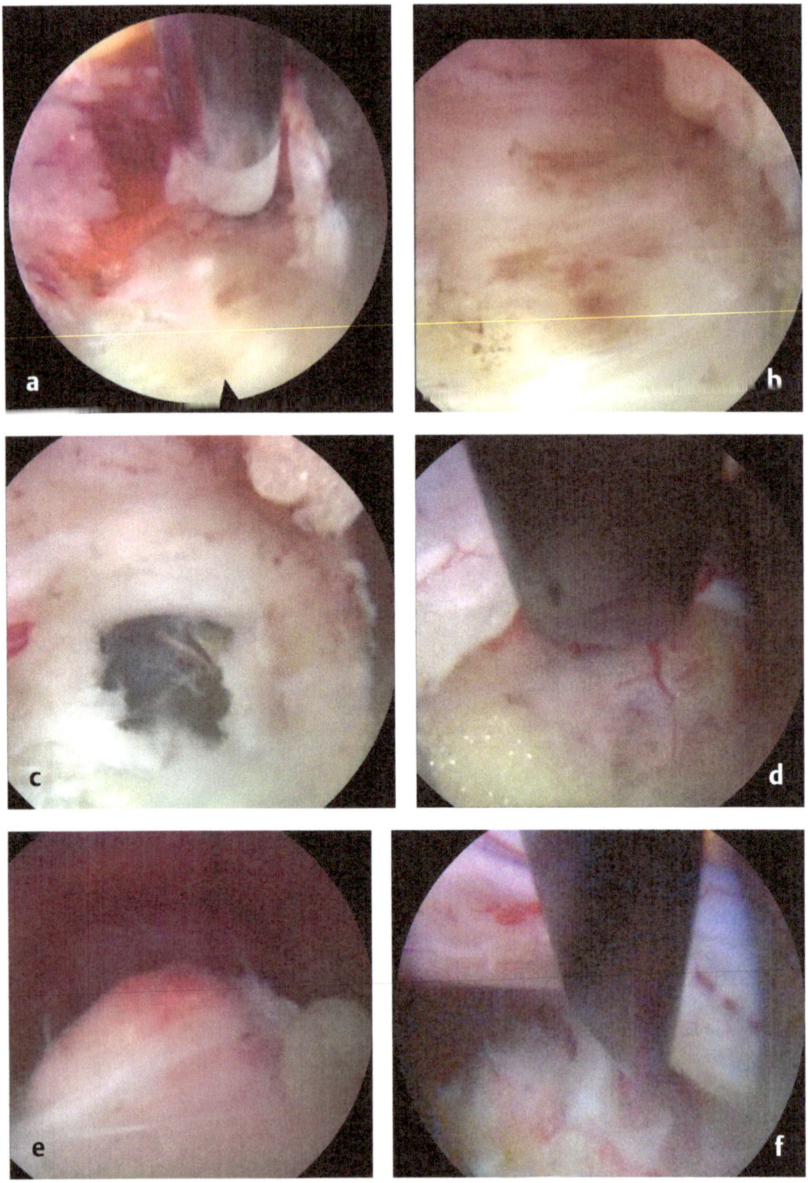

Fig. 33-3. Visualização das estruturas anatômicas na discectomia endoscópica interlaminar. (a,b) Músculo multífido sendo cauterizado para expor o ligamento amarelo. (c) Abertura do ligamento amarelo e exposição do espaço epidural. (d) Raiz descendente sendo dissecada e deslocada medialmente, permitindo visualizar o fragmento discal extruso. (e) Após realização da manobra do bisel, onde a raiz descendente e saco dural são deslocados medialmente, o fragmento discal torna-se saliente e pode ser removido com segurança. (f) Ao final da fragmentectomia observa-se descompressão radicular satisfatória.

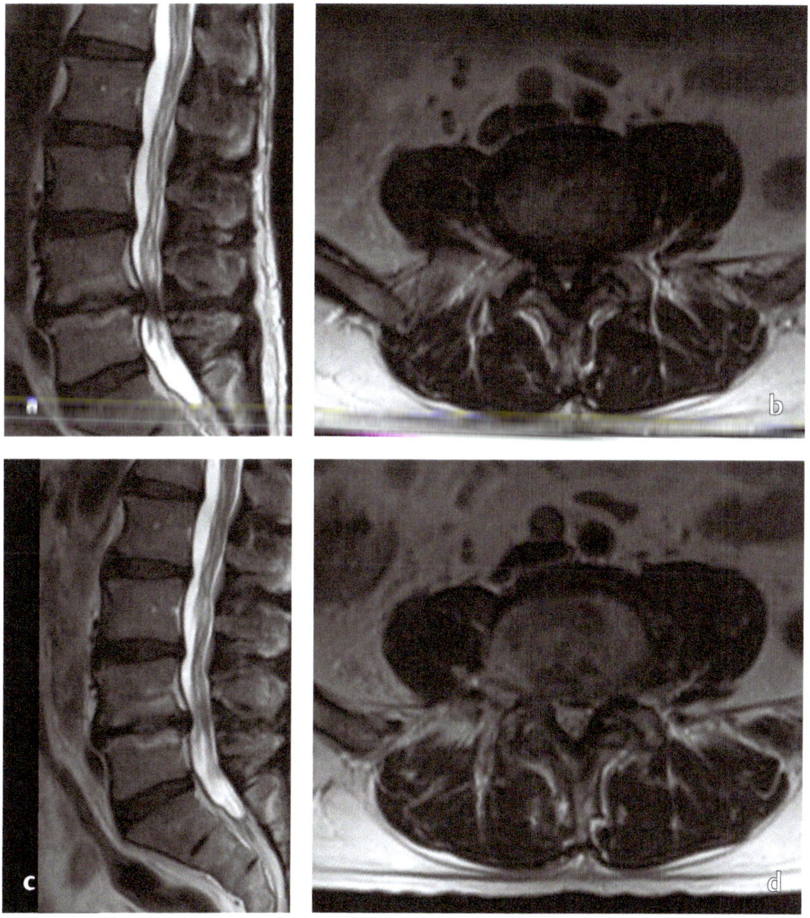

Fig. 33-4. (a,b) RM de coluna lombar em secções sagital e axial mostrando estenose grave do canal lombar em um paciente de 62 anos, com sintomas de claudicação neurogênica. (c,d) Imagem pós-operatória em secções sagital e axial evidenciando descompressão do canal satisfatória.

Acesso Transforaminal

O tratamento endoscópico para hérnia de disco lombar foi primeiramente realizado pela via transforaminal. Com a melhora do instrumental, da visualização endoscópica e aprimoramento da técnica, as indicações da abordagem transforaminal vêm-se expandindo cada vez mais.

A via de acesso endoscópica transforaminal pode ser utilizada para tratamento de hérnias foraminais, hérnias centrais, estenoses de forame/recesso lateral, espondilodiscites, tumores e introdução de *cages* intersomáticos (endolif).

Três formas de execução da discectomia transforaminal já foram descritas: de dentro para fora *(inside-out)*, introduzida por Yeung; de fora para dentro com foraminoplastia (*outside-in*) descrita por Hoogland; e de fora para dentro móvel (*mobile outside-in*), posta em uso corrente por Kim *et al.*[10-12]

Descrição da Técnica de Discectomia Endoscópica Transforaminal

No planejamento pré-operatório, são definidos ponto de entrada na pele e trajetória da agulha a partir da ressonância no corte axial. O paciente é posicionado em decúbito ventral (eventualmente lateral), com flexão da coxa sobre o tronco e sobre coxins para evitar aumento da pressão abdominal. O procedimento mais frequentemente é realizado sob sedação e anestesia local (visando a diminuir o risco de lesão radicular associada à punção e introdução da cânula de trabalho no forame) ou anestesia geral. Após anestesia local uma agulha de calibre 18 é introduzida entre 12 e 16 cm da linha média, passando pela zona de segurança para atingir a região posterolateral do disco intervertebral. A posição da agulha é verificada em dois planos durante sua introdução com o intensificador de imagem. Após a ponta de a agulha atingir o alvo desejado, uma discografia pode ser realizada para delinear melhor a patologia, e um fio-guia é introduzido. Em seguida, ao se fazer uma pequena incisão na pele de 8 mm, remove-se a agulha e deixa-se o fio-guia *in situ*. Uma haste cônica (introdutor) é introduzida sobre o fio-guia, dilatando os tecidos moles. Após esta etapa, o fio-guia é removido, a cânula de trabalho é posicionada no introdutor, e sua ponta deve estar localizada na topografia do disco herniado. O endoscópio pode agora ser introduzido, e a hérnia removida. Após a fragmentectomia, o endoscópio e a cânula de trabalho são removidos, e a pele é suturada (Fig. 33-5).[13-16]

O sucesso da via transforaminal está relacionado com a análise minuciosa das imagens radiológicas pré-operatórias para definir o ponto de entrada, o trajeto da cânula e a identificação de obstáculos anatômicos que podem dificultar a abordagem transforaminal, como a crista ilíaca e articulação facetária hipertrofiada. Também é fundamental o correto posicionamento da cânula de trabalho no triângulo de segurança (triângulo de Kambin), definido como um triângulo retângulo sobre o disco dorsolateral. A hipotenusa é a raiz nervosa emergente, a base (largura) é a borda superior da vértebra inferior, e a altura é a dura-máter/raiz nervosa descendente.[17,19]

Em casos complexos de hérnia com migração de alto grau resultado satisfatório pode ser obtido com foraminoplastia extensa, ressecção parcial do pedículo ou discectomia transpedicular.

As estenoses foraminais e de recesso laterais podem ser tratadas realizando foraminoplastia lombar transforaminal, por meio da remoção do processo articular superior, que quando hipertrofiado pode determinar estenose significativa e sintomas radiculares.[19]

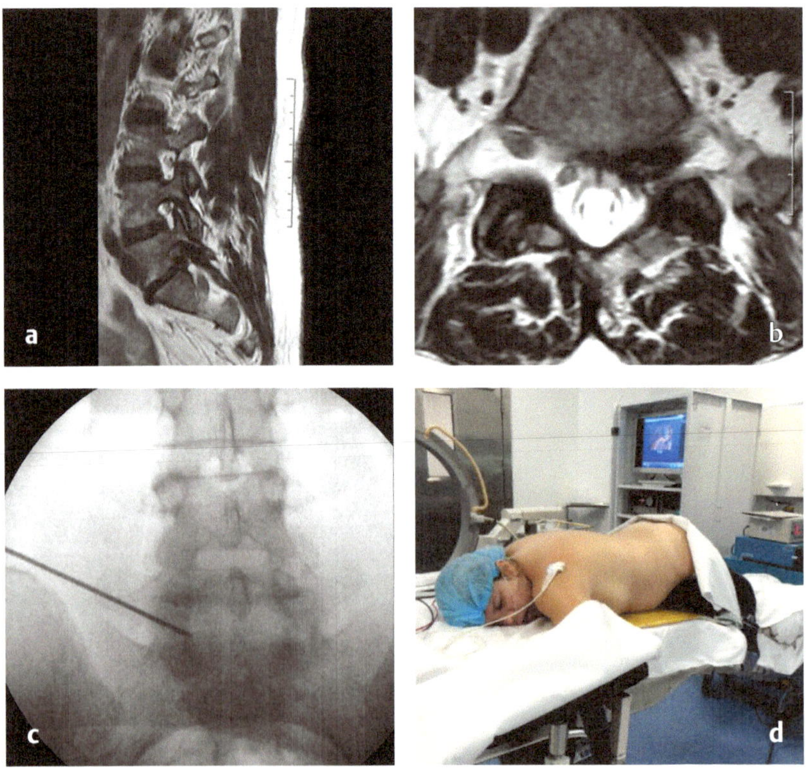

Fig. 33-5. (a,b) RM de coluna lombar no nível L5/S1 mostrando o planejamento pré-operatório para definição do ponto de entrada a partir da linha média. (c) Hérnia de disco extraforaminal volumosa determinando radiculopatia de L5. (d) Posicionamento do paciente na maca cirúrgica. *(Continua.)*

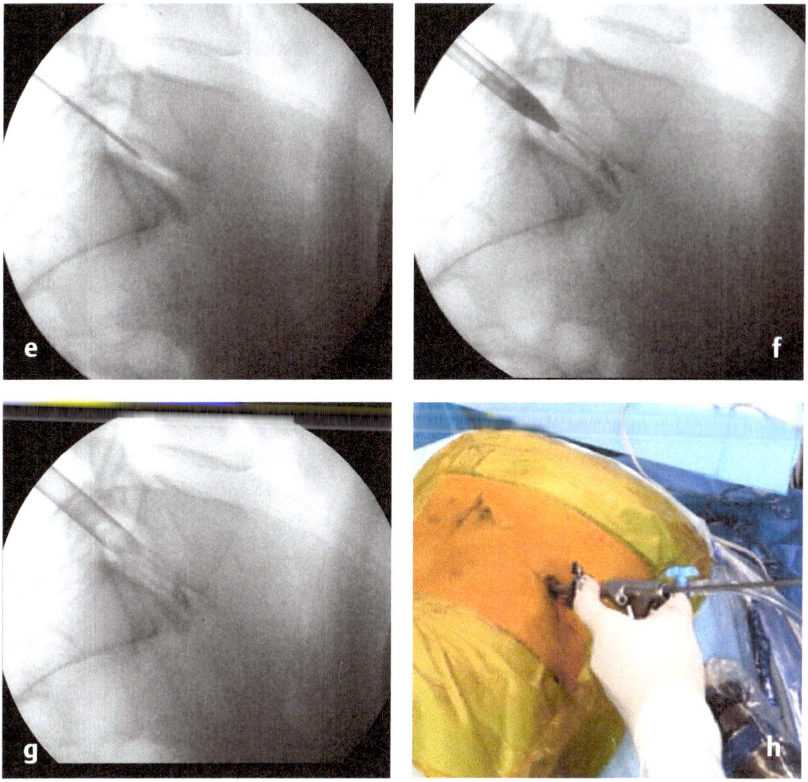

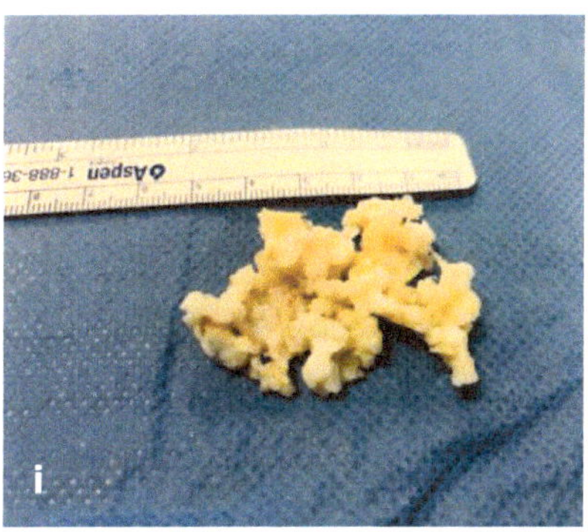

Fig. 33-5. *(Cont.)* (e-h) Posicionamento adequado da cânula e endoscópio na região extraforaminal. (i) Hérnia de disco removida.

Acesso Extraforaminal

A principal indicação da via de acesso endoscópica extraforaminal é utilizada para abordagem de hérnias de disco extraforaminais.

Descrição da Técnica de Discectomia Endoscópica Extraforaminal

A técnica cirúrgica é semelhante à via transforaminal, no entanto algumas particularidades da punção discal devem ser levadas em consideração a fim de evitar lesão radicular durante o procedimento. O ponto de entrada da pele é mantido mais medial, variando em média de 6 a 8 cm da linha média, o ângulo da agulha é relativamente mais íngreme, e o alvo da punção é a linha pedicular média, próximo ao platô superior da vértebra inferior (Fig. 33-6).

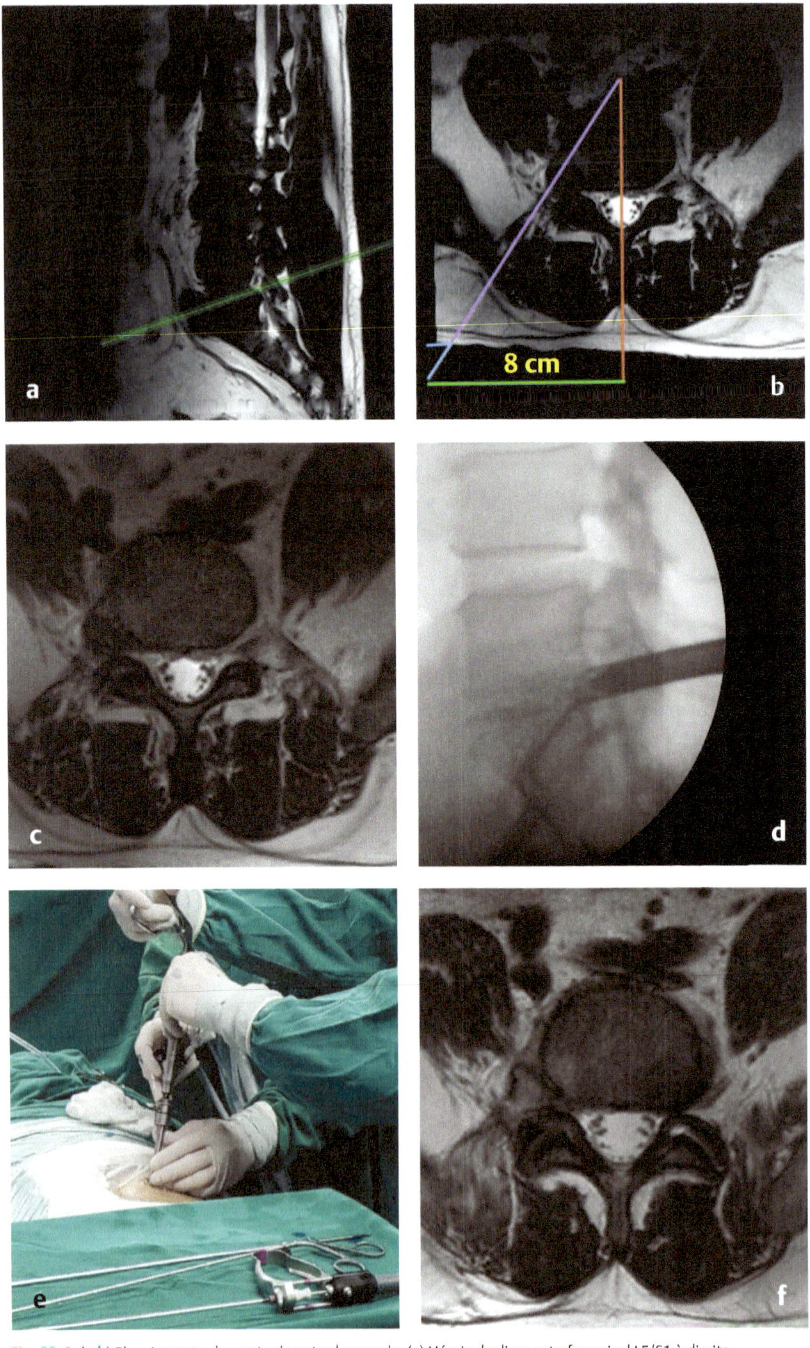

Fig. 33-6. (a,b) Planejamento do ponto de entrada na pele. (c) Hérnia de disco extraforaminal L5/S1 à direita. (d,e) Cânula de trabalho e endoscópio durante a discectomia. (f) Imagem pós-operatória mostrando remoção completa da hérnia.

As principais complicações das discectomias endoscópicas podem ser didaticamente classificadas:

- *Imediatas*: lesão das estruturas neurais e vasculares, perfuração do peritônio e conteúdo abdominal, fragmentos perdidos, exploração do nível/lateralidade incorreta e quebra do instrumental;
- *Precoces*: hematoma de psoas, formação de hematoma pós-operatório, formação de cisto de líquido cefalorraquidiano e infecção;
- *Tardias*: hérnia de disco recorrente e possibilidade de instabilidade.

Coluna Torácica

A cirurgia endoscópica da coluna torácica é um desafio para os cirurgiões por causa da menor incidência de doença degenerativa nesta topografia, por conseguinte um ritmo mais lento na construção da experiência endoscópica torácica é observado. Além disso, fatores anatômicos, como a presença de costelas, processo transverso proeminente, a estreita relação com o pulmão e com os grandes vasos são obstáculos adicionais. Por fim, o risco de uma lesão neural na medula torácica pode ser catastrófico, dando causa a uma possível paraplegia.

A coluna torácica pode ser abordada por endoscopia por via anterior (toracoscopia) ou posterior. As abordagens posteriores mais frequentes são transforaminal e interlaminar. A maioria dos autores descreve uma abordagem transforaminal para hérnia de disco e abordagem interlaminar para o tratamento de estenose do canal. Outras possibilidades menos usuais incluem acessos extraforaminal e retropleural transtorácico.

A literatura apresenta estudos recentes indicando bons resultados pós-operatórios, com menos complicações em comparação à cirurgia aberta.[20,21]

Cirurgia Cervical

Assim como na coluna torácica a complexidade anatômica e o risco de lesão medular tornam as cirurgias endoscópicas cervicais desafiadoras, demandando *expertise* cirúrgica com a técnica para garantir segurança e efetividade ao procedimento.

As principais indicações para a discectomia endoscópica cervical posterior são hérnias de disco laterais com estenose, causando radiculopatia e sem comprometimento medular.

Na coluna cervical posterior, existem três tipos comuns de cirurgias de descompressão endoscópica (diferenciadas pela quantidade de descompressão necessária):

- *Foraminotomia cervical endoscópica posterior*: envolve a descompressão da articulação da faceta medial para aliviar a pressão sobre as estruturas neurais no forame dos níveis cervicais espinhais envolvidos. Indicado em estenose foraminal sem disco protuberante significativo;
- *Discectomia cervical endoscópica posterior*: refere-se à foraminotomia com discectomia adicional do fragmento de disco protuberante, que estava comprimindo os elementos neurais. É realizada em pacientes com radiculopatia secundária à compressão discal;
- *Laminectomia unilateral endoscópica cervical para descompressão bilateral*: envolve a remoção da metade ipsilateral da lâmina e realização de descompressão em ambos os lados do canal espinhal. Pode ser indicada em pacientes com estenose de canal mais extensa com sintomas de mielopatia.

A realização de discectomia cervical endoscópica via anterior é indicada em casos de hérnias de disco mole e central, porém esta técnica apresenta uso limitado quando comparada à microdiscectomia cervical com fusão.[22,23]

TÉCNICA MINIMAMENTE INVASIVA COM UTILIZAÇÃO DE RETRATORES

Mixter e Barr, em 1934, mudaram o tratamento das hérnias de disco quando relataram a primeira série cirúrgica de discectomia lombar.[15] Em 1977, Caspar e Yasargil acrescentaram refinamentos na abordagem com o uso da técnica microcirúrgica. Em 1997, Foley e Smith introduziram um endoscópio através deste sistema de retratores tubulares. Como alternativa ao endoscópio, Foley *et al.*, em 2003, modificaram os afastadores tubulares para incluir um microscópio, cunhando o termo "discectomia microendoscópica" que é usado para descrever o procedimento de discectomia utilizando afastadores tubulares com um endoscópio ou um microscópio alternadamente.[16]

Os retratores possibilitam aos cirurgiões acessos menores para realização de descompressão e/ou instrumentação. Para permitir a visualização no corredor cirúrgico reduzido é necessário o uso de instrumental em baioneta e o microscópio e/ou endoscópio (Fig. 33-7).

As principais indicações para a realização de cirurgias com uso de retratores tubulares são: discectomias cervical, torácica e lombar; estenose de canais lombar e cervical; tumores extramedulares.

Nesta técnica os dilatadores são posicionados sequencialmente (do menor calibre até o calibre desejado) com auxílio da radioscopia, em incidência anteroposterior, com foco no nível de interesse utilizando a articulação facetária e a *pars interarticularis* como pontos para inserção e apoio.

A microdiscectomia tubular, em comparação à microdiscectomia padrão, apresenta-se com nível I de evidência, resultado clínico e segurança equivalente, bem como menor perda sanguínea.[17]

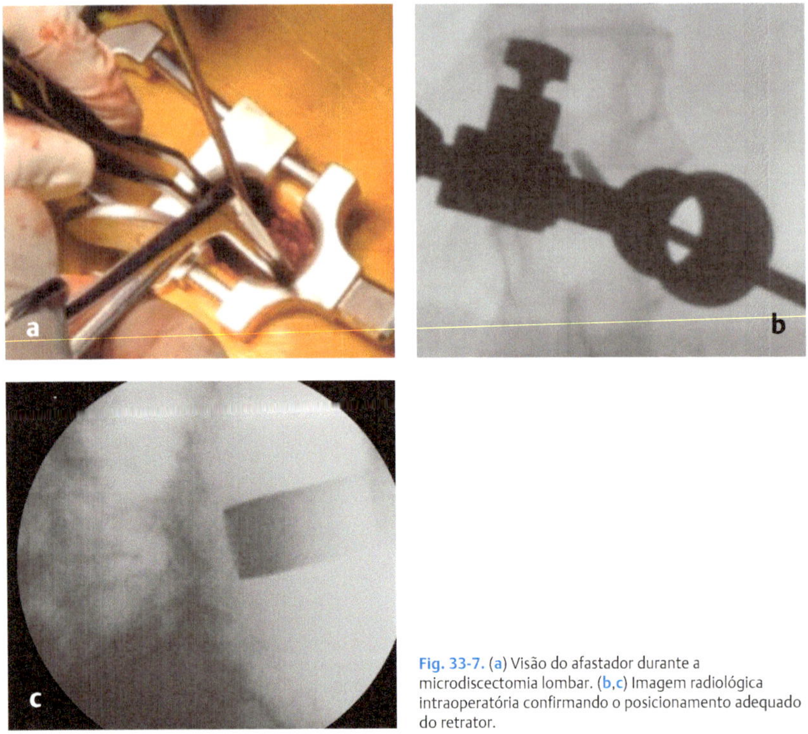

Fig. 33-7. (a) Visão do afastador durante a microdiscectomia lombar. (b,c) Imagem radiológica intraoperatória confirmando o posicionamento adequado do retrator.

VERTEBROPLASTIA E CIFOPLASTIA

A fratura da coluna vertebral é uma importante causa de morbidade e comprometimento da qualidade de vida. Técnicas minimamente invasivas contribuíram para modificação e otimização do manejo destas patologias da coluna, entre elas destacam-se: a vertebroplastia e a cifoplastia. A história da vertebroplastia inicia-se em 1984, quando foi realizado o primeiro procedimento na França. A técnica consiste em uma aplicação percutânea de cimento ósseo no corpo vertebral lesionado, por meio de agulha e guiado por radioscopia. A cifoplastia, por sua vez, foi introduzida na década de 1990, com base nos princípios da vertebroplastia, porém apresentando uma etapa adicional que consiste na criação de uma cavidade na vértebra fraturada por meio da insuflação de balão (Fig. 33-8). Esta etapa adicional permitiria elevação dos platôs vertebrais, injeção do cimento com baixa pressão e redução do risco de extravasamento do cimento ósseo.[18,19]

O cimento ósseo mais frequentemente utilizado é o polimetilmetacrilato, visto que se trata de material de baixo custo, de fácil acesso e manipulação. No entanto, o mesmo não apresenta atividade osteoindutiva ou osteocondutiva. Novos materiais têm sido propostos, como: hidroxiapatita e fosfato de cálcio.

Os objetivos da vertebroplastia/cifoplastia incluem: controle da dor, reestruturação do corpo vertebral, prevenção/correção de deformidade. As indicações mais aceitas são: fraturas traumáticas por compressão vertebral (com perda de 50% ou menos da altura vertebral), fraturas osteoporóticas por compressão com dor ou deformidade, hemangioma vertebral doloroso, metástase vertebral e reforço do corpo vertebral após cirurgia de fixação.

Limites de compressão (perda de altura), assim como o melhor momento para realizar o procedimento, ainda são controversos.[20,21]

São contraindicações à realização destas técnicas: coagulopatias, infecção sistêmica ou local ativa, alergia ao cimento ósseo, gravidez, lesão neoplásica invadindo o canal vertebral.

As principais complicações associadas a estas técnicas são: lesão vascular, infecção, pneumotórax, hemotórax, lesão neurológica, embolia pulmonar e extravasamento do cimento ósseo.

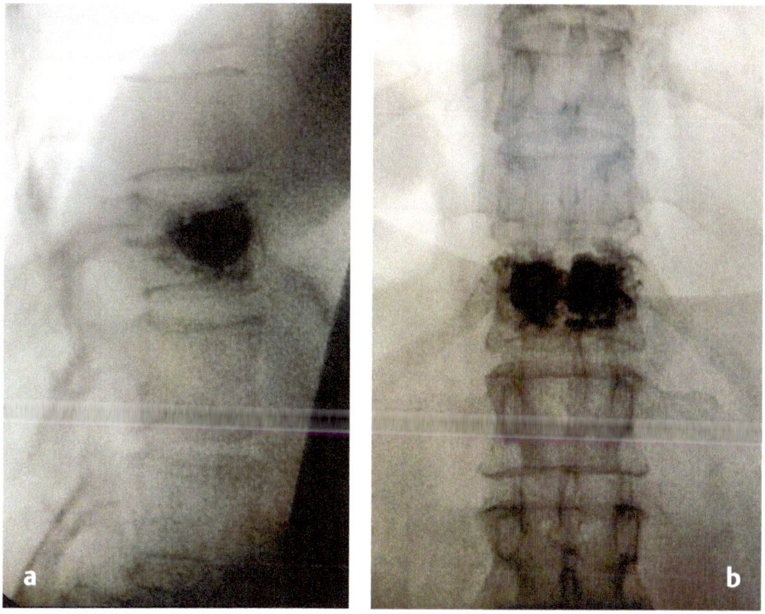

Fig. 33-8. (a,b) RX AP e P mostrando o aspecto final da cifoplastia para tratamento de fratura de T12 por insuficiência.

TÉCNICAS DE FUSÃO INTERSOMÁTICA

Artrodese Transforaminal Lombar Minimamente Invasiva (MIS-TLIF)

A artrodese lombar com a utilização do dispositivo intersomático é uma técnica consagrada nas cirurgias da coluna vertebral. Harms, em 1982, descreveu a técnica transforaminal que permitiu a inserção do *cage* por via unilateral posterior, sendo menos invasivo em relação à artrodese intersomática posterior.[22] Mais tarde, Foley, em 2000, apresentou a técnica minimamente invasiva de artrodese intersomática transforaminal. Nesta os parafusos pediculares são inseridos de modo percutâneo, e o *cage* é inserido via transforaminal com o auxílio de retratores tubulares para afastamento da musculatura paraespinhal pelo acesso de Wiltse (Fig. 33-9).

Quando comparada à técnica aberta, tem como vantagens menor lesão muscular, perda sanguínea e tempo de permanência hospitalar. Tem resultado em longo prazo semelhante com relação aos parâmetros de controle álgico (escala visual analógica) e questionários de funcionalidade (Oswestry). Uma desvantagem da técnica que deve ser levada em consideração é o aumento da exposição radiológica para o paciente e cirurgião.[23]

Artrodese Lombar Intersomática Anterior (ALIF)

A técnica de ALIF foi inicialmente introduzida na década de 1930, para manejo de Mal de Pott e, posteriormente, espondilolistese. Desde então o ALIF evoluiu e tornou-se uma técnica comum e amplamente aceita para fusões lombares na última década, oferecendo várias vantagens sobre a fusão intersomática lombar posterior padrão (PLIF) ou fusão intersomática lombar transforaminal (TLIF). Suas principais indicações são doença degenerativa lombar, espondilolistese, pseudoartrose e desbalanço sagital, notadamente no nível L5/S1 e L4/L5.[24,25]

A técnica de ALIF tem como principais vantagens oferecer um acesso integral ao disco, permitindo discectomia mais extensa e uma área de superfície maior para o posicionamento do enxerto intervertebral. Isso promove um ambiente mais favorável para fusão, bem como permite a reexpansão do espaço discal e aumento da lordose segmentar, sem comprometer as faixas de tensão e musculatura posterior (Fig. 33-10).

Quando analisadas a partir dos resultados pós-operatórios em casos de espondilolistese e em taxa de fusão, as técnicas (ALIF × TLIF × LLIF) possuem resultados similares, porém o ALIF tem resultado radiológico superior, alcançando melhor altura de disco e lordose segmentar pós-operatória.[26]

As principais complicações de ALIF incluem: risco de lesão vascular, lesão visceral, hérnia de disco incisional e disfunção simpática, incluindo ejaculação retrógrada.[27]

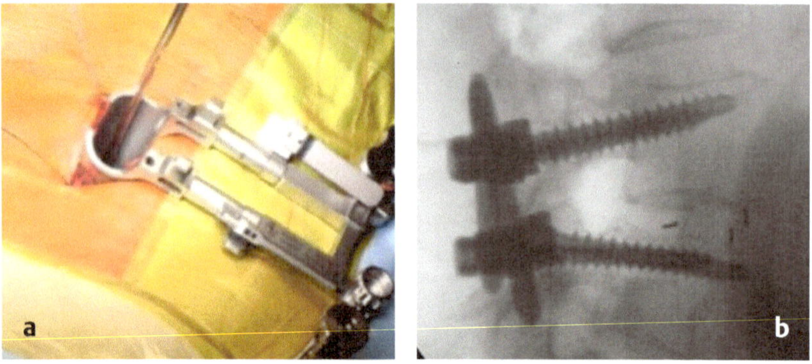

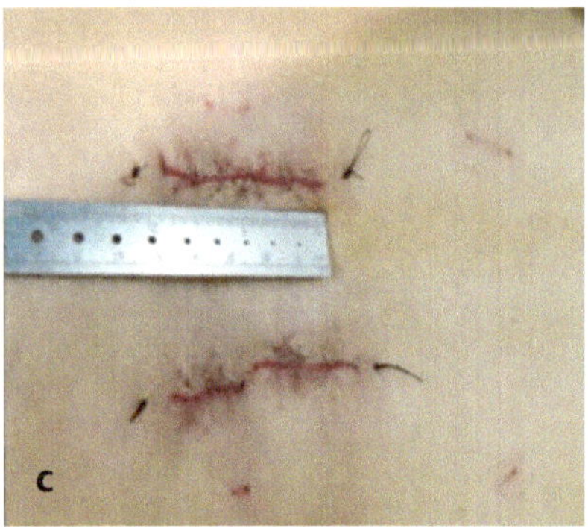

Fig. 33-9. (a) Posicionamento do afastador durante a realização do MIS-TLIF pelo acesso de Wiltse; nesta etapa é realizada a facetectomia, discectomia, preparação dos platôs vertebrais e inserção do dispositivo intersomático. (b) RX lateral ao final do procedimento. (c) Ferida operatória.

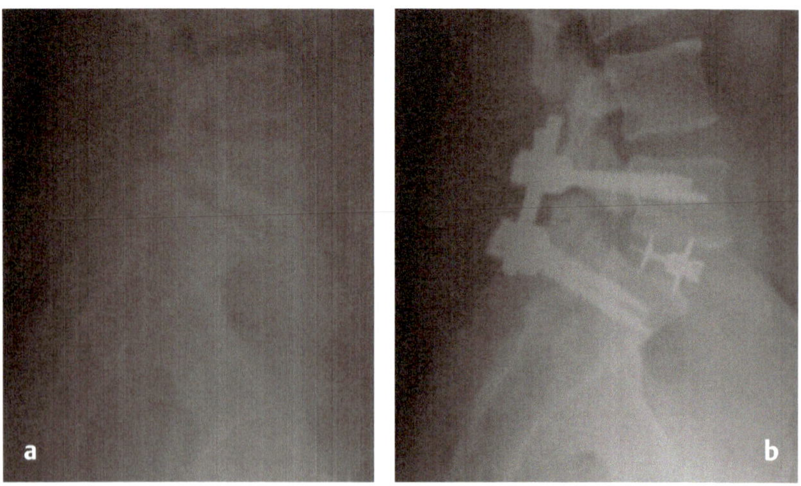

Fig. 33-10. (a) RX lateral mostrando espondilolistese ístmica L5/S1 em paciente com dor refratária. (b) RX lateral após colocação de ALIF e realização de fixação percutânea posterior. *(Continua.)*

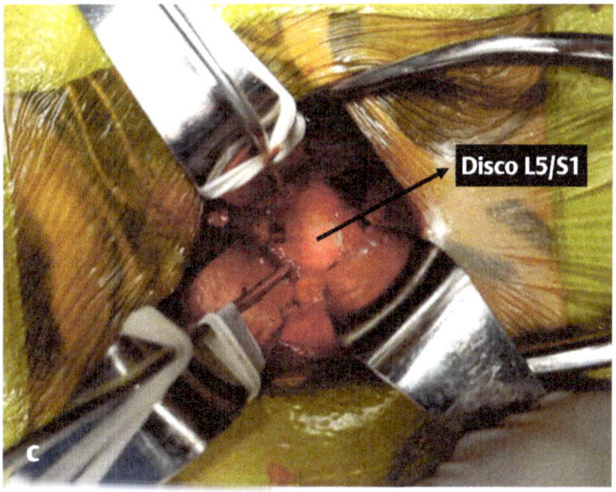

Fig. 33-10. *(Cont.)* (c) Imagem intraoperatória do disco L5/S1 sendo acesso por meio de abordagem extraperitoneal minimamente invasiva.

Artrodese Lombar Intersomática Lateral (LLIF)

O LLIF é uma técnica de fusão intersomática via lateral transpsoas minimamente invasiva que permite o acesso à coluna anterior, sendo uma alternativa ao ALIF e com a vantagem de não necessitar de um cirurgião geral ou vascular para auxiliar no acesso cirúrgico.[28]

Tem benefícios semelhantes ao ALIF em relação à preservação dos elementos posteriores, no entanto, as construções laterais trazem vantagem adicional de preservar o ligamento longitudinal anterior. Para sua realização é fundamental a presença da monitorização intraoperatória por se tratar de um acesso transpsoas.[29]

As indicações gerais para o uso do procedimento LLIF são:

- Reservada para o segmento T12/L1 até L4/L5, uma vez que a crista ilíaca dificulte o acesso ao nível L5/S1;
- Doença degenerativa discal sintomática, incluindo estenose espinhal, espondilolistese e escoliose degenerativa;
- Doença no nível adjacente;
- Pseudoartrose;
- Maus alinhamentos sagital e coronal.

O ALIF e o LLIF são técnicas de fusão consideradas superiores para a restauração do equilíbrio sagital espinhal normal por alcançar maior lordose segmentar, além de permitir algum grau de correção coronal quando necessário. Ambas as abordagens são técnicas minimamente invasivas e caracterizadas por incisões menores, redução do tempo de internação hospitalar, tempo cirúrgico, perda de sangue, menor dor pós-operatória, menos complicações e menor tempo de recuperação.

As principais complicações do LLIF são dor na virilha e região anterior da coxa relacionadas com a abordagem, dormência/parestesia na coxa, fraqueza dos flexores do quadril, risco de lesão da raiz nervosa do plexo lombar e hérnia de disco incisional.[25]

DICAS

- Nas abordagens minimamente invasivas é fundamental ter objetivos bem definidos e planejamento pré-operatório minucioso;
- Conhecimento radiológico das estruturas anatômicas, principalmente nas cirurgias percutâneas;
- Ser capaz de identificar as estruturas por meio de visão endoscópica e/ou por meio de pequena exposição do campo cirúrgico;
- No acesso endoscópico interlaminar deve-se avaliar a janela interlaminar (maior nos níveis L4/L5 e L5/S1) que é muito bem indicada para hérnias centrais e paramedianas, bem como para descompressão do canal central e/ou recesso lateral;
- O acesso transforaminal é utilizado, principalmente, para abordagem do forame intervertebral e do recesso lateral. No nível L5/S1, a crista ilíaca pode oferecer obstáculo adicional, sendo importante sua avaliação com RX lateral;
- MIS-TLIF, ALIF e LLIF são técnicas poderosas de fusão lombar que podem ser realizadas de modo minimamente invasivo. Cada uma apresenta vantagens e desvantagens;
- ALIF é mais seguro no nível L5/S1. Quanto mais cranial o nível lombar a ser operado, maior o risco de lesão vascular;
- LLIF requer neuromonitorização em decorrência do posicionamento dos retratores transpsoas. Indicado para os níveis lombares acima de L5/S1.

REFERÊNCIAS BIBLIOGRÁFICAS

1. Sharif S, Shaikh Y, Peev N. Minimally Invasive Spinal Surgery: How to Keep out of Trouble. World neurosurgery. 2018;119:517-26.
2. Allain J, Dufour T. Anterior lumbar fusion techniques: ALIF, OLIF, DLIF, LLIF, IXLIF. Orthop Traumatol Surg Res. 2020;106(1S):S149-S57.
3. Patel PD, Canseco JA, Houlihan N, et al. Overview of Minimally Invasive Spine Surgery. World neurosurgery. 2020;142:43-56.
4. Kim CW, Siemionow K, Anderson DG, Phillips FM. The current state of minimally invasive spine surgery. Instr Course Lect. 2011;60:353-70.
5. Smith ZA, Fessler RG. Paradigm changes in spine surgery: evolution of minimally invasive techniques. Nature reviews Neurology. 2012;8(8):443-50.
6. Barzilai O, Robin AM, O'Toole JE, Laufer I. Minimally Invasive Surgery Strategies: Changing the Treatment of Spine Tumors. Neurosurgery clinics of North America. 2020;31(2):201-9.
7. Kim HS, Wu PH, Jang IT. Current and Future of Endoscopic Spine Surgery: What are the Common Procedures we Have Now and What Lies Ahead? World neurosurgery. 2020;140:642-53.
8. Ruetten S, Komp M, Godolias G. A New full-endoscopic technique for the interlaminar operation of lumbar disc herniations using 6-mm endoscopes: prospective 2-year results of 331 patients. Minimally invasive neurosurgery: MIN. 2006;49(2):80-7.
9. Mayer HM. A History of Endoscopic Lumbar Spine Surgery: What Have We Learnt? BioMed research international. 2019;2019:4583943.
10. Yeung AT. Minimally Invasive Disc Surgery with the Yeung Endoscopic Spine System (YESS). Surg Technol Int. 1999;8:267-77.
11. Schubert M, Hoogland T. Endoscopic transforaminal nucleotomy with foraminoplasty for lumbar disk herniation. Oper Orthop Traumatol. 2005;17(6):641-61.
12. Kim HS, Adsul N, Kapoor A, et al. A Mobile Outside-in Technique of Transforaminal Lumbar Endoscopy for Lumbar Disc Herniations. J Vis Exp. 2018(8).
13. Verdu-Lopez F, Beisse R. [Current status of thoracoscopic surgery for thoracic and lumbar spine. Part 2: treatment of the thoracic disc hernia, spinal deformities, spinal tumors, infections and miscellaneous]. Neurocirurgia (Astur). 2014;25(2):62-72.
14. Gibson RDS, Wagner R, Gibson JNA. Full endoscopic surgery for thoracic pathology: an assessment of supportive evidence. EFORT Open Rev. 2021;6(1):50-60.
15. Schoenfeld AJ. Historical contributions from the Harvard system to adult spine surgery. Spine. 2011;36(22):E1477-84.
16. Kulkarni AG, Bassi A, Dhruv A. Microendoscopic lumbar discectomy: Technique and results of 188 cases. Indian journal of orthopaedics. 2014;48(1):81-7.
17. Clark AJ, Safaee MM, Khan NR, et al. Tubular microdiscectomy: techniques, complication avoidance, and review of the literature. Neurosurgical focus. 2017;43(2):E7.
18. Ruiz Santiago F, Santiago Chinchilla A, Guzman Alvarez L, et al. Comparative review of vertebroplasty and kyphoplasty. World J Radiol. 2014;6(6):329-43.
19. Wang B, Zhao CP, Song LX, Zhu L. Balloon kyphoplasty versus percutaneous vertebroplasty for osteoporotic vertebral compression fracture: a meta-analysis and systematic review. J Orthop Surg Res. 2018; (1):264.
20. Lavelle W, Carl A, Lavelle ED, Khaleel MA. Vertebroplasty and kyphoplasty. Anesthesiol Clin. 2007;25(4):9 -28.
21. Filippiadis DK, Marcia S, Masala S, et al. Percutaneous Vertebroplasty and Kyphoplasty: Current Status, New Developments and Old Controversies. Cardiovascular and interventional radiology. 2017;40(12):1815-23.
22. Hackenberg L, Halm H, Bullmann V, et al. Transforaminal lumbar interbody fusion: a safe technique with satisfactory three to five year results. European spine journal: official publication of the European Spine Society, the European Spinal Deformity Society, and the European Section of the Cervical Spine Research Society. 2005;14(6):551-8.
23. Hammad A, Wirries A, Ardeshiri A, et al. Open versus minimally invasive TLIF: literature review and meta-analysis. J Orthop Surg Res. 2019;14(1):229.
24. Brau SA. Mini open approach to the spine for anterior lumbar interbody fusion: description of the procedure, results and complications. The spine journal: official journal of the North American Spine Society. 2002;2(3):216-23.
25. Winder MJ, Gambhir S. Comparison of ALIF vs. XLIF for L4/5 interbody fusion: pros, cons, and literature review. J Spine Surg. 2016;2(1):2-8.
26. Teng I, Han J, Phan K, Mobbs R. A meta-analysis comparing ALIF, PLIF, TLIF and LLIF. Journal of clinical neuroscience: official journal of the Neurosurgical Society of Australasia. 2017;44:11-7.
27. Bydon M, De la Garza-Ramos R, Macki M, et al. Lumbar fusion versus nonoperative management for treatment of discogenic low back pain: a systematic review and meta-analysis of randomized controlled trials. J Spinal Disord Tech. 2014;27(5):297-304.
28. Ozgur BM, Aryan HE, Pimenta L, Taylor WR. Extreme Lateral Interbody Fusion (XLIF): a novel surgical technique for anterior lumbar interbody fusion. The spine journal: official journal of the North American Spine Society. 2006;6(4):435-43.
29. Pimenta L, Tohmeh A, Jones D, et al. Rational decision making in a wide scenario of different minimally invasive lumbar interbody fusion approaches and devices. J Spine Surg. 2018;4(1):142-55.

CAPÍTULO 34

CIRURGIA ENDOSCÓPICA DA COLUNA VERTEBRAL

Márcio Robertti Ramalho da Cunha

HISTÓRICO

O tratamento cirúrgico da doença degenerativa discal tem evoluído nos últimos anos da cirurgia aberta para a cirurgia minimamente invasiva, onde a endoscopia tem-se tornado uma opção mais segura e com resultados equivalentes à cirurgia aberta, desde que seja respeitado o passo a passo e a curva de aprendizado. A abordagem completamente endoscópica à coluna difere de outras técnicas minimamente invasivas, permitindo a visualização do conteúdo espinhal em um campo de visão angular expandido de 15° a 90°. Os primeiros procedimentos foram restritos às hérnias discais contidas, mas, com a melhora nas ópticas, câmeras de alta resolução, fontes de luz e *drills* de alta velocidade, agora, estão sendo usados no tratamento das hérnias discais migradas superior ou inferiormente, tanto cervicais quanto lombares, na estenose vertebral, nas artrodeses endoscópicas assistidas e na abordagem de alguns tumores espinhais.

Historicamente, a cirurgia minimamente invasiva da coluna foi iniciada por Lymen Smith, em 1963, através da injeção de quimopapaína intradiscalmente, procedimento conhecido como quimionucleólise.[1] Em 1975, Hijikata *et al.* descreveram sua técnica de nucleotomia percutânea para ressecção discal através de uma cânula de 2,6 mm, via abordagem posterolateral,[2] mas as dimensões de uma zona de segurança e a padronização de instrumentos não foram claramente definidas. Em 1985, Onik *et al.* desenvolveram o conceito de uma nucleotomia central por meio de uma ferramenta mecânica, denominada nucleótomo.[3] O próximo passo no avanço da técnica de discectomia percutânea foi a adição do endoscópio. A primeira visão endoscópica de um núcleo pulposo herniado foi publicada por Kambin *et al.*, em 1986,[4] com a introdução de cânulas de trabalho com até 0,5 mm e fórceps flexíveis. Em 1990, Kambin *et al.* descreveram os limites da zona de trabalho segura para a abordagem posterolateral, fornecendo os primeiros passos padronizados para a discectomia endoscópica.[5] Ele definiu o "triângulo de Kambin", formado inferiormente pelo platô superior da vértebra lombar inferior, teto formado pela raiz nervosa transversal e saco dural reduzido pela articulação facetária e margem anterior formada pela raiz emergente.

Apesar de a técnica percutânea ter apresentado uma taxa de aceitação lenta por cirurgiões ortopedistas e neurocirurgiões especialistas em coluna, o conceito foi implantado e demorou anos para comprovar sua eficiência como opção cirúrgica. A ideia da zona triangular de segurança permitiu a utilização de maiores instrumentais e canais de trabalho, assim como a utilização do índigo-carmim para marcação nuclear possibilitaram a exploração do forame. Em 1993, Mayer e Brock usaram escopias com lentes anguladas que permitiam melhor visualização dorsal do ânulo doente.[6]

Foraminoscopia foi descrita por Matheus, em 1996,[7] e Ditsworthy, em 1998[8]. Em 1997, Anthony Yeung projetou o endoscópio YESS, abrindo a era moderna da cirurgia discal endoscópica da técnica de abordagem *inside-out* para a técnica endoscópica transforaminal, com base no conceito de área segura do triângulo de Kambin, realizando a discectomia e descompressão através do forame entre a raiz nervosa transversal e a raiz nervosa emergente.[9] Em 2005, Schubert e Hoogland[10] descreveram sua abordagem *outside-in* para a técnica endoscópica transforaminal, expandindo a janela foraminal ao remover a porção ventral do processo articular superior com fresas, antes de remover o fragmento discal sequestrado. Em 2005, Ruetten *et al.* apresentaram uma abordagem extremo-lateral em vez da posterolateral clássica, modificando o ponto de entrada e acessando diretamente o espaço discal com uma visão sem obstáculos dos elementos contidos no forame.[11] Em 2008, Choi *et al.*[12] descreveram a foraminoplastia para hérnias discais intracanais com migração alta.

Durante a década de 1990, muitos cirurgiões de coluna começaram a utilizar a abordagem interlaminar minimamente invasiva, mas foi Destandau e Kevin Foley[13] que desenvolveram independentemente um sistema de retratores tubulares para abordagem interlaminar, denominada cirurgia endoscopia-assistida, minimizando o tamanho da incisão cutânea, mas mantendo os mesmos passos da microdiscectomia. Em 2006, Rueten *et al.*[14] descreveram a abordagem interlaminar endoscópica plena como uma alternativa no tratamento das hérnias discais do canal vertebral, abrindo o ligamento amarelo sob visualização direta e extirpando o disco herniado. A principal motivação foram as dificuldades anatômicas provocadas pela pelve que tornam a abordagem transforaminal uma opção de muitos riscos para a região lombar inferior. Em 2006, Choi *et al.*[15] desenvolveram a técnica interlaminar completamente endoscópica onde a abertura do ligamento amarelo é feita com base na localização da hérnia discal por uma agulha de punção e alargada por uma série de dilatadores até a colocação final da cânula de trabalho na região do ânulo defeituosa (Fig. 34-1).

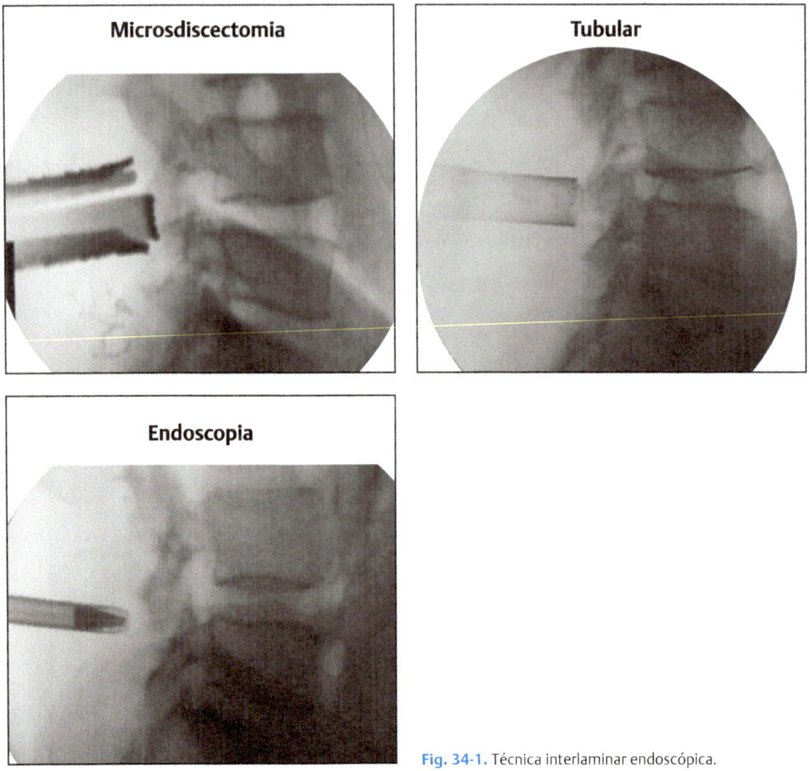

Fig. 34-1. Técnica interlaminar endoscópica.

QUADRO CLÍNICO

A cirurgia endoscópica da coluna tem sua principal indicação no tratamento das patologias compressivas do canal vertebral com sintomas ou déficits neurológicos, provocados por hérnias discais, estenose vertebral, tumores epidurais entre outros.

Clinicamente, a radiculopatia compressiva se apresenta como parestesia ou dor de padrão neuropático e distribuição dermatomal além de déficit motor no miótomo inervado pela raiz acometida. Estes sintomas podem ser exacerbados por situações que acentuem a compressão ou tensão sobre a raiz nervosa acometida: posição ereta com a perna estirada, tosse, espirros e esforço físico são situações que resultam em aumento da pressão liquórica e podem desencadear piora da dor radicular.

Patologias compressivas centrais do canal vertebral podem causar diferentes sintomas de acordo com a região da coluna acometida. Na região cervical a compressão da medula espinhal provoca a síndrome de mielopatia cervical, caracterizada por perda do controle motor fino das mãos, desequilíbrio da marcha, espasticidade e fraqueza muscular de grau variável, assim como distúrbios de sensibilidade e propriocepção. Nos casos mais graves, pode ocorrer disfunção de esfíncteres e até tetraplegia. Ao exame físico evidenciam-se reflexos tendinosos profundos exacerbados, clônus, espasticidade e presença de reflexos patológicos, como o sinal de Hoffmann, inversão do reflexo braquiestilorradial, sinal de Babinski e seus sucedâneos. Compressão central do canal lombar geralmente se apresenta sob a forma de dor radicular em membros inferiores e claudicação do tipo neurogênica, com dor lombar ou glútea que irradia para um ou ambos os membros inferiores, associada à sensação de peso, dormência, cãibras, queimação ou fraqueza. Estes sintomas normalmente não seguem uma distribuição dermatomal e podem ser exacerbados pela extensão e aliviados com a flexão do tronco.

DIAGNÓSTICO DIFERENCIAL

O diagnóstico diferencial das patologias compressivas do canal vertebral deve incluir as diversas causas de radiculopatia e mielopatia:

- Síndrome de radiculopatia (cervical, torácica ou lombar):
  - Síndromes compressivas dos nervos periféricos;
  - Tumores vertebrais extradurais ou intradurais;
  - Infecções e abscessos epidurais;
  - Patologias articulares do ombro (radiculopatia cervical) ou do quadril (radiculopatias lombares);
  - Claudicação vascular;
  - Síndrome do desfiladeiro torácico;
  - Herpes-zóster;
  - Lesões dos plexos braquial e lombossacral;
  - Doenças metabólicas (diabetes, doença renal crônica, alcoolismo).
- Síndrome de mielopatia (cervical ou torácica):
  - Doenças do primeiro neurônio motor;
  - Doenças cerebrovasculares;
  - Polineuropatia periférica;
  - Mielopatias metabólicas;
  - Siringomielia;
  - Tumores e infecções do SNC.

EXAMES DE IMAGEM

Radiografias simples fornecem informações importantes quanto à qualidade óssea, equilíbrio sagital e à presença de instabilidade vertebral. Possibilita ainda o estudo dos ossos e articulações vertebrais em posição ortostática e com carga. Radiografias dinâmicas em flexão e extensão são úteis na identificação dos casos de instabilidade. Medidas radiográficas da largura do espaço interlaminar e a distância lâmina-disco são úteis no planejamento da abordagem endoscópica. Como desvantagens da radiologia convencional, temos o uso de radiação ionizante, a limitação na avaliação de lesões em partes moles e de regiões com anatomia óssea complexa.

A tomografia computadorizada é o exame que fornece uma avaliação mais detalhada das estruturas ósseas, das dimensões do canal vertebral e dos pedículos e alterações ósseas degenerativas, como osteófitos, alterações das placas terminais e hipertrofia facetária. Tal exame apresenta como desvantagens a elevada carga de radiação ionizante e a limitada avaliação das estruturas discoligamentares e neurológicas.

A ressonância magnética é o estudo de escolha em pacientes com suspeita de patologia compressiva do canal vertebral. Evidencia o tecido neurológico comprimido, a hipertrofia ligamentar e das cápsulas articulares facetárias, a condição do disco intervertebral, assim como a detecção de tumores ou infecções. Como desvantagens da RM, temos a limitação em identificar calcificações ou alterações ósseas sutis, a dificuldade de realizar o exame em pacientes claustrofóbicos, além da contraindicação para aqueles portadores de marca-passos cardíacos, clipes vasculares ou implantes oculares ou ortopédicos feitos de material ferromagnético.

OPÇÕES DE TRATAMENTO

Abordagem Transforaminal

A abordagem transforaminal trouxe os princípios básicos do acesso endoscópico à coluna espinhal, dando início a uma nova modalidade de tratamento para as hérnias discais, utilizando anestesia local e incisão cutânea menor. O grande benefício desta abordagem minimamente invasiva é diminuir a agressão tecidual, permitindo um acesso direto à área geradora de dor sem as complicações relacionadas com o procedimento cirúrgico aberto (Quadro 34-1).

Quadro 34-1. Abordagem Transforaminal

Vantagens	Desvantagens
▪ Menor agressão tecidual	▪ Curva de aprendizado
▪ Fibrose epidural	▪ Tempo de fluoroscopia
▪ Curta hospitalização	▪ Custo operacional
▪ Menor utilização de analgésicos no pós-operatório	▪ Discrasia sanguínea
▪ Menor taxa de infecção	▪ Mesmo índice de recorrência
▪ Retorno mais rápido ao trabalho	
▪ Fisioterapia precoce	
▪ Menor perda sanguínea	
▪ Abordagem de pacientes obesos	

Técnica *In-Out*

Passo A: Anestesia

A preferência geral é realizar procedimentos sob anestesia local e sedação consciente, muito embora possa ser realizado sob anestesia geral. A grande vantagem da anestesia local é a possibilidade de avaliação do paciente acordado, o que contribui para evitar possíveis lesões de raízes nervosas durante a cirurgia.

Passo B: Posicionamento do Paciente

A posição de decúbito ventral é a mais utilizada pela maioria dos cirurgiões pois possibilita melhor orientação anatômica, porém a posição de decúbito lateral pode ser usada de forma segura, dependendo da preferência e experiência do cirurgião. A vantagem da posição em decúbito lateral é não correr o risco de aumento da pressão abdominal durante o procedimento, diminuindo o risco de sangramento venoso epidural.

Passo C: Ponto de Entrada da Agulha

O ponto de entrada com agulha é calculado com base nas imagens pré-operatórias de ressonância magnética (RM) e tomografia computadorizada (TC) para determinar o nível a ser abordado. A avaliação radioscópica com o arco em C deve mostrar paralelismo rigoroso entre as placas terminais vertebrais na projeção anteroposterior (AP). O primeiro passo é traçar uma linha mediana entre os processos espinhosos na pele do paciente, a segunda linha é feita entre as placas terminais superior e inferior dos corpos vertebrais e a terceira linha é feita na projeção radioscópica lateral, traçando-se uma linha entre as facetas do corpo vertebral. O ponto de intersecção entre essas linhas traz um parâmetro perfeito do ponto percutâneo de entrada, geralmente estando entre 8 a 14 cm da linha mediana. A marcação da terceira linha lateral nunca deve estar abaixo da linha facetária para se evitar entrada inadvertida no saco peritoneal. Nos níveis acima de L3/L4 é mais prudente medializar o ponto de entrada evitando lesões abdominais e torácicas.Uma vez determinado o ponto de entrada, este é infiltrado com lidocaína 1%, e uma agulha de calibre 18 mm é direcionada com orientação da fluoroscopia de acordo com o alvo predeterminado avançando até a primeira resistência óssea encontrada na faceta lateral e confirmada com uma imagem radioscópica AP, sendo feita uma dose adicional de anestésico local neste ponto antes de avançar mais à frente. Neste momento, sob uma visão radioscópica lateral, deve-se recuar um pouco a agulha, elevar e passar a face ventral da faceta para dentro do forame na direção da janela anular foraminal, infiltrando-se ou não mais anestésico local. Os parâmetros de segurança do triângulo de Kambin devem ser respeitados neste momento para evitar lesões neurais, checando-se a posição da ponta da agulha posicionada ao nível da linha pedicular média na projeção em AP e na projeção lateral ao nível da linha vertebral posterior, antes de entrar no espaço anular do disco vertebral.

Passo D: Discografia

Após confirmação do bom posicionamento da agulha, a discografia é feita pela injeção de uma solução contendo 2 mL de índigo-carmim com 2 a 4 mL de contraste radiopaco (Telebrix) e solução salina normal para corar o material do núcleo degenerado. O contraste vaza através do ponto de lesão do ânulo apontando o local o local do fragmento roto. O uso de discografia não é consenso entre os cirurgiões da coluna espinhal.

Passo E: Posicionamento do Endoscópio

Um fio-guia é passado pela agulha, a incisão da pele é aumentada em menos de um centímetro com substituição da agulha pelo obturador, deslizando esse através do fio-guia até que a ponta toque a janela anular, fazendo uma fenestração manual ou com um martelo até alcançar o processo espinhoso numa visão radioscópica AP. A cânula de trabalho deve deslizar através do obturador até alcançar a sua ponta posicionada no meio entre o disco e o espaço epidural sempre com o auxílio da visualização radioscópica AP e lateral. Durante o procedimento, qualquer dor indevida irradiada para o membro é sinal de compressão da raiz nervosa de saída ou de passagem, devendo-se buscar uma melhor posição da cânula de trabalho.

Passo F: Sequestrectomia

O objetivo final do procedimento é remoção da hérnia de disco contida ou não, responsável pela sintomatologia. Após calibração e balanceamento do endoscópio, este é introduzido pela cânula de trabalho com visualização de elementos, como a gordura peridural, a ruptura anular com fragmento do núcleo herniado, o ligamento longitudinal posterior, a raiz nervosa transversal, a raiz nervosa descendente, a faceta superior e a incisura inferior do pedículo. Com o endoscópio, a cânula de trabalho e irrigação, a hérnia discal é removida em bloco ou de forma fragmentada. A descompressão é considerada efetiva, quando a inspeção visual confirma a livre flutuação do saco dural associado a uma raiz nervosa livre e pulsante e uma quantidade removida de hérnia discal compatível com os exames pré-operatórios.

Técnica *Out-In*

A abordagem *out-in* foi uma tentativa de minimizar o risco de lesão da raiz de saída, situação que provoca disestesia e paralisia motora após a abordagem transforaminal. O princípio é expandir a janela foraminal com fresas antes de inserir a cânula de trabalho. As fresas são progressivamente aumentadas de tamanho até remoção da porção ventral do processo articular superior. Infelizmente isso não é feito sob visão endoscópica direta, sempre havendo uma chance de lesão neural para qualquer procedimento realizado às cegas e guiado apenas por fluoroscopia.

Técnica Transforaminal Extracanal (TEC)

A técnica do canal extra é realizada posicionando-se a ponta da agulha na porção lateral do processo articular superior e ancorando a cânula de trabalho entre a face lateral do processo articular superior e a parte superomedial do processo transverso. O endoscópio é deslizado para baixo e expõe a região lateral do processo articular superior. Sob visão direta, remove-se a porção ventral do processo articular superior com uma broca, e a cânula de trabalho é avançada para baixo na porção medial do pedículo, permitindo exposição dos elementos do forame (Fig. 34-2).

Acesso Interlaminar

A abordagem interlaminar tem a grande vantagem de possibilitar o tratamento das doenças espinhais da região lombar à região cervical. A concepção e familiaridade com a microdiscectomia aberta auxiliam numa melhor compreensão da anatomia e do procedimento cirúrgico aos colegas cirurgiões. Normalmente a maior janela interlaminar em L5-S1 (média de 31 mm) em comparação à janela L4-L5 (média de 23 mm) torna o nível L5-S1 perfeito para os cirurgiões iniciantes realizarem seus primeiros procedimentos,sem enfrentar as desvantagens de uma crista ilíaca alta e forame apertado no acesso transforaminal. A abordagem interlaminar pode tratar qualquer hérnia discal localizada na axila ou ombro da raiz e, independentemente do tamanho da janela óssea nos outros níveis mais craniais, esta pode ser alargada com a ajuda de uma boa broca até um tamanho suficiente para a realização de um procedimento seguro. A principal contraindicação à abordagem interlaminar é a hérnia discal extraforaminal, situação em que a abordagem transforaminal é mandatória para a remoção do disco herniado. Nos últimos 5 anos, a indicação de acesso endoscópico interlaminar foi estendida para tratar também casos de estenose vertebral lombar, e a tendência é que esta abordagem se torne uma ferramenta segura no tratamento dos pequenos tumores benignos espinhais.

Passo A: Anestesia

Diferentemente da abordagem transforaminal, a anestesia geral é a preferência entre os cirurgiões de coluna para realização dessa técnica. A principal razão é a dor radicular causada pelo contato da cânula de trabalho com os elementos neurais dentro do canal vertebral com a finalidade de proteger as raízes durante a retirada do disco herniado. Mesmo assim, a sedação e anestesia local podem ser uma opção viável em casos selecionados.

Passo B: Posição do Paciente

O decúbito ventral é a posição preferida entre os cirurgiões de coluna, mantendo as mesmas precauções com o alívio da pressão abdominal e compressão das veias ilíacas. O posicionamento do paciente deve proporcionar o alargamento da janela óssea interlaminar através do deslizamento entre as facetas superior e inferior numa tentativa de aumentar a área de trabalho interlaminar.

Passo C: Ponto de Entrada

Uma vez que a topografia da herniação discal seja determinada nas imagens de RM e TC, a imagem radioscópica em AP obtida com o arco em **C** deve mostrar o paralelismo entre as placas terminais do nível a ser abordado. Na técnica de Ruetten, uma linha mediana entre os processos espinhosos é traçada na pele do paciente, e uma segunda linha é feita entre as placas terminais superior e inferior, trazendo o ponto de entrada o mais mediano possivel em relação à linha média. Na técnica de Gun Choi, o ponto de entrada é feito utilizando a ponta de uma agulha que avança através do ligamento amarelo no espaço epidural, sendo o posicionamento confirmado pela realização de um epidurograma, seguindo-se pela passagem de uma série de dilatadores sobre o fio-guia para criar o trajeto de trabalho. Sendo assim, o ponto de entrada varia de acordo com a localização da hérnia discal, se na axila ou ombro da raiz.

Passo D: Posicionamento do Endoscópio

De acordo com a técnica de Ruetten, a incisão de pele é feita com um bisturi a noventa graus através da fáscia lombar até o limite do ligamento amarelo, o bisturi é retirado seguido da passagem de um dilatador rombo introduzido e a seguir o canal de trabalho sob confirmação radioscópica utilizando imagens obtidas com o arco em **C** em AP e perfil para demonstrar a profundidade da cânula de trabalho

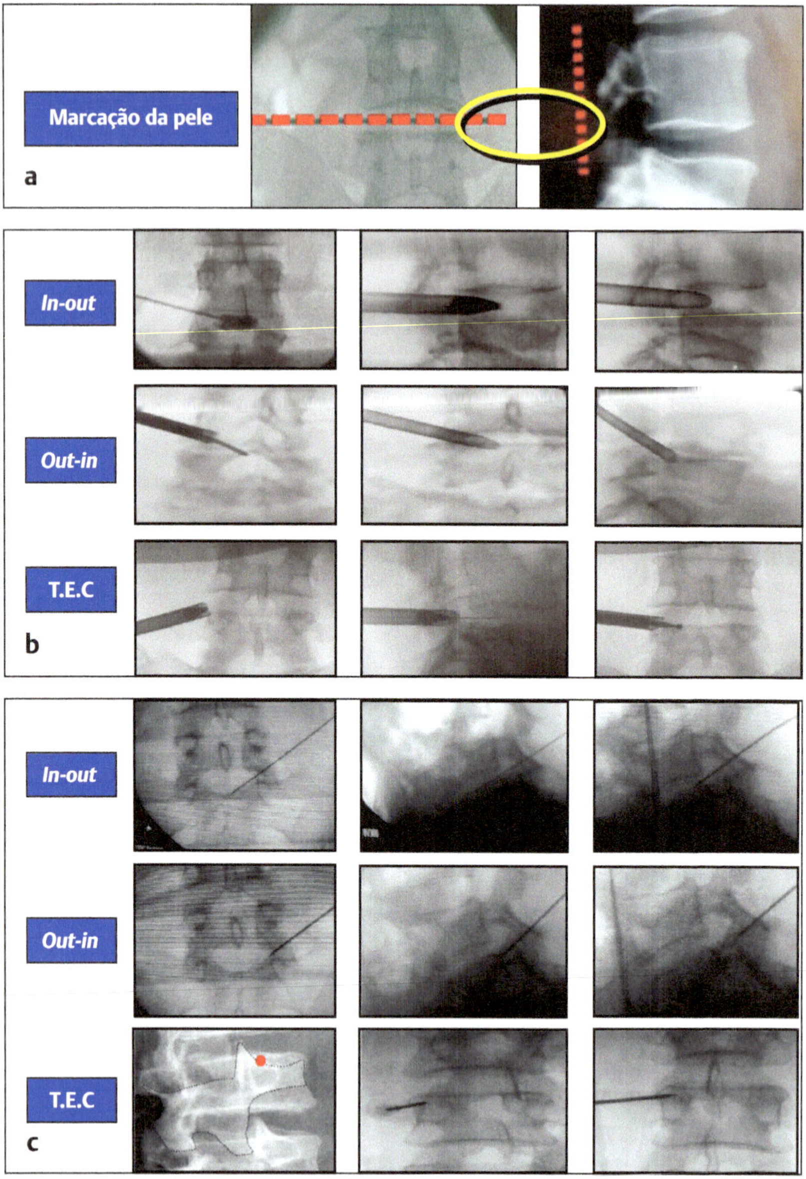

Fig. 34-2. (a) Marcação da pele. (b) Ponto de entrada da agulha. (c) Acessos.

em relação ao ligamento amarelo e facetas. O endoscópio é introduzido mostrando as camadas musculares do multifidus e as camadas do ligamento amarelo. Após uma boa exposição do ligamento amarelo, uma incisão é feita sob visualização direta por uma tesoura de punção na porção medial até a exposição da gordura epidural, e, neste momento, a ponta afiada do tesoura deve girar na direção das facetas até expor a borda medial e ancorar a cânula de trabalho na borda da faceta superior. A partir de então, a gordura epidural deve ser bem visualizada, e sua remoção é mandatória para exposição da raiz nervosa transversal e sua relação com o disco herniado. Na técnica de Gum Choi, após as fibras do ligamento amarelo serem afastadas por um *probe* de dissecção romba, a cânula de trabalho e o endoscópio são avançados, permitindo a visão da gordura epidural, do tecido neural e do tecido discal herniado corado de azul durante a discografia feita previamente.

Passo E: Sequestrectomia

Neste momento, pela técnica de Ruetten, após uma boa exposição da raiz nervosa transversal e a localização da hérnia discal em conflito, é mandatória a preparação da área para o avanço da cânula de trabalho dentro do canal vertebral. Dependendo da localização do disco herniado, se na axila ou no ombro da raiz, coagulação prévia das veias epidurais previne o sangramento desnecessário durante a inserção da cânula, utilizando uma manobra rotacional para afastamento da raiz nervosa e realização de uma sequestrectomia segura do fragmento herniado contido ou não contido, com auxílio de tesoura e pinça. Na técnica do Gum Choi, a retirada do fragmento herniado é feita após uma boa visualização dos elementos neurais e coagulação das veias epidurais, realizando a sua retirada auxiliada por tesoura e pinças love (Figs. 34-3 e 34-4).

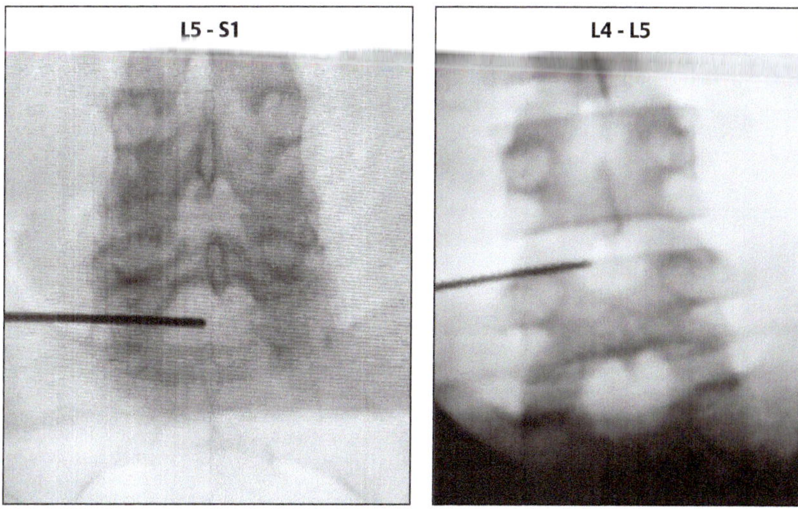

Fig. 34-3. Ponto de entrada.

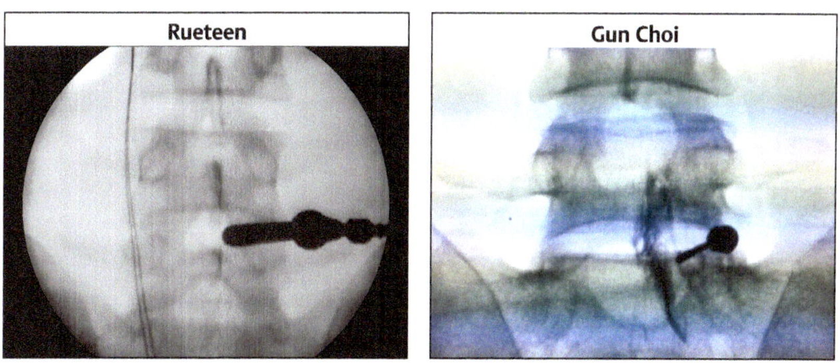

Fig. 34-4. Técnica interlaminar.

COMPLICAÇÕES

As complicações de qualquer procedimento cirúrgico estão bem relacionadas com a curva de aprendizado e com os desafios anatômicos da região abordada. Os procedimentos a céu aberto têm provado há anos que as patologias discais podem ser tratadas por cirurgia em caso de falha do tratamento conservador.[16-18] Mesmo sabendo que a microdiscectomia aberta tem uma baixa frequência de complicações, como déficit motor, disestesia, instabilidade anatômica, fibrose epidural, durotomia incidental e infecção, os procedimentos endoscópicos podem minimizar a incidência de todas essas circunstâncias indesejáveis, desde que a escolha da abordagem interlaminar ou transforaminal seja com base no favoritismo anatômico, no quadro clínico e na experiência pessoal do cirurgião.

A endoscopia é uma modalidade de tratamento minimamente invasivo, mas isso não significa que seja isenta de complicações neurológicas maiores, se um rígido passo a passo não for seguido pelo cirurgião. Lesões acima do limite superior da região lombar podem trazer déficit motores catastróficos, levando à sequela neurológica definitiva. A disestesia pós-operatória é mais frequente na abordagem transforaminal, sendo a queixa mais comum dos pacientes, com frequência variando de 4,8% a 11,3%,[19-21] estando muito relacionada com a curva de aprendizado e a realização desse procedimento com anestesia geral. Felizmente na grande maioria dos casos, este sintoma é temporário, não ultrapassando os seis meses, sendo bem controlado com medicações por via oral e bloqueio epidural.[19-21]

A desestabilização anatômica decorrente da instabilidade degenerativa relaciona-se com a remoção dos elementos de suporte vertebral. A preservação das facetas articulares é um fator essencial para evitar tal complicação.[22,23] Naturalmente, na microdiscectomia clássica não é necessária a remoção de tantos elementos anatômicos para que se consiga a retirada do disco mole herniado.[16,18] Os maiores fatores estão relacionados com a quantidade total de disco removido, e o tamanho e a localização da lesão anular, carga axial repetitiva, alterações degenerativas e o tecido cicatricial formado parecem ser as principais causas que levam à instabilidade vertebral.[23] A abordagem endoscópica possibilita uma redução na lesão muscular e uma diminuta abertura do ligamento amarelo quando comparada ao procedimento aberto, mas não evita a possibilidade de uma futura instabilidade do segmento vertebral abordado

A lesão de dura-máter nas discectomias abertas está por volta de 4%,[24] podendo alcançar cerca de 17,6% em caso de reabordagem.[25] Nos procedimentos abertos a lesão dural pode ser normalmente reparada com sutura e cola de fibrina, não trazendo tantos sintomas clínicos no pós-operatório. O procedimento endoscópico tem uma baixa incidência de lesão dural de 0,3% a 0,5%,[20] mas nos procedimentos endoscópicos o risco de exteriorização liquórica é muito raro por causa da ausência de espaço morto entre as fibras musculares impedindo que isso aconteça.

Infecção é uma situação relativamente rara em ambos os procedimentos, mas na abordagem endoscópica é muito menos provável de acontecer, com alguns estudos apontando uma incidência quase nula desta complicação.[11,20]

A fibrose cicatricial do espaço epidural é uma complicação muito séria, podendo causar sintomas por volta de 1% a 2% dos casos.[26,27] Existem casos onde o diagnóstico de aprisionamento radicular por fibrose epidural não é possível ser feito por imagens de RM, sendo o bloqueio foraminal o único método possível para confirmação diagnóstica.[28] Na maioria dos casos a RM com *gadolinium* pode confirmar o correto local de origem da dor.[26] Normalmente a via endoscópica não causa fibrose cicatricial do espaço epidural, uma vez que minimiza a manipulação cirúrgica e sangramento durante a remoção do disco herniado.

O índice de recorrência da hérnia discal após procedimentos endoscópicos varia de 5,7% a 6,2%, não apresentando diferença significativa quando comparado à microdiscectomia aberta.[27] Índices elevados de recorrência em algumas casuísticas estão mais relacionados com a curva de aprendizado, levando a mau posicionamento da cânula de trabalho, escolha inadequada do acesso endoscópico, hérnias sequestradas e associação concomitante de estenose de recesso lateral associadas a instabilidades anatômicas e grande defeitos anulares, com mais recorrência do conflito radicular do que a abordagem endoscópica como opção cirúrgica no tratamento das patologias espinhais.

REFERÊNCIAS BIBLIOGRÁFICAS

1. Smith L, Garvin P J, Gesler RM, Jennings RB. Enzyme dissolution of the nucleous pulposus. Nature. 1963;198:1311-12.
2. Hijikata S, Yamagishi M, Nakayama T. Percutaneos discectomy: a new treatment method for lumbar disc herniation. J Todenshop. 1975;5:5-13.
3. Onik G, Helms CA, Ginsburg L, et al. Percutaneous lumbar discectomy using new aspiration probe. AJR Am J Roentgenol. 1985,144:1137-40.
4. Kambin P, Sampson S. Posterolateral percutaneous suction-excision of herniated lumbar intervertebral disc. Report of interim results. Clin Orthop. 1986;207:37-43.
5. Kambin P. Arthroscopy Microdiscectomy: Minimal Intervention Spinal Surgery. Baltimore, MD: Urban & Schwarzenberg; 1990.
6. Mayer HM. Brock: Percutaneous endoscopic lumbar discectomy (PELD). Neurosurg Rev. 1993;16:115-20.
7. Mathews HH. Transforaminal endoscopic microdiscectomy. Neurosurg Clin N Am. 1996;759-63.
8. Ditsworth DA. Endoscopic transforaminal lumbar discectomy and recognition: a postero-lateral into the spinal canal. Surg Neurolog. 1998;49:588-98.

9. Yeung AT. Minimally invasive disc surgery with the yeung endoscopic spine system (YESS). Surgical Technology International. 1988;8:267-77.
10. Schubert M, Hoogland T. Endoscopic transforaminal nucleotomy with foraminoplasty for lumbar disk herniation. Oper Orthop Traumatol.2005;17:641-61.
11. Ruetten S, Komp M, Merk H, Godolias. An extreme lateral acess for the surgery of lumbar disk herniation inside the spina canal using the full-endoscopic uniportal transforaminal approach technique and prospective results of 463 patients. Spine. 2005;30:2570-8.
12. Choi G, Lee SH, Lokhande P, et al. Percutaneous endoscopic approach for highly migrated intracanal disc herniations by foraminoplastic technique using rigid working channel endoscope spine. (Phila Pa 1976.) 2008;33:E508-E515.
13. Destandau J. A special device for endoscopic surgery of lumbar disc herniation. Neurolog Res. 1999;21:39-42.
14. Ruetten S, Komp M, Godolias G. A new full-endoscopic technique for the interlaminar operations of lumbar disc herniations using a 6 mm endoscopes: prospective 2-years results of 331 patients. Minimally Invasive Neurosurgery. 2006;49(02):80-7.
15. Choi G, Lee SH, Raiturker PP, et al. Percutaneous endoscopic interlaminar discectomy for intracanalicular disc herniation at L5-S1 using a rigid working channel endoscope. Neurosurgery. 2006;58 (1):ONS 59-ONS 68.
16. Caspar W. A new surgical procedure for lumbar disk herniation causing less tissue damage through a microsurgical approach. Adv Neurosurg. 1977;4:74-80.
17. Mixter W, Barr J. Rupture of the intervertebral disc with involvement of the spinal canal. N Engl J Med. 1934;211:210-15.
18. Yasargil M. Microsurgical operation for herniated disc. Adv Neurosurg. 1977;4:81.
19. Ahn Y, Lee SH, Lee JH, et al. Transforaminal percutaneos endoscopy lumbar discectomy for upper lumbar disc herniation: clinical outcome, prognostic factors, and technical consideration. Acta Neurochir (Wien) 2009;151:199-206.
20. Yeung AT, Tsou PM. Posterolateral endoscopic excision for lumbardisc herniation: Surgical technique, outcome and complications in 307 consecutive cases. Spine. 2002;27:722-31.
21. Tzaan W-C. Transforaminal percutaneous endoscopic lumbar discectomy: Chang Gug Med J. 2007;30:226-34.
22. Ruetten S, Komp M, Merk H, Godolias G. Recurrent dislumbar herniation after conventional microdiscectomy: a prospective randomized study comparing full-endoscopic interlaminar and traansforaminal versus microsurgical revision. J Spinal Disord Tech. 2009;22:122-9.
23. Panjabi MM, krag MH, Chung TQ. Effects of disc injury on mechanical behavior of the human spine: Spine. 1984;9:707-13.
24. Iones AA, Stambough JL, Balderston RA. Long term results of lumbar spinal surgery complicated by unintended incidental durotomy. Spine. 1989;14:443.
25. Stolke D, Sollmann W, Seifert V. Intra and postoperative complications in lumbar disc surgery. Spine. 1989;14:569.
26. Annerzt M, Jonsson B, Stromqvist B, et al. No relation ship between epidural fibrosis sciatica in the lumbar postdiscectomy syndrome. A study with contrast-enhanced magnetic resonance imaging in symptomatic and asymptomic patients. Spine. 1995;20:449-53.
27. Ruetten S, Komp M, Merk H, Godolias G. Full-Endoscopic interlaminar ans transforaminal lumbar discectomy versus conventional microsurgical technique: A prospective randomized, controlled study. Spine (Phila Pa 1976). 2008;33:931-9.
28. Ido K, Urushidani H. Fibrous adhesive entrapment of lumbosacral nerve roots as a cause of sciatica. Spinal Cord. 2001;39 (5):269.

Parte X DOR

CAPÍTULO 35

CERVICALGIA

Anderson Rodrigo Souza ▪ Eberval Gadelha Figueiredo

INTRODUÇÃO

A cervicalgia é um problema comum em todo o mundo e constitui causa importante de incapacidade.[1] Estima-se que 80% da população apresentará a queixa em algum momento de suas vidas. Além disso, estudos recentes mostram que a incidência de cervicalgia está aumentando.[2-4]

Apesar de a variação significativa de sua definição, no que concerne às pesquisas e literatura, pode ser definida como a presença de dor na região cervical sentida dorsalmente em algum lugar entre os côndilos occipitais e a proeminência vertebral C7. Tal queixa engloba uma gama de alterações que, como causa ou efeito, se localizam nas partes posterior e posterolateral do pescoço, centrado na coluna cervical, com ou sem irradiação para áreas e segmentos adjacentes.[4-6]

Na grande maioria dos pacientes, a dor no pescoço está relacionada com um diagnóstico benigno, como entorse, dor mecânica, dor muscular, síndrome dolorosa miofascial, dor postural, dor de origem óssea ou articular, não excludentes, que afetam a região cervical, bem como processos degenerativos. A depender da causa, as cervicalgias podem-se apresentar acompanhadas ou não de vários sinais e sintomas, podendo ser até mesmo de origem psicossomática.[7]

Por sua variabilidade e complexidade, e pela baixa de correlação entre queixas e achados clínicos, é um desafio à prática médica, estando muitas vezes associada a questões sociais e laborativas.

As cervicalgias também podem ser causa direta de cervicobraquialgias, cefaleias cervicogênicas ou desencadear neuralgias que se espalham para áreas vizinhas.[5]

A cervicalgia traz ainda uma sobrecarga econômica, e a abordagem diagnóstica tradicional, com base na história, exame físico e exames complementares, é pouco resolutiva para a maioria dos doentes. Muito desse problema musculoesquelético é fomentado por fatores psicossociais, incluindo traços de personalidade.[6]

A história natural demonstra que aproximadamente 80% de toda a dor cervical aguda remite dentro de dias a semanas,[8] e embora se acredite que há uma causa anatômica para a dor no pescoço que dura um curto período como este, raramente podemos identificar uma etiologia. Na dor cervical crônica, que dura pelo menos 6 semanas, a causa anatômica não é encontrada na maioria dos casos.

FATORES DE RISCO

A dor crônica cervical é a segunda causa mais comum de distúrbio musculoesquelético associado a absenteísmo no trabalho, perdendo apenas para a lombalgia. Estima-se que aproximadamente 10% da população apresentará dor no pescoço em pelo menos 7 dias por mês, e 80% da população em algum momento.[3,9]

A prevalência de dor no pescoço aumenta com a idade e entre os fatores de risco inclui: saúde geral precária, mulheres por volta da quinta década de vida, obesidade, história prévia de lesão no pescoço ou de dor concomitante em outro lugar e maior número de filhos, sendo estes os mesmos fatores para outros distúrbios regionais de dor musculoesquelética.[3,9-11]

Outros fatores de risco para cervicalgia são os aspectos ocupacionais, incluindo a duração da posição sentada e o posicionamento do tronco nas posturas de trabalho.[12]

Estudos indicam ainda que o estresse relacionado com o trabalho, seja por metas seja pelo próprio ambiente de trabalho, também é fator de risco.[13] Nesse contexto, estudos comprovam que exercícios físicos laborais reduzem a ocorrência de cervicalgia ou faltas ao trabalho.[14]

A maioria dos indivíduos apresenta episódios de cervicalgia de curta duração, sendo o desafio compreender a transição de doença aguda para doença crônica e quais fatores que podem predizer essa progressão.[6]

QUADRO CLÍNICO

Embora a causa da dor no pescoço possa estar associada a processos degenerativos o foco exato que está causando a dor no pescoço do paciente é mais frequentemente desconhecido. A apresentação clínica é muito diversificada, podendo se manifestar como dor cervical, cefaleia, dor nos ombros, no tórax, no dorso, ou parestesia e dor em membros superiores, sendo assim, além de um desafio diagnóstico, é em uma demanda frequente. As causas anatômicas diretas de dor cervical mecânica raramente são identificáveis.[4]

O diagnóstico é com base na história, exame físico e exames complementares. Não existem estudos que analisem a especificidade ou sensibilidade dos vários sintomas ou sinais para diferentes diagnósticos, nem correlacionem para diferenciar lesões benignas ou malignas em pacientes com dor no pescoço. Os estudos sobre diagnóstico informam que pacientes sem achados anatômicos podem apresentar dor cervical, e que portadores de lesões anatômicas podem ser completamente assintomáticos.[6,15]

Estatisticamente, em 95% dos casos avaliados, não se observam sinais de comprometimento neurológico, sendo a conduta com base na clínica a mais apropriada para a abordagem inicial.[15]

Entre os sinais e sintomas em pacientes com cervicalgia, a presença de edemas ou a observação de achados neurológicos claros e objetivos, como reflexo ausente, hiper-reflexia com respostas plantares extensoras, atrofia muscular ou paresias ou parestesias de um dermátomo, pode indicar uma causa estrutural. A presença de alteração ao exame neurológico determina a necessidade de avaliação pelo especialista.[6]

Sendo uma doença subjetiva por natureza, os sintomas presentes, especialmente na cervicalgia crônica, são vagos e incluem fadiga no braço, cefaleia, tontura, fraqueza generalizada, formigamento, entre outros, e falha em definir quaisquer características que indiquem uma patologia específica. Na cervicalgia crônica em geral, a contagem de pontos dolorosos é um indicador de sofrimento emocional, em vez de especificidade ou patologia do diagnóstico.[16]

Na maioria dos pacientes com dor cervical, a história e o exame físico não levarão a um diagnóstico etiológico específico, mas permitirá ao médico tranquilizar o paciente quanto à presença de doenças mais sérias. Haja vista que a intensidade da dor indica uma maior probabilidade de cronicidade, junto com a avaliação comportamental, é possível identificar pacientes que necessitam de um maior esclarecimento para a certeza da natureza benigna de sua dor. A falta de especificidade dos sintomas nas cervicalgias é um estímulo para o médico produzir um variado espectro de explicações improváveis e não testáveis.[6]

EXAMES COMPLEMENTARES

Apesar da variedade de exames de imagens disponíveis para o diagnóstico, esses acrescentam pouca ajuda na cervicalgia pura. A investigação diagnóstica radiológica é pertinente quando, além da cervicalgia, o doente apresenta perda de peso, disfagia, ou outros sinais de radiculopatia.

Em casos de trauma, as radiografias podem ser utilizadas para procurar fraturas, embora pacientes com ausência de dor à palpação, sem déficit neurológico, conscientes e orientados, descartada intoxicação exógena e outra lesão concomitante, descartem potenciais complicações.[17]

Pacientes que apresentam sinais neurológicos de alerta, como déficits progressivos, parestesias e hiperestesias, ou quando no exame neurológico houver a suspeita de uma lesão específica radicular com radiografia simples normal, uma tomografia computadorizada ou ressonância magnética pode fornecer a confirmação. A ideia de que a doença degenerativa do disco ou osteoartrite cervical está especificamente associada à dor no pescoço não é verídica.[18,19]

Explicar aos pacientes que sua dor surge de doenças degenerativas, protrusões discais ou osteoartrite da coluna gera algumas vicissitudes; primeiro, como dito anteriormente, é uma inverdade, e, segundo, dá ao paciente a impressão de que ele tem uma causa de dor crônica. Os pacientes deveriam ser informados da real relação entre cervicalgia e o tratamento, independentemente da aparência de seus exames complementares, que teriam (e tinham) alterações degenerativas (**artrite da coluna**), mesmo sem dor. Esta série de explicações, além de não dar ao paciente o que muitas vezes anseia, um diagnóstico claro, contribui para levar a dor cervical aguda a se tornar dor cervical crônica.[6]

Achados radiológicos de degeneração discal, articular ou osteoartrose na coluna cervical não prediziam o desfecho da dor cervical aguda, de modo que o médico não pode nem mesmo usá-los para o prognóstico.[16]

Existem diretrizes sobre o uso de diagnóstico por imagem em pacientes com dor cervical aguda ou crônica (traumática ou não traumática), e, tendo em vista a frequência de achados anormais e a falta de valor prognóstico, imagens de rotina, como tomografia computadorizada e ressonância magnética, em pacientes sem déficits neurológicos ou alteração ao exame clínico, podem não ser justificadas. A utilização das diretrizes existentes e dos critérios de adequação, como recomendações do Canadian C-spine Rule (CCR), National Emergency X-Radiography Utilization (NEXUS) e American College of Rheumatologists (ACR), na tomada de decisão clínica em relação aos estudos de imagem, deveria ser aplicada, seja para dor cervical traumática como não traumática nos estágios agudos e crônicos.[20-22]

DIAGNÓSTICO

Doenças inflamatórias, tumorais, traumas, funcionais, infecciosas, degenerativas e endocrinológicas são causas de cervicalgias, sendo a síndrome dolorosa miofascial a causa mais comum da cervicalgia crônica.[2]

Para o diagnóstico da cervicalgia são importantes os dados da história atual e pregressa, bem como antecedentes individuais e familiares, hábitos, medicamentos utilizados, as atividades físicas, condições dos ambientes de trabalho, o padrão do sono, bem como o exame físico, e atenção especial ao exame neurológico.[23]

Com relação à dor, dados, como localização, intensidade, distribuição, irradiação, qualidade, fatores de melhora e de piora da dor, entre outros aspectos, devem ser obtidos com precisão. Infelizmente, a imprecisão do diagnóstico muitas vezes deixa o paciente em busca de uma doença que seja específica, definitiva de sua dor, e não incomum recebem diagnósticos criativos atribuindo a dor à articulação facetária e outras subluxações, pontos-gatilho e bandas musculares, e lesão musculoligamentar crônica.

A avaliação da saúde psicológica também é importante no diagnóstico das cervicalgias, haja vista que eventos ou períodos de estresse podem desencadear dor. Embora o paciente deseje um diagnóstico anatômico à sua dor, quando informado da legitimidade dos sintomas, tende a aceitar também as causas de origem psicológicas como parte do quadro clínico.

DIAGNÓSTICOS DIFERENCIAIS

Como é uma região de intensa mobilidade, pela qual passam estruturas nobres, as causas mais comuns de cervicalgia estão associadas a contraturas e distensões musculares. A musculatura da região cervical fornece mobilidade e suporte, porém é vulnerável a lesões. A clínica nestes casos é típica de defesa e rigidez de movimento, com mobilidade reduzida, bloqueio de movimentos passivos e dor à palpação da musculatura.[19,24]

A fibromialgia pode apresentar-se inicialmente com quadro de cervicalgia, exigindo que a anamnese explore outros sintomas, como a cronicidade, vários pontos de dor, tensão e distúrbios do sono.

Artrose das articulações intervertebrais é outro diagnóstico diferencial. Clinicamente a dor piora com o movimento, sendo mais intensa pela manhã, e pode apresentar crepitação à movimentação do pescoço. A radiografia simples demonstra espessamento da superfície articular.[19,25]

Tumores, processos inflamatórios localizados, neuropatia diabética e mesmo acidente vascular cerebral também podem cursar com dor cervical, devendo fazer parte do diagnóstico diferencial.[1]

TRATAMENTO

Ao avaliar um paciente com dor no pescoço durante a crise, devem ser incluídas avaliações de deficiências da função corporal que podem estabelecer linhas de base, monitorizar mudanças ao longo do tempo e ser útil na tomada de decisão clínica de tratamento.

Os tratamentos mais desejáveis são os que evitam a evolução de uma dor aguda em uma dor crônica. Para o tratamento das cervicalgias subagudas ou crônicas, evidências mostram que uma abordagem multimodal, incluindo exercícios de alongamento, fortalecimento e mobilização, reduz a dor, melhora a função e resulta em efeito global percebido favorável tanto em curto como em longo prazo, porém as evidências são muito fracas em relação à eficácia das intervenções para dor no pescoço com base em subpopulações (p. ex., idade, sexo, etnia).[4,26]

Acupuntura, campo eletromagnético de pulso de baixa frequência, estimulação magnética repetitiva, travesseiro ortopédico cervical e massagem tradicional chinesa são preferidos para o tratamento imediato ou em curto prazo da dor. De forma isolada, as terapias que têm um componente de exercício (terapia ativa) são superiores às que não têm, ou seja, aquelas que dependem de modalidades de terapia passiva, como ultrassom, manipulação, massagem, calor, TENS e *laser*.[6]

Conservador

Alongamento cervical e exercícios de fortalecimento são superiores para fornecer alívio em médio prazo para dor cervical, comparado ao repouso e colar cervical.[27]

No que diz respeito a tratamentos alternativos, a evidência de que eles são superiores aos tratamentos simulados ou outros tratamentos é fraca, negativa ou conflitante.

Anti-inflamatórios não esteroidais sistêmicos (AINEs) são benéficos para a dor cervical, e, embora os AINEs sejam mais eficazes do que o paracetamol, o ACR recomenda o paracetamol como tratamento de primeira linha, mesmo para artrite, por causa do seu perfil de efeitos adversos mais favorável. Em pacientes com dor cervical predominantemente mecânica, os AINEs tópicos têm eficácia comprovada.[28]

Relaxante muscular, em específico a ciclobenzaprina, usada em doses intermediárias (15 mg/d) e altas (30 mg/d), mostrou-se eficaz como coadjuvante, principalmente em dores agudas, e os benzodiazepínicos devem ser prescritos quando outros relaxantes musculares se mostraram ineficazes, porém, com objetivos claramente definidos e vigilância apropriada.[29]

Cirúrgico

Não há ensaios clínicos randomizados comparando cirurgia a tratamento conservador para dor cervical mecânica associada a alterações degenerativas comuns, sem correlação clínica-anatômica. Obviamente não inclui aqui alterações estruturais da coluna com instabilidade ou dano neurológico.[30]

CONCLUSÃO

A cervicalgia como doença é uma das principais causas de incapacidade no mundo, mas a quantidade de pesquisas dedicadas ao tratamento é relativamente baixa em comparação às outras causas principais. As causas da cervicalgia são várias, sendo as síndromes dolorosas miofasciais as mais prevalentes. É uma causa comum de deficiência e responsável por uma proporção significativa de absenteísmo ao trabalho, perda de produtividade e ônus ao sistema de saúde. Os dados da história clínica e do exame físico são mais importantes que os dados de exames complementares para o estabelecimento das causas de cervicalgia. Os achados de exames de imagem devem ser considerados apenas quando houver correlação com os achados no exame clínico.

Ensaios clínicos referem que os exercícios podem ser benéficos e, para a dor aguda, os relaxantes musculares são eficazes. Em indivíduos com dor crônica, há evidências conflitantes sobre as injeções epidurais de corticosteroides.

O tratamento da cervicalgia depende do diagnóstico preciso e baseia-se na remoção das causas, no uso de medidas farmacológicas, reabilitação, psicoterapia e, quando necessário, de procedimentos cirúrgicos específicos.

REFERÊNCIAS BIBLIOGRÁFICAS

1. Sheets F, Pain N. Mundial Contra Dor Musculoesquelética. Cervicalgia. 2010:2009-11.
2. Teixeira MJT, Barros Filho TY, Hamani LC, Teixeira WGJ. Cervicalgias, Rev. Med. 2001;80(2):307-16.
3. Croft PR, et al. Risk factors for neck pain : a longitudinal study in the general population. 2001;93:317-25.
4. Blanpied PR, et al. Neck Pain : Revision Clinical Practice Guidelines Linked to the International Classification of Functioning, Disability and Health From the Orthopaedic Section of the American Physical Therapy Association. 2017.
5. Kazemi A, Muñoz-Corsini L, Martín-Barallat J, et al. Estudio etiopatogénico de la cervicalgia en la población general basado en la exploración física, Rev. la Soc. Esp. del Dolor. 2000;7(4):220-4
6. Ferrari R, Russell AS. Neck pain is second only to low back pain as the most common musculoskeletal disorder. 2003;17(1):57-70.
7. Buskila D, Neumann L, Vaisberg G, et al. Increased rates of fibromyalgia following cervical spine injury: A controlled study of 161 cases of traumatic injury, Arthritis Rheum. 1997;40(3):446-52.
8. Bovim G, Scharader H, Sand T. Chronic neck pain is a frequent symptom in the general population, particularly in women. ... is of the same magnitude as the prevalence of chronic neck pain in the general. 1994;19(12):1307-9.
9. Makela M, Helidvaara M, Sievers K, et al. Prevalence, Determinants, and Consequences of Chronic Neck Pain in Finland. 1991;134(11):1356-67.
10. Fredriksson K, et al. Risk factors for neck and upper limb disorders : results from 24 years of follow up. 1999:59-66.
11. Andersson HI. The epidemiology rural area of chronic pain in a Swedish. 1994;3(I).
12. Krause N, Rangland DR, Greiner BA, et al. Physical workload and ergonomic factors associated with prevalence of back and neck pain in urban transit operators. 1997:2117-27.
13. Bongers PM, Hoogendoorn WE, Houtman ILD, et al. High Quantitative Job Demands and Low Coworker Support As Risk Factors for Neck Pain Results of a Prospective Cohort Study. 2001:26(17):1896-1903.
14. Linton SJ, Van Tulder MW. Preventive Interventions for Back and Neck Pain Problems What is the Evidence ? 2001;26(7):778-87.
15. Croft P. Diagnosing regional pain : the view from primary care. 1999;13(2):231-42.
16. Wolfe F. The relation between tender points and fibromyalgia symptom variables : evidence that fibromyalgia is not a discrete disorder in the clinic. 1997:268-71.
17. Hoffman JR, Mower WR, Wolfson AB, et al. Validity of a set of clinical criteria to rule out injury to the cervical spine in patients with blunt trauma, N. Engl. J. Med. 2000;343(2):94-9.
18. Özdemir F, Birtane M, Kokino S. The clinical efficacy of low-power laser therapy on pain and function in cervical osteoarthritis, Clin. Rheumatol. 2001;20(3):181-4.
19. Wagner HL, et al. Cervicalgia: Diagnóstico na Atenção Primária à Saúde, Proj. Diretrizes. Assoc. Médica Bras. Cons. Fed. Med. 2009:1-7.
20. Griffith B, et al. Screening Cervical Spine CT in the Emergency Department, Phase 2 : A Prospective Assessment of Use. 2013:899-903.
21. Stiell IG, et al. The Canadian C-Spine Rule for Radiography in Alert and Stable Trauma Patients. 2015;286(15):1841-8.
22. de H Nakashima. Subjects, Abnormal Findings on Magnetic Resonance. Images of the cervical spines in 1211 asymptomatic subjects. Spine (Phila Pa 1976). 2015;40(6):392-8.
23. Bonica JJ, Cailliet R, Loeser JD. Bonica's management of pain. Lippincott Williams. 2001;3:1023-4.
24. Sim J, Lacey RJ, Lewis M. The impact of workplace risk factors on the occurrence of neck and upper limb pain : a general population study. 2006;10:1-10.
25. Andersson HI, et al. Musculoskeletal chronic pain in general practice : Studies of health care utilization in comparison with pain prevalence Musculoskeletal chronic pain in general practice Studies of health care utilization in comparison with. 1999:87-92.
26. Gross AR, et al. Conservative management of mechanical neck disorders: A systematic review, J Rheumatol. 2007;34(5):1083-1102.
27. Bertozzi L, et al. Research Report Effect of Therapeutic Exercise on Pain and Disability in the Management of Chronic Nonspecific Neck Pain : Systematic Review and Meta-Analysis of Randomized Trials. 2013.
28. Flood J. The Role of Acetaminophen in the Treatment of Osteoarthritis © Managed Care & Healthcare Communications, LLC. 2010:7-11.
29. Warltier DC. The Pharmacologic Treatment of Muscle Pain. 2004;101(2):495-526.
30. Bednar J, Dus L, Urba I. Cervical spondylotic myelopathy : conservative versus surgical treatment after 10 years. 2011:1533-8.

CAPÍTULO 36

DORSALGIA

Ricardo Ferrareto Iglesio

INTRODUÇÃO

A dorsalgia é definida como dor localizada na região posterior do tórax. Tal região é anatomicamente composta pela coluna vertebral torácica, costelas, escápulas e inúmeros músculos e ligamentos. Os principais músculos da região são: trapézio, esplênio do pescoço, elevadores da escápula, romboide, grande dorsal, serrátil posterior, eretores da espinha e iliocostal entre outros. A origem da dor nessa região deve-se ao acometimento das estruturas já citadas ou pode constituir dor referida de órgãos mais profundos, como esôfago, traqueia, pulmões, coração, aorta, entre outros.

ETIOLOGIA

A dorsalgia pode apresentar diversas etiologias, sendo que a maioria [illegible] condição funcional ou mecânica. Podemos citar como principais causas da dorsalgia: síndrome dolorosa miofascial, espondilose degenerativa, estenose de canal, hérnia discal, traumatismos, diabetes melito, osteoporose, neoplasias primárias ou metastáticas, tumores intrarraquidianos, espondilodiscite, tuberculose, herpes-zóster, doenças de órgão adjacentes, como cardiopatias, aneurisma de aorta, afecções pulmonares etc.

DOENÇA DEGENERATIVA DA COLUNA VERTEBRAL

A degeneração dos discos da coluna vertebral envolve principalmente a perda de proteoglicanos no núcleo pulposo, o que compromete a capacidade do mesmo em manter-se hidratado, prejudicando sua atuação como estrutura capaz de absorver e distribuir cargas mecânicas.

Com a desidratação do núcleo pulposo, o ânulo fibroso passa a suportar pressões e cargas anormais, que não estão mais sendo distribuídas pelo núcleo do disco. Essa alteração na carga suportada pelo ânulo pode levar à lesão tecidual. Como o ânulo possui inervação nociceptiva, pode ocorrer dor.

Além disso, a degeneração do disco pode levar à instabilidade segmentar. A perda de altura do disco está associada ao aumento da flexibilidade do segmento em flexão e torção, além do alinhamento incorreto entre duas vértebras subjacentes. Dessa forma, as facetas passam a suportar grande parte da carga axial da coluna, em vez de servirem apenas como limitadores do movimento segmentar. Isso provoca sobrecarga das articulações facetárias e dos ligamentos da coluna, o que explica a formação de osso reativo nas extremidades de facetas e lâminas na doença degenerativa da coluna.

Acredita-se que diversos fatores podem estar envolvidos no processo de degeneração da coluna, incluindo hábitos inadequados, cargas em flexão ou rotação, marcha ereta, tabagismo e a perda da capacidade de produção de proteoglicanos que ocorre com o envelhecimento.

Hérnia Discal Torácica

Embora o diagnóstico da hérnia discal torácica tenha se tornado mais comum com o uso cada vez mais frequente de exames por imagem, especificamente a ressonância magnética (RM), estima-se que apenas um a cada milhão de pacientes apresentará sintomas clínicos relevantes, que podem incluir mielopatia e radiculopatia. Nesses casos, pode ser necessária cirurgia, enquanto na maioria das vezes o tratamento é conservador. Raramente as hérnias torácicas irão causar dorsalgia.

Síndrome Dolorosa Miofascial

A síndrome dolorosa miofascial é uma condição geralmente responsável por dor em região dorsal. Geralmente surge após esforço excessivo ou postura inadequada prolongada. O diagnóstico é clínico e consiste na história e exame físico, com palpação do músculo afetado, em que se encontram pontos- gatilho que, quando pressionados, evocam dor referida na região afetada. Além disso, a amplitude de movimentos pode estar reduzida. Os músculos normalmente afetados na região são os trapézios, escalenos, paraespinhais cervicais, elevadores da escápula e escalenos, nas dorsalgias altas, e grande dorsal, serrátil, reto abdominal e iliocostal nas dorsalgias baixas.

Traumatismos

Em traumatismos graves pode ocorrer fratura da coluna vertebral. Nesses casos a dor piora durante a movimentação, tosse e respiração, é intensa, súbita, melhora com repouso e pode ser evocada com a percussão dos processos espinhosos. Deve-se realizar um exame neurológico minucioso tanto sensitivo quanto motor para avaliar a presença de mielopatia. O diagnóstico é feito por exames de imagem, como radiografias, tomografia computadorizada ou ressonância magnética. O tratamento das fraturas torácicas pode ser realizado pelo uso de órteses ou artrodese cirúrgica, nos casos com instabilidade comprovada. Deve-se atentar para os casos de fraturas patológicas secundárias à osteoporose. Nesses casos, o tratamento específico da patologia de base com bifosfonatos e reposição de cálcio, entre outros, deve acompanhar o tratamento da fratura.

Moléstia de Scheuermann

Ocorre durante a adolescência e é mais frequente em mulheres. São característicos da doença a acentuação da cifose torácica e encunhamento vertebral. O diagnóstico diferencial mais frequente é a cifose congênita. Estão envolvidas no tratamento analgesia, medidas físicas, órteses e eventualmente cirurgia.

Espondilite Anquilosante

Mais comum em indivíduos do sexo masculino, é caracterizada por intenso processo inflamatório envolvendo vértebras e articulações facetárias. O exame de imagem (tomografia ou ressonância) pode evidenciar fusão entre vários segmentos consecutivos da coluna dorsal. A pesquisa de HLA-B27 é positiva.

Artrite Costovertebral

Dor profunda exacerbada pela movimentação. No exame físico encontra-se dor à palpação da coluna. Exames de imagem podem mostrar inflamação nos processos articulares costovertebrais. O bloqueio anestésico da articulação pode ser usado como teste terapêutico.

Síndrome Facetária

Dor que piora à extensão da coluna ou quando o paciente desce uma escada ou plano inclinado, com melhora durante a flexão. Podem-se observar no exame físico limitação da movimentação e retificação da coluna dorsal, além de dor à palpação e extensão da coluna dorsal.

DOENÇAS INFECCIOSAS VERTEBRAIS

Podem ser causadas por bactérias, em geral Gram-positivas, como nos casos de espondilodiscites piogênicas, normalmente em pacientes com antecedentes de uso de drogas injetáveis, endocardite, procedimento cirúrgico prévio ou em vigência de hemodiálise. A imagem característica é de lesão lítica envolvendo o disco e os platôs das vértebras adjacentes, com bastante edema associado. A coluna dorsal também pode ser acometida pela tuberculose (mal de Pott) ou, menos frequente, por agentes fúngicos. Nesses casos a lesão preferencialmente envolve os pedículos e corpos vertebrais. A dor piora com a compressão e à noite. A percussão das apófises espinhosas pode gerar dor importante no nível acometido. Hemoculturas, exames de imagem, punções guiadas por métodos de imagem e eventualmente biópsia óssea podem ser necessários para elucidação diagnóstica.

Neoplasias

Os tumores mais frequentes da coluna torácica são as metástases ósseas, sendo que as lesões malignas são duas vezes mais frequentes que as benignas em adultos.

Seu sintoma mais comum é a dor noturna e, além disso, podem causar radiculopatia ou mielopatia secundária à compressão extrínseca, hiperalgesia segmentar e hipercifose torácica. No exame físico, além de eventuais déficits neurológicos, podem-se notar deformidades ou dor importante durante a percussão da apófise espinhosa no nível acometido.

A investigação deve prosseguir com exames de imagem, como ressonância magnética, tomografia computadorizada e, em caso de suspeita de malignidade, cintilografia óssea. Para esclarecimento etiológico pode ser necessário biópsia percutânea guiada por radioscopia ou tomografia e, em alguns casos, biópsia a céu aberto.

As lesões benignas mais frequentes da coluna torácica são o osteoma osteoide, o osteoblastoma, o cisto ósseo aneurismático e o granuloma eosinofílico. O osteoma osteoide afeta a coluna torácica com menos frequência, principalmente no sexo masculino, em pacientes abaixo de 20 anos de idade, devendo ser tratado com ressecção cirúrgica. O osteoblastoma é mais frequente em mulheres jovens, pode causar escoliose e déficits neurológicos. O granuloma eosinofílico pode ser tratado por infiltração de corticoide, cirurgia ou radioterapia. Em alguns casos apresenta resolução espontânea e sempre se deve diferenciar de infecções. O cisto ósseo aneurismático é comumente assintomático, mais frequente na porção posterior da vértebra e pode causar deformidades.

Dentre as lesões benignas intrarraquidianas destacam-se o schwannoma e o meningioma. O schwannoma origina-se das células de Schwann, próximo ao gânglio dorsal, e eventualmente cresce para dentro do canal vertebral, levando a compressão medular e déficits neurológicos. O meningioma surge normalmente do ligamento denteado, deslocando a medula. Por causa de seu crescimento lento, os déficits geralmente acabam se manifestando quando a lesão já possui dimensões consideráveis. Em ambos os casos, o sintoma frequente é a dor noturna, não associada à movimentação.

Nas lesões malignas, destacamos o mieloma múltiplo, que pode causar colapso vertebral e subsequente déficit neurológico por compressão medular. O tratamento é feito por radioterapia e quimioterapia, e a cirurgia é reservada para os casos de instabilidade mecânica ou déficit neurológico, sendo necessárias laminectomia e artrodese. O osteossarcoma primário e o condrossarcoma são mais raros, e o tratamento consiste em ressecção cirúrgica em bloco, químio e radioterapia.

Por fim, a coluna torácica pode ser acometida por contiguidade por neoplasias torácicas. Vale destacar a síndrome de Pancoast, por suas características próprias, que ocorre quando um tumor, geralmente do ápice pulmonar, invade estruturas do plexo braquial e segmentos altos da coluna torácica. Geralmente a sintomatologia inclui dor no ombro, escápula e parte superior do tórax, piorando durante a abdução do membro superior e compressão paravertebral. Déficits neurológicos plexulares e síndrome de Horner podem ocorrer.

Neuropatias

As dores neuropáticas da coluna torácica são raras e podem estar associadas a lesões extra ou intrarraquidianas que evoluem com compressão medular ou radicular. Entre elas estão o schwannoma, o neurofibroma, o meningioma, hematomas, hérnias ou abscessos. A dor pode ser mais difusa e dorsal, evoluindo para componente radicular, envolvendo o dermátomo do nervo intercostal correspondente. Pode piorar em manobras que aumentem a pressão intrarraquidiana, como Valsalva, tosse, flexão do pescoço e elevação do membro inferior.

Outra causa de neuropatia na região é o herpes-zóster, em que a dor se manifesta por sensação de queimação ou choque, contínua, podendo estar associada a alodinia e parestesias. Ao exame físico nota-se hipoestesia da região, seguindo o trajeto dos nervos intercostais envolvidos. O surgimento de lesões vesicobolhosas na pele é frequente. Seu tratamento se dá, na fase aguda, pelo uso de antivirais, analgésicos simples e anti-inflamatórios. O uso de corticoides ainda é controverso. Nos casos em que a dor apresenta grande componente neuropático e torna-se persistente, o tratamento prossegue com gabapentinoides e tricíclicos. Em casos refratários pode ser utilizada injeção intradérmica de toxina botulínica ou, eventualmente, a estimulação medular epidural, em níveis superiores aos da lesão.

DOENÇAS INFLAMATÓRIAS DO SISTEMA NERVOSO CENTRAL

Algumas doenças inflamatórias, ao acometer os segmentos torácicos da medula, podem provocar espasmo muscular doloroso em região torácica ou abdominal, constituindo inclusive sintoma precoce ou inicial do quadro. Dentre as doenças mais comuns podemos citar a esclerose múltipla e a neuromielite óptica, sendo mais comum em mulheres jovens. O quadro habitualmente progride rapidamente para algum déficit neurológico motor, sensitivo ou esfincteriano. A ressonância magnética pode mostrar lesões extensas ou múltiplas lesões, com edema associado e captação de contraste, levando a edema medular e, por vezes, siringomielia. A complementação diagnóstica envolve RM de outros segmentos da medula e encéfalo, coleta de líquido cefalorraquidiano com eletroforese de proteínas e pesquisa de bandas oligoclonais e, na suspeita de neuromielite óptica, pesquisa de anticorpos antiaquaporina. O tratamento é clínico e inclui pulsoterapia com corticoide e/ou plasmaférese.

Afecções Vasculares

Embora mais raras, tais afecções, como fístulas durais ou malformações arteriovenosas da medula, podem cursar com sangramentos, isquemia ou edema medular, levando a quadros súbitos ou de rápida progressão de déficit neurológico motor e sensitivo. Tais episódios podem ser precedidos ou acompanhados por intensa dor, normalmente em faixa, no dermátomo correspondente ao nível acometido. A angiografia digital é imprescindível, quando se há tal suspeita. Devemos lembrar também da isquemia medular, secundária a embolismos ou aterosclerose e hematomas epidurais e subdurais da medula, podendo ser traumáticos ou espontâneos, estes últimos normalmente em doentes que estão em vigência de anticoagulação. O déficit neurológico instala-se agudamente e pode ser acompanhado também de dor de característica mielopática.

Afecções Viscerais

Cardiovasculares

O infarto do miocárdio e a angina podem cursar com dor intensa, em aperto ou compressão, associada a náuseas e vômitos, referida em região torácica esquerda, membro superior esquerdo, clavícula, escápula, dorso e região cervical. O eletrocardiograma, a dosagem de enzimas cardíacas e a história detalhada podem revelar a etiologia da dor. Nos casos de angina estável com dor intensa, refratária ao tratamento convencional com analgésicos e nitratos, pode ser realizado o implante de estimulador medular epidural, com boa evidência de controle álgico em tais casos. O aneurisma de aorta pode causar dor por causa da lesão da parede da artéria ou estruturas vizinhas, descrita como pulsátil, lancinante, constante e geralmente na região dorsal. A dissecção de aorta produz dor semelhante ao infarto, súbita e intensa, podendo acometer região torácica alta ou baixa a depender do segmento envolvido da aorta. Náuseas, vômitos e sudorese também podem estar presentes.

Esôfágicas

Ocorre em distúrbios mecânicos, como neoplasias, estenose, acalasia etc., e na doença do refluxo gastroesofágico. A depender da porção do esôfago envolvida pode ser referida em região dorsal alta ou baixa. Pode ser parecida com o infarto do miocárdio e piora com o decúbito, atividade física e ingesta de refeições volumosas. O tratamento deve ser específico para cada etiologia, podendo envolver procedimentos ablativos, como a simpatectomia torácica percutânea por radiofrequência, para alívio de dores oncológicas originadas no esôfago.

Pulmonares

Geralmente ocorre quando há envolvimento da pleura, como em pneumonias, pleurites, neoplasias malignas e infarto pulmonar. Piora com a movimentação, tosse e inspiração profunda, e com o decúbito sobre o lado afetado. Normalmente é bem localizada no ponto em que a pleura está acometida, mas pode ser referida no ombro quando há envolvimento da pleura diafragmática. O tratamento é específico para cada condição, mas nos casos de dor bem delimitada da parede torácica, de característica somática em vez de visceral, o paciente pode beneficiar-se do bloqueio com anestésico dos nervos intercostais.

INVESTIGAÇÃO

A investigação da dorsalgia inicia-se com história clínica e exame físico detalhado. Sinais de alarme devem ser buscados ativamente, como piora progressiva da dor ou dor noturna, sugerindo neoplasia; instalação intensa e súbita, nos casos de infecção ou traumatismo; perda de peso, que ocorre em neoplasias e doenças infecciosas ou inflamatórias, déficit neurológico ou esfincteriano, indicando compressão medular ou radicular; e febre, nos casos de infecção. Nos pacientes mais jovens as causas mais comuns de dorsalgia são afecções musculares, traumatismo ou alterações congênitas, já nos idosos deve-se atentar para síndrome dolorosa miofascial, neoplasias e fraturas patológicas.

O exame físico deve incluir a inspeção, tanto estática quanto dinâmica, para avaliar deformidades, alterações de expansão da caixa torácica, assimetrias da coluna ou cintura escapular, atrofias musculares, padrão respiratório e lesões de pele que podem estar associadas ao herpes-zóster. A palpação consiste na pesquisa de pontos-gatilho da síndrome dolorosa miofascial, principalmente na musculatura paravertebral, grande dorsal, trapézio, romboides e músculos intercostais. Devem-se palpar também costelas e esterno. A percussão das apófises espinhosas traz informação útil, podendo evocar dor intensa em casos de leões intrarraquidiana ou vertebral.

O exame neurológico deve avaliar a força muscular nos quatro membros, a sensibilidade superficial e profunda do tórax, abdome e membros inferiores. Nos casos de lesão medular é possível se obter a topografia da lesão com base no nível sensitivo observado na pesquisa de sensibilidade térmica ou dolorosa. Pode ocorrer a chamada banda de hiperpatia, em que, no segmento do dermátomo correspondente ao nível da lesão, observa-se aumento referido pelo paciente da dor evocada por sucessivos estímulos dolorosos, de igual intensidade, aplicados repetidamente em um mesmo ponto da pele, em razão da somação temporal. Tal achado aumenta a precisão do diagnóstico topográfico da lesão. Outros fenômenos neurológicos que podem ser encontrados são a alodinia, nos casos de dor neuropática, e alterações autonômicas, como a síndrome de Horner. A pesquisa dos reflexos osteotendíneos nos membros inferiores e cutâneo abdominal pode ajudar na diferenciação de uma mielopatia e síndrome do neurônio motor superior de casos de neuropatia periférica ou déficits radiculares.

Exames laboratoriais são indicados especialmente em casos de suspeita de infecção ou doença inflamatória, devendo ser solicitados exames gerais, hemoculturas, velocidade de hemossedimentação e dosagem de proteína C reativa. Nos casos de mieloma múltiplo e metástases ósseas, a eletroforese de proteínas e a dosagem de fosfatases são de grande auxílio na investigação. Nos casos de suspeita de doença inflamatória, autoimune ou infecciosa do sistema nervoso central devem-se solicitar exame do líquido cefalorraquidiano, incluindo quimiocitológico geral, culturas e pesquisa direta de bactérias e fungos, além de eletroforese de proteínas e pesquisa de bandas oligoclonais no caso de suspeita de esclerose múltipla.

Exames de imagem permitem a avaliação da coluna, ligamentos, músculos, raízes e medula. A radiografia simples anteroposterior e em perfil permite observar deformidades, fraturas patológicas, lesões líticas, infecções etc. A tomografia e ressonância possibilitam a avaliação mais específica das partes ósseas e moles respectivamente, podendo diagnosticar lesões intrarraquidianas ou outras neoplasias, estenose de canal, hérnia discal, deformidades, fraturas patológicas, doenças reumatológicas, infecções, doenças inflamatórias do sistema nervoso central, isquemias, alterações vasculares (malformações arteriovenosas [MAVs] ou fístulas durais) etc. A cintilografia óssea é útil na pesquisa de metástases ósseas e infecções. A arteriografia digital permite avaliação detalhada da medula torácica, quando se há suspeita através da ressonância de doenças vasculares, sendo fundamental no diagnóstico e, eventualmente, no tratamento de patologias, como MAVs ou fístulas durais.

A biópsia percutânea guiada por radioscopia ou tomografia possibilita o diagnóstico anatomopatológico de lesões discais ou ósseas da coluna torácica, sendo útil em neoplasias e infecções. Nos casos com sinal de compressão medular ou déficit neurológico, opta-se pela descompressão do nível acometido, com ou sem artrodese, a depender da estabilidade da coluna, e coleta de material para análise durante o procedimento cirúrgico.

TRATAMENTO

O tratamento das doenças que cursam com dorsalgia é específico para a etiologia da mesma. As causas mais frequentes são distúrbios musculoesqueléticos, como síndrome dolorosa miofascial e traumatismos. O tratamento conservador envolve o uso de anti-inflamatórios, analgésicos simples e, se necessários, opioides, psicotrópicos, ansiolíticos, miorrelaxantes, reabilitação e outras medidas físicas, como crioterapia, agulhamento seco e infiltração com anestésico local. É fundamental que após o tratamento inicial sejam feitos alongamento do músculo envolvido e medidas de orientação quanto a evitar sobrecarga muscular, esforços repetitivos e posturas inadequadas.

Para outras condições é necessário tratamento específico, como em neoplasias, doenças inflamatórias, infecciosas, fraturas etc. Nesses casos pode ser necessária a intervenção cirúrgica e, às vezes, envolvendo artrodese. Devem-se conhecer os fatores que implicam na estabilidade mecânica do segmento torácico para adequado planejamento cirúrgico. Em casos refratários, principalmente de dor neuropática ou angina, é possível o implante de eletrodo de estimulação medular epidural, com resultados satisfatórios.

BIBLIOGRAFIA

Adams MA, Hutton WC. The effect of posture on the role of the apophyseal joints in resisting intervertebral compressive forces. J Bone Joint Surg. 1980;62B:358-62.
Bonica JJ. The Management of Pain. 2nd ed Vol II. Philadelphia: Lea & Febiger. 1990.
Ghosh P. The Biology of the Intervertebral Disc. Boca Raton: CRC Press; 1988.
Goel VK, Weinstein JN. Biomechanics of the Spine – Clinical and Surgical Perspective. Boca Raton: CRC Press. 1990.
Mow VC, Hayes WC. Basic Orthopaedic Biomechanics. New York: Raven Press. 1991.
Snyder LA, Smith ZA, Dahdaleh NS, Fessler RG. Minimally invasive treatment of thoracic disc herniations. Neurosurg Clin N Am. 2014;25(2):271-7.
Teixeira MJ, Figueiró JB, Yeng LT, Andrade DC. Dor: manual para o clínico. 2 ed. Rio de Janeiro: Atheneu. 2019.
Travell JG, Simons DG. Myofascial pain and dysfunction. The Trigger Point Manual. Baltimore: Williams and Wilkins. 1998.
Wall PD, Melzack R. Textbook of Pain. 4th ed. Edinburgh: Churchill-Livingstone. 1999.

CAPÍTULO 37

LOMBALGIA

Ricardo de Amoreira Gepp ▪ Lucas Alves Aurich

INTRODUÇÃO E HISTÓRICO

A lombalgia é por definição o quadro álgico localizado na região indo da última costela até o glúteo, associado ou não à irradiação para os membros inferiores. Trata-se de uma síndrome dolorosa de alta prevalência nos dias atuais, acometendo principalmente adultos na faixa entre os 30 e 60 anos de idade, sendo uma situação clínica dependente de hábitos de vida, fatores genéticos e associados ao envelhecimento populacional.[1,2] Um fator importante da lombalgia é sem dúvida o impacto econômico ocasionado pelos custos em tratamento e perdas pelo afastamento do trabalho identificados em vários estudos epidemiológicos.[3] Nos últimos anos o número de artigos publicados aumentou significativamente, mas não se observou uma clara melhora nos resultados do tratamento da lombalgia e na diminuição dos custos para a sociedade. Outro dado importante é que se observa um aumento da população com lombalgia mesmo com a diminuição progressiva das atividades profissionais que exigem esforço físico acentuado.[4,5] É um fato que há um progressivo aumento da expectativa de vida da população mundial, mas há dúvidas se esse seria o único fator relacionado com o aumento da prevalência dessa doença. Sem dúvida falta ainda um entendimento melhor em relação a esta doença.[1,6]

A dor na região lombar é um sintoma extremamente comum e descrito desde a Antiguidade. Lombalgia é descrita em textos do Egito. A maioria dos relatos antigos descreve algumas técnicas de tração e formas de tratamento para a dor. O papiro de Edwin Smith que data de 1500 a.C. descreve casos de dor lombar aguda.[4] O termo dor ciática foi mencionado pela primeira vez por Hipócrates e o mesmo já tinha escrito relatos sobre a dor lombar e o seu tratamento.[7]

No século XX, com o avanço da medicina houve uma busca mais significativa no entendimento da lombalgia e das possíveis etiologias para a dor. Nas décadas de 1920 e 1930, o diagnóstico geralmente era de neurite ou reumatismo muscular.[8] Na década de 1940 iniciou-se a teoria mais centralizada de que toda a dor na região lombar era de origem discal.[9] O surgimento dos primeiros exames de imagem e depois a evolução da radiografia para os exames de tomografia e ressonância magnética de certa forma mantiveram uma percepção de que grande parte dos casos tem origem em doenças discais.[8] Hoje acredita-se que cerca de 10% a 15% das dores lombares crônicas podem ter origem discal.[8] Com custos cada vez maiores e aumento da prevalência, é provável que a avaliação e o tratamento da dor lombar em geral não tenham se modificado muito nos últimos 3.000 anos.[4]

A epidemiologia da dor lombar aguda ou crônica é um assunto extremamente discutido na literatura por causa do importante impacto social e econômico no mundo inteiro. Estudos epidemiológicos recentes demonstram que a lombalgia é a causa mais importante de incapacidade física temporária nos países desenvolvidos.[10]

A incidência em um ano para um primeiro episódio varia de acordo com a literatura entre 6,3% a 15,4%, enquanto que a incidência anual para qualquer episódio de dor lombar varia entre 1,5% a 36%.[11] Estima-se que até 80% da população mundial teve ou experimentará alguma crise de lombalgia em algum momento da vida.[5] Centenas de artigos nos últimos anos, principalmente nas décadas de 1980 e 1990, analisaram com maior profundidade as incidências, prevalências e impactos da lombalgia na sociedade. O paciente portador de dor lombar crônica claramente tem a sua qualidade de vida reduzida pela dor e a restrição física que ela ocasiona. Estudos epidemiológicos na Alemanha estimam que pelo menos 70% da população tenha um episódio de lombalgia por ano. Na população americana estima-se que entre 60% a 80% tenham tido algum episódio de lombalgia durante a vida e que cerca de 2% ficam incapacitados pela dor.[12] A prevalência de dor lombar crônica é maior em mulheres do que nos homens e aumenta com o envelhecimento. Em uma revisão sistemática, Hoy *et al.* analisaram 165 estudos populacionais de 54 países entre 1908 a 2009, demonstrando que a maior prevalência é nas mulheres e na idade de 40 a 80 anos.[13] A prevalência tende a aumentar com a idade até a faixa dos 60 anos e depois há uma redução gradativa. Já o estudo de Ghanei *et al.*, na Suécia, demonstrou que mais de 50% dos indivíduos entre 65 e 80 anos têm lombalgia.[11] Além disso estudos populacionais demonstram que pessoas com sobrepeso têm maior prevalência da dor lombar.[3,11,13]

ETIOLOGIA

A dor lombar apresenta aspectos multifatoriais, incluindo fatores genéticos, físicos, psicossociais e ocupacionais. A cronificação da dor tem relação direta com fatores ocupacionais e psicossociais que devem ser pesquisados no paciente, principalmente porque têm relação com a possibilidade de retorno ao trabalho.

Existem diversas estruturas anatômicas na região lombar, sendo que todas podem ocasionar dor. Grande parte das dores é de origem muscular e inespecífica.[14] Uma etiologia específica para a dor não é frequente e, quando se analisam causas mais graves de dor lombar baixa, trata-se de uma exceção, sendo uma condição rara. A dor lombar é considerada inespecífica quando não se encontra um fator causal bem definido e uma relação entre os sintomas, achados do exame físico e correlação com a imagem. Nas lombalgias específicas existe uma relação direta entre a dor e o processo patológico definido pelos exames clínico e de imagem. Nesses casos é possível determinar uma radiculopatia por compressão neural ou dor por um processo degenerativo ou instabilidade da coluna. Entre todos os pacientes com dor lombar baixa estima-se que 4% apresentam discopatia, 3% estenose de canal lombar e 2% espondilolistese. Em pacientes idosos, 1% a 4% podem ter uma fratura vertebral; 0,7% tem um tumor primário ou metastático e 0,01% tem espondilodiscite.[10] Ao todo cerca de 20% das lombalgias podem ter uma doença específica como causa, e entre 80% a 90% dos outros casos não terão uma causa definida.[1,10] A dor lombar sem achados específicos tem etiologias diversas, sendo as principais:

- Disfunção muscular segmentar (contraturas);
- Dor sacroilíaca;
- Alterações da coluna estática (hiperlordose ou retificação da coluna);
- Disfunção muscular (síndrome cruzada de Janda, músculos encurtados e pontos-gatilho de dor miofascial);
- Alterações do tecido conjuntivo;
- Condições sistêmicas (síndrome de hipermobilidade, estabilização profunda inadequada, incoordenação motora);

A grande dificuldade para o diagnóstico correto de algumas dessas entidades é que não existem exames específicos. Atualmente com o melhor entendimento da biomecânica da coluna vertebral e dessas síndromes dolorosas, ficou mais claro que algumas possibilidades de etiologia estejam relacionadas com a dinâmica muscular e também com a da coluna.

As lombalgias crônicas têm mais relação com alterações estruturais da coluna, principalmente nos pacientes com mais idade.[11] A presença de dor persistente lombar pode estar relacionada com alterações discais, levando ao diagnóstico de dor discogênica. Esta alteração ocorre principalmente em pacientes jovens, sendo caracterizada por dor axial e mediana, que piora na realização da flexão anterior da coluna.[8] Em pacientes acima da quinta década de vida, as dores lombares de origem espinhal são principalmente relacionadas com artrose facetária.[11] A dor por artrose é axial, mas pode ser um pouco lateralizada e às vezes ter uma pseudoirradiação para o glúteo, tendendo a piorar no movimento de extensão da coluna. As dores facetárias são conduzidas pelos ramos dorsais dos nervos espinhais. Este é um conceito importante para se projetar nos tratamentos por infiltrações ou procedimentos invasivos, como técnicas discais e rizotomias dorsais para dor.

Além das causas etiológicas existem os fatores de risco para surgimento, agravamento e cronificação da dor.[1,15]

Os fatores de risco para o desencadeamento da dor podem ser divididos em fatores individuais, físicos ocupacionais e psicológicos. Existem fatores que são agravantes da dor, como nível educacional, estresse, depressão, sobrepeso, tabagismo e baixo nível de apoio social. Na análise dos fatores individuais destacam-se as alterações genéticas. Doenças como a degeneração discal têm clara associação a fatores genéticos. Situações como dor miofascial e fibromialgia também, mas, nessas situações, além do distúrbio muscular há modificação na percepção de dor. Ainda com relação aos fatores individuais existe maior incidência de dor lombar de origem vertebral após os 50 anos de idade.[14] Fatores psicossociais e ocupacionais são importantes quando se analisam dores crônicas.[13] A presença de ansiedade e depressão são fatores associados à transição de uma lombalgia aguda para uma forma mais crônica. Baixa satisfação no trabalho e problemas emocionais também são fortemente relacionados com a dor crônica.[16]

QUADRO CLÍNICO

A avaliação e descrição correta do quadro clínico da lombalgia é o início para o tratamento adequado e diminuir a incapacidade ocasionada pela doença. Uma importante forma de classificação para o entendimento da lombalgia foi realizada por Waddell, em 1987, quando ele diferenciou a dor em aguda e crônica.[17,18] O quadro crônico apresenta um contexto totalmente diferente da dor aguda. Enquanto a dor aguda pode ser tratada com medidas analgésicas e cuidados físicos posturais, o quadro crônico pode estar dissociado de componente físico, levando a um comportamento associado a alterações emocionais e ganhos secundários, podendo se tornar um quadro resistente a qualquer forma de tratamento.[10] Outra importante contribuição foi feita por Frymoyer em 1988. No artigo publicado no New England Journal of Medicine o autor dividiu a lombalgia em formas: aguda, subaguda e crônica.[15] A forma aguda tem duração de até seis semanas e geralmente é inespecífica, sendo que entre 10% a 20% dos casos têm uma etiologia bem definida. A forma subaguda tem como característica a dor que dura de 6 semanas até 3 meses. As formas agudas e subagudas são dores transitórias e têm uma chance de melhora de 90% dos casos. A forma crônica tem uma duração de dor maior do que 3 meses, ocorre em até 5% dos casos de lombalgia e já apresenta um prognóstico mais reservado quanto a dores tem mais chances de ter um distúrbio secundário da coluna vertebral.[15] A dor crônica apresenta sintomas associados e muitas vezes alterações comportamentais secundárias.

As características da dor lombar e a sua localização são importantes no diagnóstico e tratamento. A dor deve ser avaliada se alta ou baixa, relacionada com posturas e movimentos, fatores de piora e de melhora. A presença de posturas antálgicas ou de deformidade estruturada da coluna são alterações importantes do quadro clínico. A crise de lombalgia pode gerar uma escoliose antálgica pela contratura muscular, mas pacientes com deformidades, como escoliose, podem ter dor secundária. O paciente portador de estenose de canal lombar tende a estar flexionado anteriormente e muitas vezes utilizando um apoio anterior para a marcha, sinal do carrinho de supermercado.

A dor lombar deve ser analisada se apresenta ou não dor irradiada associada. O padrão de irradiação é um dado importante. Conseguir do paciente a exata descrição de onde se inicia a dor para em seguida determinar todo o trajeto é muito importante para determinar se aquela dor irradiada representa uma radiculopatia ou se é uma dor referida pseudoirradiada. A dor radicular tende a ser acompanhada de alterações positivas ou negativas da sensibilidade. Entre as alterações positivas de sensibilidade estão a hiperpatia e alodinia. As alterações negativas são principalmente as hipoestesias, principalmente relacionadas com discriminação ao toque. A presença de déficit motor associado à lombalgia é sempre um dado importante de ser pesquisado no paciente. A alteração motora está associada a um acometimento da raiz nervosa no canal ou na região foraminal. Mais frequentemente a raiz de L5 é a principal causa de queixa motora no paciente. Casos em que a fraqueza muscular atinge a função de dorsiflexão do pé são marcantes para o paciente. As alterações esfincterianas são raras e estão relacionadas com a síndrome de cauda equina que ocorre quando há uma compressão significativa do canal vertebral.

Outro sintoma associado à lombalgia é a claudicação neurogênica. A queixa de dor, parestesia ou mais raramente fraqueza muscular ocorrem de forma progressiva durante maiores períodos em pé ou caminhando. A claudicação neurogênica deve ser diferenciada da claudicação vascular. A dor tende a melhorar rapidamente na claudicação vascular do que na neurogênica, quando o paciente se senta ou para de andar. Na forma vascular o paciente apresenta alterações de perfusão periférica e coloração nos membros inferiores. Na forma neurogênica, ocasionalmente, a postura em flexão anterior da coluna pode ocasionar sintomas e os mesmos não são observados na forma vascular. A claudicação neurogênica está fortemente associada à estenose de canal lombar.

A lombalgia é um sintoma extremamente prevalente na população, e a análise correta de todas as suas características e fatores associados vai favorecer ao diagnóstico correto e tratamento efetivo.

EXAMES

Físico

O paciente com lombalgia deve ser avaliado de forma global, principalmente pelo fato que diversas doenças podem ocasionar lombalgia. Deve-se ter em mente não somente todas as possibilidades de etiologias musculoesqueléticas, mas também se lembrar de doenças sistêmicas, abdominais e retroperitoneais que podem ocasionar dor na região lombar.

A história clínica é o primeiro passo para a avaliação do paciente. Dados, como a idade, ocupação profissional e doenças prévias, são muito importantes. O médico deve perguntar sobre o início da dor, fatores que originam, fatores de piora, local, se há irradiação, qualidade e intensidade da lombalgia. Hábitos do paciente devem ser questionados, assim como características do sono, episódios anteriores, doenças sistêmicas e sinais de suspeita para doenças mais graves, os chamados *red flags* (Quadro 37-1).[1,19] Outros dados importantes a serem questionados na história clínica são os fatores que podem levar à cronificação, *yellow flags* (Quadro 37-2).[1] A história clínica com o detalhamento dos sintomas com todas as características da dor é fundamental para a avaliação do paciente. O exame físico é o passo seguinte na avaliação do paciente com dor lombar. A inspeção clínica minuciosa é importante. Posturas patológicas, como escoliose secundária à dor ou deformidades locais, são importantes. Presença de lesões de pele pode ajudar no diagnóstico de síndromes genéticas e de disrafismos ocultos com estigmas cutâneos. A palpação da coluna pode demonstrar pontos de dor muscular ou intensificar uma dor facetária. As articulações sacroilíacas também devem ser pesquisadas.

No exame clínico a pesquisa de sinais deficitários nos membros inferiores e a avaliação de manobras provocativas são importantes nos pacientes com dor irradiada. A pesquisa do sinal de Lasègue é importante para avaliação das radiculopatias compressivas. O sinal é considerado positivo quando a dor se irradia para o trajeto do dermátomo das raízes L5 e S1, exacerbando-se assim que a elevação do membro inferior fizer um ângulo de 35° a 70° com o plano horizontal. Sua positividade a 60° comprova a compressão radicular. É um sinal com 80% de sensibilidade e 40% de especificidade; valor preditivo positivo de 1,3 e valor preditivo negativo de 0,50. A positividade do sinal de Lasègue, na maioria das vezes, é prova inequívoca de compressão radicular. Em hérnias extrusas ou volumosas, a manobra pode ser positiva abaixo de 35° e/ou acima dos 5°, apenas. Quando há apenas dor lombar, sem irradiação, e o ângulo do membro inferior afetado estiver acima dos 70° com o plano horizontal, a prova é considerada negativa. O sinal de Lasègue cruzado contralateral (levantar o MI que não está doendo), quando presente, é altamente específico de compressão radicular por hérnia de disco: 88%

de especificidade. A manobra de Patrick e de Faber é importante para diferenciar as dores lombares com dores de origem na articulação coxofemoral.

A pesquisa clínica dos reflexos nos membros inferiores pode auxiliar na diferenciação de comprometimentos da medula espinhal e das raízes nervosas. Deve-se ressaltar também a necessidade de pesquisa de sinais como o Babinski. O exame físico do paciente com lombalgia deve então procurar causas locais e sistêmicas, avaliar sinais neurológicos de acometimento de raízes lombares e articulações sacroilíacas e coxofemorais.

Imagem

O paciente com uma lombalgia aguda no seu primeiro episódio não necessita de maior investigação por meio de exames complementares pela grande chance de ter um quadro limitado. O paciente com sinais de alerta (*Red Flags*) deve ser avaliado de forma diferente e realizar exames complementares. Na realidade muitos pacientes atualmente fazem exames de imagem, e estes apresentam alterações que nem sempre são relacionadas com a dor.[1]

A radiografia simples de coluna geralmente é o primeiro exame a ser realizado no paciente com lombalgia (Fig. 37-1). Apesar do elevado número de falsos negativos, ele pode diagnosticar várias causas de lombalgia de origem vertebral. A imagem pode identificar a presença de artrose, espondilolisteses, tumores, infecção e outras alterações. As alterações discais podem ser identificadas quando já há uma esclerose no platô vertebral e diminuição da altura discal. Há uma grande limitação da radiografia simples já que ela não demonstra alterações dentro do canal vertebral. Entretanto, ela é importante para análise de desvios dos eixos da coluna, e a relação com articulação do quadril e equilíbrio sagital. O protocolo deve incluir avaliação de frente e em perfil, podendo ser acrescentado de exame panorâmico da coluna para a avaliação de escoliose, avaliação do equilíbrio sagital e radiografias dinâmicas da coluna lombossacra em casos específicos.

A tomografia de coluna vertebral lombossacra apresenta melhor definição de imagem do que a radiografia simples. A avaliação de fraturas e de alterações nas articulações facetárias é mais bem estimada na tomografia. Além disso, é possível evidenciar hérnias e protrusões discais (Fig. 37-2). Outra indicação ocorre nos pacientes em pós-operatório que mantêm dor lombar, e a tomografia é uma forma de avaliação de consolidação de artrodese, sinais de infecção e presença de falência de material.

Com o advento da ressonância magnética (RM) houve um avanço substancial na qualidade do diagnóstico radiológico. A RM propiciou melhor visualização das raízes nervosas, do aspecto do disco intervertebral, presença de estenose de canal, tumores, processos infecciosos e inflamatórios. A RM suplantou a tomografia pela qualidade da imagem e pelo fato de não emitir radiação ionizante. Na doença discal, o exame demonstra diferentes aspectos de degeneração e existem várias formas de classificação do grau de desgaste do disco.

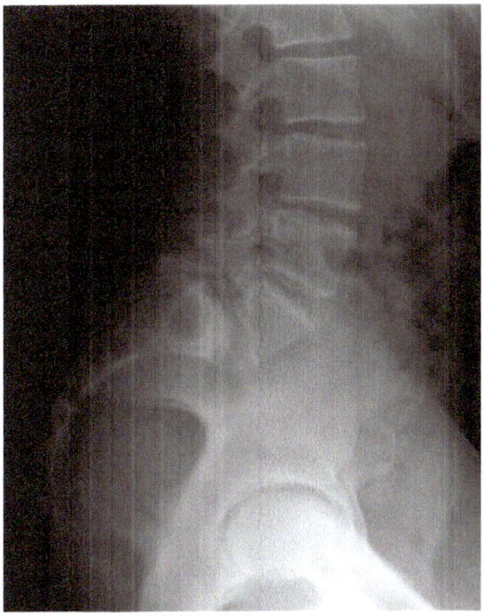

Fig. 37-1. Radiografia simples em perfil. O exame demonstra espondilólise L5/S1 com espondilolistese associada.

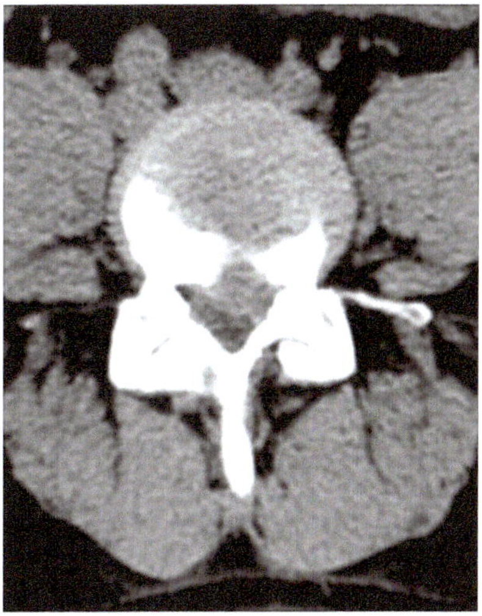

Fig. 37-2. Hérnia de disco lombar no lado esquerdo vista no corte axial da tomografia.

A suspeita de fraturas, infecção e hérnia de disco com radiculopatia persistente é uma indicação precisa para a realização de RM. As sequências em T1 e T2, principalmente a última, apresentam alta sensibilidade e especificidade para diagnosticar diversas causas de lombalgia de origem na coluna, principalmente as patologias intracanais (Fig. 37-3).[18] A RM pode ser realizada também sob carga ou ser feita de forma dinâmica. Ainda é controverso se estas duas formas melhoram a sensibilidade e a especificidade do método.

Exames radiológicos invasivos de coluna, como a discografia provocativa, podem ser indicados em casos específicos de suspeita de dor discogênica, mas implicam em riscos e são questionáveis quanto à sua validade.[20] A realização dos bloqueios facetários pode auxiliar na confirmação diagnóstica ao mesmo tempo que serve de parâmetro de tratamento.

A escolha do método de imagem deve ser com base na suspeita clínica e também na avaliação da disponibilidade associado aos custos. É importante ressaltar que a princípio nenhuma imagem é necessária em uma lombalgia inicial que não tenha outros sinais de alerta (Quadro 37-1).

Testes laboratoriais podem ser indicados em suspeitas específicas de doenças reumatológicas, infecciosas ou mais raramente em doenças oncológicas. Exames, como o hemograma e provas de atividades inflamatórias, podem estar alterados e favorecer o diagnóstico em conjunto com os exames de imagem. A avaliação com proteína C reativa e a velocidade de hemossedimentação são importantes e estarão elevadas em processos infecciosos, como as discites em pacientes, mesmo sem história pregressa de procedimento cirúrgico.

Orientações ao solicitar exames:

- Antes de solicitar a imagem avalie cuidadosamente a história e o exame físico do seu paciente;
- Descreva a suas impressões clínicas na solicitação do exame;
- Sempre que for pedir a imagem por RM faça a radiografia simples;
- Não solicite exames de imagem de forma automática;
- Considere que em pacientes idosos a RM de coluna demonstrará o processo de envelhecimento;
- Na presença dos sinais de alerta (*red flags*) é importante a investigação.

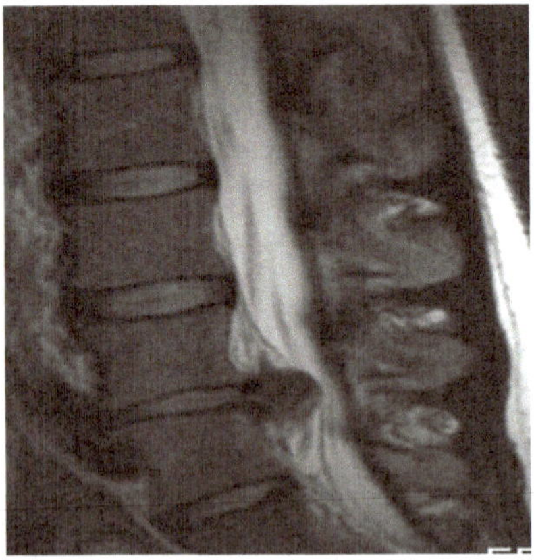

Fig. 37-3. Hérnia de disco visualizada na RM na sequência T2.

Quadro 37-1. Sinais de Alerta para Lombalgia com Causa Específica que Pode Necessitar de Tratamento Urgente – *Red Flags*

Suspeita de trauma importante	Suspeita de tumor	Suspeita de infecção	Suspeita de radiculopatia ou síndrome de cauda equina
Trauma grave	Idade avançada e história prévia de tumor	História de infecção prévia	Dor intensa seguida de diminuição de função motora nos MMII
Trauma moderado em paciente osteoporótico ou idoso	Sintomas: febre, suor noturno, dor noturna e perda > de 10% em menos de seis meses	Sintomas: febre, suor noturno, dor noturna e perda > de 10% em menos de seis meses	Súbita perda de função esfincteriana – urinária
Uso prolongado de esteroides	Dor forte em supino	Imunossupressão ou abuso de drogas injetáveis	Melhora da dor seguida por perda da função motora nos MMII

OPÇÕES DE TRATAMENTO

O foco do tratamento da dor lombar deve estar voltado para a etiologia dos sintomas. Na lombalgia inespecífica, que representa a grande maioria dos casos, existe na literatura uma série de protocolos de tratamento (*guidelines*) elaborados por grupos de especialistas em diversos países.[21] As recomendações desses protocolos são com base em evidências científicas e são bem consistentes. Neste capítulo abordaremos as principais recomendações para tratamento da lombalgia aguda e crônica.

Lombalgia Aguda

O tratamento da lombalgia aguda envolve basicamente educação do paciente e uso de analgésicos por curto período. A grande maioria dos casos melhorará espontaneamente em um período de 30 dias, não havendo indicação de algum outro tratamento específico nesta fase.[12] A terapia com calor local também pode auxiliar e parece estar associada à redução de dor por curto período.[22]

Em relação à educação, é importante orientar o paciente em relação ao curso benigno e prognóstico favorável da doença. É aconselhável que o indivíduo se mantenha ativo e evite repouso no leito. Em uma revisão sistemática de dez ensaios clínicos randomizados, os autores encontraram benefícios no alívio de dor e melhora funcional em pacientes com lombalgia aguda que foram orientados a permanecer ativos em comparação àqueles em que foi aconselhado repouso.[23]

As medicações de primeira linha indicadas pelos principais *guidelines* são os anti-inflamatórios não esteroides (AINEs), que devem ser utilizados por um período curto em decorrência dos riscos de complicações renais e gastrointestinais. Os inibidores seletivos da ciclo-oxigenase 2 apresentam menor risco desses efeitos colaterais relatados anteriormente.[24]

O paracetamol é recomendado como primeira escolha em alguns *guidelines* em razão do potencial baixo de efeitos colaterais e mostrou eficácia comparado aos AINEs em uma revisão sistemática.[25] No entanto, em um grande ensaio clínico controlado por placebo o paracetamol se mostrou ineficaz para tratamento de dor lombar aguda.[26]

O uso concomitante de relaxantes musculares e opioides pode auxiliar na redução da dor quando os analgésicos comuns falharem, mas devem ser utilizados com cautela e por curto período, pois estão associados a um maior risco de efeitos colaterais, como sedação, alterações urinárias e intestinais e disfunção erétil.[27,28] Deve-se dar preferência ao uso de opioides fracos, como a codeína e o tramadol, principalmente em pacientes com contraindicação aos AINEs. O uso de corticosteroides não é recomendado.[21] Esta recomendação é especialmente importante em pacientes idosos que já tenham alterações de função renal.

Lombalgia Crônica

O tratamento da lombalgia crônica envolve uma abordagem multidisciplinar que inclui medicação, terapia física e psicoterapia. As injeções espinhais de diversas modalidades podem ser indicadas em alguns casos específicos, e o tratamento cirúrgico deve ser encarado como exceção. Os casos que envolvem doenças específicas da coluna, como hérnia de disco, espondilolistese e estenose de canal lombar, serão tratados com técnicas específicas e abordados em outros capítulos.

Assim como na lombalgia aguda, AINEs, paracetamol, opioides e relaxantes musculares devem ser utilizados pelo menor período possível na lombalgia crônica, especialmente nos episódios de exacerbação da dor.[25] Os medicamentos moduladores de dor crônica, como os antidepressivos, também são indicados para tratamento da lombalgia crônica inespecífica. Ensaios clínicos randomizados encontraram eficácia no uso da duloxetina, um inibidor seletivo de recaptação da serotonina e noradrenalina, na dor lombar crônica em comparação a placebo, embora os efeitos tenham sido pequenos.[29,30] A nortriptilina, um antidepressivo tricíclico, também teve eficácia comprovada no tratamento da lombalgia crônica em um estudo clínico controlado com placebo.[31] A utilização de condroitina associada à glucosamina tem sido objeto de grande discussão quanto à possibilidade de combater a artrose e diminuir a lombalgia. Estudos de revisão sistemática não demonstraram efetividade no seu uso, apesar de poucos efeitos colaterais. Quando comparado ao placebo os resultados não foram significativamente superiores.[32]

Terapia física e exercícios devem ser recomendados como tratamento de primeira linha aos pacientes com dor lombar crônica, no entanto, ainda permanece incerto qual tipo específico de terapia é o mais eficaz. Uma variedade de exercícios mostra bons resultados no manejo da lombalgia crônica, principalmente quando o paciente está comprometido com a sua realização.[23,33] Dentre eles, são indicados exercícios de fortalecimento e estabilização do tronco, exercícios isométricos, técnica de MacKenzie que engloba exercícios de extensão do tronco, técnica de Williams que envolve exercícios de flexão do tronco, exercícios de pilates e yoga.[23,34,35] É recomendada uma evolução progressiva na intensidade, duração e frequência das atividades. Outra questão observada é a necessidade de transição para uma atividade física periódica e que mantenha os ganhos físico obtidos com o tratamento.[34]

A psicoterapia, em especial a terapia cognitivo-comportamental, pode auxiliar na melhora na dor, incapacidade e qualidade de vida em pacientes com lombalgia crônica.[36] É indicada como segunda linha de tratamento na maioria dos protocolos e deve ser considerada principalmente em pacientes em que foram identificados fatores de risco psicossociais para cronificação da dor *yellow flags*.[36,37] Técnicas de meditação com base na atenção plena para redução de estresse *mindfullness* também são recomendadas para manejo da lombalgia.[28]

As injeções espinhais não são recomendadas pela maioria dos *guidelines*, em especial por causa da falta de comprovação de sua eficácia.[21] No entanto, em casos que não estão respondendo ao tratamento descrito anteriormente, as infiltrações podem ser indicadas, principalmente para alívio transitório da dor. Os bloqueios facetários são utilizados tanto como ferramenta diagnóstica, para determinar se a causa da dor é decorrente da faceta articular, quanto para tratamento.[38] Em caso de alterações degenerativas em vários níveis da coluna lombossacra ou na presença de dor irradiada inespecífica, as injeções epidurais são mais bem indicadas para controle da dor. Também podem ser realizadas injeções de anestésicos locais em pontos-gatilho *(trigger points)* para tratamento de dor miofascial. A desativação dos pontos de dor pode responder ao agulhamento seco ou com o uso de anestésicos.

Entre os procedimentos invasivos, a denervação facetária, realizada por meio de neurotomia dos ramos mediais por radiofrequência, pode ser recomendada.[39,40] Deve ser indicada em pacientes com lombalgia crônica de origem facetária que falharam ao tratamento conservador e apresentaram boa resposta ao teste de bloqueio facetário. Existem algumas formas de realização da rizotomia facetária. A forma mais clássica utiliza a localização por radioscopia dos ramos dorsais para as facetas e a termocoagulação por radiofrequência (Fig. 37-4).[39] A tomografia é outra forma de aumentar a precisão do procedimento, mas em estudo realizado por Park não houve diferença no resultado final.[40] A utilização de radiofrequência pulsátil na raiz de L2 também é uma forma descrita para a amplificação do resultado.

Foram desenvolvidos procedimentos percutâneos intradiscais, como a terapia eletrotérmica intradiscal (IDET) e a radiofrequêçia pulsada intradiscal, para tratamento da dor lombar de origem discogênica. No entanto, a eficácia desses procedimentos não foi comprovada na literatura, e sua utilização não é recomendada pelos *guidelines*.[41-43]

A realização da artrodese para a dor lombar crônica é outro tema extremamente discutido na literatura. Existem várias técnicas que buscam a artrodese lombar, sendo que o princípio básico seria a retirada do movimento no disco, melhorar o suporte da carga axial, restabelecer a altura discal

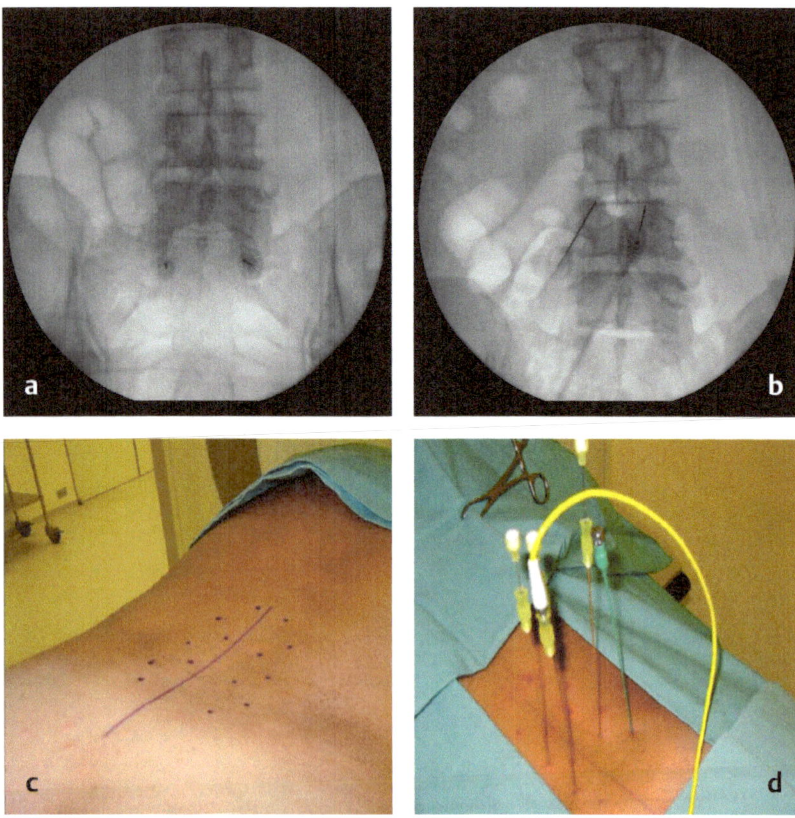

Fig. 37-4. Procedimento de rizotomia percutânea por radiofrequência na região lombar. (**a**,**b**) Posicionamento dos eletrodos nas regiões sacral e lombar alta. (**c**,**d**) marcação da pele e os eletrodos posicionados.

e manter a lordose fisiológica. As técnicas podem ser realizadas por via anterior ou posterior, sendo que estas abordagens apresentam vantagens e desvantagens. Pacientes com dor lombar crônica sem resposta ao tratamento clínico podem se beneficiar da artrodese, mas não é uma forma de tratamento que possa ser generalizada para todos os casos. Há necessidade de triagem, realização de um programa prévio de reabilitação e deve-se ter um protocolo de atuação bem definido.[44]

O tratamento cirúrgico não deve ser considerado de rotina no tratamento da dor lombar inespecífica.[21] Pode ser recomendado no tratamento da lombalgia crônica de origem discogênica ou facetária, quando o paciente apresentar refratariedade ao tratamento multidisciplinar adequado e prolongado e, ainda assim, deve ser encarado uma exceção.

Na experiência adquirida no tratamento da lombalgia crônica, atualmente analisamos o paciente, inicialmente, quanto à origem da dor. Dores de origem na coluna são inicialmente abordadas com tratamento físico de fortalecimento paravertebral, orientações posturais e alongamento. Nesta fase utiliza-se controle analgésico com Paracetamol, AINE ou opioides fracos. A associação a relaxantes musculares é bem efetiva, tendo-se a preferência pelo uso da ciclobenzaprina. Nos pacientes com clara doença facetária, utilizamos inicialmente os bloqueios articulares, como abordagens terapêutica e diagnóstica. Neste caso podem-se utilizar bupivacaína, ropivacaína e corticoide. Caso a dor facetária persista, realizamos a rizotomia facetária por radiofrequência que, em nossa casuística, apresenta uma melhora consistente em 60% dos casos. Efetivamente caso não ocorra melhora e após ampla avaliação física e também do perfil psicológico, opta-se pela artrodese lombar.

Nos pacientes com doença discal, o trabalho físico é mais importante ainda, e a progressão para métodos invasivos é mais lenta e cautelosa. Os procedimentos invasivos discais em nosso serviço apresentam efetividade menor, e a realização de artrodese é a última etapa. Não temos como conduta de rotina a realização da artroplastia lombar.

COMPLICAÇÕES

A lombalgia aguda tem em geral um curso clínico limitado com bom prognóstico principalmente quando se analisa a primeira crise de dor, portanto o maior risco do paciente é a cronificação da dor.[1] A dor lombar crônica pode-se tornar incapacitante para o paciente e ter profundo impacto na qualidade de vida do paciente. Os fatores de risco para isto envolvem aspectos pessoais, físicos, ocupacionais e psíquicos (Quadro 37-2).

Os procedimentos invasivos da coluna apresentam riscos e complicações inerentes a cada um deles. Os bloqueios analgésicos podem ocasionar lesões radiculares e infecção, riscos raros. Os procedimentos discais também apresentam risco de lesão radicular durante a sua realização e de infecção. Neste caso a ocorrência de discite pode agravar consideravelmente a situação clínica do paciente. Na rizotomia facetária percutânea a complicação que deve ser evitada é a lesão da raiz motora. A realização da estimulação motora prévia à lesão diminui significativamente o risco.

Quadro 37-2. Fatores de Risco Psicossociais Relacionados Com a Possibilidade de a Dor Lombar Tornar-se Crônica – *Yellow Flags*

Forte evidência	Evidência moderada	Evidência limitada	Sem evidência
Depressão e estresse ocupacional	Tendência de somatização	Traços de personalidade específicos	Anormalidades psicopatológicas
Alterações cognitivas como: pensamento catastrófico, falta de perspectiva e medo relacionado com o tratamento	Reação exacerbada à dor		
Comportamento passivo em relação ao tratamento			

DICAS

- A história clínica é a base fundamental para o diagnóstico correto e o tratamento;
- Apesar dos avanços em tecnologia diagnóstica e nos métodos de tratamento, o impacto socioeconômico da lombalgia continua elevado;
- Os exames de imagem devem ser indicados nos casos refratários e selecionados;
- O tratamento deve iniciar com atividades físicas, melhora da ergonomia e analgésicos;
- As dores de origem espinhal e persistente devem ser tratadas de acordo com sua etiologia, ressaltando a necessidade de manter os cuidados físicos;
- Os procedimentos percutâneos têm uma efetividade média, mas podem ser indicados em casos selecionados antes de procedimentos de artrodese;
- A artrodese com fusão lombar pode ser efetiva, mas deve ser indicada de forma cautelosa e seguindo um protocolo de atendimento estruturado.

REFERÊNCIAS BIBLIOGRÁFICAS

1. Casser HR, Seddigh S, Rauschmann M. Acute Lumbar Back Pain. Dtsch Arztebl Int. 2016;113(13):223-34.
2. Nachemson AL, Andersson GB. Classification of low-back pain. Scand J Work Environ Health. 1982;8(2):134-6.
3. The back pain epidemic. Acta Orthop Scand. 1989;60(6):633-4.
4. Maharty DC. The history of lower back pain: a look back through the centuries. Prim Care. 2012;39(3):463-70.
5. Roelofs PD, Bierma-Zeinstra SM, van Poppel MN, et al. Lumbar supports to prevent recurrent low back pain among home care workers: a randomized trial. Ann Intern Med. 2007;147(10):685-92.
6. Deyo RA, Weinstein JN. Low back pain. N Engl J Med. 2001;344(5):363-70.
7. Knoeller SM, Seifried C. Historical perspective: history of spinal surgery. Spine (Phila Pa 1976). 2000;25(21):2838-43.
8. Chedid KJ, Chedid MK. The tract of history in the treatment of lumbar degenerative disc disease. Neurosurg Focus. 2004;16(1):E7.
9. Mixter WJ. Rupture of the lumbar intervertebral disk: an etiologic factor for so-called sciatic pain. Ann Surg. 1937;106(4):777-87.
10. Dionne CE, Dunn KM, Croft PR, Nachemson AL, et al. A consensus approach toward the standardization of back pain definitions for use in prevalence studies. Spine (Phila Pa 1976). 2008;33(1):95-103.
11. Ghanei I, Rosengren BE, Hasserius R, et al. The prevalence and severity of low back pain and associated symptoms in 3,009 old men. Eur Spine J. 2014;23(4):814-20.
12. Atlas SJ, Deyo RA. Evaluating and managing acute low back pain in the primary care setting. J Gen Intern Med. 2001;16(2):120-31.
13. Hoy D, Bain C, Williams G, et al. A systematic review of the global prevalence of low back pain. Arthritis Rheum. 2012;64(6):2028-37.
14. Taylor JB, Goode AP, George SZ, Cook CE. Incidence and risk factors for first-time incident low back pain: a systematic review and meta-analysis. Spine J. 2014;14(10):2299-319.
15. Frymoyer JW. Back pain and sciatica. N Engl J Med. 1988;318(5):291-300.
16. Hoy D, March L, Brooks P, et al. The global burden of low back pain: estimates from the Global Burden of Disease 2010 study. Ann Rheum Dis. 2014;73(6):968-74.
17. Waddell G. Clinical assessment of lumbar impairment. Clin Orthop Relat Res. 1987(221):110-20.
18. Waddell G, Pilowsky I, Bond MR. Clinical assessment and interpretation of abnormal illness behaviour in low back pain. Pain. 1989;39(1):41-53.
19. Fourney DR, Frangou EM, Ryken TC, et al. Spinal instability neoplastic escore: an analysis of reliability and validity from the spine oncology study group. J Clin Oncol. 2011;29(22):3072-7.
20. Koes BW, van Tulder MW, Thomas S. Diagnosis and treatment of low back pain. BMJ. 2006;332(7555):1430-4.
21. Oliveira CB, Maher CG, Pinto RZ, et al. Clinical practice guidelines for the management of non-specific low back pain in primary care: an updated overview. Eur Spine J. 2018.
22. French SD, Cameron M, Walker BF, et al. A Cochrane review of superficial heat or cold for low back pain. Spine (Phila Pa 1976). 2006;31(9):998-1006.
23. Dahm KT, Brurberg KG, Jamtvedt G, Hagen KB. Advice to rest in bed versus advice to stay active for acute low-back pain and sciatica. Cochrane Database Syst Rev. 2010(6):CD007612.
24. Chou R, Huffman LH, Society AP, Physicians ACO. Medications for acute and chronic low back pain: a review of the evidence for an American Pain Society/American College of Physicians clinical practice guideline. Ann Intern Med. 2007;147(7):505-14.
25. Chou R, Deyo R, Friedly J, et al. Systemic Pharmacologic Therapies for Low Back Pain: A Systematic Review for an American College of Physicians Clinical Practice Guideline. Ann Intern Med. 2017;166(7):480-92.
26. Williams CM, Maher CG, Latimer J, et al. Efficacy of paracetamol for acute low-back pain: a double-blind, randomised controlled trial. Lancet. 2014;384(9954):1586-96.
27. van Tulder MW, Touray T, Furlan AD, et al. Muscle relaxants for nonspecific low back pain: a systematic review within the framework of the cochrane collaboration. Spine (Phila Pa 1976). 2003;28(17):1978-92.
28. Qaseem A, Wilt TJ, McLean RM, Forciea MA, Physicians CGCO. Noninvasive Treatments for Acute, Subacute, and Chronic Low Back Pain: A Clinical Practice Guideline From the American College of Physicians. Ann Intern Med. 2017;166(7):514-30.
29. Skljarevski V, Desaiah D, Liu-Seifert H, et al. Efficacy and safety of duloxetine in patients with chronic low back pain. Spine (Phila Pa 1976). 2010;35(13):E578-85.
30. Konno S, Oda N, Ochiai T, Alev L. Randomized, Double-blind, Placebo-controlled Phase III Trial of Duloxetine Monotherapy in Japanese Patients With Chronic Low Back Pain. Spine (Phila Pa 1976). 2016;41(22):1709-17.
31. Atkinson JH, Slater MA, Williams RA, et al. A placebo-controlled randomized clinical trial of nortriptyline for chronic low back pain. Pain. 1998;76(3):287-96.
32. Sodha R, Sivanadarajah N, Alam M. The use of glucosamine for chronic low back pain: a systematic review of randomised control trials. BMJ Open. 2013;3(6).
33. Stenner R, Swinkels A, Mitchell T, Palmer S. Exercise prescription for patients with non-specific chronic low back pain: a qualitative exploration of decision making in physiotherapy practice. Physiotherapy. 2016;102(4):332-8.
34. Oliveira CB, Franco MR, Maher CG, et al. The efficacy of a multimodal physical activity intervention with supervised exercises, health coaching and an activity monitor on physical activity levels of patients with chronic, nonspecific low back pain (Physical Activity for Back Pain (PAyBACK) trial): study protocol for a randomised controlled trial. Trials. 2018;19(1):40.
35. Waddell G. Volvo award in clinical sciences. A new clinical model for the treatment of low-back pain. Spine (Phila Pa 1976). 1987;12(7):632-44.
36. Vitoula K, Venneri A, Varrassi G, et al. Behavioral Therapy Approaches for the Management of Low Back Pain: An Up-To-Date Systematic Review. Pain Ther. 2018.
37. Roelofs PD, Bierma-Zeinstra SM, van Poppel MN, et al. Cost-effectiveness of lumbar supports for home care workers with recurrent low back pain: an economic evaluation alongside a randomized-controlled trial. Spine (Phila Pa 1976). 2010;35(26):E1619-26.

38. Dickson RR, Reid JM, Nicholson WT, et al. Corticosteroid and Cortisol Serum Levels Following Intra-articular Triamcinolone Acetonide Lumbar Facet Joint Injections. Pain Pract. 2018.
39. Tzaan WC, Tasker RR. Percutaneous radiofrequency facet rhizotomy--experience with 118 procedures and reappraisal of its value. Can J Neurol Sci. 2000;27(2):125-30.
40. Park CH. Comparison of Effectiveness of CT vs C-arm Guided Percutaneous Radiofrequency Lumbar Facet Rhizotomy. Korean J Pain. 2010;23(2):137-41.
41. Freeman BJ, Fraser RD, Cain CM, et al. A randomized, double-blind, controlled trial: intradiscal electrothermal therapy versus placebo for the treatment of chronic discogenic low back pain. Spine (Phila Pa 1976). 2005;30(21):2369-77; discussion 78.
42. Fukui S, Nitta K, Iwashita N, et al. Intradiscal pulsed radiofrequency for chronic lumbar discogenic low back pain: a one year prospective outcome study using discoblock for diagnosis. Pain Physician. 2013;16(4):E435-42.
43. Fukui S, Nitta K, Iwashita N, et al. Results of intradiscal pulsed radiofrequency for lumbar discogenic pain: comparison with intradiscal electrothermal therapy. Korean J Pain. 2012;25(3):155-60.
44. Djurasovic M, Carreon LY, Crawford CH, et al. The influence of preoperative MRI findings on lumbar fusion clinical outcomes. Eur Spine J. 2012;21(8):1616-23.

CAPÍTULO 38

FAILED BACK SYNDROME

Helvércio Fernando Polsaque Alves

HISTÓRICO

Historicamente, vários autores descreveram o insucesso do tratamento que envolve a região lombar baixa e o território da projeção ciática em decorrência da frequência e importância socioeconômica desta queixa.

A primeira citação de anatomia e função da coluna vertebral foi feita por Galen por uma observação empírica, em meados de 1871, data em que Muller reportou um caso isolado de analgesia observado em lesionado medular.

Shoemaker, em 1954, comparou um número substancial de pacientes com dor lombar e radiculopatia secundária à ruptura discal por um longo período, demonstrando a remissão dos sintomas em grande parte destes pacientes somente com tratamento clínico.

Em 1965, Selecki *et al.* relataram que apenas 8% dos pacientes apresentavam resultados de alívio completo da dor após serem submetidos a procedimento cirúrgico.

Hakelius, em 1970, comparou 517 pacientes com dor ciática, submetidos a tratamento conservador, e, destes, apenas 66 tiveram alívio cirúrgico, concluindo que, na dor ciática aguda, o tratamento conservador é eficiente.

Já, em 1974, Kircaldy-Willis *et al.* foram os primeiros a citar erros de diagnóstico e procedimentos cirúrgicos, assim como a existência de aracnoidite na falha do tratamento cirúrgico.

Em 1979, Finnegan *et al.* reportaram 67 de 80 pacientes operados há mais de 1 ano, onde apenas 8 estavam satisfeitos e com bons resultados cirúrgicos, 13 continuavam com dor debilitante, e 46 consideraram mau resultado e continuaram necessitando de analgésicos.

A partir de então, com a melhor visibilização das estruturas anatômicas através dos exames de imagem, houve melhora na acurácia dos diagnósticos e consequentemente na indicação cirúrgica, porém o número de casos ainda com falha no tratamento cirúrgico necessita de reflexão.

INTRODUÇÃO

A síndrome dolorosa do insucesso da cirurgia espinhal caracteriza-se pela permanência do quadro doloroso lombar e/ou radicular por período maior que o necessário para sua resolução, apresentando relação direta ou consequente de manipulação cirúrgica em segmentos da coluna vertebral e refratariedade parcial ou completa aos tratamentos propostos.

Segundo o comitê de taxonomia da Associação Internacional de Estudo da Dor (IASP) publicado em 1979, a dor é uma experiência sensorial e emocional desagradável que é associada à real ou potencial lesão ou descrita em termos de lesão tecidual.

Ainda de acordo com a IASP, esta síndrome dolorosa é definida como *dor lombar espinhal de origem desconhecida que persiste na mesma localização da dor original apesar das intervenções cirúrgicas ou que se instala após as cirurgias.*

QUADRO CLÍNICO E FISIOPATOLOGIA

A lombalgia pode ou não se associar à dor referida ou irradiada. A expressão "origem desconhecida" nesta definição não deve ser entendida como um rigor, uma vez que, apesar de se tratar de uma síndrome complexa que pode envolver mais de uma estrutura anatômica e/ou neurológica, as entidades nosológicas que acometem os variados elementos anatômicos da coluna vertebral ou mesmo doenças sistêmicas com repercussão na coluna vertebral são passíveis de ser estudadas e identificadas.

Segundo Youmans,[1] os quadros dolorosos relacionados com a coluna vertebral são decorrentes da desabilitação biomecânica que ocorre de forma progressiva didaticamente dividida em três estágios, sendo eles:

Estágio Disfuncional: este primeiro estágio decorre de alterações que envolvam estrutura osteocapsuloarticulares e o próprio disco intervertebral.

Estágio de Instabilidade: neste segundo estágio a perda de instabilidade da coluna vertebral leva ao comprometimento definitivo da função do disco intervertebral e das facetas articulares, o que gera um momento de força inadequada para a manutenção da função da coluna vertebral.

Estágio Adaptativo: no terceiro, por sua vez, o organismo lança mão de mecanismos adaptativos para restabelecer a função vetorial e mecânica da coluna vertebral, porém ocorre de forma reacional a formação de complexo disco osteofitário, concomitantemente ao espessamento ligamentar e facetário.

Com isso há a piora do desajuste biomecânico e comprometimento funcional e anatômico do sistema nervoso a qual se mantém por uma sucessão de eventos elétricos e químicos, gerando amplificação do sinal doloroso e retroalimentação do processo funcional da dor, com consequente dor crônica.

Em geral, o paciente apresenta limitação dolorosa e funcional com dor distribuída no território da região lombar baixa e membros inferiores com claudicação durante movimento ativo, rigidez matinal e dor evocada pela permanência em uma mesma postura.

EXAME FÍSICO E IMAGEM

O exame físico é caracterizado pela presença de palpação dolorosa miofascial e na projeção facetária, encurtamentos musculares, falta de elasticidade do tecido conjuntivo, dores referidas, sinais de comprometimento plexopático, radiculopático ou mielopático.

A análise dos exames subsidiários deve seguir íntima relação com os dados de anamnese e exame físico, para que a correlação seja fidedigna.

Os exames de imagem mais frequentemente solicitados, quais sejam, ressonância magnética, tomografia computadorizada e raios X, têm seus valores no tocante ao auxílio do raciocínio diagnóstico.

A ressonância magnética, em suas diferentes ponderações, tem importante papel na análise de partes moles, estruturas anexas à coluna vertebral e principalmente na relação destas com o sistema nervoso, o que é fundamental na presença de alterações recidivadas, residuais ou novas.

A tomografia computadorizada, em suas diferentes janelas, demonstra um instrumento importante na análise óssea e de possíveis trajetos de sínteses cirurgicamente aplicadas, assim como conflito do disco osteofitário na análise de conteúdo/contingente da coluna vertebral.

Os raios X, por sua vez, apesar de um exame considerado simples, podem revelar sinais de instabilidade quando aplicados de forma dinâmica, assim como alterações ósseas da coluna vertebral.

DIAGNÓSTICO DIFERENCIAL

Dentre as causas identificadas de dor lombar baixa, citam-se doenças reumatológicas, doenças vasculares, anormalidade hematológicas, presença de tumores primários ou secundários, doenças endocrinológicas, doenças pélvicas crônicas ou abdominais, além das anormalidades mecânicas.

Outras causas citadas são as doenças sistêmicas autoimunes, doenças psiquiátricas e outras condições relacionadas com quadros degenerativos ou inflamatórios que envolvam articulações ou estruturas anexas a estas. Assim, a avaliação clínica e determinação de diagnóstico reduzem a falha terapêutica cirúrgica, mas não a elimina.

OPÇÕES DE TRATAMENTO E COMPLICAÇÕES

Abordagem Multidisciplinar e Medicamentosa

A abordagem terapêutica da síndrome dolorosa do insucesso da cirurgia espinhal deve seguir um rito multiprofissional, afastar causas remanescentes ou recidivadas e em caso de ausências destas últimas, aplica-se um modelo de tratamento biopsicossocial.

A Organização Mundial da Saúde (OMS) elaborou um protocolo de tratamento com base na efetivação balanceada de diferentes classes de medicamentos aplicados em degraus, assim chamada de escada analgésica que nada mais é que a associação de fármacos, de tal forma que se efetive o tratamento otimizando o que há de melhor em cada classe de medicamento em sua menor dose.

O primeiro degrau da escada analgésica é caracterizado pela associação de anti-inflamatório e analgésicos centrais os quais por algum tempo foram chamados de adjuvantes da dor, como: antidepressivos, anticonvulsivantes e neurolépticos.

No segundo degrau da escada analgésica é substituído o anti-inflamatório por um opioide fraco, mantendo-se os analgésicos centrais. Destacam-se como opioides fracos a codeína e tramadol.

No terceiro degrau da escada analgésica o opioide fraco dá lugar ao opioide forte, seja ele morfina, oxicodona, metadona ou fentanil.

Em qualquer momento do tratamento poder-se-ão introduzir procedimentos para controle da dor, como procedimentos percutâneos ou por cirurgia a "céu aberto".

O tratamento medicamentoso associado a procedimentos percutâneos tem demonstrado uma efetividade que oscila entre 72% a 65% dentro de um contexto biopsicossocial.

A síndrome dolorosa do insucesso da cirurgia espinhal requer um tratamento que envolva profissionais da saúde mental, medicina física e profissionais habilitados para tratamento da dor crônica.

Procedimentos Percutâneos (Bloqueios e Rizotomia)

Dentre os tratamentos percutâneos vale ressaltar que procedimentos simples podem gerar grande alívio e propiciar reabilitação ao paciente, através do aumento da perfusão no interior do referido ponto de agulhamento.

Para tanto, bloqueios miofasciais com a utilização de lidocaína a 1% ou mesmo o agulhamento seco de um ponto miofascial podem gerar alívio da dor locorregional e referida.

A utilização de toxina botulínica em pontos miofasciais refratários tem-se mostrado eficiente não só pelo relaxamento propiciado pela toxina, mas também pela depleção das substâncias algiogênicas em especial a substância P.

Os procedimentos percutâneos por radiofrequência são importantes armas no tratamento desta síndrome dolorosa, quando o acometimento neuropático é radiculopático, radiculoplexopático ou relacionado com disfunções facetárias com repercussão dos ramos recorrentes posteriores e/ou sinovertebrais.

O acometimento mecânico facetário segue com critério de indicação para rizotomia a dor crônica recidivante que piora com a extensão do tronco e rotação do mesmo para o dimídio doloroso.

Tem como fator de piora a manutenção postural e de melhora, a flexão do tronco e o decúbito dorsal horizontal, com manutenção de escala visual analógica entre 5 e 9, podendo apresentar dor à palpação na projeção das facetas articulares, bem como ausência de sinais neurológicos.

Tem como critérios de exclusão doenças de ordem psiquiátrica, distúrbio de coagulação, ganhos secundários de bloqueio, teste negativo e patologia radicular (não absoluto).[2]

A radiofrequência pode ser realizada por lesão ou simples modulação. Na dor oriunda de sobrecarga mecânica, a associação de módulos pulsátil e contínuo tem-se mostrado eficiente pela associação da modulação oferecida pelo primeiro junto aos gânglios das raízes dorsais envolvidas juntamente com a lesão de ramos terminais oferecida pelo segundo módulo junto às articulações zigoapofisárias.

Assim, o paciente é posicionado em decúbito ventral sob assistência anestesiológica com controle fluoroscópico. A cânula é inserida segundo técnica preconizada pelos autores junto à faceta articular em três pontos[3] ou *tunnel vision*[4] para se alcançar tanto o ramo médio quanto as estruturas neurológicas na projeção do "cachorro escocês". Em ato consequente, faz-se a aferição da impedância e a estimulação do alvo para se obter a resposta desejada com a consequente realização do procedimento planejado.

Bloqueios de testes podem preceder a realização da rizotomia percutânea por radiofrequência. Nas rizotomias percutâneas podem-se utilizar substâncias alcoólicas que ocasionam lesões controladas, porém com menor tempo de duração e efetividade.

Em se atendendo aos rigores do procedimento, notadamente em relação aos cuidados de assepsia, antissepsia e posicionamento adequados das agulhas, remotas serão as chances de eventuais complicações, tanto é que pouco descritas.

Quadros infecciosos envolvendo pele ou discos intervertebrais são raríssimos, assim como lesões por queimadura ou outras.

É fundamental que o paciente esteja inserido em um programa de reabilitação e estabilização funcional para ajuste biomecânico.

Neuromodulação Medular

Um importante método para o tratamento da síndrome dolorosa do insucesso da cirurgia espinhal é a neuromodulação medular. Segundo Woolf,[5] o mecanismo neuroaumentativo atua na substância gelatinosa do corno posterior da medula, diminuindo a hiperexcitabilidade neuronal decorrente da grande difusão intracelular de mecanismos de cálcio e óxido nítrico dependente, que causam uma exagerada liberação de substância P e glutamato nas fendas sinápticas.

Segundo os *guidelines*,[6] são evidências e indicações para neuromodulação modular:

- Forte
  - Dor radicular pós-cirurgias lombar e cervical;
  - Síndrome dolorosa regional complexa;
  - Dor neuropática pós-lesão de nervos periféricos;
  - *Angina pectoris* refratária;
  - Plexopatia braquial traumática (parcial não avulsiva) ou actínica.
- Intermediária
  - Dor pós-amputação (dor fantasma);
  - Dor axial após cirurgia espinhal;
  - Neuralgia intercostal (cirurgia, herpes-zóster);
  - Dor mielopática;
  - Dor de origem visceral (pancreatite crônica, síndrome do colo irritável, endometriose).
- Fraca (raramente responde)
  - Dor central de origem não medular;
  - Lesão completa da medula com sinais clínicos de lesão dos funículos posteriores;
  - Dor perineal ou anorretal.
- Sem resposta
  - Transecção medular;
  - Dor nociceptiva não isquêmica;
  - Avulsão de nervos.

São critérios de exclusão:

- Distúrbios hemorrágicos graves, anticoagulação é um critério relativo de exclusão;
- Sepse;
- Presença de desfibrilador ou marca-passo cardíaco (critério de exclusão relativo);
- Imunossupressão (critério de exclusão relativo);
- Expectativa de vida inferior a 2 meses;
- Gravidez em curso ou planejada (critério de exclusão relativo);
- Social – distância do centro regulador, incapacidade de não compreender o método e expectativa irreal quando o paciente ou os cuidadores não têm compreensão para assimilar o método.

A neuromodulação medular exige profissional habilitado para realização do método não só tecnicamente, mas também com conhecimento dos *nuances* da neuromodulação em suas programações.

O implante de eletrodo pode ser realizado por técnica percutânea ou por pequenos acessos por microlaminectomia associada à flavectomia, sendo que os geradores de pulso podem conter com carga fixa ou recarregável.

Preconiza-se o teste pré-implante com o eletrodo no alvo com contra-abertura de cabo extensor para neuromodulador externo, de tal forma que, após período de teste com o gerador de pulso externo, realiza-se o implante definitivo.

Diversos autores citam que não há diferença estatística entre a realização do teste pré-implantes e o definitivo em um tempo cirúrgico apenas, seguindo as orientações de evidências de *guideline*.

Estudos sugerem a localização e o posicionamento dos eletrodos nos segmentos medulares cervicais e torácicos, porém a experiência do profissional habilitado para tratamento da dor crônica é determinante para a definição do alvo médio medular mais eficiente para o resultado desejado.

- Medula cervical:
  - C2: face, abaixo da região maxilar;
  - C2-C4: pescoço do ombro à mão;
  - C4-C7: do antebraço até a mão;
  - C5-T1: membro superior;
  - C7-T2: precordial.
- Medula torácica:
  - T1-T2: parede do tórax;
  - T5-T6: dor visceral;
  - T7-T12: lombociatalgia;
  - T10-T12: pernas e quadril;
  - T12-L1: pé, panturrilha;
  - S2-S4: pelve, reto, cóccix.

A neuromodulação, assim como qualquer outro procedimento cirúrgico, não está imune a eventuais complicações cirúrgicas ou relacionadas com o *hardware* utilizado. As complicações cirúrgicas incluem infecção local/sistêmica, lesão dural/medular, hematoma epidural, seroma, erosão cutânea.

No que tange às relacionadas com o gerador de pulso, eletrodos, conectores e cabos extensores, são: fratura do eletrodo e conexões, deslocamento do eletrodo do seu alvo, rotação do gerador de pulso, incompatibilidade de gerações do gerador/eletrodo/cabo extensor/adaptador, o que pode gerar aquecimento ou mau funcionamento do sistema de neuromodulação.

Bombas de Infusão de Fármacos Intratecal

Em se tratando de dor mecânica com componente nociceptivo prevalente, a bomba de infusão de fármacos intratecal se apresenta como uma opção de tratamento especialmente quando há predomínio de dor axial crônica e refratária a outros modos de tratamento.

Trata-se de sistema de infusão de drogas implantadas cirurgicamente que infundem o medicamento diretamente no liquor. Estes dispositivos são usados para tratamento de dor oncológica, espasticidade e dor crônica **benigna** desde que o paciente não apresente controle do quadro doloroso, configurando refratariedade e apresente resposta e tolerância ao uso da morfina.

A utilização intratecal da morfina se dá em quantidade menor que a utilizada via oral. Seu efeito traz benefícios no alívio da dor, utilizando-se cerca de 1% da dose oral. Para tanto, realiza-se um teste intratecal prévio.

No reservatório da bomba de infusão podem ser utilizadas outras substâncias analgésicas associadas, como os anestésicos locais e ziconotide, que se trata de uma conotoxina com atividade analgésica.

Seu implante e programação necessitam de profissional habilitado para introdução de um cateter intratecal e conexão subcutânea ao dispositivo de infusão implantado na fossa ilíaca junto aos planos aponeuróticos.

Essas bombas necessitam de reabastecimento por período, segundo a dose calculada para as necessidades analgésicas do paciente. O reabastecimento ocorre de forma percutânea e preconiza a troca da solução, caso não ocorra reabastecimento do dispositivo em até 4 meses.

Nos casos em que o teste de pré-neuromodulação se mostre negativo, há indicação de se realizar um teste de morfina, como uma opção de tratamento para o controle da dor.

DISCUSSÃO

Segundo Saal,[7] identifica-se a causa da dor em menos de 20% dos casos. Segundo Martin,[8] estimativas apontam que a taxa de insucesso em mais de 300 mil laminectomias nos Estados Unidos da América pode ser maior que 40%. Isto ocorre pela má interpretação da origem da dor, não identificação de quadros de instabilidade envolvendo o segmento da coluna vertebral, complicações relacionadas com o ato cirúrgico, falhas na realização da abordagem cirúrgica com má descompressão do canal vertebral, remoção incompleta de hérnia de disco intervertebral ou sua respectiva recidiva.

Muitas são as estruturas de geradores de nocicepção: Anel Fibroso (Bogduk, 1983 and Twomey, 1991; Hirsch, 1963; Kuslich, 1991; Schwarzer, 1994); Núcleo Pulposo (Coppes); Articulação facetária (Schwarzer, 1994; Schwarzer/Aprill/Bogduk, 1994); Articulação Sacroilíaca (Schwarzer, 1995); Dura-máter (Sekiguchi, 1996; Yamada, 1998); Nervos Espinhais (Giles/Singer, 1997); Gânglio da Raiz Dorsal (Yabuki, 1998; Howe, 1977; Taylor, 1998; Kikuchi, 1994); Musculatura Paravertebral (Travel).

Segundo Youmans são causas de falha do tratamento cirúrgico da coluna vertebral presença de síndromes compressivas residuais que envolvam estruturas neurológicas em pós-operatório, síndrome miofascial, instabilidade mecânica pós-procedimento, síndromes inflamatórias/infecciosas, síndromes neuropáticas, síndromes psicossocioeconômicas.

Segundo Teixeira,[9] 30,3% dos pacientes operados apresentavam história mórbida pregressa com causas compatíveis, 16,1% apresentavam dor referida em membros inferiores, 39,3% dos pacientes apresentavam dor referida em membro único, 3,6% dos pacientes apresentavam dor lombar baixa, 10% polineuropatia e 5,4% dos pacientes não apresentavam radiculopatia e foram submetidos à microdiscectomia com fusão, isto em um universo de 56 pacientes submetidos a até 4 intervenções cirúrgicas com queixas relacionadas com lombalgia e lombociatalgia com duração média de 36 meses. 85,7% destes pacientes apresentavam dor miofascial como causa da síndrome dolorosa, 73,3% apresentavam anormalidades neuropáticas associadas ou não à síndrome dolorosa miofascial. A associação do tratamento farmacológico à medicina física ocasionou melhora de 50% da dor em 57,2% dos casos. A infiltração de pontos gatilhos miofasciais gerou uma melhora em 60,1% dos casos, a infusão de morfina com lidocaína no compartimento epidural lombar gerou melhora em 69,3% dos casos.

As dores que acometem a região lombar baixa são as mais frequentemente citadas em consultórios médicos das mais diversas especialidades que trabalham com dor, o que perfaz segundo Follet[10] entre 40% e 85% dos indivíduos envolvidos, constituindo um grave problema de saúde pública em decorrência dos elevados custos que envolvem o tratamento destes pacientes e da perda de produtividade em indivíduos com idade profissionalmente ativa. Entende-se região lombar baixa a área compreendida entre as últimas costelas e o sulco glúteo inferior.

Segundo Hanley *et al.*,[11] o índice de falha do tratamento cirúrgico para hérnias discais lombares é de 14%. Desta forma, os exames complementares corroboram para a confirmação do diagnóstico realizado pela anamnese e exame físico e auxiliam no planejamento de um possível procedimento cirúrgico, mas não determinam diagnóstico definitivo sem a correlação clínica necessária.[12-14]

DICAS

- É necessário que se condicione tanto o paciente quanto seus cuidadores, sejam eles amigos ou família, a fim de que o envolvimento de todos dilua o sofrimento gerado não só pela patologia, mas também pelos aspectos psíquicos negativamente agregados e pela perda social com consequente apelo, seja ele emocional, social ou financeiro, que poderá causar um ganho secundário;
- O trabalho em conjunto dos profissionais habilitados proporciona um ambiente favorável para aceitação pelo paciente do tratamento;
- A identificação da fonte geradora da dor, somática pelo aumento do nocicepção, neuropática ou mista é decisiva na escolha da melhor terapêutica, uma vez que o melhor tratamento da dor é o tratamento da causa;[8]
- Na ausência de identificação da fonte geradora da dor, trata-se a dor que cronificou como doença dor, de tal forma que na falha do tratamento clínico medicamentoso associado a procedimentos percutâneos e reabilitação com o paciente em um contexto psicodinâmico favorável elabora-se o tratamento cirúrgico da dor.

REFERÊNCIAS BIBLIOGRÁFICAS

1. Sall JS, Franson RC, Dobrow R, et al. High Levels of Inflamatory phospholipasea 2 Activity in Lumbar Disc Herniation. Spain. 1990;15:674-8.
2. Martin BI, Mirza SK, Comstock BA, et al. Are lumbar spain reoperation rates falling with greater use of fusion surgery and new cirurgical tecnology? Spaine. 2007;32:2119-26.
3. Yinn HR, Sypert GW, Sypert EJA. Evolution and management of the failled back syndrome. YOUMANS neurological surgery 5th ed. Vol. IV. Philadelphia; 2004. p. 4327-44.
4. Teixeira MJ, Yeng LT, Garcia OG, et al. Síndrome dolorosa pós laminectomia: Estudo descritivo da abordagem terapêutica em 56 pacientes. Rev. Assoc. Med. Bras. Vol. 57 nº 03 São Paulo/May/June. 2011.
5. Follet KA, Dirks BA. Etiology epidemiology of low-back pain and its related medical care in the United States. Spine. 1987;12:164-8.

6. Hanley Jr. EM, Shapiro DE. The development of low-back pain after excision of a lumbar disc. J Bone Joint Surg Am. 1989;71:719-21.
7. Clinical predictors of success and failure for lumbar facet radiofrequency denervation. Clin J Pain. 2007;23-1:45-52.
8. Teixeira MJ, Oliveira JO, Salles AFY, et al. Arquivo Brasileiro de Neurocirurgia. Neurotomia por radiofrequência dos ramos recorrentes posteriores das raízes lombares para tratamento de lombalgias. 1983;2:39-58.
9. Chua NHL, Vissers KC, Menno ES. Pulsed radiofrequency treatment in interventional pain management: mechanisms and potential indications – a review. Acta Neurochir (Wien). 2011;153 (4):763-71.
10. Woolf CJ, Mannion RJ. Neuropathic pain: aetiology, symptoms, mechanisms and manegement. Beydoun A. Neuropathic pain: A practical treatment guide. USA. Dannemiller Memorial Educational Foundation. 1999;353(1):959-64.
11. Guidelines for Neuromodulation Treatment with Spinal Cord Stimulators (SCS) for pain management the Accident Compensation Corporation New Zaeland's. 2012.
12. Chapman KB, Helmond VN. Mechanisms of Dorsal Root Ganglion Simulation in Pain Suppression: Time to Consider Alternative Mechanisms of Action? Neuromodulation. 2018;21(5):522-3.
13. Obata K, Yamanaka H, Kobayashi K, et al. The effect of site and type of nerve injury on the expression. of brain-derived neurotrophic fator in the dorsal root ganglion ando n neuropathic pain behavior. Neuroscience. 2006;137(3):961-70.
14. Kent AR, Min X, Hogan QH, Kramer JM. Mechanisms of Dorsal Root Ganglion Simulation in Pain Suppresssion: A Computational Modeling Analysis. Neuromodulation. 2018;21(3):234-46.

Parte XI NERVOS PERIFÉRICOS

CAPÍTULO 39

INTRODUÇÃO A LESÕES TRAUMÁTICAS DO PLEXO BRAQUIAL

Mario G. Siqueira ▪ Debora Garozzo ▪ Roberto S. Martins ▪ Luciano Foroni

INTRODUÇÃO

As lesões traumáticas do plexo braquial (LTPB) em adultos são devastadoras, podendo exercer um profundo impacto social e econômico na vida do paciente. O paciente típico é um homem jovem que sofreu acidente com motocicleta, com consequente perda da força e da sensibilidade do membro superior, com frequência acompanhada de dor neuropática intensa.

A ocorrência anual exata dessas lesões é difícil de ser calculada. Estudo norte-americano com 4.538 pacientes politraumatizados que ingressaram em unidade de trauma terciária verificou que em 1,2% dos casos havia lesão associada do plexo braquial.[1] O relatório anual de 2015 do National Trauma Data Bank[2] relatou que 356.522 pessoas sofreram lesões traumáticas moderadas a severas (9 a 21 pontos no Injury Severity Escore). Se assumirmos que 1,2% desse número seria a estimativa de LTPB, concluímos que cerca de 4.000 pacientes por ano sofrem este tipo de lesão nos Estados Unidos. Embora a incidência exata seja desconhecida, certamente está aumentando, em paralelo com o aumento no número de acidentes com veículos motorizados de alta velocidade, especialmente motocicletas.

Os avanços na cirurgia de nervos periféricos, nas últimas décadas mudou significativamente o resultado do tratamento das lesões do plexo braquial. Atualmente, as modernas técnicas cirúrgicas podem restaurar função útil em muitos casos, mesmo quando a lesão é completa. No entanto, a despeito desse grande progresso, os resultados do tratamento cirúrgico das LTPB em adultos ainda estão longe do ideal.

HISTÓRIA

Cerca de 800 anos antes de Cristo, Homero registrou no épico Ilíada o que provavelmente seria a primeira descrição de lesão do plexo braquial, quando narrou o momento em que Heitor agrediu Teucro com uma pedra na região supraclavicular durante a batalha de Troia, tornando-o incapaz de manejar seu arco.[3] A despeito de algumas publicações antigas acerca dos aspectos clínicos e da fisiopatologia das lesões do plexo braquial, seu tratamento cirúrgico só foi reportado pela primeira vez em 1900, pelo cirurgião inglês Sir William Thorburn (Fig. 39-1),[4] com a descrição dos achados intraoperatórios e do reparo direto de elementos do plexo braquial. A paciente era uma menina de 16 anos com o membro superior completamente paralisado, que havia ficado presa em uma máquina durante trabalho. Na cirurgia, realizada 7 meses após a lesão, foi identificado um neuroma supraclavicular e, após sua ressecção, os nervos foram reparados diretamente com finos fios de seda. Quatro anos após a cirurgia, diversos movimentos haviam retornado, mas, com exceção da flexão do cotovelo e punho, eram bastante fracos. Outros cirurgiões como Kennedy, Fairbank, Gilmour, Lange, Tuttle e Taylor também

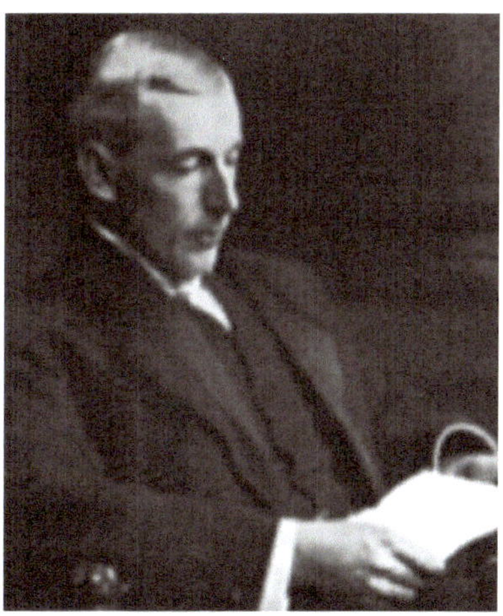

Fig. 39-1. Sir William Thorburn, cirurgião inglês que, em 1900, publicou o primeiro relato de um reparo cirúrgico do plexo braquial.

assumiram o desafio de tentar reconstruir o plexo braquial lesionado, especialmente em crianças. No entanto, a complexidade da cirurgia, a técnica operatória inadequada, os resultados funcionais insatisfatórios, a alta mobimortalidade e a publicação de Sever[5] condenando a conduta cirúrgica, resultaram em uma contraindicação geral do tratamento cirúrgico. Entre as duas Grandes Guerras a cirurgia do plexo braquial foi pouco praticada e o foco era o tratamento das deformidades residuais. Com o eclodir da Segunda Guerra Mundial, o grande número de lesões penetrantes do plexo braquial renovou o interesse cirúrgico por estas lesões, mas, na maioria dos casos, a conduta persistiu sendo a de esperar para ver. No início da década de 60, a descrença com os resultados do tratamento cirúrgico era tão grande que a conduta preconizada para as avulsões radiculares completas era amputação acima do cotovelo, combinada com fusão da articulação do ombro em discreta abdução e flexão, complementada por uma prótese para antebraço e mão. Foi somente com a introdução do microscópio cirúrgico no final dos anos 60 que esse cenário começou a mudar, com uma significativa melhora nos resultados cirúrgicos. As contribuições de Herbert Seddon, no Reino Unido (Fig. 39-2a);[6] de Hanno Millesi, na Áustria (Fig. 39-2b);[7] de Algimantas Narakas, na Suíça (Fig. 39-2c),[8] em cirurgias de adultos; e de Alain Gilbert, na França (Fig. 39-2d),[9] em cirurgias de crianças, devem ser destacadas.

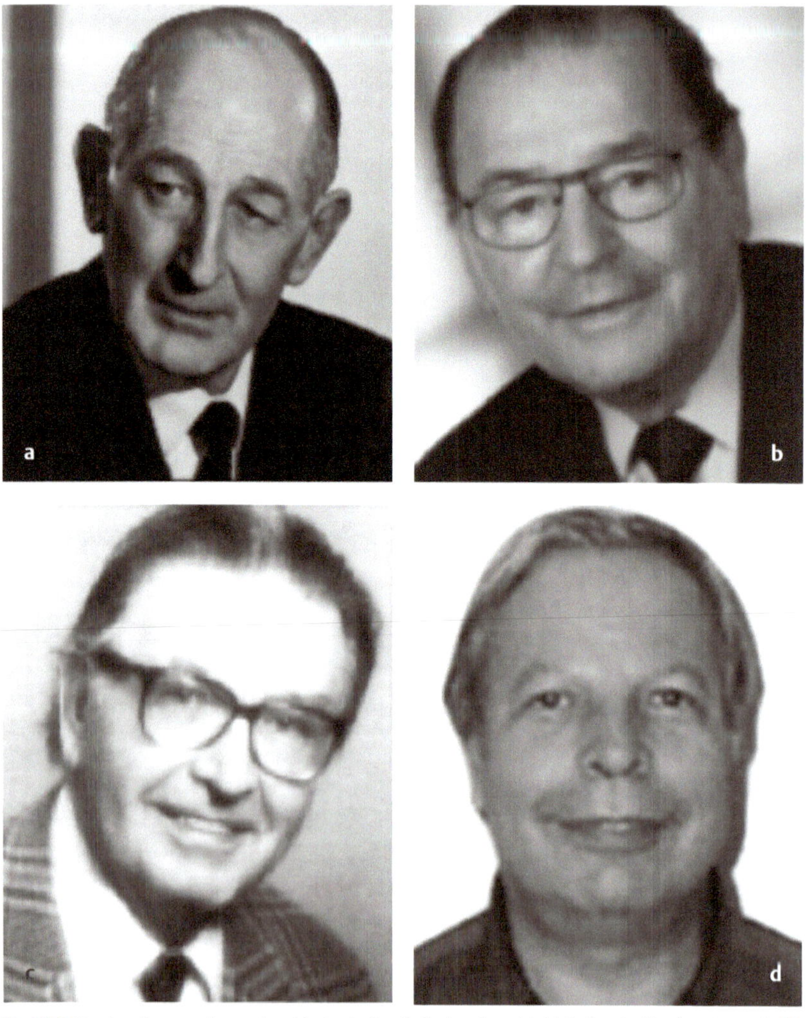

Fig. 39-2. Pioneiros da era moderna microcirúrgica da cirurgia do plexo braquial. (a) Herbert Seddon do Reino Unido. (b) Hanno Millesi da Áustria. (c) Algimantas Narakas da Suíça. (d) Alain Gilbert da França.

Várias inovações cirúrgicas surgiram a partir do progresso no diagnóstico mais preciso da lesão, do desenvolvimento do instrumental neurocirúrgico e de suturas apropriadas e da introdução de novas técnicas e estratégias cirúrgicas, como enxertos e transferências de nervos. Devido a esses avanços na cirurgia do plexo braquial, muitas vezes os pacientes conseguem reaver uma função quase normal do membro superior, assim como sua dignidade como ser humano.

TIPOS E MECANISMOS DE LESÃO

O paciente típico com uma lesão traumática do plexo braquial é um homem jovem envolvido em acidente com motocicleta. O nível de energia e a direção da força em relação ao membro superior e ombro são os responsáveis pela extensão da lesão. Mecanismos de baixa energia provocam principalmente lesões reversíveis (estiramento), enquanto que mecanismos de alta energia estão associados com lesões mais graves (rotura e avulsão).

Entre as LTPB, as mais frequentes são as fechadas (73%),[10] que geralmente produzem lesões por estiramento/contusão. A grande maioria dos casos de LTPB está relacionada a acidentes com máquinas de grande potência, principalmente motocicletas (80%)[11] e está geralmente associada com um mecanismo de tração, em que o braço e o ombro são tracionados abruptamente para longe do pescoço ou tronco. A súbita tração caudal do braço lesa primeiramente as raízes superiores do plexo (C5, C6 e C7), enquanto que a tração cranial compromete principalmente as raízes inferiores (C8 e T1) (Fig. 39-3). Todas as raízes podem ser danificadas quando um momentum massivo é transferido, resultando em um membro superior completamente paralisado e flácido. A força do impacto é projetada inicialmente nas estruturas com um curso mais retificado desde a coluna até o braço (raízes C8 e T1 e suas continuações como tronco inferior). As estruturas com um curso anatômico mais longo desde pontos fixos no pescoço até pontos fixos no ombro e braço (C5 e C6 e suas continuações como tronco inferior) recebem o último impacto da força. A raiz C7 e o associado tronco médio recebem um impacto intermediário. Como consequência, os elementos inferiores do plexo braquial sofrem lesões mais significativas (p. ex. avulsão radicular) que os elementos de posicionamento mais proximal.

As LTPB abertas são menos frequentes (27%)[10] e podem ser produzidas por lacerações e por projetis de arma de fogo. As lacerações do plexo podem ser resultantes de secções agudas (facas e vidro) ou de secções rombas (metal de automóvel, ventilador e lâminas de motores, mordidas de animais ou por fraturas abertas do ombro) e podem seccionar ou uma porção (mais comum) ou todo o plexo. Lesões vasculares são frequentemente associadas a lesões por laceração. As lesões penetrantes provocadas por ferimentos por arma de fogo são frequentemente associadas a lesões vasculares. Os ferimentos provocados por projéteis de baixa velocidade geralmente produzem lesões em continuidade, mas também podem seccionar elementos do plexo. A força associada com a lesão varia e depende do calibre, velocidade e ângulo de entrada do projétil. Os projéteis de baixa velocidade danificam os elementos nervosos por impacto direto e tendem a estar associados com um dano menor ao plexo. As lesões por projéteis de alta velocidade danificam os elementos do plexo através de três mecanismos: impacto direto (raro), efeito das ondas de choque e efeitos de cavitação. Os dois últimos mecanismos produzem compressão e estiramento dos nervos.[12] Essas lesões são mais intensas e geralmente não se recuperam espontaneamente.

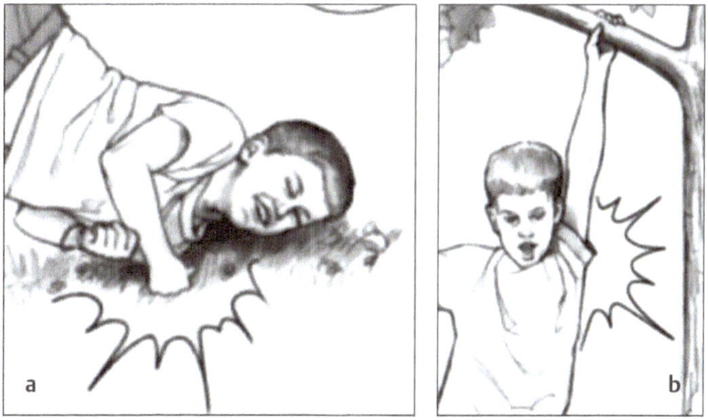

Fig. 39-3. Mecanismos de tração responsáveis pela maioria das lesões traumáticas do plexo braquial: (a) a súbita tração do ombro para longe do pescoço produz lesões inicialmente dos elementos altos do plexo braquial (C5, C6, C7). (b) A súbita tração cranial do braço compromete principalmente as raízes inferiores (C8, T1).

LOCALIZAÇÃO DA LESÃO

As lesões traumáticas do plexo braquial em adultos podem ser supraclaviculares ou infraclaviculares. As *lesões supraclaviculares* (72%)[10] comprometem raízes nervosas, nervos espinhais e troncos do plexo braquial. A classificação dessas lesões de acordo com sua posição em relação ao gânglio da raiz dorsal tem valor prognóstico, sendo importante para a elaboração de uma estratégia de tratamento. As lesões pré-ganglionares sinalizam para uma perda permanente da função da raiz, sem possibilidade de reparo direto, enquanto que as lesões pós-ganglionares podem apresentar alguma recuperação espontânea e são passíveis de reparo direto, pois apresentam axônios distais que podem regenerar-se. Alguns sintomas e achados de exame físico podem sugerir uma lesão pré-ganglionar:[13]

A) Ausência do sinal de Tinel na região supraclavicular;
B) Síndrome de Horner;
C) Lesão de nervos muito proximais, tais como escapular dorsal, torácico longo e frênico;
D) Fraqueza e desnervação de músculos paraespinhais cervicais e perda da sensibilidade na região posterior do pescoço;
E) Pseudomeningocele nos estudos por imagem;
F) Potenciais de ação sensitivos intactos na área de déficit sensitivo;
G) Dor severa no membro superior anestesiado.

Lesões pré e pós-ganglionares podem coexistir, sendo difícil a percepção da verdadeira extensão da lesão até que seja realizada a exploração cirúrgica. *Lesões infraclaviculares* (28%)[10] geralmente comprometem os cordões e nervos terminais. As lesões combinadas suprainfraclaviculares são possíveis e ocorrem em cerca de 10% dos casos.[14]

Os déficits neurológicos motores supraclaviculares podem ser classificados com relação à raiz envolvida (Quadro 39-1), mas geralmente também são organizados em padrões, de acordo com o nível da lesão.[15]

As lesões supraclaviculares podem produzir quatro padrões de lesão:

1. Lesão superior (raízes C5, C6/tronco superior) provoca perda da abdução e rotação externa do ombro e da flexão do cotovelo, juntamente com perda da sensibilidade superficial no ombro, da área externa do braço/antebraço e do polegar;
2. Lesão superior estendida (raízes C5, C6, C7/troncos superior e médio), além da perda de movimentos no ombro e braço do padrão anterior, também apresenta perda da extensão do cotovelo e, às vezes, também da extensão do punho;
3. Na lesão do tipo inferior (raízes C8, T1/tronco inferior) os pacientes manterão a força no ombro e braço, mas perderão a função motora da mão, associada a dormência da mão, pelo menos nos quarto e quinto dedos;
4. Nas lesões completas (C5-T1/todos os troncos), os pacientes apresentam paralisia completa de todo o membro superior.

As lesões infraclaviculares podem produzir três padrões diferentes de lesões:

1. Padrão cordão lateral/nervo musculocutâneo, que produz perda da flexão do cotovelo;
2. Padrão cordão medial/nervos mediano e ulnar, no qual o paciente perde a flexão dos dedos e a função intrínseca da mão;
3. O padrão cordão posterior/nervos radial e axilar, que acarreta perda da abdução do ombro e da extensão do punho.

A perda sensitiva nas áreas apresentadas no Quadro 39-2 pode auxiliar na localização da lesão.

Quadro 39-1. Déficits Neurológicos Motores Supraclaviculares, de Acordo Com a Raiz Comprometida

Raiz	Função motora
C5	Abdução, extensão e rotação externa do ombro Alguma flexão do cotovelo
C6	Flexão do cotovelo, pronação e supinação do antebraço Alguma extensão do punho
C7	Perda difusa da função, sem paralisia completa de um grupo muscular específico
C8	Extensores dos dedos, flexores do punho e dedos, intrínsecos da mão
T1	Intrínsecos da mão

Quadro 39-2. Áreas Sensitivas Representativas

Raiz	Áreas sensitivas representativas
C5	Pele sobre o músculo deltoide
C6	Polegar e indicador
C7	Dedo médio
C8	Dois dedos ulnares, em especial no dedo mínimo
T1	Parte interna do braço

DOR

A dor está presente em até 80% dos pacientes adultos portadores de LTPB.[16] Geralmente, tem uma origem mecânica por estiramento de tendões, músculos e ligamentos, é razoavelmente controlada com medicamentos e desaparece em meses. Quando a dor é intensa, começa precocemente e tem características neuropáticas, é feito um diagnóstico de desaferentação com provável avulsão radicular. Esse tipo de dor responde pouco às terapias convencionais e tem duas características distintas: dor constante em queimação associada à dor em choque, em paroxismos periódicos. Um número considerável de pacientes com avulsão radicular que apresenta esse severo tipo de dor será candidato a procedimento de coagulação intramedular da zona de entrada da raiz (DREZ) como tratamento definitivo.

AVALIAÇÃO FÍSICA

Uma avaliação neurológica pouco tempo após a lesão permite que o cirurgião de nervos determine, em exames clínicos subsequentes, a evolução neurológica do paciente. Amplitudes passiva e ativa de movimentos do membro superior devem ser registradas, assim como a presença ou ausência de reflexos tendíneos. A força motora de todos os músculos relacionados ao plexo braquial do membro comprometido deve ser avaliada e documentada, de acordo com a escala do Medical Research Council System, de grau 0 a grau 5. A sensibilidade do membro afetado também é avaliada e documentada. O exame de algumas áreas cutâneas específicas pode fornecer informação precisa sobre as raízes nervosas lesionadas (Fig. 39-2). A produção de uma sensação tipo choque, quando o examinador percute ao longo dos elementos nervosos afetados (sinal de Tinel), sugere uma lesão distal à medula espinhal. Com o tempo, se a localização do sinal de Tinel se movimentar distalmente no braço em direção à mão, significa que a lesão está regenerando espontaneamente, embora não seja garantia de recuperação motora funcional. O curso clínico deve ser acompanhado através de repetidas (mensais) avaliações clínicas.

ESTUDOS POR IMAGEM

Radiografias simples do pescoço e do ombro podem demonstrar fratura da primeira e da segunda costelas, fratura da clavícula, fratura do processo transverso de vértebras cervicais, fratura da escápula e fragmentos de projéteis de arma de fogo, associados à lesão do plexo braquial. Radiografia do tórax inspirada e expirada pode demonstrar a presença de elevação e imobilidade de um hemidiafragma, sugerindo lesão do nervo frênico.

A mielografia por tomografia computadorizada (MTC) apresenta uma precisão maior que 90%[17,18] na demonstração da integridade da raiz nervosa (presença, rotura ou ausência) e da formação de pseudomeningocele. Para que seja possível a demonstração desse divertículo consequente à cicatrização da membrana rota que recobre o nervo, o exame deve ser feito pelo menos 1 mês após a lesão para que haja tempo para a formação da dilatação e para permitir a resolução de edema e coágulos sanguíneos existentes na região a ser estudada. Embora altamente sugestivas, essas pseudomeningoceles não são prova definitiva de avulsão radicular, pois esse tipo de exame apresenta índices de falso-positivo e falso-negativo que variam de 5 a 10%. A possibilidade de demonstrar somente lesões proximais (até o forame intervertebral) e sua natureza invasiva são desvantagens da MTC.

A ressonância magnética (RM) tem sido utilizada cada vez mais para o diagnóstico de lesões traumáticas do plexo braquial. Técnicas como da imagem rápida usando a *steady-state acquisition*, a neurografia por RM e a RM de 3 teslas podem demonstrar lesões das raízes dos nervos espinhais com alta resolução, alcançando a precisão da MTC.[18,19] Além de fornecer meios não invasivos para a detecção de avulsão radicular (Fig. 39-4) e de demonstrar com facilidade a coleção anormal de líquido cefalorraquidiano em pseudomeningoceles nas imagens ponderadas em T2 (Fig. 39-5), a RM também pode demonstrar edema da medula espinhal (sinal indireto de avulsão radicular), lesões pós-ganglionares, tais como rotura, fibrose e neuroma pós-traumáticos, inflamação e edema associados e sinais de desnervação muscular. Embora a RM provavelmente vá evoluir para se tornar o método mais importante para avaliação por imagem de lesões do plexo braquial, a possibilidade de falso-positivos ainda é uma desvantagem da técnica.

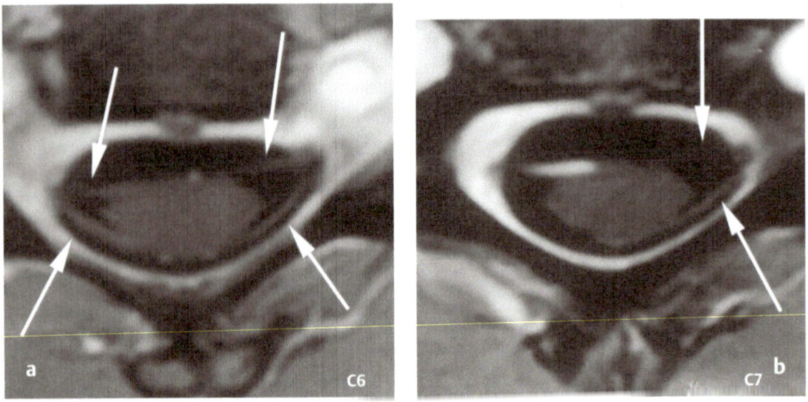

Fig. 39-4. Mielografia por ressonância magnética. (a) Raízes ventrais (setas superiores) e raízes dorsais (setas inferiores) de C8 íntegras. (b) Em C7, as raízes ventral e dorsal à direita estão íntegras (setas), enquanto a raiz dorsal à esquerda não é visível (avulsionada) e a raiz ventral assim como a medula espinal apresentam hipersinal.

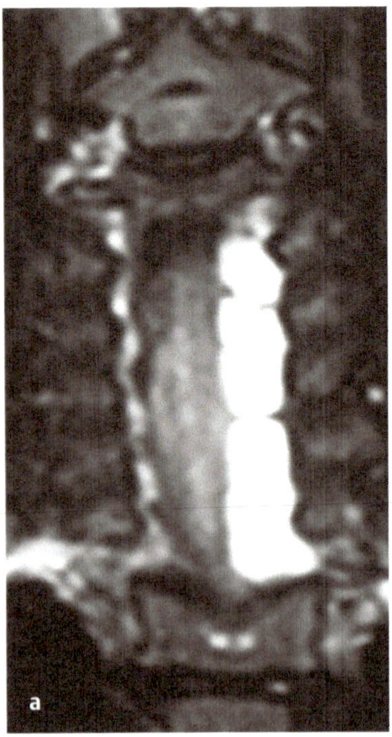

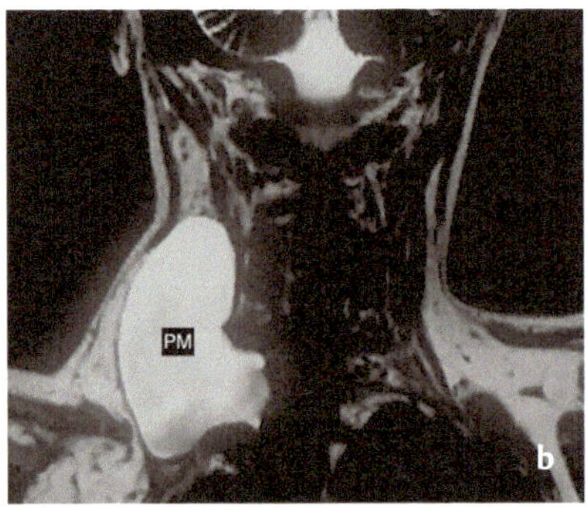

Fig. 39-5. Exame de imagem por ressonância magnética demonstrando: (a) pseudomeningoceles múltiplas, decorrentes de avulsão de todas as raízes do plexo braquial, e (b) grande pseudomeningocele (PM) originada de raiz inferior do plexo braquial.

ESTUDOS ELETRODIAGNÓSTICOS

O protocolo eletrodiagnóstico pré-operatório geralmente inclui estudos de condução nervosa e eletromiografia (EMG) por agulha. Além da importância da análise da velocidade de condução nervosa no diagnóstico de lesões pré-ganglionares, conforme mencionado anteriormente, essas avaliações são úteis na investigação de lesões neuropráxicas. Axônios motores lesionados continuam a conduzir potenciais de ação por diversos dias, mas à medida que a degeneração walleriana prossegue, essa habilidade desaparece. Se a condução motora distal for positiva, após esse período, mesmo embora os músculos relacionados ainda estejam paralisados, a lesão provavelmente é um bloqueio de condução (neuroapraxia). A EMG pode determinar a distribuição e extensão da lesão, pode avaliar músculos que são difíceis de testar clinicamente e pode quantificar a extensão da desnervação. Em decorrência da degeneração walleriana, os sinais eletromiográficos de desnervação (ondas agudas positivas, polifásicas e fibrilações) não são demonstráveis de forma confiável até 3 a 4 semanas após a lesão nervosa[20] e por esta razão a EMG não deve ser realizada precocemente. Outra importante utilização da EMG são os exames seriados para a detecção de sinais de reinervação, que podem ser vistos diversas semanas antes do aparecimento de contração muscular voluntária detectável.

INDICAÇÕES PARA CIRURGIA

Até a década de 1960, a maioria das lesões traumáticas do plexo braquial era tratada de forma conservadora. Quando era indicado tratamento cirúrgico, as técnicas empregadas geralmente eram fusão do ombro, fusão do cotovelo, tenodese do punho e dedos e, por vezes, amputação transumeral. Com a introdução do microscópio cirúrgico no final da década de 1960, os resultados começaram a melhorar e a cirurgia do plexo braquial tornou-se mais frequente.

A necessidade de tratamento cirúrgico nas lesões do plexo braquial irá depender do grau de regeneração preliminar: aproximadamente 2/3 dos casos irão apresentar algum grau de recuperação espontânea nos primeiros meses pós-lesão. A cirurgia deve ser realizada na ausência de recuperação clínica [illegible] substancial ou de evidência elétrica de recuperação ou quando a recuperação espontânea é impossível.

Virtualmente, todos os pacientes sem recuperação espontânea significativa podem beneficiar-se da reconstrução microcirúrgica do plexo braquial, mas existem algumas contraindicações à cirurgia: contraturas articulares, falta de motivação do paciente para seguir um longo período de reabilitação e falta de compreensão pelo paciente das metas da cirurgia.

MOMENTO OPERATÓRIO

O momento operatório é extremamente importante no tratamento cirúrgico da LTPB. Quando os pacientes são operados tardiamente, os músculos desnervados irão sofrer um processo de atrofia por desnervação e irão tornar-se refratários à reinervação. Por outro lado, cirurgias muito precoces podem interferir na possibilidade de recuperação espontânea.

A exploração e reparo imediato ou precoce (3-4 semanas pós-lesão) do plexo braquial são realizados somente em lesões abertas e agudas. Somente elementos do plexo seccionados de forma aguda e sem contusão dos cotos devem ser reparados imediatamente. Se os elementos lesionados apresentarem qualquer evidência de contusão, devem ser fixados a uma fáscia adjacente para minimizar a retração e uma re-exploração cirúrgica deve ser realizada 3 a 4 semanas depois. Após esse período, é possível uma melhor identificação da zona de lesão nos cotos do nervo.

Embora o momento operatório ideal seja controverso para as lesões por estiramento, parece razoável operar essas lesões 3 a 4 meses após sua instalação. Durante esse tempo, pode ocorrer recuperação espontânea, e a regeneração axonal pode alcançar o músculo-alvo antes que a degeneração motora irreversível alcance a placa motora terminal. Lesões completas com comprometimento pré-ganglionar em múltiplos níveis não apresentam qualquer possibilidade de recuperação espontânea e devem ser operadas precocemente (2-3 meses).

Lesões por projéteis de arma de fogo de baixa velocidade são geralmente tratadas mais tarde (3-4 meses), como nos casos de estiramento/contusão, porque a maioria dessas lesões apresenta um componente neuroapráxico. Por outro lado, as lesões por projéteis de alta velocidade são geralmente associadas a significativo dano de tecidos moles e, às vezes, também a lesões vasculares e, portanto, demandam exploração cirúrgica mais precoce.

PRIORIDADES DE REINERVAÇÃO

Por vezes, especialmente em lesões completas, o número de axônios doadores disponíveis para reinervação não são suficientes para a restauração de toda a função do membro superior. Portanto, a reconstrução cirúrgica do plexo braquial deve seguir algumas prioridades: as metas primárias são a flexão do cotovelo e a função do ombro (estabilização, abdução e rotação externa). A extensão do cotovelo e a restauração de sensibilidade protetora na mão vêm a seguir, porém sem consenso.[21] A reinervação da mão ainda está fora de alcance e os bons resultados publicados por cirurgiões asiáticos[22] demonstram o retorno somente de função muito básica.

TRATAMENTO CIRÚRGICO

A maioria das LTPB não apresenta recuperação espontânea e requer tratamento cirúrgico. A estratégia cirúrgica a ser empregada depende da análise combinada do tipo de lesão, das possibilidades de reconstrução e da filosofia pessoal do cirurgião.

ACESSO CIRÚRGICO

As transferências distais de nervos substituíram as reconstruções com enxertos em muitas situações e alguns cirurgiões começaram a contestar a validade da exploração do plexo braquial nestes casos. Em nossa opinião, a avaliação da extensão e severidade da lesão do plexo através da exploração cirúrgica ainda tem valor em muitos casos, pois mesmo quando as transferências são priorizadas, nervos doadores disponíveis podem ser usados em reinervações de prioridade secundária.

A exploração cirúrgica do plexo braquial é geralmente realizada através de uma via anterior com o paciente em decúbito dorsal. Para uma reconstrução anatômica de uma lesão proximal do plexo braquial, o acesso cirúrgico é supraclavicular e o membro paralisado deve permanecer aduzido.

A incisão para a exposição supraclavicular pode ser transversa, cerca de 1-2 centímetros acima da clavícula, estendendo-se desde o limite lateral do músculo esternocleidomastoide até o limite medial do músculo trapézio (Fig. 39-6a). Uma alternativa é a clássica incisão em formato de L ou L invertido: uma linha é traçada desde a ponta do processo mastoide até a margem inferior da clavícula, acompanhando a borda lateral do músculo esternocleidomastoide. A incisão tem início no ponto médio dessa linha e se estende distalmente até seu limite, onde se curva lateralmente até o processo coracoide, ao nível do sulco deltopeitoral (Fig. 39-6b). Na maioria das vezes, utilizamos a incisão transversa. A retração do músculo esternocleidomastoide anterior e medialmente e a dissecção e mobilização da gordura supraclavicular superior e lateralmente irá permitir a exposição do plexo braquial proximal. As raízes estarão localizadas entre os músculos escalenos anterior e médio, com o nervo frênico posicionado longitudinalmente sobre a superfície anterior do músculo escaleno anterior. Para a exposição da porção mais distal do plexo braquial, o braço é abduzido e apoiado em uma mesa de mão. O plexo braquial distal (infraclavicular) é exposto através de incisão, que se estende da clavícula à prega axilar anterior ao longo do sulco deltopeitoral (Fig. 39-6). Para obter um acesso mais amplo ao plexo o músculo peitoral menor, deve ser refletido medialmente, após seccionar seu tendão próximo à inserção no processo coracoide. Por vezes, o tendão do músculo peitoral maior (ou o próprio músculo) também tem que ser deslocado.

ESTRATÉGIAS DE REPARO

A despeito do importante progresso alcançado pelos estudos por imagem nos últimos anos, uma exploração cirúrgica completa persiste tendo sua utilidade, pois a estratégia de reparo é ditada pela extensão e severidade da lesão do plexo braquial. Não existe um roteiro para a reconstrução cirúrgica do plexo braquial. Para cada paciente, é necessário idealizar uma reconstrução particular baseada no tipo e extensão da lesão e nas preferências e experiência pessoal do cirurgião.

Existem duas técnicas cirúrgicas básicas que podem ser empregadas na reconstrução do plexo braquial:

1. Enxertos;
2. Transferências de nervos.

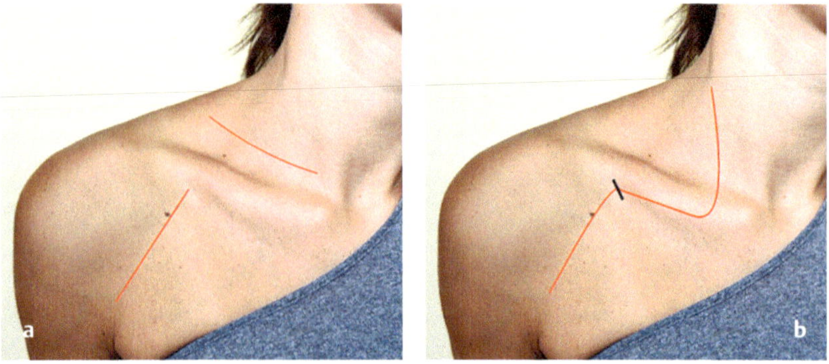

Fig. 39-6. Incisões para o acesso cirúrgico ao plexo braquial. (a) Incisão transversa reta supraclavicular posicionada 1-2 cm cranial e paralela à clavícula, que se estende do limite lateral do músculo esternocleidomastoide ao limite medial do músculo trapézio, e incisão longitudinal reta infraclavicular, que se estende da clavícula à prega axilar anterior, ao longo do sulco deltopeitoral. (b) Incisão em L (ou L invertido) supraclavicular que tem início no ponto médio de uma linha que conecta a ponta do processo mastoide à borda inferior da clavícula, acompanhando a borda lateral do músculo esternocleidomastoide. Na borda inferior da clavícula, a incisão curva-se lateralmente até o processo coracoide (traço preto). Desse ponto, quando é necessário combinar os acessos supra e infraclavicular, a incisão curva-se distalmente e acompanha o sulco deltopeitoral, conforme descrito em (a).

A técnica do enxerto[22,13] é utilizada quando existe continuidade da raiz com a medula espinhal. Nervos cutâneos sensitivos autólogos (geralmente, o nervo sural) são dissecados e preparados como pequenos cabos para preencher o espaço entre os dois cotos do nervo lesionado a ser reparado (Fig. 39-7). Nas lesões por avulsão, não existem axônios viáveis no coto proximal do nervo e a técnica de transferência de nervo está indicada.[24] Nessa técnica, um nervo doador normal é coaptado ao nervo que se pretende reinervar (Fig. 39-8). Obviamente, a função do nervo doador deve ser menos importante que a função do nervo receptor e, de forma ideal, os nervos doador e receptor devem estar próximos para evitar a necessidade de enxertos.

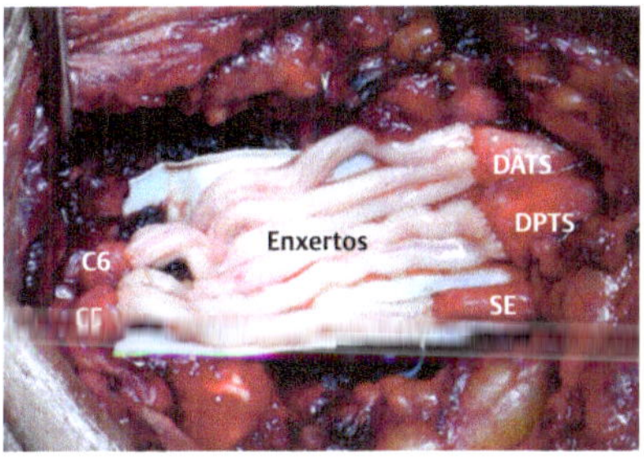

Fig. 39-7. Fotografia cirúrgica de plexo braquial direito reparado com enxertos de [illegible] C6, sexta raiz cervical; DATS, divisão anterior do tronco superior; DPTS, divisão posterior do tronco superior; SE, nervo supraescapular.

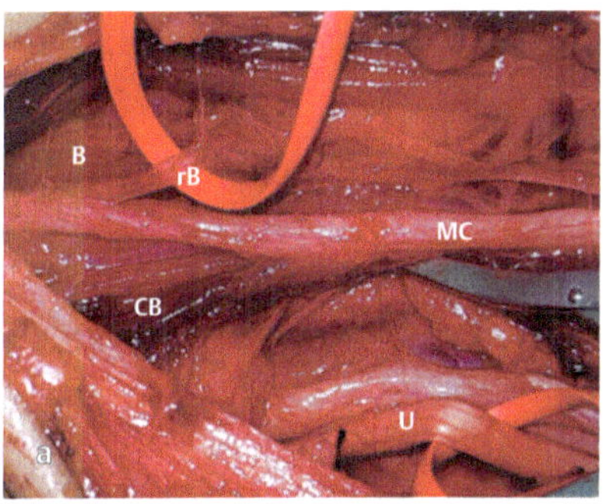

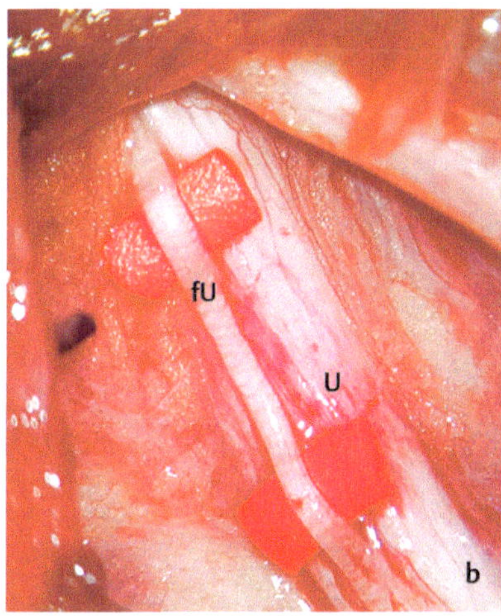

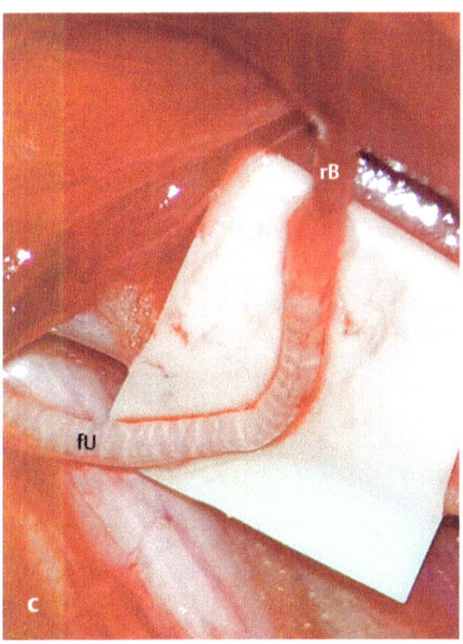

Fig. 39-8. Fotografias cirúrgicas da região medial do braço esquerdo demonstrando transferência de fascículo do nervo ulnar (U) para o ramo motor do nervo musculocutâneo (MC) para o músculo bíceps (técnica de Oberlin): (a) Exposição do nervo musculocutâneo e seu ramo (rB) para o músculo bíceps (B) e do nervo ulnar. (b) Fascículo motor (fU) do nervo ulnar, geralmente relacionado ao músculo flexor ulnar do carpo, dissecado sob magnificação. (c) Fascículo do nervo ulnar coaptado ao ramo motor do nervo musculocutâneo para o músculo bíceps. CB, músculo coracobraquial.

Existem duas formas de transferências de nervos para se tratar LTPB:

1. Transferências nervosas intraplexuais, quando a lesão do plexo é parcial e os doadores são originados do próprio plexo lesionado. Os doadores intraplexuais mais utilizados são: nervo peitoral medial, raiz nervosa C7 ipsilateral, fascículo do nervo ulnar, fascículo do nervo mediano e nervo radial;
2. Transferências nervosas extraplexuais, quando a lesão é completa e nervos extraplexuais adjacentes são utilizados como doadores. Os doadores mais comumente utilizados para esse tipo de transferência são:
   - Nervos intercostais;
   - Nervo acessório;
   - Nervo frênico;
   - Raiz nervosa de C7 contralateral.

A meta nas lesões altas do plexo braquial é reinervar os músculos do ombro e o bíceps. Se os cotos das raízes proximais são compostos por axônios viáveis, o tronco superior pode ser reconstruído com enxertos. Contudo, a estratégia de maior sucesso nesses casos é a tríplice transferência de nervos: transferência do nervo acessório para o nervo supraescapular para recuperar os músculos supra e infraespinais, transferência de fascículo do nervo ulnar para o ramo motor do músculo bíceps (técnica de Oberlin) para recuperar a flexão do cotovelo e a restauração da função do músculo deltoide (abdução do braço) através da transferência de ramo do nervo radial relacionado ao músculo tríceps para o nervo axilar. Essa estratégia é utilizada também em avulsões das raízes superiores do plexo. Quando a raiz C7 também é comprometida, o paciente apresentará também queda do punho, que poderá ser tratada por transferências nervosas distais (ex. transferência de ramo do nervo mediano para o nervo interósseo posterior) ou por transferência tendínea.

Nas lesões isoladas do plexo inferior (C8, T1), as transferências nervosas distais (p. ex. ramo do nervo musculocutâneo para o músculo braquial transferido para o nervo mediano) podem alcançar alguma flexão dos dedos.

Quando a lesão do plexo braquial é completa, o cirurgião se depara com quatro possíveis situações clínicas:[23]

1. Cerca de 20% dos pacientes com lesões completas imediatamente após o trauma irão apresentar recuperação espontânea de alguns flexores da mão nas semanas seguintes. No final, essas lesões são tratadas como lesões do plexo superior, mas o prognóstico é menos favorável que nas lesões superiores puras;
2. Em mais de 50% das paralisias totais, existe uma raiz viável (geralmente C5) confirmada pela exploração cirúrgica. Esses casos podem ser tratados através de enxertos conectando a raiz do nervo com a divisão anterior do tronco superior e realizando a transferência do nervo acessório para o nervo supraescapular, visando à restauração da flexão do cotovelo e abdução do braço;
3. Quando existem duas raízes viáveis, é possível reinervar as divisões anterior e posterior do tronco superior, reforçando a abdução do braço pela reinervação do músculo deltoide e trazendo de volta alguma função do músculo tríceps;
4. Nos casos remanescentes (10% a 20%), todas as cinco raízes formadoras do plexo braquial foram avulsionadas.

A única possibilidade de reconstrução do plexo braquial é através de transferências nervosas extraplexuais: nervo acessório para o nervo supraescapular e frênico ou intercostais para nervo musculocutâneo. Conforme mencionado previamente, a prioridade de reinervação é a flexão do cotovelo; no entanto, o cirurgião deve sempre tentar reinervar o ombro também, se não houver estabilidade do ombro a flexão do cotovelo não será funcional.

As lesões infraclaviculares comportam-se como lesões de nervos terminais e, na maioria das vezes, são reconstruídas por enxertos de nervos.

RESULTADOS DA REINERVAÇÃO CIRÚRGICA

O resultado da microrreconstrução cirúrgica do plexo braquial é afetado pela severidade e extensão da lesão e também pelo intervalo de tempo entre a lesão e o tratamento cirúrgico. Nas lesões por avulsão, a cirurgia deve ser realizada precocemente (1-2 meses), porque a perda de tempo favorece as alterações degenerativas nos músculos desnervados. Foi plenamente demonstrado que nas lesões por estiramento (sem avulsão) os melhores resultados são obtidos com cirurgias realizadas entre 3 e 6 meses após a lesão. Depois desse período, a incidência de bons resultados cai progressivamente e, após 1 ano, raramente são alcançados.[25,26]

Considera-se que a velocidade de reinervação de um nervo é algo em torno de 1 milímetro por dia; portanto, resultados finais na reconstrução cirúrgica do plexo braquial só serão evidentes 1,5 a 2 anos após a cirurgia.

Os resultados em lesões altas do plexo braquial são geralmente favoráveis, mesmo nos casos com avulsões radiculares. Atualmente, conseguimos restaurar alguma função do ombro e a flexão do cotovelo em cerca de 90% dos casos.[23] Mesmo nas lesões baixas, é possível algum resultado favorável depois da introdução das técnicas de transferências nervosas. Por outro lado, nas lesões completas os resultados estão longe de serem adequados.

Em conclusão, podemos dizer que embora o resultado do tratamento cirúrgico das lesões traumáticas do plexo braquial ainda não seja ideal, o reparo dos nervos em casos selecionados pode melhorar, de forma significativa, a função do membro superior acometido até um nível que provavelmente nunca seria alcançado através da regeneração espontânea e do tratamento conservador.

DICAS

- As lesões traumáticas do plexo braquial (LTPB) em adultos são devastadoras, podendo exercer um profundo impacto social e econômico na vida do paciente;
- O paciente típico é um homem jovem que sofreu acidente com motocicleta, com consequente perda da força e da sensibilidade do membro superior, com frequência acompanhadas de dor neuropática intensa;
- Embora a incidência exata seja desconhecida, certamente está aumentando, em paralelo com o aumento no número de acidentes com veículos motorizados de alta velocidade, especialmente motocicletas;
- Os avanços na cirurgia de nervos periféricos, nas últimas décadas mudou significativamente o resultado do tratamento das lesões do plexo braquial. Atualmente, as modernas técnicas cirúrgicas podem restaurar função útil [illegible] quando a lesão é completa

REFERÊNCIAS BIBLIOGRÁFICAS

1. Midha R. Epidemiology of brachial plexus injuries in a multitrauma population. Neurosurgery. 1997;40:1182-1188.
2. American College of Surgeons. National Trauma Data Bank Annual Report. Chicago, IL. 2015.
3. Aydin A, Tumerdem B, Yazar M, Erer M. Three-thousand-year-old written reference to a description of what might be the earliest brachial plexus injuries in the Iliad of Homer. Plast Reconstr Surg. 2004;114:1352-1353.
4. Thorburn W. Secondary suture of the brachial plexus. Br Med J. 1900;1:1073-1075.
5. Sever J W. Obstetric paralysis: report of eleven hundred cases. JAMA. 1925;85:1862-1865.
6. Seddon H J. A review of work on peripheral nerve injuries in Great Britain during World War II. J Nerv Ment Dis. 1948;108:160-168.
7. Millesi H, Meissl G, Katzer H. Therapy of brachial plexus injuries. Proposal for an integrated therapy. Bruns Beitr Klin Chir (Alemão). 1973;220:429-446.
8. Narakas AO. Indications and results of direct surgical treatment on lesions caused by stretching of the brachial plexus: I. Indications for direct surgical treatment. Rev Chir Orthop Rep Appar Mot. 1977;8:88-106.
9. Gilbert A, Khouri N, Carlioz H. Surgical exploration of the brachial plexus in obstetric palsy. Rev Chir Orthop Rep Appar Mot (Francês). 1980;66:33-42.
10. Kim DH, Cho Y-J, Tiel RL, Kline DG. Outcomes of surgery in 1019 brachial plexus lesions treated at Louisiana State University Health Sciences Center. J Neurosurg. 2003;98:1005-1016;
11. Faglioni Jr. W, Siqueira MG, Martins RS, et al.The epidemiology of adult traumatic brachial plexus lesions in a large metropolis. Acta Neurochir (Wien). 2014;156:1025-1028.
12. Samardzic MM, Rasulic LG, Grujicic DM. Gunshot injuries to the brachial plexus. J Trauma. 1997;43:645-649.
13. Songcharoen P, Shin AY. Brachial plexus injury: acute diagnosis and treatment. In: Berger RA, Weiss AP (eds.): Hand Surgery. Philadelphia: Lippincott Williams & Wilkins. 2003:1005-1025.
14. Narakas AO. The treatment of brachial plexus injuries. Int Orthop. 1985;9:29-36.
15. Spinner RJ, Shin AY, Hebert-Blouin MN, et al. Traumatic brachial plexus injury. In: Wolfe SW, Pederson WC, Kozin SH (eds.): Green's Operative Hand Surgery. 6th ed. Philadelphia: Churchill Livingstone. 2010:1235-1292.
16. Bruxelle J, Travers V, Thiebaut JB. Occurrence and treatment of pain after brachial plexus injury. Clin Orthop Relat Res. 1988;237:87-95.
17. Amrami KK, Port JD. Imaging the brachial plexus. Hand Clin. 2005;21:25-37.
18. Doi K, Otsuka K, Okamoto Y, et al. Cervical nerve root avulsion in brachial plexus injuries: magnetic resonance imaging classification and comparison with myelography and computerized tomography myelography. J Neurosurg. 2002;96:277-284.
19. Nakamura T, Yabe Y, horiuchi Y, Takayama S. Magnetic resonance myelogtaphy in brachial plexus injury. J Bone Joint Surg Br. 1997;79:764-769.
20. Warren J, Gutmann I, Figueroa AF Jr, Bloor BM. Electromyographic changes of brachial plexus root avulsions. J Neurosurg. 199;31:137-140.
21. Siqueira MG, Malessy M. Lesiones traumáticas del plexo braquial: aspectos clínicos y quirurgicos. In: Socolovsky M, Siqueira MG, Malessy M (eds.): Introducion a la Cirugia de los Nervios Perifericos. Buenos Aires: Ediciones Journal. 2013:121-136.
22. Wang SF, Li PC, Xue YH, et al. Contralateral C7 nerve transfer with direct coaptation to restore lower trunk function aftertraumaticbrachial plexus avulsion. J Bone Joint Surg Am. 2013;95:821-827.
23. Garozzo D, Basso E, Gasparotti R, et al. Brachial plexus injuries in adults: management and repair strategies in our experience. Results from the analysis of 428 supraclavicular palsies. J Neurol Neurophysiol. 2013;5:180-187.
24. Garozzo D. Nerve transfers for shoulder and elbow in adult brachial plexus injuries. In: Mahapatra AK, Midha R, Sinha S (eds.): Surgery of Brachial Plexus. Delhi:Thieme. 2016:115-129.
25. Millesi H. Brachial plexus injuries in adults. In: Gelberman RH (ed.): Operative Nerve Repair and Reconstruction. Philadelphia: Lippincott. 1991:1285-1328.
26. Narakas AO. Neurotization in the treatment of brachial plexus injuries. In: Gelberman RH (ed.): Operative Nerve Repair and Reconstruction. Philadelphia: Lippincott. 1991:1329-1358.

CAPÍTULO 40

LESÕES DO PLEXO BRAQUIAL

Adilson José Manuel de Oliveira

HISTÓRICO

O primeiro relato de cirurgia para lesão traumática de plexo braquial é de autoria de Thoburn e data de 1900;[1] após este relato, foram realizadas algumas cirurgias até 1950, mas por causa dos maus resultados de recuperação motora, a amputação acima da articulação do cotovelo e artrodese da articulação de ombro foi muito utilizada.[2]

A melhora dos resultados cirúrgicos para lesões traumáticas de plexo braquial veio com o advento das técnicas microcirúrgicas. Um dos nomes mais importantes da história da cirurgia de plexo braquial foi Hanno Millesi que, em 1969, começou a fazer cirurgias para lesões traumáticas de plexo braquial usando magnificação. As duas primeiras séries publicadas com resultados animadores em cirurgias de plexo braquial foram a de Millesi, em 1973, e de Narakas, em 1985.[3,4] Desde então houve um crescimento e aperfeiçoamento das técnicas e equipamentos cirúrgicos utilizados e consequentemente melhora dos resultados.

QUADRO CLÍNICO

O mecanismo da lesão é o aumento do ângulo entre o ombro e o pescoço ou entre o braço e o tronco, tipicamente após queda de motocicleta. Logo após o traumatismo a vítima tem perda de movimento do membro superior em diversos graus de acordo com o tipo de lesão.

Lesões Completas (C5-T1)

Perda completa de força em todo o membro superior, e de sensibilidade geralmente associada à síndrome de Horner (Ptose de pálpebra, miose, anidrose).

Lesões Incompletas

Lesões de Tronco Superior (C5-C6)

Perda de abdução de braço e flexão da articulação do cotovelo, bem como perda de sensibilidade no território de C5-C6.

Lesões de Tronco Superior Estendidas (C5-C6-C7)

Perda de abdução de braço e flexão da articulação do cotovelo, extensão da articulação de cotovelo e pronação, bem como perda de sensibilidade no território de C5-C6-C7.

Lesões de Tronco Inferior (C8-T1)

Déficits motor e sensitivo restritos à mão. É a forma mais rara de lesão.

Independente se completa ou incompleta, a dor está presente em 80% dos pacientes com lesões traumáticas do plexo braquial.[5] Isso ocorre principalmente nos casos de lesão pré-ganglionar. A dor, com características neuropáticas, em geral tem intensidade moderada a grave e geralmente responde à terapia medicamentosa em poucos meses. Porém, em alguns casos torna-se crônica, e a intensidade da mesma faz com que as técnicas neurocirúrgicas para tratamento da dor sejam aplicadas.

EXAME FÍSICO

Sempre que possível, a avaliação clínica dos pacientes deve ser imediata, mas, muitas vezes, isso não é possível porque a lesão do plexo braquial é apenas uma parte de um trauma multissistêmico, e os déficits são negligenciados, ou sua avaliação é adiada, enquanto lesões com risco de vida são tratadas. Em várias situações, o paciente encontra-se intubado, sedado, com fraturas de extremidades, entre outras.[6]

O objetivo nas avaliações clínicas das lesões do plexo braquial é determinar com a maior precisão possível a extensão da lesão (completa ou incompleta e quais raízes) e com base nessas informações, determinar se o paciente é ou não candidato a uma cirurgia precoce ou a um período de observação posterior.

Nas lesões traumáticas de plexo braquial, o exame neurológico completo não pode ser substituído por nenhum outro tipo de teste. Devem ser registradas as amplitudes de movimento ativa e passiva do membro superior, bem como a presença ou ausência de reflexos. Todos os elementos do plexo braquial devem ser avaliados (funções motoras e sensoriais), a fim de diagnosticar se o elemento está total ou parcialmente comprometido.

No entanto, é importante ter em mente que essa gradação não é estática; com o tempo, as lesões parciais podem não melhorar, enquanto a recuperação de lesões completas pode eventualmente ocorrer. As lesões do plexo braquial são, na grande maioria dos casos, uma mistura de elementos lesionados completa e incompletamente. O curso clínico deve ser seguido por meio de exames clínicos repetidos (mensais).

DOR

A dor é um achado importante nas lesões traumáticas do plexo braquial, 80% dos pacientes apresentam dor,[5] e é muito importante distinguir a dor muscular por lesão de partes moles da neuropática por avulsão de elementos nervosos. A dor neuropática da avulsão de elementos nervosos apresenta-se com dois componentes: uma queimação constante no território da raiz lesionada e paroxismos de choques (breves e intensos). A dor por avulsão do plexo braquial é de difícil tratamento, sendo em muitos casos necessárias intervenções cirúrgicas funcionais, como o DREZ.

EXAMES COMPLEMENTARES

Os exames complementares mais usados em lesões de plexo braquial são a mielotomografia, ressonância magnética (RM) e eletroneuromiografia (ENMG).

A RM e mielotomografia são úteis principalmente para o planejamento cirúrgico, mas têm valor limitado para diagnóstico e extensão da lesão, e a RM acaba sendo o exame de escolha por ser não invasivo, ao contrário da mielotomografia.[7]

A ENMG não deve ser solicitada logo de imediato, pois neste momento o seu valor é muito limitado por causa do processo de degeneração walleriana, e devem-se aguardar, no mínimo, 3 semanas após o traumatismo para ser realizada. Uma das suas principais utilidades é distinguir lesões pré e pós-ganglionares, assim como detectar a denervação de músculos difíceis de avaliar clinicamente.

TRATAMENTO

A indicação de tratamento tem dois aspectos fundamentais: o tempo e a técnica cirúrgica.

Em relação ao tempo existe a chamada regra de três:

1. Lesões abertas, limpas e por objetos cortantes (sem componente contuso) – cirurgia em até 3 dias;
2. Lesões abertas cortocontusas – cirurgia em 3 semanas;
3. Lesões fechadas – cirurgia em 3 meses.[8]

Quanto à técnica a ser usada, três aspectos devem ser observados:

1. *Extensão da lesão*: lesões completas ou incompletas;
2. *Prioridades de reinervação*: as prioridades de reinervação no adulto são a flexão de cotovelo, seguida da estabilização do ombro e abdução do braço, e os outros movimentos, como extensão do cotovelo ou rotação externa, são reinervados apenas se houver disponibilidade de nervo doador;
3. *Disponibilidade de nervo doador*: no caso de lesões completas usam-se os doadores extraplexuais. Nervo acessório, nervo frênico e nervos intercostais são os mais comumente usados.

Em lesões incompletas usam-se os próprios elementos do plexo de acordo com a escala de prioridades de reinervação.

PROGNÓSTICO

O prognóstico das lesões de plexo braquial em adultos ainda é reservado especialmente nas lesões completas e nas lesões de tronco inferior (mão), nas lesões de tronco superior consegue-se obter uma recuperação funcional em 60% a 80% dos casos, já nas lesões completas o resultado é bem pior, pois não se tem um resultado eficaz na reinervação da mão.

Para além da extensão da lesão, o tempo desde o traumatismo até a cirurgia é um dos principais modificadores do prognóstico dos pacientes, e aqueles operados com 6-12 meses têm melhor desfecho funcional.[9]

DICAS

- As lesões de plexo braquial devem ser encaminhadas o quanto antes para um centro especializado, pois o tempo é um critério de prognóstico;
- A investigação complementar deve ser feita após a fase aguda;
- A abordagem do paciente deve ser multidisciplinar;
- Fisioterapia precoce está indicada para prevenção de atrofia muscular, encurtamento de tendões e rigidez articular.

REFERENCIAS BIBLIOGRÁFICAS

1. Thoburn W. Secondary suture of the brachial plexus. Brit Med J. 1900;1:1073-1075.
2. Bonney G. Prognosis in traction lesions of the brachial plexus. The Journal of Bone and Joint Surgery. British volume. 1959;41(1):4-35.
3. Millesi H. Résultats tardifs de la greffe nerveuse intrafasciculaire. Chirurgie réparatrice des lésions du plexus brachiale. Rev Med Suisse Romande. 1973;93:511-19.
4. Narakas AO. Surgical treatment of traction injuries of the brachial plexus. Clin Orthop. 1978;133:71-90.
5. Bruxelle J, Travers V, Thiebaut JB. Occurrence and treatment of pain after brachial plexus injury. Clinical orthopaedics and related research. 1988;(237):87-95.
6. Siqueira MG, Martins RS. Surgical treatment of adult traumatic brachial plexus injuries: an overview. Arquivos de neuropsiquiatria. 2011;69(3):528-35.
7. Bordalo-Rodrigues M, Siqueira MG, Kurimori CO, et al. Diagnostic accuracy of imaging studies for diagnosing root avulsions in post-traumatic upper brachial plexus traction injuries in adults. Acta Neurochirurgica. 2020;162(12):3189-96.
8. Martins RS, Bastos D, Siqueira MG, et al. Traumatic injuries of peripheral nerves: a review with emphasis on surgical indication. Arquivos de neuropsiquiatria. 2013;71(10):811-4.
9. Solla DJ, de Oliveira AJ, Riechelmann RS, et al. Functional outcome predictors after spinal accessory nerve to suprascapular nerve transfer for restoration of shoulder abduction in traumatic brachial plexus injuries in adults: the effect of time from injury to surgery. European Journal of Trauma and Emergency Surgery. 2020;26:1-7.

CAPÍTULO 41

SÍNDROMES DE ENCARCERAMENTO

Roberto S. Martins ▪ Mario G. Siqueira

INTRODUÇÃO

As neuropatias compressivas ocorrem pelo aumento de pressão que pode ocorrer em qualquer ponto do trajeto de um nervo. A síndrome de encarceramento (*entrapment syndrome*) é o conjunto de sinais e sintomas secundários à compressão de determinado nervo que ocorre em locais específicos do seu trajeto. Esses locais são anatomicamente formados por túneis ou canais específicos por onde o nervo passa e que constituem pontos vulneráveis onde a pressão sob o nervo é aumentada. Assim, toda síndrome de encarceramento é uma síndrome compressiva, mas nem toda síndrome compressiva é considerada uma síndrome de encarceramento. Em geral, não se identifica uma causa específica e a etiopatogenia envolve o aumento de pressão no nervo causado pela constrição do canal em questão, um [illegible] alterações constitucionais particulares (levando inicialmente a uma perda da bainha de mielina) e a isquemia causada pela persistência do regime pressórico elevado e pela restrição de mobilidade do nervo. Causas específicas podem provocar compressão secundária no interior dos túneis, tais como cistos sinoviais, deformidades ósseas, músculos anômalos, bandas fibrosas e varicosidades. Condições clínicas gerais (tais como hipotireoidismo, acromegalia, artrite reumatoide, diabetes, gravidez) que afetam a vascularização do nervo cursam com alteração da distribuição de líquido (como edema) no interior dos túneis e/ou levam a tenossinovites, aumentam a possibilidade de ocorrência dessas síndromes e/ou agravam o quadro clínico. Neste capítulo, serão revisadas as principais síndromes de encarceramento, incluindo a síndrome do túnel do carpo, a compressão do nervo ulnar na região do cotovelo, a compressão do nervo radial no braço, a meralgia parestésica, a compressão do nervo fibular na região da cabeça da fíbula e a síndrome do túnel do tarso.

SÍNDROME DO TÚNEL DO CARPO

Particularidades anatômicas

O túnel do carpo é um estreito canal osteoaponeurótico localizado na superfície palmar do punho. As paredes posterior e lateral são formadas pelos ossos do carpo e as paredes medial e anterior pelo retináculo dos flexores ou ligamento transverso profundo. O canal contém o nervo mediano e os tendões dos músculos flexores dos dedos. Proximal ao túnel do carpo, distalmente no antebraço, o nervo mediano emite um ramo cutâneo palmar inconstante que inerva a pele da base da eminência tenar. O segundo ramo do mediano na região palmar é o ramo motor que se origina na face radial e na base da eminência tenar, inervando os músculos abdutor curto do polegar, flexor curto do polegar e oponente do polegar. Na margem distal do retináculo do flexor, o nervo mediano alarga-se e divide-se em seus ramos terminais.

Quadro Clínico

A síndrome do túnel do carpo (STC) é a neuropatia compressiva mais comum, ocorrendo predominantemente em indivíduos do sexo feminino na faixa etária entre 40 e 60 anos. A STC frequentemente é bilateral, iniciando-se geralmente na mão dominante onde é mais intensa. Movimentos repetitivos (p. ex. costurar, tricotar, escrever etc.) podem exacerbar os sintomas. As manifestações iniciais são dor, queimação, formigamento e dormência na mão, geralmente em território de inervação do nervo mediano. O quadro é geralmente insidioso e classicamente os sintomas acentuam-se no período noturno, provocando algumas vezes o despertar.

Exame Físico/Imagem

Os testes provocativos ocasionam ou pioram os sintomas. O sinal de Tinel, obtido a partir da percussão leve sobre a prega flexora do punho, tem valor diagnóstico questionável devido ao elevado índice de resultados falso-positivos. O teste de Phalen consiste na manutenção do punho em flexão completa por 30 a 60 segundos e, quando positivo, reproduz os sintomas. O teste de Durkan, obtido com a compressão da região do túnel no punho por trinta segundos, é geralmente positivo (Fig. 41-1).

O exame pode revelar alteração de sensibilidade na região palmar dos dedos I, II e III e metade lateral e palmar do dedo IV. Em casos mais graves, há déficit motor relacionado aos músculos oponente e abdutor curto do polegar e, mais tardiamente, atrofia da eminência tenar.

Na eletroneuromiografia (ENMG), o parâmetro mais importante, sensível e de ocorrência mais precoce na STC é o prolongamento da latência sensitiva. Outros achados habituais são o prolongamento da latência motora e, em quadros mais avançados, a perda de unidades motoras com presença de potenciais de desnervação na musculatura tenar. A imagem só é realizada na presença de quadro atípico.

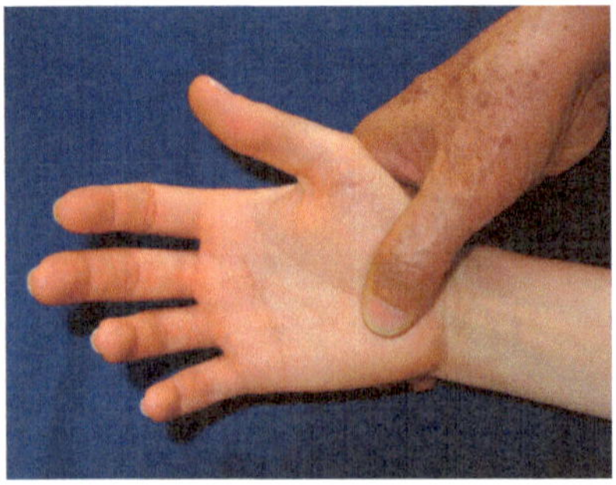

Fig. 41-1. Pesquisa do sinal de Durkan.

Diagnóstico Diferencial

O diagnóstico diferencial deve incluir qualquer doença que cursa com dor e alterações sensitivas nas mãos. Entre estas podem ser citadas a radiculopatia das raízes C6 e C7, a síndrome do desfiladeiro torácico e a compressão proximal do nervo mediano. A ENMG tem um papel importante no diagnóstico diferencial da STC com a radiculopatia cervical e a neuropatia periférica, além da avaliação e seguimento pós-operatório.

Tratamento

O tratamento conservador representa a primeira alternativa terapêutica em pacientes sem comprometimento motor ou sensitivo importante. Consiste em evitar condições que precipitem a dor, como sobrecarga do punho e lesões por esforço repetido. A imobilização do punho, principalmente à noite, é a primeira medida terapêutica a ser adotada nestes pacientes, evitando assim movimentos de flexão e extensão extremas que induziriam aumento da pressão no canal do carpo. Paralelamente, deve-se tentar identificar e tratar possíveis doenças sistêmicas que propiciem o desencadeamento da STC por intermédio de sinovites ou tenosinovites. Quando houver persistência dos sintomas apesar destas medidas iniciais, alguns autores preconizam a infiltração com corticoide e anestésico local.

O tratamento cirúrgico da STC está indicado em pacientes que persistem com sintomas, apesar do tratamento conservador, ou apresentem sinais de comprometimento moderado a grave. Estes últimos caracterizam-se clinicamente por déficit de sensibilidade importante, déficit motor e/ou atrofia da eminência tenar.

A descompressão do nervo mediano no túnel do carpo é um procedimento simples que, para a grande maioria dos pacientes, proporciona melhora do quadro álgico e sensitivo nas primeiras horas após a cirurgia. Pode ser realizada sob anestesia local em regime ambulatorial. A incisão é planejada para evitar lesão do ramo cutâneo palmar. Essa incisão palmar é realizada medialmente à prega tenar, iniciando-se na prega flexora do punho longitudinal à borda medial do dedo III com extensão de 3 a 4 cm distal. A incisão do ligamento transverso do carpo, ou retináculo dos flexores, é realizada após a retração do tecido subcutâneo e da fáscia palmar superficial (Fig. 41-2). Não há necessidade de imobilização pós-operatória. A mobilização precoce é estimulada, mas orienta-se evitar esforço manual por 30 dias. A descompressão convencional tem a mesma eficácia em comparação com a descompressão através da endoscopia.

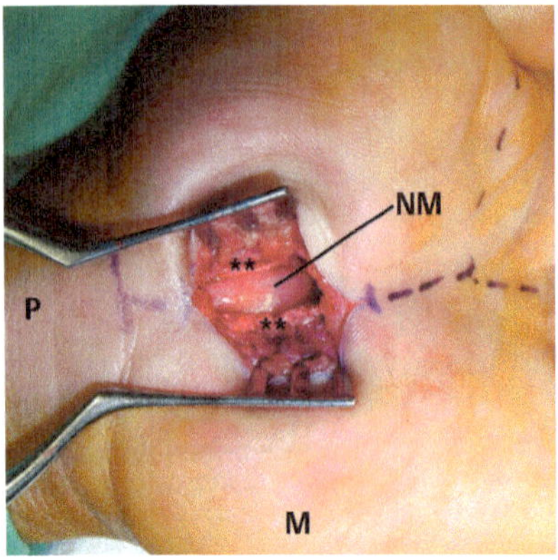

Fig. 41-2. Acesso para descompressão do nervo mediano (NM) no punho esquerdo em paciente portador de síndrome do túnel do carpo. **, borda do retináculo dos flexores; M, medial; P, proximal.

Dicas

- É a síndrome de encarceramento mais comum;
- Localização: compressão do nervo mediano no punho;
- Sintomas: formigamento, dormência e dor no território do nervo mediano na mão com piora noturna;
- Exame: pode ser normal;
- Sinais provocativos (Tinel, Phalen e Durkan) geralmente positivos;
- Pode haver perda sensitiva no território do nervo mediano na mão;
- O déficit motor e atrofia tenar são geralmente tardios.
- Tratamento:
  - Sem déficit sensitivo/motor: não cirúrgico (imobilização noturna com tala);
  - Com déficit sensitivo/motor e/ou atrofia muscular: cirúrgico com descompressão do nervo mediano no punho.

COMPRESSÃO DO NERVO ULNAR NA REGIÃO DO COTOVELO (CNU)

Particularidades Anatômicas

Na região mais proximal do cotovelo, o nervo ulnar passa sob o septo intermuscular medial e pode estar situado sob a arcada de Struthers, uma banda fibromuscular aponeurótica que se estende desde o septo até a cabeça medial do tríceps. O nervo ulnar passa através do sulco retroepicondilar e penetra no antebraço através de um túnel osteoligamentar denominado túnel cubital. [illegible] túnel é formado por uma banda fibroaponeurótica que une as inserções do músculo flexor ulnar do carpo no epicôndilo medial do úmero e no olécrano da ulna. Após passar pelo túnel cubital o nervo ulnar atravessa a aponeurose flexora-pronadora profunda. Todos os pontos descritos podem estar envolvidos na compressão do nervo ulnar na região do cotovelo.

Quadro Clínico

A CNU é a segunda síndrome compressiva mais comum dos membros superiores. Os sintomas são dormência e formigamento que geralmente se iniciam ou pioram com a flexão do cotovelo e ocorrem de forma insidiosa acometendo principalmente a face palmar do V dedo e metade radial do IV dedo. Ao contrário da síndrome do túnel do carpo, a dor é infrequente. Uma causa frequente no nosso meio é a compressão secundária à neuropatia pela moléstia de Hansen, diagnóstico que deve ser sempre considerado na ausência de fatores de risco.

Exame Físico/Imagem

A palpação do nervo é parte do exame e pode identificar espessamento, frequente em pacientes portadores de hanseníase. O sinal do Tinel é geralmente positivo sobre o trajeto do nervo. As alterações sensitivas ocorrem nas superfícies palmar e dorsal do V e da metade medial dos IV dedos, além dos aspectos dorsais e palmares da região medial da mão e punho. Um dos sinais mais precoces da compressão do nervo ulnar é o sinal de Wartenberg e consiste na abdução do V dedo secundário ao acometimento do músculo terceiro interósseo palmar. O comprometimento motor inclui também déficit dos músculos primeiro interósseo dorsal, adutor e flexor curto do polegar, abdutor, oponente e flexor do V dedo, terceiro e quarto lumbricais e do flexor da falange distal dos dedos IV e V. No sinal de Froment, solicita-se ao paciente segurar um cartão entre o polegar e o indicador. Quando a função motora do nervo ulnar está íntegra, o paciente é capaz de manter a preensão usando o músculo adutor do polegar. No caso em que o nervo ulnar está acometido, a preensão passa a ser compensada pelo músculo flexor longo do polegar que tem inervação do nervo mediano (Fig. 41-3).

Nos casos mais graves, pode haver atrofia da musculatura hipotenar dos músculos interósseos e do primeiro interósseo dorsal, postura em garra da mão secundária à hiperextensão das articulações metacarpofalangeanas pela ausência de oposição dos interósseos e lumbricais dos dedos III, IV e V sobre os extensores dos dedos, e flexão das articulações interfalangeanas do IV e V dedos.

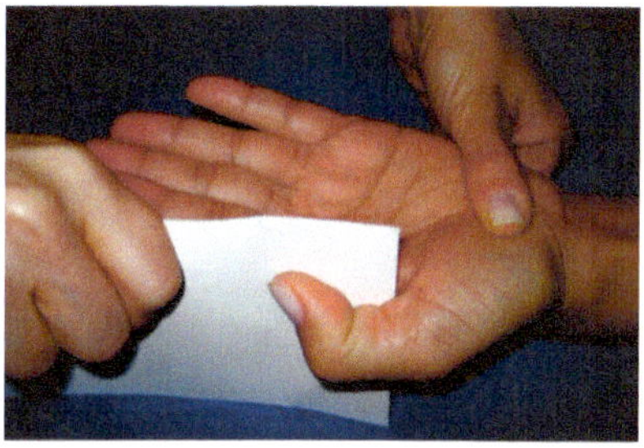

Fig. 41-3. Pesquisa do sinal de Froment em paciente com neuropatia do ulnar. Note como o paciente tenta manter a adução do I dedo através da flexão da falange distal, movimento relacionado ao nervo mediano que está preservado.

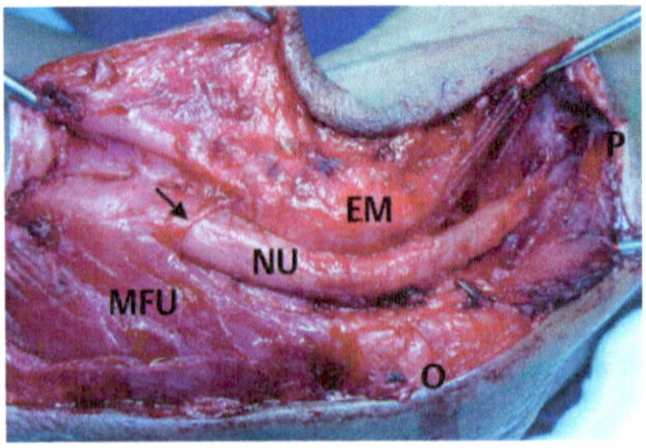

Fig. 41-4. Descompressão do nervo ulnar (NU) direito em paciente portador de hanseníase. Note o espessamento do nervo. EM, epicôndilo medial; MFU, músculo flexor ulnar do carpo; O, olécrano; P, proximal. Seta indica a entrada do túnel cubital.

Diagnóstico Diferencial

A compressão do nervo ulnar no canal de Guyon, localizado no punho, é a principal patologia a ser considerada no diagnóstico diferencial. As alterações sensitivas e motoras podem ser semelhantes, no entanto, a sensibilidade na superfície dorsal da mão na compressão do nervo no punho pode estar preservada pela ausência de comprometimento do ramo sensitivo cutâneo dorsal, que se origina de 5 a 8 cm proximal ao punho. A ENMG é útil nesse diagnóstico diferencial e permite a localização da compressão. Outra condição que deve ser considerada no diagnóstico diferencial é a plexopatia braquial com lesão do tronco inferior consequente à compressão na Síndrome do Desfiladeiro Torácico (SDT) ou a um tumor de Pancoast.

Tratamento

Tal como a STC, o tratamento nos casos leves inclui a imobilização com restrição à flexão do antebraço e afastamento das atividades repetitivas. A descompressão cirúrgica é indicada em pacientes que não apresentam melhora com o tratamento conservador ou nos casos em que há déficit sensitivo importante e/ou déficit motor/atrofia na apresentação inicial (Fig. 41-4).

Dicas

- Segunda síndrome compressiva mais comum;
- Localização: compressão do nervo ulnar na região do cotovelo;
- Hanseníase deve ser sempre considerada na avaliação;
- Sintomas: formigamento e dormência no território do nervo ulnar na mão;
- Exame: déficit sensitivo no IV e V dedo pode estar presente;
- Sinais provocativos (Tinel e flexão do antebraço) são geralmente positivos;
- Pode haver déficit motor e atrofia da musculatura intrínseca.

COMPRESSÃO DO NERVO RADIAL NO BRAÇO (CNR)

Particularidades Anatômicas

A CNR ocorre pela compressão aguda no compartimento posterior do braço na região em que o nervo se situa em contato com o sulco espiral do úmero, entre as cabeças medial e lateral do tríceps braquial. A região do terço médio do braço é onde o nervo está mais susceptível a compressões externas, pois está mais exposto e apoiado sobre o úmero.

Quadro Clínico

A CNR ou paralisia do sábado à noite ocorre geralmente após o paciente dormir sobre o braço (usualmente após ingestão de álcool ou uso de drogas), apresentando-se com mão caída e dormência no território do nervo radial.

Exame Físico/Investigação

No exame, geralmente há déficit motor completo da musculatura distal extensora do punho e dedos com preservação da função do músculo tríceps. Como o quadro é usualmente reversível, a ENMG só é solicitada para confirmação diagnóstica ou persistência da sintomatologia após 3 meses da lesão.

Diagnóstico Diferencial

Geralmente, o quadro clínico permite o diagnóstico. Outras patologias que devem ser consideradas relacionam-se à compressão proximal do nervo radial (lesão do cordão posterior do plexo braquial e radiculopatia C7).

Tratamento

O tratamento inicial é conservador e inclui reabilitação e uso de órteses estáticas e dinâmicas para posicionamento do punho e dedos. Se, após 3 meses, não houver melhora, a investigação deve ser complementada pela imagem (ultrassonografia ou ressonância) e a cirurgia para descompressão do nervo deve ser considerada.

Dicas

- Localização: compressão do nervo radial no terço médio do braço;
- A preservação da função do músculo tríceps com déficit de extensão do punho e dos dedos sugere comprometimento do nervo radial no sulco espiral do úmero;
- O tratamento inicial da CNR é conservador;
- A descompressão cirúrgica só é indicada nos casos em que não há melhora após 3 a 4 meses de observação.

COMPRESSÃO DO NERVO CUTÂNEO FEMORAL LATERAL (MERALGIA PARESTÉSICA)

Particularidades Anatômicas

O nervo cutâneo femoral lateral é puramente sensitivo e origina-se das divisões posteriores das raízes L2 e L3 do plexo lombar. Emergindo da borda lateral do músculo psoas, o nervo curva-se inferior e lateralmente na pelve sobre o músculo ilíaco, coberto pela sua fáscia. O nervo atinge a face anterolateral da coxa após passar sob ou através do ligamento inguinal, medial à espinha ilíaca anterossuperior, recebendo aferência sensitiva da pele das regiões anterior e lateral da coxa até o joelho.

Quadro Clínico

A compressão do nervo cutâneo femoral lateral (NCL) no ligamento inguinal ou meralgia parestésica (MP) é puramente sensitiva. Fatores de risco, tais como obesidade, uso de roupas ou cintos apertados, podem estar presentes. Os sintomas como parestesias, dormências e anodinia, geralmente apresentam evolução progressiva. Há piora com a posição ortostática e o deambular e melhora com repouso e flexão do quadril.

Exame Físico/Investigação

No exame, pode-se identificar uma área de diminuição da sensibilidade na região de inervação. O sinal de Tinel raramente é usualmente obtido na percussão da região inguinal, onde o nervo sofre a compressão. A ENMG é importante para o diagnóstico e deve ser realizada de forma bilateral, mas as características individuais (como obesidade) podem tornar os resultados inconclusivos. Os diferenciais são radiculopatias e plexopatias. Lesões expansivas no trajeto intrapélvico do nervo devem ser descartadas através da realização de ultrassonografia e/ou ressonância.

Diagnóstico Diferencial

O diagnóstico diferencial inclui a neuropatia do nervo femoral (onde os déficits sensitivos tendem a se localizar mais anteromediais) e a radiculopatia (L2 ou L3). Nesta última, a presença de dor irradiada e alterações motoras permitem o estabelecimento do diagnóstico.

Tratamento

A infiltração com anestésico local pode ser realizada como teste diagnóstico ou terapêutico. Orienta-se a perda de peso, evitando-se fatores locais relacionados à compressão. O uso de antidepressivos tricíclicos ou anticonvulsivantes pode aliviar os sintomas. A descompressão cirúrgica ou neurectomia são indicadas na falência do tratamento conservador (Fig. 41-5).

Dicas

- Localização: nervo cutâneo femoral lateral no ligamento inguinal;
- A MP é síndrome puramente sensitiva;
- Fatores compressivos locais (obesidade, uso de cintos e roupas apertadas) são geralmente identificados;
- A infiltração local é usada como teste diagnóstico e terapêutico;
- A cirurgia é indicada na falha do tratamento conservador.

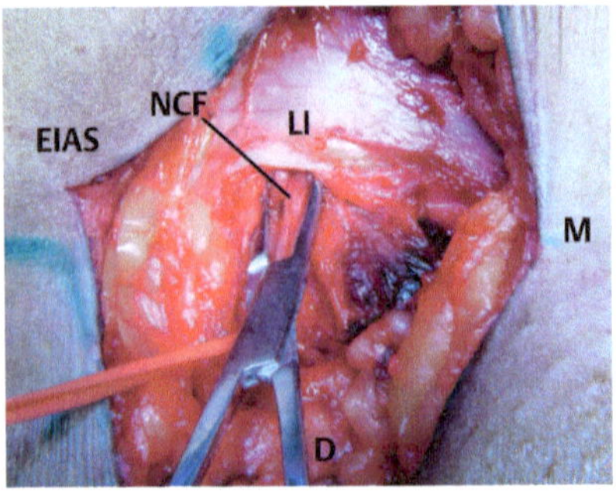

Fig. 41-5. Descompressão do nervo cutâneo femoral (NCF) direito. A pinça Kelly está sob o ligamento inguinal (LI). D, distal; EIAS, espinha ilíaca anterossuperior; M, medial.

SÍNDROME DO TÚNEL DO TARSO (STT)

Particularidades Anatômicas

O túnel do tarso está localizado posterior e inferior ao maléolo medial do tornozelo e contém, da região anterior para posterior, o tendão do músculo tibial anterior, tendão do flexor longo dos dedos, vasos tibiais posteriores, nervo tibial e o tendão do flexor longo do hálux. O nervo tibial posterior é o ramo terminal do nervo ciático, que cursa verticalmente na região posterior da perna, profundamente ao músculo sóleo e penetra no túnel do tarso posteriormente aos vasos tibiais posteriores. No interior do canal, ou na sua borda distal, o nervo se divide em seus três ramos terminais: calcâneo, plantar medial e plantar lateral. O ramo calcâneo é puramente sensitivo e os ramos plantares medial e lateral inervam a musculatura intrínseca do pé e estão relacionados à inervação sensitiva na face plantar. Os nervos plantares atravessam aberturas fibrosas distintas na origem do músculo abdutor do hálux, podendo sofrer compressão nestes canais distalmente ao retináculo dos flexores.

Quadro Clínico

Os sintomas geralmente consistem em dor em queimação e/ou parestesia e disestesia na região plantar do pé e artelhos. Quando a compressão é mais distal, esta sintomatologia pode ocorrer somente na metade medial ou plantar, correspondendo ao acometimento distinto dos nervos plantares medial ou lateral. Além destes padrões, a dor pode se irradiar proximalmente para a região da panturrilha. Geralmente, os sintomas apresentam piora noturna, com a atividade e posição ortostática, havendo melhora ao repouso e com a elevação do pé. A sensibilidade do calcanhar geralmente é preservada devido à disposição anatômica do nervo calcâneo que se origina proximalmente ao retináculo e não está incluído na compressão.

Exame/Investigação

A percussão da região proximal ao túnel pode provocar o sinal de Tinel. Pode haver redução da sensibilidade sensitiva na região plantar e vibratória nos artelhos em comparação com o pé contralateral. Dependendo do tempo de compressão e do grau de acometimento podem ocorrer atrofias e déficits da musculatura intrínseca do pé, relacionados ao músculo abdutor do hálux.

A ENMG geralmente revela velocidade de condução normal do nervo tibial posterior na perna, com latência motora distal prolongada relacionada ao músculo abdutor do hálux e abdutor do quinto dedo representando o acometimento dos ramos plantares medial e lateral, respectivamente. Este exame pode também demonstrar condução sensitiva ausente ou diminuída. Na avaliação da STT, a investigação por ressonância magnética (RM) é indicada uma vez que em quase 50% dos casos há algum fator anatômico regional envolvido (como tenossinovite, varicosidades (Fig. 41-6), músculos anômalos, cistos sinoviais).

Diagnóstico Diferencial

É estabelecido com qualquer condição que ocasione dor ao redor do calcanhar ou na superfície medial do tornozelo, o que inclui fasceíte plantar, bursite calcanear, tendinite e tenossinovites. Nesses casos, geralmente não há parestesias no território dos nervos plantares e perda sensitiva objetiva.

Tratamento

O tratamento é conservador quando há apenas sintomas sensitivos leves e consiste em afastar eventuais fatores locais, incluindo mudança de calçado. Pode ser indicado o uso de imobilizador por 2 a 3 semanas, limitando a flexão plantar, a dorsiflexão e a pronação-supinação. O tratamento cirúrgico é

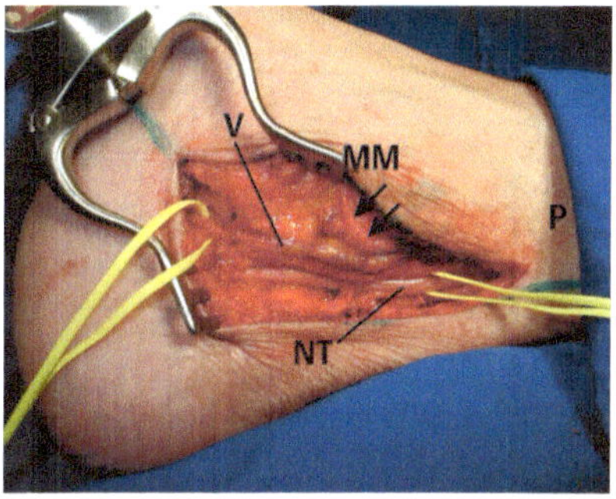

Fig. 41-6. Descompressão do nervo tibial (NT) direito no túnel do tarso em paciente com veias varicosas (V) no seu interior. MM, maléolo medial; P, proximal; setas indicam a borda do retináculo.

indicado na presença de lesão expansiva ou alterações anatômicas regionais ou quando há comprometimento da sensibilidade protetora plantar. A descompressão é realizada através de incisão curvilínea ao longo do maléolo medial com abertura do retináculo flexor em toda sua extensão e liberação do nervo tibial posterior até sua divisão em nervos plantares.

Dicas

- Localização: nervo tibial na face medial do tornozelo;
- Qualquer condição que curse com dor no calcâneo ou na região medial do pé deve ser considerada no diagnóstico diferencial da STT;
- A ENMG pode ser normal;
- A ressonância deve ser realizada pela alta incidência de lesões associadas.

COMPRESSÃO DO NERVO FIBULAR NA REGIÃO DA CABEÇA DA FÍBULA (CNF)

Particularidades Anatômicas

Após ultrapassar a fossa poplítea, o nervo fibular dirige-se de forma oblíqua em direção lateral e anterior, posteriormente à cabeça da fíbula. O nervo circunda a borda inferior da cabeça da fíbula e penetra no compartimento anterior da perna após circundar em íntima relação com a porção superficial do músculo fibular longo que delimita, juntamente com a porção óssea da fíbula, um túnel osteofibroso denominado túnel fibular (Fig. 41-7).

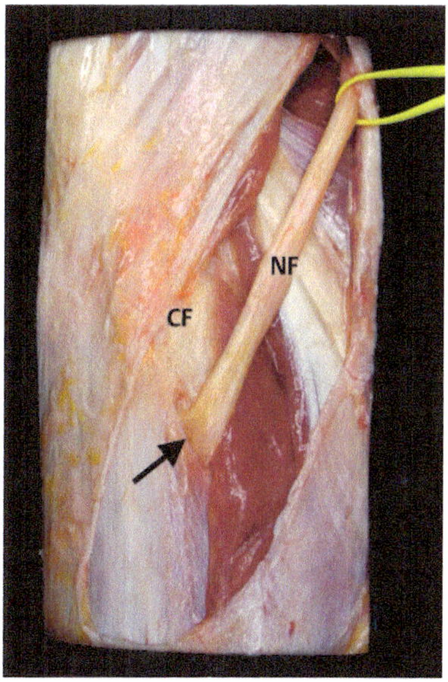

Fig. 41-7. Dissecção em cadáver fresco, lado esquerdo, região proximal da perna. Note a relação do nervo tibial (NT) com a cabeça da fíbula (CF). A seta indica a entrada do nervo no túnel fibular.

Quadro Clínico

A CNF pode ser devida ao posicionamento da perna (pernas cruzadas, posicionamento em cirurgia, posição agachada), lesão expansiva, incluindo alterações ósseas na cabeça da fíbula. A perda de peso pode ser um fator desencadeante. O quadro clínico depende da intensidade da lesão, mas geralmente os pacientes queixam de parestesias no território do nervo e déficit de dorsiflexão, extensão dos artelhos e eversão do pé.

Exame/Investigação

O sinal de Tinel pode ser positivo. Pode haver diferentes graus de hipoestesia da região dorsal do pé e déficit motor relacionado à musculatura inervada pelo nervo fibular (músculos tibial anterior, fibular longo e curto, extensor longo do hálux e dedos). A hanseníase deve sempre ser lembrada no momento do diagnóstico, principalmente na presença de lesão dermatológica ou outra mononeuropatia. A ENMG é importante para estabelecimento do diagnóstico, assim como para determinação de prognóstico. A investigação por imagem pode ser indicada para avaliar causas de compressão extrínseca, como alterações ósseas, cistos sinoviais e lesões expansivas.

Diagnóstico Diferencial

O diagnóstico diferencial mais importante é com a radiculopatia da raiz L5. Nesta condição, há dor lombar com irradiação, sinal de Lasegue positivo e fraqueza do músculo tibial posterior inervado pelo nervo tibial, com comprometimento da inversão do pé, além dos déficits relacionados aos músculos inervados pelo fibular.

Tratamento

O tratamento conservador consiste na eliminação dos fatores desencadeante e utilização de órteses para melhorar a função do pé. O tratamento cirúrgico está indicado nos casos em que não há melhora espontânea após cerca de 3 meses do início do quadro.

Dicas

- Localização: nervo fibular na região da cabeça da fíbula;
- Na maioria dos casos de CNF, há déficit motor relacionado à dorsiflexão e eversão do pé e extensão dos artelhos;
- A radiculopatia L5 deve ser sempre considerada no diagnóstico diferencial;
- O tratamento cirúrgico é indicado se não houver melhora após 3 meses.

BIBLIOGRAFIA

Ahmad M, Tsang K, Mackenney PJ, Adedapo AO. Tarsal tunnel syndrome: A literature review. Foot Ankle Surg. 2012;18:149-52.

Anderson JC. Common Fibular Nerve Compression: Anatomy, Symptoms, Clinical Evaluation, and Surgical Decompression. Clin Podiatr Med Surg. 2016;33:283-91.

Arnold WD, Elsheikh BH. Entrapment neuropathies. Neurol Clin. 2013;31:405-24.

Ashworth NL. Carpal Tunnel Syndrome. Am Fam Physician. 2016;15(94):830-1.

Boone S, Gelberman RH, Calfee RP. The Management of Cubital Tunnel Syndrome. J Hand Surg Am. 2015;40:1897-1904.

Caliandro P, La Torre G, Padua R, et al. Treatment for ulnar neuropathy at the elbow. Cochrane Database Syst Rev. 2016;15(11):CD006839.

Campbell WW. Diagnosis and management of common compression and entrapment neuropathies. Neurol Clin. 1997;15:549-67.

Cheatham SW, Kolber MJ, Salamh PA. Meralgia paresthetica: a review of the literature. Int J Sports Phys Ther. 2013;8:883-93.

Doneddu PE, Coraci D, Loreti C, et al. Tarsal tunnel syndrome: still more opinions than evidence. Status of the art. Neurol Sci. 2017;38:1735-9.

Huisstede BM, Hoogvliet P, Randsdorp MS, et al. Carpal Tunnel Syndrome. Part I: Effectiveness of Nonsurgical Treatments–A Systematic Review. Archives of Physical Medicine and Rehabilitation. 2010;91:981-1004.

Lauretti L, D'Alessandris QG, De Simone C, et al. Ulnar nerve entrapment at the elbow. A surgical series and a systematic review of the literature. J Clin Neurosci. 2017;46:99-108.

Martins RS, Siqueira MG, Silva Jr. FC, et al. A practical approach to the lateral cutaneous nerve of the thigh: an anatomical study. Clin Neurol Neurosurg. 2011;113:868-71.

McSweeney SC, Cichero M. Tarsal tunnel syndrome-A narrative literature review. Foot (Edinb). 2015;25:244-50.

Padua L, Coraci D, Erra C, et al. Carpal tunnel syndrome: clinical features, diagnosis, and management. Lancet Neurol. 2016;15:1273-84.

Patijn J, Mekhail N, Hayek S, et al. Meralgia Paresthetica. Pain Pract. 2011;11:302-8.

Poage C, Roth C, Scott B. Peroneal Nerve Palsy: Evaluation and Management. J Am Acad Orthop Surg. 2016;24:1-10.

Pomeroy G, Wilton J, Anthony S. Entrapment neuropathy about the foot and ankle: an update. J Am Acad Orthop Surg. 2015;23:58-66.

Siqueira MG, Martins RS. Síndromes compressivas de nervos periféricos. Rio de Janeiro: Di Livros. 2008.

Verdugo RJ, Salinas RA, Castillo JL, Cea JG. Surgical versus non-surgical treatment for carpal tunnel syndrome. Cochrane Database Syst Rev. 2008;8(4):CD001552.
Wipperman J, Goerl K. Carpal Tunnel Syndrome: Diagnosis and Management. Am Fam Physician. 2016;15:94:993-9.
Zamborsky R, Kokavec M, Simko L, Bohac M. Carpal Tunnel Syndrome: Symptoms, Causes and Treatment Options. Literature Reviev. Ortop Traumatol Rehabil. 2017;26:19:1-8.

CAPÍTULO 42

SÍNDROME DO DESFILADEIRO TORÁCICO

Leandro Pretto Flores

INTRODUÇÃO E HISTÓRICO

A denominada Síndrome do Desfiladeiro Torácico (SDT) corresponde a uma coleção de diferentes afecções, tanto congênitas quanto adquiridas, que eventualmente podem exercer efeito compressivo sobre algumas das estruturas vasculares (veia e artéria subclávia) e/ou nervosas (plexo braquial) que se encontram localizadas em uma região do organismo anatomicamente complexa e particularmente restrita espacialmente, ou seja, a transição cervicotoracobraquial. Também descrita como **Desfiladeiro Torácico**, essa região caracteriza-se por uma zona de transição entre a raiz do pescoço, o ápice do tórax e a porção proximal da axila. Seus limites anatômicos são formados por estruturas, tais como a primeira costela, os músculos escalenos, a clavícula e o músculo peitoral menor, sendo que cada um destes, isoladamente ou em conjunto, apresenta potencial para exercer efeito compressivo sobre as estruturas vasculares e nervosas que aí transitam.[1] Assim, a SDT manifesta-se através de uma miríade de diferentes diagnósticos nosológicos, que clinicamente apresentam sinais e sintomas semelhantes, mas cujas causas podem ser muito diversas e, consequentemente, merecem tratamentos distintos. A controvérsia que envolve a definição da SDT reside no fato de que o termo em si apenas permite topografar o local da compressão sem, contudo, definir a sua causa. Esse termo foi primeiramente proposto em 1956 por Peet[2] e desde então emergiu como um dos tópicos mais controversos da medicina musculoesquelética.

A história da afecção remonta a 1742, quando Hunauld foi pioneiro na descrição da associação entre a presença de uma costela cervical e os sintomas de dor e parestesias no membro superior, sendo que ressecção cirúrgica de uma costela cervical somente foi realizada pela primeira vez em 1861, por Coote. Em 1875 e 1884, Paget e Schroetter, respectivamente, reconhecem a trombose da veia axilar ou subclávia como etiologia de sintomas similares, descrevendo a **trombose induzida por esforço**. Em 1903, Bramwell relacionou malformações da primeira costela com a sintomatologia clássica de dor e parestesia no membro superior; enquanto Falconer e Wrigth estudaram disfunções da região costoclavicular como fatores contribuintes aos sintomas relatados, respectivamente em 1943 e 1945. Nos anos 60, Roos popularizou a ressecção da primeira costela como forma primária de tratamento cirúrgico da SDT, além de minuciosamente descrever as características das bandas fibrosas encontradas nesta região.[3]

ETIOLOGIA

Existem basicamente três pontos de potencial compressão anatômica ao feixe vasculonervoso, conforme passaremos a descrever:[4]

1. *Triângulo dos Escalenos*: é o local onde mais frequentemente ocorre a compressão aos elementos do plexo braquial. O tronco inferior (que é formado a partir da junção dos nervos espinhais C8 e T1) corresponde ao elemento nervoso mais comumente envolvido nos mecanismos de compressão nervosa, em decorrência tanto da sua maior proximidade com a inserção dos músculos escalenos quanto da sua posição anatômica de íntimo contato com a borda superior da primeira costela. As causas mais frequentes de compressão ao plexo braquial nesse ponto são as costelas cervicais e as bandas fibrosas. As *Costelas Cervicais* articulam-se, na maioria das vezes, ao processo transverso da sétima vértebra cervical e podem ser completa ou incompletamente formadas (Fig. 42-1). São consideradas sintomáticas em apenas 10% dos casos, sendo que nesses a presença de uma costela cervical completa provoca compressão do tronco inferior do plexo braquial, devido ao deslocamento deste último contra as fibras do músculo escaleno anterior; enquanto, nas situações em que se apresenta incompleta, a compressão decorre da formação de uma banda fibrosa entre a ponta da costela cervical e a primeira costela, provocando o mesmo tipo de deslocamento do tronco inferior.[5] Por outro lado, a mais frequente causa de compressão do plexo braquial ao nível do triângulo dos escalenos é a presença de *Bandas Fibrosas*. Caracterizam-se por segmentos de tecido fibroso que, na maioria dos casos, estendem-se transversalmente a partir da inserção da primeira costela no processo transverso da primeira vértebra torácica até o tubérculo escalênico (ponto de inserção do músculo escaleno anterior na primeira costela). Podem, ainda, originar-se a partir da ponta de um processo transverso alongado da sétima vértebra cervical, ou, conforme citado anteriormente, a partir uma costela cervical incompleta. Sua presença promove o deslocamento do tronco inferior do plexo braquial contra as fibras do músculo escaleno anterior (o qual, em muitos casos, apresenta uma borda mais fibrosa e endurecida), levando ao desenvolvimento de lesão nervosa crônica por mecanismo de microtraumas repetidos (Fig. 42-2). Porém, bandas fibrosas na região do triângulo dos escalenos podem ser observadas em séries de autópsias, em até dois terços da população assintomática;[6]

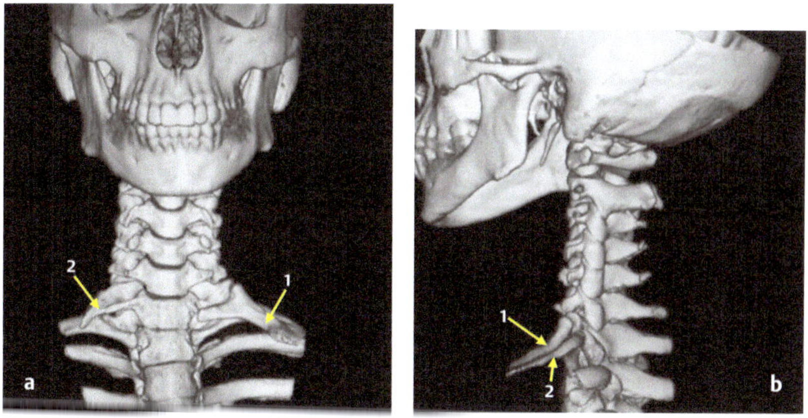

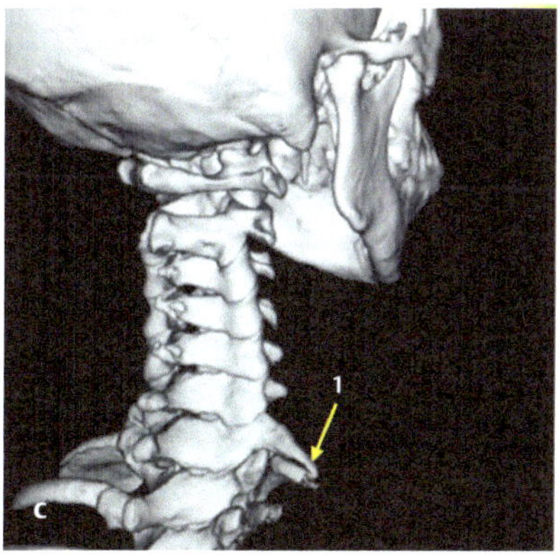

Fig. 42-1. Tomografia Computadorizada com reconstrução 3D da coluna cervical de um paciente com a forma neurogênica da Síndrome do Desfiladeiro Torácico, que apresentava uma costela cervical incompleta à direita e completa à esquerda: (**a**) Vista anterior: *1.* costela cervical completa; *2.* costela cervical incompleta. (**b**) Vista lateral esquerda demonstrando a relação da costela cervical com a primeira costela: *1.* costela cervical; *2.* primeira costela. (**c**) Vista posterior direita demonstrando a relação entre a costela cervical incompleta e a porção mais proximal da primeira costela: *1.* costela cervical incompleta.

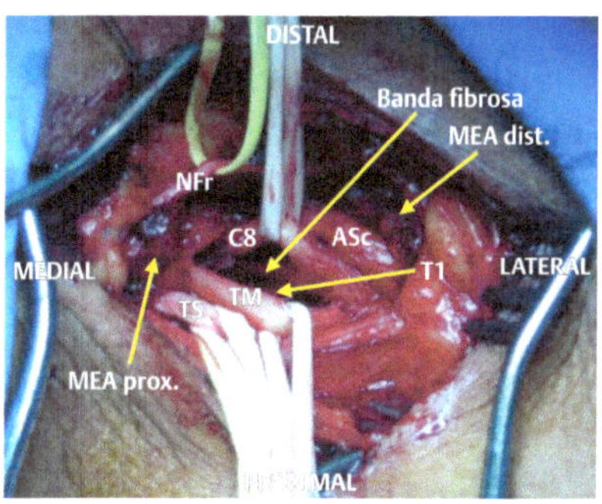

Fig. 42-2. Abordagem supraclavicular ao plexo braquial direito para demonstração de uma banda fibrosa que comprimia o primeiro nervo espinhal torácico (T1). O oitavo nervo espinhal cervical (C8) foi elevado, permitindo a exposição de T1 e da banda fibrosa, ao nível da emergência do nervo do forame neural T1-T2. Observe que, para obter-se uma exposição tão proximal das estruturas do plexo braquial, há necessidade de remoção do músculo escaleno anterior. *NFr,* Nervo frênico; *TS,* tronco superior; *TM,* tronco médio; *ASc,* artéria subclávia; *MEA Prox,* músculo escaleno anterior, segmento proximal ao ressecado; *MEA Dist,* músculo escaleno anterior, segmento distal ao ressecado.

2. *Espaço Costoclavicular*: é delimitado superiormente pela clavícula, anteriormente pelo músculo subclávio e posteriormente pela primeira costela. A esse nível, encontra-se a artéria axilar, cercada pelas divisões dos troncos do plexo braquial. Nesse nível também transita a veia subclávia, anteriormente à artéria de mesmo nome. Alterações anatômicas observadas nessa região geralmente provocam sintomatologia relacionada aos elementos vasculares acima citados. Trata-se de um espaço normalmente restrito, mas que pode se tornar completamente ocluído quando o membro superior assume determinadas posições, especialmente quando da hiperextensão ou rotação externa do ombro;[7]

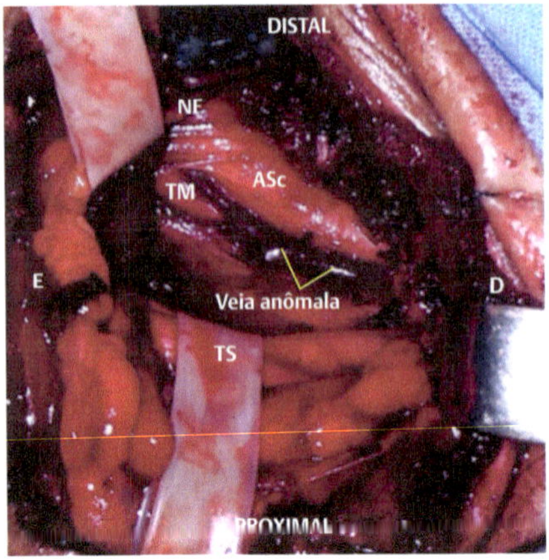

Fig. 42-3. Abordagem supraclavicular ao plexo braquial direito para um paciente com a forma atípica da síndrome do desfiladeiro torácico, em que foi identificada uma alça vascular venosa anômala sobre os troncos médio e inferior. *NF*, Nervo frênico; *TS*, tronco superior; *TM*, tronco médio; *ASc*, artéria subclávia.

3. *Espaço Subcoracoide*: é o local por onde o feixe vasculonervoso transita entre o processo coracoide da escápula e o tendão do músculo peitoral menor. Nesse local, as compressões geralmente ocorrem sobre elementos vasculares. Na posição de repouso (com o membro superior voltado para baixo), o feixe vasculonervoso afasta-se do processo coracoide, mas, na posição de hiperabdução (ou seja, com elevação do membro superior), o feixe é deslocado de encontro ao processo coracoide, podendo ocasionar estrangulamentos a esse nível.[8]

Finalmente, deve-se lembrar de que a compressão dos elementos vasculonervosos localizados na região do desfiladeiro torácico pode advir de causas secundárias, tais como tumores malignos ou benignos da região supra e infraclavicular, amiloidose, linfadenopatia maligna, calos ósseos da clavícula ou da primeira costela, alças vasculares (Fig. 42-3), dentre outras.

CLASSIFICAÇÃO E QUADRO CLÍNICO

Clinicamente, a SDT é subdividida conforme exposto a seguir.[9]

Forma Neurogênica

Sinais e sintomas neurológicos, tanto sensitivos quanto motores, permitem a localização precisa do ponto de compressão ao nível do tronco inferior do plexo braquial. Perda sensorial objetiva é infrequentemente observada, mas, quando presente, acomete o território de C8 e T1, em especial, na face medial do antebraço, face hipotênar da mão, além do quarto e quinto quirodáctilos. Queixas relacionadas à perda de força geralmente estão associadas à perda de destreza da mão afetada e do controle motor fino e, com o passar do tempo, o quadro clínico evolui para perda objetiva de força da mão (em especial da musculatura intrínseca). Atrofia muscular não é observada na maioria dos casos, mas, quando ocorre, envolve a musculatura hipotênar, interóssea e tênar (nessa última, caracteristicamente o músculo Flexor Curto do Polegar é poupado), caracterizando-se a chamada **mão de Gilliard-Summer** (Fig. 42-4). Também muito útil para o diagnóstico clínico, a presença de um sinal de Tinel supraclavicular aponta para a localização da compressão ao nível do triângulo dos escalenos.[10]

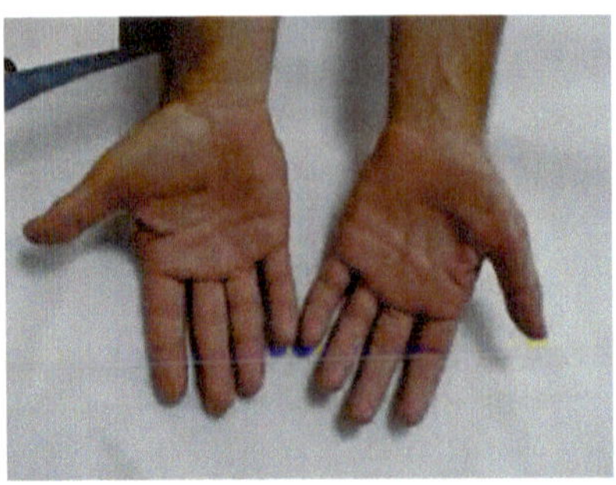

Fig. 42-4. Mão de Gilliard-Summer. Note a avançada atrofia tanto tênar quanto hipotênar.

Forma Atípica (Também Denominada Disputada ou Inespecífica)

As manifestações sensitivas relacionadas à dor e parestesias são semelhantes à forma neurogênica, mas não há perda objetiva de sensibilidade; e ainda há queixas de perda de força, mas não se observam atrofias da musculatura do membro acometido. Os sintomas muitas vezes não se referem diretamente ao tronco inferior do plexo braquial, podendo estender-se para territórios de outros elementos nervosos. Existem relatos da chamada SDT Superior, em que os sintomas são referidos na área do pescoço, deltoide, face lateral do braço, podendo irradiar-se para a face, orelha e mastoide, ou até mesmo na distribuição do nervo mediano. Sintomas disautonômicos, que geralmente são mais característicos das formas vasculares da SDT, podem também ser observados na forma atípica, sendo inclusive mais frequentes do que na forma neurogênica. Caracteristicamente, os sintomas tornam-se mais exacerbados quando da realização de exercícios físicos com o membro acometido. Trata-se da apresentação clínica mais controversa da SDT, pois os sintomas são caracteristicamente subjetivos, sendo que os comemorativos ao exame físico que caracterizam a forma neurogênica em geral não são observados na forma atípica. O autor considera que as formas neurogênicas e atípicas são manifestações independentes da SDT, sendo contrário à ideia de que a primeira seria uma manifestação mais grave ou uma progressão da última.[11]

Formas Vasculares

Decorrem de compressões a estruturas arteriais ou venosas.

Arterial

Derivam de compressão da artéria subclávia ou axilar. São infrequentes e respondem por menos de 10% de todos os casos de SDT. As manifestações clínicas podem ser crônicas ou agudas. A forma crônica manifesta-se por obstrução arterial intermitente, sendo a dor no membro acometido geralmente mal localizada e associada ao resfriamento e rigidez da mão. O membro se torna facilmente fatigável. Os sintomas são progressivos, sendo inicialmente apenas observados em posições específicas (geralmente com ombro em hiperabdução), pioram quando o membro é exposto ao frio ou quando exercícios físicos são realizados (claudicação intermitente). Uma diferença maior do que 20 mm Hg na pressão arterial entre os membros superiores sugere fortemente um comprometimento arterial proximal no membro acometido. Por outro lado, as compressões de início agudo quase sempre estão associadas à presença de uma costela cervical ou exostoses da primeira costela, sendo que em geral propiciam o desenvolvimento de isquemia aguda seguida de gangrena do membro superior.[12]

Venosa

Caracteriza-se em especial pela Síndrome de Paget-Schroetter (trombose aguda da veia subclávia ou axilar), manifestada clinicamente com edema agudo e cianose do membro superior, associado à fraqueza do mesmo. Pode estar associada a estados hipercoaguláveis, traumas ou lesões iatrogênicas da veia subclávia, sendo mais frequentemente observada em associação à Trombose Induzida por Esforço.[13]

O Valor da Manobras Provocativas

Apesar de classicamente terem sido divulgadas como sendo parte fundamental do diagnóstico da SDT, na maioria das vezes, as chamadas Manobras Provocativas contribuem pouco para o diagnóstico final. Caracterizam-se pelo posicionamento forçado do membro superior acometido, de forma com que os sintomas queixados sejam reproduzidos ou exacerbados. A mais conhecida é a *Manobra de Adson*, que é realizada com rotação da cabeça para o lado contralateral do plexo braquial envolvido, o braço posicionado ao longo do corpo e requisitando-se que o paciente realize uma inspiração profunda. Originalmente, descrita como a obliteração do pulso radial, só deve ser valorizada caso reproduza os sintomas queixados. Pode-se ainda utilizar-se da *Manobra de Roos*, quando o ombro é posicionado em 90 graus de abdução lateral, braço em rotação externa máxima e cotovelo fletido em 90 graus; pede-se para o paciente abrir e fechar a mão durante 3 minutos, estando a cabeça rodada para o lado oposto. Essas duas manobras, em geral, reproduzem os sintomas quando em associação a compressões localizadas ao nível do Triângulo dos Escalenos. A *Manobra de Halsted*, caracterizada pela hiperextensão dos ombros por 3 minutos, relaciona-se a compressões ao nível do espaço costoclavicular; e a positividade da *Manobra de Wrigth*, em que se posiciona o ombro em máxima abdução, estando o membro superior totalmente estendido e em rotação externa, com o cotovelo levemente fletido, sugere compressão ao nível do espaço subcoracoide.[14]

Incidência

Considera-se a SDT como sendo mais prevalente no sexo feminino, apresentando um pico de incidência entre a terceira e quarta décadas de vida. A forma neurogênica e a atípica respondem por 90% dos casos, menos de 10% apresentando-se como arterial e entre 3% a 5% com a apresentação venosa.[15]

EXAMES COMPLEMENTARES

Os exames complementares a ser requisitados frente a um paciente com sintomatologia sugestiva de SDT devem incluir, além da eletroneuromiografia, os estudos de neuroimagem (especialmente a RNM do plexo braquial, além de radiografias e tomografias computadorizadas da coluna cervical) e imagem do sistema vascular regional. Seus principais objetivos são o diagnóstico da doença em sua forma primária, identificar causas secundárias de compressão aos elementos vasculonervosos da região, ou ainda excluir diagnósticos alternativos.

A eletroneuromiografia é o exame de confirmação da forma neurogênica, apresentando-se muitas das vezes normal nas formas atípica e vascular. O padrão clássico para diagnóstico de SDT caracteriza-se por sinais de comprometimento do tronco inferior do plexo braquial, com consequente redução do potencial de ação composto do nervo mediano, associado à perda de amplitude do potencial da ação sensitivo do nervo ulnar; além disso, observa-se sinais de desnervação em musculatura tênar, hipotênar e interóssea.[16] A velocidade de condução sensitiva do nervo cutâneo medial do antebraço, quando alterada, praticamente garante a conclusão de que se trata de compressão dos elementos inferiores do plexo braquial.[17]

Os estudos radiológicos (RX simples ou Tomografia Computadorizada) da região do pescoço e coluna cervical permitem a identificação de alterações ósseas, tais como costelas cervicais, alterações da primeira costela ou da clavícula. A identificação de uma apófise transversa de C7 alongada pode indicar a existência de bandas fibrosas que se originam a partir dessa estrutura óssea (Fig. 42-5). A RNM do plexo braquial raramente consegue demonstrar a presença dessas bandas fibrosas, sendo sua requisição objetiva, especialmente, à exclusão de outras etiologias compressivas, tais como tumores intrínsecos (p. ex.: schwannomas) ou extrínsecos (p. ex.: tumor de Pancoast) da região do plexo braquial (Fig. 42-6), ou malformações da região, como a presença de um músculo escaleno supranumerário.[18]

Os exames de imagem vascular objetivam demonstrar compressões arteriais e venosas, sendo a angiografia digital o exame considerado padrão-ouro. É sempre interessante a realização de estudos angiográficos, ditos dinâmicos, ou seja, comparar os achados observados ao exame com o membro superior em posição neutra com aqueles observados com o ombro posicionado em abdução máxima. Atualmente, preferem-se os estudos vasculares ditos não invasivos, tais como a angiorressonância nuclear magnética ou a angiotomografia computadorizada das artérias subclávia e/ou axilar, pois as imagens obtidas com esses métodos têm demonstrado resultados similares à angiografia digital (Fig. 42-7).[19-21] Já a ultrassonografia é principalmente utilizada como método de diagnóstico de compressões arteriais, pois permite uma análise do fluxo arterial em tempo real: quando em associação com manobras posturais (braço em posição neutra, 90, 120 e 180 graus de hiperabdução), o método permite demonstrar alterações, tais como bloqueio ou aumento focal da velocidade do fluxo sanguíneo, tanto em artéria subclávia quanto em axilar.[22]

A dificuldade de diferir a SDT com apresentação atípica daquelas com apresentações vasculares faz com que exames complementares tanto de ordem neurológica quanto vascular devam ser indicados em todos os pacientes com suspeita clínica desta afecção. Consideramos a angiotomografia compu-

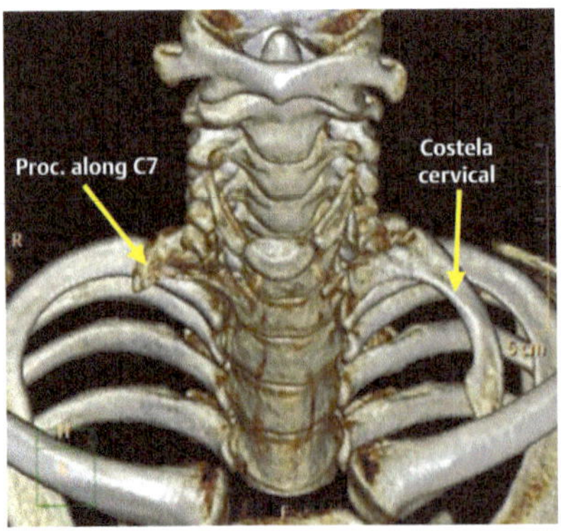

Fig. 42-5. Tomografia computadorizada com reconstrução 3D da coluna cervical de um paciente apresentando um processo alongado da sétima vértebra cervical (*Proc Along C7*) à direita e uma costela cervical (*Cost Cerv*) à esquerda.

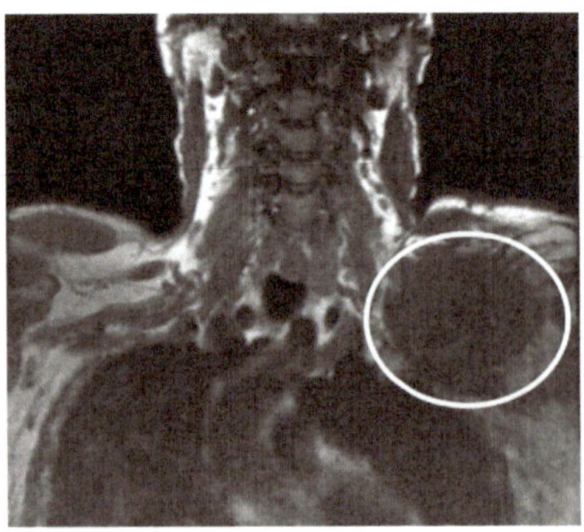

Fig. 42-6. Ressonância nuclear magnética do plexo braquial demonstrando um volumoso tumor de localização infraclavicular esquerda. Diagnóstico histológico: tumor desmoide.

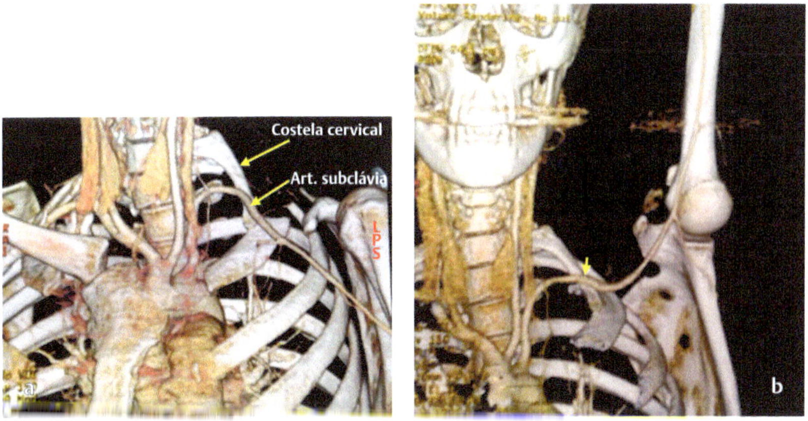

Fig. 42-7. Angiotomografia computadorizada de artéria subclávia e axilar em um paciente com a forma arterial da Síndrome do Desfiladeiro Torácico à esquerda. O exame demonstra a relação anatômica entre a artéria subclávia e uma costela cervical. (a) Observe que com membro superior em posição neutra (para baixo), a artéria mantém um padrão normal de fluxo. (b) Porém, quando o membro superior assume a posição de hiperabdução, a artéria é deslocada superiormente, promovendo sua compressão.

tadorizada dinâmica da artéria subclávia como um exame útil no diagnóstico não apenas das formas vasculares da SDT, como também das formas neurogênicas e atípicas. Isso porque a demonstração de um estreitamento arterial quando o membro superior se encontra em hiperabdução indica, na ausência de costelas cervicais, que existem outras causas extrínsecas de compressão vascular, em especial bandas fibrosas, que em geral não podem ser identificadas com estudos de RNM convencionais. Assim, se é possível observar compressão funcional à artéria, pode-se estender esse entendimento também às estruturas nervosas, caracterizando uma forma indireta de comprovar que existe compressão ao tronco inferior do plexo braquial. Além disso, os sintomas relacionados à forma atípica da SDT decorrem da combinação da compressão tanto de estruturas nervosas quanto vasculares, sendo que a demonstração de um estreitamento funcional da artéria subclávia pode ser entendida também como um marcador radiológico sugestivo do diagnóstico da SDT atípica.[23]

OPÇÕES DE TRATAMENTO

O tratamento da SDT depende basicamente da apresentação clínica e da gravidade dos sintomas.

O tratamento dito conservador compõe-se de manobras que objetivam corrigir as posturas que desencadeiam os sintomas e ainda fortalecer a musculatura da cintura escapular, o que pode ser alcançado com terapia física. Adjuvante ao tratamento fisioterápico, pode ser oferecido o uso de anti-inflamatórios não esteroides orais, miorrelaxantes ou aplicação de calor local na região supraclavicular.[24]

Do ponto de vista fisioterápico, considera-se que os sintomas decorrem especialmente de má postura do pescoço, costas e ombros, que levam ao desenvolvimento de espasmos, encurtamentos e edemas musculares, sendo que estes últimos acarretam compressão nervosa crônica. A má postura também pode levar ao desenvolvimento de fibrose da musculatura escalena, o que pode aumentar a compressão nervosa e, em última análise, leva ao desenvolvimento de um ciclo vicioso, que impede a correção postural espontânea. Assim, o principal objetivo do tratamento físico é reduzir o desequilíbrio muscular que acarreta a compressão nervosa, através de exercícios de alongamento e extensão do pescoço, retropulsão e abaixamento dos ombros, alongamento dos músculos flexores do pescoço e correção da lordose cervical. Além disso, o tratamento de **pontos de gatilho** miofasciais, o relaxamento da musculatura escalênica com aplicação de toxina botulínica e o uso de órteses de correção postural podem contribuir para a otimização do tratamento fisioterápico destes pacientes.[25]

Uma vez que a maioria dos pacientes se apresenta com a forma atípica da doença, usualmente é esperado que entre 50% a 90% dos casos apresentem melhora dos sintomas após quatro e seis meses de tratamento conservador. A cirurgia deve ser indicada para os pacientes com a forma neurogênica nos quais já se identificam sinais de comprometimento motor (paresia da mão ou atrofias musculares);

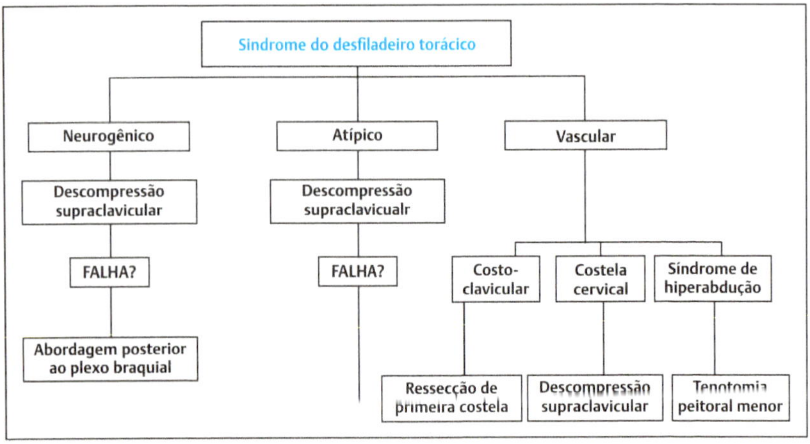

Fig. 42-8. Modelo esquemático demonstrando a proposta de conduta cirúrgica para os casos de Síndrome do Desfiladeiro Torácico.

em todos os casos com compressão vascular; e nos pacientes com a forma atípica que não apresentam melhora com tratamento conservador apropriado.

A abordagem cirúrgica a ser adotada dependerá basicamente da forma de apresentação da doença (Fig. 42-8).

A descompressão supraclavicular do plexo braquial é considerada a abordagem mais indicada para os casos com a forma neurogênica, sendo também o melhor acesso cirúrgico para a ressecção de costelas cervicais. Nos casos de recidiva ou não resolução dos sintomas em pacientes com a forma neurogênica que já foram previamente abordados por via supraclavicular (em especial naqueles com costelas cervicais residuais), opta-se então pelo acesso posterior subescapular ao plexo braquial, conforme a técnica descrita por Kline.[26]

Para pacientes com a apresentação atípica da SDT, a conduta cirúrgica inicial mais recomendada por neurocirurgiões é a descompressão supraclavicular do plexo braquial e, caso não ocorra melhora dos sintomas, o paciente poderá ser submetido à ressecção da primeira costela por via transaxilar. Diferentemente dos neurocirurgiões, a maioria dos cirurgiões torácicos e vasculares tem na ressecção da primeira costela a primeira opção de técnica para o tratamento da forma atípica,[27] visto que estudo conduzido na primeira década deste século concluiu que esta técnica apresenta melhor capacidade para resolução dos sintomas, em especial da dor, do que a descompressão supraclavicular.[28] Ainda assim, o autor acredita que a abordagem anatômica ao plexo braquial, conforme será detalhada a seguir, é uma forma elegante de identificação da causa da compressão (bandas fibrosas, alças vasculares etc.) e que garante a descompressão dos elementos nervosos de maneira eficaz e segura.[29]

Nos casos com apresentação vascular (arterial ou venosa), a abordagem inicial deve ser a ressecção da primeira costela por via transaxilar. As únicas exceções a essa regra são os pacientes com comprovada compressão dinâmica da artéria axilar ao nível do túnel subcoracoide (síndrome de hiperabdução), nos quais se indica a secção do tendão do músculo peitoral menor; ou nos indivíduos com compressões da artéria subclávia decorrentes de presença de uma costela cervical, nos quais se impõe a abordagem supraclavicular.

Em muitos pacientes, a compressão crônica da artéria subclávia ou axilar resulta em lesões da parede arterial, levando à formação de aneurismas, pseudoaneurismas, ou ainda dilações pós-estenóticas com formação de trombos. Identificadas essas situações, o paciente necessitará de conduta cirúrgica adicional, ficando esta a cargo da equipe de cirurgia vascular. A necessidade de intervenção vascular complexa adicional é observada em 5 -10% dos pacientes e inclui a ressecção do aneurisma e reconstrução vascular, *bypass* axilobraquial ou ainda embolectomia distal.[30]

TÉCNICA CIRÚRGICA

Descompressão Supraclavicular do Plexo Braquial

O paciente é posicionado em decúbito dorsal, com a cabeça rodada para o lado oposto ao da cirurgia. A abordagem inicia-se com uma incisão transversa ao nível da borda lateral do músculo esternocleidomastóideo, permitindo acesso às estruturas nervosas localizadas lateralmente ao músculo escaleno anterior (Fig. 42-9a). A identificação e isolamento do nervo frênico deve sempre ser feita, uma vez que a escalenectomia anterior (ressecção do músculo escaleno anterior) é considerada um tempo cirúrgico indispensável da técnica, em especial a fim de que se tenha acesso às estruturas mais inferiores do plexo braquial. Inicia-se a dissecção neurológica isolando-se o tronco superior e médio do plexo braquial. Em geral, o acesso ao tronco inferior só é obtido após a mobilização distal da artéria subclávia – sendo muitas vezes, para isso, necessária a transecção do tronco tireocervical (Fig. 42-9b) – e a secção da fáscia de Sibson (que corresponde a uma condensação do ápice da pleura parietal que se insere no processo transverso da sétima vértebra cervical). Após isolar-se o tronco inferior, o mesmo deve ser seguido proximamente até ao nível do forame intervertebral, através da dissecção em 360 graus dos nervos espinhais C8 e T1. O processo de dissecção destes nervos espinhais em geral permite com que eventuais bandas fibrosas, ou qualquer outra causa de compressão extrínseca aos elementos nervosos, possam ser identificadas, e a sua ressecção finaliza o procedimento (Fig. 42-9c). Caso haja necessidade de ressecar-se uma costela cervical, essa só deve ser feita após a identificação de todos os elementos nervosos e vasculares (Fig. 42-10). A costela então pode ser removida subperiostealmente em pedaços, com auxílio de uma goiva ou pinça Kerrinson, até o nível da sua articulação ao processo transverso da sétima vértebra cervical.[31]

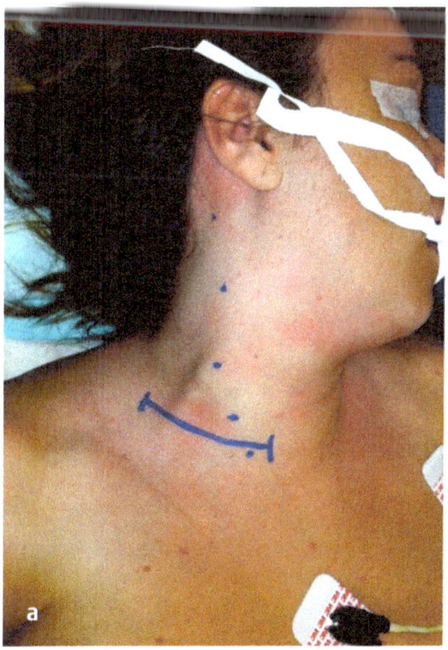

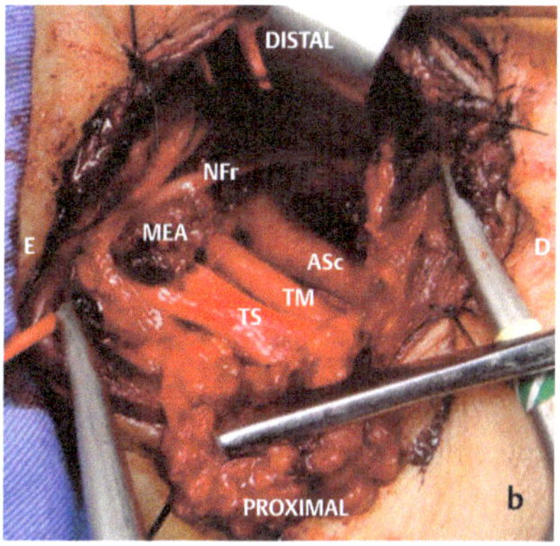

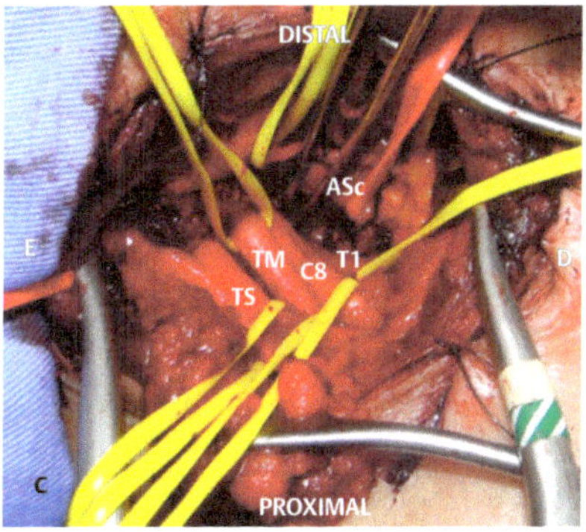

Fig. 42-9. Técnica cirúrgica para a descompressão supraclavicular do plexo braquial à direita. (a) Posicionamento do paciente, e localização da incisão (traço reto), em relação à borda lateral do músculo esternocleidomastóideo (traço pontilhado). (b) Aspecto cirúrgico após as etapas iniciais da dissecção anatômica do plexo braquial e remoção do músculo escaleno anterior. Observe que nesta fase a artéria subclávia posiciona-se por cima do tronco inferior, impedindo a localização deste elemento nervoso. (c) A artéria subclávia foi deslocada inferiormente e a fáscia de Sibson foi seccionada a fim de expor o tronco inferior e seus contribuintes, isto é, C8 e T1. A pinça anatômica, neste caso, está posicionada por sobre uma banda fibrosa responsável pela compressão de T1, que se localizava imediatamente na emergência do forame T1-T2. *NFr*, Nervo frênico; *TS*, tronco superior; *TM*, Tronco Médio; *ASc*, artéria subclávia; *MEA*, músculo escaleno anterior.

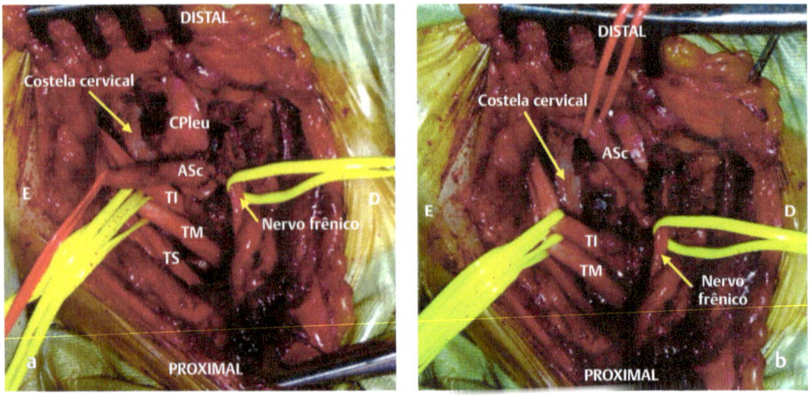

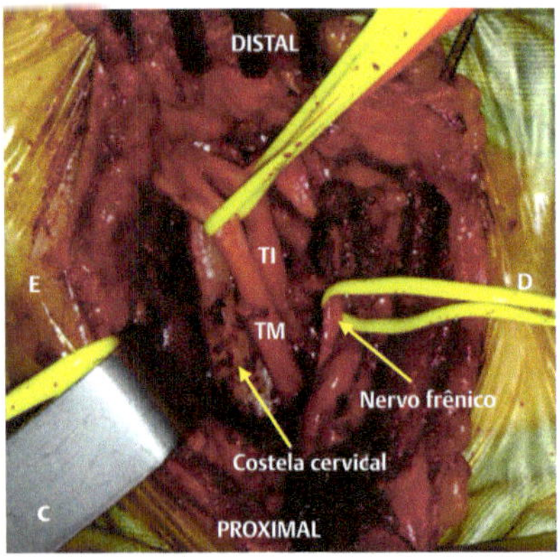

Fig. 42-10. Exposição cirúrgica de uma costela cervical completa em um paciente com síndrome do desfiladeiro torácico à esquerda. (a) O plexo braquial e a artéria subclávia foram deslocados proximalmente a fim de expor a porção distal (costocondral) da costela cervical. (b) A artéria subclávia foi deslocada distalmente e o plexo braquial proximalmente a fim de expor o segmento médio da costela cervical. (c) Exposição do segmento proximal da costela cervical obtida com o deslocamento distal dos troncos médio e inferior, além do deslocamento proximal do tronco superior do plexo braquial. *TS*, Tronco superior; *TM*, tronco médio; *TI*, tronco inferior; *ASc*, artéria subclávia; *CPleu*, cúpula pleural.

Ressecção da Primeira Costela por Via Transaxilar

O paciente é posicionado em decúbito lateral contrário ao do lado a ser operado, fazendo com que a axila do lado doente fique voltada para cima. O membro superior ipsilateral é estendido por cima da cabeça, permitindo completa visualização da região axilar. É então feita uma incisão curvilínea ou reta ao nível da terceira costela, entre o músculo peitoral maior e o grande dorsal. Após abertura da pele, o cirurgião traça um plano reto diretamente até a costela, para então rebater a ferida superiormente até a palpação e identificação da primeira costela. A margem inferior dessa costela deverá ser liberada dos músculos intercostais e do ápice da pleura, procurando-se fazer esse movimento até a articulação costal à primeira vértebra torácica (T1) e também distalmente até a junção costocondral. Deve-se, a seguir, identificar e isolar a veia subclávia, a inserção do músculo escaleno anterior, a artéria subclávia e o tronco inferior do plexo braquial, nesta ordem. Segue-se a secção do ligamento costoclavicular e da inserção do músculo escaleno anterior. A costela é seccionada próximo à sua junção costocondral e também ao nível da emergência do tronco inferior, sendo esse segmento retirado em bloco. Finalmente, procede-se a ressecção das porções mais posteriores da costela em pequenos pedaços, até próximo ao processo transverso da primeira vértebra torácica. Antes de fechar a ferida, o cirurgião deve checar se houve lesão da pleura (o que é bastante frequente) e decidir por utilizar ou não drenagem torácica fechada.[32]

Tenotomia do Músculo Peitoral Menor

Em casos de compressão vascular comprovada ao nível do espaço subcoracoide, a secção do tendão do músculo peitoral menor deve ser considerada. A técnica recomendada é a abordagem anterior infraclavicular. Procede-se uma pequena incisão oblíqua seguindo-se o sulco delto-peitoral, para exposição do intervalo entre os músculos deltoide e peitoral maior. Estes músculos são afastados por meio de dissecção romba, expondo-se a inserção do tendão do músculo peitoral menor ao processo coracoide da escápula. Utilizando-se uma pinça em ângulo reto, o tendão é elevado e então seccionado em todo seu diâmetro. Segue-se a síntese da ferida por planos, dando-se especial atenção ao fechamento da fáscia muscular infraclavicular.[33]

RESULTADOS, PROGNÓSTICO E COMPLICAÇÕES DO TRATAMENTO CIRÚRGICO

A maioria dos autores concorda que é difícil fazer uma análise adequada dos resultados obtidos com o tratamento cirúrgico da SDT, uma vez que maus resultados muitas vezes podem ser atribuídos a casos mal selecionados ou ainda em decorrência da dificuldade em comparar-se resultados de técnicas cirúrgicas diferentes aplicadas às manifestações diferentes da doença. Porém, em geral, a literatura cita que entre 70 e 80% dos pacientes submetidos à cirurgia apresentam melhora da sintomatologia. Essas taxas são maiores nos casos operados para as compressões neurogênicas e as vasculares, sendo piores nos casos da SDT dita atípica. Em geral, o paciente refere melhora dos sintomas subjetivos (tais como dor e parestesias), mas normalmente não há melhora de sintomas motores (força motora e trofia muscular).[34,35]

Quando se considera a questão de recorrência dos sintomas, basicamente duas situações devem ser diferenciadas: as chamadas *pseudorrecorrências*, ou seja, quando não há melhora da sintomatologia após a cirurgia, o que pode ocorrer devido ao diagnóstico pré-operatório incorreto ou à escolha da abordagem cirúrgica inadequada para o caso; e as *recorrências verdadeiras*, quando o paciente melhora inicialmente e os sintomas somente recorrem meses ou anos depois da cirurgia. Suas causas mais comuns são as aderências do músculo escaleno anterior aos tecidos nervosos, o raríssimo recrescimento de uma costela cervical ou ainda desenvolvimento de fibrose perineural.[36]

Quanto às complicações relacionadas ao procedimento cirúrgico, estas são mais frequentemente [illegible] em associação à remoção da primeira costela por via transaxilar.[37] As mais frequentemente descritas são as lesões de troncos nervosos do plexo braquial (em especial do nervo espinhal 11); lesões de nervos adjacentes ao plexo braquial, tais como o nervo frênico, torácico longo, o nervo intercostobraquial, o nervo escapular dorsal e a cadeia simpática cervical; lesões vasculares, em especial, da artéria subclávia; e lesões torácicas, tais como hemotórax, pneumotórax ou ainda quilotórax (este último decorrente de lesão inadvertida do ducto torácico).[38]

DICAS

- A denominada síndrome do desfiladeiro torácico (SDT) corresponde a uma coleção de diferentes afecções, tanto congênitas quanto adquiridas, que eventualmente podem exercer efeito compressivo sobre algumas das estruturas vasculares (veia e artéria subclávia) e/ou nervosas (plexo braquial);
- Desfiladeiro torácico é a região caracterizada por uma zona de transição entre a raiz do pescoço, o ápice do tórax e a porção proximal da axila;
- Seus limites anatômicos são formados por estruturas, tais como a primeira costela, os músculos escalenos, a clavícula e o músculo peitoral menor, sendo que cada um destes, isoladamente ou em conjunto, apresenta potencial para exercer efeito compressivo sobre as estruturas vasculares e nervosas que aí transitam;
- A controvérsia que envolve a definição da SDT reside no fato de que o termo em si apenas permite topografar o local da compressão sem, contudo, definir a sua causa.

REFERÊNCIAS BIBLIOGRÁFICAS

1. Cuetter AC, Bartoszeck DM. The thoracic outlet syndrome: controversies, overdiagnosis, overtreatment, and recomendation for management. Muscle Nerve. 1989;12:410-9.
2. Peet RM, Handirksen JD, Anderson TD. Thoracic outlet syndrome: evaluation of a therapeutic exercise program. Mayo Clinic Pro.c 1956;31:281-287.
3. Atasoy, E. History of Thoracic Outlet Syndrome. Hand Clin. 2004;20:15-17.
4. Pollak EW. Surgical Anatomy of the Thoracic Outlet Syndrome. Surg Gynecol Obstet. 1980;150:97-103.
5. Chang KZ, Likes K, Davis K, et al. The significance of cervical ribs in thoracic outlet syndrome. J Vasc Surg. 2013;57:771-5.
6. Roos DB. Congenital anomalies associated with thoracic outlet syndrome: anatomy, symptoms, diagnosis and treatment. Am J Surg. 1976;132:771-778.
7. Klaassen Z, Sorenson E, Tubbs RS, et al. Thoracic outlet syndrome: A neurological and vascular disorder. Clin Anat. 2013;29.
8. Beyer JA, Wright IS. The hyperabduction syndrome with special reference to its relationship with the Raynaud´s syndrome. Circulation. 1951;4:161-172.
9. Ferrante MA. The thoracic outlet syndromes. Muscle Nerve. 2012;45:780-95.
10. Tender GC, Thomas AJ, Thomas N, Kline D G. Gilliat-Sumner hand revisited: a 25-year experience. Neurosurgery. 2004;55:883-90.
11. Colli BO, Carlotti Jr. CG, Assirati Jr. JA, Marques Jr. W. Neurogenic thoracic outlet syndromes: a comparison of true and nonspecific syndromes after surgical treatment. Surg Neurol. 2006;65(3):262-71.
12. Pang D, Wessel HB. Thoracic Outlet Syndrome. Neurosurgery. 1988;22:105-121.
13. Divi V, Proctor MC, Axelrod DA. Thoracic outlet decompression for subclavian vein thrombosis: experience in 71 patients. Arch Surg. 2005;140:54-57.
14. Murovic JA, Kim DH, Kim SH, Kline DG. Thoracic Outlet Syndrome Part I. A Review of the Recent Literature. Neurosurg Q. 2007;17:1-12.
15. Hooper T, Denton J, MacGalliard M, et al. Thoracic Outlet Syndrome: a controversial clinical condition. Part 1. J Manual Manip Ther. 2010;18:74-83.

16. Aminoff MJ, Olney RK, Parry GJ, et al. Relative utility of different electrophysiologic techniques in the evaluation of brachial plexopathies. Neurology. 1988;38:546-50.
17. Machanic BI, Sanders RJ. Medial antebrachial cutaneous nerve measurements to diagnose neurogenic thoracic outlet syndrome. Ann Vasc Surg. 1998;22:248-54.
18. Filler AGJJ, Villablanca P, Kliot M. MR neurographic findings in diagnosis of thoracic outlet syndrome. Neurosurgery. 1997;41:720-24.
19. Da Silva AEM, White D, Rowlands P. 3D CT imaging of the thoracic outlet syndrome. N Br J Surg. 1996;83:39-45.
20. Demondion X, Herbinet P, Van Sint Jan S, et al. Imaging assessment of thoracic outlet syndrome. Radiographics. 2006;26:1735-50.
21. Charon JP, Milne W, Sheppard JG, Houston JG. Evaluation of MR angiographic technique in the assessment of thoracic outlet syndrome. Clin Radiol. 2004;59:588-595.
22. Demondion X, Vidal C, Herbinet P, et al. Ultrasonographic assessment of arterial cross-sectional area in the thoracic outlet on postural maneuvers measured with power Doppler ultrasonography in both asymptomatic and symptomatic populations. J Ultrasound Med. 2006;25:217-24.
23. Flores L P. Síndrome do Desfiladeiro Torácico. In Siqueira MG, Martins RS. Lesões do Plexo Braquial. Editora DiLivros, São Paulo. 2011.
24. Vanti C, Natalini L, Romeo A, et al. Conservative treatment of thoracic outlet syndrome. A review of the literature. Eura Medicophys. 2007;43:55-70.
25. Lindgren KA. Conservative treatment of thoracic outlet syndrome: 2-years follow-up. Arch Phys Med Rehabil. 1997;78:373-78.
26. Tender GC, Kline DG. Posterior subscapular approach to the brachial plexus. Neurosurgery. 2005;57(4):377-81.
27. Luoma A, Nelems B. Thoracic Outlet Syndrome: Thoracic Surgery Perspective. Neurosurg Clin North Am. 1991;2:187-227.
28. Sheth RN, Campbell JN. Surgical treatment of thoracic outlet syndrome: a randomized trial comparing two operations. J Neurosurg Spine. 2005;3:355-63.
29. Flores LP. Síndrome do Desfiladeiro Torácico. In Siqueira MG. Tratado de Neurocirurgia. Editora DiLivros, São Paulo. 2017.
30. Divi V, Proctor MC, Axelrod DA. Thoracic outlet decompression for subclavian vein thrombosis: experience in 71 patients. Arch Surg. 2005;140:54-57.
31. Terzis JK, Kokkalis ZT. Supraclavicular Approach for Thoracic Outlet Syndrome. Hand. 2010;5:326-337.
32. Abdellaoui A, Atwan M, Reid F, Wilson P. Endoscopic assisted transaxillary first rib resection. Interact Cardiovasc Thorac Surg. 2007;6:644-6.
33. Vemuri C, Wittenberg AM, Caputo FJ, et al. Early effectiveness of isolated pectoralis minor tenotomy in selected patients with neurogenic thoracic outlet syndrome. J Vasc Surg. 2013;57:1345-52.
34. Athanassiadi K, Kalavrouziotis G, Karydakis K. Treatment of thoracic outlet syndrome: long-term results. World J Surg. 2001;25:553-57.
35. Vögelin E, Haldemann L, Constantinescu MA, et al. Long-term outcome analysis of the supraclavicular surgical release for the treatment of thoracic outlet syndrome. Neurosurgery. 2010;66:1085-91.
36. Atasoy E. Recurrent thoracic outlet syndrome. Hand Clin. 2004;20:99-105.
37. Melliere D, Becquemin JP, Etienne G, et al. Severe injuries resulting from operations for thoracic outlet syndrome. Can they be avoided? J Cardiovasc Surg. 1991;32:599-603.
38. Araujo LF, Moreschi AH, de Macedo GB, et al. Chylothorax after surgical treatment of right-sided thoracic outlet syndrome. J Bras Pneumol. 2009;35:388-91.

Parte XII PSICOLOGIA NO TRATAMENTO DA COLUNA VERTEBRAL

CAPÍTULO 43

ASPECTOS PSICOLÓGICOS DE PACIENTES SUBMETIDOS À CIRURGIA DE COLUNA

Sandra Barbosa Larroca ▪ Simone Pereto
Franz Jooji Onishi ▪ Daniela de Souza Coelho

HISTÓRICO

Diante de um diagnóstico com necessidade de cirurgia, considerada como um estressor psicossocial, mecanismos inatos do indivíduo em conjunto com experiências vividas e interpretações cognitivas a respeito da avaliação e expectativa darão início a reações emocionais, fisiológicas e comportamentais, visando à homeostase. Entretanto, quando as interpretações ocorrem de forma distorcida, podem gerar impactos de saúde e qualidade de vida.[1]

Durante a Segunda Guerra Mundial (1939-1945), já existiam relatos de observação de militares hospitalizados que apresentaram mudanças de comportamento e episódios depressivos. Apesar deste fator inato de todos os seres humanos, só na década de 40 surgiu a necessidade de desenvolver estratégias e soluções para amenizar as alterações comportamentais e emocionais em pessoas nestas condições.[2,3]

No Brasil, Matilde Néder em 1954, foi pioneira em promover a saúde emocional de crianças durante o período pré e pós-operatório de cirurgias na região cervical, durante sua atuação na clínica ortopédica e traumatologia do Hospital das Clínicas da Faculdade de Medicina da Universidade Federal de São Paulo (HC-FMUSP). Na década de 1970, estudos da Prof. Dra. Thereza Pontual de Lemos Mettel, na Faculdade de Medicina de Ribeirão Preto da Universidade de São Paulo (FMRP-USP), deram origem a um programa precursor destinado ao treinamento de psicólogos no hospital geral e, em 1978, nos Estados Unidos, a Califórnia tornou-se o primeiro estado a inserir psicólogos nas equipes de Saúde. Em 1980, a American Psychological Association descreveu a necessidade de assistência psicológica no âmbito hospitalar. No ano 2000, a Psicologia Hospitalar é reconhecida como especialidade no Brasil.

CANDIDATOS À CIRURGIA DE COLUNA

Intervenções cirúrgicas na coluna visam a melhorar a qualidade de vida dos pacientes em até 5 anos e acometem cerca de 5% dos indivíduos que manifestam **dor nas costas**,[3] no entanto o sucesso do procedimento se depara com a condição psicológica do paciente, sendo este um contraponto para o sucesso da técnica aplicada. O comportamento humano se estabelece a partir da interação entre os fatores pessoais, tais como, estrutura psíquica, cultura, relacionamento familiar, o conhecimento ou não sobre o procedimento, a comparação com procedimentos anteriores bem ou malsucedidos, bem como conhecer ou não a despeito do procedimento. Faz-se assim, a necessidade de compreender o estado atual do paciente, a partir da avaliação de suas condições psicológicas.[1]

Os distúrbios de coluna ocorrem universalmente, abrangendo desde crianças e jovens até idosos. Estão correlacionados com fatores de risco para maior incidência de sinais e sintomas de doença na coluna: pacientes idosos (acima de 60 anos), sedentários, sexo feminino e com baixa escolaridade. Dentre as patologias que acometem a coluna vertebral, destacam-se problemas crônicos, como: protrusões discais e outras doenças degenerativas do disco intervertebral, espondilolistese, espondiloartrose, estenose do canal vertebral.

A necessidade de tratamento cirúrgico ocorre em apenas cerca de 5% dos pacientes com doença da coluna. Esta somente é indicada quando se esgotam as alternativas clínicas de tratamento da doença ou quando sinais de dano neurológico motor ou esfincteriano são identificados. Torna-se importante fator para tratamento das doenças a fisioterapia, o controle da dor com medicações, controle ponderal, e a reeducação e orientação postural.

O papel da informação do paciente sobre o tratamento cirúrgico é de fundamental importância no tratamento, visto que as expectativas de melhora dos sintomas devem ser alinhadas de maneira honesta e real – este deve estar ciente de que a cirurgia representa uma parte do tratamento de sua doença, que outras medidas de reabilitação e prevenção deverão ser tomadas, e que parte dos sintomas pode permanecer no pós-operatório, visto que as dores geralmente apresentam questões multifatoriais, que nem sempre podem ser sanadas em sua totalidade pelo procedimento cirúrgico.

Fatores Psicológicos

Sintomas de transtornos psicológicos são percebidos em 59% dos pacientes que apresentam sintomas de doença na coluna vertebral[4] e estão associados à dor lombar. A ansiedade, depressão[5] e outras comorbidades psiquiátricas são apontadas como fatores que influenciam vários desfechos em saúde, bem como os fatores psicossociais, que se tornam oponentes ao resultado da cirurgia de coluna, dificultando o processo de reabilitação do paciente.

Estudos recentes mostraram que os transtornos mentais correspondem a 32,4% dos anos vividos com alguma incapacidade[6] e que 1/3 dos pacientes submetidos à cirurgia de coluna possuem sintomas de depressão e ansiedade.[3]

Os transtornos de ansiedade diferenciam-se do medo ou da ansiedade adaptativos pela intensidade ou duração além dos períodos apropriados ao nível de regulação, com características de preocupação excessiva sobre domínios diversos e que são acompanhados por sintomas físicos como inquietação e irritabilidade.

Algumas condições médicas crônicas revelam que entre 13 a 33% dos pacientes demonstram uma característica denominada como **Desmoralização**, definida como uma dimensão carregada de afeto de infelicidade e insatisfação com a vida. Pacientes com essa característica apresentam afetos disfóricos, angústias, ineficácia autoatribuída, baixa autoestima e sensação de desistência. Tais pacientes podem demonstrar emoções positivas, embora sejam acometidos de sentimentos de impotência e desesperança.[7]

Os Transtornos Depressivos podem ou não ter sintomas ansiosos comórbidos, mas possuem características comuns como humor triste, vazio ou irritável, acompanhado de alterações somáticas e cognitivas que afetam a capacidade funcional do indivíduo de maneira significativa, tornando o paciente suscetível à dor e às doenças físicas. Os sintomas relacionados à depressão estão associados aos piores resultados de cirurgia de coluna,[5] podem ocorrer de forma intermitente, ou seja, em um determinado período da vida do paciente onde o mesmo perde o interesse por atividades antes prazerosas, perda ou ganho de peso, fadiga, insônia, letargia, problemas psicomotores,[7] falta de concentração e pensamentos de morte.

No que se refere ao fator emocional da dor, a resposta do paciente pode ser influenciada pelo comportamento de outras pessoas, que assumem suas tarefas ou responsabilidades, encorajam o repouso e desencorajam a atividade, atuando como **reforço** da dor e da incapacidade,[8] fator multidimensional, resultante da interação entre as pessoas, seu ambiente físico e social, o que impacta na qualidade de vida e emocional do paciente, desvanecendo suas estratégias de enfrentamento, permanecendo estagnado e reforçando as crenças limitadoras. Sem mobilizar esforços fundamentais para sua recuperação, pode ocorrer crescente piora do quadro de ansiedade e depressão, que influencia na percepção da dor, somando-se a estes os agentes estressores como o diagnóstico, a hospitalização, os procedimentos médicos, o temor de não despertar da anestesia, as consequências da cirurgia, a perda da autonomia e a morte, agentes ansiogênicos que se interpõem no processo de recuperação.[8,9]

Fatores Psicossociais

Considera-se fatores psicossociais os que classificam o paciente com risco no resultado cirúrgico como a alta sensibilidade à dor, baixo enfrentamento, dificuldade de compreender a complexidade do seu problema, dependência funcional por falta de autonomia física, alteração nos estados mentais, emocionais e comportamentais, agravados por doença crônica, demência orgânica, sequelas pós-traumáticas, doença severa e/ou incurável em fase avançada, compensação trabalhista e ansiedade somática.[6,9] Vale ressaltar que o que irá se classificar como fator de risco para o resultado cirúrgico será o grau de significância e/ou a combinação destes fatores.

Estar ativo profissionalmente favorece a manutenção da segurança e autoestima do indivíduo, que contribui ativamente com a sociedade e com o financeiro familiar. O risco eminente de não retornar ao trabalho e/ou manter a empregabilidade são também considerados como fatores de risco psicossociais. Por outro lado, pacientes que recebem compensação financeira trabalhista ou estão envolvidos em litígios apresentam de 4 a 5 vezes maior propensão a resultados insatisfatórios pós-cirúrgicos, demonstrando maior experiência de dor, eficácia reduzida no tratamento e maior tempo de afastamento do trabalho, quando comparados a pacientes sem estes fatores envolvidos. A compensação financeira pode ser entendida como um incentivo ao afastamento para alguns pacientes, que exageram conscientemente os sintomas.[8]

Expectativa Frente aos Resultados

Um estudo desenvolvido no Canadá, com 4.333 pacientes de 2012 a 2017, examinou a multidimensionalidade das expectativas de resultados entre os pacientes submetidos à cirurgia de coluna vertebral e apontou que os pacientes consideram a cirurgia com o objetivo de reduzir a dor (37%,3), manter a independência/melhorar a função (22,4%), por medo de piorar a situação atual (17,2%), porque outro tratamento não ajudou (12,8%) e ainda por recomendação do cirurgião/médico (10,4%). As mudanças esperadas pelos pacientes no estudo referido estão relacionadas com melhora da dor na perna ou braço (29,1%); melhora da dor nas costas/pescoço (26,0%), melhora na capacidade/função geral (21,0%).[10]

Ressaltamos a importância da equipe no intuito de informar e alinhar as expectativas do paciente às reais possibilidades de melhora sintomática após o ato cirúrgico. Observamos na prática clínica que muitas das insatisfações associadas ao procedimento cirúrgico decorrem de expectativas que vão além do que o tratamento pode na verdade oferecer de melhora sintomática.

INSTRUMENTOS

Compreendendo o comportamento humano e os fatores de risco eminentes que possam vir a comprometer o bom resultado do processo cirúrgico, a triagem psicológica pré-cirúrgica, com medidas relatadas pelo paciente (**PROMs – *Patient Reported Outcome Measures***), amplamente utilizadas na prática clínica, surge como facilitador na identificação do risco e favorece a psicoedução em saúde, estreitando o relacionamento clínico-paciente.[11] Diversos são os questionários/inventários que compõem estudos recentes quanto à perspectiva da situação emocional do paciente. O questionário de deficiência da dor lombar, ***Oswestry***, por exemplo, pode fornecer informações que possibilitarão ao neurocirurgião avaliar o impacto da dor na vida cotidiana do paciente, assim como outros instrumentos também de uso multiprofissional, como **HADS-A e HADS-D**, que fornecem informações bem precisas do estado de ansiedade e depressão. **O instrumento MMPI-2-RF** possibilita à equipe médica identificar aspectos do comportamento desmoralizado do paciente, corroborando na distinção com a depressão. No concernente à qualidade de vida e sua capacidade funcional, a aplicação do **SF-36 e o QV (Qualidade de Vida)** pode ser de grande utilidade para a equipe médica. Disponíveis para uso do neurocirurgião, de fácil manejo e com curto tempo de aplicação, os instrumentos indicarão traços de transtornos psicológicos, psiquiátricos, sociais e físicos, indicando a necessidade de maior aprofundamento avaliativo, envolvendo então o profissional de psicologia, caso o neurocirurgião assim julgue necessário, que pode ao valor de exclusividade para ampliar a avaliação psicológica do paciente.

Conhecer as fragilidades e fortalezas biopsicossociais do paciente e atuar preventivamente com estratégias individuais e consistentes para o desenvolvimento das habilidades de enfrentamento em cada fase do processo reduzem os níveis de estresse e ansiedade, favorecendo o equilíbrio físico no período pré-cirúrgico e o menor tempo de recuperação no pós-cirúrgico. Sequencialmente, alguns dos instrumentos mais comuns encontrados em estudos recentes:

Escala Visual Analógica de Dor (EVA)

De 0 (zero) a 10 (dez), na qual 0 significa sem dor, 5, dor média e 10 dor insuportável, o paciente é orientado a assinalar a intensidade máxima de sua dor.[12]

Questionário de Saúde do Paciente, o PHQ-8

Favorece a identificação dos sintomas depressivos, com escores de 0 a 24, sendo os números mais altos indicativos de depressão.[10]

Oswestry Disability Index (ODI)

Validado para o Brasil, avalia a limitação funcional causada pela lombalgia, que pode ser utilizada em momentos diferentes do tratamento (antes, durante, depois). São questões que avaliam a intensidade da dor e seu efeito nas atividades diárias, como: vestir-se, tomar banho, levantar pesos, caminhar, sentar-se, ficar de pé, dormir, locomover-se, vida social e sexual. Os valores são classificados em incapacidade mínima (0 a 20%), incapacidade moderada (21 a 40%), incapacidade severa (41 a 60%), inválido (61 a 80%) e restrito ao leito ou com exagero dos sintomas (81 a 100%).[9,11]

Questionário Medical Outcomes Survey Short Form – 36 items (SF-36)

Questionário que mensura a qualidade de vida relacionada à capacidade funcional. Na versão adaptada para o Brasil é composto por 36 itens, agrupados em oito escalas ou domínios que incluem: capacidade funcional, aspectos físicos, dor, estado geral de saúde, vitalidade, aspectos sociais, aspectos emocionais, saúde mental e uma questão que permite avaliar a condição atual do indivíduo comparando com um ano atrás. Os domínios variam de 0 a 100, nos quais 0 é pior e 100 é melhor.[11]

QV – Qualidade de vida

É um instrumento autoaplicável e objetivo, que visa medir o impacto de diferentes doenças e seu respectivo tratamento na vida dos indivíduos. Uma análise da saúde sob o ponto de vista do paciente.[13]

Subescalas Hospital Anxiety and Depression Scale (HADS)

Constituída por 14 itens: sete voltados para avaliação da ansiedade (HAD-A) e sete para avaliação da depressão (HAD-D). A avaliação da ansiedade é feita por meio de perguntas sobre sentimento de tensão, medo, preocupações, sensação de relaxamento, inquietude e pânico. A avaliação da depressão é feita por questionamentos sobre sentimentos de alegria, lentidão para pensar e fazer atividades, humor, motivação, vaidade, esperança e prazer em atividades comuns. São classificados para ansiedade os valores de 0 a 8 para a categoria **sem sintomas** e de 9 ou mais para a categoria **com sintomas**. Para depressão os valores são de 0 a 9 para a categoria **sem sintomas** e 10 ou mais para a categoria **com sintomas.**[9,14,15]

Euro Quality of Life-5D (EQ-5D)

É uma escala descritiva simples e genérica, importante para pacientes com LSS no pré e pós-operatório. Frequentemente, correlacionada com a escala ODI, SHAAR *et al.*, 2017. Inclui um domínio que avalia ansiedade e depressão que normalmente não é encontrada em outras escalas. Com cinco domínios, sendo: mobilidade, atividades habituais, autocuidado, depressão, dor e desconforto. Ressalta-se sua validação eletrônica para o Brasil.[13]

Orebro Musculoskeletal Pain Screening Questionnaire (OMPSQ)

Também na versão curta com 10 questões, é um questionário que permite avaliar o risco psicossocial do paciente. São 25 itens que avaliam cinco fatores, sendo eles dor, função, evitação do medo, variáveis psicológicas e questões relacionadas a fatores demográficos, ambientais e de trabalho. Os pacientes são classificados em três grupos: baixo, médio e alto risco psicossocial. Instrumento traduzido e adaptado para a população brasileira inclusive.[16]

Questionário Distress Risk Assessment Method (DRAM)

Traduzido e adaptado para o Brasil, é um questionário de autoaplicação desenvolvido como instrumento de triagem para portadores de dor na coluna vertebral, subclassificando os indivíduos em quatro grupos distintos (normal, sob risco, somático e depressivo), conforme pontuação de dois questionários que o compõe:

Questionário Modificado de Percepção Somática (MSPQ, na Sigla em inglês)

Desenvolvido especificamente para pacientes com dor nas costas, permite quantificar a percepção somática e autonômica, **ansiedade somática** ou somatização, composto por 22 questões.

Índice Modificado de Depressão de Zung (mZDI, na sigla em inglês)

Este índice gradua o estado depressivo dos pacientes.[17]

O Índice de Incapacidade do Pescoço (The Neck Disability Index – NDI)

É um questionário com 10 itens, sendo 04 relacionados à sintomatologia subjetiva (intensidade da dor, cefaleia, concentração, sono) e 06 às atividades da vida diária (levantar, trabalhar, dirigir, recreação, cuidados pessoais, leitura). Trata-se de uma ferramenta simples com duração média entre 5 a 10 min de aplicação.[13,17]

Índice da Capacidade da Dor

Considerando diferentes atividades, o questionário mede o nível de incapacidade do paciente, as atividades diárias, responsabilidades familiares e atividades sociais.

A Escala de Catastrofização da Dor (PCS)

Neste questionário, encontram-se listadas 13 afirmações que descrevem diferentes pensamentos e sentimentos que podem estar associados à dor, seus mecanismos, autorregulação e a facilidade de adaptação do paciente.[18]

Questionário de Experiência de Injustiça (IEQ)

Visa identificar a interpretação das perdas pessoais como grave ou irreparável e a transferência da culpa do seu sofrimento para outra pessoa.[19]

Escala Breve para Problemas Psiquiátricos em Pacientes Ortopédicos (BS-POP)

Avalia problemas psiquiátricos em pacientes com dor lombar. Inclui questionário para médicos e pacientes. Se o paciente resultar em índice elevado, deve o cirurgião encaminhar o paciente para o setor psiquiátrico.[19]

Swiss Spinal Stenosis Questionnaire (SSS)

É uma ferramenta considerada pela North American Spine Society (NASS) como o melhor e mais específico questionário para estenose lombar (LSS).[20] O resultado final desse questionário é expresso como uma porcentagem do valor máximo possível e, quanto maior o escore, pior o quadro clínico. É composto por três subescalas:

1. *Gravidade dos sintomas*: Subdivididos em questões sobre dor e sobre sintomas neuroisquêmicos;
2. *Função física*: Visando avaliar a deficiência funcional, voltada à capacidade de locomoção;
3. *Grau de satisfação com cirurgia*: esta utilizada após o tratamento do paciente.

USO DAS ESCALAS PREDITIVAS PARA O DESFECHO

Há os casos classificados dentro das chamadas *red flags*, que necessitam de investigação e caracteriza doença grave, porém há os casos normalmente classificados dentro das *yellow flags*, que sugere fator de risco psicossocial, denota investigar se há algum aspecto da vida do paciente que permeie a interferência na dor relatada, a emoção, as atitudes e crenças relacionadas à dor, o comportamento doloroso associado a ganhos secundários compensatórios, os aspectos familiares e também profissionais.[21]

Não obstante aos aspectos técnicos, os fatores de risco psicológicos demonstraram, na amplitude dos estudos, interposição à melhora clínica e ainda explicam a dor sem nenhuma disfunção física.[3] Neste sentido, o uso das escalas **SF-36, Oswestry e HADS** correlacionadas torna-se determinante para o encaminhamento ou não da cirurgia,[22,23] ou tratamento prévio para melhora do quadro emocional.

PSICOPROFILAXIA E PREPARO PSICOLÓGICO PRÉ-CIRÚRGICO

Fatores ansiogênicos atuam em conjunto às patologias de base e geram maiores intercorrências físicas, como picos de hipertensão arterial, redução da resistência imunológica e transtornos psicossomáticos. Embora ainda pouco utilizada, a psicoprofilaxia pré e pós-cirúrgica é comprovadamente eficaz na redução destes efeitos adversos.[1]

A literatura aponta para diversas formas de intervenção psicológica, porém as mais comumente utilizadas na prática clínica são multiprofissionais e relacionadas a informações sobre cada etapa do processo, instruções de comportamento, aprendizagem vicária, dessensibilização sistemática, intervenções cognitivo-comportamentais, técnicas de relaxamento e atuações sobre as emoções.[24]

Entender o processo de tratamento, saber o que esperar de cada etapa e quais comportamentos deve adotar têm função mediadora nas associações entre dor, limitações físicas, retorno ao trabalho, saúde mental e, consequentemente, na ansiedade e depressão.

Considerando que a capacidade de compreensão é individual, fulgura a necessidade de adaptação da linguagem para eficácia da comunicação, possibilitando ao neurocirurgião atuar como mediador realístico das perspectivas e facultar melhor adaptação ao paciente que se sentirá mais seguro emocionalmente para seguir com o tratamento.

A triagem clínica apontará para as principais características do paciente, porém cabe ao psicólogo investigar profundamente, recorrendo a técnicas e instrumentos eficientes para identificar o funcionamento cognitivo e emocional do paciente, descobrir como norteiam seus comportamentos e como respondem aos diversos estímulos recebidos. Correlacionar os fatores biológicos, comportamentais e sociais deste paciente e como tais fatores influenciam na saúde e/ou em sua recuperação irá auxiliá-lo a ressignificar seus recursos psíquicos para enfrentamento da situação estressora, de seus medos e replicá-los para os diversos momentos do tratamento.[9,25] Nesse sentido, a abordagem psicológica mais encontrada na literatura voltada ao tema é a Terapia Cognitivo-Comportamental (TCC), que tem como premissa a atuação na inter-relação entre cognição, emoção e comportamento, possui curta duração, é focada no presente, voltada na solução de problemas, modificando pensamentos e comportamentos disfuncionais.[26]

COMPLICAÇÕES

As complicações relacionadas aos fatores psicossociais e aos quadros clínicos dos problemas de coluna referem-se à intensidade em que os sintomas são apresentados em consultório, a possíveis intercorrências físicas durante a cirurgia e recuperação do pós-operatório ou tratamento conservador escolhido.

Caso a opção do neurocirurgião seja pelo procedimento cirúrgico, pacientes com ansiedade possuem maior risco a intercorrências fisiológicas durante a intervenção. Para o tratamento conservador ou na recuperação pós-cirúrgica, a presença de transtornos psicológicos ou o interesse por ganhos secundários, podem gerar baixo desempenho do paciente em seguir corretamente as indicações, colocando em risco o resultado da técnica escolhida pelo neurocirurgião. Desta forma, identificar e atuar nos aspectos psicossociais que evolvem o paciente possuem tão ou igual relevância que as intervenções físicas, principalmente quanto aos resultados esperados.[19]

CONCLUSÃO

A expectativa deste capítulo foi agregar aos profissionais da neurocirurgia a importância de conhecer as características que envolvem a queixa clínica para atuar de forma multidisciplinar, demonstrar ao paciente a importância da intervenção cirúrgica, elaborar as melhores opções de tratamento e educar os pacientes de modo a predizer um pós-operatório condizente com as expectativas do paciente.[11,23] A avaliação psicológica pré-cirúrgica é de extrema importância por possibilitar traçar o perfil do paciente, indicando possível desfecho frente ao prognóstico. São necessários conhecimentos de vários campos e uma variedade de processos de gerenciamento de cuidados para aumentar a probabilidade de resultados positivos e reduzir o risco de complicações.[27]

A equipe médica multidisciplinar visa garantir que os pacientes recebam o tratamento ideal, seja ele cirúrgico ou conservador, que objetiva reduzir a dor, melhorar a capacidade funcional corrigindo a patologia responsável pela dor.[7] Proporcionar um diagnóstico diferencial para as queixas relacionadas à coluna é essencial, porém desafiador, por depender da compreensão global dos aspectos que envolvem o indivíduo em sua totalidade, tais como histórico clínico, exames físicos e neurológicos, aplicação de instrumentos diagnósticos como questionários e escalas que avaliam os fatores psicossociais, a solicitação de exames complementares, estabelecendo assim diretrizes para adequado planejamento terapêutico baseado em informações evidentes e objetivas.[21]

Torna-se evidente a necessidade de identificar quais aspectos psicológicos do paciente possam vir a favorecer a satisfação pós-cirurgia, uma vez que o ser humano é complexo e pode ter pontos fortes que atenuem ou neutralizem os pontos negativos. O apoio social e a ativação do paciente associados à sua expectativa positiva podem ser considerados como preditores de melhor resultado na saúde e sua percepção por parte do paciente favorece melhores resultados no pós-cirúrgico.[7]

REFERÊNCIAS BIBLIOGRÁFICAS

1. Prebianchi HB, Ferracini A. REsumo. Psicoprofilaxia cirúrgica de pacientes infantis e adolescentes: percepção dos médicos. Psicologia em Revista, Belo Horizonte[Internet]. 2019;25(2):476-91.
2. Azevêdo AVS, Crepaldi MA. A Psicologia no hospital geral: aspectos históricos, conceituais e práticos. Estud Psicol [Internet]. 2016;33(4):573-85.
3. Pietrobelli VL, Rutzen AT, Meyer LFRR. Cirurgia de Coluna: variáveis psicológicas e influência da percepção do paciente no desfecho cirúrgico. Revista da AMRIGS, Porto Alegre, [Internet]. 2018;64(1):131-5.
4. Jackson KL, Rumley J, Griffith M, et al. Correlating Psychological Comorbidities and Outcomes After Spine Surgery [Internet]. Vol. 10, Global Spine Journal. SAGE Publications Ltd. 2020:929-39.
5. Marek RJ, Block AR, Ben-Porath YS. Validation of a Psychological Screening Algorithm for Predicting Spine Surgery Outcomes. Assessment [Internet]. 2019;26(5):915-28.
6. Lopes CS. Como está a saúde mental dos brasileiros? A importância das coortes de nascimento para melhor compreensão do problema [Internet]. Vol. 36, Cadernos de saúde pública. NLM (Medline). 2020:e00005020.
7. Block A. Demoralization, Patient Activation, and the Outcome of Spine Surgery. Healthcare [Internet]. 2016;4(1):11.
8. Epker J, Block AR. Psychological Screening Before Spine Surgery: Avoiding Failed Surgery Syndrome. Psychological Injury and Law. Springer New York LLC; [Internet]. 2014;7:317-24.
9. Strøm J, Bjerrum MB, Nielsen CV, et al. Anxiety and depression in spine surgery — a systematic integrative review [Internet]. Spine Journal. Elsevier Inc. 2018;18:1272-85.
10. Canizares M, Gleenie RA, Perruccio AV, et al. Patients' expectations of spine surgery for degenerative conditions: results from the Canadian Spine Outcomes and Research Network (CSORN). Spine J [Internet]. 2020;20(3):399-408.
11. Iyer S, Koltsov JCB, Steinhaus M, et al. A Prospective, Psychometric Validation of National Institutes of Health Patient-Reported Outcomes Measurement Information System Physical Function, Pain Interference, and Upper Extremity Computer Adaptive Testing in Cervical Spine Patients. Spine (Phila Pa 1976) [Internet]. 2019;44(22):1539-49.
12. EVA – Escala visual analógica. Available. 2015.
13. Bagattini MD, et al. Aplicação do Questionário IEQ-5D em Formato Eletrônico: equivalência com a versão em português brasileiro do formato em papel [Internet]. Rio Grande do Sul – Porto Alegre. Available. 2015.
14. Faro A. Análise fatorial confirmatória e normatização da Hospital Anxiety and Depression Scale (HADS). Psicol Teor e Pesqui [Internet]. 2015;31(3):349-53.
15. Dunn LK, Durieux ME, Fernández LG, et al. Influence of catastrophizing, anxiety, and depression on in-hospital opioid consumption, pain, and quality of recovery after adult spine surgery. J Neurosurg Spine [Internet]. 2018;28(1):119-26.
16. Fagundes FRC, Costa LOP, Fuhro FF, et al. Örebro Questionnaire: short and long forms of the Brazilian-Portuguese version. Qual Life Res [Internet]. 2015;24(11):2777-88.
17. Tucci C, Jacob A, De Amorim TB, et al. Translation, Cross-cultural Adaptation and Reliability of Brazilian portuguese version of the DRAM Questionnaire for Psychometric Evaluation in Low Back Pain. Rev Bras Ortop [Internet]. 2020;55(1):54-61.
18. Darnall BD, Sturgeon JA, Cook KF, et al. Development and Validation of a Daily Pain Catastrophizing Scale. J Pain [Internet]. 2017;18(9):1139-49.
19. Ikemoto T, Miki K, Matsubara T, Wakao N. Psychological treatment strategy for chronic low back pain. Spine Surgery and Related Research. Japanese Society for Spine Surgery and Related Research; [Internet]. 2019;3:199-206.
20. Azuaga TL, Cavali PTM, Risso Neto MÍ, et al. Traduçãoo e adaptação transcultural para a língua portuguesa do Swis Spinal Stenosis Questionnaire. Coluna/Columna [Internet]. 2019;18(1)36-41.
21. Almeida DC, Kraychete DC. Low back pain – a diagnostic approach. Rev Dor São Paulo [Internet]. 2017;1(2):173-7.
22. Back Netto M, Barranco ABS, Oliveira KWK, Petronilho F. Influência dos sintomas de ansiedade e depressão na qualidade de vida em pacientes submetidos à artrodese de coluna lombar. Rev Bras Ortop [Internet]. 2018;53(1):38-44.
23. Kristin-Della I H L. Which Patients Undergo Pré-Surgical Psychological Evaluation Before Spine Surgery? [Internet]. 2019.
24. Augusto L, Aguiar I, Vanessa A, et al. Psicoprofilaxia Pré e Pós-Operatória no Paciente Cirúrgico: uma Revisão Bibliográfica. 2010;(83).
25. Melo C, Carneiro BA, Dias SM. XVII Jornada Científica dos Campos Gerais Aspectos Psicológicos e a Depressão em Indivíduos Pós-Cirúrgicos. 2019.
26. Cizil MJ. Principais Contribuições da Terapia Cognitiva Comportamental no Tratamento. Main Contributions of the Cognitive Behavioral Therapy for the Treatment of. Used in the Treatment of Depression and the Ways the Treatment is Conducted. Cognitive Behavioral Therapy (Cbt). 2019:33-42.
27. Buchlak QD, Yanamadala V, Leveque JC, Sethi R. Complication avoidance with pre-operative screening: insights from the Seattle spine team. Current Reviews in Musculoskeletal Medicine. Humana Press Inc. 2016;9:316-26.

ÍNDICE REMISSIVO

Entradas acompanhadas por um f ou q em itálico indicam figuras e quadros, respectivamente.

A

B

C

D

E

F

G

H

N

O

P

T

U

V

T

Y